Annemarie Schweizer-Arau

Hoffnung bei unerfülltem Kinderwunsch

Von den Kindern

Eure Kinder sind nicht eure Kinder.
Sie sind die Söhne und Töchter der Sehnsucht des Lebens nach sich selber.
Sie kommen durch euch, aber nicht von euch.
Und obwohl sie mit euch sind, gehören sie euch doch nicht.
Ihr dürft ihnen eure Liebe geben, aber nicht eure Gedanken,
denn sie haben ihre eigenen Gedanken.
Ihr dürft ihren Körpern ein Haus geben, aber nicht ihren Seelen,
denn ihre Seelen wohnen im Haus von morgen, das ihr nicht besuchen könnt,
nicht einmal in euren Träumen.
Ihr dürft euch bemühen, wie sie zu sein, aber versucht nicht,
sie euch ähnlich zu machen.
Denn das Leben läuft nicht rückwärts, noch verweilt es im Gestern.
Ihr seid die Bogen, von denen eure Kinder als lebende Pfeile ausgeschickt werden.
Der Schütze sieht das Ziel auf dem Pfad der Unendlichkeit, und Er spannt
euch mit Seiner Macht, damit seine Pfeile schnell und weit fliegen.
Lasst euren Bogen von der Hand des Schützen auf Freude gerichtet sein;
Denn so wie er den Pfeil liebt, der fliegt, so liebt er auch den Bogen, der fest ist.

Khalil Gibran (1883 – 1931)

ANNEMARIE SCHWEIZER-ARAU

Hoffnung bei unerfülltem Kinderwunsch

Die Fruchtbarkeit ganzheitlich fördern
mit chinesischer Medizin

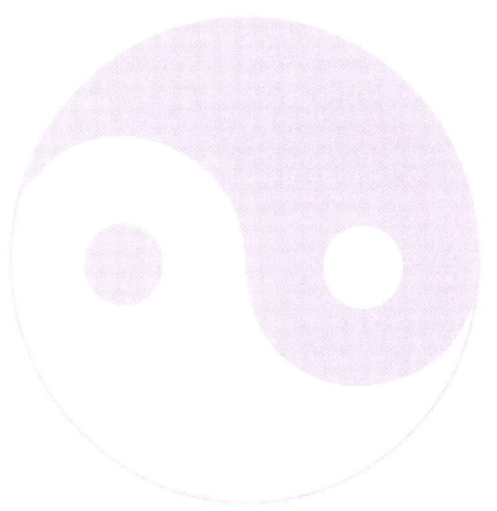

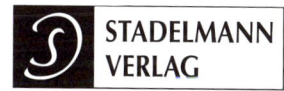

STADELMANN
VERLAG

Wichtiger Hinweis

Dieses Buch dient der Aufklärung, Information und Selbsthilfe. Jede Leserin und jeder Leser ist aufgefordert, in eigener Verantwortung zu entscheiden, ob und inwieweit sie/er Verhaltenshinweise befolgen und heilkundliche Anwendungen einsetzen will. Das Buch soll jedoch fachlichen Rat nicht ersetzen. Im Zweifelsfall oder bei bereits bestehender Erkrankung muss für eine korrekte Diagnose und entsprechende Behandlung stets eine Ärztin oder ein Arzt zugezogen werden.

Bei den im Buch genannten Rezepturen, Fertigpräparaten und naturheilkundlichen Substanzen darf die Leserin/der Leser zwar darauf vertrauen, dass Autorin und Verlag große Sorgfalt darauf verwendet haben, dass diese Angaben dem Wissensstand bei Fertigstellung des Werkes entsprechen. Dennoch können die genannten Mittel falsch eingesetzt oder falsch dosiert zu unerwünschten Nebenwirkungen führen. Beachten Sie deshalb bitte unbedingt die Hinweise und lesen Sie das Buch aufmerksam. Denken Sie daran: »Alle Ding' sind Gift und nichts ist ohn' Gift; allein die Dosis macht, dass ein Ding kein Gift ist!«

Paracelsus, Arzt und Naturforscher, 1493 – 1541

ISBN: 978-3-9811304-1-6
© 2009 Stadelmann Verlag
Nesso 8, 87487 Wiggensbach
Fax: 00 49 – (0) 83 70 – 88 96
www.stadelmann-verlag.de
E-Mail: bestellung@stadelmann-verlag.de
Umschlagmotiv: Bettina Buresch, Schongau
Illustrationen: Bettina Buresch, Schongau
Lektorat: Claudia Franke, München, und Marina Burwitz, München
Herstellung: Thomas Stadelmann, Wiggensbach
Satz, Druck und Bindung: Kösel, Krugzell

INHALTSVERZEICHNIS

VORWORT

Fruchtbarkeit war und ist ein zentrales Thema aller Kulturen, und so überrascht es kaum, dass sich in allen Kulturen Menschen, insbesondere Heilkundige mit der Frage der Fruchtbarkeit und mit Fruchtbarkeitsstörungen beschäftigt haben.

Vor diesem Hintergrund gibt es seit vielen Hundert, ja seit Tausenden von Jahren Erfahrungen in der Behandlung von ungewollt kinderlosen Paaren. Zwar war sicherlich bei der geringen Lebenserwartung früherer Generationen das Thema nie so virulent wie heute, doch lässt sich eine kulturelle Tradition quer durch alle Kontinente nachweisen.

Heute ist die Frau, wenn sie mit der Kinderwunschplanung beginnt, deutlich älter, ja sie ist mittlerweile im Schnitt sogar älter, als es der Lebenserwartung früherer Generationen entspricht. Dies wirft ganz neue Probleme auf, insbesondere hat es aber dazu geführt, dass nun das ungewollt kinderlose Paar weitaus mehr in Erscheinung tritt, als dies früher der Fall war.

Vor diesem Hintergrund hat sich die technisierte Medizin nun verstärkt der Behandlung ungewollt kinderloser Paare angenommen. Bekannt sind Verfahren wie IVF (In-vitro-Fertilisation, also Befruchtung im Glas) oder die ICSI, nämlich das Einbringen eines Samenfadens in eine Eizelle unter dem Mikroskop (bei schweren männlichen Fruchtbarkeitsstörungen).

Mittlerweile hat man viele Erfahrungen mit diesen Methoden und sie sind auch sehr effektiv, doch bei weitem nicht für alle Paare. Und: Es zeigt sich auch, dass die reine Technisierung der Fortpflanzung oft zu erheblichen Problemen für die betroffenen Paare und auch Traumatisierungen führt.

So ist es nicht verwunderlich, dass man jetzt wieder den Horizont erweitert, und offener wird, den Erfahrungsschatz früherer Generationen mit in diese Gesamtproblematik einfließen zu lassen. Gerade die traditionelle chinesische Medizin bietet diesbezüglich ein Füllhorn von Erfahrungen, doch gibt es auch in anderen Kulturkreisen in dieser Hinsicht eine sehr ernst zu nehmende Tradition.

Hier eine Synthese vorzunehmen, betroffene Paare Hand in Hand zu betreuen, das ist das Anliegen der Autorin seit vielen Jahren bzw. Jahrzehnten, und aus eigener Erfahrung kann ich sagen, dass es ihr aufs Trefflichste gelingt. Selbst in Situationen, die »aussichtslos« sind, gelingt es, durch eine integrative, ganzheitliche Medizin mit den Erfahrungen der verschiedenen Kulturkreise und unter Zuhilfenahme der modernen Techniken, noch erstaunliche Erfolge zu erzielen.

Und schon heute gibt es Situationen, in denen sich der Kreis schließt: So ist z.B. der Granatapfel bzw. sein Saft seit vielen Jahrhunderten dafür bekannt, dass er kinderlosen Paaren zu Schwangerschaften und Kindern verhilft. Als wir nun neuerlich ein Cytokin-Profiling durchführten (hier untersucht man, welche Substanzen stimulierte weiße Blutkörperchen sezernieren, also absondern), stießen wir bei einer Patientin auf einen Befund, der uns verblüffte; die weißen Blutkörperchen waren nämlich nicht stimulierbar. Auf Nachfrage ergab sich, dass diese Patientin Granatapfelelixier nimmt. Und tatsächlich konnte man diese Wirkung bis hinein in einen subtilen immungenetischen Test nachweisen und übrigens damit auch bestätigen, warum Granatapfelsaft für kinderlose Patientinnen so wunderbar wirkt und warum er übrigens auch bei Patientinnen mit chronischen Entzündungen (wie z.B. der Endometriose) seine Wirkung tut.

Hier gäbe es noch viele solche Einzelfallerfahrungen zu berichten. Doch dies soll weitestgehend dem Buch vorbehalten bleiben, welches in seiner Form ein Unikat darstellt. Ich wünsche ihm und seiner Autorin, dass es dadurch möglich wird, das hier niedergelegte Wissen möglichst weiter zu verbreiten, sehr im Sinne der betroffenen, ungewollt kinderlosen Paare.

Prof. Dr. Dr. Wolfgang Würfel
Kinderwunsch Centrum München
München, im August 2009

EINLEITUNG

Der Weg zu meinem Wunschkind war ein langer Umweg auf vielen kleinen verschlunge-
nen Pfaden. Sehr lange war auch mein Weg zur chinesischen Medizin. Am längsten hat es
jedoch gedauert, bis ich mich selbst durch die täglichen Erfahrungen in der Praxis davon
überzeugen konnte, welch tiefe Wahrheit, Weisheit und Wirkung in der chinesischen
Medizin und der Gedankenwelt der alten Chinesen verborgen ist. Zu sehr war ich durch
die europäische Sichtweise und das westliche Medizinstudium geprägt. Begriffe wie *Qi*-
Energie oder *Xue*-Blut schienen mir zunächst aus einer Welt der Magie zu stammen. Den
Anfang des roten Fadens hielt ich erstmals in Händen, als Patientinnen mit Endometriose
nach der Behandlung mit chinesischer Medizin von deutlich nachlassenden Schmerzen
berichteten. Als dann die ersten Patientinnen, oft nach vielen vergeblichen Behandlungen
mit westlicher Reproduktionsmedizin, zu ihrer großen Überraschung schwanger wurden,
hat mich die Faszination für die chinesische Medizin nicht mehr losgelassen.

Dabei war es mir immer wichtig, beide Medizinsysteme, die westliche *und* die östliche
Sichtweise, zu verstehen und zu integrieren. Denn letztendlich handelt es sich nur um
verschiedene Sichtweisen einer Realität, da sich beide Medizinschulen mit dem Mensch
befassen und heilen oder wenigstens Schmerzen lindern wollen. Eine Integration beider
Systeme kann, wie ich es in meiner Praxis täglich aufs Neue erfahre, zu deutlich höheren
Geburtenraten, zu weniger Komplikationen in der Schwangerschaft, zur Kostenreduktion
und zum Wohlbefinden aller Beteiligten beitragen. Die Reproduktionsmedizin stellt für
mich deshalb das ideale Gebiet dar, um zu einer im wahrsten Sinne fruchtbaren Verbindung beider Medizinsysteme zu gelangen.

Hauptsächlich habe ich mich bisher mit Frauen beschäftigt, bei denen es mit der herkömmlichen künstlichen Befruchtung nicht klappte, die verzweifelt und am Boden zerstört waren und zudem unter den negativen Folgen von Hormonbehandlungen litten. Die
Reproduktionsmedizin tut aus ihrer Sichtweise, was sie kann, nur stößt sie eben an die
Grenzen der westlichen Medizin. Da die Reproduktionsmediziner nach Misserfolgen neue
Versuche mit neuen Patienten starten können und so den Misserfolg schnell vergessen,
registrieren sie meist das Ausmaß des Desasters der erfolglosen Paare nicht und bagatelli-
sieren die negativen Folgen vielfach. Die »Verlierer in diesem Spiel« sind sich selbst, den
Hausärzten und Psychotherapeuten überlassen.

Da ich selbst erlebt habe, was es heißt, sich sehnlichst ein Kind zu wünschen, was es
heißt, Monat für Monat wieder neu Hoffnung aufzubauen, was es heißt, schwanger zu sein
und eine Fehlgeburt zu erleiden, was es heißt, den Körper mit Hormonen zu traktieren
und falschen Ärzten zu vertrauen, kann ich die Gefühle und den Schmerz aller Frauen in
diesen Situationen gut nachfühlen. Deshalb habe ich einen Weg gesucht, um Frauen in der
gleichen verzweifelten Lage eine ähnlich lange Reise zu verkürzen.

In diesem Buch konzentrieren sich 20 Jahre Erfahrung mit Kinderwunschpatientinnen. Geschrieben habe ich es vor allem für Frauen, die bisher erfolglos versucht haben, schwanger zu werden, für Frauen während einer medizinischen Kinderwunschbehandlung sowie für Frauen nach Fehlgeburten oder Fehlversuchen. Darüber hinaus aber auch für Frauen mit Regelschmerzen, prämenstruellen Beschwerden und Endometriose, deren Beschwerden häufig nicht ernst genommen und eher als psychisches Problem abgetan werden.

Im ersten Teil meines Buches möchte ich Sie darüber informieren, wie Unfruchtbarkeit in der westlichen Medizin definiert und behandelt wird und wie im Gegensatz dazu die traditionelle chinesische Medizin Unfruchtbarkeit versteht und angeht.

Da die Reiseberichte anderer immer am anschaulichsten sind, erzählen im zweiten Teil des Buches Frauen, die alle schon verzweifelt waren, weil sich ihr Kinderwunsch nicht erfüllte, von ihrem persönlichen Weg zu ihrem Kind. Und vielleicht kann die Lektüre des Buches mancher Frau ersparen, sich an ihrer Kinderlosigkeit selbst schuldig zu fühlen.

Im dritten Teil zur Selbsthilfe finden Sie Anregungen, sich selbst und Ihren Körper besser kennenzulernen. Die beschriebenen Selbsthilfemaßnahmen und Behandlungshinweise sind zur eigenverantwortlichen Anwendung gedacht. Jede Behandlung, *auch* in der chinesischen Medizin, setzt eine genaue Diagnose voraus. Bitte wenden Sie sich daher bei Bedarf zunächst an einen TCM-erfahrenen Arzt oder eine TCM-Therapeutin. Notwendige medizinische Diagnosen und Therapien kann dieses Buch nicht ersetzen.

Allen Patientinnen, die bereit waren, ihre Geschichte zu erzählen und allen, die mir ihr Vertrauen geschenkt haben, diesen Weg zu gehen, gilt mein herzlichster Dank.

Dr. med. Annemarie Schweizer-Arau

1 WAS BEDEUTETE KINDERLOSIGKEIT FRÜHER?

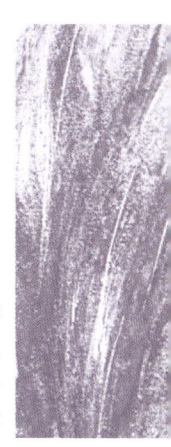

Rituale und Symbole der Fruchtbarkeit in prähistorischer Zeit

Der Wunsch nach Kindern, der Wunsch sich zu vermehren und fortzupflanzen, stellt eine in allen Lebewesen angelegte Ursehnsucht dar. Das Bedürfnis, eine Familie zu gründen, ein Baby im Arm zu halten, es zu beschützen und für es zu sorgen, rührt an tiefsten archaischen Wurzeln in uns. In früheren Zeiten waren sich die Menschen mehr als wir heute intuitiv bewusst, wie wesentlich die Fruchtbarkeit von Menschen, Tieren und der nährenden Natur für das Überleben aller in einer Gemeinschaft ist.

In der Kulturgeschichte des Menschen spielten daher Fruchtbarkeitsriten schon früh eine große Rolle. Bereits die ältesten Skulpturen der Menschheit, die sogenannten Venusfiguren aus der Steinzeit (wie die bekannte Venus von Willendorf), stellen Fruchtbarkeitssymbole dar. Diese kleinen steinernen Darstellungen einer schwangeren Urmutter belegen mit ihren üppigen weiblichen Körperrundungen die immense Bedeutung der weiblichen Fruchtbarkeit für das Überleben der Urzeitmenschen. Auch Phallusdarstellungen des männlichen Gliedes sind bereits aus der Altsteinzeit bekannt.

Menhire als Fruchtbarkeitsvermittler

Unfruchtbarkeit von Mensch, Tier und Feldern war für unsere steinzeitlichen Vorfahren eine regelrechte Katastrophe. Daher wurden schon früh Rituale, Gebete und Hilfsmittel entwickelt, um auf Fruchtbarkeitsstörungen Einfluss zu nehmen oder diese gar nicht erst aufkommen zu lassen.

Bereits in vorkeltischer Zeit pilgerten frisch vermählte Paare in der Hochzeitsnacht zum Menhir von Kerloas in Plouarzel (Bretagne). Sie beteten, umtanzten und rieben ihre nackten Bäuche an dem größten heute noch aufrecht stehenden Hinkelstein, um zahlreiche und kräftige Kinder zu bekommen. In der Bretagne gelten Menhire als Träger übernatürlicher Kräfte und verhelfen angeblich denen, die sie intensiv berühren, zu Kindersegen. Bei Carnac werden solche Steine bis in unsere Zeit von kinderlosen Paaren – den Wunsch nach einem Kind auf den Lippen – umtanzt. Durch rituelle Tänze wie auch durch die Salbung mit bestimmten Ölen soll die fruchtbar machende Wirkung der Menhire verstärkt werden.

Kinderlosigkeit in der Bibel

»Seid fruchtbar und mehret Euch«, trägt Gott den Menschen in der Bibel auf (Genesis, 1:28). Kinder wurden daher in der Bibel als Segen aufgefasst und Kinderlosigkeit andererseits als Fluch und Bestrafung Gottes empfunden.

Leihmutter- und späte Mutterschaft

Ein anschauliches Beispiel von unerfülltem Kinderwunsch weiß schon die Genesis (Kap. 16) zu berichten. Sehr lebensnah wird erzählt, wie Sara, die Frau Abrahams, bis ins hohe Alter keine Kinder empfangen konnte. Nach dem jüdischen Gesetz steht aber derjenigen Frau das Kind rechtmäßig zu, die es in ihrem Schoße empfängt. Daher verfällt Sara auf eine sehr moderne Idee, ihren Kinderwunsch zu erfüllen: Sie nimmt sich ihre ägyptische Magd Hagar als Leihmutter. Auf Geheiß Saras geht Abraham zu ihrer Magd und diese wird prompt schwanger. Doch so einfach ist die Lösung auch wieder nicht. Die Leihmutter Hagar will das Kind plötzlich nicht mehr für Sara austragen und flieht in die Wüste. Auf der Flucht begegnet sie Gott am »Brunnen des Lebendigen« und fühlt sich dort von Gott als Person angesprochen und wahrgenommen und nicht nur lediglich als Magd und Leihmutter missbraucht. Daraufhin kehrt Hagar zurück zu ihrer Herrin und gebiert Abraham auf Saras Schoß den Sohn Ismael. Wie später im Kapitel 17 der Genesis von Gott durch den Bund Abrahams mit Gott verheißen, wird die 90-jährige Sara gegen alle Wahrscheinlichkeit und als sie längst die Hoffnung schon aufgegeben hatte, doch noch schwanger und schenkt dem 100-jährigen Abraham den Sohn Isaak. Sie kommt sich als spätgebärende Mutter selbst lächerlich vor: »Gott hat mir ein Lachen geschaffen, denn wer davon hören wird, wird darüber lachen« (Genesis, 21:6), macht sie sich über sich selbst lustig.

Gebärwettstreit

Von einem regelrechten Gebärwettstreit um die Zuwendung des gemeinsamen Ehemannes der Schwestern Lea und Rahel wird ebenfalls im Buch Genesis (Kap. 30) erzählt. Die ungeliebte, hässliche, aber fruchtbare Lea und die schöne, aber unfruchtbare Rachel liefern sich einen Wettkampf im Gebären. Die Unfruchtbarkeit Rahels bringt diese zuerst ins Hintertreffen und so kommt sie ebenfalls auf die Idee einer Leihmutterschaft. Ihre Magd Bilhar gebiert ihr zwei Kinder, ehe sie selbst doch noch schwanger wird. Auch Lea wird zwischenzeitlich unfruchtbar, und auch für sie bringt daraufhin ihre Magd Silpa Kinder zur Welt.

Im 1. Buch Samuel (Kap. 1) wird berichtet, wie Hannah durch ihre langjährige Kinderlosigkeit sehr verbittert wird. Erst der Zuspruch und die Zusicherung des Priesters Eli, Gott werde ihr Anliegen erhören, helfen. Allein die höchstpriesterliche Sicherheit bewirkt wohl, dass Hannah wieder Hoffnung schöpft und bald darauf tatsächlich schwanger wird. Ihrem Erstgeborenen Samuel folgen noch fünf weitere Kinder.

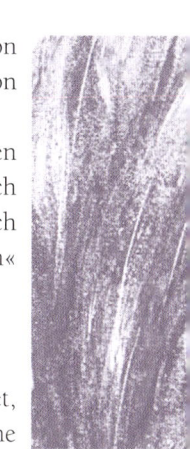

Auch das Neue Testament kennt das Thema Kinderlosigkeit. Der Kinderwunsch von Elisabeth, der Mutter von Johannes dem Täufer, wird ebenfalls erst im hohen Alter von Gott erfüllt (Lukas, 1:5 ff.).

Dank der modernen Reproduktionsmedizin wurden einige Frauen in den vergangenen Jahren im »biblischen Alter« von über 60 Jahren – also jenseits der Wechseljahre – noch Mutter, die Medien berichteten ausführlich darüber. Die Gefahr liegt nahe, dass sich »Wunderärzte« durch derartige Erfolge allmächtig glauben und neuen »Altersrekorden« zustreben.

Samenspende

Aber auch die Samenspende wird schon in der Bibel erwähnt. So wird bei Moses berichtet, dass Onan durch Coitus interruptus (unterbrochenen Geschlechtsverkehr) auf gemeine Weise seiner Verpflichtung nicht nachkommt, seinem verstorbenen Bruder Er Nachkommen zu zeugen (Genesis, Kap. 38). Seine Weigerung wird von Gott daraufhin mit dem Tode bestraft. Tamar, die kluge, kinderlose Witwe von Er, verfällt auf eine List, verdingt sich als Hure bei ihrem Schwiegervater Juda und wird, unerkannt von ihm, mit Zwillingen schwanger.

Die Vergeudung des männlichen Samens als ein Vergehen gegen die Natur zu betrachten, das gleich nach Mord kommt, fand im 13. Jahrhundert in den Schriften von Thomas von Aquin zur Geburtenkontrolle seinen Niederschlag und wurde von der katholischen Kirche später zur Doktrin erhoben.

Mythen und Fruchtbarkeit im alten Ägypten

Auch für die alten Ägypter war es überaus wichtig, Nachkommen zu zeugen. Kinder waren für sie das größte Gut, das man sich wünschen konnte. Ein besonders wichtiger Hintergrundgedanke lag ähnlich wie auch im alten China darin, dass sich jemand nach dem Tod um den Totenkult kümmerte. Ein Text aus der Spätzeit macht das besonders deutlich:

»... ein Mann, dem kein Kind geboren ist, der ist wie einer, der nicht gewesen ist, er ist nicht geboren. Seines Namens wird nicht gedacht, sein Name wird nicht ausgesprochen, wie der von jemand, der nicht gelebt hat ...« (www.selket.de)

Fruchtbarkeitsgötter wie Heket, Bes, Thoeris (Taweret) und die Liebesgöttin Hathor wurden verehrt und bei Unfruchtbarkeit wurde ihnen geopfert (Westendorf 1992).

Posthume Zeugung von Horus

Der Mythos von Isis und Osiris versinnbildlicht die heilenden weiblichen Kräfte, die Bosheit, Zerrissenheit, Gegensätze und Kinderlosigkeit überwinden lassen. Osiris, der Gatte von Isis, wird von seinem Bruder Seth, dem Gott des Bösen und des Chaos, getötet und zerstückelt. Isis sucht ihn überall und findet ihn in einem Ereikebaumstamm eingeschlossen, der im königlichen Palast von Byblos in Phönizien als Pfeiler dient. Isis bringt den Leichnam zurück nach Ägypten und nach großen Widrigkeiten umfliegt sie die Mumie als Vogel, worauf die Lebens- und damit Zeugungskraft wieder in Osiris zurückkehrt. Isis gebiert daraufhin ihren Sohn Horus.

> **Von dem geliebten Toten noch ein Kind zu empfangen, ist ein archaischer Wunsch mancher Witwe, den die moderne Reproduktionsmedizin ebenfalls schon verwirklicht hat. (In Deutschland ist die posthume Verwendung von Keimzellen nicht erlaubt.)**

Fruchtbarkeitstests

Im alten Ägypten wurden auch Mittel empfohlen, um die Fruchtbarkeit einer Frau zu testen, z. B. indem man gestampfte Melonen mit der Milch einer Mutter durchtränkte, die bereits einen Jungen geboren hatte. Dies gab man der zu untersuchenden Frau. Wenn sie davon Blähungen bekam, konnte sie angeblich nicht schwanger werden (*www.selket.de*). Oder wie im Papyrus Berlin empfohlen wird: »Ein Mittel zur Unterscheidung zwischen einer Frau, die Kinder gebären wird, und einer solchen, die keine Kinder gebären wird, ist dieses: Du lässt eine Nacht lang bis zum Morgen eine angefeuchtete Knoblauchzehe in ihrer Scheide. Wenn der Knoblauchgeruch aus ihrem Mund entströmt, so wird sie Kinder zur Welt bringen. Wenn aber kein Geruch aus ihrem Mund strömt, dann wird sie niemals gebären.« (Curic 1999)

Der Hintergrund hinter dieser sonderbaren Praktik war, dass die Ägypter annahmen, bei einer fruchtbaren Frau seien die Wege der Gebärmutter in den ganzen Körper offen, bei einer unfruchtbaren dagegen verstopft. Bei Unfruchtbarkeit konnte sich folglich der Knoblauchgeruch nicht von der Scheide bis in den Mund ausbreiten.

Ein anderer Test zur Empfängnisfähigkeit einer Frau wird im Papyrus Carlsberg beschrieben: »Beräuchere ihre Geschlechtsorgane mit ›Stierkugeln‹ [eine Pflanze, die vermutlich in Zusammenhang mit den Hoden des potenten Gottes Seth gebracht wurde; Anm. d. V.]. Muss sie sich sofort übergeben, dann wird sie gebären. Wenn aus ihrem Hinterteil Winde abgehen, dann wird sie nicht gebären.« (Curic 1999)

Adoption

Auch die Idee der Adoption war im alten Ägypten nicht unbekannt. So wird auf einem Ostrakon, einer Tonscherbe aus der 19. Dynastie, einem kinderlos gebliebenen Mann empfohlen, ein Waisenkind zu adoptieren, um seinen späteren Totenkult zu sichern (*www.selket.de*).

Theorien und Rezepte der Antike

Im antiken Griechenland erfuhr die Heilkunst eine große Blüte und erhielt erstmals ein wissenschaftlich analytisches Fundament. Der berühmteste Arzt der damaligen Zeit, Hippokrates von Kos (ca. 460–370 v. Chr.), beschäftigte sich in seinem Werk »Corpus Hippocraticum« bereits mit Fruchtbarkeitsstörungen. Für ihn waren Gesundheitsstörungen eine Folge von Ungleichgewichten der Körpersäfte, und er hielt Schleim und Kälte als verantwortlich für Fertilitätsprobleme. Manche seiner antiken Therapievorschläge sind heute noch oder wieder modern. Hippokrates empfahl z. B. Männern, nur starken und reinen Wein während der fruchtbaren Tage der Frau zu trinken, um kräftige und gesunde Nachkommen zu zeugen.

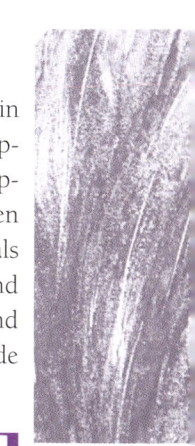

> **Dies wurde in einer neuen Studie aus Dänemark (Juhl et al. 2001) bestätigt, die herausfand, dass sich mäßiger Weinkonsum bei Frauen positiv auf die Fruchtbarkeit auswirkt. Das Ziel der Studie war, den Zusammenhang zwischen dem Konsum verschiedener alkoholischer Getränke und der Wartezeit auf eine Schwangerschaft zu ermitteln. Die Studie stellte fest, dass Frauen, die mäßig Wein tranken, weniger lang warten mussten, bis sie schwanger wurden, als Frauen, die Bier oder Schnaps konsumierten oder abstinent waren.**

Verschiedenste Gebärmutterräucherungen mit Myrrhe oder Weihrauch fanden Anwendung bei Lageanomalien des Uterus und bei Unfruchtbarkeit. Bei den Hebräern wurde Knoblauch zur Erhöhung der männlichen Zeugungskraft empfohlen.

Auch seelisch-körperliche Wechselwirkungen wurden früh erkannt und ein tiefer, großer Schmerz als Empfängnishindernis vermutet. Schon Ovid beschreibt die Angst vor Versagen als Teufelskreis bei Impotenz, die einer Unfruchtbarkeit zugrunde liegen konnte.

Kinderlosigkeit war im alten Rom ein Phänomen bis in allerhöchste Kreise. Zwei Ehen des Kaisers Augustus waren ohne männliche Nachkommen geblieben und so adoptierte er seinen Neffen, damals eine weit verbreitete Lösung. Rezepte und Hilfsmittel bei Unfruchtbarkeit wurden ersonnen. Der Naturforscher Plinius der Ältere (23–79 n. Chr.) empfahl verschiedenste Mittel, wie das Trinken von Eselsmilch gegen Unfruchtbarkeit, auch wenn sie bei ihm selbst nicht geholfen hatten, denn seine drei eigenen Ehen blieben kinderlos.

Der griechische Arzt Soranos von Ephesus beschäftigte sich in römischer Zeit (2. Jh. n. Chr.) eingehend mit unfruchtbaren Frauen und empfahl in seinem Werk »Gynaecia«, sich nach dem Geschlechtsverkehr absolut ruhig zu verhalten, um den aufgenommenen Samen festzuhalten (Josephs 1998).

> Der Ratschlag, nach dem Geschlechtsverkehr zu ruhen, wird auch heute noch gerne empfohlen. Manche Frauen haben sogar schon einen Kopfstand gemacht, um die Spermien zu halten. Ein Vorteil im Hinblick auf die Befruchtung ergibt sich jedoch hieraus nicht. Dennoch ist der weibliche Körper nicht passiv: Zum Zeitpunkt der Ovulation und des Orgasmus entsteht eine Art Sog, der die Spermien in Richtung Eileiter transportiert.

Mittelalterliche Gebräuche

Im Mittelalter war die Gebärfähigkeit der Frau ihre wichtigste Aufgabe und Unfruchtbarkeit der häufigste Scheidungsgrund in den Fürsten- und Königshäusern. Als Elisabeth von Bayern (1371–1435) zur zukünftigen Gattin des französischen Königs Karl VI. (1368–1422) erwählt wurde, musste sie sich vor ihrer Verlobung einer Untersuchung durch französische Hofdamen unterziehen, »wobei an der nackten Bewerberin festgestellt werden sollte, ob sie die zur Geburt von Kindern geeigneten Formen besaß.« (Tuchman 2006, Seite 374)

Die Heilerinnen Trotula und Hildegard von Bingen

Die berühmte Ärztin Trotula von der Medizinschule Salerno beschäftigte sich im 11. Jahrhundert mit Unfruchtbarkeit, und im Gegensatz zu den gängigen Theorien ihrer Zeit suchte sie die Ursache nicht nur bei den Frauen, sondern auch bei den Männern. Denn Unfruchtbarkeit wurde bis ins 19. Jahrhundert meist ausschließlich der Frau angelastet. In ihrem Gesamtwerk »Trotula Major« (auch: »De Passionibus Mulierum Curandorum« – Über die Leiden der zu heilenden Frauen) schilderte sie bereits Vorsorgemaßnahmen und sanfte Methoden wie Bäder, Salben und Massagen.

Die bedeutendste Naturforscherin, Philosophin und Visionärin des Mittelalters, die Äbtissin Hildegard von Bingen (1098–1179), setzte sich in ihrem großen Hauptwerk »Cause et curae« ebenfalls mit der Unfruchtbarkeit auseinander. Sie unterschied verschiedene Säftetypen, von denen sie bei den Männern dem Phlegmatiker und bei den Frauen der Melancholikerin eine typmäßige Unfruchtbarkeit zuschrieb. Für Hildegard ist »beim Phlegmatiker der Samen dünn und ungekocht«, bei der Melancholikerin »die Ursache eine Schwäche der Gebärmutter, weshalb sie den Samen des Mannes weder zu umfassen (*concipere*!), noch zu halten oder zu erwärmen vermag.« Eine Chance sah Hildegard, wenn sich eine Melancholikerin mit einem »starken Sanguiniker als Ehemann verband und das »starke« Alter von etwa 50 Jahren, in dem eigentlich die Menstruation endet, erreicht hatte! (Fischer 2002)

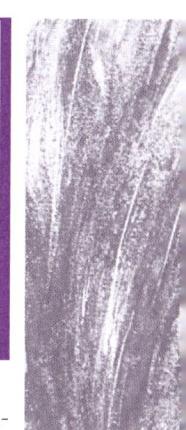

> **Eine interessante Beobachtung, die auch heute öfter gemacht werden kann: Ein Ehepaar bleibt kinderlos, es kommt zur Scheidung, und mit den neuen Partnern stellt sich prompt Nachwuchs ein (was natürlich auch immunologische Ursachen haben kann, s. u.). Auch unterstützen die neuen Studien von Boivin u. Schmidt (2005) die Thesen Hildegards von Bingen, dass Melancholie häufig mit unerfülltem Kinderwunsch vergesellschaftet ist. Sie beobachteten, dass Frauen mit Fruchtbarkeitsstörungen (verständlicherweise) oft etwas depressiver sind als andere Frauen. Ob dies eine Folge oder Ursache der Kinderlosigkeit darstellt, wurde nicht geklärt.**

Hildegard von Bingen empfahl auch eine Vielzahl von Kräutern und Heilmitteln. Beispielsweise sollte man gegen die Unfruchtbarkeit des Mannes ganze Blätter der Hauswurz (*Sempervirum tectorum*) in Ziegenmilch einlegen, mit Eiern zu einer Speise kochen und mehrere Tage hintereinander essen (Josephs 1998, Seite 153).

Magie, Zauber und Heilige

Im Mittelalter richteten Hilfesuchende ihre Hoffnung v. a. auf Magie, Zauber und den Segen Heiliger. So wurden Gebärmutter-Kröten, das sind Metall- oder Holzskulpturen in Krötenform, vom einfachen Volk als sogenannter Sympathiezauber bei Kinderwunsch in Kirchen als Opfergabe niedergelegt. Man glaubte, die Kröte könne wegen ihrer Ähnlichkeit mit der Gebärmutter zu Fruchtbarkeit verhelfen. Die Gedankenverbindung Kröte/ Gebärmutter war bereits im alten Ägypten bekannt. Gebärende trugen Froschamulette, das Symboltier der Fruchtbarkeitsgöttin Heket, um sich durch deren lebensspendende Kraft zu schützen.

Viele Heilige, wie z. B. Adrian, Coleta Boilet oder Vitus, wurden wegen (ehelicher) Unfruchtbarkeit angerufen. Hildegard Burjan (1883–1933), der jüdisch-katholischen Kämpferin für die Rechte und Gleichberechtigung der Frauen im vergangenen Jahrhundert, wird in neuer Zeit eine Heilung bei unerfülltem Kinderwunsch zugeschrieben, auf dem nun ihr Seligsprechungsprozess beruht. Das Wunder soll bei einer zuvor als unfruchtbar geltenden Frau geschehen sein. Diese soll durch die intensive Beschäftigung mit dem Leben der seligen Hildegard in eine enge »geistige Verbindung« zu ihr getreten sein und so ihre Unfruchtbarkeit überwunden haben. Auch der verstorbene Papst Johannes Paul II. soll durch seine Fürsprache mehreren Paaren, die vorher jahrelang als unfruchtbar galten, zu Kindern verholfen haben.

An berühmten Wallfahrtsorten wie in Altötting kann man noch heute Votivtafeln von Paaren finden, denen eine Wallfahrt oder ein intensives Gebet zu einem Kind verholfen hat. Sehr bekannt ist auch die Wallfahrtskirche auf dem Bogenberg (Bayerischer Wald), wo das Gnadenbild der »Maria Gravida« bereits seit dem Mittelalter verehrt wird. In

Maria-Saal in Kärnten ist bis heute ein Schalenstein in Gebrauch, dessen Berührung Fruchtbarkeit verleihen soll. Fruchtbarkeitsspendende Quellen gab und gibt es an vielen Orten, von deren Wasser unfruchtbare Frauen tranken und in dem sie unter Einhaltung verschiedener Rituale badeten. In Köln gilt das Wasser des Brunnens der romanischen Kirche St. Kunibert, dem »Kunibätspütz«, als Mittel gegen Unfruchtbarkeit, wenn eine Frau in einer Vollmondnacht davon trinkt.

Da im Mittelalter die meisten Ärzte glaubten, mechanische Hindernisse und Gebärmutterfehllagen würden einer Empfängnis im Wege stehen, wurden oft die skurrilsten Instrumente in die Gebärmutter eingeführt, um alles wieder »in die richtige Lage« zu bringen. Tierhoden und das Hirn von Fuchs, Hirsch und Wildschwein wurden zur Stärkung der männlichen Zeugungskraft gegessen. Als eigenartig anmutendes Rezept gegen Unfruchtbarkeit wurde von Avicenna im »Canon medicinae« das Trinken von Elefantenurin empfohlen (Josephs 1998, Seite 319).

> **Urin als fruchtbarkeitsfördernder Saft wurde von der modernen Reproduktionsmedizin wieder entdeckt. Lange Zeit wurde das follikelstimulierende Hormon (FSH), mit dem die Eizellreifung stimuliert wird, aus dem Urin von Frauen jenseits der Wechseljahre gewonnen, als Mischstoff mit LH, dem luteinisierenden Hormon. Auch die Idee, Tierhoden zu essen, ist unter dem Licht moderner Medizin nicht so abwegig. Sie enthalten Testosteron und stellen demnach eine Art Hormontherapie bei männlichen Fruchtbarkeitsstörungen dar.**

Wie gingen andere Kulturkreise mit Fruchtbarkeitsstörungen um?

Geheimnisvolle Rituale und Fruchtbarkeit verheißende Wundermittel wurden in allen Kulturen und zu allen Zeitaltern erfunden. In Australien galt bei den Aborigines die Berührung des roten Felsen des Ayers Rock/Uluru als Lösung der Fruchtbarkeitsprobleme bei Frauen. In Mexiko nehmen unfruchtbare Frauen heute noch einen langen Pilgerweg zur Quelle der Madonna von Guadeloupe auf sich, um durch einen Trunk aus dieser Quelle geheilt zu werden. In Lalibela, der urchristlichen Gemeinde in Äthiopien, werden in der Felsenkirche Beit Mariam noch heute Frauen in ein steinernes Taufbecken getaucht, um sie von ihrer Unfruchtbarkeit zu erlösen. In einigen Stammesgesellschaften Polynesiens und Ostafrikas wurden zeitlich begrenzte Beziehungen zu »Zeugungshelfern« geschlossen, falls eine Ehe unfruchtbar blieb.

Unfruchtbarkeit ist in weiten Gebieten Afrikas ein dramatisches Problem. Derzeit bleibt bis zu ein Drittel der Frauen im Afrika südlich der Sahara kinderlos. Durch die Genitalverstümmelung, die auch heute noch in 30 Ländern Afrikas an kleinen Mädchen praktiziert

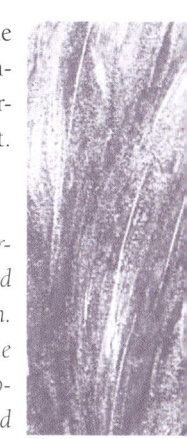

wird, und den damit einhergehenden schweren Infektionen leiden sehr viele Frauen, die diese Tortur über sich ergehen lassen mussten und diese überlebten, lebenslang unter Unfruchtbarkeit. Für die betroffenen Frauen ist dies mit großem Leid verbunden, denn sie werden für die Unfruchtbarkeit verantwortlich gemacht und zudem gesellschaftlich geächtet.

China: Kinder für die Unsterblichkeit der Sippe

»Da sie kinderlos waren, grämte sich der König über die Zukunft seines Reiches. Um das Erbarmen der Götter zu gewinnen, ließ er seinen Palast mit Bannern und Teppichen schmücken und befahl den Taopriestern, ein halbes Jahr lang unter Fasten und Beten täglich Opfer darzubringen. Nach Ablauf dieses halben Jahres hatte die Königin einen Traum, in dem ihr ›der große erhabene alte Fürst‹, T'ai-shang-lao-kiün, erschien, der natürlich kein anderer war, als der zum Gott erhobene Lao-tsze. Er saß in einem fünffarbigen, von Drachen gezogenen Wagen und hielt ein Kind in den Armen, das aus allen Poren seiner Haut unendliches Licht ausstrahlte. Auf die Bitte der Königin, die sich vor Lao-tsze auf ihr Antlitz niederwarf, gab er ihr das Kind, und ein Jahr nach diesem glückverheißenden Traumgesicht schenkte sie dem Reiche den langersehnten Thronerben.« (Legende des Yü-hoang-shang-ti)

Nur durch männliche Nachkommen war im alten China gesichert, dass den Ahnen geopfert wurde und so die Unsterblichkeit der Sippe garantiert wurde. Kinder als Erben, als Arbeitskräfte und zur Altersversorgung waren zu allen Zeiten und sind bei vielen Bauernfamilien auch in anderen Teilen der Welt heute noch wichtig und notwendig.

Eine möglichst zahlreiche v. a. männliche Nachkommenschaft war in China zu allen Epochen das Bestreben vom einfachen Bauern bis zum Kaiser. Schon früh beobachteten die Ärzte deshalb genau die Funktionsabläufe im weiblichen Organismus. Die Gesundheitsfürsorge der verheirateten Frau entwickelte sich zu einem wesentlichen Bereich in der Medizin, um sie in ihrer gesellschaftlichen Aufgabe des Gebärens eines Erben zu unterstützen. Eine Frau, die keine Kinder bekam, konnte zu ihren Eltern zurückgeschickt werden. Diese Bedeutung steckt sogar im Namen eines Akupunkturpunktes (Ma 29, *Guilai* = zurück,), der u. a. bei Fruchtbarkeitsstörungen empfohlen wird.

Naturvölker: Fruchtbarkeitssteuerung mit Heilkräutern

Die Indianer Nordamerikas kannten bereits sehr effektive Methoden zur Steuerung der Fruchtbarkeit, sowohl hinsichtlich der Verhütung als auch zu deren Förderung. Die in engem Kontakt mit der Natur lebenden Völker waren mit der Wirkung vieler Heilpflanzen vertraut, wie beispielsweise der Wilden Yamswurzel, dem Falschen Einkorn oder der Frauenwurzel. Wünschten sie sich ein Kind, setzten sie die Verhütung ab und begingen verschiedene Rituale, um die Seele des ungeborenen Kindes zu rufen.

> **Nach neueren Erkenntnissen enthalten viele der von den Indianern zur Geburtenkontrolle verwendeten Pflanzen Phytohormone. Aus der Wilden Yamswurzel (Dioscorea villosa) wurde lange die Ausgangsbasis für die Herstellung der Pille sowie für Kortison gewonnen. Auch die Basis für das häufig in der 2. Zyklushälfte sowie nach einem Embryotransfer verordnete Medikament Utrogest® wird aus der Wilden Yamswurzel hergestellt.**

Auch die Amazonasindianer verwenden bis heute Pflanzen, durch deren Einnahme sie ihre Fruchtbarkeit steuern können. Da in ihrem Lebensraum nur Nahrungsressourcen für eine gleichbleibende Anzahl von Nachkommen vorhanden sind, ziehen sie es vor, lieber weniger, dafür aber gesunde und kräftige Kinder zu bekommen, um die sie sich dann auch intensiv kümmern können. Es gibt Pflanzen, deren Einnahme die Frauen für 6 – 7 Jahre unfruchtbar macht, aber auch Pflanzen, die diese Wirkung aufheben können, falls zum Beispiel ein Kind frühzeitig verstirbt.

> **Die Berichte über fruchtbarkeitssteuernde Mittel aus Ozeanien, Nord- und Südamerika sind normalerweise konkret in der Angabe bestimmter Pflanzen und weniger von Magie und Aberglauben durchsetzt als mittelalterliche europäische Rezepte. Wissenschaftlich ist die Wirkung dieser Urwaldapotheke bisher leider weitgehend unerforscht. Erste einzelne Untersuchungen wie der im Amazonas weit verbreiteten »Hebammenpflanze« Abuta (Cissampelos pareira) ergaben ein Wirkungsprofil, das dem traditionellen Einsatz der Pflanze bei Nierenleiden und Menstruationsstörungen entspricht.**

Auch auf den Inseln der Trobriander (heute Kiriwina-Inseln) in der Südsee war die Steuerung der Empfängnisregelung bekannt. Trotz völliger sexueller Freizügigkeit in der Jugendzeit kam es fast nie zu unehelichen Kinder, und dies obwohl weder Coitus interruptus noch Abtreibungen praktiziert wurden. Stattdessen kannte man Pflanzen, die lebensspendend oder verhütend wirkten und deren Geheimnis von älteren Frauen streng gehütet wurde und von mächtigen Tabus umgeben war. Die jungen Mädchen tranken bei der ersten Blutung einen Teeaufguss, dessen verhütende Wirkung 6 – 7 Jahre anhielt. Wünschten sie sich Nachkommen, luden sie den Geist des Kindes ein, in ihren Körper einzutreten, wobei in der Vorstellung der Trobriander der Mann lediglich den Schoß der Frau für den Geist des Kindes öffnete (DeMeo 1994).

Die Entstehung und Wirkung innerer Bilder wird heute u. a. von Prof. Gerald Hüther an der Universität Göttingen wissenschaftlich erforscht.

Kinderlosigkeit in Mythen und Märchen

»Es war einmal ein Königspaar, das sich schon sehr lange Kinder wünschte. In seiner Verzweiflung ließ der König einen Wahrsager kommen und fragte ihn, ob sich der Kinderwunsch wohl noch erfüllen könnte. Da warf der Wahrsager dreizehn Holzplättchen mit magischen Zeichen auf den Tisch und sprach: ›Die Zeichen sind günstig. Euer Kinderwunsch wird sich erfüllen, aber es wird eine Tochter sein. Vor dieser Tochter solltet ihr euch in Acht nehmen, denn sie wird von der Sonne ein Kind empfangen, das große Macht über alle Dinge hat.‹ Es verging ein ganzes Jahr, da brachte die Königin eine Tochter zur Welt. Der König freute sich, doch dann fiel ihm der Wahrsager ein. Der König war vorsichtig, darum ließ er einen Turm ohne Fenster im tiefsten Wald erbauen. Dort sollte seine Tochter vor der Sonne sicher sein, und nur in der Obhut einer Dienerin leben. Und so geschah es auch.« (aus: Tochter der Sonne)

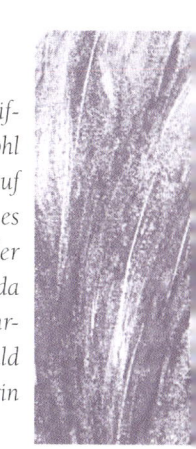

Auch im Ödipusmythos spielt die Kinderlosigkeit zweier Königspaare eine entscheidende Rolle für eine verhängnisvolle Entwicklung. Laios und Iokaste, König und Königin von Theben, befragen wegen ihres unerfüllten Kinderwunsches das Orakel von Delphi. Dieses prophezeit ihnen zwar einen Sohn, aber zudem Vatermord und Inzest, den dieser Knabe begehen werde. Um das sehnsüchtig erwartete Kind vor diesem Frevel zu schützen, setzen die Eltern es aus, in der Hoffnung, dass es in der Wildnis umkommen würde. Von einem Hirten wird der Junge jedoch gefunden und zum ebenfalls kinderlosen Königspaar Polybus und Periboia nach Korinth gebracht. Sie nehmen ihn als Sohn an, ohne ihm jedoch seine Herkunft zu verraten. Und so nimmt das Schicksal geradewegs seinen Lauf, aus dem Bemühen aller Beteiligten heraus, die Prophezeiungen des Orakels zu verhindern.

Auch viele Märchen erzählen von langjährigem unerfülltem Kinderwunsch: »In einer Zeit, als das Wünschen noch geholfen hat, da lebten ein König und eine Königin, die bekamen keine Kinder. Darüber war die Königin so betrübt, dass sie kaum jemals eine frohe Stunde hatte«, beginnt z. B. Dornröschen. Oder bei Rapunzel heißt es: »Es waren einmal ein Mann und eine Frau, die wünschten sich schon lange vergeblich ein Kind, endlich machte sich die Frau Hoffnung, der liebe Gott werde ihren Wunsch erfüllen ...«

Aber es gibt auch Erzählungen wie das Märchen von der Wunderblume, in dem Kinderlosigkeit das Königspaar grausam und gefühllos werden lässt, das Wunder eines Kindes den König jedoch milde stimmt und dem ganzen Königreich Segen bringt.

Als sich der sehnliche Kinderwunsch des Königspaars im Dornröschen endlich erfüllt, ist dieses Glück nicht grenzenlos, es wird ihnen missgönnt und mit einem bösen Fluch belegt (»Wenn das Kind erst groß ist, soll es sterben.«). Die Angst, das sehnlich erwartete Kind wieder zu verlieren, schwingt oft als Thema in Märchen und Sagen mit.

2 UNERFÜLLTER KINDERWUNSCH HEUTE ·····

Seit der Erfindung der Verhütungsmittel konnte die Sexualität des Menschen von der Fortpflanzung entkoppelt werden. Nach Aussage des »Vaters der Anti-Baby-Pille«, Carl Djerassi, sieht es die moderne Reproduktionsmedizin wiederum als Fortschritt an, die Fortpflanzung von der Sexualität zu befreien. Er verheißt eine Zukunft, in der Menschen ihre Spermien und Eier in jungen Jahren einfrieren lassen, um später Kinder auf Wunsch zu bekommen (*www.djerassi.com*). Ei- und Samenzellen ausschließlich als ein rein vermarktbares Produkt zu sehen, kommt den Horrorvisionen von Aldous Huxley sehr nahe, der in seinem Buch »Schöne neue Welt« bereits ein halbes Jahrhundert vor der Geburt des ersten Retortenbabys Szenarien entwarf, in denen die Nachkommen in Reagenzgläsern heranreifen.

Den modernen Kinderwunsch als Medienthema gibt es erst seit der Geburt von Louise Brown, dem weltweit ersten Retortenbaby, das 1978 in England geboren wurde. Dieser medizinischen Sensationsmeldung gingen 10 Jahre erfolglose Versuche des Biologen Robert Edwards und des Gynäkologen Patrick Steptoe voraus, an deren Experimenten Hunderte von Frauen teilnahmen und denen (vergebliche) Hoffnungen gemacht worden waren, auf diesem Weg zu einem Kind zu kommen.

Heutzutage können Kinder fast geplant werden. Verhütungsmittel machen es möglich, den passenden Zeitpunkt selbst zu bestimmen. Die meisten Frauen nehmen an, dass sie zu jedem Zeitpunkt ohne Schwierigkeiten schwanger werden können, wenn sie sich nur erst mal für ein Kind entscheiden. Auch wenn in Zeitschriften oder im Fernsehen das Thema Kinderwunsch immer wieder aufgegriffen wird, haben dennoch die wenigsten Frauen eine Vorstellung, selbst einmal davon betroffen sein zu können. Der Kinderwunsch erscheint fast planbar und einzig abhängig vom richtigen Zeitpunkt und richtigen Partner. Viele planen schon in jungen Jahren, spätestens bis zu einem fixen Alter wie z. B. mit 28, 30, 35 Jahren das erste Kind zu haben.

Entsprechend schwierig ist es, wenn es dann nicht so einfach klappt oder »funktioniert«. Die moderne Medizin scheint dafür sofort Hilfe zu bieten. Viele schöne Hochglanzratgeber fördern diese Vorstellung wie »Kinderkriegen, Eltern werden ist nicht schwer« (Frohn 2002).

»Das haben wir gleich«, haben viele Patienten (darunter ich selbst) schon gehört, als sie erstmals eine Arztpraxis wegen ihres Kinderwunsches betraten. »Sie sind noch jung, da machen wir dies und das, kein Problem.« Erfüllt sich diese Hoffnung nicht, ist der Sturz in die Enttäuschung umso tiefer. Nur was dann, wenn die üblichen medizini-

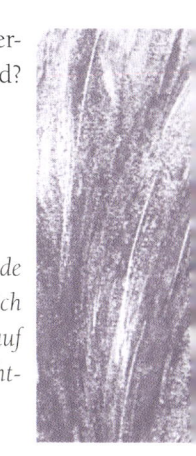

schen Behandlungsmöglichkeiten erschöpft sind? Soll der Kinderwunsch aufgegeben werden, nur weil die »Babymacher« an die eigenen Grenzen ihrer Machbarkeit gestoßen sind?

Später Kinderwunsch

»Drei Tage vor ihrem 57. Geburtstag hat die Therapeutin Aleta St. James in Manhattan gesunde Zwillinge zur Welt gebracht. St. James ist alleinstehend und war bislang kinderlos. Sie habe sich schon immer Nachwuchs gewünscht, sagt sie, habe sich in den entscheidenden Jahren aber auf Beruf und Reisen konzentriert. Der Samen eines früheren Liebhabers und gut zweijährige Fruchtbarkeitsbehandlungen inklusive Eizellspende führten schließlich zur Schwangerschaft.«
(www.welt.de, 11. 11. 2004)

Dank der Verhütungsmittel haben viele Frauen heute die Wahl, den Kinderwunsch auf später zu verlegen und zuerst zu studieren, eine Berufsausbildung zu absolvieren und zu reisen. Nach einer Pressemeldung des Statistischen Bundesamtes waren im März 2004 43 % der deutschen Akademikerinnen im Alter von 37 – 40 Jahren in den westlichen Bundesländern sowie 24 % in den östlichen Bundesländern kinderlos.

Kinderkriegen ist lange Zeit meist kein Thema und zudem fehlt oft auch der richtige Partner. Medien und Medizin lassen die Annahme zu, dass bis ins hohe Alter relativ spielend der persönliche Kinderwunsch realisiert werden kann. Wunschkinder nach Maß erscheinen keine Utopie mehr zu sein, sondern durch Geld zu haben, wie es im Dokumentarfilm »Frozen Angels« (2005) dargestellt wird. Dieser spielt in einer Gegend Kaliforniens, in der es mehr reproduktionsmedizinische Kliniken gibt als Allgemeinärzte. Leihmütter, Eizell- und Samenspenden gehören hier bereits zum Alltag.

Das Durchschnittsalter der Erstgebärenden liegt heute in Deutschland bei 28 Jahren. Jedes sechste Kind wird schon von einer Frau über 35 Jahren geboren. Biologisch gesehen liegt das ideale Alter zum Kinderkriegen jedoch vor dem 25. Lebensjahr, danach nimmt die Fruchtbarkeit stetig ab. Es gibt Statistiken zur Wahrscheinlichkeit, bei einem IVF-Versuch schwanger zu werden (z. B. *www.deutsches-ivf-register.de*). Nach dem 35. Lebensjahr nimmt die Chance immer mehr ab und liegt nach dem 40. Lebensjahr bei 12 % pro Monatszyklus. Aber auch die Zeugungsfähigkeit des Mannes geht nach dem 35. Lebensjahr zurück, auch wenn es immer wieder Ausnahmen gibt. Eine große Studie in den USA fand bei der Analyse von 13.865 Schwangerschaftsdaten heraus, dass das Risiko für eine Frühgeburt steigt, wenn der Vater bei der Zeugung über 40 Jahre alt ist. Dies gilt unabhängig vom Alter der Mutter (Kleinhaus et al. 2006).

Der Reproduktionsapparat bei Mann und Frau ist – wie der gesamte Organismus – einem kontinuierlichen Alterungsprozess unterzogen, der je nach Stressbelastung schneller ablaufen kann. Auch Infektionen oder Myome beeinträchtigen mit zunehmendem Alter die Fortpflanzungsorgane. Hauptproblem des Alterungsprozesses im Hinblick auf die Fortpflanzung jedoch ist die Tatsache, dass Eizellen mit zunehmendem Alter der Frau in ihrer Vitalität nachlassen und gleichzeitig eine deutlich höhere Neigung aufweisen, genetische Störungen zu entwickeln. Die Eizellen werden nicht wie die Spermien alle drei Monate neu gebildet, sondern sind immer so alt, wie auch die Frau selbst ist. Hierdurch steigt der Anteil der möglichen Fehler in der Entstehung von Leben mit zunehmendem Alter erheblich.

Zudem herrscht in Deutschland ein eher kinderfeindliches Klima, das die Entscheidung für ein Kind nicht gerade leicht macht.

Ticken der biologischen Uhr ab 35?

»Bis zu dem Moment war mir, glaube ich, noch gar nicht so klar gewesen, dass ich mich schon mitten im Mäusezahnräderwerk meiner biologischen Uhr verfangen hatte.« (aus einem Internetforum)

Aber welche Frau fühlt sich mit 35 Jahren schon alt? Gerade dann fühlen sich heute viele Frauen erst reif und bereit für ein Kind. Aussagen von Ärzten wie »Ach, wären Sie früher gekommen …« oder »In Ihrem Alter ist es schwer, noch schwanger zu werden«, sind da auch nicht gerade aufmunternd und hilfreich. Das fördert eher, dass Betroffene noch rascher die biologische Uhr ticken hören und nun zudem Schuldgefühle haben, weil sie es in ihren besten Jahren versäumt haben, schwanger zu werden. Zudem breitet sich Torschlusspanik aus. Karrierefrauen bekommen öfters hämische Bemerkungen zu hören wie »Eine erfolgreiche Frau kann eben nicht alles auf einmal haben« oder »Sie müssen eben kürzer treten, der Stress ist schlecht für den Hormonspiegel.« Frauen ohne erfülltes Berufsleben wiederum rät man, sich abzulenken, zu arbeiten, man dürfe nicht die ganze Zeit an das Wunschkind denken, da blockiere man sich, ein Kind könne man nicht erzwingen, da müsse man schon Geduld haben. Und zudem solle man froh sein, dass man so lange die Freiheit genießen konnte.

Die betroffenen Frauen können da rückblickend leicht die ganze Karriere in Zweifel ziehen. Dennoch gibt es viele Beispiele – auch aus anderen Ländern –, die zeigen, dass sich Erfolg im Beruf und Kinder sehr wohl gut vereinbaren lassen.

Abnehmende Fruchtbarkeit bei steigendem Lebensalter muss aber nicht bedeuten, dass für eine »ältere« Frau eine Schwangerschaft grundsätzlich ausgeschlossen ist. Das eine ist die Statistik, das andere das einzelne Schicksal und die individuelle Lebensgeschichte einer Frau. Einen interessanten Aspekt zum Trend der späteren Schwangerschaften beobachtete der Altersforscher Thomas Perls von der Harvard Medical School in Boston. Jede 2. der von ihm untersuchten über 100-Jährigen hatte zwischen 35 und 40 Jahren ein Kind geboren. Er folgerte, dass Frauen, die mit 40 oder noch später schwanger werden, eine viermal höhere Wahrscheinlichkeit haben, 100 Jahre zu werden. Der Neuro-

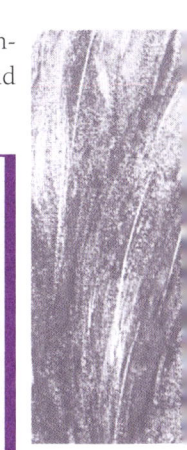

wissenschaftler Prof. Craig Kinsley (Gateswood et al. 2005) vermutet, dass eine Schwangerschaft und Muttersein in einem späten Lebensabschnitt das Gehirn sehr stimuliert und so den »späten Müttern« zu einem längeren Leben verhilft.

> **Für erfolgreiche Mütter jenseits der 40 wurde in den USA sogar der Begriff »Yummy Mummies« geprägt. Prominente Beispiele sind die Kommandantin der Raumfähre Discovery, Eileen Collins, die mit 44 Jahren noch Mutter wurde und danach weiter erfolgreich ihre Astronautenkarriere fortsetzte; Marcia Cross, aus der TV-Serie »Desperate Housewives«, die mit 44 schwanger wurde; die Oscarpreisträgerin Geena Davis, die mit 47 Zwillinge bekam und die Star-Fotografin Annie Leibovitz, die mit 51 Mutter wurde. Die deutsche Fernsehmoderatorin Sandra Maischerberger zählt in dieser Prominentenrunde als 40-jährige Erstgebärende noch zu den jungen Müttern.**

Im Jahr 2003 wurde der Fall einer Japanerin veröffentlicht, die mit 50 Jahren noch spontan Mutter wurde, nachdem sie zuvor jahrelang versucht hatte, über künstliche Befruchtung schwanger zu werden (Matsubayashi et al. 2003). Ein weiteres Beispiel ist das »Wunder« der 50-jährigen Süditalienerin, die mit akuten Schmerzen und Verdacht auf einen Tumor im Bauch ins Krankenhaus eingeliefert wurde und dort zu ihrer Erleichterung erfuhr, dass die Geburt eines kleinen »Angelo« kurz bevorstand, nach Jahren des vergeblichen Kinderwunsches.

Unerfüllter Kinderwunsch – kein Einzelschicksal

Auch wenn man als betroffene Frau oft erst einmal glaubt, als Einzige dieses Schicksal ertragen zu müssen, und sich fragt »Warum nur ich?«, ist unerfüllter Kinderwunsch beileibe kein Einzelphänomen der Neuzeit, sondern stellt ein uraltes Menschheitsthema dar, das für die Betroffenen immer auch mit Leid und Trauer verbunden war und ist. Es wird geschätzt, dass weltweit derzeit 60–80 Millionen Paare dieses Los teilen. Man geht sogar davon aus, dass ein Fünftel aller Frauen im Laufe ihres Lebens vorübergehend diese Erfahrung machen. Kinderlosigkeit als Massenphänomen geriet jedoch erst in der Neuzeit mit der Geburt des ersten Retortenbabys 1978 in den Blickpunkt der Medien.

Auf die Frage »Warum wünschen Sie sich ein Kind?« kommen die unterschiedlichsten Antworten. Für ein kleines Wesen sorgen zu wollen, mit Kindern zu lachen und sie spielen zu hören, mitzuerleben, wie ein kleines Wesen heranwächst, sind häufige Antworten. Zusammenzugehören, eine Familie zu sein, Freude gemeinsam zu erleben, sowie Zärtlichkeit und Lebendigkeit werden ebenfalls oft genannt. Seltener wird geäußert: »Ich will meine Gene oder meine gute Erziehung weitergeben.« Der Kinderwunsch kann aber auch

29

als Druck von außen auferlegt sein, das zu leisten und zu bringen, was alle tun, und den eigenen Eltern die erwünschten Enkel zu bringen. Selbst die uralte Erfahrung von Frauen, bei Nichterfüllung der Gebärpflicht vom Ehemann verlassen zu werden, schwingt manchmal unterschwellig als Angst auch heute noch mit.

Eigenartigerweise werden Kinder als Kittmittel für eine problematische Ehe oder zur finanziellen Absicherung selten von Kinderwunschpaaren genannt. Doch es ist interessant, dass sich der Kinderwunsch gerade bei Paaren mit bewusst vordergründigen Motiven häufig leichter erfüllt. Oft kommt es in Trennungsphasen plötzlich und unverhofft zu einer Schwangerschaft. Manche chaotische Paarbeziehung neigt dazu, besonders fruchtbar zu sein. Aus finanziellen Erwägungen kalkulierte »Besenkammeraffären« können, wie die Boulevardpresse kolportiert, bei einem »Soloschuss« zum Kind und damit gleichzeitig zu finanzieller Absicherung führen.

Es ist ein Leichtes, unerfülltem Kinderwunsch egoistische oder narzisstische Motive zu unterstellen, vor allem, wenn man selbst nicht davon betroffen ist. Ich habe eine namhafte Journalistin erlebt, die sich jahrelang über Frauen mokierte, die »ein Kind um jeden Preis« wollten. Als sie mit 39 Jahren plötzlich und unvorbereitet den eigenen Kinderwunsch verspürte, setzte sie selbst Himmel und Erde in Bewegung, um ihr Wunschkind noch zu verwirklichen.

Mancher Frau ergeht es da ähnlich wie einer Userin, die in einem Internetforum schrieb: »Mir fielen alle bösen Witze ein, die ich je darüber gemacht hatte, jedweder Sarkasmus und mein bis dato festverankertes Mitleid für alle diejenigen, die sich von so was aus dem Gleichgewicht bringen lassen und ihr ganzes Sein fortan nur noch über ihre Gebärfunktionalität definierten.«

Was tut man alles für ein Kind?

Es ist unglaublich, wozu man als Frau bereit ist, aus der tiefen Sehnsucht nach einem Kind heraus. Der Wunsch nach einem Kind kann so stark werden, dass man gefährliche Eingriffe und Reisen um die halbe Welt unternimmt und tiefe Demütigungen erträgt. »Mit einer Frau mit Kinderwunsch kann man alles anstellen«, habe ich einmal einen Arzt verächtlich sagen hören. Dieser Mann demütigte Frauen oft absichtlich, tat ihnen mit dem Ultraschall weh und stellte sich infertilen Männern gegenüber in Imponiergehabe gerne als derjenige dar, der eben wisse, wie man Frauen schwanger mache. Nebenbei: dieser Arzt stellt mittlerweile keine Gefahr mehr dar, ihm wurde die Zulassung entzogen.

Aber falls Sie irgendwo sadistische Neigungen bei einem Behandler verspüren sollten, gibt es immer auch andere Ärzte, die Ihnen voll Respekt und Kompetenz wirklich weiterhelfen wollen. Keine Frau braucht sich wegen ihres Kinderwunsches quälen oder demütigen zu lassen.

3 WENN ES NICHT KLAPPT ... PHASEN DES UNERFÜLLTEN KINDERWUNSCHES

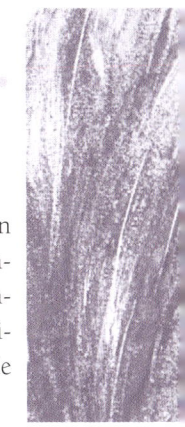

Die Entwicklung vom ersten Gedanken an ein Kind bis zur Kinderwunschpatientin in einem Zentrum für Reproduktionsmedizin läuft in verschiedenen Etappen ab und manches Paar, das eine künstliche Befruchtung durchführen lässt, hätte zu Beginn seiner Kinderwunsch-»Karriere« nie daran gedacht, jemals in eine derartige Behandlung einzuwilligen. Es geht oft ungeplant Schritt für Schritt weiter, von der Hormoneinnahme über die Insemination bis zur künstlichen Befruchtung.

Erster Schock

Hat sich ein Paar für ein Kind entschlossen, erscheint es zunächst einfach. Nachdem man jahrelang verhütet hat, braucht man nur die Pille abzusetzen, dann klappt es schon. Zuerst sind viele einfach überrascht, wenn sich weiterhin die Periode einstellt. Dauert die Phase länger, geht die Überraschung in einen Schock über. »Wie kann das sein?« oder »Warum gerade ich?«, fragen sich viele. Auch wenn in den Medien darüber berichtet wird – dass man selbst davon betroffen sein könnte, glauben die wenigsten. Auf den ersten Schock hin gibt es unterschiedliche Reaktionen. Die meisten suchen nach einer Ursache und nach einer Lösung des Problems. Andere reagieren mit Zorn und empfinden ihr Schicksal als ungerecht. Wieder andere ergeben sich in ihr Los, nehmen es als gottgewollt hin und erscheinen daher in keiner Kinderwunschsprechstunde und werden auch von wissenschaftlichen Untersuchungen kaum erfasst. Manche religiöse Menschen fühlen sich von Gott bestraft für etwas, das sie in der Vergangenheit »verbrochen« haben. Gerade bei türkischen Frauen ist dies oft zu beobachten. Eine aufgeklärte junge Türkin fühlte sich durch ihre Unfruchtbarkeit für ihr voreheliches Sexualleben mit einem deutschen Freund bestraft, mit dem sie im Geheimen gegen die strengen Familientabus verstoßen hatte.

Manche Frauen verhandeln auch mit ihrem Schicksal, nach dem Motto: wenn ich mich gesund ernähre, wenn ich z. B. Luna-Yoga betreibe, mit dem Rauchen aufhöre oder Gewicht abnehme etc., dann werde ich mit einer Schwangerschaft belohnt.

Suche nach Ursache und Lösung

»Nimmt man ihre Diagnose an, hat man die Krankheit schon akzeptiert«, beschreibt Clemens Kuby (2005) seine Erfahrungen mit ärztlichen Diagnosen nach einer Querschnittslähmung, die er trotz nicht zu leugnender Lähmung und Röntgenbefunden niemals als endgültig akzeptierte und nach der er wie durch ein Wunder wieder gehen lernte.

Bei den meisten Paaren herrscht zunächst Ungläubigkeit. »Ich doch nicht, wie kann das mir passieren?« Erst einmal wehren sich die meisten gegen die Diagnose Sterilität. Diese Diagnose wirkt wie ein in Stein gemeißeltes endgültiges Urteil und trifft in den meisten Fällen auch nicht wirklich zu. Lediglich bei verschlossenen Eileitern oder Samenwegen kann von einer echten Sterilität ausgegangen werden.

In manchen psychologischen Publikationen wird die Ablehnung der Diagnose Sterilität als Verleugnungsphase interpretiert. Sterilität wird von den Betroffenen zudem vielfach mit dem »Eingestehen einer Niederlage« gleichgesetzt. Verständlicherweise und zu Recht wehren sich viele Paare gegen diese stigmatisierende Diagnose. Von einer vorübergehenden Fruchtbarkeitsstörung oder Subfertilität zu sprechen, ist sicher angemessener. Dieser Begriff ist leichter zu akzeptieren, da die Endgültigkeit und das Versagen nicht gleich mit impliziert sind.

Nachdem ein Problem ausgemacht ist, sucht man normalerweise einen Ausweg und eine Lösung. Als erstes wenden sich viele Frauen an ihren Gynäkologen. Manche informieren sich heute auch zuerst einmal im Internet. Der Arzt beginnt meist mit einer Routineuntersuchung der Frau. In den seltensten Fällen wird die Ursache zu Beginn beim Mann gesucht, obwohl die Ursache in 30 – 40 % der Fälle tatsächlich bei ihm liegt. Viele Männer können sich sowieso nicht vorstellen, dass es an ihren Spermien scheitern soll. Und viele Reproduktionsmediziner, die diese männliche Seite gut verstehen, vermeiden auch klare Aussagen in dieser Richtung, um ihre männlichen Patienten nicht zu kränken. Hinzu kommt, dass ich auch häufig Männer erlebt habe, die sich wegen ihres schlechten Spermiogramms extrem schuldig fühlten.

Die Untersuchungen bringen oft keine klaren Diagnosen. Hier eine leichte Gelbkörperschwäche, dort eine Eireifungsstörung oder eine leichte Endometriose. Werden verschiedene Ärzte konsultiert, kann man erleben, dass sich die Aussagen widersprechen und ist entsprechend verwirrt. Manchmal beginnt der anfangs konsultierte Gynäkologe selbst mit einer Hormonstimulation und einer Eisprungkontrolle. Andere Ärzte wieder arbeiten eng mit Reproduktionszentren zusammen und überweisen rasch weiter.

Auf dem Weg zur Kinderwunschpatientin

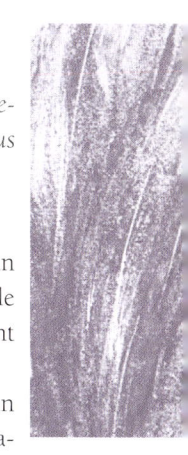

»… denn bis zu dem Tag, als ich mich irgendwie in der Praxis des angesagtesten Fertilisationsspezialisten Deutschlands wiederfand, war mein Leben ohne Kinder eigentlich total okay …« (aus einem Internetforum)

Der Schritt in das Kinderwunschzentrum ist wie in eine andere Welt. Plötzlich muss man das Intimste völlig Fremden preisgeben. Da sitzt man nun und sieht auf einmal viele andere Paare im Wartezimmer und merkt, dass man mit dem Problem wohl doch nicht alleine ist.

Mit den Erwartungen, Hoffnungen, Ängsten und Fragen, mit denen man den Schritt in das Kinderwunschzentrum tut, sitzt man dann einem Arzt gegenüber, für den diese Fragen tägliche Routine sind. Meist nimmt er jedoch den mitgebrachten Optimismus des neuen Paares gerne auf. Worte des Arztes wie »Das machen wir schon, überlassen Sie das ruhig den Experten …« klingen erleichternd. Jedoch: »Sie sind jung, bei Ihnen sehe ich überhaupt kein Problem, am besten wir fangen gleich im nächsten Zyklus mit der Stimulation an«, kann aber auch einer Überrumpelung gleichkommen. Manche Patientin hat schon eine IVF-Klinik mit einem fertigen Stimulationsplan verlassen, ohne überhaupt für eine IVF innerlich bereit zu sein.

Bei oft wechselnden Behandlern ist es schwer, eine gute Arzt-Patienten-Beziehung aufzubauen und manchmal kommt es auch nie dazu. Viele Frauen kommen sich mit ihren intimsten Wünschen wie in einer Massenabfertigung vor. Die Beziehung zum behandelnden Arzt stellt aber einen ganz wichtigen Faktor jeder medizinischen Therapie dar. Dieser Aspekt ist wichtiger, als viele Gynäkologen selbst wahrhaben möchten. Die Paare vertrauen sich ja in ihrem privatesten Bereich einem Fremden an und suchen Hilfe. Daraus ergeben sich häufig Abhängigkeiten ähnlich wie Eltern gegenüber. Manchmal kommen die Patientinnen von einem Behandler nicht weg, obwohl sie jahrelang keinerlei Erfolg hatten, aus Angst, ihn nicht zu enttäuschen und zu verlassen. Mehrere Kinderwunschpatientinnen mussten schon mühsam von einem Arztwechsel überzeugt werden, nachdem sie jahrelang einem bestimmten Arzt treu waren. »Ich will ihn nicht enttäuschen und untreu werden. Da denk ich mir, ach, der kennt mich schon, der weiß, wie ich bei den Stimulationen reagiert habe. Andere sind auch nicht besser, zu einem andern Zentrum ist der Weg viel weiter…«, waren typische Antworten von Patientinnen. Obwohl ein behandelnder Arzt sogar ohne Narkose die Eizellen punktierte, was emotional einer Vergewaltigung gleichkommt, ist eine Endometriosepatientin ihm all die Jahre treu geblieben. Als sie dann zu einem anderen Zentrum wechselte, wurde sie, mittlerweile 40 Jahre alt und nach mehreren Operationen nur noch mit einem Resteierstock, nach der Therapie mit chinesischer Medizin bei einer neuerlichen IVF-Behandlung auf Anhieb schwanger.

Die Autorin Linda Carbone beschreibt sehr ausführlich die Beziehung zu ihrem Arzt in ihrem Erfahrungsbericht »Der lange Weg zum Kind«: »Er war der Bruder, der Erretter, der Liebhaber, den ich nie gehabt hatte. Ich war gefährlich nahe dran, dass aus der Verliebtheit mehr wurde. [... Aber] auf die eine oder andere Weise wollte ich hören, dass er mir die magischen vier Wörter ins Ohr flüsterte: ›Linda, Sie sind schwanger.‹...« Und als sie nach neun Jahren auf unerwartet Weise spontan schwanger wurde, »fühlte [ich] mich ein bisschen schuldig, dass ich ohne Dr. Golds Hilfe schwanger geworden war«. (Carbone u. Decker 2003, Seite 185, 291).

Es ist ratsam, bei mehreren Ärzten in einem Kinderwunschzentrum sich an denjenigen zu wenden, der einem besonders sympathisch ist und zu dem man Vertrauen aufbauen kann.

Auch die kalte nüchterne Atmosphäre in einigen Kinderwunschpraxen kann für sensible Frauen wie ein Schock sein. Viele Patientinnen beklagen sich über eine Massenabfertigung, bei der sie lediglich eine Nummer darstellen. Jeder Mensch möchte gerne als Individuum wahrgenommen werden. Für die Kinderwunschzentren ist es natürlich schwierig, tagtäglich zahlreiche Patientinnen durchzuschleusen und jeder Einzelnen einen ständigen Ansprechpartner zu garantieren. Aufgrund der zeitlich nicht immer genau planbaren Abläufe der Behandlungen müssen die Zentren rund um die Uhr und auch am Wochenende zumindest teilweise besetzt sein, insofern gibt es natürlich personelle Verschiebungen an den einzelnen Tagen. Es gibt jedoch große Unterschiede zwischen den einzelnen Zentren. Einige bemühen sich sehr, sehen wirklich die ganze Persönlichkeit, handeln zum Wohl und im Interesse der Patientin und raten auch mal zum Abwarten oder zu alternativen Behandlungen. In anderen Zentren werden von einer Frau lediglich Hormonwerte, Unterleib und die Statistik registriert.

Eine Freundin von mir, die sich wegen ihrer Unfruchtbarkeit zu einer Beratung begab und im Wartezimmer eine große Menge von Paaren sah, kehrte auf der Schwelle um und unternahm nie mehr einen Schritt in Richtung Kinderwunsch. Eine sehr feinfühlige Künstlerin empfand vor der Tür des reproduktionsmedizinischen Zentrums eine so große innere Sperre, brach in Tränen aus und war von ihrem Mann nicht zu bewegen, die Praxis zu betreten. Innerlich empfand sie eine so übergroße Scham vor ihrem Versagen und sprach sich zudem das Recht ab, professionelle Hilfe für sich in Anspruch zu nehmen. Erst die einfühlsame Vermittlung des Reproduktionsmediziners brachte sie dazu, in Therapie zu gehen.

> **Es ist immer wichtig, sich beim Arzt gut aufgehoben zu fühlen!**

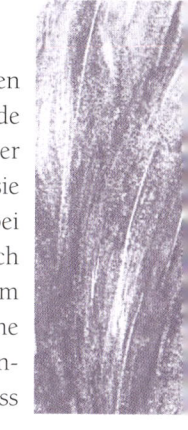

Scham und Geheimhaltung

Meist wird der unerfüllte Kinderwunsch geheim gehalten, da es als schamvoll empfunden wird, das nicht zu können, was allen andern leichtzufallen scheint. Dies kommt gerade auch bei Patienten zum Ausdruck, die von den Eltern oft andere Geschwister oder Kinder vorgehalten bekamen, welche »bessere« Leistungen hatten oder ordentlicher waren als sie selber. Flapsig gestellte Fragen neugieriger Zeitgenossen wie »Na, wann ist es denn bei euch so weit, oder wollt ihr keinen Nachwuchs oder könnt ihr nicht?« können zusätzlich verletzen und niederschmettern. Die Frage »Haben Sie Kinder?« wird für manche zum Spießrutenlauf. »Nein, wir wollen keine«, lügen viele Kinderwunschfrauen, um keine weiteren Fragen aufkommen zu lassen. Notlügen und Gegenangriffe sind sicherlich sinnvoll, um die Möglichkeit von gönnerhaften Angeboten wie »Soll ich aushelfen? Da muss ein anderer Gockel her …« erst gar nicht entstehen zu lassen.

Das Internet bietet durch die Anonymität die Chance, mit Schicksalsgenossinnen und -genossen in Kontakt zu treten und sich auszutauschen, ohne das Gesicht zu verlieren. Hier kann man sich in Kinderwunschforen informieren und das Schicksal anderer erfahren. Aber auch in Selbsthilfegruppen kann man Leidensgefährtinnen finden und sich gegenseitig unterstützen.

Die Behandlung

»… wegen meines Alters … wegen der kleinen Spermienträgheit meines Mannes und weil wir es irgendwie nie so wirklich wichtig fanden, ständig Sex haben zu müssen, deswegen und um nicht noch mehr unnötige Zeit mit schwer einzuschätzenden Eventualitäten zu vertrödeln, [haben wir uns] zu einer künstlichen Befruchtung entschlossen … Seit meiner ersten Hormonspritze ist … nichts mehr in meinem Leben, wie es einmal war. Ich glaube heute, ein Jahr danach, auch nicht mehr, dass es jemals wieder so werden könnte.« (aus einem Internetforum)

Die wenigsten Paare wissen beim Start einer IVF-Behandlung, auf was sie sich wirklich einlassen. Nach einer längeren Diagnose- und Wartezeit sind die meisten erst mal froh, dass überhaupt etwas passiert und wenigstens eine Hoffnung besteht, den Kinderwunsch zu realisieren.

Die Aufklärung beim Kinderwunscharzt findet meist in einem nüchternen Ton statt, in dem der technische Ablauf erklärt wird. Von Hormonspritzen, Stimulation, Punktion, Embryotransfer wird gesprochen. Statistiken werden zitiert, die eher einem Lotteriespiel gleichen und jeder hofft, den Hauptgewinn zu ziehen. Bei diesem ersten Termin schwirren vielen Patienten die Ohren, sie nicken vielleicht freundlich und verstehen von den vielen medizinischen Fachausdrücken die wenigsten. Meistens bringen sie jedoch ein großes

Vertrauen mit, dass der »Doc« das schon richtig machen wird. Auf die emotionale Achterbahn, die sich während der Behandlung im Inneren abspielt, sind sie hingegen selten vorbereitet.

Samengewinnung

Ein heikles Thema ist für viele Männer die Samengewinnung. In den meisten IVF-Praxen findet sie in einem kleinen Kabuff statt, in dem einige Pornozeitungen ausgelegt sind. Und nicht jedermann fällt es leicht, so auf Befehl und unter Zeitdruck zu onanieren. In manchen Zentren ist mittlerweile ein kuscheliger Raum eingerichtet, mit Material (auch Video) für jeden Geschmack und auch der Möglichkeit, dass die Partnerin dabei ist.

Viele Männer, gerade unfruchtbare, identifizieren sich mit ihren Samen, und eine schlechte Samenqualität, lapidar mitgeteilt, kann für sie bedeuten, nun ein völliger Versager zu sein. Einer meiner Patienten, dem das schlechte Ergebnis seines Samenbefundes vor allen anderen Patienten von der Laborantin im Wartezimmer zugerufen wurde, fiel anschließend in eine schwere Depression. Die Ehe geriet in eine Krise und führte zur Trennung. Als er wegen der Depressionen Jahre später zur Behandlung kam, kreiste diese schmachvolle Erinnerung immer noch sehr bedrückend präsent in seinem Gedächtnis.

Im Dschungel der Statistik

Manche Reproduktionsmediziner erläutern beim Erstgespräch die statistische Wahrscheinlichkeit, um schwanger zu werden. Andere stellen die Aussichten auf ein Kind eher als Lotterie dar. Nüchtern wird mit Zahlen jongliert und die Qualität der Ei- und Samenzellen bewertet. Auch in Internetforen ist dies zu beobachten. Begriffe wie Schwangerschaftsrate (SSR) und Baby-take-home-Rate (BTHR) fallen. Wesentlich sind hierfür die verschiedenen Bezugspunkte. Abwechselnd werden diese Daten in Bezug zur Behandlung, zur Punktion oder zum Embryotransfer (ET) gesetzt, entsprechend ergeben sich andere Prozentzahlen.

Die Fixierung auf Statistik, auf das Messbare, auf die Zahl und Güte der gewonnen Eizellen ist die Stärke, aber auch ein Fallstrick der westlichen Medizin. Mehrere meiner Patientinnen wurden anschließend an eine ganzheitliche Behandlung gegen alle Statistik mit nur einer Eizelle schwanger. Die Frauen bestanden in allen Fällen auf einer Punktion, obwohl sich nur ein Follikel gebildet hatte und die Ärzte deshalb zum Abbruch der Behandlung rieten. Eine Patientin hatte bereits 2 ICSI-Versuche hinter sich, als sie zu mir in die Praxis kam. Nach zwei Jahren Therapie war sie voller Mut und wollte wieder einen Versuch wagen. Völlig verstört kam sie nach der ersten Ultraschalluntersuchung, da der Gynäkologe nur ein Eibläschen entdecken konnte und zum Behandlungsabbruch riet. Nach der Therapiestunde war sie aber fest entschlossen, mit dieser einen Eizelle »ihr klei-

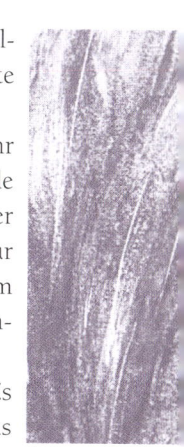

nes Zwerglein ins Leben zu führen«. Bei der Punktion waren es mittlerweile doch 3 Eizellen geworden, aus denen sich zwei Embryonen entwickelten. Ihr »Zwerglein« erblickte 9 Monate später gesund und munter das Licht der Welt.

Auch eine andere Patientin hatte bei der ersten IVF nur eine Eizelle. Ihr Arzt riet ihr zwar wegen der geringen Erfolgsaussichten von einer Punktion ab. Aber auch sie wurde prompt schwanger. Als sie zwei Jahre später ein Geschwisterkind wollte, hatte sie bei der Stimulation zwei Eizellen. Nachdem der Arzt sie punktiert hatte, wollte sie sich jedoch nur eine befruchtete Eizelle einpflanzen lassen. »Ach, das war das letzte Mal ein Sechser im Lotto, den Sie hatten«, erwiderte der Arzt. Sie ließ sich überreden, zwei Embryonen einzupflanzen – und bekam Zwillinge.

Die Ansprechrate auf die Stimulationen ist von Frau zu Frau sehr unterschiedlich. Es gibt Praxen, die bei schlecht stimulierbaren Patientinnen entweder im Spontanzyklus punktieren oder aber nur sehr leicht stimulieren (das ist besser organisierbar und somit stressfreier für die Frau als der reine Spontanzyklus), um ein oder zwei Eizellen zu punktieren. Damit lassen sich gerade bei schlecht stimulierbaren Patientinnen die Schwangerschaftsraten steigern.

All diese Beispiele haben mich sowohl von der Kraft der inneren Einstellung als auch von den ausgereiften Techniken der Reproduktionsmedizin überzeugt und mir gezeigt, wie bedeutsam und fruchtbringend sich eine harmonische Zusammenarbeit östlicher und westlicher Methoden auswirkend kann.

Schuldzuweisungen und Depression

»Die letzten Tage waren verdammt hart! Mein Mann hat aus heiterem Himmel einen Nervenzusammenbruch bekommen, und es hat sich herausgestellt, dass er mittelschwer depressiv ist! Der Auslöser war wohl, dass er keine Kinder zeugen kann. Leider hat mein Mann nie so richtig mit mir über seine Gefühle bezüglich dieser Sache geredet. Ich habe soooo oft versucht, dass er mit mir redet, aber er hat alles in sich hineingefressen und nun ist der Knoten geplatzt.« (aus einem Internetblog)

Es gibt ganz unterschiedliche Reaktionen auf Fehlversuche. Bei einer Patientin, die aufgrund der schlechten Spermienqualität einen ICSI-Versuch unternahm, lag »die Schuld« aus Sicht ihres Mannes trotzdem eindeutig nur an seiner Frau. Der Versuch hätte ja gleich klappen müssen, denn »dank ICSI« kann es ja nun nicht mehr an ihm liegen, war seine Erklärung. Diese Argumentation verinnerlichen viele Frauen spätestens nach dem dritten erfolglosen ICSI-Versuch. Sie lassen sich überzeugen, »es muss doch an mir liegen, sonst hätte es doch geklappt, der Arzt sagte doch, dass alles optimal sei«. Das männliche Problem ist durch die moderne Medizin ja überwunden, denken sich viele, also kann es nur noch an der Frau und einem »Fehler beim Einnisten« liegen. So geraten viele Frauen auch hier in die uralte Schuldfalle. Diese lässt sich an den Erfolgsraten bei ICSI ablesen, die in den ersten 3 Versuchen noch über den IVF-Zahlen liegen und nach dem 4. Versuch abnehmen. Schuldgefühle bedeuten jedoch auch Anspannung, sich anstrengen müssen, Versagen und Scham.

Der Kinderwunsch nimmt meist erst allmählich mit jeder Untersuchung und jedem neuen Behandlungsschritt an Intensität zu. Manchmal überkommt der intensive Kinderwunsch Frauen auch völlig unerwartet. Im Umgang mit Kinderwunschpatienten (sowohl von therapeutischer Seite wie auch vom alltäglichen Umfeld her gesehen) ist es in diesem Zusammenhang umso wichtiger, dass diese Schuldgefühle keinesfalls noch verstärkt, sondern besser angesprochen und möglichst gut aufgearbeitet werden.

Warten und Ungewissheit: Der nervenaufreibende Grat zwischen Erfolg und Misserfolg

»Nie, nie in meinem Leben werde ich den Moment vergessen und wie ich mich dann erst gefühlt habe, nachdem mir am Telefon gesagt wurde, dass es leider nicht geklappt hat.« (aus einem Internetforum)

Der Grat zwischen Erfolg und Misserfolg ist schmal und für die Ärzte wenig vorhersagbar. Bisher gibt es keine eindeutigen Prognosekriterien, sondern der Verlauf der Behandlungen ist höchst individuell. Zwar werden die Eizellen nach ihrer »Qualität« beurteilt, das Alter der Frau spielt eine große Rolle, ebenso die Einflüsse des Östrogens Östradiol, dem follikelstimulierenden Hormon (FSH), Anti-Müller-Hormon (AHM) sowie der Inhibin-B-Werte. Nach dem Transfer werden die Patientinnen oft mit den Worten entlassen: »Alles war bestens, und melden Sie sich wieder zum Schwangerschaftstest nach 14 Tagen«. Aber diese 14 Tage erleben viele Frauen als eine Achterbahn der Gefühle: »Hat es geklappt, hat es nicht geklappt?«, horchen viele in ihren Körper hinein und suchen erste Anzeichen, ob etwa die Brustwarzen berührungsempfindlich sind oder sie öfter auf die Toilette müssen. In angstvoller Erwartung fiebern viele auf den alles entscheidenden Anruf hin, einige trauen sich schon gar nicht erst anzurufen und schicken lieber ihren Mann vor.

In dieser Zeit (die in den Selbsthilfeforen meist auch »Warteschleife« genannt wird) helfen sich einige Patientinnen durch Postings und »Daumendrückkalender« in Internetforen oder Treffen in Selbsthilfegruppen. Während der Wartezeit nichts tun zu können, um das Ergebnis zu beeinflussen, empfinden viele Betroffene als zermürbend, sie fühlen sich den Launen ihres Körpers oder auch des Embryos völlig ausgeliefert. Direkt nach dem ersten Transfer sind die meisten Patientinnen in der ersten Woche noch sehr euphorisch. Endlich Hoffnung, endlich ist man dem Ziel näher, endlich tut sich was. Doch dann setzen

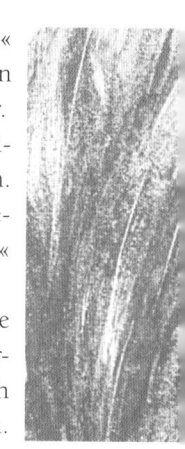

oft schon die Zweifel ein, schützender Pessimismus wie »den Versuch kann ich abhaken« macht sich breit, und ein erstes leichtes Ziehen im Unterleib wird bereits als Anzeichen gedeutet, dass die Periode wie immer kommt und alle Anstrengung wieder umsonst war.

Dies muss aber überhaupt nicht stimmen, denn durch die starke hormonelle Überstimulierung können die üblichen körperlichen Zeichen meist nicht klar gedeutet werden. Selbst nach ersten leichten Blutungen kann trotzdem noch eine Schwangerschaft bestehen, wie ich öfter gesehen habe, oder man kann sich andererseits »bombig schwanger« fühlen und dann war es doch nichts.

Dem Telefonanruf nach 14 Tagen wird entgegengefiebert. In vielen Praxen wird diese gleichermaßen ersehnte wie gefürchtete Mitteilung schlicht von den Arzthelferinnen vorgenommen. »Das Ergebnis des Schwangerschaftstests war negativ, bitte melden Sie sich nach der Periode wieder.« Oder: »Ach, es hat wieder nicht geklappt, es wird schon noch. Die Rechnung folgt.« Für die Arzthelferin ist es Routine, für die Patientin, die zwei Wochen auf diesen Anruf hingefiebert hat, bedeutet diese Antwort oft das Ende der Welt. Und daraufhin kommt der Absturz aller Hoffnungen, in dem sich viele völlig alleingelassen fühlen. Auch die Ehemänner, die dann meinen, »stark sein« zu müssen, fühlen sich oft innerlich hilflos.

Aber auch ein erstes positives Ergebnis des Schwangerschaftstests kann, wie viele Frauen häufig während der Kinderwunschbehandlungen erfahren, leicht wieder in einer Fehlgeburt münden oder sich als reine »biochemische« Schwangerschaft herausstellen, d. h. es ist lediglich ein erhöhter HCG-Wert im Labor, jedoch nie ein Herzschlag im Ultraschall feststellbar, da die Fehlgeburt sehr früh erfolgt. Wenn auf den jährlichen ESHRE-Kongressen (European Society for Human Reproduction & Embryology) die Schwangerschaftsstatistiken vorgestellt werden, habe ich oft an die vielen Tränen gedacht, auf denen diese Erfolgszahlen auch basieren.

Nachdem man gerade durch einen positiven Schwangerschaftstest Hoffnung geschöpft hatte, ist der Ultraschallbefund »kein Herzschlag« eine niederschmetternde Nachricht. Diese Erfahrung stürzt viele Patientinnen in bisher ungeahnte Emotionen, wie z. B. eine junge, zuvor völlig gesunde Krankenschwester, die beim ersten ICSI-Versuch sofort schwanger geworden war, jedoch nach der Ausschabung in die größte körperliche und seelische Krise ihres Lebens mit Panikattacken und Arbeitsunfähigkeit geriet.

4 NICHT SCHWANGER – AM ENDE DER KRÄFTE

»Hallo, ich bin Emma. Früher war ich ein normaler, glücklicher, ausgeglichener Mensch. … Und dann beschloss ich, ein Baby zu bekommen. Haben Sie Kathy Bates in ›Misery‹ gesehen? Dann können Sie sich ungefähr vorstellen, was aus mir wurde.« (Moriarty 2005)

Wenn die Behandlung nichts fruchtet und die Blutung einsetzt, ist meist ein Tiefpunkt erreicht. Die Hormone tun ihr Übriges, die Reserven sind angegriffen, die Nerven liegen blank und viele Frauen kennen sich nicht wieder. Trauer, Wut und Frustrationsgefühle können hochkommen, und Aggressionen richten sich gegen den eigenen Körper, den Ehemann oder auch den behandelnden Arzt. Die Beziehung wird auf eine Belastungsprobe gestellt. Trotz aller Bemühungen erfolglos zu bleiben, macht meist hoffnungs- und hilflos, ohnmächtig und verzweifelt.

Der Schmerz ist bei Frauen, die schon ein Kind haben, oft genauso stark, auch wenn sie ja schon die Erfahrung von Schwangerschaft und Geburt gemacht haben und auch dankbar und glücklich mit ihrem Kind sind. »Halten Sie mich bitte nicht für verrückt, dass ich alles versuche, noch ein zweites Kind zu bekommen, ich will nicht undankbar sein, aber ich sehne mich so nach einem zweiten Kind«, begann eine Patientin am Anfang der Therapie jedes Gespräch.

Eigentlich ändert sich nach einer erfolglosen Behandlung nichts wirklich, vorher hatte man kein Kind und nachher auch nicht. Es ist nicht wie beim Verlust eines Menschen, den man lange kannte, und trotzdem empfinden es viele als einen ähnlichen Schmerz. Probieren wir es noch einmal oder hören wir auf? Diese Frage kommt meist nach jeder Behandlung auf.

Was kann helfen?

»Irgendwie schaffe ich einfach nicht den Dreh, die Hoffnung aufzugeben.« (aus einem Internetforum)

Günstig ist es sicherlich, immer wieder Pausen zu machen und die Sterilitätsbehandlung eine Zeitlang auszusetzen, um wieder Kraft zu tanken. Eine Patientin, der vom behandelnden Arzt nach einer Insemination zum Durchstarten geraten wurde, investierte lieber Zeit und Geld in ein schönes Wochenende in einem Wellnesshotel. Entspannung, Massage und

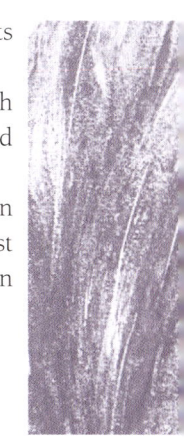

das innige Zusammensein mit ihrem Ehemann in einer Oase fern des täglichen Trotts waren sehr wohltuend.

In die Zeit des »Downs« nach einem Fehlschlag fällt dann oft auch die Suche nach alternativen Behandlungsmöglichkeiten wie chinesischer Medizin, Homöopathie und Naturheilverfahren oder nach dem Gespräch mit einem Psychotherapeuten.

Häufig gehörte, gut gemeinte Ratschläge wie »Ach, seid doch froh« oder »Wir leiden eh an einer Überbevölkerung« helfen jetzt herzlich wenig, um den persönlichen Verlust eines Traumes vom eigenen Kind zu verschmerzen. »Ich sterbe nicht, aber ich kann kein Leben schenken«, wie Linda Carbone in ihrem Erfahrungsbericht schreibt.

Soll man Abschied nehmen vom Kinderwunsch?

»7 Jahre lang bin ich durch die Hölle gegangen und dann konnte ich einigermaßen abschalten. Ich hatte dann so eine Art ›Trotzreaktion‹ meiner Umwelt gegenüber – so nach dem Motto: ›Ätsch, mir geht es auch ohne Kind und trotzdem gut ... lasst mich einfach alle in Ruhe‹.« (aus einem Internetforum)

Spätestens nach der 3. erfolglosen IVF- oder ICSI-Behandlung, wenn das vollständige Selbstzahlen einsetzt, ist ein Punkt gekommen, an dem sich Viele fragen, wie es weitergehen soll. Die Euphorie des Anfangs hat meist einer großen Enttäuschung Platz gemacht und die Hoffnungen und die Chancen der Statistik haben sich als schillernde Seifenblasen entpuppt. Manche Patientinnen fühlen nachträglich, dass sie unrealistische Erwartungen hatten oder einem gesellschaftlichen oder suggerierten Druck gefolgt waren. Andere Paare empfinden es auch als Entlastung, wenigstens alles medizinisch Mögliche getan zu haben.

Die Endgültigkeit der Kinderlosigkeit stellt für die meisten Betroffenen eine schwere Lebenskrise dar, in der sich viele allein gelassen fühlen. Manche isolieren sich von ihrer Umgebung, meiden Kontakte zu Familien mit Kindern. Im Internet gibt es Foren für den Abschied vom Kinderwunsch, aber so richtig Abschied nehmen fällt schwer, und für viele bleibt eine lebenslange unerfüllte Sehnsucht zurück, gerade wenn sie schon mal schwanger waren und ihr Sternchen früh verloren haben.

Wir lernen und bekommen von klein auf vorgelebt, alles stets im Griff zu haben, das Leben zu planen, zu organisieren, zu kontrollieren und zu beherrschen. Und nun erweist sich dieses Prinzip, das bisher immer funktioniert hat, plötzlich als nicht mehr wirksam.

Kinder sind unberechenbar, schon wenn sie kommen sollen. Und wenn sie da sind, geht es so weiter. Es ist sicherlich wichtig, sich dies von vorneherein klar zu machen, wenn kein Kind kommen will und man mit dem Kind, das nicht planbar ist, innerlich hadert.

> In seltenen Fällen kann die sehnlichste Erfüllung des Kinderwunsches auch eher vom ersehnten Ziel wegführen. Einige Paare, die nach einer künstlichen Befruchtung Drillinge bekamen, ließen sich scheiden, da sie sich den dabei erlebten Anforderungen nicht gewachsen fühlten. Eine sehr junge Patientin, die mit aller Macht eine künstliche Befruchtung angestrebt hatte, war durch die Betreuung der dabei entstandenen Zwillinge völlig überfordert. Sie hatte sich kuschelige Babys vorgestellt und wollte eigentlich durch das eigene Muttersein aus dem Schatten ihrer Mutter treten und sich befreien. Stattdessen war sie nun noch mehr von ihr abhängig, da sie auf ihre Hilfe für die Betreuung der Kinder angewiesen war, und alles brach über der jungen Mutter zusammen.

Die Grenzen der Schulmedizin

»... wenn es klappen würde, hätten wir sehr gern Kinder, aber es klappt eben nicht und man kann sich entweder zig Behandlungen unterziehen in der Hoffnung, die Medizin wird's schon irgendwie richten, oder sich endlich damit abfinden, dass manche Dinge im Leben nicht so laufen, wie man es gern hätte – und man auch nichts dran ändern kann.« (aus einem Internetforum)

Anfangs wirken die Möglichkeiten der Schulmedizin unbegrenzt. Die technische Welt suggeriert das Bild, dass ungelöste Probleme schnell und leicht in der Griff zu bekommen sind, wenn man nur vertraut und die Ärzte machen lässt. Die Einengung des Blickfelds der Reproduktionsmedizin auf mechanische Vorgänge führt aber eigentlich zu einer Einengung des Handlungsspielraumes. Das weite Feld der Einflüsse auf die Fruchtbarkeit wird extrem reduziert auf einige wenige biochemische Abläufe. Nüchtern betrachtet sind die Hilfsmittel sehr begrenzt und bestehen in Clomifen-Einnahme und FSH-Stimulation für einen stimulierten Zyklus mit Geschlechtsverkehr oder in der Folge bzw. bei bestimmten Indikationen in Insemination und künstlicher Befruchtung.

Was ist, wenn die Grenzen der schulmedizinischen Behandlungsmöglichkeiten ausgeschöpft sind? Es ist schwierig, die Endgültigkeit der Kinderlosigkeit anzunehmen, vor allem, wenn jahrelang so viele Hoffnungen, Kräfte und Zeit investiert wurden. Wichtig ist zu verstehen, dass es sich eben um die Grenzen der Schulmedizin handelt und dass auch mehrere erfolglose künstliche Befruchtungen nicht automatisch heißen, dass es keinen Weg mehr zum Wunschkind gibt und dass man wirklich nichts tun kann. Darüber hinaus sind die »Grenzen der Schulmedizin« auch durchaus unterschiedlich weit, wenn man den diagnostischen Aufwand berücksichtigt, den manche Praxen zur Auffindung von Einnistungsstörungen (s. u.) betreiben und andere wiederum überhaupt nicht.

Ich sehe keine Notwendigkeit, nur weil die Schulmedizin am Ende ihres Lateins ist, die Hoffnung aufzugeben und sich eventuell sogar zu zwingen und einreden zu lassen, den

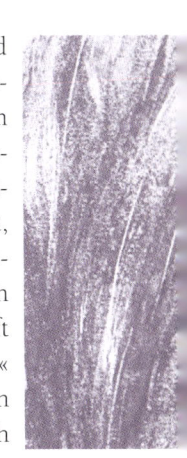

Kinderwunsch aufgeben zu müssen. Die Komplementärmedizin bietet viele Wege und Möglichkeiten, die Fruchtbarkeit zu steigern und in Zusammenarbeit mit der herkömmlichen Reproduktionsmedizin oder im »Do-it-yourself-Verfahren« den Weg zu innerem Wohlbefinden und zum Kind zu ebnen und dies nicht erst nach Erreichen der »schulmedizinischen Grenzen«, sondern besser schon frühzeitig, um die reproduktionsmedizinischen Behandlungen zu unterstützen. »Erst durch die TCM-Behandlung habe ich gemerkt, wie viel Kälte in meiner Gebärmutter war. In dem Eisschrank konnte kein Baby überleben«, erzählte eine Patientin nach der Therapie. Eine andere Patientin berichtete: »Ich habe gar nicht gemerkt, dass ich von einem Panzer umgeben war, und nur noch gekämpft habe, gegen meinen Körper und auch gegen jedes Baby, das sich bei mir einnisten wollte.«

Die Eingrenzung auf westliche mechanistische Sichtweisen führt in zahlreichen Fällen nicht zum Erfolg, sondern macht aus gesunden Menschen psychische Wracks, die sich erst mühsam wieder fangen müssen. Bei einer von Anfang an gleichwertigen Behandlung und dem Ineinandergreifen von Schul- und Komplementärmedizin könnten viel Leid vermieden und nicht zuletzt Kosten gesenkt werden.

Adoption, ein Weg zum Elternsein

Ein anderer Weg, Wunscheltern für ein Kind zu werden, kann die Adoption bedeuten. Auch hier ist es wichtig, sich durch die üblichen Horrorgeschichten und Zahlen der Jugendämter nicht abschrecken zu lassen. Natürliche Voraussetzung ist, zu einem Kind eindeutig »Ja« zu sagen und im Herzen keinen Groll zu hegen, dass sich das Kind nicht im eigenen Bauch entwickelt hat. Solange noch Einwände und Bedenken gegen die Aufnahme eines nicht leiblichen Kindes bestehen, ist dieser Schritt sicherlich nicht sinnvoll.

Auch wenn die Jugendämter erwarten, dass der eigene Kinderwunsch völlig begraben ist, ist dies meines Erachtens nicht notwendig. Aber bei den meisten Patientinnen, die ich kennengelernt habe, war nach der Adoption der Kinderwunsch erfüllt und es spielte keine Rolle, aus welchem Bauch das Kind kam. Einige wenige Frauen wurden nach der Adoption auch selbst schwanger. Wie Tewes Wischmann (2006) betont, zeige die Statistik, dass es nur in seltenen Fällen (ca. 3 %) nach einer Adoption zu spontanen Schwangerschaften komme. Ein Adoptivkind als Mittel zum Zweck zu benutzen und darauf zu spekulieren und zu hoffen, dass es dann mit dem eigenen Kind klappt, wäre dem aufgenommenen Kind gegenüber unfair. Das adoptierte Kind vertraut sich den Eltern an und dieses bedingungslose Ja sollte für beide Seiten gelten.

Ausnahmslos alle meine Patienten, die sich ernsthaft um eine Adoption bemühten, wurden auch Eltern eines Adoptivkindes, manche aus Deutschland und andere aus dem Ausland. Ein Adoptivkind kann und sollte selbstverständlich kein Ersatz für ein leibliches Kind sein, aber die Beziehung zu ihm deshalb nicht weniger herzlich und innig. Die meisten Patienten erzählten, dass sie beim Erstkontakt aufgeregt wie vor dem ersten

Rendezvous waren und Angst hatten, ob sie das Kind und das Kind sie akzeptieren würde. Aber in allen Fällen war es dann gegenseitige Liebe auf den ersten Blick.

Offene Adoption

Günstig ist eine offene Adoption, bei der ein direkter Kontakt zu den leiblichen Eltern besteht. In verschiedenen religiösen Gemeinschaften wie z. B. der buddhistischen Gemeinde in Deutschland wird diese Form gerne praktiziert, wenn eine Frau ungewollt schwanger wird, sich aber außer Stande fühlt, für das Kind sorgfältig zu sorgen. Von ihrer Religion her versteht die werdende Mutter ihre Aufgabe darin, dem Kind die Möglichkeit zu geben, ins Leben zu kommen. Da die abgebende Mutter nach deutschem Recht bestimmen kann, wohin und wem sie ihr Kind gibt, sucht die Mutter dann die passenden Eltern für das werdende Kind. Daher besteht dann schon vor der Geburt Kontakt zwischen der Bauchmama und den aufnehmenden Eltern, die auch bereits bei der Geburt dabei sein können. Aber auch später halten die Parteien weiterhin Kontakt, wenn er von beiden Seiten gewünscht wird. Diese Form bietet eine ideale Möglichkeit, Abtreibungen abzuwenden und dem Kind einen offenen Umgang mit seiner Herkunft zu ermöglichen. Aber leider ist sie bisher bei uns zu wenig bekannt und verbreitet. Seitens der Bauchmama bedarf es zudem einer tiefen Verpflichtung dem Leben gegenüber, diesen Schritt zu gehen.

Hierzulande fehlen Internetseiten wie in Amerika, auf denen sich Frauen, die ungewollt schwanger sind, Eltern für ihr Kind aussuchen können, dem sie zwar das Leben schenken möchten, aber für das sie nicht weiter aufkommen noch es versorgen können. Leider gelten die abgebenden Mütter bei uns weit herum als »Rabenmütter«. Ungewollt Schwangere neigen daher in der Krisensituation zur schnelleren »Problemlösung«, der Abtreibung.

Embryonenadoption

Bei einer Embryonenadoption besteht für die aufnehmenden Eltern die Möglichkeit, das Kind im eigenen Leib auszutragen. Im In- und Ausland wird der Vernichtung tausender überzähliger Embryonen weiterhin der Vorzug gegenüber einer Freigabe zur Adoption gegeben, wobei sich hier in manchen Ländern (z. B. den Niederlanden) die Situation ändert. In Deutschland ist die Embryonenadoption nicht verboten, aber es entstehen wenig überzählige (rechtlich und begrifflich verstanden) Embryonen, da die Eizellen noch im Vorkernstadium eingefroren werden. Aktuell lassen einige Reproduktionsmediziner die gesetzliche Lage diesbezüglich überprüfen.

Auslandsadoption

Neben den Jugendämtern gibt es heute die Möglichkeit, sich bei privaten deutschen Adoptionsvermittlungen für Auslandsadoptionen zu bewerben. Dort sind die Chancen auf Vermittlung eines Kindes höher und die Wartezeiten geringer als im Inland. Auch über-

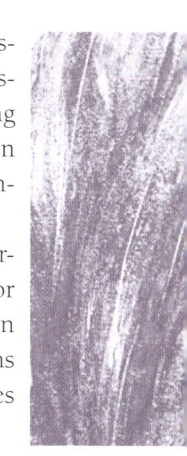

nehmen einige anerkannte Agenturen, gegen Gebühren, mittlerweile auch die Eignungs-prüfung, die dadurch wesentlich schneller fertiggestellt wird. Die Kosten für eine Aus-landsadoption betragen ca. 10.000 – 15.000 € und setzen sich aus Aufwandsentschädigung für die Vermittlungsagentur, Übersetzungs- und Beglaubigungskosten aller Urkunden sowie den Kosten für die Flüge und den Aufenthalt im Herkunftsland des Kindes zusam-men.

In vielen Ländern werden im Land lebende Paare bei Adoptionsbewerbungen bevor-zugt. Falls man beruflich z. B. nach China oder Chile versetzt werden sollte, hat man es vor Ort dann relativ leicht, ein Baby zu adoptieren. In einigen Ländern wie Kenia werden Kinder relativ rasch vermittelt. Man muss sich jedoch während des Adoptionsverfahrens zusammen mit dem Kind im Land aufhalten und das kann dauern, häufig über ein halbes Jahr lang.

Viele Jugendämter und Agenturen bieten Wochenendkurse für Adoptionsbewerber an, in denen man sich eingehend informieren und vorbereiten kann. Generell ist die Aus-landsadoption bei uns immer noch eher selten, auch wenn es einige prominente Familien wie beispielsweise die von Ex-Bundeskanzler Gerhard Schröder gibt, die ausländische Adoptivkinder aufgenommen haben.

Pflegekinder

Eltern für Pflegekinder zu werden, die oft nur auf Zeit in der Familie bleiben, ist für Pati-enten nach langjährigem unerfüllten Kinderwunsch sicherlich viel schwieriger, da ja immer die Angst mitschwingt, dass ihnen das Kind wieder weggenommen werden könnte. Lediglich bei einem Baby mit der Aussicht auf eine spätere Adoption hatten Patienten mit dieser Form positive Erfahrungen.

Innere Wünsche erfüllen, die eigene Kreativität wahrnehmen

Manchen Betroffenen ist der Kinderwunsch nach allen Anstrengungen plötzlich nicht mehr wichtig. Oft entdeckten Frauen, die erfolglose ICSI-Behandlungen hinter sich hat-ten, innere Bedürfnisse und Wünsche, die sie neue Ziele und Aufgaben finden ließen. Mehrere Patientinnen haben sich nach dem Ende der medizinischen Kinderwunschbe-handlungen beruflich völlig umorientiert und eine neue Ausbildung begonnen. Eine Pati-entin, die als Programmiererin arbeitete, fand in einem Tiermedizinstudium ihre Erfül-lung, eine andere lernte Saxophon spielen und verwirklichte damit einen alten Kindheitstraum, eine weitere wollte eigentlich immer Künstlerin werden und beschritt nun tatsächlich diesen Weg. Eine Frau, die, als sie zu mir kam, keinerlei Hoffnung mehr auf ein zweites eigenes Kind hatte, da aufgrund starker Blutungen und Schmerzen ihre Gebärmutter entfernt worden war, wendete ihre überschüssige mütterliche Fürsorge ihren

Nachhilfekindern zu. Eine weitere Patientin, die innerlich sehr unsicher gewesen war, ob sie befähigt sei, für ein Kind wirklich sorgen zu können, wurde Tagesmutter und gewann dabei sehr viel Sicherheit im Umgang mit Kindern, war aber gleichzeitig erleichtert, die Kleinen am Abend wieder an die Eltern abgeben zu können. Eine Beamtin wollte ihren Bürojob aufgeben und plante, ein gemeinsames Unternehmen mit ihrem Mann zu gründen, um in Zukunft täglich mit ihm zusammenarbeiten zu können.

Ein prominentes Beispiel für die erfolgreiche Bewältigung der eigenen Kinderlosigkeit hat Veronika Carstens vorgelebt, deren Ehe ungewollt kinderlos blieb. Die Ärztin und Frau des früheren Bundespräsidenten Karl Carstens legte ihre mütterliche Energie und Ressourcen in die Förderung der wissenschaftlichen Durchdringung von alternativen Heilverfahren. Sie unterstützte mit der von ihr gegründeten Carstens-Stiftung unter anderem Forschungsvorhaben und Projekte aus Akupunktur und Homöopathie zur naturheilkundlichen Behandlung von Fruchtbarkeitsstörungen.

KINDERWUNSCH UND PSYCHE

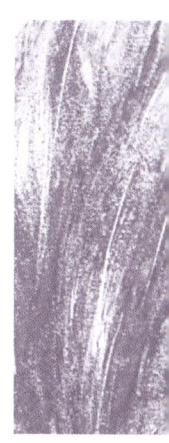

Wirkt sich Stress auf die Fruchtbarkeit aus?

»Vielleicht liegt es am Stress im Job« oder »Mach doch mal Urlaub« – diese oder ähnliche gute Ratschläge bekommen Kinderwunschpatienten immer wieder zu hören. Sie machen aber ihre Lage nicht einfacher, da doch die unterschwellige Suggestion mitschwingt, dass man selbst mitschuldig ist und es bei einem richtigen, gesunden Verhalten ein Leichtes wäre, schwanger zu werden. Viele Paare weisen solche Zusammenhänge strikt von sich, und auch einige Forscher sind bemüht, durch wissenschaftliche Untersuchungen zu beweisen, dass es nicht am Stress liegt, mit der Intention, den Frauen den enormen Schulddruck zu nehmen.

Was heißt eigentlich Stress?

Bis 1936, als Hans Selye, Professor für Endokrinologie an der Universität Montreal, seine Arbeiten über Stressforschung veröffentlichte, war das Wort Stress nur aus der Werkstoffkunde, nicht jedoch in der medizinischen Literatur und der Umgangssprache bekannt. Seitdem hat der Begriff »Stress« Einzug in unseren Alltag gehalten und stellt ein beliebtes Forschungsgebiet und Thema vieler populärwissenschaftlicher Bücher dar.

Stress ist ein Wort, das wir täglich gebrauchen und gerade deshalb fällt die exakte Begriffsbestimmung schwer. Stress stellt die Antwort auf eine Herausforderung des Lebens dar. Beispielsweise Lärm, Krankheit, eine belastende Situation, eine Beziehungskrise und auch Unfruchtbarkeit bedeuten Stress. Und trotzdem kann Stress individuell sehr unterschiedlich empfunden werden. Für den Nachbarn ist die laute Partymusik Stress pur, die Partygäste scheinen sie jedoch zu genießen. Unfruchtbarkeit kann für manch eine Frau aus einem Kulturkreis, in dem aktive Verhütung gesellschaftlich tabu ist, nach zahlreichen Geburten eine Erlösung darstellen, für die meisten Leserinnen dieses Buchs dagegen bedeutet Unfruchtbarkeit wahrscheinlich einen enormen Stress, einen Distress, im Gegensatz zum wohltuenden Eustress.

Wie reagiert der Organismus auf Stress?

»Nichts vertreibt unangenehme Gedanken mehr als Konzentration auf Angenehmes.«
(Hans Selye)

Bei akutem Stress

Die Forschung zur Stressreaktion begann mit den Arbeiten des Physiologen Walter B. Cannon. Er erläuterte die Physiologie zur Homöostase, d. h., dass ein Körper bemüht ist, einen inneren Zustand des Gleichgewichts aufrechtzuerhalten.

Hans Selye erforschte die Kampf- und Fluchtreaktion als Antwort des Körpers in lebensbedrohlichen Situationen. Er fand heraus, dass die Stressantwort des Körpers immer gleich abläuft, unabhängig von der Art des Stressors: Zuerst kommt die Alarmphase, dann die Widerstands- und darauf die Erschöpfungsphase.

Selye beobachtete, dass bei einem Tier, das sich in einer Gefahrensituation befindet, weil es beispielsweise einem Fressfeind begegnet, eine Alarmreaktion ausgelöst wird. Das Tier wird auf Kampf- oder Flucht eingestellt. Dazu wird in erster Linie das sympathische Nervensystem aktiviert und aus der Nebenniere Adrenalin ausgeschüttet. Der Sympathikus aktiviert gleichzeitig viele verschiedene Körpersysteme wie Muskeln, Herz, Atmung, Leber, Verdauung und die periphere Durchblutung. Man merkt dies daran, dass sich die Muskeln anspannen. Sie werden kampf- und fluchtbereit, die Atmung wird vertieft, die Pupillen weit. Zucker wird zum Verbrennen bereitgestellt, die Verdauung wird reduziert, die Hände werden kalt, da das Blut im Innern und im Gehirn gebraucht wird. Subjektiv entsteht das Gefühl von Furcht oder Aggression. Dauernd kalte Hände oder Füße weisen daher auf eine unterschwellig empfundene Gefahrensituation hin.

Ist die Gefahr vorbei, tritt der Gegenspieler des sympathischen Nervensystems, der Parasympathikus, in Aktion. Er führt zu Entspannung, zu Regeneration und fördert die Reproduktion. Die Giraffe, die gerade dem Löwen entkommen ist, frisst anschließend wieder friedlich an den Blättern.

Bei chronischem Stress

Geht die Gefahr schnell vorüber, kann der Körper dieses kurzfristige Ungleichgewicht gut ausgleichen. Da wir heutzutage kaum realen Fressfeinden ausgesetzt sind, stellt psychischer Stress die Hauptquelle für chronischen Stress dar. Dauernde Gefahr und damit Dauerstress geht aber an die Substanz und es werden im Körper andere Hormonsysteme der Nebenniere (Cortisol) eingeschaltet. Als Folge davon werden komplexe Körpersysteme übersteuert. Was zuerst nur eine vorübergehende Körperreaktion (z. B. erhöhter Blutdruck) war, bleibt nun auf Dauer auf dem neuen Niveau. Je nach dem individuellen Menschen in seiner bestimmten Situation können die Verdauung, die Konzentration oder z. B. auch das sexuelle Verlangen mehr oder weniger betroffen sein. Diese Veränderungen können auch im Blut gemessen werden: Der Blutzucker steigt an und das Immunsystem wird beeinträchtigt. Hormone wie das Prolaktin werden erhöht, dadurch wird der Eisprung gestört, die Menstruation verändert sich und wird unregelmäßig oder bleibt ganz aus. Das sexuelle Interesse nimmt ab. Das Gedächtnis wird stärker beansprucht, man »hat zu viel im Kopf und kann nicht mehr abschalten«.

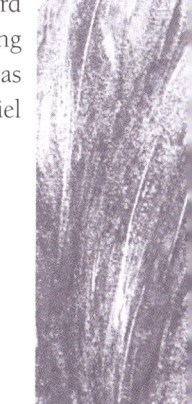

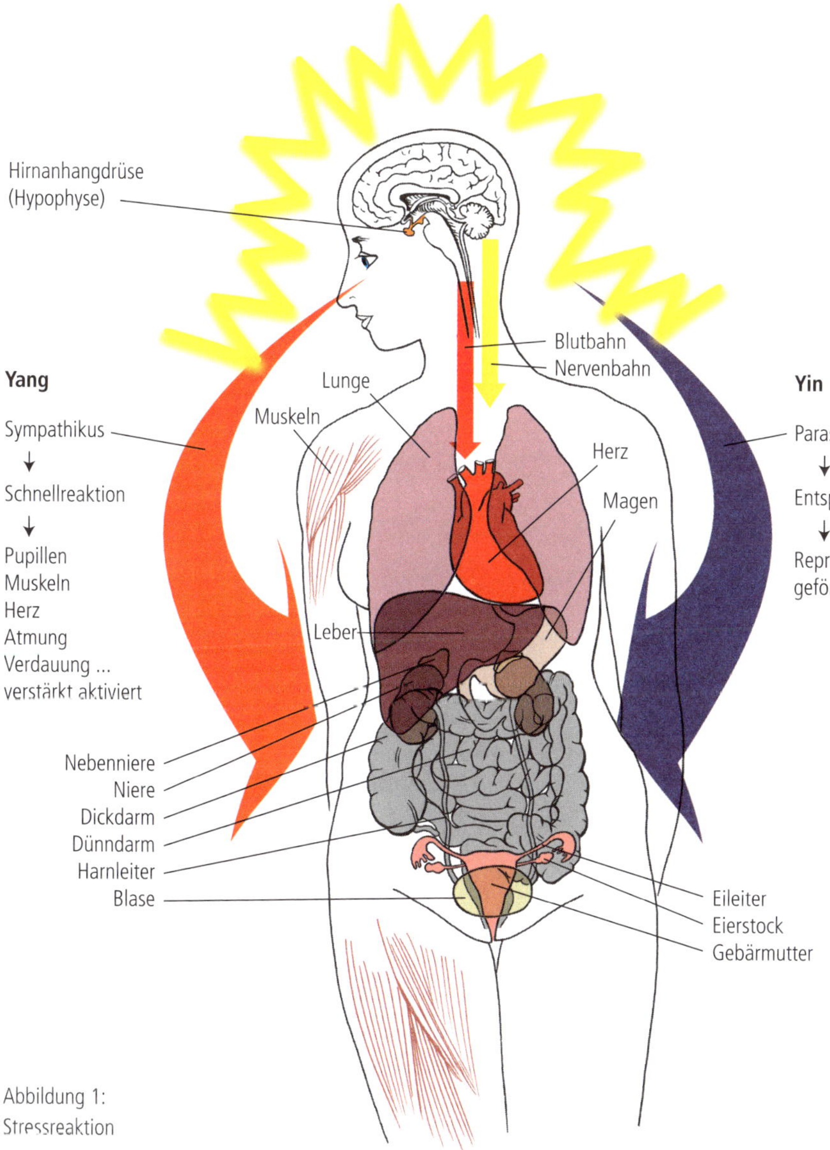

Hirnanhangdrüse (Hypophyse)

Blutbahn
Nervenbahn

Yang

Lunge
Muskeln

Yin

Sympathikus
↓
Schnellreaktion
↓
Pupillen
Muskeln
Herz
Atmung
Verdauung ...
verstärkt aktiviert

Herz

Magen

Parasympathikus
↓
Entspannung
↓
Reproduktion
gefördert

Leber

Nebenniere
Niere
Dickdarm
Dünndarm
Harnleiter
Blase

Eileiter
Eierstock
Gebärmutter

Abbildung 1:
Stressreaktion

49

Wirkt sich Stress auf die Körperzellen aus?

Lange Zeit war nicht klar, wie und ob sich psychischer Stress auswirkt. Nun haben wissenschaftliche Untersuchungen (Sapolsky 2004) ergeben, dass die Auswirkungen selbst das Erbgut erfassen. Auf der Ebene der Chromosomen verändert anhaltender psychischer Stress die Länge der Telomere, die eine Art Schutzkappe der Chromosomen darstellen. Hierdurch wird das Altern der Körperzellen beschleunigt. Wissenschaftler der Universität von Kalifornien untersuchten das Erbgut von Frauen, die sich um behinderte Kinder kümmerten. Dabei stellten sie im Erbgut »dramatische Unterschiede« zu Müttern, die gesunde Kinder betreuen, fest, und zwar in Bereichen, die eine Schlüsselrolle im Alterungsprozess der einzelnen Zellen spielen und wahrscheinlich bei der Entstehung von Krankheiten mitwirken.

Wie jemand auf Stress reagiert, wird dabei schon im Mutterleib und in der frühen Kindheit festgelegt und wirkt sich bis ins Erwachsenenalter aus. Wie die kanadische Arbeitsgruppe von Meaney u. Szyf (2005) bei Experimenten an Rattenjungen nachweisen konnte, hilft das fürsorgliche Ablecken durch die Rattenmutter, die Antistressgene (über Epigenome) zu aktivieren. Dadurch werden diese Gene lebenslang leichter ablesbar und dadurch häufiger für den Bau von Rezeptoren verwendet, wodurch mehr Stresshormone neutralisiert werden können. Diese Forschungen bieten eine Erklärung, warum Menschen individuell sehr unterschiedlich auf Stress reagieren. Das Antistressgen enthält nämlich den Bauplan für eine Andockstelle der Stresshormone, den Glukokortikoidrezeptor. Je mehr Rezeptoren gebildet werden, desto mehr des Stresshormons Kortisol wird gebunden und so die Stressantwort des Körpers gedämpft.

Aus der Mathematik ist bekannt, dass dynamische Systeme ganz plötzlich ihr Verhalten ändern können, wenn sie bestimmten Stressmomenten ausgesetzt sind. Betrachtet man Mutter und Fetus als System, wird erklärlich, dass es bei dauerhaftem Stress (auch wenn er unbewusst bleibt) plötzlich zu einer Fehlgeburt kommen kann.

Wie wirkt sich Stress auf die Spermien aus?

Männer, die im täglichen Leben dem »Existenzkampf« und der Rivalität ausgesetzt sind, reagieren besonders sensibel, oft ohne dies bewusst zu merken. Zum Kampf werden im Berufsalltag weniger Muskeln eingesetzt, jedoch Worte und Intellekt. Dadurch kommt es aber nicht zum Abbau der bereitgestellten Kampfenergie über die Muskulatur, die Anspannung bleibt.

Triumph über den Gegner puscht das männliche Hormonsystem. Nach einem gerade gewonnenen Tennismatch oder einer soeben bestandenen Prüfung steigen die Testosteronwerte, die wiederum eine Steigerung der Spermienproduktion bewirken. Niederlagen lösen das Gegenteil aus. Bei Männern nimmt die Spermienzahl ab, die Spermamenge verringert sich und die Anzahl der fehlgebildeten Spermien nimmt zu. Eine grausige Bestätigung für den Einfluss von Stress auf die Spermien erbrachten Untersuchungen deutscher

Anatomen im »Dritten Reich« an hingerichteten Widerstandskämpfern. Deren Hodengewebe war massiv beschädigt, obwohl sie vor der Verhaftung ganz normal Kinder gezeugt hatten (Vienne 2006).

Verschiedene Studien (z.B. Ragni u. Caccamo 1992) konnten bei Männern den Einfluss von Stress auf die Verschlechterung der Spermienqualität vor der Eipunktion der Frau nachweisen. Viele Patienten haben während längerer Kinderwunschbehandlungen die Erfahrung gemacht, dass ihre Spermienqualität mit jedem vergeblichen Versuch, »jeder Niederlage«, nachließ.

Welche Rolle spielt Stress bei Fehlgeburten?

Lange war umstritten, ob Stress zu Fehlgeburten beiträgt oder auch für genetische Veränderungen des Embryos verantwortlich ist. Heute gilt ein Sowohl-als-auch.

Für Stress, der zu Fehlgeburten führt, werden mittlerweile die Körper-Seele-Abwehr umfassenden Netzwerke, sogenannte psychoneuro-immunologische Verbindungswege verantwortlich gemacht. Man weiß beispielsweise, dass die Eileiter stark durch das unwillkürliche, also das vegetative Nervensystem beeinflusst werden. Auch bei durchgängigen Eileitern kann man bei manchen Patientinnen einen Verschluss als sogenannte funktio-

Abbildung 2:
Mütterlicher Stress

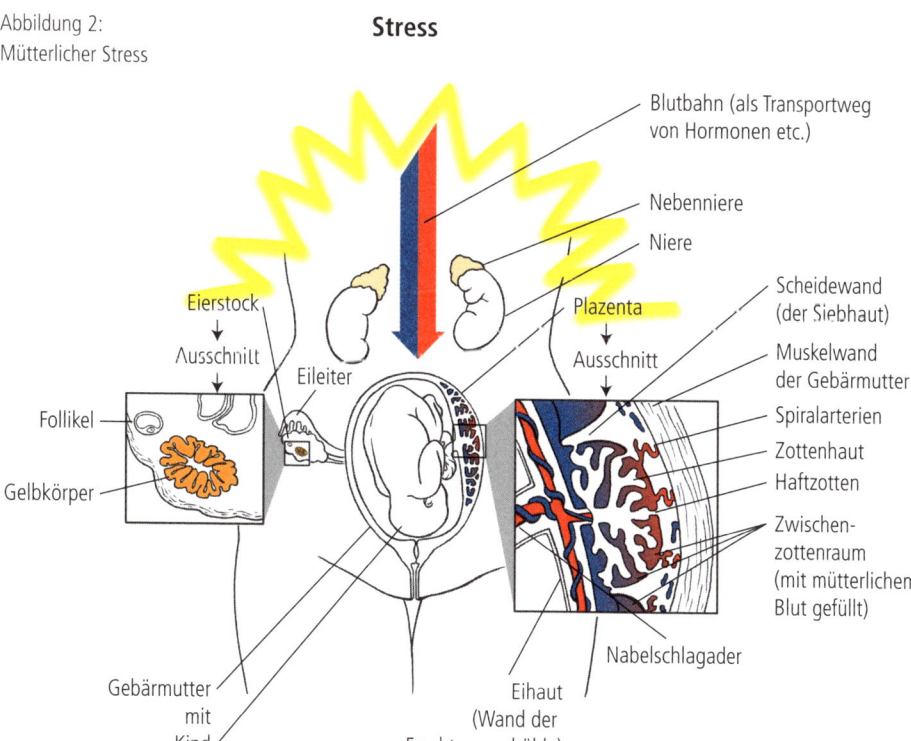

Stress

Blutbahn (als Transportweg von Hormonen etc.)

Nebenniere

Niere

Eierstock

Ausschnitt

Eileiter

Plazenta

Ausschnitt

Scheidewand (der Siebhaut)

Muskelwand der Gebärmutter

Follikel

Spiralarterien

Zottenhaut

Haftzotten

Gelbkörper

Zwischenzottenraum (mit mütterlichem Blut gefüllt)

Nabelschlagader

Gebärmutter mit Kind

Eihaut (Wand der Fruchtwasserhöhle)

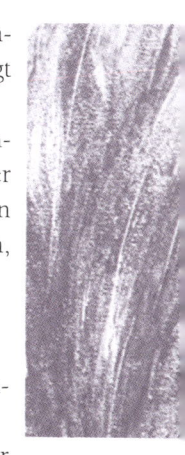

nelle Störung beobachten, der möglicherweise in einer unbewussten Anspannung seinen Ursprung hat. Auch das Immunsystem ist eng mit allen psychoneuronalen Vorgängen verbunden (s. auch Seite 71 f.). Bei Mäuseexperimenten wurde ein immunologisches Ungleichgewicht als Aborturursache gefunden (Arck et al. 1996). Neue Untersuchungen haben bei Frauen nach Fehlgeburten ebenfalls immunologische Ursachen festgestellt. Bei einer Untersuchung an der Charité in Berlin (Fliege et al. 2004) wurden bei Patientinnen, die später eine Fehlgeburt hatten, deutlich erniedrigte Werte des Gelbkörperhormons (Progesteron) und des durch Progesteron geförderten immunmodulierende Proteins (PIBF) im Blut festgestellt. Diese Stoffe sind jedoch wichtig, um das Abwehrsystem der Frau zu blockieren, damit es den Embryo nicht angreift. Alle 55 Teilnehmerinnen der Studie hatten bei einer Befragung zu Beginn der Schwangerschaft angegeben, dass sie unter erhöhtem psychophysischen Stress standen. Andere Untersuchungen ergaben ebenfalls erhöhte Werte der Interleukine (Immun-Botenstoffe) IL-12, IL-10 und erniedrigtes PIBF auf Lymphozyten gefährdeter Patientinnen.

Welche Art von Stress wirkt negativ auf die Fruchtbarkeit?

Nicht jeder Stress wirkt sich negativ auf den Kinderwunsch aus. Sonst könnten Frauen nach Vergewaltigungen, in einer Beziehungskrise oder während großer beruflicher Belastung nicht schwanger werden. Hier gilt es, nach den Stressfaktoren zu unterscheiden, und bedarf sicherlich noch weitergehender wissenschaftlicher Erforschung.

Zuallererst ist das individuell empfundene Stressmaß entscheidend sowie die Möglichkeiten, im Einzelnen damit umzugehen. Ein Paar in einer Beziehungskrise kann gerade durch das versöhnliche Wieder-miteinander-Schlafen wenigstens kurzfristig Spannungen abbauen und unverhofft nach langjährigem unerfülltem Kinderwunsch plötzlich schwanger werden. Öfter konnte ich beobachten, dass Patienten, die plötzlich massivem Arbeitsstress ausgesetzt waren, sei es durch Hausbau, Umzug oder die intensive Pflege eines Familienmitgliedes, und keine Zeit mehr für Kinderwunschbehandlungen hatten, spontan schwanger wurden.

Die wissenschaftlichen Studien zum Einfluss von Stress auf die Unfruchtbarkeit unterscheiden bisher jedoch nicht nach besonderen Stressfaktoren und den individuellen Möglichkeiten, Spannungen abzubauen. In den Fragebögen werden allgemeine Stressindikatoren abgefragt, die den individuellen Fall oft schlecht erfassen.

So kann extreme Harmonie in einer Partnerschaft, in der jeder bemüht ist, dem andern nicht wehzutun, Stress bedeuten, da Aggressionen nicht abgebaut werden können. Es treten dann bei einem Partner vielleicht ständig Kopfschmerzen auf. Einer von beiden kann auch unbewusst die Mutter- oder Vaterrolle für den andern übernehmen und dabei allmählich überlastet werden. Dabei kann die ganze Hormonkaskade der Fürsorge angeregt werden, messbar u. a. an einem erhöhten Prolaktinwert und subjektiv spürbar an einem Spannen der Brüste vor der Regelblutung.

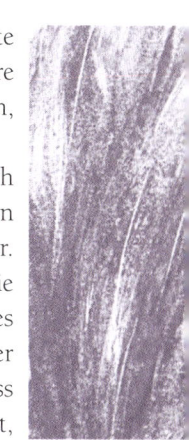

Immer wieder ist zu beobachten, dass Kinderwunschpaare überdurchschnittlich gute Partnerschaften pflegen und sehr in der Fürsorge um andere und der tiefen Sorge um ihre Ursprungsfamilie aufgehen. Auffällig viele meiner Patientinnen sind Kindergärtnerinnen, Krankenschwestern, Arzthelferinnen oder in anderen sozialen Berufen tätig.

Gerade die Spannung zwischen der Hilflosigkeit und gleichzeitigen Dominanz durch enge Familienangehörige führt meiner Beobachtung nach zu einer extremen inneren Belastung. Sehr häufig kommt diese Konstellation bei Frauen mit Endometriose vor. Wichtig ist hier, den Stress, der von außen herangetragen wird, zu erkennen und nicht die Schuld für die Unfruchtbarkeit bei sich zu suchen und als Versagen und Niederlage des Körpers zu sehen. Unfruchtbarkeit als Versagen zu sehen und sich dafür schämen oder rechtfertigen zu müssen, kann ein Gefühl permanenter Bedrohung und damit Stress bedeuten. Vorwürfe wie »Du bist so sensibel…« hat man oft schon jahrelang gehört, ebenso den Vorwurf, für alle »Fehlleistungen« selbst schuld zu sein. Unfruchtbarkeit wird so schnell zu einer Fehlleistung: Wieder kann man etwas nicht, das man eigentlich können müsste, denn den anderen fällt es doch auch so leicht.

Stressbelastungen durch die Unfruchtbarkeit

Auch die Unfruchtbarkeit selbst stellt eine große Herausforderung dar und löst unbewusste Stressreaktionen aus. Durch die Enttäuschungen und schmerzlichen Gefühle werden oft Lernmuster aus früheren Erfahrungen und ähnlichen Situationen wieder hochgespült.

Viele Frauen trauen sich nach dem ersten Misserfolg nicht mehr, sich zu freuen, aus Schutz vor einer Enttäuschung. Unbewusst werden dann oft Erinnerungen aktiviert wie »immer wenn ich mich gefreut habe, wurde ich enttäuscht«, »immer wenn ich mir etwas sehnlichst gewünscht habe, wurde ich enttäuscht«, »immer wenn ich mich auf jemand eingelassen haben, hat er mich verlassen« und so weiter.

Die Belastung durch die Unfruchtbarkeit kann allmählich alle Lebensbereiche erfassen: die Beziehung, die Kontakte zur Umgebung, die Arbeit und die Lebensplanung.

Der Partner

Viele Frauen haben bewusste oder unbewusste archaische Ängste, ihren Partner zu verlieren, wenn sie ihm keine Kinder gebären können. Zu früheren Zeiten waren diese Ängste wohlbegründet und sind es in vielen Gegenden der Welt noch heute. Aber auch der Mann mit schlechter Spermienqualität kann Ängste entwickeln, dass seine Frau heimlich fremdgehen könnte, um zu dem erwünschten Kind zu kommen, und ihn verlässt. Mancher Mann kann auch die Schmach der Niederlage nicht verkraften und tröstet sich mit einer »fruchtbaren« Frau mit Kindern. Viele Frauen fühlen sich besonders durch eine ICSI-Behandlung verpflichtet, alles auf sich zu nehmen. Werden sie trotzdem nicht schwanger, neigen sie dazu, den Fehler schnell bei sich zu suchen, da ja die moderne Reproduktionsmedizin *seine* Fehler überbrücken konnte und es nun nur allein an *ihr* liegt, ob sich der Embryo einnistet und es zu einer Schwangerschaft kommt.

Sex nach Fruchtbarkeitskalender

Die Auswirkung des unerfüllten Kinderwunsches auf das Liebesleben kann mit der Dauer ganz erheblich werden. Von der Lust kann es zum Zwang werden, miteinander an den fruchtbaren Tagen zu schlafen. Durch den Druck, »es jetzt tun zu müssen«, kann sich ein innerer Widerstand aufbauen. Die Scheide will nicht feucht und der Penis nicht steif werden. Sex wird mit Versagen gleichgesetzt und dementsprechend häufiger vermieden. Sex als rein mechanischer Vorgang, ein Kind zu zeugen, kann zum Alptraum werden. Gerade dieses Thema wird bei medizinischen Kinderwunschbehandlungen jedoch häufig nicht erläutert und es wird nüchtern von »GV« (Geschlechtsverkehr) gesprochen.

Manche Paare finden durch das gemeinsame Kämpfen für ein Kind auch enger zusammen, andere dagegen entfremden sich und es kommt zur Trennung. Dies kann vor allem der Fall sein, wenn die Ursache primär beim Mann liegt und er unbewusste Versagensgefühle hegt.

> **Eine sehr feinfühlige Frau hatte sich wegen der Infertilität ihres Mannes jahrelang unzähligen Kinderwunschbehandlungen ohne Erfolg unterzogen, bis sie sich eben mit ihrem Schicksal abgefunden hatte, als sich ihr Mann plötzlich einer Anderen zuwandte. Die Patientin war darüber tieftraurig, völlig ratlos und verfiel in eine Depression. Nach einigen Monaten lernte sie einen anderen sympathischen, fertilen Mann kennen und ein Jahr später erhielt ich eine Geburtsanzeige von ihr.**

Für viele Männer ist es schwer, Monat für Monat hilflos die Trauer der Frau mit ansehen zu müssen, wenn die Blutung einsetzt und es wieder nicht geklappt hat. Viele Männer fühlen sich unbewusst monatlich an das eigene Versagen erinnert, ihre Frau nicht glücklich machen zu können und ihr das nicht zu geben, was sie sich sehnlichst wünscht. Unfruchtbarkeit kann dadurch zur größten Lebenskrise werden und jede weitere Regelblutung zum Alptraum. Aber auch bei Männern kann die Meinung auftauchen, dass ihre Frauen nur noch mit ihnen schlafen wollen, um schwanger zu werden, gleichsam, um die Spermien aus ihrem Körper zu saugen. Als Mensch und Partner fühlen sie sich dann kaum noch wahrgenommen.

Die Umgebung und Familie

Manche Frauen meiden die Freundinnen, die schwanger sind oder schon Kinder haben. Auch den eigenen Geschwistern gegenüber, die schon Nachwuchs haben, kommen oft

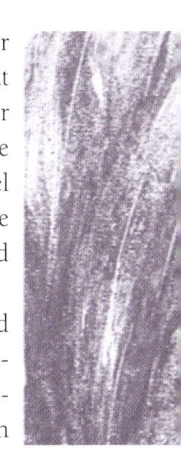

alte Rivalitäten wieder auf. »Mein ganzes Leben leide ich unter meiner Schwester, immer war sie beliebter und nun hat sie wieder die Nase vorne, hat Kinder und ich bin ich erneut die Dumme und muss mich für alles anstrengen, was ihr leichtfällt«, höre ich öfter. Aber es kann auch umgekehrt sein, dass nämlich die Schwester zu Hause viele Probleme machte, die Nerven der Eltern mit Eskapaden und Forderungen strapazierte und so viel Aufmerksamkeit auf sich zog, man selbst dagegen ganz brav und angepasst war und eigene Wünsche oft zurückstellte. Und nun kann die Schwester locker schwanger werden, und man selbst kann sich den innigen Wunsch nach einem Kind nicht erfüllen.

Alle Freundinnen reden plötzlich über Kinder, rundherum bekommen alle Babys und man selbst kann nicht mitreden und fühlt sich ausgegrenzt. Erinnerungen an eine Kindheit als Außenseiter können da hochsteigen. Diese Empfindungen können auch die potenziellen Großmütter erfassen, deren Freundinnen bei jedem Treffen Bilder der Enkel zeigen und nur über diese reden, während sie nichts zum Vorzeigen haben. Daraus kann ein zusätzlicher großer Erwartungsdruck für Paare resultieren, die Eltern in ihrem Wunsch, Großeltern zu werden, nicht zu enttäuschen. Vor allem bei türkischen Familien kann man oft erleben, wie schon ganz junge Frauen alles auf sich nehmen, um die Erwartungen des Clans zu erfüllen.

Am Arbeitsplatz kann jede schwangere Kollegin zur Konkurrentin werden und die tägliche Konfrontation mit dicken Bäuchen stellt für Kinderwunschpatientinnen eine riesige Belastung dar.

> **Viele meiner Patientinnen, die im Laufe der Therapie schwangere Bäuche wieder ohne innere Neidgefühle betrachten konnten, fühlten sich regelrecht erleichtert und freier in ihrem täglichen Leben. Manche Betroffene konnte sich, wenn sie dann selber schwanger war, besonders gut in Freundinnen und Kolleginnen einfühlen, die ihr mit ihrem Kugelbauch plötzlich auswichen.**

Auch Männer geraten unter einen Erwartungsdruck ihrer Familie. Öfter am Stammtisch als halber Mann bezeichnet zu werden und das Angebot zu bekommen: »Soll ich aushelfen?«, kann leicht zermürben.

Die Arbeit

Frauen im gebärfähigen Alter machen während der Kinderwunschbehandlungen oft einen Spießrutenlauf am Arbeitsplatz durch. Auch wollen sich viele dem Spott oder aber den guten Ratschlägen der Arbeitskollegen nicht aussetzen und müssen sich tausend Ausreden einfallen lassen, wenn sie wieder einen Untersuchungstermin beim Arzt haben. »Einfach dem Chef zu sagen, wir wünschen uns ein Baby, und deshalb müssen wir häufig zum Arzt«, scheint am schwierigsten. Einige meiner Patienten haben zufällig ihren Vorgesetzten oder Arbeitskollegen in der IVF-Klinik getroffen und konnten sich danach sehr verständnisvoll mit ihnen austauschen, als das gegenseitige Versteckspiel aufgedeckt war.

Besonders anstrengend war dieses Versteckspiel für die Mitarbeiterin einer Krankenkasse, bei der die Abrechnungen durch das Kinderwunschzentrum den anderen Kollegen direkte Einsicht erlaubte.

Belastung durch Kinderwunschbehandlung

»Von Stimmungsschwankungen konnte da wirklich keine Rede mehr sein ... es ging so weit, dass ich irgendwie auch gar nicht mehr wusste, wo hinten und vorne war oder warum ich das alles überhaupt machte und es stellte sogar am Ende gar unsere ganze Beziehung zwischen mir und meinem Mann in Frage ... der totale Horror ... ich war nicht mehr Fisch nicht Fleisch ... meine Stimme senkte sich aufgrund der Hormongaben um mindestens eine kleine Terz ab (abgesehen davon, dass ich sowieso kaum noch arbeiten konnte, weil ich total neben der Spur war ... in JEDER Hinsicht...). Ich habe 5 Kilo in 3 Monaten zugenommen und hatte die unreinste Haut seit meiner Pubertät.« (aus einem Internetforum)

Die Unfruchtbarkeitsbehandlungen bedeuten oft einen großen Stress durch Untersuchungen, Spritzen und Warten. Wieder muss man sich um etwas bemühen, was anderen leicht zu fallen scheint, kämpfen um ein Kind, sich unterwerfen unter das Diktat des Arztes. Die wenigsten Paare sind darauf vorbereitet, wenn sie sich in die Mühle begeben und von der einfachen Clomifen-Einnahme zur Insemination und schließlich zur IVF-Behandlung schreiten (s. auch Seite 31).

In früheren Zeiten gaben 60 % aller Paare nach ein oder zwei Versuchen die IVF-Behandlungen wegen körperlicher und psychischer Belastung auf (Hull 1985). Auch stellen die durch künstliche Befruchtung erreichten Schwangerschaften häufig Risikoschwangerschaften dar. Es kommt vermehrt zu Komplikationen wie zum Überstimulationssyndrom, Frühgeburten und Mehrlingsschwangerschaften. Diese Belastungen konnten in den letzten Jahren durch sinnvolle Diagnostik vor der künstlichen Befruchtung, die Therapie von Begleiterkrankungen wie z. B. eine Schilddrüsenunterfunktion oder ein PCO-Syndrom (s. Seite 70 f.), eine exakte und individuelle Therapieplanung sowie ausführliche Untersuchungen bei ausbleibendem Therapieerfolg nach mehreren künstlichen Befruchtungen weitgehend reduziert werden. Der Anteil der Paare, bei denen keine Ursachen für die Sterilität und auch für einen ausbleibenden Erfolg bei künstlicher Befruchtung gefunden werden, ist durch moderne Untersuchungen im Bereich der Blutgerinnung und Immunologie deutlich geringer geworden (s. auch Seite 71 – 74). Trotzdem stellt die Gesamtsituation für die Paare einen erheblichen Stressfaktor dar.

Finanzielle Belastung

Seit dem 1.1.2004 müssen die Patienten die Hälfte der Behandlungskosten selbst übernehmen. Bis dahin übernahmen die Krankenkassen die Kosten für vier Behandlungen. Seither ist die Anzahl an durchgeführten künstlichen Befruchtungen um etwa die Hälfte zurückgegangen. Für die Betroffenen heißt es zu sparen. Manche können es sich einfach auch nicht leisten.

Die gesetzlichen Krankenkassen übernehmen 50 % der Kosten

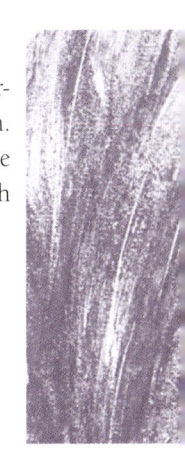

- für höchstens 8 Inseminationen ohne Stimulation (wobei hier Clomifen nicht als Stimulation gilt, ebenso wenig die Spritze zum Auslösen des Eisprungs),
- für 3 Inseminationen mit hormoneller Stimulation sowie
- für drei IVF- oder ICSI-Behandlungszyklen.

Falls nach diesen Behandlungen ein Kind geboren wird, kann erneut ein Antrag auf Kostenübernahme von 3 Versuchen bei der Kasse gestellt werden. Im Falle einer Fehlgeburt oder Eileiterschwangerschaft wird manchmal auf Antrag ein Zusatzversuch gewährt. Die Rechnungen der ärztlichen Behandlung liegen je nach Zentrum bei ca. 1.500–2.500 €, dazu kommen die Ausgaben für die Medikamente, die je nach Stimulationsschema bis zu 2.000 € betragen können. Hinzu kommen noch Kosten für die Anästhesie bei der Punktion sowie Ultraschall- und Laboruntersuchungen während der Stimulation. Dies sind die Kostenangaben für den kompletten Versuch, je nach Versicherungsstatus werden davon dann 50 % übernommen. Die Aufwendungen können jedoch von der Steuer abgesetzt werden (Bundesfinanzhof, Urteil vom 10.05.2007, Az. III R 47/05). Trotzdem ist die finanzielle Belastung beachtlich.

Was hilft, den täglichen Stress wahrzunehmen und abzubauen?

Gut gemeinte Ratschläge, wie »Lasst locker, macht Urlaub, gebt den Kinderwunsch einfach auf« sind natürlich sehr viel einfacher gesagt als getan. Sich bewusst nicht zu verkrampfen ist ähnlich schwierig, wie die Aufforderung, sich ja keinen lila Dinosaurier vorzustellen. Die Empfehlungen kann man auch immer wieder in Ratgebern zum Thema Kinderwunsch lesen: »Denken Sie positiv, bleiben Sie locker, stressen Sie sich nicht hinein!« Genau dies wünschen sich und wollen ja viele Frauen und leiden darunter, dass sie selbst das Entspannen nun nicht mehr schaffen. Die Kunst ist: »Loszulassen ohne aufzugeben«, wie der Seminartitel zum Stressabbau bei unerfülltem Kinderwunsch von Christine Büchl, der Augsburger Beraterin für Kinderwunschpaare, lautet. Um Stress abzubauen, ist es wichtig, Stresssymptome und die Quelle des Stresses zu erkennen, um sie zu verändern und vermeiden zu können.

Stresssymptome

Stress zeigt sich in verschiedenen Körperregionen. Beim einen können es Kopfschmerzen sein, beim andern Zyklusunregelmäßigkeiten oder Brustspannen, Konzentrationsstörungen, Gereiztheit, Neigung zu häufigen Erkältungen oder Herpes-Infektionen. Allgemein reagieren wir viel feinfühliger, als wir bewusst wahrhaben (wollen) und merken oft erst an den Symptomen, wenn der Körper wirklich nicht mehr kann. Zu sehr lernen wir von klein an, stark sein zu müssen und die Zähne zusammenzubeißen. Kindern, die weinen, wird oft gesagt, sich nicht so anzustellen, oder dass sie eben selbst schuld sind, wenn sie sich wehtun, weil sie nicht aufgepasst haben.

Stressabbau

Zwanzig Minuten zwischendurch abzuschalten, wenn sich Müdigkeit bemerkbar macht, und sich in eine Kurzmeditation zu versenken, hat sich in den Untersuchungen von Ernest Rossi (2007) als sehr wohltuend und stressabbauend erwiesen. Also nicht nur auf den Urlaub hinsehen und hoffen, sondern täglich und wöchentlich kleine Erholungsphasen einlegen. Körperliche Betätigung wie Radfahren, Schwimmen oder Gartenarbeit hilft, um die körperliche Anspannungen in aktive Energien umzusetzen und damit abzubauen. Aber auch inniger, entspannender Sex kann sich wohltuend auswirken, ein Buch lesen oder einfach nichts tun, meditieren und schlafen hilft »runterzukommen«.

Wissenschaftliche Untersuchungen zum Einfluss von Stress auf die Unfruchtbarkeit

Zusammenhänge zwischen psychischem Stress und Unfruchtbarkeit ergaben einige Studien. In einer Untersuchung fanden Boivin u. Takefman (1995) bei Frauen, die nicht schwanger wurden, erhöhte Stresswerte während der Behandlung. Studien von Boivin u. Schmidt (2005) und Alice Domar (1996) konnten zeigen, dass belastender Stress die Fruchtbarkeit negativ beeinflusst.

Müßig ist dabei zu fragen, was zuerst da ist, der Stress oder die Unfruchtbarkeit. Seit 40 Jahren haben Forschungsergebnisse hierzu keine eindeutigen Ergebnisse gebracht. Einige Forschungsergebnisse fanden heraus, dass Stress und Angst eine Unfruchtbarkeit bedingen können, andere schlossen aus ihren Ergebnissen, dass emotionale Faktoren keinerlei Einfluss auf die Fruchtbarkeit besitzen. Das Pendel der Erklärungen bewegte sich in den letzten 40 Jahren kräftig zwischen den verschiedenen Standpunkten. Viele Diagnosen, die früher eher als unerklärbar galten, wurden dank genauerer Untersuchungsmethoden mit organischen Diagnosen belegbar, wobei die tiefen inneren Zusammenhänge mit einem neuen Begriff oder Laborwert trotzdem noch nicht aufgeklärt und erfasst sind.

Unfruchtbarkeit und ihre Behandlung führen auf jeden Fall zu Stress, das weiß jede Betroffene aus eigener Erfahrung. Die ersten Behandlungen werden ja meist noch recht

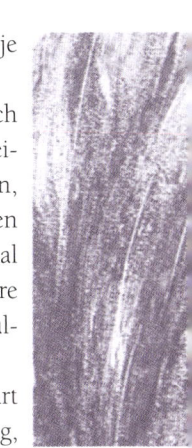

optimistisch angegangen. Doch die ständigen Niederlagen und Enttäuschungen wirken je nach Person unterschiedlich zermürbend.

In meiner Praxis zeigte sich auch, dass Patientinnen mit einem kurzen Kinderwunsch von 2 Jahren und noch ohne jede Vorbehandlung leicht schwanger wurden. In einer kleinen Pilotstudie von 1998 waren es alle 18 Teilnehmerinnen. Auch von den Patientinnen, die vor der ersten künstlichen Befruchtung schon eine Behandlung mit der Systemischen Autoregulation (SART®, s. Seite 140 ff.) durchgeführt hatten, wurden überproportional viele schwanger. Es scheint wohl eher, dass es ein innerer Druck ist, der durch äußere Erwartungen auch gesteigert werden kann. Stress kann beispielsweise aus der Angst resultieren, zu versagen und Erwartungen nicht zu erfüllen.

Jede Monatsblutung kann einen neuerlichen Stress bedeuten, wenn sie wie zu einer Art Prüfung wird, auf deren Ergebnisse man alle 4 Wochen hinfiebert. Eine Monatsblutung, die mit der Angst erwartet wird, dass sich die Hoffnung vielleicht wieder zerschlägt und wieder umsonst gehofft wurde, kann zur Horrorvorstellung werden. Ähnlich wie bei Prüfungen entsteht dabei eine Stresssituation, die zudem oft mit Hilflosigkeit erlebt wird, da man ja nichts machen kann, denn »es« passiert unsichtbar im Innern.

Auch nach einer IVF-Behandlung ist für viele Patientinnen gerade die Zeit des Wartens bis zum Schwangerschaftstest das Schlimmste. Helfen kann da Ablenkung, z. B. durch Arbeit oder andere Tätigkeiten, die einen ganz beanspruchen. Die Leiterin einer Handelskette erzählte nach einer IVF-Behandlung, dass sie die Verantwortung für den Eingriff komplett auf den Arzt übertragen hatte. Sie hatte sich daraufhin auch keinen Kopf mehr gemacht und wurde prompt beim ersten Versuch schwanger. Manchen hilft aber auch intensives Beten oder ein Heilkissen unter das Kopfkissen zu legen.

Wenig hilfreich sind das »Oft-in-sich-hinein-Hören« und Fragen wie »Gibt es Anzeichen für eine Schwangerschaft, hat es geklappt, hat es nicht geklappt? Mache ich alles richtig? Darf ich dies oder das noch machen, ohne dem Embryo zu schaden?«. Auch das stellt für die meisten Frauen mehr Stress als Nutzen dar, führt bei manchen Frauen in eine Art Hypochondrie, was durch die aufwendige Diagnostik und Therapie nur noch unterstützt wird.

Kinderwunsch und psychische Ursachen

Lange geisterte durch die psychologische Literatur die Idee, Fruchtbarkeitsproblemen lägen seelische Blockaden zu Grunde. »Wenn die Seele nein sagt«, ist der Titel eines bekannten Buches der Psychoanalytikerin Ute Auhagen-Stephanos. Der Titel ist sehr eingängig und hat in der Öffentlichkeit viel Anklang gefunden. An irgendetwas muss es ja liegen, wenn medizinisch »nichts« (wobei dieses »Nichts« stark abhängig vom Umfang der durchgeführten Diagnostik ist) gefunden wird. Dann verweigert sich eben die Seele, wird vermutet. Und so fühlen sich viele Frauen noch mehr schuldig, dass nun irgendetwas Unbewusstes in ihnen schlummert, das die Erfüllung des Kinderwunschs verhindert. Auch Männer benützen diese Argumentation gerne: »Du willst ja gar kein Kind«, heißt es oft, wenn die Frau wieder nicht schwanger geworden und traurig darüber ist.

»Denken Sie mal an Ihre Psyche« oder »Die Unfruchtbarkeit kann psychische Ursachen haben«, steht in vielen Kinderwunsch-Ratgebern; etwas, was aber die meisten Betroffenen wohl eher schnell von sich weisen. Psyche und Psychotherapie werden vielerorts leider noch immer mit abnormal und verrückt gleichgesetzt. Erfreulicherweise haben Recherchen von Prof. Bernhard Strauß et al. (2000, 2004) und Tewes Wischmann et al. (2001) eindeutig ergeben, dass Kinderwunschpaare psychisch nicht auffälliger sind als die übrige Bevölkerung. Es gibt auch keine Hinweise, dass Paare mit idiopathischer (unerklärbarer) Sterilität psychisch auffälliger sind als solche mit organischen Problemen. Dass bei Kinderwunschpatientinnen eine erhöhte Depressivität, eine leicht erhöhte Ängstlichkeit und vermehrte körperliche Beschwerden beobachtet werden, kann eher als Folge der Diagnose und der Behandlungsstrapazen verstanden werden.

Als zermürbend beim unerfüllten Kinderwunsch wird von vielen die Ohnmacht empfunden, nichts tun zu können sowie die Unsicherheit über die eigentliche Ursache. Untätig sein und warten zu müssen, den Ärzten ausgeliefert sein, sind häufig geäußerte Gefühle. Diese inneren Zustände sollten nicht einfach als psychisch abgetan werden, sondern genauso beachtet werden wie körperlich messbare Veränderungen. Nur so kann der unerfüllte Kinderwunsch als Ganzes erfasst werden.

Sterilität betrifft den ganzen Mensch, Körper und Psyche, und Mann und Frau als Paar. Wie alle, die davon betroffen sind, wissen, ist gerade die seelische Belastung einer Sterilitätsbehandlung am schwersten. Hoffnung, Trauer, Schuldgefühle, Enttäuschung, Scham müssen vom Paar gemeinsam bewältigt werden. Sterilität betrifft den intimsten Bereich zweier Menschen. Empfehlungen, den Geschlechtsverkehr am Menstruationszyklus auszurichten und weniger an der Lust, führen zu Anspannung. Loslassen verkehrt sich in Verspannung. Leistungsdruck dringt in den intimsten Bereich ein, der von Natur her eigentlich für Lust und Entspannung sorgt und nach der Ansicht alter chinesischer Lehrmeister zur Lebensverlängerung beitragen sollte.

Psychotherapie

Psychotherapie als Lösungsweg drängt sich regelrecht auf und wird auch immer wieder gefordert. Gerade die emotionale Seite des Kinderwunsches wird zu wenig von den Reproduktionsmedizinern beachtet, klagen viele Paare. Aber den Weg zur Psychotherapie finden doch die wenigsten. »Wir wollen doch ein Kind und sind nicht krank im Kopf«, ist eine weit verbreitete Meinung.

Seit dem 17. Jahrhundert, als René Descartes die getrennte Existenz von Materie und Seele vertrat, ist der Dualismus (Zweiteilung) von Körper und Seele immer noch fest im

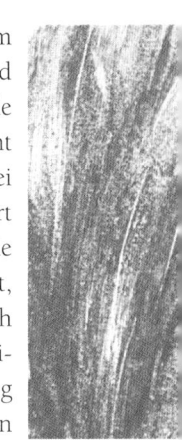

abendländischen Denken verankert. Dass diese Aufspaltung im lebenden Individuum nicht möglich ist, können viele Patienten am eigenen Leib erfahren. Körper und Seele sind aufs Engste miteinander verwoben und bilden eine Einheit. Biochemische und neuronale Regelkreise sind in jedem Individuum fein aufeinander abgestimmt und lassen sich nicht einfach trennen. Heutzutage wird zwar anerkannt, dass es dieses Wechselspiel bei Unfruchtbarkeit gibt. Wie die Interaktion funktioniert, wie sie erfasst und harmonisiert werden kann, sind aber noch immer kleine Nebenschauplätze im großen Kampf gegen die Unfruchtbarkeit. Psychotherapeuten sind zwar mittlerweile in viele IVF-Praxen integriert, aber doch eher im Bereich »Wellness« angesiedelt. Erst wenn die Patienten selbst danach fragen oder weinend vor dem Behandler sitzen, kommt manchem Reproduktionsmediziner in den Sinn, »da haben wir doch auch jemand für die Psyche …«. Diese Einstellung liegt sicherlich auch an den spärlichen wissenschaftlichen Belegen zur Wirksamkeit von Psychotherapie auf die Schwangerschaftsraten.

Wissenschaftliche Studien

Reine Psychotherapiestudien, in denen über Fruchtbarkeitsprobleme gesprochen wurde, konnten zwar einen besseren Umgang der Paare mit der Kinderlosigkeit feststellen, jedoch keine Wirkung auf Schwangerschaft und Fruchtbarkeit. Neue Studien wie die von Alice Domar et al. (2000) dagegen konnten zeigen, dass 50 % der Patientinnen nach 20 Stunden mit dem von ihr entwickelten Mind-Body-Programm schwanger wurden. An dieser Studie in Boston/Massachusetts nahmen 184 ungewollt kinderlose Frauen mit einer relativ geringen Kinderwunschdauer von 1 – 2 Jahren teil. Alle Teilnehmerinnen erhielten während der Dauer der Studie monatlich fruchtbarkeitsstimulierende Medikamente. Eine Gruppe von Therapeuten behandelte einen Teil der Frauen zusätzlich mit Entspannungstechniken und verhaltenstherapeutischen Verfahren und ließ einer anderen Gruppe ein psychosoziales Unterstützungsangebot zukommen. Beide Verfahren erwiesen sich gegenüber einer nicht weiter behandelten Kontrollgruppe als sehr wirksam: In den beiden Behandlungsgruppen lag die Schwangerschaftsrate bei 55 bzw. 54 %, gegenüber nur 20 % bei der Kontrollgruppe. Leider wurden in dieser Studie keine Zahlen für die Lebendgeburtrate angegeben. Als einzige Indikation – ebenso wie in vielen anderen Studien dieser Art – galt eine mittelfristige Unfruchtbarkeit, es wurde nicht zwischen verschiedenen medizinischen Gründen für den ausbleibenden Kinderwunsch unterschieden.

Mittlerweile gibt es sogenannte Metaanalysen zu Psychotherapie bei unerfülltem Kinderwunsch. In diesen Arbeiten wurden mehrere Studien, egal ob reine Beratung, psychotherapeutische Behandlung oder Hypnose, zusammengefasst und ausgewertet, was einen Vergleich sehr schwierig macht. Zwei Veröffentlichungen (Boivin 2003, De Liz u. Strauß 2005) fanden Psychotherapie wirksam in Bezug auf die Verbesserung des Allgemeinbefindens, jedoch unwirksam hinsichtlich der Verbesserung der Schwangerschaftsraten. Eine aktuelle Auswertung von 21 weltweit durchgeführten, randomisierten, kontrollierten

Psychotherapiestudien (Hämmerli et al. 2009) mit insgesamt 1420 Teilnehmerinnen fand keine Verbesserung des psychischen Zustandes durch Psychotherapie, jedoch eine Verbesserung der Chance, spontan schwanger zu werden.

Interessant ist in diesem Zusammenhang auch eine Erfahrung, die mir der bekannte Fertilitätspionier Prof. Bruno Lunenfeld aus seiner Praxis berichtete. Nach seiner Erfahrung wurden ein Drittel der Frauen schwanger, während sie auf einen Termin bei ihm warteten, also vor jeglicher Behandlung. Eine mögliche Erklärung für dieses Phänomen könnte sein, dass Paare in dem Augenblick, da sie einen Teil ihres Erfolgsdrucks und ihrer Ängste an den berühmten Mediziner abgeben konnten, eine Entspannung erlebten, die ihre Chance, schwanger zu werden, verbesserte. Auch der Heidelberger Psychologe Tewes Wischmann berichtete, dass ca. ein Drittel der Paare außerhalb medizinischer Behandlungen schwanger würden. Deshalb sind längere Pausen zwischen den Behandlungen sehr zu empfehlen. Studien wie z. B. von Kupka et al. (2003) und Hennelly et al. (2000) ergaben, dass etwa 14–20 % der Frauen nach einer erfolgreichen IVF noch einmal auf natürlichem Weg schwanger wurden. Wahrscheinlicher wäre eine Schwangerschaft auch bei weiteren Behandlungsversuchen kaum gewesen.

Guter Hoffnung sein

»Die Menschen werden nicht durch die Dinge selbst beunruhigt, sondern dadurch, wie sie die Dinge sehen.« (Epiktet, ca. 50 – 125 n. Chr.)

Die Bedeutung der guten Hoffnung ist für jede Erkrankung überragend, umso mehr auch für den Kinderwunsch. Nicht umsonst wird ja beim Schwangersein auch von »guter Hoffnung sein« gesprochen. Das chinesische Zeichen für shen, die konstellierende Kraft einer Persönlichkeit, beinhaltet auch das Zeichen für Schwangersein.

Viele Ärzte, ausgebildet in westlicher Tradition, haben lange Zeit gelernt und sind trainiert, psychophysische Zusammenhänge auszublenden, um als wissenschaftlich, objektiv und seriös zu gelten. Später im Berufsleben tun sie sich schwer, die andere Seite der Wahrnehmung wieder zuzulassen. Oft bringt sie erst die »Altersweisheit« zurück zum Ursprung, dann wenn kein Publikations- oder Konkurrenzdruck mehr besteht. So auch bei Dr. Lown, dem berühmten Herzspezialisten und Friedensnobelpreisträger, der in seinem Buch »Die verlorene Kunst des Heilens« psychosomatische Zusammenhänge beschreibt und darstellt, wie er als Arzt und Mensch mit seinen Einschätzungen und seinen Worten auf seine Patienten wirkte.

Von Dr. Lown stammt eine Geschichte über die Macht freundlicher oder ermutigender Worte, die auf wundersame Weise die Lebenskraft zu stimulieren vermögen. Es handelte sich um einen Patienten, der einen schweren Herzinfarkt erlitten hatte und dessen Überlebenschancen sehr gering waren. Seine Situation verschlimmerte sich jeden Tag. Zur allgemeinen Verblüffung verbesserte sich jedoch eines Morgens der Zustand des Patienten

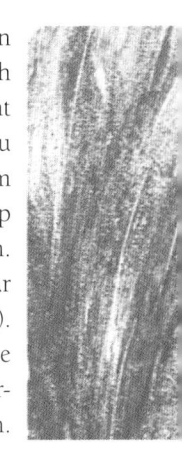

zusehends, sodass er schließlich aus der Klinik entlassen werden konnte. Als Dr. Lown ihn bei einer Kontrolluntersuchung 6 Monate später fragte, ob er sich erklären könne, wodurch sich sein Zustand so plötzlich zum Positiven gewendet habe, antwortete er, dass er nicht nur den Grund, sondern auch den Augenblick der Wende seines Krankheitsverlaufs genau wisse: » Am Donnerstagmorgen […] kamen Sie mit Ihrem Tross herein, stellten sich um mein Bett herum und schauten drein, als läge ich bereits im Sarg. Sie haben Ihr Stethoskop auf meine Brust gesetzt und jedermann gedrängt, sich den ›gesunden Galopp‹ anzuhören. Ich dachte mir, wenn mein Herz noch zu einem kräftigen Galopp fähig ist, könnte ich ja gar nicht im Sterben liegen. Und von Stund' an ging's bergauf mit mir.« (Lown 2004, S. 111).

Der Patient war überzeugt davon, dass er die Chance hatte zu überleben – wobei seine Überzeugung auf einer Fehlinterpretation der tatsächlichen Diagnose basierte. Diese Zuversicht und die neu entstandene Hoffnung reichten aus, um seinen Körper umzustimmen.

Ein sehr negatives Beispiel schildert Dr. Lown ebenfalls: Eine Frau mittleren Alters litt an Herzinsuffizienz, sie lebte jedoch mit dieser Krankheit, arbeitete weiter als Bibliothekarin, zog Kinder auf und nahm aktiv am Gemeinschaftsleben teil. Eines Tages wurde ihr Herzspezialist bei ihrem routinemäßigen Besuch in der ambulanten Herzklinik von einer Gruppe Ärzte (darunter auch Dr. Lown als junger Assistenzarzt) begleitet. Er begrüßte die Patientin und sagte zu seiner Gruppe, dass dies ein Fall von TS (medizinische für eine Trikuspidalklappenstenose) sei. Nur wenige Minuten später wurde die Frau immer ängstlicher und aufgeregter und murmelte: »Das ist das Ende!« Dr. Lown fragte sie, als sie allein waren, nach der Ursache ihrer Verstörung und sie begann zu weinen, eben weil sie TS hätte. Auf Nachfrage durch Dr. Lown antwortete sie, dass ihrer Ansicht nach TS Terminale Situation (d. h. eine zum Tode führende Situation bedeutete). Obwohl Dr. Lown alles versuchte, um die Patientin zu beruhigen, verschlechterte sich ihr Zustand dramatisch und sie starb noch am gleichen Tag an Herzversagen (Lown 2004, Seite 87 ff.).

Medizinische Begriffe stellen für viele Menschen unverständliche Fremdwörter dar, die allein dadurch Angst einflößen. »Mein Arzt hat gesagt, ich habe eine Zyste«, erzählte eine schwangere Patientin, die bereits mehrere Fehlgeburten erlitten hatte, ganz ängstlich. »Heißt das, die Schwangerschaft ist gestört?« Die Erklärung, dass sich nach dem Eisprung die Reste des Follikels in den sogenannten Gelbkörper umwandeln (der für die Schwangerschaft normal bzw. sogar unerlässlich ist) und dieser Gelbkörper im Ultraschall sich manchmal als Zyste (d. h. ein mit Flüssigkeit gefüllter Hohlraum) darstellt, beruhigte sie schließlich. Es ist immer ratsam, noch einmal nachzufragen, wenn man etwas nicht verstanden hat. Die wenigsten trauen sich jedoch, den viel beschäftigten Arzt mit »dummen Fragen« zu belästigen.

6 FRUCHTBARKEITSPROBLEME BEI FRAU UND MANN

Erklärung der Begriffe

Es schwirren viele Begriffe und Diagnosen zur Unfruchtbarkeit in der medizinischen Sprache herum, die einer Klärung bedürfen. Insbesondere muss man auch bedenken, dass die Bezeichnungen in verschiedenen Ländern und Sprachen unterschiedlich bewertet werden. Offiziell spricht man von **Unfruchtbarkeit (Sterilität)**, wenn bei einer Frau nach einem Jahr trotz regelmäßigem ungeschützten Geschlechtsverkehr keine Schwangerschaft eintritt (WHO 2002). **Primäre Sterilität** bedeutet, dass es noch nie zu einer Schwangerschaft kam. **Sekundäre Sterilität** bedeutet, dass die Frau früher bereits schwanger war, jetzt aber nicht mehr schwanger wird. Unter **Infertilität** wird verstanden, dass eine Frau kein Kind gebären kann, sie wird zwar schwanger, aber es kommt dann zu einer Fehlgeburt.

Beim Mann werden die Begriffe Sterilität und Infertilität gleichbedeutend verwendet und beziehen sich auf eine Unfruchtbarkeit aufgrund mangelhafter Spermienbefunde. Im englischen Sprachgebrauch wird ausschließlich der Ausdruck »Infertility« verwendet.

Bei den meisten unfruchtbaren Paaren besteht eigentlich lediglich eine **Subfertilität** im Sinne einer eingeschränkten Fruchtbarkeit, jedoch selten eine Sterilität, d. h. eine absolute Unfähigkeit, ein Kind zu zeugen. Viele Betroffene wehren sich daher zu Recht gegen die Diagnose Sterilität und weisen sie von sich.

Sterilität wird auch nach den Ursachen unterteilt in **organische, psychische** und **idiopathische Sterilität.** Diese begrifflichen Unterteilungen gehen alle von der Trennung in Körper auf der einen Seite und Psyche auf der anderen Seite aus. Wie jeder weiß, der mit Kinderwunsch zu tun hat, ist jedoch immer die gesamte Persönlichkeit betroffen und eine klare Trennung eben nur begrifflich und theoretisch möglich, nicht jedoch in der alltäglichen Wirklichkeit.

Wie häufig ist ungewollte Kinderlosigkeit?

Auch wenn viele Betroffene glauben, als Einzige von der Kinderlosigkeit betroffen zu sein, sind sie nicht allein. Weltweit sind nach unterschiedlichen Quellen 60–80 Millionen Paare damit belastet. Wie Studien ergaben, machen fast ein Drittel aller deutschen Frauen im Laufe ihres Lebens die Erfahrung, dass sich nach 12 Monaten ungeschütztem Geschlechtsverkehr keine Schwangerschaft einstellt. In Deutschland sind nach unter-

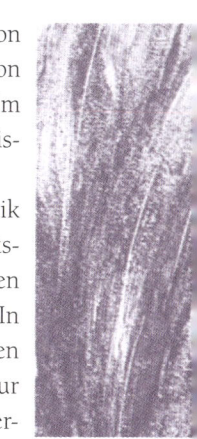

schiedlichen Schätzungen zwischen 6–15 % aller Paare im Laufe ihres Lebens davon betroffen. In den anderen europäischen Staaten ist es ähnlich. Je nach Quelle wird davon ausgegangen, dass in 35–50 % der Fälle der Grund bei der Frau allein, in 10–40 % beim Mann allein und in 35–50 % der Fälle die Ursache bei beiden Partnern liegt. Aber meistens wirken auch nach westlichen Vorstellungen mehrere Faktoren zusammen.

Bei einer zu eng gefassten Definition der Fruchtbarkeitsstörung können leicht Panik geschürt und Frauen verunsichert werden, die eigentlich keine wirklichen Fruchtbarkeitsprobleme haben. Es ist auch zu bedenken, dass selbst die fruchtbarsten sexuell aktiven Paare lediglich 15–25 % Wahrscheinlichkeit pro Monat haben, schwanger zu werden. In der deutschen »Time to pregnancy«-Studie (Gnoth et al. 2003) waren 80 % der Frauen nach 6 Zyklen schwanger, nach 12 Monaten fast 90 %. Es besteht also kein Grund zur Panik, wenn ein paar Monaten nach Beendigung des Verhütens noch keine Schwangerschaft eingetreten ist. Es besteht eher die Gefahr, zu schnell zu glauben, etwas unternehmen zu müssen und dadurch zu rasch in die medizinischen Mühlen zu geraten. Andererseits ist auch ein zu langes Abwarten und morgendliches Temperaturmessen über Jahre nicht zu empfehlen.

Wo liegen nach Ansicht der westlichen Medizin die Ursachen?

Nach der westlichen Medizin werden die Ursachen grob in **organische**, **funktionelle** und **idiopathische** Störungen eingeteilt.

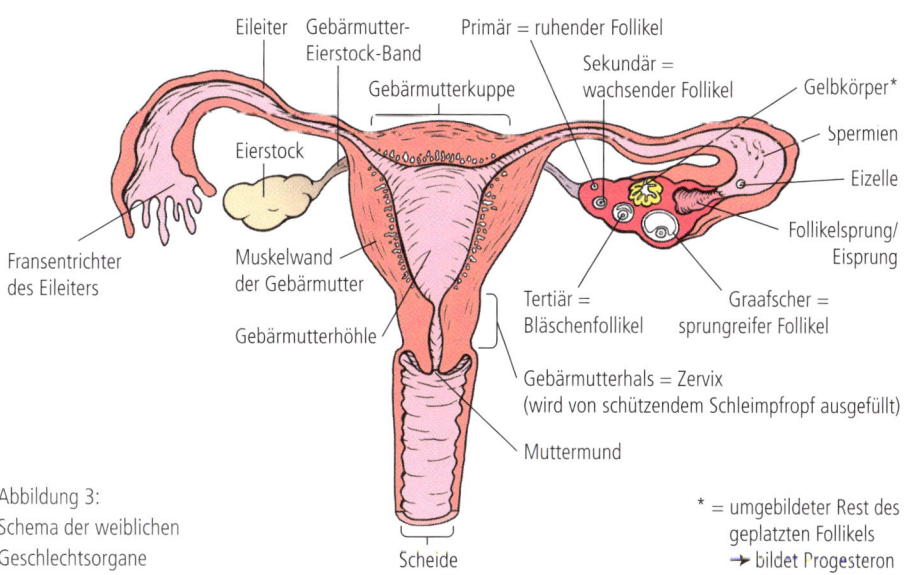

Abbildung 3:
Schema der weiblichen
Geschlechtsorgane

Probleme bei der Frau

Organische Ursachen

Eileitererkrankungen

Eileiterprobleme sind mit ca. 30 % die häufigste Ursache der organischen Fruchtbarkeitsstörungen. Vom Eierstock aus muss die Eizelle den Weg durch die Tuben in die Gebärmutter finden. Die Eileiter können sehr leicht verkleben oder verschlossen sein. So können einerseits das Ei nicht in die Gebärmutter und andererseits die Spermien nicht den Weg zur Eizelle finden. Diese Verschlüsse oder Verklebungen entstehen meist durch Entzündungen des Eileiters selbst oder benachbarter Organe, seltener auch durch Verwachsungen nach Operationen. Risikofaktoren für Eileiterinfektionen sind beispielsweise die sexuell übertragbaren Chlamydieninfektionen, die häufig ohne nennenswerte Symptome wie z. B. Schmerzen verlaufen. Auch bei durchgängigen Eileitern kann nach einer Infektion das Gewebe derart geschädigt sein, dass trotz weitgehend unauffälligem Aussehen ein Transport der Eizelle zur Gebärmutter erschwert oder gar verhindert wird. Die Funktionsstörung kann auch nach operativer Öffnung der Eileiter weiter bestehen.

Die Durchgängigkeit der Eileiter wird meistens durch eine Bauchspiegelung oder einen speziellen Ultraschall mit Kontrastmittel geprüft. Eine mikrochirurgische Wiederherstellung kann versucht werden. Jedoch sind wiedereröffnete Eileiter aufgrund der häufig fehlenden Beweglichkeit nicht unbedingt ein Garant für eine Schwangerschaft. Eine auch funktionell befriedigende Rekonstruktion ist meistens nur bei Verschlüssen erfolgreich, die nicht infolge einer Entzündung oder Infektion entstanden sind, z. B. nach einer Sterilisation (s. u.). Bei komplett verschlossenen Eileitern oder starken entzündlichen Veränderungen wird fast immer aufgrund besserer Chancen gleich eine IVF-Behandlung empfohlen. Verschlossene Eileiter waren auch die Indikation für die erste erfolgreiche künstliche Befruchtung.

Eine Sonderstellung von Fertilitätshindernissen aufgrund verschlossener Eileiter nimmt der Zustand nach Sterilisation der Frau ein. Nicht wenige Frauen entscheiden sich zu diesem Schritt nach frühen Schwangerschaften, haben aber dann später mit dem gleichen oder einem neuen Partner den Wunsch, ein gemeinsames Kind zu haben. Hier kann ebenfalls eine operative Wiederherstellung versucht werden oder aber gleich eine IVF, allerdings werden beide Behandlungen von keiner Kasse erstattet. Die Chancen auf eine Rekonstruktion sind – wie oben bereits erwähnt – in diesem Sonderfall besser.

Endometriose

Bei einer Endometriose können sich Zellen der Gebärmutterschleimhaut beispielsweise in den Eierstöcken, den Eileitern, der Scheide, dem Darm oder der Blase sowie am Bauchfell ansiedeln.

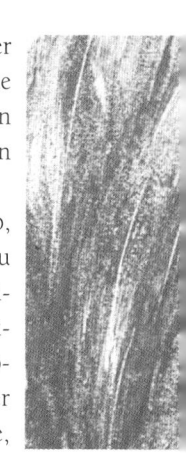

Endometriose (Endometrium = Gebärmutterschleimhaut) wird bei etwa 10 % aller Frauen vermutet, bei Frauen mit Kinderwunsch wird die Erkrankung in über der Hälfte der Fälle gefunden (*www.endometriose-liga.eu/kinderwunsch*), wobei nicht alle Frauen Beschwerden haben. In der Europäischen Union sind ca. 14 Millionen Frauen davon betroffen.

Bei Endometriose siedelt sich Gebärmutterschleimhaut an Stellen des Körpers ab, wo sie eigentlich gar nicht hingehört. Dies kann zu Verwachsungen der Eileiter, zu Hormonstörungen, aber auch zu einer erhöhten Fehlgeburtenrate führen, wie eine belgische Studie zeigt (Vercammen u. D'Hooghe 2000). Die Endometrioseherde gelten als gutartig, denn sie zerstören das umgebende Gewebe nicht, im Gegensatz zu bösartigen Tumoren. Symptome der Endometriose sind meist heftige Schmerzen während der Periode oder beim Geschlechtsverkehr und beim Stuhlgang. Häufig bestehen nicht nur schmerzhafte, sondern auch verstärkte Regelblutungen.

In der Regel dauert es zwischen 7 und 9 Jahre, bis eine korrekte Diagnose erfolgt. Jahrelang werden die Frauen oft wegen der heftigen Regelschmerzen falsch behandelt oder als Hypochonderinnen bezeichnet, ehe sie einen kompetenten Arzt finden, der ihre Beschwerden endlich ernst nimmt. Im Ultraschall stellen »Schokoladenzysten« (mit Blut gefüllte Zysten) einen Hinweis auf Endometriose dar, ebenso schmerzhafte »Vernarbungen« zwischen Gebärmutter und Enddarm (sogenannter Douglas-Raum). Andere deutliche Zeichen finden sich leider nicht. Daher ist für den endgültigen Nachweis eines aufgrund von Untersuchungen und Symptomen geäußerten Verdachts eine Bauchspiegelung notwendig.

Es werden vier Stadien der Endometriose unterschieden: *minimal* – ohne Verwachsung –, *mild*, *mäßig* und *schwer*. Man teilt die Endometriose ferner entsprechend dem Ort des Auftretens ein. Die Endometriose kann *in* der Gebärmutter mit direkter Verbindung zur Gebärmutterschleimhaut (Adenomyose) angesiedelt sein, *äußerlich* in der Gebärmutter ohne direkten Kontakt zur Schleimhaut und Muskulatur (äußere genitale Endometriose) oder *außerhalb* der Gebärmutter (extragenitale Endometriose).

Die Ursache der Endometriose ist bis jetzt nicht abschließend geklärt. Es wird vermutet, dass mehrere Faktoren zusammenwirken. Es gibt – wie man mittlerweile weiß – sehr unterschiedliche Endometriose-Typen, sowohl im Hinblick auf den feingeweblichen Aufbau, als auch auf das Wachstum und die Wechselwirkungen mit dem Immunsystem. Generell ist heute davon auszugehen, dass entgegen früherer Annahmen die Endometriose eher eine autoimmune Erkrankung darstellt und weniger eine hormonelle. Man vermutete früher, dass Östrogene das Wachstum der Endometriose fördern, dem widerspricht jedoch, dass trotz hoher Östrogenspiegel während der Schwangerschaft die Endometriose eigentlich regelmäßig verschwindet. Jedoch ändert sich auf immunologischer Basis einiges in der Schwangerschaft, was eben auch dazu führt, dass manche anderen Erkrankungen, die mit dem Immunsystem zu tun haben (wie z. B. manche Formen der Multiplen Sklerose oder Rheuma), gemildert werden oder gar verschwinden. Ähnliches vermutet man auch für die Endometriose, wobei vom Schweregrad bzw. der Ausbreitung der Endometriose keineswegs auf die immunologische Problematik geschlossen werden kann (d. h., es gibt gering ausgeprägte Endometriosefälle, bei denen die Einnistung des Embryos erschwert ist, sowie spektakuläre Fälle mit ausgedehnten Verklebungen und Schokoladenzysten, wo kein Problem beim Schwangerwerden vorhanden ist).

Auf dieser Basis scheint auch die Befürchtung, dass man eine Endometriose durch die hormonelle Stimulation während der künstlichen Befruchtung »anheizt«, abgeschwächt zu werden, ebenso wird der Sinn eines Hormonentzugs, um einem Fortschreiten der Endometriose vorzubeugen, hierdurch infrage gestellt.

Patientinnen mit Endometriose werden der früher (und teils auch heute noch) gängigen Lehrmeinung nach schlechter schwanger und viele bekommen schon sehr früh gesagt, sie müssten bei dieser Grunderkrankung möglichst rasch schwanger werden, da sie sonst zunehmend Schwierigkeiten damit hätten. Meist sind die Endometriosepatientinnen sehr gewissenhaft und kommen durch derartige Aussagen von Ärzten in große Bedrängnis, vor allem, wenn sie noch gar keinen passenden Partner gefunden haben. Ich habe junge Frauen erlebt, die auf derartige »gute Ratschläge« regelrecht mit Panik reagierten und versuchten, um jeden Preis einen Partner zu finden, um das Damoklesschwert einer möglichen Kinderlosigkeit abzuwehren. Andere entwickelten massive Ängste und fühlten sich einem enormen Druck ausgesetzt, nur jetzt oder nie schwanger werden zu können.

In meiner Praxis konnte ich beobachten, dass von Endometriose Betroffene eigentlich leicht schwanger wurden, auch mit extremen Organbefunden. Eine neue japanische Studie (Suzuki et al. 2005) fand heraus, dass Patientinnen mit Endometriosezysten mit 25,3 % sogar eher leicht höhere Schwangerschaftsraten als Frauen ohne Endometriose (23,9 %) hatten. Die Beschwerden der Endometriose können mit Hilfe der traditionellen chinesischen Medizin (TCM) positiv beeinflusst und teils stark gemildert oder gar zum Verschwinden gebracht werden. Hier kann man auf die unterschiedlichsten Konstitutionen Rücksicht nehmen und nicht auf den Krankheitsbegriff »Endometriose«. Die Vermutung der Schulmedizin, dass es auch einen unterschiedlichen Rezeptorbesatz bei der Endometriose gibt, und die Tatsache, dass die einzelnen Patientinnen gänzlich unterschiedlich auf die schulmedizinische Therapie reagieren, werden durch die Erkenntnisse aus der TCM bestärkt.

Die Endometriosepatientinnen fühlen sich innerlich oft in einer Zwickmühle, nehmen ihre Energien als blockiert und sich selbst wie in einem Gefängnis wahr. Sie empfinden häufig einen Konflikt zwischen ihrem hohen Pflichtgefühl und ihrer Verantwortung einerseits und den eigenen Wünschen und Freiheitsdrang auf der anderen Seite. Häufig haben sie in der Vergangenheit starke Verletzungen, Kränkungen und Demütigungen von Menschen erfahren, denen sie emotional stark verbunden waren.

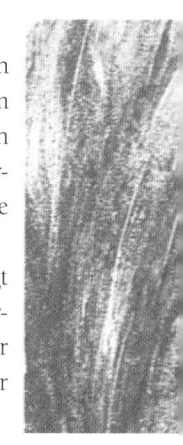

Gebärmutterhalsprobleme

Die männlichen Samenzellen müssen auf dem Weg von der Scheide zum Eileiter den engen Gebärmutterhals rasch erreichen und durchkommen. Hierzu braucht der Schleim des Gebärmutterhalses eine besondere Zusammensetzung: Die einzelnen Schleimfäden bilden ein Netz, dessen Maschen nur um den Eisprung herum so weit sind, dass die Spermien es durchdringen können. In der übrigen Zeit des Zyklus ist das Netz zu eng, und die Spermien bleiben hängen.

Ist der Gebärmutterhals durch Narben (nach Operationen, Entzündungen) verengt oder verändern hormonelle Störungen den Gebärmutterhalsschleim, kann dies die Ursache für Unfruchtbarkeit bedeuten. Auch bei einem Embryotransfer kann ein vernarbter Gebärmutterhals ein Hindernis darstellen, sodass es einer vorherigen Weitung (evtl. sogar unter Narkose) bedarf.

Gebärmutterfehlbildungen

Selten können angeborene Fehlbildungen (z.B. ein mehr oder weniger zweigeteilter Uterus durch ein sogenanntes Septum oder Doppelanlagen u.a.) oder auch gutartige Gebärmutterwandtumore (Myome) aus mechanischen Gründen das Einnisten des Embryos verhindern. Oft sind dann operative Korrekturen möglich, um die Fruchtbarkeit wiederzuerlangen.

Hormonelle Ursachen

Hyperprolaktinämie (überschießende Prolaktinwerte)

Prolaktin ist ein in der Hirnanhangsdrüse gebildetes Hormon. Es setzt normalerweise nach der Geburt die Milchproduktion in der Brustdrüse der Mutter in Gang. Gleichzeitig führt es auch zur Hemmung des normalen Zyklus. Daher wird es von manchen Frauen als eine Art physiologische Geburtenkontrolle während des Stillens betrachtet (manche Frauen haben trotzdem einen normalen Zyklus).

Kommen erhöhte Prolaktinwerte außerhalb der Stillzeit vor, können sie zu Störungen des Zyklus bis hin zum Ausbleiben des Eisprungs und der Blutung führen. Fehlende oder ausbleibende Periodenblutungen sowie das Austreten einer milchartigen Flüssigkeit aus der Brustwarze können Hinweise auf einem erhöhten Prolaktinspiegel darstellen. Ursachen abnorm erhöhter Prolaktinspiegel können unter anderem (gutartige) Tumore, eine Schilddrüsenunterfunktion und Medikamente (z.B. Antidepressiva, Bluthochdruckmittel) sein. Manchmal ist aber auch keine Ursache erkennbar und ein allgemeiner Stress wird verantwortlich gemacht. Allein schon eine Blutabnahme kann durch den damit verbundenen Stress den Prolaktinwert erhöhen.

Falls keine anders behandlungsfähige Ursache gefunden wird, werden meist Medikamente verordnet, die die Konzentration von Prolaktin im Blut senken. Eine positive Wirkung auf die Fruchtbarkeit ist jedoch umstritten. Eine Schwangerschaft tritt häufig frühestens erst nach 2–3 Monaten der Einnahme ein.

Mönchspfeffer senkt aufgrund seiner antidopaminergen Wirkung ebenfalls den Prolaktinspiegel, was in mehreren klinischen Studien gut belegt werden konnte. Zudem stimuliert er die Gelbkörperhormone (s. auch Seite 57).

Eine Behandlung zu hoher Prolaktinwerte ist in den meisten Fällen nur notwendig, wenn sich daraus Zyklus-, Eizellreifungs- oder andere Störungen ergeben.

Hyperandrogenämie (überschießende männliche Hormone)

Erhöhte Blutwerte der männlichen Hormone (Androgene) führen zu einer gewissen Vermännlichung der Frau, mit den Symptomen eines vermehrten männlichen Haarwuchses evtl. im Gesicht, am Bauch, an den Beinen, am Rücken und der Brust; einer tieferen Stimme, evtl. Gesichtsakne, Gewichtszunahme sowie einer selteneren oder fehlenden Monatsblutung. Chronischer Stress regt die Nebenniere zur vermehrten Produktion von Androgenen (männliche Hormone wie Testosteron und DHEA-Sulfat) an. Eine Vermännlichung kann aber auch nach einer Medikamenteneinnahme zur Leistungssteigerung auftreten, wie früher bei den Schwimmerinnen der Ex- DDR zu sehen war. Darüber hinaus kennt man bestimmte genetische Veränderungen, die durch Störungen im Stoffwechsel der Nebennierenrinde zu einem erhöhten Androgenspiegel führen (sogenannter Lateonset-AGS). Es gibt jedoch bei völlig gesunden Frauen eine große Bandbreite dieser »Vermännlichungssymptome«. Ohne Zusatzuntersuchungen (Blutentnahme und Ultraschall) kann man keine Aussage hierzu treffen.

Syndrom der Polyzystischen Ovarien (PCO-Syndrom) – Funktionelle ovarielle Hyperandrogenämie (FOHA)

Im Ultraschall kann eine Vergrößerung der Eierstöcke beobachtet werden, eine Verdickung der Bindegewebskapsel des Eierstockes und viele Eibläschen ohne einen Hauptfollikel (polyzystische Ovarien). Oft haben die Frauen auch eine vermehrte männliche Behaarung (ovarielle Hyperandrogenämie), sind übergewichtig und leiden unter Zyklusstörungen. Dunkelhaarige Frauen sind häufiger davon betroffen.

Die ovarielle Hyperandrogenämie kann primär oder sekundär auftreten. Bei der primären werden für die funktionellen Störungen der Eierstöcke genetische Ursachen verantwortlich gemacht. Bei der sekundären, erworbenen FOHA werden Störungen in verschiedenen Organen gefunden: Nebenniere, Hypothalamus-Hypophasen-Regelkreis, Leber, Schilddrüse, Bauchspeicheldrüse (erhöhte Insulinwerte/Insulinresistenz) und Fettgewebe.

Eine Behandlung wird häufig mit niedrig dosiertem Cortison versucht, um Funktionsstörungen der Nebenniere (hier werden die Vorstufen für die Sexualhormonproduktion gebildet) auszugleichen. Neuerdings wird ein Behandlungsversuch mit dem Diabetesmedikament Metformin unternommen, um den Insulinstoffwechsel zu verbessern und durch

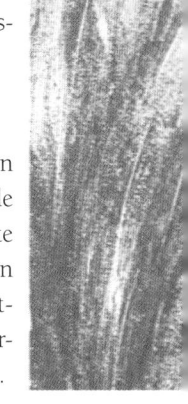

diese beiden Maßnahmen indirekt den weiblichen Zyklus wieder zu normalisieren. Die äußerst verschiedenen Ausprägungen des PCO-Syndroms erfordern eine genaue Diagnostik und eine individuelle Behandlung.

Amenorrhö (fehlende Blutung) nach Absetzen der Pille
Die meisten oralen Verhütungsmittel verhindern eine Schwangerschaft, indem sie den Eisprung unterdrücken (Ovulationshemmer). Nach Absetzen der Pille kann der normale Zyklus ausbleiben. Selten dauert dies länger als 3 Monate. Beim Ausbleiben über 6 Monate sprechen manche Ärzte von der »Post-Pill-Amenorrhö«. Oft wird jungen Mädchen schon die Pille verschrieben, obwohl deren hormonelles System sich noch nicht vollständig entwickelt hat. Nach jahrelanger Pilleneinnahme und damit Unterdrücken des eigenen hormonellen Rhythmus dauert es dann oft länger, ehe der Eigenrhythmus wieder anspringt.
Nach heutigem Stand des Wissens macht die Pille jedoch nicht unfruchtbar.

Lutealinsuffizienz (Gelbkörperschwäche)
Nach dem Eisprung wandeln sich die Reste des Eibläschens in den sogenannten Gelbkörper (Corpus luteum) um; Gelbkörper deshalb, weil er mit bloßem Auge gesehen gelb erscheint. Der Gelbkörper produziert das Progesteron, das wichtig für die Umwandlung der Gebärmutterschleimhaut zur Einnistung sowie für die Aufrechterhaltung einer Schwangerschaft ist, bis dann die Plazenta gegen Ende des ersten Schwangerschaftsdrittels die Progesteronproduktion übernimmt. Produziert der Gelbkörper zu wenig Hormone, spricht man von einer Lutealinsuffizienz, heutzutage eine der häufigsten biochemischen Unfruchtbarkeitsdiagnosen in der westlichen Medizin. Meistens liegt der Lutealinsuffizienz eine unzureichende Eizellreifung zugrunde.
Hinweise auf eine Gelbkörperschwäche stellen ein treppenförmiger Anstieg der Temperatur in der Basaltemperaturkurve und eine instabile Temperatur unter 37 °C sowie leichte Schmierblutungen in der 2. Zyklushälfte dar. Oft sind diese Zyklusphasen auch verkürzt und der Progesteronspiegel im Blut erniedrigt.
Meist hilft der Ersatz des Hormons *Progesteron* allein nichts, da bereits eine unzureichende Follikelreifung vorliegt. Daher wird häufig mit *Clomifen* oder anderen Hormonen in der 1. Zyklushälfte stimuliert. Auch pflanzliche Präparate wie *Mönchspfeffer* und *Frauenmantel* werden verschrieben, um die Gelbkörperschwäche auszugleichen.

Immunologische Ursachen

Das im Mutterleib heranwachsende Kind wurde vom Nobelpreisträger und Vater der Immunologie, Sir Peter Medawar, vor etwa 50 Jahren als ein »Transplantat« beschrieben, das aus unerklärlichen Gründen für die Zeit der Schwangerschaft vom mütterlichen Immunsystem toleriert wird. Mittlerweile sind verschiedene immunologische Wirkmechanismen bekannt, die an dieser temporären Duldung beteiligt sind. Viele dieser Mechanismen wirken direkt am Mutterkuchen, der Plazenta (s. Abb. 2, Seite 51). Sie stellt eine Barriere (Blutschranke) zwischen Mutter und Kind dar, die einen direkten Blutaustausch verhindert und auf diese Weise im Normalfall das mütterliche Immunsystem davon abhält, das Kind abzustoßen. So tragen Embryonen auf der Zelloberfläche bestimmte immunologische Merkmale, die dem mütterlichen Immunsystem signalisieren, dass es nicht angreifen darf. Das mütterliche Immunsystem hat wiederum die Aufgabe, eine Schwangerschaft positiv zu unterstützen (Helfer- und Ammenfunktion). Grundvoraussetzung hierfür ist freilich, dass der Embryo erkannt wird und zwar in seiner Anwesenheit in der Gebärmutter. Dies ist sehr schwierig, da eine geschlüpfte Blastozyste nur aus etwa 300–400 Zellen besteht.

Jedoch kann es zu einer überschießenden Immunreaktion kommen, es können die Helfer- oder Ammenfunktionen zu gering sein oder fehlen, oder es können störende Antikörper, die gegen körpereigenes Gewebe gerichtet sind (sogenannte Autoantikörper), aktiviert werden. Bei Fehlgeburten wurde ein Ungleichgewicht zwischen den verschiedenen Immunantworten (mehr Typ-1 Helferzellen [zelluläre Immunantwort] als Typ-2 Helferzellen [humorale Immunantwort]) beobachtet. Derzeit wird von australischen Forschern ein Test entwickelt, der über eine Messung des Proteins MIC-1 (Macrophage inhibitory cytokine 1), das die Helferzellen vom Typ-2 beeinflusst, eine Aussage über drohende Fehlgeburten ermöglichen soll.

Schwere Schwangerschaftskomplikationen wie Fehlgeburt und Präeklampsie sind vermutlich mit Toleranzstörungsphänomenen gekoppelt. Regulatorische T-Lymphozyten (Treg-Zellen) scheinen dabei eine wichtige Rolle zu spielen. So konnte in einer Studie gezeigt werden, dass die Übertragung von Treg-Zellen aus normalen trächtigen Mäusen die Aborte bei Mäusen mit der Neigung zu Fehlgeburten verhinderte (Zenclussen 2005).

Selten können auch Antikörper gegen Samenzellen im Gebärmutterhalsschleim, aber auch im Blut der Frau auftreten. Eine Ursache ist in der westlichen Medizin nicht bekannt. Aber auch eine zu große Ähnlichkeit bestimmter mütterlicher und väterlicher Körperzellen (sogenannte HLA-Antigene) wurde bei wiederholten Fehlgeburten beobachtet, wodurch das weibliche Immunsystem nicht genügend aktiviert wird und daher auch die Schutzfunktionen (u. a. zu wenige Antikörper, die die Abwehrreaktion des mütterlichen Organismus gegen den »Fremdkörper« Embryo blockieren (sog. Fc-blockierende Antikörper) nicht ausreichend sind.

Es gibt immunologische Speziallabors in Kiel und Stuttgart, die anhand von Blutproben beider Partner die Möglichkeit haben, zu prüfen, ob Fc-blockierende, schützende Antikörper vorhanden sind. Diese Labors bieten auch eine individuelle aktive Immunisierung an, deren Wirkung ca. ein halbes Jahr anhalten soll. Im Grunde geht es dabei darum, das Immunsystem der Frau durch Spenderlymphozyten (meist des Ehemannes) dazu zu bringen, »schützende Antikörper« für den »Eindringling Embryo« zu bilden bzw. das Immunsystem auf dessen Anwesenheit aufmerksam zu machen und die Schutzfunktion des mütterlichen Körpers in Gang zu bringen (s. Fallbeispiel, Seite 160 f.).

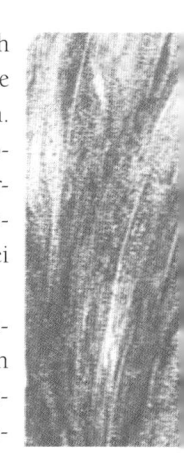

Andererseits kann im »Spiel« von hemmenden und fördernden Einflüssen natürlich die eine oder andere Seite ein Übergewicht bekommen. Liegen z. B. zu viele Natürliche Killerzellen (NK-Zellen) vor, so können echte Abstoßungsreaktionen ausgelöst werden. Auf den Natürlichen Killerzellen sitzen dem Killerzellen-Immunglobulin ähnliche Rezeptoren (KIR-Rezeptoren), mit denen die NK-Zellen andere, veränderte Zellen wie Tumorzellen erkennen. Diese KIR-Rezeptoren spielen auch eine große Rolle bei der Immuntoleranz. Ebenso wird dem Fehlen einzelner der 14 bekannten KIR-Gene eine Bedeutung bei Fehlgeburten beigemessen.

Als Therapie können Medikamente (Leukozytenultrafiltrate), die aus den weißen Blutkörperchen von Spendern hergestellt werden, wöchentlich als Spritze nach wiederholten Fehlgeburten und Implantationsversagen bei IVF verabreicht werden. Diese Vorgehensweise bzw. auch die Gabe von Immunglobulinen hat zum Ziel, eine echte Abstoßungsreaktion des mütterlichen Organismus gegen den Embryo zu verhindern – letztlich also das gleiche Ziel wie die aktive Immunisierung, nur auf einem anderen Weg.

Bei Frauen mit Autoimmunerkrankungen wie Hashimoto-Thyreoditis, Rheuma, Multipler Sklerose oder Morbus Crohn soll die Immunisierung nicht durchgeführt werden, um das Immunsystem nicht zu reizen und die Krankheit zu verstärken.

Um die Immuntoleranz der Mutter gegenüber dem Embryo zu fördern, kann eine Einnistungsspülung durchgeführt werden. Dazu wird der Patientin am Tag der Eizellpunktion sowie 2 Tage danach Blut abgenommen, um daraus Lymphozyten zu gewinnen. Diese werden dann zusammen mit dem Schwangerschaftshormon HCG kultiviert, um ihre schwangerschaftsschützenden Eigenschaften anzuregen. Vor dem Embryotransfer werden die so vorbereiteten Zellen dann in den Uterus der Frau eingebracht. In einer japanischen Studie (Yoshioka et al. 2006) wurden 41,2 % (7 von 17) so behandelte Frauen schwanger gegenüber 11,1 % von 18 Patientinnen ohne Einnistungsspülung.

Öfter wurde beobachtet, dass ein Paar lange zusammen nicht schwanger wurde, mit neuen Partnern sich jedoch recht schnell Nachwuchs einstellte. Dies scheint die Theorie einer immunologischen Störung zu bestätigen.

Störungen der Blutgerinnung

Es gibt einige Blutgerinnungsstörungen, die bei Frauen zu ausbleibenden Schwangerschaften und häufigeren Fehlgeburten führen können. Man geht davon aus, dass eine erhöhte Neigung zu Thrombosen (sogenannte Thrombophilie) die Durchblutungssituation in der Gebärmutterschleimhaut verschlechtert, insbesondere dass an der Einnistungsstelle winzige Thrombosen (Blutgerinnsel) auftreten, die eine ausreichende Versorgung des Embryos nicht gewährleisten. Solche Gerinnungsstörungen können angeboren oder erworben sein. Die wenigsten Frauen merken davon etwas, sehr selten kommt es bei erhöhtem Risiko zu einer schwerwiegenden Thrombose oder gar zu einer lebensgefährlichen Lungenembolie. Man erfährt von dieser Störung dann eher zufällig durch eine

73

spezielle Labordiagnostik, sei es nach thromboembolischen Ereignissen wie Schlaganfällen in der Familie (hier werden dann aufgrund der genetischen Ursache auch die nächsten Verwandten untersucht) oder eben nach einigen Fehlgeburten bzw. vergeblichen IVF-Versuchen.

Neben seltenen angeborenen Gerinnungsstörungen stellt die Methylen-Tetrahydrofolat-Reduktase-(MTHFR-)Mutation die häufigste Störung dar. Sie bedeutet einen Defekt im Folsäurestoffwechsel und kommt bei etwa einem Drittel aller Menschen in heterozygoter Form vor, also nur auf einem Chromosom. Das andere, gesunde Chromosom kann den Fehler meist ausgleichen. Nur wenn beide Chromosomen betroffen sind (bei ca. 10 % der Bevölkerung), ist dies als Ursache von Einnistungsstörungen von Bedeutung

Zu den erworbenen, immunologisch bedingten Gerinnungsstörungen zählt man das Antiphospholipidsyndrom (APS) sowie den systemischen Lupus erythematodes, Erkrankungen, bei denen durch im Blut zirkulierende Antikörper eine erhöhte Neigung zu Thrombosen besteht.

Ist eine Störung der Blutgerinnung bekannt, setzt man entweder bei Eintreten einer Schwangerschaft oder auch im Rahmen einer geplanten Schwangerschaft gerinnungshemmende Medikamente ein. Üblicherweise werden hier niedermolekulares Heparin gespritzt und Acetylsalicylsäure (ASS, Aspirin) gegeben. Im Falle einer MTHFR-Mutation wird durch Messung des Homocysteinspiegels (ein Stoffwechselprodukt) das individuelle Thromboserisiko abgeschätzt und dieses ggf. durch die Gabe von Folsäure und Vitamin-B-Komplex-Präparaten vermindert.

Auch das vermehrte Auftreten von Thromboseerkrankungen in der Familie können hellhörig machen und unabhängig von Kinderwunsch und Schwangerschaft zur Vorsicht raten lassen, v. a. vor operativen Eingriffen oder bei längerer Ruhigstellung wie z. B. bei Langstreckenflügen.

Probleme beim Mann

Spermiogramm (Samenuntersuchung)

Bei ca. 30–40 % aller Fälle liegt die alleinige Ursache der Fertilitätsstörung beim Mann. Neben einer gründlichen körperlichen Untersuchung gibt vor allem ein Spermiogramm (Samenuntersuchung) die entscheidenden Hinweise. Das Ejakulat wird durch Masturbation nach 3–4 Tagen Enthaltsamkeit gewonnen. Dies kann in speziell dafür eingerichteten Räumen in der Praxis passieren oder von zu Hause in einem sterilen Ejakulatbecher mitgebracht werden. Das Sperma sollte dann möglichst nicht älter als 30 Minuten, körperwarm und durch Masturbation und nicht durch einen unterbrochenen Geschlechtsverkehr (Coitus interruptus) gewonnen worden sein. Da Kälte die Spermien unbeweglich macht, sollte der Ejakulatbecher entweder am Körper oder in einer Thermoskanne zur Praxis transportiert werden.

Die Natur ist unglaublich verschwenderisch und ganz im Stillen sehr produktiv. Im gesunden Hoden bilden sich ca. 1.200 Spermien pro Sekunde neu, 4,3 Millionen in der Stunde und knapp 104 Millionen am Tag. Entgegen der Annahme, eine einzige Spermie würde genügen, braucht es jedoch ca. 500.000 – 600.000 Spermien zur normalen Befruchtung einer Eizelle, da die Samenzellen nur in Gemeinschaftsarbeit die Schutzschicht (Zona pellucida) der Eizelle überwinden können.

Normalwerte

Bei einem Spermiogramm werden zunächst die Menge des Ejakulats, der pH-Wert, Geruch, Farbe und der Verflüssigungsgrad nach 15 – 30 Minuten bewertet. Vor allem die Samenzellen, die nur 5 % des Ejakulats ausmachen (der Rest sind Sekrete aus den Samenblasen und der Prostata), sind wichtig für eine Beurteilung. Unter dem Mikroskop werden sie nach der Dichte (Konzentration), der Beweglichkeit, Schnelligkeit und Form bewertet. Die Normwerte nach den Vorgaben der WHO (Weltgesundheitsorganisation) zeigt die Tabelle, Werte darunter deuten auf eine eingeschränkte Zeugungsfähigkeit hin.

Tabelle 1:   Normwerte des Ejakulats entsprechend WHO-Richtlinien (1999) und deren Interpretation

Parameter	Normalwerte	Interpretation
Ejakulatvolumen	> 2 ml	Maß für die Aktivität von Samenbläschen und Prostata
pH-Wert	7,2 – 7,8	pH > 8 → Verdacht auf Entzündungen
Geruch	kastanienblütenähnlich	süßlich, faulig → bakterielle Verunreinigung
Farbe	milchig-weiß	gelblich-gallertig → Eiterbeimischung rötlich → Blutbeimischung
Verflüssigung	15 – 30 Minuten	fehlend → Hinweis auf gestörte Prostatasekretion oder Verschluss der Samenbläschen
weiße Blutkörperchen	< 1 Mio./ml	Hinweis auf Infektion
Spermienkonzentration	> 20 Mio. Spermien/ml	Werte darunter bedeuten eingeschränkte Fruchtbarkeit
Spermiengesamtzahl	> 40 Mio. Spermien/Ejakulat	
Motilität (Beweglichkeit)	> 25 % schnell progressiv (Kategorie a) > 50 % mit Vorwärtsbeweglichkeit (Kategorien a+b)	
Vitalität (Anteil lebender Spermien)	> 75 % vitale Spermien	
Morphologie (Gestalt der Spermien)	> 30 % normal geformte (sog. »strict criteria«: > 15 %)	

75

Parameter	Normalwerte	Interpretation
Fruktose	> 13 µmol/Ejakulat	Werte darunter bedeuten eingeschränkte Fruchtbarkeit
Zink	> 2,4 µmol/Ejakulat	
Carnitin	620 µmol/Ejakulat	
Zitronensäure	50 – 220 µmol/Ejakulat	

Was bedeuten die verschiedenen Spermiogrammbefunde?

Aus einem Spermiogrammbefund ergeben sich unterschiedliche Diagnosen. Von *Azoospermie* wird gesprochen, wenn sich überhaupt keine Spermien im Ejakulat finden lassen, bei weniger als 0,5 Mio./ml von *Kryptozoospermie*, bei weniger als 20 Mio. von *Oligozoospermie*, bei über 20 Millionen von *Normozoospermie*, bei mehr >150 Mio. von *Hyperzoospermie*. Von einer *Asthenozoospermie* spricht man bei eingeschränkt beweglichen Spermien. Sind mehr als 70 % (bzw. 85 % bei »strict criteria«) fehlgeformt, nennt man dies *Teratozoospermie*.

Diese Fachbezeichnungen können auch – sollten sich in zwei oder allen drei Beurteilungskriterien (Menge, Beweglichkeit, Morphologie) Einschränkungen zeigen – miteinander kombiniert werden. Eine *Oligoasthenozoospermie* beispielsweise beschreibt den Zustand von zu wenig Spermien sowie auch deren eingeschränkte Beweglichkeit. Mit *OAT-Syndrom* (Oligo-Astheno-Teratozoospermie) wird eine umfassende Einschränkung von Zahl, Beweglichkeit und Form bezeichnet. Unter *Hypospermie* oder *Parvispermie* versteht man eine Ejakulatmenge unter 2 ml, bei *Aspermie* wird beim Orgasmus gar kein Ejakulat freigesetzt.

Selbsttest

In der Apotheke gibt es rezeptfrei einen Spermienselbsttest, mit dem der Mann zu Hause prüfen kann, ob die Anzahl der Spermien unter oder über 20 Mio. liegt. Dieser Test sollte innerhalb von 7 Tagen zweimal durchgeführt werden. Ob die Spermien zeugungsfähig sind, kann damit allerdings nicht bestimmt werden. Spermiogrammbefunde schwanken häufig sehr und sind abhängig vom Gesamtbefinden. Dieser Test ist also eher oberflächlich, kann aber schon einmal eine grundsätzliche Orientierung für das Paar bieten.

Ursachen für ein verändertes Spermiogramm

Ein verändertes Spermiogramm kann genetisch bedingt sein oder durch Hodenhochstand in der Kindheit, Krampfadern, Hodentorsion, Hodenentzündungen, Verletzungen, Unfälle, Durchblutungsstörungen, Diabetes, Tumore mit anschließender Chemo- oder Strahlentherapie, Medikamente, Hitze (Sauna, enge Hosen), Nikotin, Sportverletzung oder Operationen, aber auch Umweltgifte wie polychlorierte Biphenyle (PCB in Kunststof-

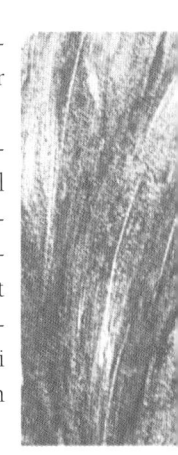

fen) oder Schwermetalle verursacht worden sein. In letzter Zeit wurden in Untersuchungen auch der Gebrauch von Handys, Mikrowellen und das Schlafen in Wasserbetten für veränderte Spermiogramme verantwortlich gemacht.

Es gibt Langzeituntersuchungen aus Dänemark, die zeigen, dass die Anzahl der Spermien in den letzten 60 Jahren allgemein stark zurückgegangen ist. 1940 enthielt 1 ml Ejakulat im Durchschnitt noch 113 Mio. Spermien, 1990 nur noch 66 Mio. Über Ursachen dieses Rückgangs gibt es verschiedene Spekulationen. Umweltgifte wie Weichmacher und die unfreiwillige Aufnahme von weiblichen Hormonen über das Fleisch von mit Östrogenen gemästeten Tieren werden u. a. verantwortlich gemacht. Verschiedene Bluthochdruckmedikamente wie Kalziumantagonisten, Antiepileptika, Medikamente bei Magengeschwüren, gegen bestimmte Hautkrankheiten und gegen Pilze führen zu einem schlechteren Spermiogramm. Rauchen beeinträchtigt die Spermien besonders.

Wie 2005 die Arbeitsgruppe des Genetikers Michael Skinner herausfand (Anway et al.), hatten Rattenmännchen, die im Mutterleib einem bestimmten (allerdings in Deutschland nicht verwendeten) Pflanzenschutzmittel ausgesetzt waren, später weniger Spermien. Dies war auch bei ihren Kindern und in ihrer Enkelgeneration noch so. Diese Erfahrungen früherer Generationen werden im Erbgut über sogenannte Epigenome vermittelt. Faktoren, die die Spermienproduktion negativ beeinflussen, können also schon auf den Vater oder Großvater eingewirkt haben.

Bereits nach zwei Tagen ohne Sex sinkt die Befruchtungsfähigkeit der Spermien deutlich ab. Ein Spermiogramm unterliegt im Verlauf einer Kinderwunschbehandlung zudem oft großen Schwankungen. Einmal normal, dann wieder schlecht und bei der nächsten Kontrolluntersuchung wieder normal, diese Konstellation kommt häufig vor. Aus einem einzelnen Befund kann daher meist keine endgültige Diagnose gezogen werden, weshalb im Abstand von 1 – 2 Monaten mindestens zwei Spermiogramme erstellt werden, ehe man eine Schlussfolgerung zieht. In den meisten Fällen kann aber keine Ursache gefunden werden.

Anatomische Ursachen
Spermien gelangen nicht in die Frau
Zu den selteneren Ursachen einer ausbleibenden Schwangerschaft zählt der Umstand, dass beim Geschlechtsverkehr keine Samenzellen in den Körper der Frau gelangen. Meist findet sich hier beim Spermiogramm eine Aspermie (kein Ejakulat) oder eine Azoospermie (keine Spermien im Ejakulat).

Ursachen dafür können Blockierungen der Samenwege (z. B. nach einer Entzündung, nach einem Unfall) oder eine fehlende Ejakulation (Emissionsversagen) sowie die sogenannte retrograde Ejakulation sein. Hierbei gelangt der Samen beim Erguss nicht durch die Harnröhre nach außen, sondern fließt in die falsche Richtung, zur Harnblase. Diese Veränderungen können bei Harnröhrenverengungen oder Nervenschädigungen (z. B. bei länger bestehendem Diabetes, Multipler Sklerose, Rückenmarksverletzung) vorkommen.

77

Krampfadern im Hodensack (Varikozele)

Erweiterte und geschlängelte Venen am Hodensack treten bei ca. 12 % der Bevölkerung auf. Als Ursache wird eine Venenklappeninsuffizienz vermutet, wobei die linke Hodenseite häufiger betroffen ist. Nur bei jedem 5. Betroffenen kommt es jedoch zu Fruchtbarkeitsstörungen. Der genaue Entstehungsmechanismus ist bisher unbekannt.

Hoden brauchen es für eine gesunde Samenentwicklung eher kühl, etwa zwei Grad unter der Körpertemperatur. Aus diesem Grund hat die Natur es auch so vorgesehen, dass die Hoden außerhalb des Körpers im Hodensack gelagert werden (s. u. auch Hodenhochstand) und nicht wie die Eierstöcke im Bauchraum der Frau verbleiben. Es wird vermutet, dass es durch den Blutstau in den Venen zu einer Überwärmung des Hodens kommt, wodurch die Samenqualität und Menge verschlechtert wird. Langes Sitzen auf einer Stelle wie im Flugzeug oder bei langen Autofahrten, enge Hosen oder heiße Bäder und sehr lange Saunagänge können ebenfalls die Temperatur in den Hoden erhöhen.

Es gibt operative oder sklerosierende, also verödende Verfahren, um die Störung zu beheben. Die wissenschaftlichen Untersuchungen widersprechen sich jedoch, ob diese Eingriffe einen positiven Effekt auf die Schwangerschaftsraten haben. Die Hoden zu kühlen und dadurch die Spermienqualität zu verbessern, konnte in einer Studie aus Gießen (Jung et al. 2005) gezeigt werden.

Hodenhochstand (Maldescensus, Kryptorchismus)

Für die Samenproduktion im Hoden ist eine im Vergleich zur Körpertemperatur (36,5–37,0 °C) geringere Temperatur von 34,5 °C notwendig, damit sie sich nach der Ejakulation im weiblichen Körper bei der dortigen normalen Temperatur maximal gut bewegen können. Durch die Auslagerung der Hoden gewissermaßen »außerhalb« des Körpers im Hodensack bleiben die Samen kühl. Bereits beim ungeborenen Kind wandern die Hoden aus der Bauchhöhle in den Hodensack. Bei der Geburt sind sie normalerweise schon dort angelangt. Ist dies nicht der Fall, spricht man von Hodenhochstand. Dieser muss noch beim Kleinkind (am besten innerhalb der ersten 2 Jahre) erkannt und behoben werden, da sonst bleibende Schädigungen der Hodenfunktion die Folge sind.

Infekte

Virale Infekte wie Mumps in der Kindheit oder Masern im Erwachsenenalter können den Hoden dauerhaft schädigen. 15 % der Männer mit Fruchtbarkeitsstörungen haben in ihrer Vorgeschichte eine Infektion durchgemacht. Eine Behandlung ist nicht möglich. Die Patienten sind meist Kandidaten für eine ICSI-Behandlung.

Nicht konsequent behandelte bakterielle Entzündungen (z. B. Gonorrhö, Chlamydieninfektion) können ebenfalls die Samenwege verschließen und sollten richtig therapiert werden. Im Fall eines bereits erfolgten Verschlusses der Samenwege kann eine Refertilisierung (d. h. operative Wiederherstellung) versucht werden, oder man entnimmt über eine Biopsie des Hodens oder Nebenhodens Spermien für eine künstliche Befruchtung (s. u.).

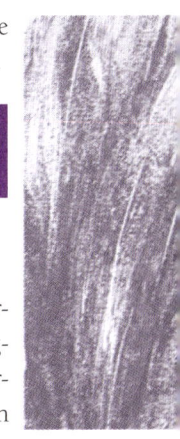

> **Bei den meisten Männern mit Fruchtbarkeitsstörungen kann von der westlichen Medizin keine Ursache gefunden werden.**

Idiopathische Sterilität (Nicht erklärbare Unfruchtbarkeit)

Bei 5–15 % der Paare findet die westliche Medizin keine Erklärung für die Unfruchtbarkeit. Noch vor 20 Jahren lag der Anteil bei ca. 50 %. Mit den neuen Methoden der Diagnostik (sofern diese im Vorfeld oder nach mehreren negativen Versuchen angewendet werden) werden immer mehr sowohl organische wie auch biochemische Ursachen gefunden und benannt.

7 WESTLICHE THERAPIEN BEI KINDERWUNSCH ••••••••••••••••••••

Verfügbare Methoden

Hormonelle Stimulation

Bei der hormonellen Stimulation wird die Eireifung mit Hormonen angeregt. Dies kann mit Tabletten (*Clomifen u. a.*) oder Spritzen (*FSH, Menotropin u. a.*) erfolgen.

Eine Hormonbehandlung der Frau beginnt meistens am 3.–5. Tag des Zyklus. Täglich wird eine bestimmte Menge der Fruchtbarkeitshormone gespritzt. Etwa um den 8. Zyklustag wird die Eizellreifung mittels Ultraschall und Blutuntersuchung kontrolliert und man entscheidet, ob die Dosierung verändert werden muss oder beibehalten werden kann. Ist das Eibläschen (Follikel) groß genug, wird der Eisprung mit einem weiteren Hormon, dem Schwangerschaftshormon HCG, ausgelöst. Die Befruchtung erfolgt entweder auf natürlichem Weg (Geschlechtsverkehr) oder mit Hilfe einer Insemination (s. u.) im Körper der Frau. Für die In-vitro Fertilisation (IVF; s. u.) existieren darüber hinaus noch besondere Therapiemuster, sog. Stimulationsprotokolle. Für eine künstliche Befruchtung wird höher dosiert, um mehr als nur ein oder zwei Follikel heranreifen zu lassen Um einem vorzeitigen Eisprung vorzubeugen, werden zudem Medikamente zur Unterdrückung eines unkontrollierten Eisprungs gegeben (sogenannte Downregulation). In Abhängigkeit von der Dauer der Downregulation (bereits im Vorzyklus oder im Stimulationszyklus) werden die Stimulationsprotokolle als ultralang, lang, kurz oder ultrakurz bezeichnet. Darüber hinaus gibt es auch noch das sog. Antagonistenprotokoll, bei dem die Steuerung der Hirnanhangdrüse durch den Hypothalamus direkt gehemmt wird, ebenfalls, um einen vorzeitigen, spontanen Eisprung zu verhindern. Welches Simulationsprotokoll gewählt wird, hängt vom Alter der Patientin und dem Ansprechen der Eierstöcke auf die Hormongaben ab.

Intrauterine Insemination (IUI)

IUI bedeutet die Samenzellübertragung (Insemination) in die Gebärmutter (Uterus) mit Hilfe eines Katheters und wird bei leichten bis mittelgradigen Störungen der Samenzellbewegung und -dichte sowie bei Störungen der Spermienpassage durch den Gebärmutterhals (Vernarbungen, ungünstige Zusammensetzung des Gebärmutterhalssekrets) durchgeführt. Das Verfahren wird meistens aufgrund besserer Schwangerschaftsraten mit einer Hormonbehandlung der Frau kombiniert. Voraussetzung für den Erfolg einer IUI ist die genaue Festlegung des Zeitpunkts, da eine IUI nur wenige Stunden vor oder nach dem

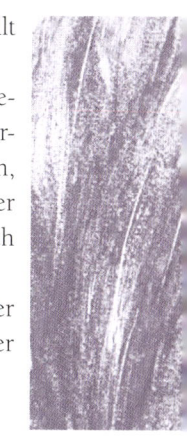

Eisprung sinnvoll ist. Löst man den Eisprung mit Hilfe einer HCG-Spritze (s. o.) aus, fällt das Timing häufig leichter.

Die Kappeninsemination, bei der das verflüssigte Ejakulat in eine spezielle Kappe gegeben und darin ein bis 2 Stunden vor dem Muttermund deponiert wird, und die intrazervikale Insemination (ICI), bei der die Spermien in den Gebärmutterhals gebracht werden, kommen heute kaum noch zum Einsatz. Gelegentlich werden die Spermien in den Eileiter gegeben (ITI – intratubare Insemination), die am häufigsten angewendete Methode jedoch ist die Platzierung der Spermien direkt in der Gebärmutter (IUI, s. o.).

Man unterscheidet darüber hinaus zwischen homologer Insemination, wenn der Samen vom Ehemann stammt, und heterologer oder donogener Insemination, wenn er von einem Spender kommt.

Befruchtung außerhalb des Körpers

In-vitro-Fertilisation (IFV)

Bei einer In-vitro-Fertilisation findet die Befruchtung (Fertilisation) außerhalb des Körpers (extrakorporal) in einer Glasschale (lat.: *in vitro*) statt. Diese Methode wird in erster Linie vorgenommen, wenn z. B. die Eileiter irreparabel geschädigt sind. Daneben wird auch aus immunologischen Gründen sowie aufgrund einer mäßig eingeschränkten Zeugungsunfähigkeit des Mannes oder nach mehreren Fehlversuchen mit einer Insemination eine IVF durchgeführt. Die Eierstöcke werden zuvor medikamentös angeregt, mehrere Eizellen zu bilden (s. o.). In Ausnahmefällen kann man aber auch in einem spontanen, unstimulierten Zyklus eine oder zwei herangereifte Eizellen entnehmen. Die Eizellen der Frau werden durch eine über die Scheide durchgeführte Punktion der Eierstöcke gewonnen. Dieser Eingriff wird fast immer unter einer kurzen Vollnarkose oder Sedierung (mit Beruhigungs- und Schmerzmitteln) vorgenommen.

Nach der Punktion werden Ei- und Samenzellen in einer Glasschale zusammengebracht und nach der Befruchtung und Bebrütung nach 2 – 6 Tagen über einen Katheter zurück in die Gebärmutter gegeben. Oft zeigt der behandelnde Arzt den Embryo vor dem Transfer im Mikroskop.

Intrazytoplasmatische Spermieninjektion (ICSI)

Die ICSI ist eine Weiterentwicklung der IVF. Auch bei der ICSI werden der Frau nach einer Hormonstimulation mehrere reife Eizellen entnommen. Unter einem speziellen Mikroskop wird dann ein einzelnes Spermium von einem Biologen ausgewählt, in eine dünne Pipette aufgezogen und direkt in die Eizelle eingebracht, d. h. das Spermium wird in die Eizelle (intrazytoplasmatisch) injiziert.

ICSI ist bei schlechten Spermienbefunden von Vorteil. Theoretisch genügt für eine erfolgreiche ICSI-Behandlung eine einzige Samenzelle pro Eizelle. Die Behandlung kostet mehr als eine herkömmliche IVF-Behandlung. Die »Baby-take-home-Rate«, also die tatsächlich erfolgten Geburten nach einer eingetretenen Schwangerschaft, liegt bei ICSI pro Behandlungszyklus mit 15 %-25 % etwas höher als bei IVF (12 %-20%; vgl. Deutsches IVF-Register, Jahresbericht 2007).

Der Erfolg dieser diffizilen Behandlung hängt jedoch sehr vom Geschick und der Erfahrung des Biologen ab, der das Spermium in die Eizelle einschleust, denn die Eizellen können bei dieser Prozedur leicht beschädigt werden. Werden die Eizellen zusätzlich unter einem Polarisationsmikroskop betrachtet, kann der optimale Zeitpunkt für eine Befruchtung (mit ICSI) besser beurteilt werden. Bei einer Studie in Bonn (Montag 2006) waren die Implantations- und Schwangerschaftsraten nach Gütebestimmung der Eizelle mit dem Polarisationsmikroskop signifikant höher als ohne. Die Qualitätsbewertung mit dem Polarisationsmikroskop wird als Zusatzleistung extra berechnet.

Es gibt immer wieder Bedenken, ob das manipulierende Verfahren mit einer höheren Fehlbildungsrate und vermehrten genetischen Defekten bei den Neugeborenen verbunden ist. In einer großen retrospektiven Übersicht des Erfinders der ICSI-Behandlung Gianpiero Palermo (2000) konnte kein Unterschied zwischen IVF und ICSI hinsichtlich der Fehlbildungsraten festgestellt werden. Bei einer deutschen Untersuchung der 3.372 Kinder, die zwischen 1990 und 2002 nach einer ICSI geborenen wurden, lag hingegen die Fehlbildungsrate in der ICSI-Gruppe mit 8,7 % eindeutig höher als in der spontan gezeugten Gruppe mit nur 6,1 %. Nach einer australischen Untersuchung litten 7,4 % der ICSI-Kinder an schweren Fehlbildungen. Eine 2007 von Sutcliffe u. Ludwig veröffentlichte Studie stellt nach Untersuchung von rund 4.000 Schwangerschaften aus IVF und ICSI das Risiko für Fehlbildungen in der Höhe von 2,6 % im Gegensatz zu 2,0 % der Normalbevölkerung dar, was die früheren Studienergebnisse etwas abschwächt. Es scheint überdies so, dass die Fehlbildungsrate mit der Behandlungsroutine korreliert, d. h. die Fehlbildungsrate ist bei Praxen mit großer Routine kaum erhöht. Darüber hinaus muss man berücksichtigen, dass in solchen Studien die Fehlbildungsdiagnostik der Stichproben aus dem Normalkollektiv häufig nicht so gründlich erfolgt wie bei ICSI-Kindern.

Intratubarer Gametentransfer (GIFT)

Bei einem GIFT werden die durch Punktion gewonnenen Eizellen in einen Katheter aufgezogen. In diesem Katheter befinden sich in einer zweiten Kammer die Samenzellen des Partners. Ei- und Samenzellen (Gameten) werden in den Eileiter (lat. *tuba uterina*) gebracht, wo anschließend die Befruchtung auf natürlichem Weg erfolgen kann. Die Methode ist also eine Art »Brücke« zwischen Insemination und künstlicher Befruchtung. Voraussetzung ist ein offener, unauffälliger Eileiter. Nachteil dieser Methode ist, dass eine Befruchtung nicht wie bei einer IVF sicher beobachtet werden kann und meist eine aufwendige Bauchspiegelung notwendig ist. Zwar sind die Chancen in Verbindung mit der Bauchspiegelung höher als bei der IVF (zum Vergleich: GIFT ohne Bauchspiegelung, nur durch

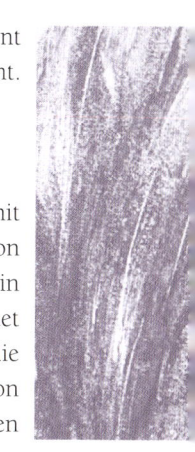

den Uterus, hat gleiche Chancen auf eine Schwangerschaft wie die IVF), jedoch lohnt insgesamt gesehen der Aufwand und der Blick auf die möglichen Operationsrisiken nicht. Daher wurde diese Methode weitgehend verlassen.

In-vitro-Maturation (IvM)

Bei der IvM werden die Eizellen nach nur dreitägiger, niedrig dosierter Behandlung mit follikelstimulierendem Hormon (FSH) im noch unreifen Stadium durch Follikelpunktion entnommen. Sie können dann etwa 30 Stunden lang (und mehr) in der Petrischale (in vitro) unter Zusatz von Hormonen reifen (Maturation) und schließlich per ICSI befruchtet werden. Diese Methode kommt für Frauen in Frage, die eine Überempfindlichkeit für die konventionelle Gonadotropin-Stimulation haben, d. h. leichter eine Überstimulation bekommen, und bei denen die herkömmliche Behandlung mit großen Komplikationen verbunden sein kann.

Bisher wurden weltweit erst ca. 1.400 Kinder auf diese Weise gezeugt. Es gibt keine Langzeitstudien und zudem besteht die Gefahr, dass die Kinder durch diese Prozedur genetische Schäden erleiden können. Gegenwärtig sind die Schwangerschaftsraten bei IvM noch deutlich unter denen der IVF, sodass die Methode derzeit durchaus noch als experimentell bezeichnet werden muss.

Kryokonservierung

Nach der hormonellen Stimulation lassen sich durchschnittlich 3 – 10 Eizellen gewinnen. Um das Risiko einer Mehrlingsschwangerschaft zu begrenzen, sollten (und in Deutschland dürfen nur) pro Zyklus maximal 3 befruchtete Eizellen in die Gebärmutter übertragen werden. Wenn noch keine Verschmelzung der Erbanlagen stattgefunden hat, gilt die Eizelle mit dem Spermium noch nicht als Embryo (sogenanntes Vorkernstadium, bis ca. 24 Stunden nach der Befruchtung). Nach dem deutschen Gesetz besteht hier die Möglichkeit, die nicht befruchteten Zellen einzufrieren. Die Zellen werden dazu in flüssigem Stickstoff bei minus 196 °C gelagert (kryokonserviert), das geht auch über viele Jahre hinweg. Zu einem späteren Zeitpunkt können sie aufgetaut und der Frau implantiert werden. Nur in Ausnahmefällen, wenn die Frau z. B. zwischen Eizellentnahme und Transfer schwer erkrankt, dürfen auch Embryonen eingefroren werden.

Der Vorteil eines Versuchs mit tiefgefrorenen Embryonen ist, dass keine weitere Punktion und allenfalls eine geringe Stimulation vorher durchgeführt werden muss. Nachteilig stellte sich in den letzten Jahren heraus, dass etwa die Hälfte der Eizellen sich nach dem Auftauen nicht weiter entwickeln. Aus diesem Grund werden von vielen Praxen heutzutage nur noch qualitativ exzellente befruchtete Eizellen kryokonserviert. Dadurch sind die Auftau- und somit auch die Schwangerschaftsraten besser geworden.

Im Jahr 2005 brachte eine 45-jährige Kalifornierin 14 Jahre nach der Geburt von Zwillingen ein gesundes Baby zur Welt. Alle Kinder stammten aus der gleichen künstlichen

Befruchtung, nur der eine Embryo wartete zwischenzeitlich im Tiefkühlschrank. In den USA lagern ca. eine halbe Million Embryonen auf Eis und warten auf eine spätere Verwendung. In Australien wurden lagernde Embryonen kürzlich nach der gesetzlichen Frist von 10 Jahren zu Forschungszwecken freigegeben. Darüber hinaus können in Australien sowie in anderen Ländern eingefrorene Embryonen auch an andere Paare gespendet werden. Dies ist in Deutschland nicht möglich, ebenso wenig eine Forschung an überzähligen Embryonen.

Eizellen können auch vor einer Chemotherapie entnommen werden und tiefgefroren gelagert werden. In Japan wurde nun eine Kryotop-Methode entwickelt, mit der Eizellen innerhalb einer Sekunde von einer Plustemperatur auf minus 180 °C eingefroren werden können. Dadurch wird der Bildung von Eiskristallen vorgebeugt, wodurch die Eizelle bisher oft beschädigt wurde. Eine mögliche weitere Anwendung wird in einer zukünftigen »Lifestyle-Medizin« gesehen, mit der Frauen Eizellen in jüngeren Jahren einfrieren lassen, ihre biologische Uhr gleichsam anhalten, um sie mit Mitte 40 zu nutzen. Diese Form der »Eizellspende an sich selbst« wäre sogar in Deutschland gesetzlich erlaubt. Ferner wird es auch schon seit vielen Jahren propagiert – und teilweise auch durchgeführt –, im Rahmen von Krebserkrankungen vor einer Bestrahlung oder Chemotherapie nicht nur Spermien oder Eierstockgewebe, sondern durch Nutzung der modernen Reproduktionsmedizin auch die sehr viel besser implantierbaren Vorkernstadien einzufrieren.

Mikrochirurgische Spermienaspiration

Nicht nur die Eizellen, auch die Spermien müssen gelegentlich durch kleine Eingriffe gewonnen werden. MESA (mikrochirurgische epididymale Spermienaspiration) bezeichnet die Gewinnung von Spermien aus dem Nebenhoden. TESE steht für testikuläre Spermienextraktion. Dabei wird eine Gewebeprobe aus dem Hoden entnommen und auf darin vorhandene Spermien oder deren Vorstufen (= Spermatiden; bisher noch kein Routineverfahren) untersucht. Meistens werden diese Proben eingefroren (Kryo-TESE, Kryo-MESA) und die daraus gewonnenen Spermien für eine ICSI verwendet. Zeitlich findet die Spermiengewinnung meist weit vor der Stimulation der Frau statt, um sicherzugehen, dass diese sich lohnt. Eine solche Behandlung schlagen Kinderwunschärzte vor, wenn Spermien zwar produziert werden, jedoch im Samenerguss überhaupt keine vorhanden sind (Azoospermie), sei es aufgrund fehlender Produktion im Hoden, wegen eines Samenwegsverschlusses oder aufgrund fehlender Möglichkeit zur Ejakulation (z. B. bei Querschnittslähmungen). Das Risiko genetischer Fehlbildungen ist bei diesem Vorgehen erhöht.

Retransplantiertes Ovargewebe

Durch eine Chemotherapie bei Krebserkrankungen können Frauen unfruchtbar werden, da die Keimdrüsen zerstört werden und so verfrüht die Wechseljahre eintreten können. Um dem vorzubeugen, kann vor einer Chemotherapie Ovargewebe entnommen und in flüssigem Stickstoff kryokonserviert werden. Nach der erfolgreichen Krebstherapie wird das Ovargewebe wieder in den Körper verpflanzt (retransplantiert). Dadurch können die Frauen ein eigenes, auf natürlichem Weg gezeugtes Kind bekommen. Diese Methode ist in einem Experimentierstadium und zur Geburt eines Kindes kam es bisher weltweit nur in einigen wenigen Fällen. Sie ist mit erheblichen Risiken verbunden, wie v. a. Tierexperimente gezeigt haben. Samen vor einer Chemotherapie einzufrieren, erscheint erfolgversprechender, wie das Beispiel des Radsportlers Lance Armstrong zeigt, der nach einer Chemotherapie wegen Hodenkrebs noch dreifacher Vater wurde.

Heterologe Verfahren

Unter »heterolog« oder auch »donogen« versteht man das Verwenden von Keimzellen, die von einem Spender oder einer Spenderin anstelle des eigenen Partners kommen. Sowohl Spermien wie auch Eizellen oder Embryonen können gespendet werden.

Samenspende

Bei einer heterologen Insemination wird einer Frau der Samen eines ihr meist unbekannten Spenders (für das Kind muss dessen Identität – falls es dies später wünscht – erfahrbar sein) übertragen. Eine Samenspende darf in Deutschland nur mit Sperma von lebenden Spendern und durch spezialisierte Ärzte durchgeführt werden. Darüber hinaus werden aktuell Samenspenden lediglich an heterosexuelle Paare vermittelt, für alleinstehende oder homosexuelle Frauen ist diese Methode nach den aktuellen Vorschriften in der ärztlichen Berufsordnung nicht möglich, jedoch in manchen europäischen Nachbarländern wie den Niederlanden oder Dänemark. Einer heterologen Insemination bei unverheirateten Paaren steht die Bundesärztekammer »zurückhaltend gegenüber« (BÄK 2006).

Eizellspende

Eigentlich stellt die Eizellspende das Pendant zur Samenspende dar. Dabei spendet eine andere, meist jüngere Frau, die sich selbst (wegen Fruchtbarkeitsstörungen des Ehemannes) einer künstlichen Befruchtung unterzieht, einige überflüssige Eizellen. Oder eine Spenderin lässt sich extra mit Hormonen stimulieren, um ihre gewonnenen Eizellen zu verkaufen. Die Bestimmungen hierfür sind landesspezifisch. In Deutschland ist eine Eizellspende nicht erlaubt.

Diese gespendeten Eizellen werden dann mit dem Samen des zukünftigen Vaters (d. h. dem Ehemann der Empfängerin) befruchtet und anschließend der Empfängerin eingesetzt. In diesem Fall ist der Mann der genetische Vater und die Mutter, da sie das Kind austrägt, die leibliche (aber nicht genetische) Mutter.

Die Eizellspende kommt bei genetischen Defekten, zerstörten Eizellen nach Chemotherapie oder vorzeitigen Wechseljahren in Betracht. Für Frauen über 40 ist die Eizellspende interessant, wenn die eigenen Eizellen sich nicht befruchten lassen oder aufgrund des Alters genetisch auffällig sind, wodurch es zu keiner Einnistung oder häufigen Fehlgeburten kommt. Die Schwangerschaftsraten sind mit ca. 40 % (durch das meist jüngere Alter der Spenderin) deutlich höher als sonst in dieser Altersgruppe (5 – 15 %). Auch das »Mutterglück im Rentenalter« einer Spanierin, die im Alter von 67 Jahren Zwillinge gebar, wurde durch eine Eizellspende ermöglicht. Doch ihr Glück währte nicht lange: Sie erlag zweieinhalb Jahre nach der Geburt einem Krebsleiden. Die Kinder sind nun Waisen.

In Amerika wurde auch bereits ein Kind geboren, bei dem nicht nur die Eizellen, sondern der gesamte Eierstock gespendet war. Die Spenderin war in diesem Fall die eigene Zwillingsschwester, die selbst drei Kinder hatte und ihrer unfruchtbaren Schwester einen Eierstock schenkte. Bei der Schwester stellte sich daraufhin der Zyklus wieder ein und sie empfing ihr Kind auf natürlichem Weg. Wie oben schon bei der Re-Transplantation erwähnt, sind die Erfolgsmeldungen bisher jedoch nur auf Einzelfälle begrenzt.

Neben dem Risiko für Eizellspenderinnen, die sich extra hormonell stimulieren und einen Eingriff unter Narkose vornehmen lassen, ist v. a. die Vermarktung der Eizellen und des Produkts »Kind« ethisch zu hinterfragen, wie sie in den USA praktiziert wird. Dort bieten Agenturen Eizellen für bis zu 6.000 US-Dollar an, wobei die begehrtesten Eizellen von gutaussehenden, intelligenten Studentinnen die höchsten Summen erzielen. Dies widerspricht dem ethischen Grundsatz, dass Körperteile und -substanzen nicht bezahlt werden sollten.

In Deutschland ist die Eizellspende verboten, auch dürfen deutsche Ärzte offiziell keine Hinweise und Adressen für Behandlungsmöglichkeiten im Ausland weitergeben. Das Internet bietet jedoch genug Hinweise, in denen ausführlich über Zentren im Ausland und deren Erfolgzahlen informiert wird, und so hat sich bereits eine Art »Befruchtungstourismus« entwickelt. Deutsche Paare reisen nach Tschechien, Polen, Spanien, Belgien, Griechenland oder Südafrika, um die passenden Eizellen zu finden. Die Kosten für diese hierzulande verbotene Therapie werden von den Krankenkassen nicht übernommen.

Embryonenadoption/-spende

Die Embryonenadoption müsste sich eigentlich zwangsläufig aus dem strengen deutschen Embryonenschutzgesetz ergeben, das dem Schutz des Embryos hohe Priorität einräumt. Denn dadurch hätten Embryonen, die ansonsten in Gefrierschränken lagern oder vernichtet werden, die Möglichkeit, sich zu einem Kind zu entwickeln. Überzählige Embryonen können so anonym von den Eltern zur Adoption freigegeben werden. Die Adoptivmutter bekommt den Embryo wie nach einer IVF eingepflanzt und erlebt Schwangerschaft und Geburt wie bei einem leiblichen Kind. Es besteht jedoch wie bei der üblichen Adoption keine genetische Beziehung zum Kind.

Als Notlösung für überzählige Embryonen wird die Embryonenadoption auch von Bioethikexperten und Kritikern der Reproduktionsmedizin wie Prof. Linus Geisler befürwortet. Ausdrücklich verboten ist die Embryonenadoption in Deutschland nicht, wird

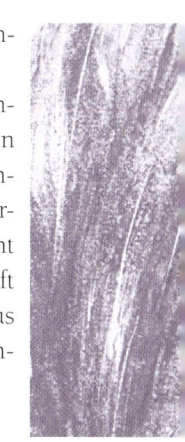

aber, da sie zivilrechtlich nicht geregelt ist, bei uns nicht durchgeführt. In anderen Ländern wie in Belgien, Spanien, den USA und Indien ist sie jedoch möglich.

Mittlerweile gibt es in den USA eine private Embryonenbank, bei der Ei und Samenzelle vorselektioniert, verschmolzen und zum Kauf angeboten werden. Bestellt werden kann die »Ware Kind« über das Internet, Doktortitel des genetischen Vaters und Hochschulabschluss der Mutter wird – wenn gewünscht – garantiert. Von der Agentur beworben wird eine Zielgruppe, die laut ihrer Webseite »ihre eigenen Eizellen oder Samen nicht gebrauchen können oder keine zur Verfügung haben, aber trotzdem eine Schwangerschaft erleben wollen.« Hier öffnet sich eine Tür zur Menschenproduktion, wie von Aldous Huxley in »Brave New World« oder in dem Film »Matrix« dargestellt, und zum Menschenhandel.

Genetische Untersuchungen

Präimplantationsdiagnostik (PID)

Bei der PID wird der Embryo vor dem Einsetzen genetisch untersucht. Um den 4. Tag nach der Befruchtung werden dem sich entwickelnden Embryo zwei Zellen entnommen, die dann auf Anomalien der Chromosomen sowie bei Bedarf auf bestimmte Erbkrankheiten untersucht werden, mit dem Ziel, der Frau möglichst genetisch einwandfreie Embryonen einzusetzen. Vor allem für Paare, die ein erhöhtes Risiko einer schweren Erbkrankheit haben, ist diese Untersuchung gedacht, da so einem späteren Schwangerschaftsabbruch nach medizinischer Indikation vorgebeugt werden kann. Denn Föten mit einem genetischen Defekt dürfen in Deutschland bis zur Geburt abgetrieben werden, die PID kann jedoch verhindern, dass Embryonen mit einem bestimmten Gendefekt transferiert werden. Wichtig ist zu wissen, dass zwar die Anzahl und grobe Strukturierung der Chromosomen geprüft werden. Spezielle Erbkrankheiten, die sich in der Feinstruktur der Chromosomen verbergen, werden nicht automatisch mitgeprüft, wenn jedoch eine bestimmte Erkrankung (wie z. B. schwere tödlich endende Stoffwechselerkrankungen) in der Familie bekannt ist, kann man auch dies bei der PID abklären.

Auch wird versucht, die PID zur Steigerung der Erfolgszahlen einer IVF-Behandlung einzusetzen, da nur die genetisch fittesten Embryonen übertragen werden. Studien haben jedoch bisher keine Steigerung der Schwangerschaftsraten nachweisen können, die Tendenz geht in den Studien eher in Richtung einer geringeren Schwangerschaftsrate. Zudem stellt die PID einen nicht unerheblichen Eingriff am Embryo dar, dessen Folgen noch gar nicht abzuschätzen sind.

In England wurde vor Kurzem das erste sogenannten »Designerbaby« geboren. Dabei ließen die Eltern nach künstlicher Befruchtung durch Präimplantationsdiagnostik den Embryo aussuchen, dessen Gewebsmerkmale am besten zu seinem vierjährigen Bruder passen. Der Hintergrund: Das ältere Kind der Familie leidet an einer seltenen Form der

Anämie und wäre lebenslang auf Bluttransfusionen angewiesen. Mit den passenden Stammzellen aus der Nabelschnur des Neugeborenen kann der Vierjährige wahrscheinlich geheilt werden.

Die Grenze vom Embryo als werdendem Menschen zum reinen Zellhaufen und Lieferanten für benötigte Stoffe wird dabei überschritten. Durch PID ist bereits die Auswahl des Geschlechts des Wunschkindes möglich, auf Wunsch werden nur weibliche oder männliche Embryonen eingepflanzt. Nicht in allen Ländern, in denen PID erlaubt ist, ist die Geschlechtswahl jedoch legal.

Das Versprechen, durch PID dem vermeidbaren Leid eines behinderten Kindes vorzubeugen, ist ethisch zu hinterfragen und war 2002 in England Streitpunkt in dem oben erwähnten Fall. Die Grenze zwischen lebenswertem Leben und vernichtbarem, behindertem Leben zu ziehen, ist sehr sensibel und weckt in Deutschland durch die staatlich praktizierte Vernichtung sogenannten »unwerten Lebens« im »Dritten Reich« schrecklichste Erinnerungen

In der Schweiz, Österreich und Deutschland wird derzeit über eine Zulassung von PID zu medizinischen Zwecken diskutiert.

Polkörperchendiagnostik (PKD)

Anders als bei der PID, bei der einzelne Zellen eines durch IVF entstandenen Embryos für genetische Untersuchungen vor dem Transfer in den Uterus entnommen werden, arbeitet die PKD mit den beiden Polkörpern, die eine Eizelle nach den Reifeteilungen abstößt. Damit eine Eizelle befruchtungsfähig wird, muss sie ihr genetisches Material von 46 Chromosomen auf 23 reduzieren, dies erfolgt durch die Ausstoßung der Polkörperchen. Je älter eine Eizelle wird, umso häufiger passieren hierbei Fehler, es kommt also zu Chromosomenfehlverteilungen. Diese sind verantwortlich für die nachlassende Fruchtbarkeit der Frau mit zunehmendem Alter, die geringer werdenden Schwangerschaftsraten und den Anstieg von Erkrankungen auf der Basis von Chromosomenfehlverteilungen (z. B. Down-Syndrom, Trisomie 21).

Die Polkörper enthalten ausschließlich mütterliches Erbgut. Sinnvoll ist dieses Verfahren also nur bei über die mütterliche Linie vererbten Erkrankungen bzw. zum Auffinden von chromosomalen Fehlverteilungen, die mit dem zunehmenden Alter der Frau verbunden sind. Die Polkörperchendiagnostik ist im Gegensatz zur PID in Deutschland erlaubt. Da bei der PKD der Embryo in seiner Existenz nicht angetastet wird – auch nicht die Eizelle – scheint sie derzeit auch im Ausland eine gewisse Renaissance zu erleben, da sich gezeigt hat, dass durch die Biopsie von Embryonen die Schwangerschaftsraten nicht ansteigen, sondern eher sogar schlechter werden.

Gesetzliche Voraussetzungen für eine künstliche Befruchtung

Grundsätzlich dürfen in Deutschland nur Ei- und Samenzellen von lebenden Partnern verwendet werden. Nichtverheiratete Paare und Paare außerhalb der Altersgrenzen dürfen in Deutschland zwar behandelt werden, bekommen ihre Kosten jedoch nicht erstattet. Nichtverheiratete Paare müssen in manchen Bundesländern vor einer IVF oder ICSI zudem die Zustimmung der Ethikkommission der zuständigen Landesärztekammer einholen.

Verboten sind in Deutschland:

* die reproduktionsmedizinische Behandlung von Alleinstehenden und lesbischen Paaren durch Samenspende
* Präimplantationsdiagnostik (PID)
* Eizellspende
* Übertragung von Spendersamen eines Toten
* Verwendung von kryokonservierten Keimzellen oder befruchteten Eizellen, wenn einer der beiden Partner verstorben ist
* Leihmutterschaft
* Geschlechtswahl
* Klonen
* Selektion, also das Weiterkultivieren von mehr befruchteten Eizellen als tatsächlich für den Transfer vorgesehen sind, um die vielversprechendsten Embryonen auszuwählen. Dies wird allerdings seit Kurzem weniger restriktiv gehandhabt.

Problematisch ist bei vielen der o.g. Punkte, dass viele Sachverhalte weder ausdrücklich erlaubt noch ausdrücklich verboten sind, z.B. was die Embryonenspende oder die Auslegung der Regelungen zur Selektion angeht. Im Prinzip ist es erlaubt, nicht entwicklungsfähige Eizellen und Embryonen zu identifizieren, wohingegen eine Auswahl unter mehreren nachweislich entwicklungsfähigen Embryonen nicht statthaft ist. Ebenso absurd ist die Tatsache, dass es einen nicht unwesentlichen Teil an eingefrorenen Vorkernstadien gibt, der trotz des Aufwands für ihre Entstehung verworfen wird, weil er aus einer Vielzahl von Gründen (große Anzahl, spontane Schwangerschaft) nicht mehr gebraucht wird, aber mangels eindeutiger gesetzlicher Regelung nicht anderen Paaren zur Verfügung gestellt werden kann. Hierüber wird mal mehr und mal weniger angeregt diskutiert, aber eine eindeutige Lösung ist bisher nicht in Sicht.

Was kostet die Kinderwunschbehandlung und wer bezahlt sie?

Für die Erstattungsfähigkeit durch die gesetzlichen Krankenkassen in Deutschland gibt es eine Reihe an Voraussetzungen, die derzeit erfüllt sein müssen :

- Das Paar muss verheiratet sein.
- Die Frau muss älter als 25 Jahre und jünger als 40 Jahre sein, beim Mann liegen die Altersgrenzen bei 25 – 50 Jahren.
- Der HIV-Test beider Partner muss negativ sein.
- Die Kinderlosigkeit ist mit anderen Maßnahmen nicht zu beheben.
- Es muss eine hinreichende Aussicht zur Herbeiführung einer Schwangerschaft bestehen. Diese ist nach SGB V §27a nach 3 negativen IVF-Versuchen nicht mehr gegeben.
- Tritt bei IVF oder ICSI bei zwei vollständig durchgeführten Versuchen keine Befruchtung ein, wird die Kostenübernahme aufgrund mangelnder Erfolgsaussichten abgelehnt.

Paare, die privat krankenversichert sind, sehen sich meist ähnlichen Anforderungen gegenübergestellt. Dennoch lohnt sich hier die Beantragung einer Kostenübernahme v. a. für die Fälle, in denen die Frau die Altersgrenze bereits überschritten hat oder das Paar nicht verheiratet ist.

Die Kosten für die Untersuchungen zur Ursache der Unfruchtbarkeit werden ausnahmslos von der Krankenkasse übernommen. Anders ist dies bei der Therapie. Nicht alle Behandlungen werden bezahlt. Für die Erstattung einer künstlichen Befruchtung durch die gesetzlichen Krankenkassen ist in jedem Fall Voraussetzung, dass man verheiratet ist. Nach einer Sterilisation sowie außerhalb der Altersgrenzen (s. o.) besteht meistens kein Anspruch auf Leistungen. Ausnahmen bedürfen der Genehmigung durch die Krankenkasse und sind äußerst selten. Die Privatkassen übernehmen weitgehend die Kosten. Daher ist hier eine vorherige Rücksprache mit der Krankenkasse wichtig.

Nach der neuen Gesundheitsreform werden seit 1. 1. 2004 nur noch die Hälfte der Behandlungskosten und der Medikamente für maximal drei IVF-Versuche von den gesetzlichen Kassen übernommen. Danach müssen die Kosten selbst getragen werden. Versuche mit kryokonservierten befruchteten Eizellen werden von den gesetzlichen Krankenkassen nicht erstattet. Die privaten Krankenversicherungen erstatten diese zum Teil zwar, es wird hierfür aber von den genehmigten Versuchen einer abgezogen, was aber angesichts der Kosten für einen Punktionsversuch verglichen mit denen eines Kryoversuchs keinen wirklichen Sinn ergibt.

Die Kosten für Selbstzahler liegen derzeit (2009) etwa zwischen 1.500 und 2.500 € bei einer IVF, zwischen 2.500 und 3.500 € für eine ICSI. Dazu kommen noch die Anästhesierechnungen von 100 bis 290 €, die Kosten für eventuelle Kryokonservierung und

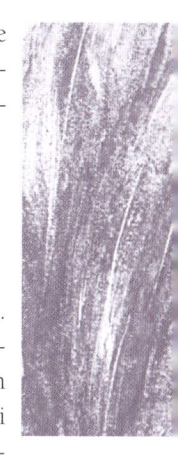

Lagerung in Höhe von mehreren hundert Euro sowie die teuren Medikamente, für die ebenfalls je nach Stimulation um die 1.000 bis 3.000 € zu bezahlen sind. Es ist auch wichtig zu wissen, dass die Preise von Zentrum zu Zentrum variieren. In einzelnen Bundesländern wie Sachsen gibt es bei einer IVF-Behandlung Zuschüsse für »Landeskinder«.

Erfolgschancen einer künstlichen Befruchtung

Jährlich werden vom Deutschen IVF-Register (DIR) die Erfolgszahlen veröffentlicht, u. a. auch im Internet. In dieser Auswertung werden die Ergebnisse aller teilnehmenden IVF-Zentren in Deutschland zusammengefasst. Üblicherweise beziehen sich die Erfolgszahlen auf den Embryotransfer (ET), also nicht auf die Behandlungszyklen. 2007 kam es bei 42.958 begonnenen Behandlungszyklen zu 39.667 Embryotransfers und 11.452 Schwangerschaften und registrierten 5.104 Geburten (2.256 Schwangerschaften endeten in einer Fehlgeburt, 3.892 waren zum Stichtag noch nicht gemeldet). Dies entspricht einer Schwangerschaftsrate von 28,87 % und einer Baby-take-home-Rate (BTHR) von ca. 23 % pro Embryotransfer, d. h. etwa jeder 5. Behandlungszyklus führt zu einer Geburt. Die durchschnittlichen Ergebnisse in Deutschland entsprechen dem europäischen Standard, der jährlich in der Fachzeitschrift »Human Reproduction« veröffentlicht wird. Für 2005 wurden bei über 418.111 Behandlungszyklen in 923 europäischen Kliniken 30,3 % Schwangerschaftsraten für IVF und 30,9 % für ICSI gemeldet. Diese Zahlen beinhalten auch Schwangerschaften nach Eizellspenden, die in Deutschland verboten sind.

Aufgrund der neuen Erstattungsregelung werden seit 2004 in Deutschland deutlich weniger Behandlungen durchgeführt. Während 2003 noch 17.606 Kinder mit Hilfe künstlicher Befruchtung zur Welt kamen, waren es 2004 nur noch 9.800 Babys.

Baby-take-home-Rate pro Behandlungszyklus

- Hormonstimulation: 5–10 %
- IVF: 12–20 %
- ICSI nach MESA/TESE: 12–20 %
- Hormonstimulation und Insemination: 5–10 %
- ICSI: 15–25 %

Die Zahlen sind je nach Zentrum sehr unterschiedlich, wobei die Erfolge einiger Zentren erheblich (bis zu 10 %) über diesem Durchschnitt, andere jedoch darunter liegen. Die Rate an Fehlgeburten ist mit 19,7 % etwas höher als bei herkömmlichen Schwangerschaften. Die Rate für Eileiterschwangerschaften liegt bei IVF etwa bei 3 %. 21,7 % der gemeldeten Geburten nach einer künstlichen Befruchtung waren im Jahre 2007 Zwillinge, rund 0,69 % Drillinge. Da Mehrlingsschwangerschaften häufig Risikoschwangerschaften darstellen, versucht man sie zu vermeiden. Die Altersgrenze zum Transfer von 3 statt 2 Embryonen wird mittlerweile bei 38–40 Jahren statt wie früher bei 35 Jahren angesetzt.

91

Wie wahrscheinlich ist es, mit künstlicher Befruchtung ein Kind zu bekommen?

In einer Kapitelüberschrift des Buches »Endlich ein Baby« schlägt der Autor Prof. Klaus Diedrich vor, den Kinderwunsch als Lotterie des Lebens zu betrachten und er schildert Tipps und Tricks, um zu den Gewinnern zu gehören. Denn leider kann man die Wahrscheinlichkeitszahlen einer IVF-Behandlung nicht einfach addieren, um sich die ganz persönlichen Gewinnchancen in dieser Lotterie auszurechnen.

Die kumulative Schwangerschaftswahrscheinlichkeit errechnet sich nach einer komplizierten statistischen Formel. Danach ergibt sich, dass nach drei Versuchen ca. zwei Drittel der Paare die IVF-Behandlung kinderlos abschließen müssen (Wischmann 2006). Viele Paare geben aber schon vorher wegen körperlicher und psychischer Belastung auf. In der Realität bleibt bei drei Versuchen hintereinander eins von zwei Paaren kinderlos. Aber wurden hier alle diagnostischen und therapeutischen Möglichkeiten einschließlich der ganzheitlichen Verfahren ausgeschöpft?

In manchen Ländern wie Schweden, Holland, Dänemark, der Schweiz, Israel und Frankreich ist IVF so weit zur Routine geworden, dass IVF-Kinder bereits 1 % der Geburten ausmachen. In Deutschland sind jährlich immerhin 6.000 Paare unter den »glücklichen Lotteriegewinnern« einer künstlichen Befruchtung. Nach Angaben von Prof. Wolfgang Würfel erfolgen pro Jahr 60.000 Geburten nach Fertilitätsbehandlungen, wobei die Ergebnisse aller Behandlungsmaßnahmen (Hormonbehandlungen, Inseminationen, IVF/ICSI, Endometriosebehandlung, Myomausschälung) zusammengezählt wurden, was in Deutschland 8–9 % aller Lebendgeburten entspricht.

Aber muss IVF weiterhin nur ein Lotteriespiel bleiben? Wie können die »Gewinnchancen« für jeden verbessert werden? Denn es gibt keine jährlich festgelegte Anzahl von »Lotteriebabys«, die von den »Babymachern« verteilt werden, wie dies die Statistik vielleicht suggeriert.

Wissenschaftliche Studien

Randomisierte prospektive Doppelblindstudien stellen einen Grundpfeiler der westlichen Medizin dar. Zur Wirksamkeit der künstlichen Befruchtung, die als Methode weltweit Anerkennung und Anwendung findet, gibt es bisher keine randomisierte Studie, die eine Wirksamkeit im Verhältnis zu anderen Methoden nachweist. Genau genommen befindet sich die IVF daher laut dem Heidelberger Sterilitätsexperten Tewes Wischmann immer noch im Experimentierstadium. Schein-IVF-Behandlungen zu machen, wie sie für eine solche Doppelblindstudie notwendig wären, ist sicherlich als unethisch zu werten. Auch bei anderen operativen Eingriffen sind Scheinoperationen (engl. sham operation) umstritten. Einige wenige Studien mit Sham-Operationen haben aber erstaunliche Ergebnisse gebracht. So konnten J. B. Moseley et al. 1996 zeigen, dass Schein-Arthroskopien des Knies genauso wirksam für den postoperativen Erfolg waren wie die echte Arthroskopie. Auch bei IVF-Eingriffen könnte man daher vermuten, dass allein der Faktor, es wird etwas

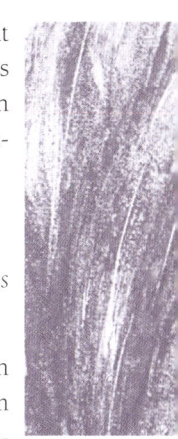

getan, und das professionelle Äußere des Kinderwunschzentrums sowie die Persönlichkeit und Ausstrahlung des Arztes einen nicht unerheblichen Einfluss auf den Erfolg des Behandlung haben, vorausgesetzt, es handelt sich nicht um unwiderrufliche Situationen wie verschlossene Eileiter oder eine Azoospermie. Dieser Aspekt wurde bisher wissenschaftlich nicht ausreichend gewürdigt und untersucht.

Merkmale eines guten Kinderwunschzentrums

»Es ist wichtig, dass man eine gute Beziehung zum Arzt hat. Denn meistens wird vergessen, dass hinter dem Patienten auch ein Mensch steckt.« (Prof. Rolf Verres 2005)

Um eine erfolgreiche Behandlung zu erleben, ist es immens wichtig, sich im gewählten Zentrum wohl und gut aufgehoben zu fühlen und einen guten, respektvollen Kontakt zum Arzt oder zur Ärztin zu finden. Es ist ratsam, lieber mehrere Kinderwunschzentren aufzusuchen und sich selbst einen Eindruck zu machen, ob Sie sich wohlfühlen, auch wenn Sie vielleicht einen etwas längeren Anfahrtsweg in Kauf nehmen müssen. Auch lohnt es sich, eine weitere Anfahrt zu einem Zentrum auf sich zu nehmen, bei dem vielleicht schon einige Bekannte schwanger geworden sind.

Daran erkennen Sie ein gutes Kinderwunschzentrum:

- Als Paar werden Sie respektvoll und höflich behandelt.
- Sie bekommen beim Besuch das Gefühl, dass genug Zeit für alle Fragen ist und es sich nicht um eine Massendurchschleusung handelt.
- Das Team arbeitet gut zusammen und tauscht sich über alle Informationen aus.
- Die Intimsphäre wird bewahrt.
- Für die Samengewinnung gibt es einen eigenen ansprechenden Raum, in den auch die Partnerin mitkommen kann.
- Kurze Wartezeiten beim Termin.
- Termine sind auch am Wochenende möglich.
- Alle Behandlungsschritte und Risiken werden ausführlich erklärt und abgesprochen. Es gibt schriftliches Informationsmaterial, damit Sie zu Hause in Ruhe alles durchlesen können.
- Künstliche Befruchtung wird nur vorgeschlagen, wenn es wirklich notwendig ist und eine Chance auf Erfolg gesehen wird.
- Nach Fehlschlägen sollte eine individuelle Beratung und ggf. weiterführende Diagnostik angeboten werden.
- Neben der herkömmlichen Medizin werden auch komplementärmedizinische Behandlungsmöglichkeiten wie traditionelle chinesische Medizin (TCM) angeboten – und zwar nicht nur Akupunktur vor und nach dem Transfer, sondern die gesamte Bandbreite der TCM.

- Es gibt Supportgruppen ebenso wie die Möglichkeit zu Gesprächen mit Psychotherapeuten oder Sozialpädagogen.
- Sie erhalten ehrliche Auskünfte über die Zahl der Embryotransfers, Schwangerschaftsraten und vor allem Geburtenraten pro Embryotransfer in diesem Zentrum.
- Die Punktion findet unter Narkose statt, wenn Sie dies wünschen.
- Sie bekommen Befunde erklärt und auch ausgehändigt oder können diese mit persönlichem Zugangscode und Passwort über das Internet einsehen.
- Vor dem Transfer können Sie den Embryo im Mikroskop (meist auch über Monitor oder Computerausdruck) sehen und bekommen auf Wunsch auch ein Photo mit nach Hause.
- Der behandelnde Arzt ist möglichst immer derselbe und in Notfällen telefonisch oder über E-Mail erreichbar.
- Sie bekommen vor der Behandlung einen detaillierten Kostenplan.

8 KOMPLEMENTÄRE HEILVERFAHREN BEI KINDERWUNSCH •••••••••••••••••••••••••

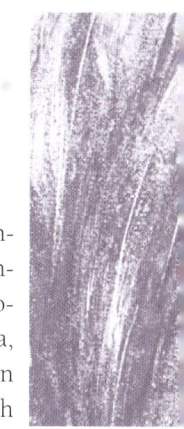

Die längste und systematischste Erfahrung mit der Behandlung von Fruchtbarkeitsstörungen konnte in 3.000 Jahren sicherlich die traditionelle chinesische Medizin (TCM) sammeln. Daneben gibt es immer wieder positive Fallberichte mit Homöopathie, anthroposophischer und ayurvedischer Medizin, Moorbäderkuren, autogenem Training, Luna-Yoga, Visualisierungen nach der Wildwuchsmethode und verschiedenen Massagetechniken (z.B. nach Bowen, Fruchtbarkeitsmassage nach Gowri Motha, Clearpassage-Massage nach Wurn) sowie Osteopathie.

Die traditionelle chinesische Medizin (TCM)

Historisches

»Bemüht man sich um die Langlebigkeit eines Baumes, muss man seine Wurzeln hüten.«
(chinesisches Sprichwort)

Anders als die westliche Medizin, die sich meist mit dem beschäftigt, was man sehen und messen kann, hat sich die chinesische Medizin stets auch mit dem beschäftigt, was man wahrnimmt, wenn man in sich hineinfühlt und was man mit allen Sinnen beobachten kann.

Die chinesische Medizin ist eine Heilkunde mit einer drei Jahrtausende alten wissenschaftlichen Tradition, die von religiösen und philosophischen Ideen beeinflusst wurde. Wissenschaft bedeutet hier eher, dass die Ärzte Gesunde und Kranke beobachteten, Zusammenhänge fanden und Prognosen für zukünftige Krankheitsverläufe abgaben, denn theoretisches Wissen im Sinne westlicher Studien zu erarbeiten. Früh schon wurde in der chinesischen Medizin ein Recht auf Gesundheit und Freiheit von Leid und Kranksein postuliert, wenn der Mensch sich nach den Gesetzesregeln richtete.

Bei archäologischen Ausgrabungen fand man frühe Arten von Akupunkturnadeln aus Tierknochen und aus Steinsplittern aus der Zeit um 8000 v. Chr. Zur gleichen Zeit übrigens scheinen auch die Menschen in Europa auf die Idee gekommen zu sein, mit Hilfe von Nadeln Schmerzen zu lindern. So fanden sich beim Gletschermann Ötzi Hinweise auf frühe Akupunkturbehandlungen. Auch auf Höhlenmalereien sieht man Abbildungen von Tieren, die zur Geburtserleichterung mit Akupunktur behandelt wurden. Dieses Wissen wurde aber bei uns nicht weiter systematisch entwickelt und ist später völlig abhanden gekommen.

In den 1972 in China entdeckten Mawangdui-Gräbern aus der Han-Zeit um 187 v. Chr. wurden Schriftrollen gefunden, in denen bereits Fruchtbarkeit, Schwangerschaft und Geburt ausführlich erörtert wurden. In China hat sich die Medizin seitdem in ungebrochener Tradition weiter entwickelt und verfeinert, sie wurde systematisiert und schriftlich niedergelegt. Zur Zeit der Herrschaft von Huang Di (2600 v. Chr.), dem Gelben Kaiser, hatte die Akupunktur bereits einen Höhepunkt erreicht. Unter seinem Einfluss entstand der »Klassiker des Gelben Kaisers zur Inneren Medizin«, *Huangdi Neijing*, die früheste medizinische Schrift und »Bibel« der chinesischen Medizin. In diesem Werk, das wahrscheinlich über mehrere Generationen zusammengetragen wurde und zwischen 475 und 221 v. Chr. niedergeschrieben wurde, ist ein Dialog zum Thema menschliches Leben, Krankheit und Heilung zwischen dem legendären Gelben Fürsten und seinem medizinischen Ratgeber und Minister *Qi Bo* dargestellt. Darin stellt der Gelbe Kaiser unbefangene Fragen (*Suwen*) und sein Minister antwortet. Im Dialog erörtern die beiden ein ganzheitliches Bild des menschlichen Lebens. Die großen Prinzipien der chinesischen Medizin wie die fünf Wandlungsphasen, *Yin* und *Yang*, *Qi* und die Meridiane sind darin bereits erwähnt. Schon hier findet man eine Ausführung über den Blutkreislauf des Menschen sowie eine frühe Arzneimittellehre und Empfehlungen zur Pflege der Gesundheit (*Yang Sheng*). In dem Teilwerk *Lingshu* – »Klassiker der Akupunktur« – werden zudem die Lage der Meridiane, Akupunkturpunkte, Akupunkturtechniken und Moxibustion beschrieben. Die Texte stellen auch heute noch die Grundlage der chinesischen Medizin dar.

Im *Shennong Bencao Jing* aus dem 2. Jahrhundert werden Heilmittel erstmals systematisch aufgelistet.

Während der Umwälzungen des letzten Jahrhunderts verlor die chinesische Medizin fast den Kontakt zu ihren Wurzeln. Die sogenannte traditionelle chinesische Medizin (TCM) wurde entgegen ihrer Bezeichnung erst unter Mao entwickelt. Wie Prof. Heiner Frühauf betont, wurde die heute in China praktizierte »TCM« unter politischen Gesichtspunkten geschaffen. Zudem besteht die Gefahr, dass sie sich zu stark an westliche Diagnosen und einer materiellen Denkweise ausrichtet, wodurch die Komplexität der klassischen Theorie verflacht und immer mehr verwässert wird (*www.classicalchinesemedicine.org*). So stellt Akupunktur mit starr festgelegten Punktekombinationen lediglich vor und nach dem Embryotransfer ein Beispiel dar, bei dem der individuelle und mehrschichtige, die ganze Person umfassende Behandlungsansatz verloren geht. Die Begriffe traditionelle chinesische Medizin (TCM) und chinesische Medizin (CM) werden in diesem Buch trotzdem parallel verwendet, da der Begriff TCM bei uns bereits eingeführt und verbreitet ist.

Entwicklung von Theorien der Fruchtbarkeitsstörungen in der chinesischen Medizin

»Wenn es zwei Geister (Yin und Yang) gibt, die miteinander in Fehde liegen und dann aufeinander treffen, um konkrete Gestalt anzunehmen, wird ein Fötus im Leib entstehen, und das, was dafür ausschlaggebend ist, ist die Essenz.« (Lingshu)

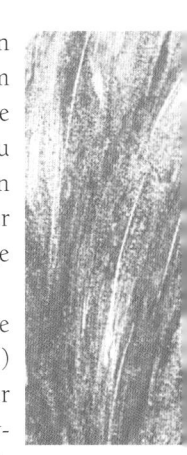

Schon im Werk »Buch von Bergen und Meeren« aus der Periode der Kämpfenden Staaten (476–221 v. Chr.) werden Heilpflanzen zur Behandlung von Unfruchtbarkeit erwähnt. Im »Klassiker des Gelben Kaisers« (Kapitel 60) werden bereits Theorien für eine gesunde Fortpflanzung der Frau formuliert: »Wenn das Lenkergefäß beschädigt ist, wird die Frau unfruchtbar sein.« Erste Theorien zu Amenorrhö und Menstruationsstörungen wurden in dieser Zeit entwickelt. In den folgenden Jahrhunderten wurden weiteres Wissen über Unfruchtbarkeit zusammengetragen und verschiedene Theorien und Therapievorschläge entwickelt und schriftlich niedergelegt.

Durch die Jahrhunderte wurden diese Theorien verfeinert und weitere Gesichtspunkte hinzugefügt. So wird im »Klassiker vom Puls« (*Maijing*) von *Wang Shu-he* (3. Jh. n. Chr.) Kälte im Unterleib für Unfruchtbarkeit verantwortlich gemacht und ein ursächlicher Zusammenhang zwischen der Menge des Körperfetts (vergleichbar dem heutigen Body-Mass-Index) und der Fruchtbarkeit der Frau gesehen. Ferner wurde z. B. im »Systematischen Klassiker der Akupunktur und Moxibustion« (*Zhen Jiu Jia Yi Jing*, ca. 300 n. Chr.) von *Huang Fu Mi* Unfruchtbarkeit auf Blutstau durch Kälte zurückgeführt und empfohlen, diesen mit Akupunktur und Moxibustion zu behandeln.

Ca. 600 n. Chr. (Sui-Dynastie) wurde von *Chao Yuan Fang* im Buch »Behandlung von Ursachen und Symptomen von Krankheiten« (*Zhubing Yuanhoulun*) Unfruchtbarkeit mit der Überbelastung durch das Eindringen der sechs Übel (Kälte, Hitze, Wind, Feuchtigkeit, Trockenheit, Schleim) begründet. Auch Ursachen für die Unfruchtbarkeit des Mannes werden erstmals deutlich genannt.

Während der Tang-Dynastie (618–906 n. Chr.) legte der Arzt und daoistische Priester *Sun Simiao* (581–682) in seinem Werk »Wesentliche Rezepturen für Notfälle, die 1000 Goldstücke wert sind« (*Beiji Qianjin Yaofang*) ein ganzes Programm zum Vermeiden und Behandeln von Fruchtbarkeitsstörungen (chin. *Qui Zi*, »Suche nach dem Kind«) und Schwangerschaftskomplikationen vor. Darüber hinaus ging er auf die Methoden zur »Bestimmung des richtigen Zeitpunktes der Empfängnis« ein. Sehr ausführlich beschäftigte sich der »König der chinesischen Medizin« auch mit dem Schutz und der Pflege des weiblichen Körpers sowie störenden Einflüssen. Seine Sorge galt der wichtigen Aufgabe der Frau, das »Leben zu pflegen und wachsen zu lassen« und die Verbindung zwischen Ahnen, Gegenwart und Zukunft zu gewährleisten. In seinem Nachfolgewerk *Qianjin Yiifang* finden sich Kräuterrezepturen speziell für Frauen. *Sun Simiao* befand, dass Kinderlosigkeit aufkommt, wenn die Gräber nicht geehrt werden, das jährliche Schicksal (astrologische Stellung) der Ehepartner sich in einer Beziehung der gegenseitigen Eroberung befindet und wenn einer von beiden krank (im Leerezustand) ist. Nach *Sun Simiao* sind beide Partner gleichermaßen verantwortlich für die Entstehung eines Kindes.

Während der Song-Dynastie (960–1279) entwickelte sich die chinesische Medizin zu dem weiter, was wir heute kennen. Vom Volksarzt *Chen Ziming* wurde 1237 in seinem Werk »Das komplette Buch der wirksamen Verordnungen von Frauen« (*Fu Ren Liang Fang*

Da Qan) die Bedeutung des Konzeptions- und des Durchgangsgefäßes für die Fruchtbarkeit hervorgehoben. Dieses Werk, in dem das gesamte damals bekannte Wissen der Frauenheilkunde zusammengefasst wurde, beschäftigt sich mit den Besonderheiten des weiblichen Organismus und enthält u. a. Kapitel über Menstruationsstörungen, Unfruchtbarkeit und Schwangerschaftsprobleme: »Wenn man veranlasst, dass Harmonie zwischen innen und außen herrscht, dann bekommt man Kinder.«

Ca. 1200 n. Chr. (Jin- und Yuan-Zeit) hob der berühmte Arzt *Zhu Dan Xi* (1281–1358) Schleim und Feuchtigkeit als wichtige Faktoren der Unfruchtbarkeit hervor. Die Feuchtigkeit zu trocknen und den Schleim auszutreiben, solle vordergründig bei der Behandlung sein. Zudem betonte er, dass bei Frauen das »*Yin* oft in Mangel ist, woraufhin das *Yang* in Fülle gerät«, weshalb er auch als eines der wichtigsten Therapieprinzipien das Nähren des *Yin* empfahl.

In der Ming-Zeit (1368–1644) wurden die Frauen in den Haushalt verbannt und die Ärzte konnten sie nur noch auf Distanz untersuchen, indem die Frauen (hinter einem Vorhang) an einer Puppe die schmerzenden Stellen zeigten. In dieser Zeit verfasste der Arzt *Wan Quan* (1500–1585) ein Werk mit dem Titel »Prinzipien zur Vermehrung der Nachkommenschaft« (*Guangsi Ji Yao*) und *Yuan Huang* (1533–1606) – ebenfalls ein Arzt – den »Wahren Führer zum Gebet um Nachkommenschaft« (*Qisi Zhenquan*). Aus der gleichen Periode stammt ein Werk des Arztes *Xue Ji*: »Zusammenfassung über Gynäkologie und Geburtshilfe« (*Nu Ke Cuo Yao*), ferner schrieb *Wan Quan* auch noch die »Geheimen Rezepte für Frauen« (*Fu Ren Mi Ke*). Letzterer beschreibt in seinen Fallgeschichten die Voraussetzungen, damit ein Paar ein Kind empfangen könne: »Der Mann soll sein Herz reinigen und sein sexuelles Verlangen kontrollieren, um die Essenz zu nähren, die Frau soll ihren Geist beruhigen und das *Qi* zur Ruhe kommen lassen, damit das Blut genährt wird.« *Wu Zhi Wang* fasste 1620 die früheren Werke zum Grundlagenwerk »Kompendium für die Behandlung von Frauenkrankheiten« (*Ji Yin Gang Mu*) zusammen und beschäftigte sich mit den Emotionen bei der Entstehung von Unfruchtbarkeit.

In der Qing-Zeit (1644–1911), der letzten chinesischen Kaiserdynastie, wird im Buch »Goldener Spiegel der Medizin« (*Yizong Jinjian*) von *Wu Qian* beschrieben, wie Kälte- und Hitze-Übel den Uterus befallen und dadurch eine Schwangerschaft unmöglich machen, oder sich zu viel Schleim in der Uterushöhle ansammelt und diese für eine Schwangerschaft blockiert. Der berühmte Gynäkologe *Fu Qing Zhus* (1607–1684) setzt sich in seinem Werk »Gynäkologie des Fu Qing Zhu« (*Fuqing Zhu Nu Ke*) für die Qualitätssicherung von ärztlichen Behandlungen (ähnlich den heutigen Zertifizierungen) ein und beschreibt einfache Rezepte gegen Unfruchtbarkeit, die auch heute noch häufig angewendet werden. Gegen Ende der Qing-Zeit befasste sich der Anatom *Wang Qing Ren* in seinem Werk »Korrekturen der Fehler aus der medizinischen Welt« (*Yi Lin Gai Cuo*) intensiv mit dem Konzept der *Xue*-Stase (s. Seite 376) und befürwortet bereits eine Integration westlicher und chinesischer Vorstellungen.

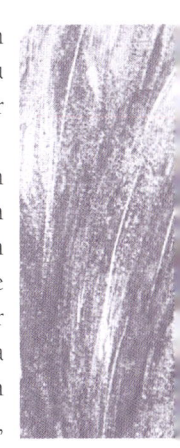

Des Öfteren wird in klassischen Texten die Bedeutung von Sexualität in harmonischem Maß für die Gesundheit betont. Bei zu wenig befriedigendem Sex komme die Frau zu keinem Ausgleich, das Blut stagniere und die Knochen würden geschwächt. Darunter könne die Fruchtbarkeit leiden oder verloren gehen.

Männliche Unfruchtbarkeit wurde weniger intensiv untersucht, sondern eher, wenn sexuelle Funktionsstörungen damit einhergingen, behandelt. Es wurden aber schon früh Kräuterrezepte gegen die Unfruchtbarkeit von Mann und Frau entwickelt, die heute noch aktuell sind. So wird das Dekokt zum Wärmen der Menses (*Wen jing tang*) oder die Pille mit Zimtzweigen und Poria (*Gui zhi fu ling wan*) auch heute gerne verordnet. Die Rezeptur »Bupleurum und Dang Gui« (*Xiaoyao san*) entwickelte sich in den letzten Jahren in China zur wichtigsten Verschreibung bei durch Stress ausgelöster Unfruchtbarkeit bei Männern und Frauen. (Lesen Sie mehr zu den klassischen chinesischen Rezepturen in Kapitel 11, Seite 494–501.)

Orientierung an der Natur

Wahrscheinlich wurden viele medizinische Behandlungen in China aus Beobachtungen der Natur entwickelt – viele *Qi-Gong*-Übungen ahmen Bewegungen der Tiere nach und sind nach ihnen benannt, Geschichten über Tiere ranken sich um die Entdeckung von Heilwirkungen. Die alten Chinesen beobachteten die Natur sehr sorgfältig und genau und versuchten, ihre Wahrnehmungen zu ordnen, die wechselseitigen Wirkungen zu erklären und ein allgemeines Wirkungsprinzip hinter allen Erscheinungen zu finden. Die Natur wurde nicht als Untertan des Menschen gesehen, den es zu unterwerfen und in den Griff zu bekommen galt, sondern vielmehr wurde der Mensch als Teil der ihn umgebenden Natur verstanden, nach deren Gesetzmäßigkeiten er sich richten musste. Im alten China wurde ein System von vielfältigen Entsprechungen entwickelt, die sich im Naturgeschehen beobachten lassen, und so werden Vorgänge im Körper und aus der Natur mit bildhaften Vergleichen beschrieben. Ähnliche Methoden der bildhaften Sprache verwenden unsere Dichter, aber auch die moderne Chaostheorie entdeckte solche Parallelen wie zwischen Flussläufen und Gefäßsystemen.

Zwar beobachteten die Chinesen Gegensätze wie z. B. Tag und Nacht, Mann und Frau, jung und alt, sie gingen aber von einer grundsätzlichen Einheit der Erscheinungen aus. Das Werden und Vergehen von Leben und Materie sowie die Wechselwirkung zwischen Materie und Energie beschäftigte die Chinesen sehr früh. Eigentlich sind es sehr moderne Gedanken, in Wechselwirkungen und Kreisprozessen zu denken. Obwohl viele Begriffe der TCM wie *Qi* und Netzbahnen, wenn man sie zum ersten Mal hört, fremdartig klingen, können einige Parallelen der Denkansätze in der modernen Physik gefunden werden. In der TCM wurde empirisch im Laufe der Jahrtausende eine komplexe Theorie innerer vegetativer Funktionsabläufe des Organismus entwickelt, wie sie bei der Wechselwirkung eines Individuums mit seiner Umgebung in Erscheinung treten. Daraus entwickelten die

Chinesen ein vom Prinzip her sehr einfaches und logisches Therapiekonzept, welches aber zur Umsetzung einer sehr ausgefeilten Diagnostik und Behandlung bedurfte, hier reduziert auf ein Beispiel:

Wo man zu viel Hitze (*Yang* – z. B. durch eine Entzündung) findet, muss man Hitze entziehen, ohne gleichzeitig ein neues Ungleichgewicht (nach dem Verständnis der westlichen Medizin also unerwünschte Nebenwirkungen) hervorzurufen. Dies bedeutet, dass jeder Mensch eine ganz individuelle Behandlung genießt, auch wenn die gleichen Symptome bei mehreren Patienten ein und dasselbe Krankheitsbild zu sein scheinen. Menstruationsschmerzen können z. B. ganz verschiedene Ursachen haben und verschiedene Behandlungen erfordern. In westlichen wissenschaftlichen Studien werden individuelle Unterschiede dagegen selten berücksichtigt, wenn etwa ein Mittel gegen Menstruationsschmerzen getestet wird. Alle Patientinnen erhalten dasselbe Mittel. In den Studien zeigt sich dann vielleicht, dass es in einer bestimmten Zahl der Fälle wirkt. Liegt diese Prozentzahl über der einer Kontrollgruppe, nennt sich dies dann statistisch signifikant. Würde man nach der chinesischen Medizin die Patienten differenzieren, könnte man feststellen, für welche Disharmoniemuster oder Personen das Medikament geeignet ist und für welche nicht. Erfahrene Hausärzte handeln eher nach ihrer persönlichen Erfahrung bei der Verordnung von Heilmitteln, da sie sich öfter und länger mit ihren Patienten beschäftigen, als dies in den herkömmlichen Studien üblich ist.

Krankheitsvorsorge – Gesundheitspflege

»Der gute Arzt verhütet Krankheiten, der mittelmäßige unterdrückt drohende Krankheiten, der schlechte behandelt den Kranken.« (chinesisches Sprichwort)

Chinesische Ärzte waren immer sehr bemüht, dass ihre Patienten gesund blieben, denn dafür wurden sie bezahlt, nicht jedoch, wenn die Patienten krank waren. Daher entwickelten die Ärzte vor allem Vorsorgemaßnahmen zum Erhalt der Gesundheit ihrer Patienten. Der Mensch selbst übernahm im alten China zudem eine große Eigenverantwortung für sein Wohlbefinden und delegierte Gesundheit und Krankheit ungern an Spezialisten. Über Ernährung, Bewegung und Akupressur konnte jeder selbst sehr viel zum Gesundbleiben beitragen – Erkenntnisse, die auch bei uns in letzter Zeit einen höheren Stellenwert erlangt haben. Eine Verlängerung des Lebens (Anti-Aging) durch Lebenspflege (*Yang Sheng*) galt von alters her als hohes Lebensziel.

Sein Leben an kosmologischen Rhythmen (Tageszeit, Jahresverlauf) auszurichten, wird dabei als wesentlich für ein langes, gesundes Dasein gesehen. Im *Neijing* wurde ein System erwähnt (heute als Organuhr bezeichnet), mit maximalen und minimalen *Qi*-Bewegungen der zwölf Meridiane im Tages- und Jahresverlauf. Jedes Organ (Funktionskreis) hat im Tagesverlauf ein Hochphase und zwölf Stunden später eine Tiefphase. – Erkenntnisse, die von den Forschungen der modernen Chronobiologie untermauert werden. Alle Körper-

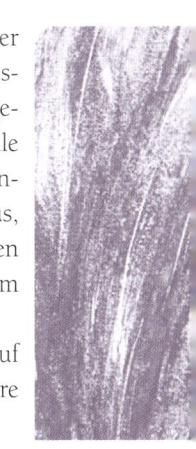

funktionen und Körperzellen folgen kosmischen Rhythmen, ticken im Takt biologischer Uhren wie etwa dem Tag-Nacht-Rhythmus und dem Jahreszeitenrhythmus. Auch die Ausschüttung von Hormonen wie Cortisol oder der Geschlechtshormone schwankt – angepasst an diese äußeren Rhythmen – im Tages- und Jahresverlauf erheblich. Asthmaanfälle sind am häufigsten morgens zwischen 4 und 5 Uhr, wenn nach der Organuhr das Lungen-Qi am höchsten und das Blasen-Qi am niedrigsten ist. Die Chronobiologie fand heraus, dass der Cortisolspiegel zu diesem Zeitpunkt am niedrigsten ist. In den Morgenstunden sind die Spermienbefunde am besten, Schwangerschaften entstehen am häufigsten im Monat März.

Gesundheit basiert, wie der Chronomediziner Prof. Maximilian Moser betont, auf Dynamik, und Dynamik heißt intakte innere Rhythmen, die an rhythmische äußere Lebensvorgänge angepasst sind (Moser et al. 2004).

Unterschiede im westlichen und östlichen Denken

»Die Chinesen sind überlegen im Beobachten, wir im Erdachten; tauschen wir die Gaben aus und entzünden wir Licht am Lichte.« (Gottfried Wilhelm Leibniz, 1646–1716, Universalgelehrter)

Westliche Medizin
Die westliche Medizin beschäftigt sich vorwiegend mit dem, was man sehen und messen kann. Ihr Weltbild ist eher mechanisch. Dies entspricht einem Denkansatz, der in der wissenschaftlich-physikalischen Welt des 19. Jahrhunderts vorherrschte, als sich unsere Schulmedizin entwickelte. »Ich muss einfach funktionieren« oder »meine Gebärmutter funktioniert nicht richtig« sind Worte, die dieses Weltbild ausdrücken. In der Sterilitätsbehandlung werden »Zyklen gefahren« und »optimiert«. Und der Kinderwunsch wird auf das Funktionieren von Eierstöcken und Gebärmutter reduziert. Wahrscheinlichkeitsrechnungen und Statistik beherrschen mittlerweile das ärztliche Denken. Fehler werden gesucht und gefunden, verbessert und repariert und im Notfall Ersatzteile eingebaut und Gene umgebaut.

Krankheitsbekämpfung
»… auf in den Kampf, ich will schwanger werden!!« (aus einem Internetforum)

Seit dem 17. Jahrhundert, als René Descartes den Dualismus von Geist und Materie vertrat, wird im Westen an der Trennung von Körper und Seele festgehalten. Der Mensch steht nach dem westlichen Denken und der religiösen Tradition im Kampf mit der Natur, die er sich untertan machen muss. Krankheiten, wozu laut WHO auch die Unfruchtbarkeit zählt, werden bekämpft. »Besiege die Unfruchtbarkeit« lautet sogar der Titel eines Buches der bekannten amerikanischen Mind-Body-Therapeutin Alice Domar. Selbst der eigene Körper erscheint mit dieser Blickrichtung schnell als Feind, der bekämpft und optimiert werden muss, um besser zu funktionieren.

Das Hauptgewicht unserer medizinischen Anstrengung resultiert aus einem Kampf ums Überleben, entsprechend ist das Hauptaugenmerk unserer Medizin auf die Verhinderung des Todes ausgerichtet. Die Reproduktionsmedizin hat sozusagen Neuland betreten, da sie sich mit dem Werden von Leben beschäftigt, jedoch immer noch aus der alten Kampfeshaltung heraus. Diese eigentlich männliche Sicht der Welt bedarf auch eines gewissen Gefühls der Überlegenheit dem Gegner gegenüber, ausgedrückt in: »Ich muss die Sterilität in den Griff bekommen.«

Bei der Seuchenbekämpfung, bei der es einen klaren äußeren Feind gibt, erwies sich dieser Denkansatz überaus erfolgreich. Die Antibiotika sind erfolgreiche Waffen im akuten Kampf gegen böse winzige Eindringlinge. Bei chronischen Erkrankungen und Funktionsstörungen, wenn viele verschiedene und vor allem innere, emotionale Wechselwirkungen eine Rolle spielen, stößt diese Sichtweise an ihre Grenzen. Der »Kampf gegen den Krebs« tritt seit Jahrzehnten trotz immenser Forschungssummen und neuer, kostspieliger Wunderwaffen in weiten Bereichen auf der Stelle. Und auch die Wunderwaffen Antibiotika werden durch zu häufigen Gebrauch stumpf.

Ein Vergleich des westlichen Denkansatzes mit der traditionellen chinesischen Medizin am Beispiel der Unfruchtbarkeit zeigt die nachfolgende Tabelle:

Tabelle 2:   Vergleich westlicher Denkansatz vs. TCM am Beispiel Unfruchtbarkeit

	westliche Reproduktionsmedizin	traditionelle chinesische Medizin
Definition Unfruchtbarkeit	Krankheit	keine Bedingung für Schwangerschaft
Interesse	Befund	Befinden
Fokus der Diagnose	Störung und Fehler der Fortpflanzungsorgane und Hormone	inneres Ungleichgewicht
Behandlungsansatz	Hormonhaushalt normalisieren	innere Harmonie herbeiführen
Blickrichtung	Details, Laborwerte, Ultraschall	Zusammenhänge, Funktionsabläufe, subjektive Wahrnehmungen der Patientin
Vorgehen	reparieren lassen	Selbstaktivität und Selbstheilungskräfte fördern
Blickpunkt	Unfruchtbarkeit	Frau mit Fruchtbarkeitsstörung
Strategie	Unfruchtbarkeit bekämpfen	Fruchtbarkeit fördern
Maßstab	Statistik, Vergleich mit anderen als Norm	individuelles Wohlbefinden als Norm
Arzt-Patienten-Beziehung	vorschreibend	partnerschaftlich
medizinische Sprache	bewertend, urteilend	wahrnehmend, einfühlsam

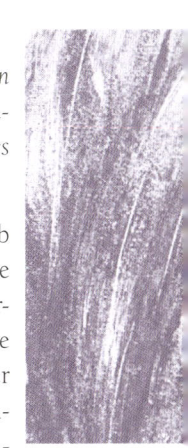

Neue ganzheitliche Wege der Medizin

»Wer an ganzheitlicher Heilkunde interessiert ist und seine Selbstwahrnehmung verfeinern möchte, wird Leib und Seele eher als eine Einheit denn als getrennt sehen. In den meisten Fachgebieten der Medizin werden der Leib und die Seele aber als etwas grundsätzlich Verschiedenes betrachtet.« (Prof. Rolf Verres 2005)

Leider erfahren viele Kinderwunschpatienten die Begrenztheit und Trennung von Leib und Seele im westlichen Denkansatz im wahrsten Sinne am »eigenen Leib«. Andere Wege sucht die psychosomatische Medizin, aber auch die moderne Hirn- und die Schmerzforschung. Viele engagierte Ärzte, die wirklich um das Wohl ihrer Patienten besorgt sind, wie z. B. der bekannte amerikanische Herzspezialist Bernard Lown, der französische Forscher David Servan-Schreiber oder Prof. Rolf Verres, vermitteln dies in ihren Büchern. Medizinkongresse wie der Kongress »Endometriose – Chinesische Medizin – Reproduktionsmedizin« der Stiftung Endometrioseforschung beziehen ebenfalls schon ganzheitliche Ansätze mit ein. Und viele Ärzte versuchen, eine komplementäre Medizin aufzubauen und wissenschaftlich abzusichern. Die Akupunktur erfährt mittlerweile eine große Akzeptanz in der Bevölkerung und es gibt neben zahlreichen privaten Gesellschaften auch an deutschen Hochschulen, wie in Witten-Herdecke und Berlin, die Möglichkeit, TCM zu studieren.

Führende Kinderwunschzentren haben das Dilemma der westlichen Medizin sehr wohl erkannt. Sie versuchen, in ihrer Praxis eine ganzheitliche Sicht in ihre Behandlung zu integrieren und bieten z. B. Akupunkturbehandlungen oder psychotherapeutische Unterstützung an und nehmen TCM-Ärzte in ihr Team auf. Auch die psychosomatischen Leitlinien (*www.bkid.de*) fordern die Integration der Psychosomatik in den Kinderwunschzentren. Aber leider spielen die sanften, ganzheitlichen Methoden in den Praxen immer noch ein Schattendasein im Angesicht der »richtigen, machtvollen Medizin«.

Innere Kommunikation der traditionellen chinesischen Medizin

Die TCM beschäftigt sich mit dem verborgenen Wesen der Dinge im Innern, mit den Funktionsabläufen und dem Zusammenspiel verschiedener Wirkfaktoren in einem lebenden Organismus. Die chinesische Medizin hat vor allem im Blickpunkt, was man wahrnimmt, wenn man in sich hineinfühlt und -horcht. Ein bildhafter Vergleich aus der Computerwelt: die TCM beschäftigt sich mit der Software, die westliche Medizin mit der Hardware. Und wer mit Computern zu tun hat, weiß, wie oft ein Absturz durch die Software bewirkt wird und eher seltener durch die Hardware.

Im Blickpunkt der TCM steht also das subjektive Empfinden. Aber auch der Beziehung des Patienten zu seiner Umwelt wird großer Wert beigemessen. Krankheitssymptome werden u. a. auf äußere Einflüsse von Wind, Kälte, Hitze, Trockenheit oder Feuchtigkeit zurückgeführt. Diese Bezüge benützen wir in der Umgangssprache und sprechen von Erkaltung oder Hitzschlag. Auch wir erleben eine Erkältung als komplexe Beeinträchti-

103

gung. Wir fühlen uns müde, da die Energie betroffen ist, die Stimmung wird negativ, man fühlt sich sterbenselend, die Muskeln schmerzen etc.

Die chinesische Medizin beschäftigt sich v. a. mit Wechselwirkungen und Funktionszusammenhängen. Den Menschen betrachtet sie als lebendes Individuum, als untrennbare Einheit von Körper, Geist und Seele. Das meint, dass alles miteinander untrennbar verbunden ist. Tritt im Geist ein Ungleichgewicht auf, wird dies rasch die Energie beeinflussen und bald den Körper. Diese Ideen finden sich bei uns, allerdings noch in einem »Embryonalstadium«, in der modernen Psychoneuroimmunologie und der psychosomatischen Medizin wieder. Gleichzeitig betrachtete die chinesische Medizin den Mensch als Teil einer umfassenden kosmischen Ordnung, in der sich selbst die kleinsten Teilchen gegenseitig beeinflussen und in Wechselwirkung stehen.

Körper und Seele stellen eine Einheit dar

Der Mensch wurde in der chinesischen Medizin immer als in seine Umgebung eingebettet verstanden, deshalb war es wichtig, auf Wechselwirkungen zwischen Makro-und Mikrokosmos zu achten. Der Organismus wurde als lebendiges System aufgefasst, bei dem Körper und Seele eher als sich ergänzende und ineinandergreifende Aspekte eines Gesamtgeschehens verstanden wurden.

In der TCM gab es früher folgerichtig auch keine reinen Spezialisten für bestimmte Organe, jedoch gewisse Spezialisierungen: Ärzte, die »unterhalb des Kleidergürtels behandeln« oder »Brust-Ärzte«, würden wir heute als Gynäkologen bezeichnen. Oft waren dies Frauen, die von männlichen Kollegen beaufsichtigt wurden. Heute sind viele TCM-Ärzte gleichzeitig schulmedizinisch ausgebildete Fachärzte und kombinieren die chinesische Medizin mit ihren westlichen Fachkenntnissen.

Beobachtungen von vielen hundert Generationen von Ärzten verdichteten sich im Laufe der Jahrtausende zu einem komplexen Medizinsystem. Allmählich entdeckten die Ärzte die Zusammenhänge der Krankheitsentstehung und entwickelten nach und nach viele Techniken, um die innere Harmonie auszugleichen und das Leben zu verlängern. Ausgeglichenheit bzw. Unausgeglichenheit verwenden wir auch im Westen als Zustandsbeschreibung. Aber das Streben nach Harmonie hat in unserem Denken oft schon einen psychopathologischen Anstrich und wird schnell als Harmoniesucht bezichtigt. Nüchterne wissenschaftliche Begriffe wie Homöostase, was den gleichen Prozess darstellt, sind etwas unverfänglicher.

Als Norm gilt in der TCM das Wohlbefinden des Individuums. Brustspannen oder prämenstruelle Beschwerden sind daher in der TCM nicht normal, auch wenn nach westlicher Statistik ein Drittel bis die Hälfte aller Frauen davon betroffen ist und PMS daher bei vielen als »normal« gilt. Viele Frauen bei uns haben sich schon mit PMS und Menstruationsschmerzen abgefunden und sprechen salopp von »Ich habe wieder meinen monatlichen Blues«.

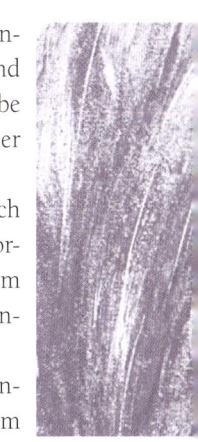

Überhaupt kann man mit Begriffen aus der Umgangssprache dem chinesischen Denken eher nahe kommen wie z. B. »der Schreck geht an die Nieren«, »vor Ärger grün und blau werden«, »Musik geht unter die Haut«, »mir stellen sich die Haare auf«, »ich habe die Nase voll«, »ich habe viel um die Ohren«, »die Angst sitzt mir im Nacken« oder schließlich: »die Kinderwunschbehandlung geht an die Substanz«.

Bei der Entwicklung der TCM standen insbesondere die Lebensverlängerung durch Lebenspflege (*Yang Sheng*, s. Seite 100) sowie eine Steigerung der Lebensqualität im Vordergrund. Ein Maximum an Gesundheit und Lebensdauer ist nur in Harmonie mit dem Kosmos zu erreichen bzw. durch Harmonie im »Mikrokosmos Mensch« sowie des Menschen mit seiner Umgebung.

Die TCM ist ein lebendiges, trotz einer jahrtausendealten Tradition sich ständig wandelndes und weiter entwickelndes Medizinsystem. Manche Verfahren wie die von dem Franzosen Paul Nogier entdeckte Ohrakupunktur oder die Laserakupunktur wurden bereits im Westen entwickelt und werden nun in China übernommen.

Grundlegende Begriffe der TCM

»Der Himmel hat 3 Schätze: die Sonne, den Mond und die Sterne.
Die Erde verbirgt 3 Schätze: das Wasser, das Feuer und die Erde.
Der Mensch lebt dank 3 Schätzen: Energie QI, Essenz JING und Geist SHEN.« (Neijing)

Nach der chinesischen Medizin ist das Funktionieren von Körper und Geist das Ergebnis des Zusammenwirkens bestimmter Lebenssubstanzen, die drei Schätze genannt. Es handelt sich um die Energie *Qi*, den Geist *Shen* und die Essenz *Jing*. Vernünftige Nutzung und richtiger Umgang mit diesen Schätzen schenken uns ewige Freiheit.

Was bedeutet *Qi*?

»Der Mensch lebt inmitten von Qi, und das Qi erfüllt den Menschen. Tagsüber zirkuliert das Qi an der Körperoberfläche, nachts im Körperinnern« (Neijing)

Die chinesische Medizin beschäftigt sich mit dem Energiezustand des Körpers. Dies entspricht nach unserem Verständnis der Energie, die in und zwischen den Zellen fließt, in den Nerven geleitet, beim Atmen aufgenommen und im Blut transportiert wird und allen Organen ihre Funktion und ihre Zusammenarbeit ermöglicht. Das »wahre Qi« umfasst letztlich alle gesunden Funktionen des Körpers.

Der chinesische Begriff *Qi* (sprich: Tschi) ist sehr schwer zu übersetzen und umfasst alle dynamischen Prozesse und Wechselwirkungen im Körper. Das Schriftzeichen für *Qi* bedeutete ursprünglich »Dämpfe aus Reis« und nahm im Laufe der Zeit verschiedene Bedeutungen an. Für *Qi* wird im Deutschen oft Energie oder Lebenskraft verwendet. Der altdeutsche

Begriff Odem, der alles durchströmt und belebt, drückt in etwa das aus, was *Qi* umfasst.

In der TCM werden einige *Qi* unterschieden. Das Ursprungs-*Qi* (*Yuan Qi*), das die Eltern ihren Kindern mitgeben, wird in den Nieren gespeichert und entspricht in etwa unserem genetischen Erbe. Das Nahrungs-*Qi* (*Gu Qi*) wird mit der Nahrung aufgenommen und hält den Körper warm, und das Atem-*Qi* (*Kong Qi*) gelangt über die Lunge in den Körper und verbindet sich mit dem Nahrungs-*Qi*. Zudem gibt es das Abwehr-*Qi* (*Wei Qi*), entsprechend unserer Immunabwehr, und das Aufrechte *Qi* (*Zhong Qi*), das alle Organe an ihrem Platz hält und die Körperfunktionen ermöglicht.

Diese Vorstellung verwendet andere Begriffe für die Vorgänge im Organismus. Wir im Westen sprechen von Sauerstoff, den wir über die Lunge aufnehmen und Brennstoffe bzw. Kalorien, die über die Nahrung in den Körper gelangen und die dann als Nährstoffe (wie Glukose etc.) und Sauerstoff im Blut zu allen Organen transportiert werden.

Aber im Gegensatz zu dem messbaren Sauerstoff und Kalorien ist mit *Qi* eine spürbare Energie gemeint. Wir drücken dies aus, wenn wir sagen, »ich bin energielos« oder »kraftlos« oder aber »jemand sprüht vor Lebenskraft«. Für die Chinesen ist *Qi* kein esoterisches Konstrukt, sondern etwas Erfahrbares, das auch in speziellen Körperübungen gelenkt werden kann.

Qi wird aber auch als Kraft verstanden, das *Zhen Qi* als die wirkliche Widerstandskraft eines Menschen, oder die schädigende Kraft *Xie Qi*, die in den Körper eindringen kann (Wind, Feuchtigkeit, Kälte, Hitze, Trockenheit).

Qi-Blockade und *Qi*-Mangel

»Qi kann nur erkannt werden, wenn es sich manifestiert, wenn es sich physiologisch und pathologisch materialisiert.« (Neijing)

Die Energie fließt im Körper in Energieleitbahnen, sogenannten Meridianen. Fließt *Qi* ungehindert, ist der Mensch gesund, kommt es aus irgendeinem Grund zu einer Blockade, entsteht eine Krankheit. Schmerzen werden immer auf einen Stau im Fluss des *Qi* zurückgeführt. Liegt ein *Qi*-Mangel vor, verspürt man Lethargie und Müdigkeit.

Jedem Organ kommt sein eigenes *Qi* zu, das in einer ganz bestimmten Richtung fließt. Rebellierendes *Qi* bedeutet, dass sich das *Qi* gegen seine normale Richtung bewegt, wie extrem aufsteigendes Leber-*Qi*, das als Kopfschmerz spürbar ist, aufsteigendes Magen-*Qi*, das zu Aufstoßen, Übelkeit und Erbrechen führt, sowie aufsteigendes Lungen-*Qi*, das Husten und Asthma hervorruft. Das Gefühl, zu wollen und nicht zu können oder eingesperrt zu sein, entspricht einer *Qi*-Blockade.

Genügend *Qi* ist auch notwendig, um den Fetus zu halten. Frauen, die Angst verspüren, kein Kind halten zu können, oder bei der Periode das Gefühl haben, die Gebärmutter falle nach unten heraus, drücken beispielsweise damit einen behandlungsbedürftigen *Qi*-Mangel aus.

Therapie des *Qi*

»Das Qi folgt der Aufmerksamkeit.« (Neijing)

Das Qi lässt sich durch die Vorstellungskraft lenken. Durch körperliche Übungen wie etwa beim *Qi-Gong* (Arbeit am *Qi*) und durch innere Bilder kann der Fluss des *Qi* beeinflusst und gelenkt werden. Aber auch durch Akupunktur lässt sich das *Qi* beeinflussen. Das bedeutet auch, dass nach dem Embryotransfer das sorgenvoll und zweifelnde In-sich-Hineinhorchen und die intensive Körperbeobachtung (»Hat es geklappt, hat es nicht geklappt?«) die Energie in den Zweifel oder Zwei-Willen-Zustand lenkt. Ablenkung, z. B. durch viel Arbeit, ist da oft hilfreicher. Auch moderne Schmerzforschungen ergaben, dass Schmerz allein durch die angstvolle Erwartungshaltung (»gleich wird die Monatsblutung wieder wehtun«) beeinflusst werden kann.

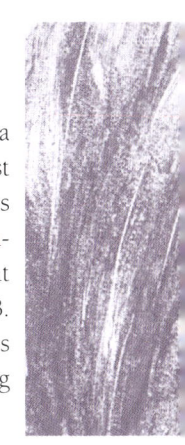

Was bedeutet *Xue*?

»Die Wirkung von Xue steht hinter jeder geistigen und körperlichen Funktion des Körpers, der Befeuchtung der Organe, dem Fokus des Bewusstseins, der mentalen Kontrollfunktionen – alle hängen von der Wirkung des Xue ab«. (Zhang Jingyue, 1563–1640, medizinische Autorität der Ming- und Qing-Zeit, zit. nach classicalchinesemedicine.org)

Xue (sprich: Hsiö) wird meist mit »Blut« übersetzt. Neben der roten Flüssigkeit, die in den Adern fließt und die man einem Bluttest unterziehen kann, zählen an materiellen Substanzen auch die Lymphe und alle intrazellulären Flüssigkeiten dazu. Aber mit *Xue* ist noch weit mehr gemeint. *Xue* stellt die dichte, materielle Form des *Qi* dar, es kann daher vom *Qi*, das es zum Fließen bringt, nie getrennt werden.

Mit Blut ist auch das gemeint, was das innere Wesen eines Menschen ausmacht und das die emotionalen Bande (die Blutbande) knüpft. Jeglicher Beziehungsstress belastet die Blutebene. In der Gefühlssprache sprechen wir von »heißblütigen Frauen« und »kaltblütigem Mord«, von »blutleeren Reden« und »Vollblutpolitikern«. Aber auch vom »Blut, das beim Schock in den Adern gefriert« oder von »jemandem, der Blut und Wasser schwitzt« oder »sich bis auf Blut ärgert«. Blut als innere Schicht – alle diese Assoziationen klingen beim chinesischen *Xue* mit.

»Blut ist die Seele eines Menschen, und wenn das Blut in Harmonie ist, hat die Seele ein Zuhause.« (chinesische Weisheit)

Xue bildet nach der TCM die Grundlage von Geist und Seele. Blut als gleichsam »heiliger Saft«, der die materielle Basis des Geistes darstellt, findet sich in allen traditionellen Kulturen wieder.

Jedem Funktionskreis kommt sein eigenes *Xue* zu. Die wichtigsten *Xue*-Organe stellen das Herz und die Leber dar. Das Herz lässt das *Xue* zirkulieren, die Leber ist für die Speicherung verantwortlich. *Xue* wird sehr leicht von den Gefühlen Ärger und Freude beeinflusst, Emotionen, die eng mit diesen *Xue*-Organen Herz und Leber verbunden sind. Auch unser Sprachgebrauch drückt diese enge Beziehung zwischen Blut und Herz aus, wenn wir sagen, »da blutet mir das Herz« oder »in diese Aufgabe habe ich mein Herzblut gelegt« oder jemand »ärgert sich bis aufs Blut«.

Auch *Xue* zirkuliert durch die Kraft des *Qi* ständig in den Meridianen und nährt, benetzt und bewahrt die verschiedenen Körperteile. Eine *Xue*-Schwäche kann daher zu einer Austrocknung der Organe führen.

Xue umfasst alle sich bewegenden und wandelnden Flüssigkeiten oder Säfte. Auch wir sprechen in der Umgangssprache von Saft (*Xue*) und Kraft (*Qi*). Ebenso fallen alle Substanzen, die im Blut transportiert werden, wie etwa die Hormone, unter den Begriff *Xue*, ferner auch die Mikrozirkulation.

Die drei Funktionskreise Herz, Leber und Milz sind für einen gesunden Blutkreislauf und die *Xue*-Produktion wesentlich. Das Blut wird daneben auch in der Niere gebildet. Ein wichtiges Hormon für die Blutbildung, Erythropoetin (EPO), wird übrigens in der Niere gebildet. Nach der TCM wird das *Xue* durch das Herz gleichmäßig durch den Körper gepumpt, durch die Leber gefiltert, gespeichert und freigesetzt und durch die Milz aus der Nahrung gefiltert und in den Bahnen gehalten.

Das *Xue* kann durch emotionale Probleme auf verschiedene Arten beeinträchtigt werden: Es kann in den Mangel geraten, sich stauen oder sich erhitzen oder erkalten. Wir drücken unsere Wahrnehmung des inneren Zustands anderer Menschen ähnlich aus, beispielsweise wenn wir von einem »blutleeren Gesicht« sprechen oder jemand als »blockiert« und »gehemmt«, »heißblütig« oder »kaltblütig« empfinden.

Xue und Fruchtbarkeit

»Wenn der Samen des Vaters und das Blut der Mutter sich treffen, vereinen sie sich und verdichten sie und werden zu einem Fetus im Bauch.« (Chang Huang, 16. Jh.)

Nach der alten chinesischen Vorstellung entsteht ein Kind, wenn die weiße Essenz des Mannes und das Blut der Frau sich im Uterus, dem »Palast des Kindes«, vereinen. Für eine Schwangerschaft ist eine ausreichende Versorgung mit *Xue* von immenser Bedeutung. Nur wenn genügend *Xue* vorhanden ist, kann die Frucht ernährt werden. Eine gute Durchblutung der Gebärmutter und eine dicke Gebärmutterschleimhaut sind auch nach westlicher Erfahrung für eine erfolgreiche Schwangerschaft wesentlich. Ein *Xue*-Mangel hat zur Folge, dass sich die Schleimhaut nicht adäquat aufbauen kann, um ein Kind zu ernähren. Ausreichend Blut und ein freier Blutfluss sind also für die Fruchtbarkeit wesentlich. Über Menge und Beschaffenheit des Blutes gibt die Regelblutung am besten Auskunft. Hormonstörungen betreffen ebenfalls das gesamte *Xue*. Während des weiblichen Zyklus findet monatlich ein Aufbau und Ausscheiden von *Xue* statt.

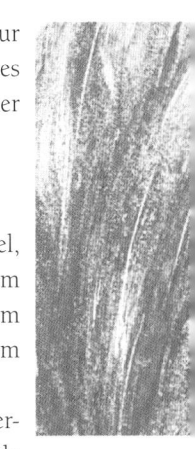

Xue wird besonders in Ruhephasen in der Leber gespeichert, um dann teilweise zur Gebärmutter zu fließen. Bei einem Leber-Blut-Mangel, der innerlich mit einem Gefühl des Kleinseins verbunden ist, bekommt der Uterus nicht genügend Blut, was sich in einer spärlichen, unregelmäßigen oder ausbleibenden Regelblutung zeigt.

Was verursacht *Xue*-Mangel?

Der Begriff »Blutmangel« in der TCM ist nicht gleichbedeutend mit unserem Blutmangel, der z. B. nach massivem Blutverlust oder bei Eisenmangel vorkommt. Mit Blutmangel im chinesischen Sinne ist vor allem die energetische Qualität des Blutes gemeint. Bei einem *Xue*-Mangel kann die materielle Basis des Körpers dem immateriellen Gegenspieler, dem *Qi*, kein angemessenes Zuhause bieten und es kommt zu Schlafstörungen.

Infolge von Blutverlusten während der Menstruation, bei Geburten und durch übermäßige geistige Belastungen neigen Frauen generell zu Blutmangel. Unzureichende Ernährung mit zu wenigen Proteinen ist weiterhin und war vor allem in China für Blutmangel verantwortlich. Blutmangel kann aber auch durch Blutstau, Stase des *Xue*, bedingt sein, der sowohl durch Kälte und als auch Hitze hervorgerufen worden sein kann. Blut-Hitze kann für extrem starke Regelblutungen verantwortlich sein, aber auch für wiederholte Fehlgeburten. Hormonelle Verhütung oder GnRh-Analoga (künstliche Hormone, die das Freisetzen von Gonadotropin nachahmen) tragen ebenfalls zu einem Blutstau bei. Eine Stase des *Xue* tritt häufiger bei Frauen auf und betrifft vor allen die Fortpflanzungsorgane.

Therapie des *Xue*

»Handelt es sich um eine Frau, versorge immer das Blut mit Nährstoffen.« (Sun Simiao)

Bei chronischen Krankheiten ist meist die *Xue*-Ebene mit betroffen und muss bei der Behandlung berücksichtigt werden. *Xue*-Ebene bedeutet eine tiefere Schicht, der Lebenssaft ist betroffen, die tiefen emotionalen Schichten sind berührt. Meist entsteht eine Störung dieser tiefen Schichten durch enge Blutbande wie zu Eltern und Lebenspartnern, die das Herz betreffen. Denn das Herz regiert nach der TCM das Blut.

Äußere Behandlungen wie Akupunktur wirken, grob vereinfacht, eher auf der *Qi*-Ebene, innere Anwendungen wie Arzneimittel eher auf der *Xue*-Ebene. Kräutertees sind besonders bei Regelstörungen wirksam. Es gibt verschiedene Kräuter, wie die Chinesische Engelwurz, die Blut nähren, Blut bewegen, Blutstau aufbrechen, Hitze im Blut klären. Aber auch Akupunktur bewegt über die Bewegung des *Qi* das Blut. Westliche Untersuchungen konnten durch Dopplersonographie einen verstärkten Blutzufluss zum Uterus nach Akupunktur bestätigen.

Was bedeuten *Yin* und *Yang*?

»*Das Gesetz von Yin und Yang ist die natürliche Ordnung des gesamten Universums, die Mutter jeden Wandels, die Wurzel von Leben und Tod. Um Krankheiten zu behandeln und zu heilen, muss man die Wurzel der Disharmonie von Yin und Yang finden, die immer dem Gesetz von Yin und Yang unterworfen ist.*« (Neijing)

Disharmoniemuster in der TCM werden häufig mit Nieren-, Milz-, Herz–*Yin*- oder -*Yang*-Mangel beschrieben. Aber was bedeuten *Yin* und *Yang*?

Das Zeichen der *Yin-Yang*-Monade ist weltweit bekannt und wird oft mit fernöstlichem Denken gleichgesetzt. Was stellt es dar? Eine weiße Fläche (*Yang*) und eine schwarze (*Yin*) sind ineinander verschlungen, wobei in der weißen (*Yang*) Fläche ein kleiner schwarzer (*Yin*) Kreis ist und in der schwarzen (*Yin*) Fläche ein kleiner weißer (*Yang*) Kreis. Die Monade symbolisiert gleichsam die Dualität, zwei Sichtweisen aller Erscheinungen. Das eine beinhaltet immer das andere und beide gehen ineinander über. Sie ergänzen sich und bedingen sich gegenseitig. Die Gegensätze sind relativ und die Grenzen klar, nicht absolut. *Yin* und *Yang* dienen gleichsam zur Erklärung verschiedener Phänomene, die in der Natur beobachtet werden. Aus der Vereinigung von Yin (der weiblichen Eizelle) und Yang (der männlichen Samenzelle) entsteht neues Leben.

Die Fünf Prinzipien von *Yin* und *Yang*:
– Allen Dingen liegen zwei Aspekte zu Grunde: *Yin* und *Yang*.
– *Yin* und *Yang* können wieder in *Yin* und *Yang* unterteilt werden.
– *Yin* und *Yang* ergänzen sich gegenseitig und sind voneinander abhängig.
– *Yin* und *Yang* erschaffen sich gegenseitig.
– *Yin* und *Yang* kontrollieren einander.

Mit dieser Sichtweise von *Yin* und *Yang* als sich polar ergänzende Aspekte lassen sich die verschiedensten Erscheinungen sowohl in der Natur als auch in der Gesellschaft erklären. Der Kreislauf von *Yin* und *Yang* kann sich dabei auf ein Leben als Ganzes, auf ein Jahr, auf einen Tag, auf eine Stunde beziehen.

Das Wechselspiel von *Yin* und *Yang* im Tagesverlauf erläutert das *Neijng* folgendermaßen: »Im *Yin* ist *Yin*, im *Yang* ist *Yang*. Von der Morgendämmerung bis zum Mittag dauert der Abschnitt des Tages, der dem ›*Yang* im *Yang*‹ entspricht, die Zeit vom Mittag bis zur Abenddämmerung gehört ebenfalls zum *Yang*, aber sie entspricht dem ›*Yin* im *Yang*‹; von der Abenddämmerung bis zum Hahnenschrei handelt es sich um den *Yin*-Anteil des Tageslaufes gemäß dem ›*Yin* im *Yin*‹, und von Mitternacht bis zur Morgendämmerung erstreckt sich der *Yin*-Anteil des Tages, der dem ›*Yang* im *Yin*‹ entspricht« (*Neijing* nach Ngyen 1996 f., Kap. 2).

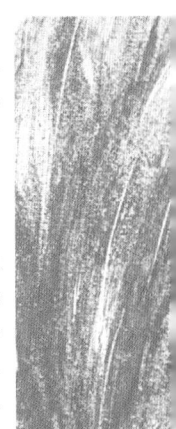

Yin und *Yang* werden dabei als gleichwertige Pole einer Erscheinung verstanden, die erst zusammen und im gegenseitigen Wechsel ein Ganzes ergeben. Dem hellen, aktiven Tag folgt die ruhige, dunkle Nacht. Zusammen sind sie die Grundlage des ewigen Gesetzes des Wandels und stellen kein Werturteil dar, ob etwas gut oder böse ist.

Beispiele für *Yin* und *Yang* am menschlichen Körper

Wie überall sind diese Polaritäten auch im menschlichen Körper zu beobachten. Es gibt erregende und hemmende Neurone, das vegetative Nervensystem beinhaltet Sympathikus und Parasympathikus als Gegenspieler. Auch das Hormonsystem kennt stimulierende Hormone (z. B. das FSH) und inhibitorische (hemmende) Hormone. An den Gelenken gibt es Strecker- und Beugermuskeln und erst durch deren harmonisches Zusammenspiel können wir uns problemlos bewegen. Auch die Pumpfunktion des Herzens besteht aus einer Anspannungs- (Systole) und einer Entspannungsphase (Diastole). Der Atemrhythmus umfasst das Ein- und das Ausatmen, durch deren harmonisches Zusammenspiel eine rhythmische, mühelose Atmung erst gewährleistet ist.

Der Menstruationszyklus durchläuft in seiner monatlichen Entwicklung ebenfalls eine *Yin*- (Follikelphase) und eine *Yang*-Phase (Lutealphase). Sind *Yin* und *Yang* im Gleichgewicht, ist der Mensch gesund. Ein Ungleichgewicht liegt vor, wenn *Yin* oder *Yang* überwiegen oder relativ im Mangel sind. Auf den weiblichen Zyklus bezogen: Sind *Yin* und *Yang* in Harmonie, besteht Fruchtbarkeit.

Bei der geschlechtlichen Vereinigung schenkt der Mann der Frau sein *Yang*, die Frau wiederum gibt ihm *Yin*. Aus der Vereinigung vom *Yang* des Mannes und dem *Yin* der Frau entsteht ein Kind. Aber Männer haben auch weibliche Eigenschaften und Hormone, Frauen auch männliche, das *Yin* im *Yang* und das *Yang* im *Yin*.

Auch der menschliche Körper wird in *Yin*- und *Yang*-Zonen eingeteilt. Der obere Teil entspricht *Yang*, der untere *Yin*, der Rücken ist *Yang*, vorne *Yin*. Die Brust kann also mal *Yang* und mal *Yin* sein. Ob etwas *Yin* oder *Yang* ist, entscheidet die Beziehung. *Yang* ist warm, *Yin* ist kalt, *Yang* steigt hoch, *Yin* senkt ab, *Yang* bewegt, *Yin* hemmt. Der Ausdruck »in den Griff bekommen« entspricht eher einem *Yang-Zustand* (oberer Körperbereich), »verstehen« eher dem *Yin*, dem unteren Körperbereich.

Der chinesische Arzt bedenkt immer beide Seiten einer Störung, und in chinesischen Kräuterrezepten werden sowohl die *Yang*- als auch die *Yin*-Seite einer Störung bedacht, also beispielsweise kühlende und wärmende Arzneien in einer Rezeptur kombiniert.

111

Tabelle 3:

Beispiele für *Yin-Yang*-Paare

Yang	Yin
hell	dunkel
Sonne, Himmel	Mond, Erde
Tag	Nacht
aktiv, aggressiv	passiv
hoch	tief
oben	unten
rechts	links
Sommer, Frühling	Winter, Herbst
warm	kalt
weiß	schwarz
Mann	Frau
Samenzelle	Eizelle
Samenzelle	Samenflüssigkeit
Penis	Vagina
Lutealphase	Follikelphase
Progesteron	Östrogen
obere Körperhälfte, Kopf	untere Körperhälfte, Füße
Geist	Körper
außen	innen
öffnen	schließen
geben	empfangen
bewegen	ruhen
schaffen	lassen
führen	folgen
auf	ab
strecken	beugen
sich ausbreiten, hohl	zusammenziehen, fest
ausspucken	hinterschlucken
leicht	schwer
Welle	Teilchen
Energie	Masse
Software	Hardware

Yang	Yin
entstehen	vergehen
aufbauen	zersetzen
schnell	langsam
angespannt	entspannt
Licht	Schatten
Sympathikus	Parasympathikus
erregen	hemmen
trocken	feucht
Feuer	Wasser
hinten	vorne
fern	nah
linke Hirnhälfte	rechte Hirnhälfte
extrovertiert	introvertiert
verändern	bewahren
progressiv	konservativ
beschützen	nähren
Verstand	Gefühl
Qi	Xue

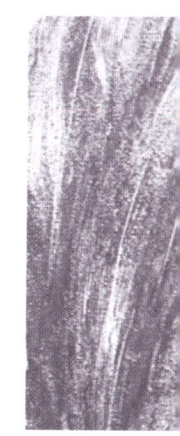

Dualität und westliches Denken

Es dauert meist, bis diese offensichtliche Dualität von westlich denkenden Menschen nachvollzogen werden kann, da wir in einer Welt der Entweder-Oder-Kategorien und von Richtig und Falsch aufwachsen. Wir kennen zwar Dualität als Gut und Böse, Himmel und Hölle oder im binären System der Computer. Dass etwas sowohl als auch sein kann, ist dieser rationalen Logik zunächst fremd.

Die moderne Physik befasst sich auch schon länger mit Dualitäten. Einstein fand für die Einheit von Energie und Masse die berühmter Formel $E=mc^2$.

Die moderne Physik konnte für weitere Erkenntnisse der alten Chinesen moderne, mathematisch beschreibbare Gesetzmäßigkeiten entdecken. Die Quantenphysik erklärt Licht sowohl als Welle und als Korpuskel, die fraktale Geometrie entdeckte für Phänomene der Selbstähnlichkeit (z. B. Flusslauf und Gefäßsystem) mathematisch beschreibbare Gesetzmäßigkeiten, und die Kybernetik beschäftigt sich mit den Gesetzen von

Wechselwirkungen. Alle diese Forschungsrichtungen fanden Erklärungen, die dem rationalen Verstand aufs Erste ähnlich fremd erscheinen wie die chinesischen Beschreibungen.

Überbewertung des *Yang*

In unserer westlichen Welt kommt allgemein dem *Yang* eine größere Wertschätzung zu. Etwas in den Griff bekommen, festhalten, sich anstrengen, stimulieren, bewegen, etwas leisten und schaffen bedeuten *Yang*-Aktivitäten. Gewähren lassen, ruhen, vertrauen in Wachstum und Selbstregulation, abwarten sind dagegen *Yin*-Zustände. Die Überbetonung des *Yang*-Aktivitätsgrundmusters stellt beim Versuch, schwanger zu werden, oft ein Hindernis dar. »Ich muss mich anstrengen, ich muss es schaffen, ich muss es in den Griff bekommen«, sind Sätze, die ich oft von Patientinnen gehört habe oder die in Internetforen zu lesen sind. Diese Aussagen deuten auf einen *Yang*-Zustand hin. Den *Yin*-Zustand zu fördern, also Entspannung, Gelassenheit, Genießen, Gewährenlassen und damit dem unteren, dem *Yin*-Körperbereich liebevolle Entspannung zu gestatten, ist oft weniger im Blick, wirkt aber fruchtbarkeitsfördernd.

Kommen oder sind Frauen in einem *Yin*-Zustand, sprechen sie spontan davon, dass sie bereit, gelassen, offen für ein Kind und voll Zuversicht sind. Nach der chinesischen Medizin ist es gesundheitsfördernd, sich nach dem *Yin*-und-*Yang*-Kreislauf der Natur zu richten.

»So sind Yin und Yang der vier Jahreszeiten der wahre Ursprung aller Dinge. Daher bewahren die Weisen die Yang-Energie im Frühling und im Sommer und die Yin-Energie im Herbst und Winter. Handelt man so, so stärkt man die Quelle des Lebens, um mit allen Lebewesen im Kreis von Werden und Wachsen in Harmonie zu leben. Verstößt man gegen diese universelle Ordnung, wird die Wurzel des Lebens geschädigt und die wahre Energie wird schwinden.« (Neijing)

Ist das harmonische Zusammenspiel zwischen *Yin* und *Yang* gestört, entsteht eine Krankheit. Wechseln sich die Follikel- und die Lutealphase nicht harmonisch ab, kommt es beispielsweise zu Zyklusstörungen.

Was bedeutet *Yang*-Mangel?

Unter *Yang*-Mangel versteht man vereinfacht gesagt Energiemangel, wenig Aktivität. Er geht mit einem Kältegefühl einher, äußert sich in kalten Händen und Füßen, Kältegefühl im Rücken und einer blassen Zunge. Von den Funktionskreisen sind am häufigsten der Funktionskreis Niere und der Funktionskreis Milz-Pankreas davon betroffen. Fruchtbarkeitsstörungen auf Grund eines *Yang*-Mangels des Nierenfunktionskreises kommen sowohl beim Mann als auch bei der Frau vor. Beim Mann sind die Spermien in ihrer Beweglichkeit dann verlangsamt und weniger aktiv vorwärtsstrebend und das Ejakulat dünnflüssig.

Was bedeutet *Yin*-Mangel?

Stress mit zu wenig Ruhe und Erholungsphasen schädigt das *Yin*. Aber auch zu viel Grübeln sowie Medikamente schaden dem *Yin*. Frauen, die zur Stimulation Clomifen verordnet bekommen, fühlen sich bei einer Tendenz zu *Yin*-Mangel oft schon nach einem Behandlungszyklus erschöpft und ausgelaugt.

Zeichen eines *Yin*-Mangels sind leichtes Fieber am Nachmittag, heiße Handflächen, Nachtschweiß, Hitzewallungen, rote Wangen und Hörschwierigkeiten. Die Person ist eher dünn. Ein *Yin*-Mangel ist meist schwieriger und langwieriger zu behandeln, da gleichsam Substanz verloren gegangen ist, die erst allmählich wieder aufgebaut werden kann. Der *Yin*-Mangel des Mannes geht oft mit Erektionsstörungen einher. Die Spermien sind häufig verkümmert und in der Form verändert.

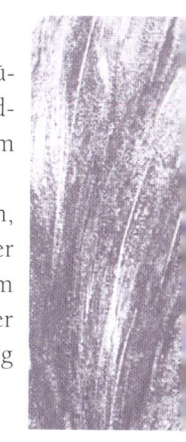

Was sind Meridiane?

Der Körper wird nach der TCM von Energiekanälen oder Leitbahnen, den *Meridianen*, durchflossen, die über Netzbahnen (*Luo*-Gefäße) miteinander verwoben sind, ähnlich wie die Welt heute durch das Internet, in dem Informationen schnell von einem Ende zum andern Ende fließen, global verbunden ist.

Unter Meridianen wird das Energieverteilungssystem des Körpers verstanden, also Wege, auf denen das *Qi* und das *Xue* den gesamten Körper erreichen. Das Meridiansystem ist physikalisch anatomisch nicht identifizierbar, jedoch kann es jedermann in sich bei einer Akupunktur als sogenanntes *De-Qi-Gefühl* wie Wärme, Kribbeln, Schwere im Meridianverlauf fühlen. Man kann Meridiane eher als Prozess denn als anatomische Struktur verstehen. Sie entsprechen nicht den Erdmeridianen, denen der Begriff entlehnt ist. Manche Schmerzpatientin gibt den Verlauf ihrer Schmerzen interessanterweise genau entlang eines Meridianverlaufs an.

Über die Akupunkturpunkte besteht ein Zugang zum Meridiansystem. Wissenschaftliche Untersuchungen von Dr. Pierre de Vernejoul et al. (1992) konnten zeigen, dass sich radioaktive Isotope in Akupunkturpunkte injiziert entlang des Meridianverlaufs ausbreiteten, anders als bei normalen Hautarealen, an denen die Ausbreitung diffus verlief.

Durch eine Forschergruppe um Prof. Fritz-Albert Popp (2005) am Internationalen Institut für Biophysik in Neuss wurde mit Infrarotkameras das Meridiansystem untersucht. Mit einer brennenden Moxazigarre erwärmten sie ein bestimmtes Körpergebiet. Im Verlauf des entsprechenden Meridians konnte daraufhin durch Infrarotaufnahmen ein deutlicher Temperaturanstieg nachgewiesen werden. Die Ausbreitung der sogenannten »Biophotonen« (Wechselwirkungsteilchen) wurde entlang des gesamten Meridians festgestellt. Alle Meridiane konnten auf diese Weise sichtbar gemacht werden. Eine Erklärung hierfür sieht Prof. Popp in der hohen Kohärenz, dem Beibehalten gleichmäßiger Schwingungen von biologischen Systemen.

Moderne Theorien sehen in den Meridianen Reste der Teilungsfurchen aus der Embryonalentwicklung, die die Trennung einer Zellgruppe von einer anderen darstellen. Im Embryo entwickeln sich Nerven- und Hautzellen aus dem Ektoderm (äußeres Keimblatt). Aus diesem wächst während der Embryonalentwicklung das Nervensystem dann in das Entoderm (inneres Keimblatt) ein, aus dem sich die inneren Organe entwickeln. Die Meridiane entsprechen nach dieser Theorie in etwa den Linien, entlang derer die embryonalen Vorläuferzellen der Nerven in das Entoderm hineingewachsen sind. So kann die enge Verbindung zwischen bestimmten Akupunkturpunkten und entsprechenden Körperregionen erklärt werden. Die entsprechenden Akupunkturpunkte werden schmerzempfindlich, wenn die inneren Organe belastet oder krank sind.

»Durchdringungsgefäß« und »Konzeptionsgefäß«

Es gibt zwölf paarige Leitbahnen, die jede mit einem Organsystem verbunden sind (s. Abbildungen in der vorderen und hinteren Umschlagklappe). Daneben gibt es außerordentliche, unpaare Meridiane. Unter den außerordentlichen Leitbahnen spielen das Konzeptionsgefäß (chin. *Ren mai*), die Breite Torstraße (oder Durchdringungsgefäß, chin. *Chong mai*) und das Lenkergefäß eine wichtige Rolle für Menstruationszyklus, Empfängnis und Geburt.

Das **Durchdringungsgefäß** wird poetisch als das »Meer des Blutes« oder das »Meer der 12 Leitbahnen« bezeichnet, weil es mit allen anderen Meridianen verbunden ist. Es stellt gleichsam die Vermittlung zwischen dem Angeborenen (dem »Vorhimmel«) und dem Gelernten (dem »Nachhimmel«) dar und gehört zum Netzwerk des Leberfunktionskreises. Seine Bezeichnung als »Enthemmer« rührt wohl aus der lösenden Wirkung, die oft nach der Akupunktur dieses Gefäßes beobachtet werden kann. Es entspringt pulsierend zwischen den Nieren und durchzieht die Gebärmutter. Aus ihm gehen das Konzeptionsgefäß und das Lenkergefäß hervor.

»Bei Störungen des Durchdringungsgefäßes rebelliert das Qi aufwärts und ruft akute Bauchschmerzen und Kontraktionen hervor« (*Suwen*, Kap. 60). Manche Patientin mit Endometriose verspürt den Verlauf des Durchdringungsgefäßes als ziehende Schmerzen an der Vorderseite der Beine während der Regelblutung, wenn sich das »Meer des Blutes« leert. Bei Leere in diesem Gefäß bleibt die Blutung aus oder wird sehr schwach und selten. Ein Blutstau in diesem Gefäß zeigt sich in starken, stechenden Regelschmerzen. Besteht eine Qi-Stagnation im Verlauf des Meridians, kann sich dies in prämenstruellem Brustspannen an der Innenseite der Brüste zeigen. Eine totale Stauung in diesem Meridian verursacht das »Gefühl des rennenden Ferkels«, eine Empfindung, die sich vom Unterbauch zur Brust und Kehle hin ausdehnt, wobei in der Patientin das Gefühl aufkommt, dem Tode nahe zu sein. Dieses Syndrom basiert auf früheren Angst- und Schockerlebnissen. Auch Hitzegefühle im Kopfbereich bei gleichzeitig kalten Füßen, wie sie in der Menopause häufig sind, sind auf Störungen des Durchdringungsgefäßes zurückzuführen.

Das **Konzeptionsgefäß** trägt die Bedeutung für die Fruchtbarkeit schon im Namen. Diese Leitbahn wird auch das »Meer der *Yin*-Meridiane« genannt. Aus ihm kommt die *Yin*-Energie für alle Organe, es reguliert die Gebärmutter, fördert und reguliert die Konzeption, die Empfängnis sowie Schwangerschaft und Geburt. Ein wichtiger Punkt auf diesem Meridian ist der 4. Akupunkturpunkt Kg 4 (*Guanyuan*), der auch als »Tor des Kindes« übersetzt werden kann und dem eine große Bedeutung für die Fruchtbarkeit beigemessen wird.

»Bei Frauen führt eine Störung des Lenkergefäßes zu Unfruchtbarkeit, Schwierigkeiten beim Wasserlassen, Hämorrhoiden, Harninkontinenz und einer trockenen Kehle«. (Suwen)

Dem **Lenkergefäß** kommt schon in den frühesten Schriften eine große Bedeutung bei weiblicher Unfruchtbarkeit zu.

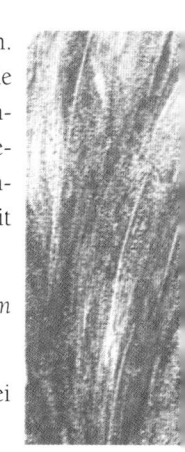

Das *Bao*-**Gefäß** verbindet die Nieren, das Herz und die Gebärmutter. Der Einfluss des Funktionskreises Herz und des Funktionskreises Niere wurde in alten Texten als »Öffnen und Schließen des Uterus« bezeichnet. Der Einfluss des *Bao*-Gefäßes ist v. a. während des Eisprungs wichtig, da sich zu diesem Zeitpunkt der Uterus »für die Spermien öffnet«. Eine unpassende Öffnung des *Bao*-Gefäßes können Blutungen oder auch eine Fehlgeburt bedeuten, die in Folge eines Schocks oder immensen Stresses in der Schwangerschaft auftreten. Eine Blockade dieses Gefäßes kann von der Frau als chaotisches Wollknäuel im Herzen und die Lösung als warmer freier Fluss vom Herzen zur Gebärmutter empfunden werden.

Was bedeutet *Jing*?
»Die Niere ist der Wohnsitz der Essenz Jing.« (Suwen)

Unter *Jing* wird die Essenz oder Substanz verstanden. Umgangssprachlich reden wir davon und spüren es, wenn »etwas an die Substanz geht«. *Jing* bedeutet die Quelle organischer Veränderung, entsprechend in etwa der Funktionen des Zellkerns. Generell stellt man es sich als eine flüssigkeitsähnliche Substanz vor, es hat eine unterstützende und nährende Funktion und bildet die Basis für die Fortpflanzung und Entwicklung. *Jing* steuert das Wachstum von Knochen, Zähnen, Haaren und die Hirnentwicklung.

Es gibt zwei Formen von *Jing*: das vorgeburtliche und das nachgeburtliche. Das vorgeburtliche *Jing* wird von den Eltern vererbt. Die Menge und die Güte des vorgeburtlichen *Jing* sind bei der Geburt festgelegt, ähnlich der genetischen Ausstattung. Das nachgeburtliche *Jing* stellt den anderen Aspekt dar. Es wird aus den geläuterten Anteilen der aufgenommenen Nahrung durch den Magen und die Milz gewonnen. Das nachgeburtliche *Jing* fügt dem vorgeburtlichen *Jing* ständig Lebenskraft hinzu.

Bei Männern wurde ein 8-jähriger Zyklus der Strömungen des *Jing*, bei der Frau ein 7-jähriger Zyklus beobachtet, worauf an anderer Stelle ausführlicher eingegangen wird.

Das *Jing* der Frau zeigt sich in der monatlichen Periode, das *Jing* des Mannes im Sperma. Das Regelblut sollte im Idealfall flüssig sein und keine Blutklumpen enthalten, es sollte von gesundem Rot, nicht zu dunkel und keine zu starke Blutung sein. Gesundes Sperma sollte eine weißliche Farbe und reichlich vorhanden sein. Aus dem Zusammentreffen beider *Jing* entsteht der Fötus (*Tai*), der in der Gebärmutter (chin. *Bao gong* oder *Zi gong* = Palast des Kindes) heranwächst.

Jing-Disharmonien können sich in unzureichender Reifung, sexueller Dysfunktion, Unfruchtbarkeit und wiederholten Fehlgeburten und vorzeitigem Altern (Haarausfall, Zahnausfall) äußern. Eine Schwäche zeigt sich auch in einer schwächeren Widerstandskraft bei Neigung zu chronischen Erkältungen und Allergien.

Was bei uns als angeborene Defekte bezeichnet wird, legt die chinesische Medizin oft als Funktionsstörung des *Jing* aus. *Jing* kann durch die Ernährung, den Lebensstil und verschiedene Heilkräuter gestärkt werden.

Was versteht man unter Funktionskreisen (Organen)?

»Unzählige Jahre lang beobachteten die Weisen des Altertums die Natur und fügten die Veränderungen in ein Schema ein, das die universellen Gesetze von Yin und Yang sowie der fünf Wandlungsphasen berücksichtigt«. (Neijing)

Das Hauptaugenmerk der chinesischen Medizin richtet sich auf die großen Funktionsabläufe im lebenden Organismus. Dabei werden komplexe Teilfunktionen in Funktionskreisen (lat. *orbis*) zusammengefasst, denen eine große übergeordnete lebenserhaltende Aufgabe im Organismus zukommt und die vegetativen Grundprozessen entsprechen. Diese Funktionskreise werden mit den Namen innerer Organe bezeichnet, die zum Teil auch in unserer westlichen Medizin verwendet werden. Diese Bezeichnungen führen aber leicht zu Missverständnissen, da die chinesischen Organbegriffe mehr umfassen als unsere rein anatomischen Begriffe.

Mit den Funktionskreisen werden nicht nur körperliche, sondern ebenso psychische Abläufe und Funktionsweisen erfasst. Funktionskreise umfassen nach der TCM neben anatomischen Strukturen und energetischen Funktionen auch Emotionen, Zellgewebe, Sinnesorgane, seelische und geistige Einheiten, Farben, Klimata und Töne.

Die Funktionskreise werden in *Zang-* und *Fu*-Organe unterteilt. Die Hauptfunktion der *Zang*-Organe ist die Speicherung von vitalen Substanzen wie *Yin*, *Xue* oder *Jing*, während *Fu*-Organe verteilen und entleeren, z. B. der Dickdarm entleert den Stuhlgang, die Blase den Urin.

Die chinesischen Organbegriffe stehen eher für unsere gefühlten Organe. So entspricht das chinesische Herz eher unserem umgangssprachlichen Herz, das »blutet«, »bricht« oder »erkaltet«, und von dem der Kleine Prinz von Antoine de Saint-Exupéry sagt: »Man sieht nur mit dem Herzen gut.«

Der Funktionskreis Lunge (*Orbis pulmonalis*) ist beispielsweise für den Kontakt Innen-/ Außenwelt zuständig und umfasst alle Funktionen, die für eine angemessene Nähe-Distanz- und die Freund-Feind Erkennung sorgen. Dazu zählen auch die instinktiven Reaktionen. Er stellt zudem die Instanz für die rhythmische Ordnung des Körpers dar, wie den Fluss des Atems oder auch die monatliche rhythmische Regelblutung. Von den anatomischen Strukturen gehören deshalb die Haut und Schleimhäute, die Nase, die Lunge und der Geruchsinn ebenfalls zum Funktionskreis Lunge. Die enge Verbindung von Haut und Lunge wird bei Patienten mit Neurodermitis deutlich, die oft auch Asthma entwickeln.

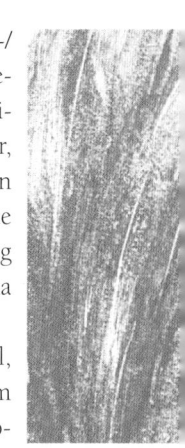

Jedem Funktionskreis ist eine von fünf Wandlungsphasen (Holz, Feuer, Erde, Metall, Wasser; s. Abb. 4, Seite 120, und Tab. 4, Seite 121 ff.) zugeordnet sowie eine Farbe (beim Funktionskreis Lunge sind es die Wandlungsphase Metall und die Farbe Weiß), eine Emotion (Lunge: Trauer), ein stimmlicher Ausdruck (Lunge: Weinen) und ein Zustand wie beim Funktionskreis Lunge das Abschiednehmen. In Indien und China trägt man als Zeichen der Trauer bei einer Beerdigung Weiß, nicht Schwarz. Abschied findet auch im Herbst statt, wenn das Laub fällt und vor Sonnenuntergang – dies sind Jahres- und Tageszeiten, die ebenfalls dem Funktionskreis Lunge zugerechnet werden.

Nähe und Distanz zur Umgebung auch auf der emotionalen Ebene werden hier vermittelt. Wird das Grundbedürfnis erfüllt (Nähe), tritt Befriedigung ein. Jeder kann erleben, wie wohltuend und entspannend zum Beispiel eine sanfte Massage mit wohlriechenden Ölen für den ganzen Organismus ist. Auch die animalische Seele *Po* wird zur Lunge gerechnet. Der Lungenfunktionskreis ist zudem zuständig für die Erneuerung des *Qi* im gesamten Körper.

Auch bei den Funktionskreisen wird in *Yin* und *Yang* unterschieden, in *Yin*-Speicherfunktionskreise und *Yang*-Durchgangsfunktionskreise. Der Funktionskreis Lunge stellt ein *Yin*-Organ, der Funktionskreis Dickdarm mit seiner Ausscheidungsfunktion (*Orbis intestini crassi*) ein *Yang*-Organ dar. Schuldgefühle können sich z. B. körperlich oft als chronische Verstopfung manifestieren, einer Hemmung der Ausscheidung im Funktionskreis Dickdarm, der mit der Lunge zusammen ein *Yin-Yang*-Organ bildet.

Die Milz wiederum, das Organ der Mitte, umfasst z. B. neben dem westlichen Organ Milz ebenso die Bauchspeicheldrüse sowie alle lymphatischen Gewebe und Organe des Körpers. Ihre Funktion ist die Aufnahme und Verarbeitung von Nahrung, dazu zählt auch die Informationsaufnahme durch das Gehirn.

In der chinesischen Medizin werden sechs sogenannte »ordentliche« Funktionskreise (oder Organe) beschrieben, wobei jeweils ein *Yin*- und ein *Yang*-Bereich zusammengehören: Herz und Dünndarm, Milz-Pankreas und Magen, Lunge und Dickdarm, Niere und Blase, Leber und Gallenblase, Herzbeutel (Pericard) und Dreifacher Erwärmer bilden jeweils komplementäre Systeme. Für den Dreifachen Erwärmer gibt es keine westliche Entsprechung.

119

Der Uterus stellt ein außerordentliches Organ dar, da er unpaar ist und Funktionen von *Yin*- und *Yang*-Organen beinhaltet. Er »speichert« das Kind wie ein *Yin*-Organ und »verteilt und entleert« das Kind bei der Geburt und das Blut während der Monatsblutung wie ein *Yang*-Organ. In der TCM umfasst der Begriff Gebärmutter neben der Gebärmutter als solche auch die Eierstöcke, die Eileiter und den Gebärmutterhals.

Neben der Gebärmutter gibt es fünf weitere sogenannte »außerordentliche Organe«: das Gehirn, das Mark, die Knochen, die Blutgefäße und die Gallenblase.

Wandlungsphasen und Organe

Mit Wandlungsphasen werden Phänomene beschrieben, die zyklisch ablaufen wie z. B. Jahres- oder Tageszeiten und bei denen eine Phase der anderen wiederkehrend folgt. Die Wandlungsphasen werden nach den Elementen Wasser, Metall, Erde, Holz und Feuer bezeichnet. Jeder Wandlungsphase wird ein eigener Funktionskreis zugeordnet. Der Funktionskreis Lunge gehört demnach – wie oben beschrieben – zum Metall, der Leberfunktionskreis zur Wandlungsphase Holz, der Funktionskreis Herz zum Feuer, der Milz-Pankreas-Funktionskreis zur Erde und der Nierenfunktionskreis zum Wasser.

Abbildung 4:
Wandlungsphasen

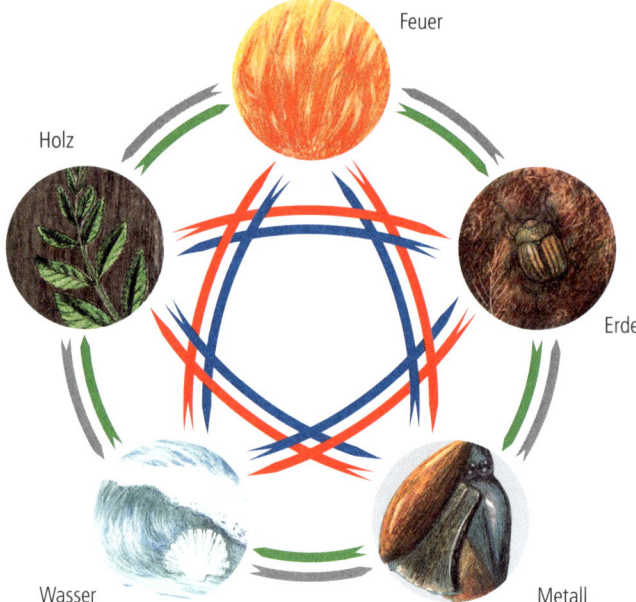

Pfeile:
grau = erschöpfen
grün = fördern
rot = kontrollieren
blau = hemmen

Symbole: Holz = Leber
Feuer = Herz
Erde = Milz
Metall = Lunge
Wasser = Niere

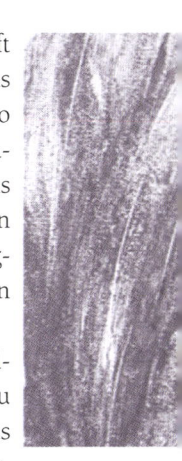

Als Kreisprozess wird ein Kreislauf der gegenseitigen Erzeugung bezeichnet. Bildhaft gesprochen kommt aus der Erde das Metall, das Wasser wäscht das Metall heraus, das Wasser nährt das Holz, das Holz das Feuer, aus der Asche des Feuers wird Erde und so schließt sich der Kreis. Die Wandlungsphasen können sich gegenseitig ergänzen und kontrollieren, aber auch unterdrücken und überwinden. Das Wasser löscht (unterdrückt) das Feuer, aber Feuer kann auch Wasser verdampfen lassen (überwinden). Ein Erdwall kann Wasser im Fluss eindämmen (unterdrücken), das Wasser kann aber auch die Erde wegspülen (überwinden). Wichtig ist das harmonische Zusammenspiel des gegenseitigen Nährens und Kontrollierens.

Besteht in einer Wandlungsphase ein Mangel, hat das Einfluss auf alle anderen Wandlungsphasen. Regnet es z.B. im Frühling nicht genug, hat die Wandlungsphase Holz zu wenig Wasser und die Ernte wird spärlich ausfallen. Wasser stellt für die Fruchtbarkeit das wichtigste Element dar. Alles Leben kommt aus dem Wasser, ohne Wasser kein Leben, Wasser stellt den Ursprung des Lebens und der Fruchtbarkeit dar. Entsprechend stellt im menschlichen Körper der *Funktionskreis* Niere den wichtigsten Funktionskreis für die Fruchtbarkeit dar.

Tabelle 4: Wandlungsphasen/Elemente der wichtigsten Funktionskreise

Wandlungs-phase	Holz/Gras	Feuer	Erde	Metall	Wasser
Yin-Organ	Leber	Herz	Milz-Pankreas	Lunge	Niere
Yang-Organ	Gallenblase	Dünndarm	Magen	Dickdarm	Blase
Gewebe (äußere Darstellung)	Muskeln, Sehnen, Nägel	Blutgefäße, Meridiane, Antlitz	Fleisch, Fett, Lippen	Haut, Schleimhäute, Körperhaare	Knochen, Kopfhaar, Zähne, Mark
Funktions-system	Muskelsystem, Abwehrsystem	Hormonsystem Kreislauf, Nervensystem	Verdauungs-system, Stoffwechsel	Atmungssystem	Reproduktions-organe, Ausscheidungs-system
Sinnesorgan	Sehen	sprechende Zunge	schmeckende Zunge	Riechen, Spüren	Ohren, Hören
Körper-öffnung	Augen	sprechender Mund, Ohren	Mund	Nase	Öffnung für Kot und Urin
Körperaus-scheidung	Tränen	Schweiß	Speichel	Nasensekret	Urin
negative Emotion	Zorn, Ärger Neid, nachtragend	Ängstlichkeit, Ungeduld, Hass, Lüsternheit	Sorge, Gefühl, in einer Falle zu sitzen, Grübeln, Gier	Trauer, Niederge-drücktsein, Gram, Sinn-verlust	Angst, Unsicherheit, Furcht

Wandlungs-phase	Holz/Gras	Feuer	Erde	Metall	Wasser
generell (über-geordnet)	Ätherseele *Hun*, Speicher des *Xue*	Geist *Shen*, geistig-mentale Fähigkeiten	Intellekt *Yi*, Bauenergie *Ying*	Körperseele, Anima *Po*, Instinkte, Triebe	Lebenswille *Zhi*
geistiger Aspekt	geistige Klarheit	Intuition	Spontaneität	emotionale Intelligenz	Willenskraft
Tugend	Güte, Zärtlichkeit, aufeinander abstimmen	Dankbarkeit, Liebe, angemessenes Verhalten	Nachdenken, Fairness, Freiheit	Treue, Pflichtgefühl, Zuversicht, sich den Gegebenheiten fügen	Weisheit, Ruhe, Vergeben Nachsicht
Wirk-richtung	nach außen	nach oben	horizontal	nach innen	nach unten
Lokalisierung	Hals, Kopf	Brustkorb Rippen	Mittlerer Rücken	Schulter, oberer Rücken	Unterer Rücken, Hüften, Glieder
Wesen	praktisch, schöpferisch, mutig	lebhaft, spontan, beredt	stabil, bodenständig, zuverlässig	leistungs-orientiert, erwerbs-orientiert	besinnlich, achtsam, tiefgründig
Stimme	Rufen, Schreien	Lachen	Singen	Weinen	Stöhnen
Geschmack	sauer	bitter	süß	scharf, pikant	salzig
Geruch	ranzig abstoßend	verbrannt	wohlriechend	rohes Fleisch, fischig	faulig, eitrig
spontanes Verhalten	Furzen	Gähnen	Rülpsen	Niesen	Urinieren
pathologischer Ausdruck	geballte Faust, Krämpfe	ängstlicher Blick	Spucken	Husten	Zittern
Farbe	Grün/Blau	Rot, Pink, Orange	Gelb, Braun, Beige	Weiß, Gold, Grau, Silber	Dunkelblau, Schwarz
Lebens-abschnitt	Kindheit und Wachstum	Jugend, Ausbildung und Entwicklung	Erwachsensein, Reife	Nachreife	Abbau, Tod
Jahreszeit	Frühling	Sommer	Übergangs-zeiten	Herbst	Winter
Schwanger-schaft	1.–2. Monat	3–4. Monat	5.–6. Monat	7.–8. Monat	9.–10. Monat

Wandlungs-phase	Holz/Gras	Feuer	Erde	Metall	Wasser
Tageszeit	Morgen	Mittag	Nachmittag	Abend	Nacht
Umwelt-kontakt	Wind	Donner	Bergschluchten	Himmel	Regen
natürliches Element	Bäume, Gras	Feuer	Schmutz, Erde	Metall	Wasser
Himmels-richtung	Osten	Süden	Zentrum	Westen	Norden
Planet	Jupiter	Mars	Saturn	Venus	Merkur
Glück	langes Leben	Tugendhaftigkeit	Gesundheit	Reichtum	friedlicher Tod
magisches Tier	grüner Drache	roter Fasan	Einhorn, gelber Phönix	weißer Tiger	schwarze Schildkröte
Haustiere	Hahn	Ziege, Schaf	Rind	Pferd	Schwein
Tiergattung	Geschupptes	Gefiedertes	Nacktes	Behaartes	Gepanzertes
Gifte	Tausendfüßler	Schlange	Kröte	Spinne	Skorpion
Frucht	Pflaume	Aprikose	Dattel	Birne	Weintraube
Nahrungs-pflanze	Weizen	Hirse	gelbsüßliche Hirse, Roggen	Reis	Bohnen
Wandlung	Entstehen	Wachsen	Umwandeln	Ernten	Speichern
Funktion	Integrität, Ursprung der Pläne, Phantasie	Konzentration, richtungs-weisend	Verteilung, Integration, ausgleichend, umpolend	Rhythmus, unverwechsel-bare Eigen-schaften	Autonomie, Potenzierung der Kraft, Erinnerung
Ton	*Jiao*	*zhi*	*gong*	*shang*	*yü*
Zahl	$3+5=8$	$2+5=7$	5	$4+5=9$	$1+5-6$

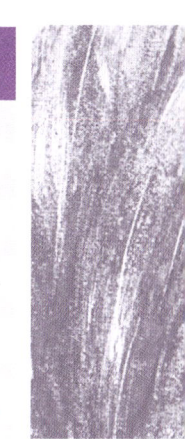

Diagnosemethoden

Auch der TCM-Arzt sammelt Informationen über seine Patientin, ordnet diese, um anschließend zu einer Diagnose zu kommen. Zur Informationssammlung benützt der Arzt alle seine Sinne.

Befragen: An erster Stelle steht das eingehende Befragen der Patientin. Die geschilderten Beschwerden werden als Ausdruck einer inneren Störung gesehen und daher besonders gewichtet. Gefragt wird nach den Ausscheidungen (Urin, Stuhl, Ausfluss), Schlaf, Appetit, Energie und Schweiß. Bei der Regelblutung interessiert neben der Dauer und der Regelmäßigkeit auch die Farbe, die Anwesenheit von Blutklumpen oder Schleim, wie, wann, wo und welche Art von Regelschmerzen auftreten. Die Qualität der Schmerzen, also ob ein Schmerz bohrend, ziehend, stechend ist, oder ob er wandert, deutet auf unterschiedliche Störungsmuster hin.

Riechen und Hören: Wie ist der Klang der Stimme, redet der Patient viel oder wenig? Wie ist der Atemgeruch? Wie ist der Körpergeruch? Eine laute Stimme weist auf Fülle hin, eine zaghafte, leise eher auf Leere. Besteht Schluckauf oder Aufstoßen? Aus diesen Beobachtungen ergeben sich ebenfalls wichtige Informationen.

Betrachten: Der TCM-Arzt betrachtet die Patientin, um einen Gesamteindruck ihrer körperlichen Verfassung zu gewinnen. Auch im Westen sprechen wir davon, dass jemand »heute schlecht ausschaut« oder aber Lebensfreude ausstrahlt etc.

Beim Betrachten der Zunge wird auf Hinweise für Störungsmuster geachtet, da die Zunge Rückschlüsse auf den inneren Zustand der Funktionskreise gibt. Beachtet werden dabei Form, Farbe, Beweglichkeit, Belag, Risse, Zahneindrücke und der Zustand der Venen auf der Unterseite der Zunge.

Betasten: Wichtige Informationen stecken im Puls, der an beiden Handgelenken auf 3 Ebenen eingehend abgetastet wird. Dabei beurteilt man neben der Frequenz auch die Tiefe, Fülle, Form und Kraft des Pulses. Auch der Körper wird abgetastet und Veränderungen der Hautoberfläche wahrgenommen. Wärme und kalte Hautgebiete werden untersucht. Im Grunde wird – wenn man es mit der Schulmedizin vergleicht – eine gründliche Anamnese des vegetativen Zustands erhoben.

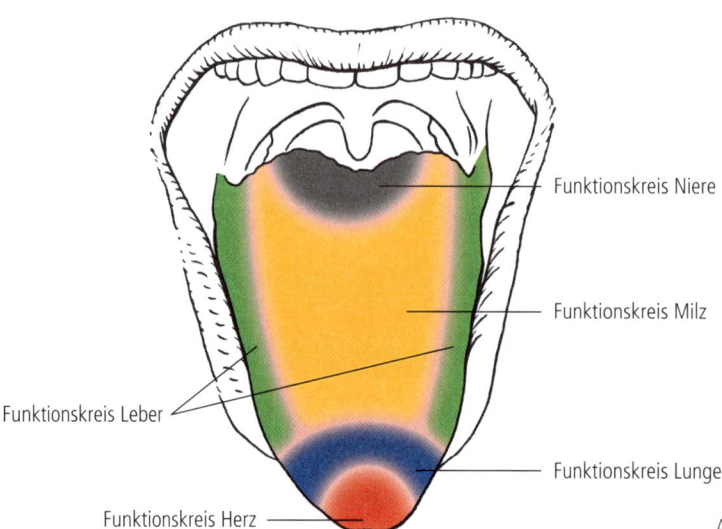

Funktionskreis Niere

Funktionskreis Milz

Funktionskreis Leber

Funktionskreis Lunge

Funktionskreis Herz

Abbildung 5: Zungenkarte

Therapiemethoden

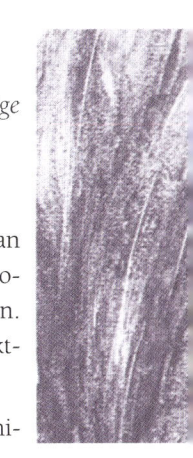

»Vor der Akupunktur kommen die Medikamente, vor den Medikamenten kommt die richtige Ernährung, vor der richtigen Ernährung aber kommt die Behandlung des Geistes.« (Neijing)

In der TCM wird zwischen äußeren und inneren Therapien unterschieden.

Akupunktur: Durch Akupunktur, d. h. durch Einstechen von dünnen, sterilen Nadeln an speziellen »Öffnungen« der Haut, wird das energetische Fließsystem des Körpers harmonisiert bzw. manipuliert, sodass eine Selbstregulation des Körpers wieder stattfinden kann. Es gibt heute neben der klassischen Stahlnadel Gold- und Silbernadeln, aber auch Elektroakupunktur und Laserakupunktur.

Die Laserakupunktur stellt eine Neuentwicklung dar, die schmerzfrei ist und bei chronischen Schmerzen und Kindern empfohlen wird. Zudem gibt es neben der klassischen Ganzkörperakupunktur die aus Frankreich stammende Ohrakupunktur sowie die koreanische Handakupunktur und Schädelakupunktur nach Yamamoto aus Japan. In China selbst war früher die Akupunktur von den Gelehrten nicht besonders geschätzt und galt eher als Volksmedizin.

Moxibustion: Akupunkturpunkte werden mit Beifußkraut erwärmt. Dazu wird loses Beifußkraut auf einer auf der Haut aufgebrachten Ingwerscheibe verbrannt oder wie meist in Europa eine Moxazigarre (gepresstes Beifußkraut) über der entsprechenden Körperstelle erwärmt. Mittlerweile gibt es auch Wärmepflaster, die in einem chemischen Prozess kontinuierlich und punktuell Wärme für 8 Stunden abgeben und sich hervorragend zur Selbstbehandlung vor allem während der Nacht eignen.

Schröpfmassage: Es handelt sich um eine Behandlung, bei der durch Ansaugen der Haut mittels kleiner Glasgefäße, in denen ein Vakuum erzeugt wurde, der Organismus angeregt wird, die Energien wieder frei fließen zu lassen. Meist werden die Schröpfgläser am Rücken mit viel Druck nach unten und sanft wieder nach oben geführt. Diese Methode hat auch eine europäische Tradition.

Arzneimitteltherapie: Sie stellt die wichtigste Therapieform in der TCM dar. Ähnlich der Akupunktur wird auch hier eine Harmonisierung der Energien angestrebt. Dazu werden entsprechend der Diagnose verschiedene Arzneimittel zu einer Rezeptur gemischt. Selten wird nur ein Heilkraut verordnet, meist wird ein Rezept individuell aus mehreren Kräutern für eine Patientin zusammengestellt. So können zum Beispiel Endometriosepatientinnen je nach individuellem Energiemuster oft ganz unterschiedliche Kräuterzusammenstellungen erhalten, also nicht die eine gleiche Pille für eine Krankheit und alle davon Betroffenen. Viele Kräuter gibt es mittlerweile auch in Granulatform und als wasserlösliche Konzentrate. Daneben werden auch Kräuterweine, Kräuterbäder, Lotionen und Cremes, Zäpfchen und Einläufe verordnet.

Diätetik: Die Ernährung stellt nach der chinesischen Medizin nicht allein das dar, was wir zum täglichen Leben brauchen, sondern heilt und erleichtert gesundheitliche Probleme. Viele Nahrungsmittel und Gewürze wie Hiobstränen, Zimt, Ingwer oder Orangenschalen stellen gleichzeitig Heilmittel dar. Schon der griechische Arzt Hippokrates befand: »Eure *Lebensmittel* sollen Eure Heilmittel sein«. Eine ähnliche Auffassung vertrat später auch Pfarrer Kneipp, als er forderte, dass Wege zur Gesundheit nicht über die Apotheke, sondern über die Küche führen sollten.

Unter dem Motto »Essen Sie sich gesund« hat sich bei uns eine Bewegung gebildet, die die Bedeutung der Ernährung für die Gesundheit hervorhebt. So wurden etwa in Broccoli und Tomaten krebshemmende Substanzen nachgewiesen. Auch werden Nahrungsmitteln Ergänzungsmittel (*Functional Food*) wie z. B. Omega-3-Fettsäuren oder Antioxidantien zugesetzt, die sich positiv auf die Gesundheit auswirken sollen.

Die Nahrungsmittel werden in der TCM ebenfalls nach *Yin*- und *Yang*-Kriterien und den fünf Wandlungsphasen unterschieden. Der Geschmack der Speisen, also ob sie süß, sauer, bitter, scharf, salzig oder neutral sind, spielt in der Zuordnung zu den Wandlungsphasen eine wichtige Rolle. Schwangere haben oft eigenartige Gelüste, zum Beispiel nach Saurem oder Salzigem. Intuitiv verlangen sie danach, diejenige Wandlungsphase zu unterstützen, die im aktuellen Schwangerschaftsstadium gerade zu Disharmonien neigt. Die Lust auf Sauergurken im ersten Schwangerschaftsdrittel zum Ausgleich der Wandlungsphase Holz bewirkt ein Erweichen und eine Entspannung des Funktionskreises Leber.

Auch bei der Ernährung bleibt das Prinzip der Harmonisierung auf der Grundlage einer individuellen Diagnose erhalten. So wird z. B. einer Patientin mit deutlichen Kältezeichen empfohlen, eher warme Speisen mit Ingwer oder Zimt zu sich zu nehmen. Für einen anderen »Typ« mit deutlichen Hitzezeichen wäre eine solche Empfehlung durchaus falsch. Ist die Energie erst einmal ausgeglichen, wandelt sich auch die Diätempfehlung! Es gibt also keine Diät, die dauerhaft für alle sinnvoll bleibt.

Eine besondere Art der Diätetik besteht darin, Nahrungsmittel mit Heilkräutern zuzubereiten. Die Heilkräuter wie z. B. Astragalus, Engelwurz oder Yamswurzel dienen dazu, die Wirkung der Nahrungsmittel zu verstärken und geschmacklich zu intensivieren.

Akupressur: Dieser Begriff (chin. *Amno, Tuina*) steht für spezielle Massage- und chiropraktische Techniken, bei denen der energetische Haushalt gezielt mit den Händen bearbeitet wird. Verschiedene Techniken wie Stoßen (*Tui*), Kneifen, Anheben (*Na*), Drücken, Drehen, Dehnen und Schütteln kommen dabei zur Anwendung. Akupressur kann auch von der Frau mit Kinderwunsch oder ihrem Partner in den Grundzügen erlernt und zu Hause praktiziert werden. Bei Unfruchtbarkeit werden vor allem der Unterleib, Rücken und die Füße massiert.

Qi-Gong: Durch sanfte, fließende Bewegungen im Einklang mit dem Atem werden beim *Qi-Gong* (Arbeit am *Qi*) die Körperenergie und der Geist beeinflusst. Dabei gibt es ganz

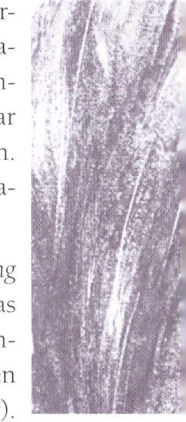

spezielle Übungen, durch die, regelmäßiges Üben vorausgesetzt, das *Qi* bewegt, der Körper entspannt und innere Harmonie erreicht werden kann. Auch Störungen und Blockaden im Fluss des *Qi* können so aufgelöst werden. Viele Übungen imitieren Tierbewegungen nach und sind daher auch nach ihnen benannt. Die Übungen sind schnell erlernbar und können leicht zu Hause geübt werden, um die Energiebahnen in Schwung zu bringen. *Qi-Gong* stärkt v. a. die Funktionskreise Milz, Leber und Nieren. Während der Menstruation sollte *Qi-Gong* nicht geübt werden, da hierdurch das *Yang* zu sehr angehoben wird.

In China kann man vielerorts in öffentlichen Parks Menschen beobachten, die *Qi-Gong* praktizieren. Meist wird *Qi-Gong* angewendet, um die Gesundheit zu erhalten und das Leben zu verlängern. Nach den historischen Schriften existieren diese Gesundheitsübungen schon seit über 4.000 Jahren. Es gibt verschiedene *Qi-Gong*-Formen, neben religiösen (stilles *Qi-Gong*) auch kämpferische (hartes *Qi-Gong*) und medizinische (weiches *Qi-Gong*). Es werden erstaunliche Heilerfolge berichtet und die Wirkung wurde auch in wissenschaftlichen Studien (z. B. Ospina et al. 2008) mehrfach nachgewiesen.

Wissenschaftliche Untersuchungen zur Akupunktur

Über TCM und vor allem Akupunktur wird seit einigen Jahren auch im Westen intensiv geforscht. Die Frage ist nun nicht mehr, ob Akupunktur wirkt, sondern wie sie wirkt. Mittlerweile gibt es auch erste Hinweise hierfür. Dabei ermöglichen vor allem bildgebende Verfahren, tiefere Zusammenhänge aufzudecken, die mit fMRT (funktionale Magnetresonanztomographie) oder PET (Positronenemissionstomographie) durchgeführt werden. So konnte z. B. in mehreren Studien von Prof. Cho et al. (z. B. 2006) gezeigt werden, dass Akupunkturpunkte, denen von alters her eine Wirkung auf das Sehen zugeschrieben wurde, auf die Sehrinde im Gehirn nachweisbare Effekte zeigten, Pseudoakupunktur an anderen Punkten dagegen nicht. Der Neurologe Seung-Schik Yoo et al. konnte 2004 in fMRT-Studien nachweisen, dass bestimmte Hirnbereiche, die Gleichgewichtssinn und Übelkeit kontrollieren, aktiviert werden, wenn eine Nadel am Punkt Pericard 6 (*Neiguan*) am Handgelenk platziert wird. Der Punkt *Neiguan* ist in der chinesischen Medizin als wirksamer Punkt für Übelkeit bekannt.

An Katzen konnte demonstriert werden, dass Elektroakupunktur eine experimentell ausgelöste Durchblutungsminderung des Herzmuskels aufheben kann. Durch Elektroakupunktur konnte die über das sympathische Nervensystem vermittelte Stressreaktion bei den Katzen unterdrückt und der Sauerstoffbedarf vermindert werden (Li et al. 1998).

Bei chronischen Schmerzpatienten ist meist der Thalamus, eine Region im Zwischenhirn, in beiden Hirnhälften unterschiedlich aktiviert. Nach einer wirksamen Akupunktur war dieser Unterschied deutlich verringert (Hui et al. 2000). Dies kommt der traditionellen östlichen Erklärung für Akupunktur sehr nahe, die feststellt: *Akupunktur bringt das gesamte Körpersystem ins Gleichgewicht*. Die fMRT-Untersuchungen offenbaren auch, dass bei der Akupunktur vorwiegend Hirnareale aktiviert werden, die für die Schmerzverarbei-

127

tung, aber auch für die emotionale Verarbeitung zuständig sind. Es konnte gezeigt werden, dass der Akupunkturreiz dem primären Schmerzsignal ein hemmendes Signal entgegenschickt. Im Rückenmark verursacht der Akupunkturreiz die Ausschüttung der Schmerzhemmstoffe Enkephalin und Dynorphin und im Thalamus von Beta-Endorphinen, die alle zum körpereigenen Opiatsystem gehören. So lässt sich der unmittelbare schmerzlindernde Effekt von Akupunktur erklären (Huang et al. 2000). Akupunktur kann logischerweise nur schmerzmindernd wirken, wenn genügend körpereigene Opiatreserven vorhanden sind. Dies konnte auch an Ratten beobachtet werden. Hatten die untersuchten Ratten eine geringere Konzentration an körpereigenen Opiaten, reagierten sie auf die schmerzreduzierende Wirkung von Akupunktur weniger als Ratten mit einer hohen körpereigenen Opiatkonzentration.

> **Falls Akupunktur nicht wirken sollte (ca. 5–10 % der Fälle), spricht dies nicht gegen die Akupunktur, sondern dafür, dass die Methode in diesem Fall nicht angebracht ist, sondern vielleicht eher Moxibustion oder chinesische Kräuter indiziert sind.**

Auch die Wirkung der chinesischen Kräuter wurde vielfach wissenschaftlich untersucht. Bei einigen Kräutern, wie z. B. bei der Chinesischen Engelwurz (*Angelicae sinensis radix*), der Salbeiwurzel oder der Rehmanniawurzel, wurden östrogenartige Wirkungen gefunden. Eine Studie zeigte, dass Chinesischer Tragant (*Astragali radix*), Ginsengwurzel, Atractylodeswurzel und Süßholzwurzel (*Glycyrrhizae radiy*) sich positiv auf das Immunsystem auswirken. Diese chinesischen Heilkräuter und auch die indianische Heilpflanze Sonnenhut (*Echinacea purpurea*) fördern die Bildung von Lymphozyten wie T-Helferzellen und natürlichen Killerzellen. Erst kürzlich konnte eine Forschergruppe an der Universität Heidelberg nachweisen, dass das Baikalhelmkraut (*Scutellariae radix*) Krebszellen zu zerstören vermag, bei denen herkömmliche Medikamente gegen Krebserkrankungen unwirksam sind. Aber auch bei klassischen Kräuterzusammenstellungen wurden deutliche Wirkungen nachgewiesen, wie z. B. eine bestimmte Kräuterkombination zur Behandlung von Colitis ulcerosa, einer chronischen Darmentzündung.

Studien zur Wirksamkeit von Akupunktur im herkömmlichen Studiendesign wie der großen GERAC-Studie in Deutschland, an der 30.000 Patienten teilnahmen, oder die Studie zur Migränebehandlung, bei der meist für alle Patienten festgelegte Punktekombinationen genadelt wurden, zeigten eine Überlegenheit im Vergleich mit schulmedizinischen medikamentösen Behandlungen, aber lagen erwartungsgemäß in der Wirksamkeit nicht über einer Scheinakupunktur (*www.gerac.de*). Um eine klare Wirksamkeit der Akupunktur zu zeigen, müssen Akupunktur oder Moxibustion individuell und dem Einzelfall angepasst angewendet werden, da es sich eben um individuell und nicht generell wirksame Therapien handelt. Akupunktur stellt eigentlich nur einen Therapiearm der TCM dar und kann, da es eine wirksame Therapie ist, auch falsch angewendet werden und in seltenen Fällen Symptome verschlechtern.

> **Akupunktur auf wenige Punktekombinationen reduziert ist vergleichbar mit der Geschichte vom chinesischen Bauern, der in einem westlichen Kranken- haus Antibiotika kennenlernte und nun in seinem Dorf allen, die ihn um Hilfe baten, diese Wundermittel gab, egal welche Beschwerden sie hatten. Auch er hatte damit gewisse Erfolge und wurde bestaunt.**

Unfruchtbarkeit aus Sicht der TCM

Weibliche Fortpflanzung

»Der Uterus, das Herz und die Nierenessenz bilden den Kern der Fortpflanzung.« (Neijing)

Als vor 2.000 Jahren chinesische Ärzte diese Feststellungen machten, meinten sie mit Nieren-*Jing* in etwa das, was wir heute unter Gameten (Ei- bzw. Samenzelle) verstehen, mit Herz den Geist und die hormonelle Aktivität von Hypothalamus und Hypophyse, und unter dem chinesischen Uterus (*Bao gong*) alles, was wir unter den weiblichen Geschlechts- organen verstehen, also Gebärmutter, Eierstöcke, Eileiter und auch Gebärmutterhals und Scheide. Auch auf eine Kommunikation zwischen diesen Organen wurde hingewiesen: Die Verbindung zwischen Herz und Uterus wurde als *Bao mai* bezeichnet und die zwi- schen Uterus und Niere als *Bao luo*. Für die Fruchtbarkeit ist wichtig, dass die Verbin- dungswege offen sind, also der Austausch der Informationen, der Energien und der Hor- mone ungehindert stattfinden kann. Aber auch die anderen Funktionskreise steuern ihren Anteil zu einer gesunden Fortpflanzung bei.

Sowohl beim Mann als auch bei der Frau kommt dem Funktionskreis Niere eine große Bedeutung bei Fruchtbarkeitsstörungen zu. Eine Schwangerschaft kann eintreten, wenn drei grundlegende Bedingungen erfüllt sind:

- reichlich Nieren-*Qi*
- günstiges Klima in der Gebärmutter
- freier Meridianfluss zum Uterus

Fortpflanzung und Funktionskreis Niere

»Die Nieren sind das Haus von Yin und Yang, die Wurzel des Lebens und der Kanal für Tod und Leben.« (Neijing)

Nach der chinesischen Medizin stellt der Funktionskreis Niere (*Orbis renalis*), der zur Wandlungsphase Wasser gerechnet wird, gleichsam das Fundament eines Individuums dar, das Widerlager für alles Aktive und alle lebenswichtigen Prozesse wie Wachstum,

Entwicklung und Fortpflanzung. Er bildet die tiefste Schicht und beherbergt das Alte, Vergangene, die Erfahrung und stellt gleichsam das Rückgrat einer Persönlichkeit dar. Er umfasst das angeborene *Qi* oder – anderes ausgedrückt – das genetische und epigenetische Erbe. Er sorgt auch für die Wasserverteilung. Tiefe Erkenntnisse steigen aus dem *Orbis renalis* auf, Willenskraft, Durchhaltevermögen, Ausdauer und Beharrlichkeit sind ein Ausdruck seiner Stärke.

Der Nierenfunktionskreis stellt die Wurzel und die Unterstützung für alle anderen Systeme dar. Er umfasst in etwa die Reproduktionsorgane, das Skelettsystem, das Nervensystem (Mark), Niere und Blase, die Ohren und das Hormonsystem. Zwischen dem Hormonsystem der Nebenniere und den Eierstöcken und Hoden besteht in der Embryonalentwicklung eine enge Beziehung. Die Hormone beider Systeme sind eng miteinander verwandt und benützen die gleichen Vorstufen (Cholesterin).

Nach der TCM schwächen Angst und Furcht den Funktionskreis und zerstreuen das *Qi*. Ein zerstreutes *Qi* kann aber den Embryo nicht im Uterus, dem »Palast des Kindes«, halten. Damit umschreibt die TCM, wie Dauerstress die Fortpflanzungsorgane stört, wie Überlastungen, längerer Schlafmangel, längere Krankheiten sich auf die Fortpflanzungsorgane auswirkt.

Beim Funktionskreis Niere kann es nur zu Mangelzuständen sowohl bei *Yin* als auch *Yang* kommen, nicht jedoch zu Füllezuständen. *Yin* und *Yang* hängen voneinander ab, und bei einem Mangel von einem gerät das andere ebenfalls in Mitleidenschaft. Nieren-*Yin*- und Nieren-*Yang*-Mangel treten daher häufig kombiniert auf.

Reifezyklen der Frau

Schon im Neijing werden verschiedene Entwicklungsstadien von Frau und Mann beschrieben. Die körperliche und geschlechtliche Entwicklung der Frau wird in Sieben-Jahres-Zyklen unterteilt, die des Mannes in Acht-Jahreszyklen.

Mit 14 Jahren (2-mal 7) beginnt demnach das Konzeptionsgefäß bei der Frau stark zu zirkulieren, das Durchdringungsgefäß erblüht, die Menstruation setzt ein und das Mädchen kann empfangen. Mit 21 Jahren erreicht ihr Nieren-*Jing* seinen Höhepunkt. Der ideale Zeitpunkt für eine Schwangerschaft liegt zwischen 21 und 28 Jahren. Mit 28 Jahren sind die Knochen und Sehnen gefestigt, der Haarwuchs ist an seinem Wachstumshöhepunkt. Genauso wie von der westlichen Medizin beschrieben, nimmt nach der Lehre der TCM zwischen dem 35. und 42. Lebensjahr (in der 6. Entwicklungsphase) die Reproduktionskraft der Frau ab. Es beginnt dann eine Tendenz zum *Xue*-Mangel. Nach dem 42. Lebensjahr wird die Fruchtbarkeit bis zum 49. Jahr (in der 7. Phase) zunehmend geringer, das Durchdringungsgefäß entleert sich, bis diese Kraft versiegt, die Menstruation zwischen dem 52. und 54. Lebensjahr ausbleibt und die Frau nicht mehr empfangen kann.

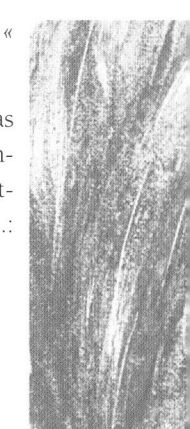

»Um Fruchtbarkeitsstörungen zu behandeln, ist das Wichtigste, die Menstruation anzupassen.«
(Zhu Dan Xi, ein Meister der Yuan–Dynastie)

Die Chinesen hatten keinen Ultraschall oder Mikroskop, konnten aber sehr wohl das Menstruationsblut und das Ejakulat beobachten und untersuchen. Aus deren Beschaffenheit zogen sie Rückschlüsse auf die Fruchtbarkeit. Der Regelblutung kam dabei die Hauptbedeutung bei der Behandlung von Fruchtbarkeitsstörungen zu. Als Therapieziel gilt v. a.:

- regelmäßige Menstruation
- Menstruationsbeschwerden wie Brustspannen, prämenstruelle Stimmungsschwankungen und Kopfschmerzen verringern

- regelmäßige Verdauung
- kräftig rotes Regelblut ohne Blutklumpen
- erholsamer ruhiger Schlaf

Der Zyklus nach der TCM

Die Menstruation, im Chinesischen poetisch als »Himmelswasser« (*Tian Gui*) bezeichnet, hängt von der Harmonie der fünf Funktionskreise und der sanften Bewegung von *Qi* und *Xue* ab. Der weibliche Zyklus wird in der TCM ähnlich wie in der westlichen Medizin grob in zwei Phasen unterteilt: die *Yin*-Phase (Periodenblutung und die Postperiode) und die *Yang*-Phase (Ovulation und die Postovulationszeit), also genau genommen in vier Abschnitte.

In der *Yin*-Phase werden vermehrt Östrogene produziert. Gegen Ende der Follikelphase erreicht das Östrogen ein Maximum und das *Yin* seine größte Ausprägung. Die Temperatur fällt kurz vor dem Eisprung ab. Nach der chinesischen Medizin setzt der Funktionskreis Leber gleichsam wie eine Türangel, die eine Phase zur anderen öffnet, den Prozess der Ovulation (und auch der Menstruation) in Gang. Anschließend erfolgt bis zur Regelblutung die *Yang*-Phase, in der vom Gelbkörper Progesteron gebildet und die Gebärmutter auf eine Schwangerschaft vorbereitet wird, die Temperatur steigt an.

Der 28-Tage-Zyklus der Frau hat nach der TCM im kosmischen Geschehen seine Entsprechung in den Mondphasen. Die Mondphasen, als Symbol für *Yin*, beeinflussen den Monatszyklus oft erheblich, wie viele Frauen aus eigener Erfahrung wissen.

Basale Körpertemperatur (BKT)
Neben den üblichen Diagnosekriterien der TCM, wie Zungenbefund und Pulstasten, geben die BKT-Kurve und die Beschaffenheit des Zervixschleimes gute Hinweise über den Verlauf des Zyklus. Der Gebärmutterhalsschleim zeigt an, ob ein Eisprung stattfinden wird und der Temperaturanstieg, ob der Eisprung stattgefunden hat.

Um die Basaltemperatur zu erfassen, sollte jeden Morgen vor dem Aufstehen zur gleichen Zeit an der gleichen Körperstelle, ideal in der Scheide mit einem speziellen Scheiden-

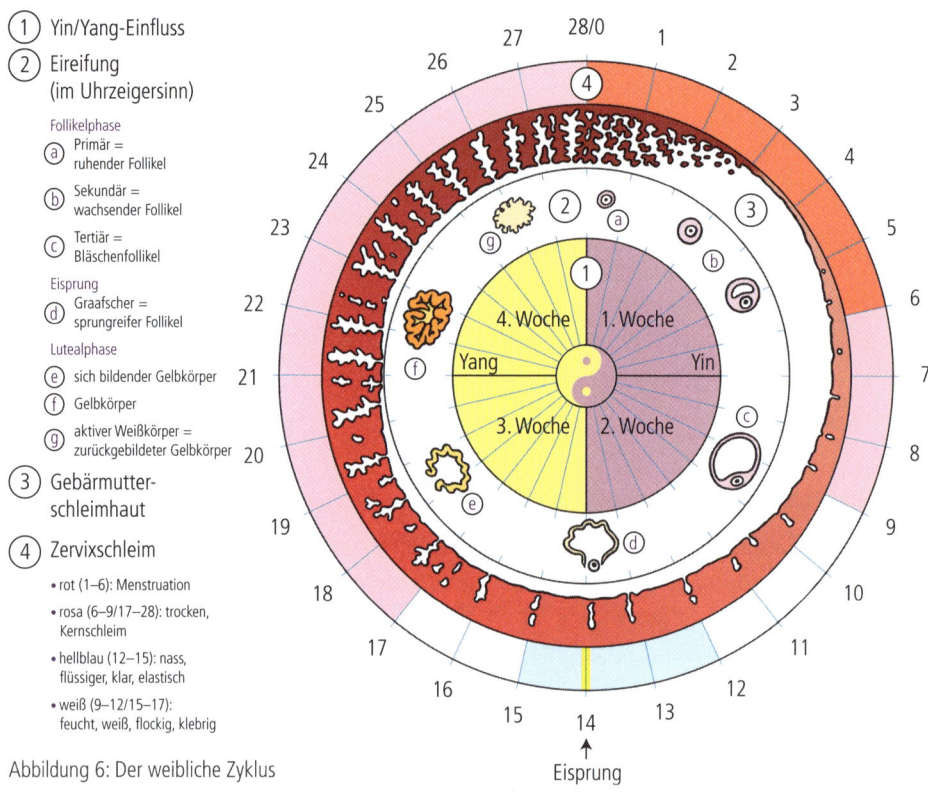

① Yin/Yang-Einfluss

② Eireifung
(im Uhrzeigersinn)

Follikelphase
ⓐ Primär =
ruhender Follikel

ⓑ Sekundär =
wachsender Follikel

ⓒ Tertiär =
Bläschenfollikel

Eisprung
ⓓ Graafscher =
sprungreifer Follikel

Lutealphase
ⓔ sich bildender Gelbkörper

ⓕ Gelbkörper

ⓖ aktiver Weißkörper =
zurückgebildeter Gelbkörper

③ Gebärmutter-
schleimhaut

④ Zervixschleim

• rot (1–6): Menstruation

• rosa (6–9/17–28): trocken,
Kernschleim

• hellblau (12–15): nass,
flüssiger, klar, elastisch

• weiß (9–12/15–17):
feucht, weiß, flockig, klebrig

Abbildung 6: Der weibliche Zyklus

thermometer, die Temperatur gemessen werden. Beim Gynäkologen oder im Internet gibt es spezielle Kurvenblätter, auf denen die Ergebnisse festgehalten werden können. Neben der Temperaturkurve ist auch Platz für die Angaben über die Blutung, Mittelschmerz, Zwischenblutungen, Schleimbeschaffenheit, Brustempfinden, Geschlechtsverkehr und fieberhafte Erkrankungen. Aber auch andere Aktivitäten, wie zu kurzer Schlaf oder Medikamenteneinnahme, sollten notiert werden, um die Kurve anschließend richtig interpretieren zu können.

Kurveninterpretation

Am 1. Tag der eigentlichen Menstruationsblutung fällt die Temperatur auf Werte zwischen 36,2 °C und 36,5 °C. Die 1. Phase liegt idealerweise zwischen 12 und 14 Tagen und sollte nicht kürzer als 10 und nicht länger als 17 Tage dauern, denn das Ei braucht seine Zeit, um heranzureifen, und die Gebärmutterschleimhaut, um sich aufzubauen.

In der 2. Zyklushälfte, der Lutealphase (postovulatorische Phase), liegt die Temperatur normalerweise für ca. 12 – 14 Tage auf einem höheren Niveau bei 37 °C. Damit sich ein Embryo entwickeln kann, muss die Temperatur in der Gebärmutter mindestens 37 °C

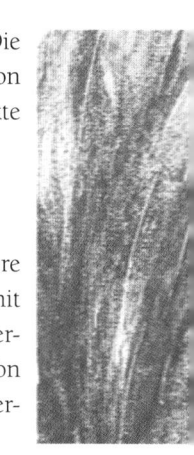

haben. Bei Temperaturen darunter kann sich keine Schwangerschaft aufrechterhalten. Die Bedeutung der Temperatur war in China schon zu Zeiten von Marco Polo bekannt. Schon damals wurde zur Verhütung die Gebärmutter gekühlt, wobei bestimmte Kräuterdekokte (Sud) getrunken und Kräutertampons in die Scheide eingeführt wurden.

Der Temperaturanstieg nach dem Eisprung sollte ungefähr 0,3–0,4 °C betragen.

Phase I: Follikelphase (Yin-Phase)

Zu niedrige Follikelphase: Manchmal fällt die basale Körpertemperatur auf niedrigere Werte als 36,0 °C. Dies ist ein Hinweis auf einen sehr niedrigen Grundumsatz, der mit einer Gewichtszunahme, Schlappheit, Kälteempfindlichkeit und Unfruchtbarkeit einhergehen kann. Es sollte geprüft werden, ob eine Schilddrüsenunterfunktion vorliegt. Von der TCM wird dieses Muster als *Yang*-Mangel der Funktionskreise Nieren und Milz interpretiert.

Eine Behandlung mit wärmenden Kräutern wie etwa Ginseng, Zimt und Beifuß sowie wärmender Nahrung wie Hühnersuppe, neben regelmäßiger Moxibustion und Moorbädern, sollte den gesamten Zyklus über erfolgen.

Zu lange Follikelphase: Die Länge der Follikelphase zeigt an, wie lange der Eierstock braucht, um eine reife Eizelle wachsen zu lassen. Die Phase kann daher unterschiedlich lang sein und dauert bei einem 28-Tage-Zyklus normalerweise 14 Tage, bei einem längeren Zyklus einige Tage mehr. Als Faustregel gilt, die Zykluslänge minus 14 Tage für die Follikelphase zu rechnen, da die zweite Hälfte bei einem gesunden Gelbkörper meist konstant 14 Tage beträgt. In der westlichen Medizin gelten derartige Zyklusabweichungen eigentlich als normal.

Als Ursache dieses Musters sieht die chinesische Medizin einen Substanzmangel (Nieren-*Jing*, einen *Yin*- oder Blutmangel) und somit eine fehlende wesentliche Voraussetzung für das Heranreifen einer Eizelle. Die Behandlung erfolgt dann meist über einen längeren Zeitraum mit Kräutern und Ernährungsempfehlungen (z. B. Granatapfel), um diese Mangelzustände zu beheben. Es können aber auch ein Nieren-*Yang*-Mangel oder ein Milz-*Qi*-Mangel vorliegen. Therapieziel ist dabei, die Dauer der Follikelphase näher an 14 Tage heranzuführen.

Zu kurze Follikelphase: Ist die Follikelphase mehrmals hintereinander kürzer als 9 Tage, weist dies auf Mangel-Hitze des Funktionskreises Niere hin. Kräuter, Ernährung und Akupunkturbehandlung sollten daraufhin ausgerichtet sein, das Nieren-*Yin* zu stärken und die Follikelphase zu verlängern. Die Behandlung sollte dann schon vor und auch während der Regelblutung stattfinden.

Zu hohe Follikelphase: Eine hohe Temperatur in der Follikelphase weist auf einen hohen Grundumsatz hin, der durch eine Hyperthyreose bedingt sein kann. Zusätzlich können noch Herzklopfen, Schlafstörungen, Gewichtsverlust und Durchfall auftreten. In der chinesischen Medizin wird dies auf innere Hitze infolge eines Nieren-*Yin*-Mangels zurückgeführt. Mit Kräutern soll die Hitze geklärt und ausgeleitet sowie das Nieren-*Yin* aufgebaut werden. Die Behandlung dauert meist etwas länger (bis zu 1 Jahr anstelle der für TCM-Maßnahmen mindestens anberaumten 3–6 Monate).

Fällt die Temperaturkurve zu Beginn der Follikelphase nicht entsprechend schnell ab, wird dies so interpretiert, dass sich *Yang* nicht in *Yin* umwandelt. Dies kann z. B. auf eine zugrunde liegende Endometriose hinweisen und verlangt zusätzliche Kräuter, um die Menstruation zu beschleunigen sowie *Yang* in *Yin* umzuwandeln.

Unstabile Follikelphase: Die Temperatur während der Follikelphase sollte einigermaßen stabil sein, wobei Erhöhungen nach wenig Schlaf, Fieber und Alkoholkonsum normal sind. Wenn aber ein unerklärbares Auf und Ab in der Kurve verzeichnet wird, ist dies ein Hinweis auf Feuer im Funktionskreis Leber und Herz, entsprechend gestauter Wut und Zorn. Hier ist es hilfreich, dem zugrunde liegenden Stress nachzugehen und für Entspannung zu sorgen. Auch Kräuter, die Hitze ableiten (wie z. B. Pfefferminze), sind hilfreich.

Phase II: Lutealphase (Yang-Phase)
Das für die 2. Zyklushälfte, die Lutealphase, wichtige Hormon ist das Progesteron. Es wird vom Gelbkörper (lat. *Corpus luteum*) gebildet. Die Produktion wird normalerweise weniger von äußeren, emotionalen Faktoren beeinflusst als die Hormonproduktion im Gehirn (Hypothalamus, Hypophyse). Nach dem Eisprung steigt die Temperatur um 0,3–0,5 °C an, sollte dann nicht mehr als 0,1–0,2 °C schwanken und ca. 12–14 Tage dauern. Die absolute Temperatur spielt dabei nicht die entscheidende Rolle, sondern die Ausgangstemperatur vor dem Anstieg. Besteht eine Schwangerschaft, produziert der Eierstock weiter Gelbkörperhormone und die Temperaturkurve bleibt dann hoch (übrigens auch über den Rest der Schwangerschaft). Rund 8 Wochen nach dem Einnisten übernimmt dann die Plazenta selbst die Gelbkörperhormonproduktion.

Nach der TCM bedeutet eine unstabile oder niedrige Lutealphase, dass ein Nieren-*Yang*-Mangel vorliegt.

Zu niedrige Lutealphase: Der Temperaturanstieg nach dem Eisprung sollte idealerweise 0,3–0,5 °C betragen und über 37 °C liegen. Werte darunter zeigen einen Mangel des Funktionskreises Niere. Meist ist das Nieren-*Yin* schon schwach, weshalb sich das Nieren-*Yang* nicht adäquat aufbauen kann. Manchmal liegt auch zugleich ein *Qi*- und Blutmangel vor. Oft stecken tiefe Schockerlebnisse dahinter, die sprichwörtlich »an die Nieren gingen«. Verarbeiten und Lösen der Schockerlebnisse wie z. B. sexuelle Übergriffe von Vertrauenspersonen in der Kindheit, die zudem oft nicht bewusst erinnert werden, sowie eine massive Stützung des Funktionskreises Niere, sind in diesem Fall zu empfehlen.

Zu kurze Lutealphase, die Temperatur fällt zu früh ab: Der Temperaturanstieg sollte idealerweise 0,3–0,5 °C betragen und 12–14 Tage dauern. Eine kürzere Zeit spricht für einen

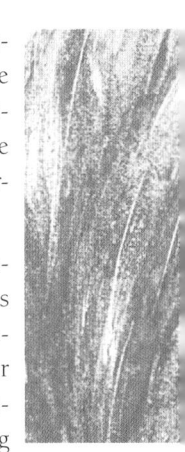

Nieren-*Yang*-Mangel. Ein Temperaturanstieg von lediglich 3–5 Tagen weist auf einen massiven Nieren-*Yang*-Mangel oder einen Milz-*Qi*-Mangel und Leber-*Qi*-Stau hin. Dauert die Lutealphase 8–10 Tage, kann dies einen milderen Nieren-*Yang*-Mangel anzeigen. Clomifen wird häufig erfolgreich eingesetzt, um die Temperatur anzuheben und die Lutealphase zu verlängern. Wärmendes in Form von Moorbädern, Moxibustion und Nieren-*Yang* stärkenden Nahrungsmitteln unterstützen diese Phase.

Unstabile Lutealphase: Steigt die Temperatur zwar normal an, fällt dann aber rasch wieder ab und steigt dann wieder an, sieht die Temperaturkurve wie ein Sägeblatt aus. Dieses Muster spricht für eine Stagnation des Leber-*Qi*. Kommen starke emotionale Schwankungen dazu, weist dies auf die Entwicklung eines Herz- und Leber-Feuers hin. Fast immer liegen eine Nieren-*Yang*- und Milz-*Qi*-Schwäche zugrunde. Häufig sind emotionale Ursachen verborgen, stark unterdrückte Gefühle wie Ärger, aber auch abgewiesene Zuneigung und Liebesbedürfnisse. Entspannungsübungen, viele Streicheleinheiten und sanfte Massage, Akupressur zusammen mit blutaufbauenden und Nieren-*Yang*-stärkenden Nahrungsmitteln eignen sich bei diesem Muster.

Der Temperaturanstieg ist zu langsam: Die Temperatur braucht mehr als 3 Tage, bis sie die höhere Temperatur erreicht hat, die Ovulationsphase ist verlängert. Die Türangelfunktion ist nach der TCM dann beeinträchtigt, die Umstellung braucht länger, die Türangel »klemmt«, meist ist dies mit einem Nieren-*Yang*-Mangel, Milz-*Qi*-Mangel und Leber-*Qi*-Stau kombiniert. Bei einem *Xue*-Stau wird die Ovulation zusätzlich als Schmerz wahrgenommen. Günstig hierfür sind viel Bewegung an der frischen Luft, Gedankenspiele zur Förderung geistiger Beweglichkeit und Nahrung, die das Milz-*Qi* stärkt sowie das Leber-*Qi* löst.

Die Temperatur fällt zu früh ab: Die Temperatur ist zwar hoch, fällt dann aber kontinuierlich ab. Falls keine Schwangerschaft eingetreten ist, sinkt die Temperatur normalerweise erst einen Tag vor der Menstruation. Dies ist ein Hinweis für den Progesteronabfall. Das kontinuierliche Sinken der Temperatur spricht nach der TCM für eine Kombination aus Milz-*Qi*- und Nieren-*Yang*-Mangel. Der Milz-*Qi*-Mangel zeigt sich in prämenstruellen Schmierblutungen, da die Milz das Blut nicht in den Gefäßen halten kann. Die Milz sollte dann durch Nahrung, wie z. B. warme morgendliche Getreidebreie, gestärkt werden. Auch eine eventuell bestehende Informationsüberflutung sollte reduziert und anstehende Probleme geklärt werden sowie eigene Grundbedürfnisse nach Ruhe und ausreichendem Schlaf gefördert werden.

Die Temperatur ist höher und länger als üblich: Diese Temperaturkurve zeigt eine Schwangerschaft an.

Gebärmutterhalssekret

Der Gebärmutterhalsschleim (syn. Zervixschleim, Zervixsekret) bietet Hinweise auf einen bevorstehenden Eisprung. Ein fruchtbarer Schleim ist feucht, reichlich und spinnbar wie Eiweiß. Bei Nieren-*Yin*-Mangel und Hitze ist der Schleim spärlich und trocken. Auch Clomifen trägt durch *Yang*-Stimulation zu trockenem Schleim bei.

Fruchtbarkeitsstörungen nach der TCM (*Bu Yu Xing*)

»Grübeln und Sorgen machen es für eine Frau schwierig zu empfangen. Das Herz ist der Sitz des Geistes, Grübeln lässt das Herz nach außen wenden. Das Kaiserfeuer kann nicht absteigen, Oben und Unten nicht miteinander kommunizieren und Unfruchtbarkeit ist die Folge.« (Chen Zi Ming)

Unfruchtbarkeit kann durch viele verschiedene Faktoren bedingt sein. Grundsätzlich wird nach der chinesischen Medizin in funktionelle und mechanische Kategorien unterschieden. Die TCM eignet sich gut für funktionelle Störungen, mechanische Defekte wie ein Verschluss der Eileiter oder der Samenwege sind hingegen eine Domäne der westlichen Medizin.

In der chinesischen Medizin kann man mehrere Aspekte einer Fruchtbarkeitsstörung diagnostisch erfassen und behandeln, anders als in der westlichen medikamentösen Therapie, wo oft die Behandlung eines Symptoms zulasten von etwas anderem geht. Die Schmerztabletten helfen z. B. gegen Kopfschmerzen, führen aber zu Magenschmerzen, in manchen Fällen sogar bis zu Magenblutungen und zu Nierenschäden.

Bei den Grundmustern, die der Unfruchtbarkeit einer Frau zugrunde liegen, wird nach der TCM generell zwischen Mangel- und Füllezuständen unterschieden. Andere Diagnosekriterien orientieren sich an Störungen, die aus der ersten oder zweiten Zyklushälfte resultieren, also wenn es nicht zum Eisprung kommt oder wenn die Probleme am Einnisten liegen. Bei einer Kinderwunschbehandlung ist die Ovulation durch die westliche Medizin meistens »in den Griff« zu bekommen, die Einnistung dagegen bisher nicht. Als Voraussetzung für eine gesunde Schwangerschaft gelten nach der chinesischen Medizin:

- starker Funktionskreis Niere
- offene, gefüllte Breite Torstraße (*Chong mai*) und ein offenes, starkes Konzeptionsgefäß (*Ren mai*)
- genügend *Xue* der Frau und *Jing* des Mannes

Leerezustände:

- Nieren-Yin-Schwäche
- Nieren-Qi-Schwäche
- Blutmangel
- Nieren-Yang-Schwäche
- Jing-Mangel

Füllezustände:

- Kälte im Uterus
- Qi- und Xue-Stase/-Stagnation
- Nässe im Unteren Erwärmer
- feuchter Schleim verlegt den Uterus

Im Selbsthilfeteil (s. Kapitel 10, Seite 223 – 454) wird ausführlich auf diese Disharmoniemuster eingegangen.

> **Die Disharmoniemuster können selbstverständlich auch kombiniert auftreten!**

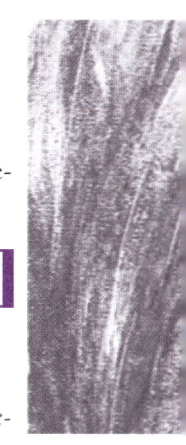

Fruchtbarkeitsstörungen beim Mann

»Wenn noch recht betagte Menschen zeugungsfähig sind, kommt es daher, dass sie eine ungewöhnliche Fülle an Jing geerbt haben und es verstehen, ein angemessnes Leben zu führen und ihre Lebenskraft zu schützen.« (Suwen, Kap. 1)

Die Reifezyklusphasen des Mannes umfassen nach der chinesischen Medizin 8 Jahre. Mit 16 Jahren ist der Mann zeugungsfähig, mit 24 erreicht sein Nieren-*Jing* seinen Höhepunkt und mit 32 sind die Knochen und Sehnen am stärksten. Das optimale Alter, ein Kind zu zeugen, liegt zwischen 24 und 32 Jahren. Mit 40 fängt das Nieren-*Jing* an, sich zu verringern, d. h. das Haar fällt aus und die Zähne werden langsam lose. Mit 48 Jahren wird das Gesicht faltig, das Haar ergraut, und das Sperma wird spärlicher.

Nicht nur die Samenzellen selbst, sondern auch die Samenflüssigkeit ist wichtig, damit eine Befruchtung stattfinden kann. Sie trägt zur Funktions- und Überlebensfähigkeit der Spermien bei. Zudem bereitet sie die Gebärmutter immunologisch auf eine Schwangerschaft vor.

Ähnlich wie bei der Frau gehen Fruchtbarkeitsstörungen nach der chinesischen Medizin fast immer mit einem Mangel im Funktionskreis Niere einher.

Forschungsergebnisse zu TCM bei Unfruchtbarkeit

In experimentellen Arbeiten konnten Forscher in China (Yu et a. 1997) nachweisen, dass sich durch die Anwendung chinesischer Heilkräuter die Blutfließgeschwindigkeit in der Gebärmutter verändert und körpereigene Hormone gegen Schmerzen (Endorphine) ausgeschüttet werden. In der chinesischen Literatur werden Erfolgsraten zwischen 70 – 100 % bei der Behandlung der Endometriose oder Menstruationsschmerzen beschrieben und Schwangerschaftsraten bei unerfülltem Kinderwunsch und Endometriose zwischen 20 – 60 % (Lian 1991) angegeben. Diese Studien entsprechen jedoch oft nicht westlichen Standards und sind deshalb vorsichtig zu interpretieren.

Prof. Chen vom Institut für Akupunktur und Neurobiologie in Schanghai konnte zeigen, dass Elektroakupunktur die Achse »Hypothalamus – Hypophyse – Ovarien« zu normalisieren vermag (Chen 1997). Dies wird vermutlich über die Genexpression und daraus folgend über die Ausschüttung von Gonadotropin-Releasing Hormonen (GnRH), Luteinisierendem Hormon (LH) und Östradiol (E2) vermittelt. Elisabeth Stener-Victorin et al. vom Institut für Neurowissenschaften in Göteborg fand nach Elektroakupunktur eine Erhöhung des Blutflusses in der Arteria uterina (1996).

Eine australische Forschergruppe (Zhu et al. 2008) verglich 39 klinische Studien mit insgesamt 3475 Frauen, die wegen Regelschmerzen mit herkömmlichen Medikamenten (Schmerzmittel, orale Kontrazeptiva) und Akupunktur, Wärmeanwendung und chinesischen Kräutern therapiert worden waren. Dabei zeigten sich individuell verordnete chinesische Kräuterrezepturen allen anderen Therapieverfahren (neben Schmerzmitteln auch der Akupunktur und Moxibustion) hinsichtlich der Langzeitwirkung überlegen.

Studien zur Wirkung von Akupunktur auf eine IVF-Behandlung

Es gibt bisher einige randomisierte Studien zur Wirkung von Akupunktur bei IVF, und alle zeigten eine deutliche Wirkung von Akupunktur auf die Schwangerschaftsraten. In der ersten Studie von Paulus et al. (2002) war von 160 Frauen, die sich einer IVF unterzogen, die Hälfte vor und nach dem Eingriff mit Akupunktur behandelt worden. Die Schwangerschaftsrate der Frauen, die zusätzlich Akupunktur erhielten, betrug 42,5 %, die ohne 23 %. Leider macht die Studie keine Angaben zur (für die Betroffenen entscheidenden) Lebendgeburtrate in beiden Gruppen. In der Studie von Westergaard et al. (2006) wurden 273 Patientinnen zufällig in drei Gruppen eingeteilt: Eine erhielt Akupunktur während des Embryotransfers, eine weitere zusätzlich zwei Tage später und eine dritte Gruppe keinerlei Unterstützung durch Akupunktur. In der Akupunkturgruppe wurden signifikant mehr Patientinnen schwanger (39 von 95 Patientinnen = 39 %, gegenüber 21 von 87 = 26 % in der Kontrollgruppe). Auch die Anzahl der fortlaufenden Schwangerschaften war signifikant höher.

In einer Studie von Dieterle et al. (2006) wurden nach künstlicher Befruchtung je eine Gruppe von 116 Patientinnen nach den Regeln der traditionellen chinesischen Medizin (sogenannte Verum-Gruppe) und weitere 106 Teilnehmerinnen an therapeutisch nicht relevanten Punkten (sogenannte Placebo-Gruppe) je 2-mal nach Embryotransfer akupunktiert. In der Verum-Gruppe kam es bei 35,3 % zu einer biochemischen und bei 33,6 % zu einer fortlaufenden Schwangerschaft. In der Placebo-Gruppe konnte dagegen nur bei 15,8 % eine biochemische Schwangerschaft nachgewiesen werden, die bei 13,8 % fortgesetzt werden konnte. Die Ergebnisse der sogenannten Verum-Gruppe sind hervorragend, die der Placebo-Gruppe dagegen liegen unter den Ergebnissen des Deutschen IVF-Registers. Dies spricht deutlich für eine positive Wirkung der Akupunktur in der Verum-Gruppe, bei der Gruppe mit Placebo-Akupunktur dagegen für eine negative Auswirkung, ferner ist diese Studie ein Hinweis darauf, dass es nicht egal ist, wo die Nadeln gesetzt werden. Die echte Akupunktur erfolgte in der ersten Sitzung an den Punkten Kg4; Kg6,

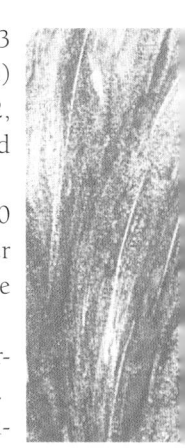

Ma29, Pc6, MP10 und MP8, in der 2. Sitzung an den Punkten Di4, MP6, Ma36, Ni3, Le3 sowie zusätzlich als Ohrakupunktur an Shenmen (55), Uterus (58), innere Sekretion (22) und Stirn (33). Die Patientinnen der Placebo-Gruppe wurden an den Punkten 3E9, 3E12, Gb52 und mit Ohrakupunktur an Durstpunkt (17), äußerer Nase (14), Auge (8) und Gesäß (53) genadelt.

Smith et al. (2006) veröffentlichte die Ergebnisse von 228 Patientinnen, von denen 110 eine Akupunktur und 118 eine Scheinakupunktur vor und nach dem Embryotransfer erhielten. Die Schwangerschaftsraten lagen in der Verum-Gruppe bei 34 % in der Gruppe mit Scheinakupunktur bei 27 %.

Die Nadelung, bei der eine individuelle Diagnosestellung und Auswahl der Akupunkturpunkte verlassen wird, hat im Übrigen nur noch wenig mit chinesischer Medizin zu tun.

In einer retrospektiven Auswertung von Küblböck (2007) wurde von 261 Patientinnen, die vor und nach dem Embryotransfer Akupunktur erhielten, bei 91 (35,6 %) eine biochemische Schwangerschaft nachgewiesen. Von diesen Patientinnen hatten alle mindestens zuvor schon eine erfolglose IVF-Behandlung hinter sich.

Mittlerweile gibt es einige sehr gründliche Übersichtsarbeiten (sogenannte Meta-Analysen) zur Wirkung von Akupunktur bei einer IVF-Behandlung (Manheimer et al. 2008, Cheong et al. 2008). In die Auswertung von Manheimer et al. flossen die Daten von 1366 Teilnehmerinnen ein, die innerhalb eines Tages nach dem Embryotransfer akupunktiert wurden. Die Forscher kamen zu dem Schluss, dass Akupunktur zur Unterstützung des Embryotransfers sich positiv auf die Schwangerschaftsrate (1,6fach höhere Wahrscheinlichkeit) und Lebendgeburtrate auswirkt. Cheong et al. werteten 13 Studien aus und fanden eine Wirksamkeit von Akupunktur auf die Lebendgeburtraten, wenn sie am Tag des Embryotransfers durchgeführt wurde, nicht jedoch 2 – 3 Tage später. Wegen der kleinen Fallzahlen der Studien könne dies aber auch auf einen Placeboeffekt zurückzuführen sein, so die Autoren. Für die meisten Frauen wird es höchstwahrscheinlich unwichtig sein, was nun genau geholfen hat, ob Akupunktur, die Auslösung der natürliche Heilkraft ihres Körpers (auch als Placebo bezeichnet) oder beides, wenn sie anschließend ihr Kind im Arm halten.

Studien zur männlichen Unfruchtbarkeit

Mehrere Studien wiesen eine Wirkung von Akupunktur, Moxibustion und Kräuterdekokten bei männlichen Fruchtbarkeitsstörungen nach.

Sun u. Bao (2006) fanden bei 100 mit einem Kräuterdekokt behandelten Patienten mit immunologisch bedingter Unfruchtbarkeit einen deutlichen Abfall der Anti-Spermien-Antikörper (AsAb) gegenüber einer Kontrollgruppe, die Prednison erhielt. Auch die Schwangerschaftsrate war in der mit TCM behandelten Gruppe höher. Bei einer Kombination von Akupunktur (Bl18, Bl23, Ni3, Bl15, Bl17, Le3) und Kräutertees (*Liuwei dihuang wan*) zeigte sich ebenfalls eine Überlegenheit gegenüber einer Prednisontherapie.

In einer Studie von Gurfinkel et al. (2003) fand eine signifikante Erhöhung der Spermienqualität durch Moxa und Akupunktur bei Männern mit OAT-Syndrom statt. Zwei israelische Studien (Siterman et al. 1997, 2000) wiesen an 16 von 20 behandelten Männern eine signifikante Steigerung des Fruchtbarkeitsindex nach Akupunktur im Vergleich zu einer nichtbehandelten Gruppe nach. Am meisten profitierten diejenigen, bei denen sich in der Vorgeschichte Genitalinfektionen fanden.

Eine interessante Entdeckung machte David Griffin (Tempest et al. 2005) von der Universität Kent, als er die Spermienköpfe von sechs Männern mit schwerer OAT und Disomie (doppelter Chromosomensatz in einer Spermie anstelle des normalen einfachen Chromosomensatzes) vor und während der Behandlung mit TCM untersuchte. Er konnte nachweisen, dass bei allen sechs Männern die Disomie signifikant unter der TCM-Behandlung zurückging. Bei der Untersuchung der Spermien von 28 Patienten, die über 5 Wochen zweimal wöchentlich akupunktiert worden waren, zeigte sich durch Analyse mit einem Transmissionselektronenmikroskop eine signifikante Verbesserung der Ultrastruktur der Spermien gegenüber einer Kontrollgruppe (Pei et al. 2005).

Systemische Autoregulationstherapie (SART®)

»Der Patient ist der Arzt und der Arzt ist sein Gehilfe.« (Paracelsus, 1493–1541)

In den letzten 20 Jahren habe ich durch die Arbeit mit Kinderwunschpatientinnen immer wieder die Grenzen der Schulmedizin gesehen und nach Alternativen und Wegen gesucht, diese zu überwinden. Aus diesem Forschen habe ich allmählich die von mir so genannte Systemische Autoregulationstherapie (SART) entwickelt. Pate für den Begriff Systemische Autoregulationstherapie stand die Selbstorganisation komplexer Systeme, wie sie von der modernen Physik verstanden wird.

Die SART basiert in Diagnose und Behandlung auf der traditionellen chinesischen Medizin. Sie umfasst die gesamte Bandbreite der TCM, wie sie in den vorigen Abschnitten dargestellt ist, also Aku-Moxa, Kräutertees, Tuinamassage, Diätetik und *Qi-Gong*-Übungen sowie Schröpfen. Gleichzeitig wird in der Sitzung Hypnotherapie angewendet.

Die Hypnotherapie, wie sie hier verstanden wird, ist 1981 von Milton Erickson und Ernest Rossi aus der traditionellen Hypnose entwickelt worden. Hypnose ist in der klassischen Form der Suggestionstherapie seit über 200 Jahren in Europa in medizinischen und psychotherapeutischen Anwendungen verbreitet. Im Gegensatz zur klassischen Hypnose werden jedoch bei der Hypnotherapie während einer SART-Behandlung keine Suggestionen gegeben, also nichts ein- oder ausgeredet. Ziel ist es, die Selbstregulation und Selbstbestimmung zu fördern und zu bewahren und dabei die Ressourcen, die inneren Quellen und Fähigkeiten einer Person zur Problemlösung zu nutzen.

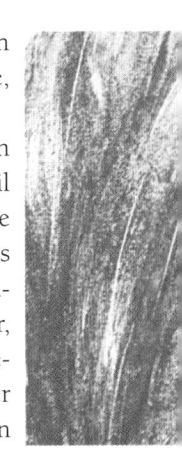

Man kann die Methode vielleicht beschreiben mit: »Alles nutzen, was hilft!« Milton Erickson sah jeden Menschen als einzigartig an, und er nutzte deshalb für die Therapie, was immer der Klient in der Sitzung anbot oder in die Praxis mitbrachte.

Bei der SART wird zudem erforscht, wie die Störungen (z. B. Schmerzen) entstanden und welche Erinnerungen daran geknüpft sind. Waren die Störungen irgendwann Teil einer den Umständen entsprechend sinnvollen Anpassung des Gesamtorganismus an die Umweltbedingungen, wenn zum Beispiel in einer Situation als einzige Möglichkeit das Aus- und Durchhalten möglich war? In Trance, einem halbschlafähnlichen Zustand, können dann alte Erinnerungen wieder erlebt werden. Dabei auftretende Gefühle (Trauer, Angst, Sorge etc.), die häufig schon längst vergessen sind, können durch das Wiedererleben ganz kurz reaktiviert werden und dadurch in ihrer Einschränkung und »Alles oder nichts«-Einstellung gelöst werden. Hat eine Patientin z. B. als Kind gelernt, »immer wenn ich weine, werde ich geschimpft oder ausgelacht oder belaste meine Umgebung«, wird sie stets versuchen, ihre Tränen zu unterdrücken. In Trance kann sie dies jedoch ganz anders erleben und neu bewerten. Erstaunlich ist dabei, wie Weinen nun als entspannend und befreiend erlebt werden kann und nicht nur als Schwäche und voll Scham.

Ziel des Wiedererlebens ist es, den inneren Selbstorganisationsprozess zu fördern, d. h. das eigene Verhalten zuerst an der eigenen Wahrnehmung, der inneren Stimme und eigenen körperlichen Bedürfnissen zu orientieren. Die Therapiesitzung wird beendet, wenn Entspannung, innere Ruhe und Wohlbefinden von der Patientin wahrgenommen worden sind. Nach der Sitzung kehrt die Patientin spontan in die Realität des Wachzustandes zurück. Ziel der Therapie ist, die innere Geborgenheit, Zuversicht, Selbstwert und Selbstsicherheit zu stärken und wieder auf die eigene Wahrnehmung und die eigenen Gefühle vertrauen zu können.

Akupunktur, Tuinamassage, Schröpfen oder Moxibustion unterstützen die Selbstregulation während einer Sitzung. Massagen und Moxibustion können dann auch zu Hause durchgeführt werden. Individuell zusammengestellte Kräutertees, zu Hause zubereitet, unterstützen ebenfalls diesen Prozess

Somatische Marker

Die SART resultiert neben der Integration der verschiedenen Medizinsysteme der TCM und Hypnotherapie auch aus den Erkenntnissen über die Wirkweise neuronaler Netze. In die Theorie eingeflossen sind ebenso die Hypothesen der »somatischen Marker« von Antonio Damasio und die Affektlogik von Luc Ciompi. Auch die Forschungen über Spiegelneuronen des Teams von Giacomo Rizzolatti wurden integriert (Luppino et al. 1991).

Antonio Damasio (1997) hat aufgrund seiner neuroanatomischen Forschungen eine Theorie zur Überwindung des Dualismus, der Trennung von Leib und Seele, wie sie bei uns seit René Descartes üblich ist, aufgestellt. Auch bei ihm tritt ähnlich wie in der Vorstellung der chinesischen Medizin ein Individuum immer als Ganzes mit seiner Umwelt in

Kontakt. So werden der gesamte Körper und Geist z. B. auf eine Gefahrensituation einge-stellt, innen und außen: Die Haut zieht sich zusammen, die Haare stellen sich auf, die Muskulatur spannt sich an, das Herz schlägt schneller, die Gedanken engen sich auf die Gefahr hin ein usw. Die Haupttheorie Antonio Damasios' besagt, dass die Außenwelt in Form »somatischer Marker« repräsentiert wird, die sie im Körper hervorgerufen hat und hervorruft. Somatische Marker werden durch individuelle Erfahrungen erworben. In einer neuen Situation greift das innere System auf diese Erinnerungsmarker zurück, wenn eine Entscheidung ansteht, wie auf einen Reiz von außen am erfolgreichsten zu reagieren ist. Ein somatischer Marker kann z. B. ein unangenehmes Gefühl im Bauch, ein Druck auf der Brust, ein Stechen im Auge sein. Diese Marker lenken die Aufmerksamkeit gleichsam auf das negative Erlebnis, das eine bestimmte Handlungsweise in der Vergangenheit nach sich zog. Sie wirken sozusagen als automatische Warnsignale bei bewussten und unbe-wussten Entscheidungen. Sie schalten bestimmte, für den Gesamtorganismus unange-nehme, schmerzhafte und verbotene Verhaltensmöglichkeiten aus und helfen, die Ent-scheidung zugunsten angenehmerer bzw. erfolgreicherer Reaktionen zu fällen.

Spiegelneurone

Zufällig entdeckte die Forschungsgruppe um Giacomo Rizzolatti im Jahr 1991, dass gewisse prämotorische Nervenzellen bei Makaken Signale feuerten, allein schon wenn die Affen anderen bei bestimmten Bewegungen zusahen, für die diese Motoneurone zuständig waren. Seither wurden derartige Spiegelneurone auch in anderen Hirngebieten gefunden. Das System der Spiegelneurone hilft uns, nachzuerleben und zu empfinden, was in ande-ren vorgeht. Auch ist es die Quelle für die Leichtigkeit, mit der Kinder durch Beobachten lernen. Eine Störung dieses Systems wird mit Autismus in Verbindung gebracht.

Affektlogik

Die Affektlogik wurde von Prof. Luc Ciompi (1998) entwickelt und stellt eine Theorie des Zusammenwirkens von Fühlen und Denken dar. Das Ziel der Affektlogik ist, die auf ver-schiedene Wissenschaftszweige verstreuten Erkenntnisse zu Emotionen und ihren Wech-selwirkungen mit dem Körper zu einem sinnvollen Gesamtsystem zu verknüpfen. Den übergeordneten Rahmen stellt die sogenannte Chaostheorie dar, eine mathematische The-orie komplexer, sich selbst organisierender Systeme, wie beispielweise viele Nervenzellen in neuronalen Netzen. Komplexe Systeme wie die Nervenzellen in unserem Gehirn kön-nen demnach plötzlich das Verhalten ändern.

Somatische Marker bei Fertilitätsstörungen

Auf Fertilitätsstörungen übertragen kann dies Folgendes bedeuten: Wenn z. B. eine Frau im Laufe ihres Lebens die Erfahrung gemacht hat, dass Schwangerwerden oder überhaupt eigene Wünsche zu äußern mit unangenehmen Gefühlen, Verboten oder Ängsten asso-

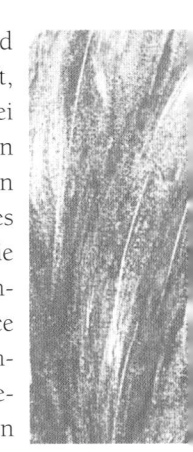

ziert ist, entstehen die damit verbundenen somatischen Marker wie etwa Druck- und Kältegefühle im Unterleib und an den Brüsten, da diese Regionen für Schwangerschaft, Geburt und Stillen wichtig sind. Diese somatischen Marker können aber auch, wie bei einigen meiner Patientinnen zu beobachten war, ausgelöst werden, wenn die Erfahrungen bei anderen miterlebt wurden, d. h. vermutlich über die Aktivierung von Spiegelneuronen erlernt werden. Eine Patientin hatte z. B. in Trance ein starkes Druckgefühl in der Mitte des Unterleibes verspürt. Damit verknüpft war eine Erinnerung an ihr 6. Lebensjahr, als die Patientin miterlebte, wie ihre ältere Schwester aus dem Elternhaus geworfen wurde, nachdem sie mit 17 Jahren schwanger geworden war. Für die Patientin, die sich vor der Trance an diese Szene nicht mehr bewusst erinnert hatte, bedeutete dies wohl: »Vorsicht, Schwangerwerden ist etwas Gefährliches!« Sie wurde tatsächlich nach dem Lösen dieser Erinnerung sehr bald schwanger. Erstaunlich und sowohl für die Patientin als auch für den Ehemann überraschend und erfreulich war, dass ihr sexuelles Verlangen sich schlagartig nach der Trance steigerte. Vorher hatte sie kaum sexuelles Verlangen verspürt und nur aus Vernunftgründen mit ihrem Mann geschlafen.

Die Aktivierung dieses Erlebnisses mit den damit verknüpften Emotionen zeigte eine innere *Logik der Affekte* (Schwangerwerden = Gefahr, da es den Ausschluss aus der Gemeinschaft der Familie bedeutet), die der Patientin bis dahin völlig unbewusst war. Bewusst setzte sie alles daran, um schwanger zu werden, diesen unbewusst durch *Miterleben* gelernten Schutzmechanismus ihres Körpers konnte sie trotzdem nicht überwinden. Nach dem emotionalen Wiedererleben konnte sie diese »Blockade« leicht auflösen. Ihr Körper hat sich gleichsam *selbst* spontan auf die jetzigen Verhältnisse hin *neu organisiert*, als ob ein Programm zum Schwangerwerden freigeschaltet worden wäre.

Eine Patientin, die nach der Geburt ihrer Tochter vier Jahre lang nicht mehr schwanger geworden war, erinnerte sich, wie ihr nach der Geburt der Dammriss von einer Ärztin sehr grob und extrem schmerzhaft genäht wurde. Diese Phase empfand sie wesentlich traumatischer als die gesamte Geburt. Die als kalt und herzlos empfundenen Worte der Gynäkologin (»Das mussen wir jetzt durchstehen…«) kreisten immer wieder in ihrem Kopf und führten zu einer unbewussten Anspannung im Unterleib und im linken großen Zeh, die sie erst in Trance wahrnahm. Kurz nach dem Lösen dieses Markers wurde sie rasch wieder schwanger.

Oft stehen hinter Anspannungen im Unterleib Demütigungen und Verletzungen, die bis in die Kindheit zurückreichen. Eine Patientin hatte sich als Kind sehr bemüht, bei anderen gut anzukommen, hatte sich sogar für ihre guten Schulnoten geschämt, da ihre beste Freundin sie deswegen beneidete und sich dann mehr über deren gute Noten gefreut als über die eigenen. Im Laufe der Jahre hatte sie sich daran gewöhnt, sich mit anderen über deren positive Schwangerschaftstests zu freuen, während sie eine Verspannung im Unterleib verspürte. Nachdem sich diese Verspannung gelöst hatte, wurde sie sehr bald schwanger. Als sie dann selbst nach 8 Jahren Kinderwunsch und mehreren erfolglosen

IVF-Behandlungen erstmals einen positiven Schwangerschaftstest in Händen hielt, schien es ihr noch völlig unwirklich, dass sie sich diesmal selbst freuen durfte.

Eine andere Patientin hatte, wie wahrscheinlich viele von uns, im Laufe ihres Lebens gelernt: »Wenn ich etwas will, muss ich mich anstrengen oder auch Demütigungen über mich ergehen lassen, und tun, was andere verlangen.« Ihren Kinderwunsch ging sie daher ähnlich an, ließ die medizinischen Behandlungen über sich ergehen und strengte sich fest an, um ja alles richtig zu machen und keine Anweisung oder Tipps zu versäumen. Sie hatte trotzdem das Gefühl, ihr Wunschkind sei nicht greifbar. An einem einmal gefassten Ziel festzuhalten, zeigte sich an einer Verspannung im rechten Schulterblatt. Nach einer Akupunktur und Moxibustion hatte sie dann das Gefühl, loslassen zu können, worauf sie sich sehr entspannte und nun das Gefühl hatte, das Kind auf sich zukommen lassen zu können, ohne etwas dafür tun zu müssen. Daraufhin wurde sie alsbald schwanger.

Sich anstrengen, alles richtig machen zu müssen, für alles verantwortlich sein und niemanden zu enttäuschen, sind häufige Lernmuster, die beim Kinderwunsch, wenn es mehr um innerliche Lebendigkeit und Kreativität geht, hinderlich sind. Eine Patientin, die sich einerseits sehr danach sehnte, Kinder zu bekommen, stand in ihrer freiberuflichen künstlerischen Tätigkeit unter einem starken Erklärungsdruck, Rechenschaft über ihre Arbeit zu geben, um ja allen zu beweisen, dass sie mit ihrer »brotlosen Kunst« auch richtiges Geld verdienen konnte. Unbewusst hatte sich dieser Rechtfertigungsdruck als Druckgefühl auf die Brust und den Unterleib gelegt und ihren Kinderwunsch blockiert, da sie mit Kind ja nicht mehr so viel Geld verdienen konnte, wie sie glaubte, dass es alle von ihr erwarteten. Sie wagte ihren Kinderwunsch kaum auszusprechen und brach stattdessen in Tränen aus. Sie hatte von ihrer Mutter wenig Zuneigung erfahren und war oft tagelang mit unerklärlichem Schweigen bestraft worden. Zudem hatte sie unbewusst Angst, so zu werden wie ihre Mutter und ihrem Kind das anzutun, was ihre Mutter ihr angetan hatte.

Eine andere Patientin hatte mehrere Fehlgeburten erlitten. Jedesmal, nachdem sie die Schwangerschaft vom Arzt bestätigt bekommen hatte, bekam sie ein sonderbar unruhiges Gefühl in der Magengrube und kurz darauf setzte die Fehlgeburt ein. Die Patientin beobachtete, dass dieses Gefühl auch in Situationen auftrat, in denen sie sich freute, wenn sie unverhofft z. B. etwas auf einem Jahrmarkt gewonnen hatte. Es stellte sich heraus, dass die damit verbundene Botschaft, die sie von ihrer Mutter vermittelt bekommen hatte, war: »Ich darf mich nicht zu sehr und zu früh freuen, denn wenn der Vogel am Morgen singt, holt ihn am Abend die Katze.« Sie wurde bald nach dem Lösen dieses Musters, mittlerweile 41 Jahre alt, schwanger und ist heute stolze Mutter.

Eine andere Patientin war nach langen Jahren des vergeblichen Kinderwunsches durch eine künstliche Befruchtung schwanger geworden. Zuerst freute sie sich sehr, doch kurz darauf fand sie es als nichts Besonderes, sondern hatte nur noch im Kopf, ja niemandem durch ihre Schwangerschaft zu schaden und bloß nicht im Büro zu fehlen. Dies erinnerte sie an ein altes Lernmuster: Jedes Mal, wenn sie nach langer Anstrengung etwas erreicht

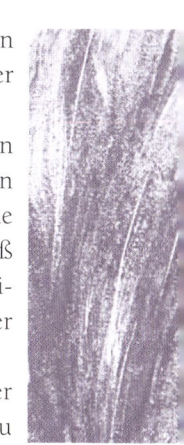

hatte, um die anderen endlich zufrieden zu stellen, wurde es damit abgetan, das könnten die anderen auch, das sei doch nichts Besonderes. Dabei hatte sie ein Druckgefühl auf der Schädeldecke. Kurz darauf erlitt sie dann tatsächlich eine Fehlgeburt.

In Trance erinnerte sich eine Patientin plötzlich an eine Situation, als sie mit 14 Jahren emotional von ihrer Familie alleingelassen wurde und sich gleichzeitig als Vermittlerin in der Familie verantwortlich fühlte. Ihre Eltern trennten sich damals sehr unschön und die 17-jährige Schwester wurde zur »Familienschande« schwanger. Diese Situation hinterließ ein Kältegefühl in ihrem Unterleib. Nach dem emotionalen Wiedererleben hatte die Patientin ein inneres Bild von ihrer Gebärmutter, die wieder wie ein Fisch im frischen Wasser tanzte, nachdem sie seit der Jugendzeit im Eis eingebettet worden war.

Der frühere Ehemann einer anderen Patientin hatte sie vor allen Freunden und seiner neuen, hochschwangeren Freundin mit dem Hinweis auf ihre Unfähigkeit, Kinder zu bekommen, bloßgestellt. Diese Demütigung wirkte in ihrer neuen Ehe weiter und sie fragte sich permanent, wieso sie denn so unfähig sei, schwanger zu werden. Erst nachdem sie in Trance diese Demütigung wiedererlebt hatte, die ihr bis dahin ständig vor den Augen stand und der damit verbundene somatische Marker im rechten Unterbauch sich gelöst hatte, empfand sie sich wie von einem Albtraum befreit. In der nächsten Sitzung führte sie ein Druckgefühl auf dem Brustbein an Erinnerungen an den Tod der geliebten Oma heran, als sie neun Jahre alt war. Diese Oma hatte sie stets aufgemuntert und ihr Mut zugesprochen. In Trance sah sie ihre Oma vor sich, ihr gütiges Gesicht und ihre Stimme und sie hatte danach mehr Mut und Zuversicht, ohne Anstrengung ganz normal schwanger werden zu können. Zuvor hatte sie stets das Gefühl, »Du musst alles Erdenkliche tun, um Dir später nichts vorwerfen zu können«, und sie hatte Schwangerwerden immer als große Anstrengung und ihr bisheriges »Nicht-Schwangerwerden« als große Ungerechtigkeit empfunden.

Eine Patientin, die schon mehrere Fehlgeburten und Eileiterschwangerschaften erlitten hatte, war bereits als Kind wegen ihres Übergewichtes ständig gehänselt worden. Dicksein war für sie ein Horror geworden. Ihre Gedanken kreisten ums Abnehmen, jedes Pfund »wog doppelt« auf der Waage, obwohl sie sich selbst innerlich schön und auch schlank empfand. Ihrem Unterleib gegenüber hatte sie ambivalente Gefühle, einerseits schlank, andererseits dick. Nach einer Trance, in der diese Erlebnisse wiedererlebt wurden, empfand sie ihren Unterleib als schlank und sie hatte das Gefühl, nun eigentlich erst Platz zu haben für die Vorstellung eines »stolzen, dicken Bauches« mit einem strampelnden Baby darin.

Trancebilder vor einer Schwangerschaft

Patientinnen, die jahrelang unerfüllten Kinderwunsch hatten, können sich manchmal ihr Kind kaum noch vorstellen oder sie sehen es, aber weit weg von sich. Faszinierenderweise gehen häufig bestimmte Trancebilder oder auch Träume einer Schwangerschaft voraus.

Eine Patientin sah ihr Kind, das erst weit weg stand, nervös umhertanzen, dann kam es von vorne ganz nah auf sie zu, lachend und mit ausgestreckten Armen und legte sich in ihre Arme. Andere Patientinnen hatten ähnliche Bilder spontan im Traum, ehe sie bald darauf schwanger wurden. Bei einer Patientin schlich sich das Kind im Traum wie ein helles Licht von hinten an sie heran, um sich bei ihr einzunisten.

Eine Patientin kehrte in Trance ihr Haus leer und machte erst Raum für ihr Kind, ehe sie im Monat darauf (mit 45 Jahren) schwanger wurde. Eine andere empfand nach mehreren ICSI-Fehlversuchen ihren Kinderwunsch wie eine Pusteblume, die vom Wind leicht weggeblasen werden konnte. Sie trug ihre Pusteblume in ihr Haus, und lud ihre zukünftigen Kinder dazu ein, mit der Pusteblume zu spielen. Das Haus und ein Zaun darum schützten die Pusteblume und das Haus konnte sich beleben.

Eine Patientin sah den Kinderwunsch und die vielen ergebnislosen Behandlungen als schweren Stein in ihrer Hand, der sich nach der Akupunktur in einen hellen Lichtball verwandelte. Erst wollte sie ihn wegwerfen, dann jedoch legte sie ihn sich auf die Brust und ein Gefühl der Leichtigkeit breitete sich in ihr aus. Sie sah sich mit ihrem Kind tanzen und es im Arm wiegen.

Wirkung der SART

»Die innere Stimme wahrzunehmen und auf sie zu hören, das ist das Entscheidende. Und ich denke, wahrscheinlich ist es egal, was für eine Therapie man von außen kriegt; wenn man dahin kommt, auf die innere Stimme zu hören, das innere Ich wieder wahrzunehmen, dann hat man den Weg der Heilung entdeckt.« (eine ehemalige Krebspatientin zu Hiroshi Oda, 2001)

Die schmerzreduzierende Wirkung der Systemischen Autoregulationstherapie (SART) konnte ich zum ersten Mal in einer retrospektiven Auswertung der Behandlungsergebnisse von 39 Patientinnen mit Endometriose zeigen. Dabei fand ich heraus, dass die Schmerzempfindung und auch die Depressivität positiv beeinflusst werden konnten. Dies bestätigte den Satz des verstorbenen chilenischen Neurowissenschaftlers Fransisco Varela: »Es gibt keinen Schmerz ohne Gehirn.« Ein Einfluss auf das Endometriosegeschehen im Unterleib selbst konnte damals nicht beobachtet werden (Schweizer-Arau 2000).

Die geplante prospektive randomisierte Studie zur Wirksamkeit der SART kam durch die neue Gesundheitsreform nicht mehr zustande. So konnten die Ergebnisse der Wirkung der SART auf die Schwangerschaftsraten nur retrospektiv ausgewertet und den Zahlen des Deutschen IVF-Registers (*www.deutsches-ivf-register.de*) gegenübergestellt werden (Schweizer-Arau et al. 2007). Im DIR werden die Ergebnisse aller künstlichen Befruchtungen in Deutschland erfasst, statistisch ausgewertet und jährlich veröffentlicht.

Im Zeitraum zwischen dem 1.6.1997 und dem 1.1.2004 kamen 123 Frauen wegen unerfülltem Kinderwunsch in meine Praxis. Bei den meisten handelte es sich um sogenannte »austherapierte« Patientinnen, d.h. Frauen, die schon mehrere erfolglose IVF-

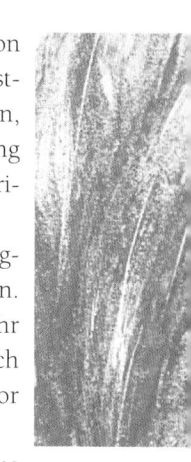

Behandlungen hinter sich hatten, mit oft jahrelangem unerfülltem Kinderwunsch. Von diesen unterzogen sich 36 Patientinnen nach der SART-Behandlung einer erneuten künstlichen Befruchtung. Um einen direkten Vergleich mit den Zahlen des DIR zu ermöglichen, wurden die Frauen, die nach SART spontan schwanger wurden, nicht in die Auswertung aufgenommen. Die Mehrheit meiner Patientinnen, die schwanger wurden, wurde es übrigens trotz der Vorgeschichte auf natürlichem Weg.

Die meisten Patientinnen litten an den körperlichen und vegetativen Folgen der erfolglosen Kinderwunschbehandlung und viele waren dabei, den Kinderwunsch aufzugeben. Viele wollten, dass es ihnen erst einmal selbst wieder gut geht (gemäß der TCM ein sehr sinnvolles Vorgehen). Sie waren oft am Boden zerstört und ihr Leben erschien ihnen nach all den erfolglosen Anstrengungen sinnlos und leer. Nur wenige waren dabei, die erst vor der ersten IVF-Behandlung standen.

Ziel der Behandlung war in erster Linie das persönliche Wohlbefinden, obwohl das Schwangerwerden nie aus dem Auge gelassen wurde. Eine Besserung des inneren Gleichgewichts zeigte sich an einer Normalisierung der Menstruation, die Regelschmerzen ließen nach, ebenso wie prämenstruelles Brustspannen oder Zwischen-/Schmierblutungen. Prämenstruelle Migräne trat seltener auf. (Manchmal kann es allerdings kurzfristig auch zu einer vorübergehenden Verschlechterung der Symptome kommen). Viele Patientinnen empfanden es schon als Erleichterung, wenn sie den Kinderwunsch nicht mehr permanent im Kopf hatten und an schwangeren Frauen vorbeigehen konnten, ohne die Straßenseite zu wechseln. Einige Frauen hatten vor der SART schon mit dem Kinderwunsch abgeschlossen und wurden zu einem neuerlichen Versuch erst von Freunden oder mir angestoßen.

Aber gerade bei einer retrospektiven Auswertung braucht man direkte Vergleichszahlen. Hier bieten sich die Ergebnisse des DIR an. Üblicherweise werden in dieser Statistik die Schwangerschaftsraten (SSR) und Baby-take-home-Raten (BTHR) pro Embryotransfer (ET) angegeben. Nach diesen Kriterien habe ich auch meine Ergebnisse ausgewertet (s. Seite 148, Tab. 5 u. 6). Die IVF-Behandlungen der 36 Patientinnen fanden in 7 verschiedenen Kinderwunschzentren (München, Augsburg, Ulm, Nürnberg, Stuttgart, Wiesbaden) statt. Es kam bei 49 Embryotransfers (ET) zu 24 Schwangerschaften (SS) entsprechend einer SSR von 49 %/ET. 18 Geburten ergaben eine BTHR von 36,7 %/ET. Da nach erfolgloser künstlicher Befruchtung noch 4 Schwangerschaften spontan eintraten, kam es zu insgesamt 22 Geburten bei den 36 Patientinnen. Dies entspricht einer kumulativen Geburtenrate bezogen auf die 36 Frauen von 61 %.

Einige der 36 Patientinnen hatten mehrere Geburten. Insgesamt wurde die Hälfte der Frauen (18 der 36) Mutter eines leiblichen Kindes. Bei zwei Männern stellte sich erst während des Versuchs heraus, dass sie keine befruchtungsfähigen Spermien entwickelten. Sieben Paare – alle, die es wünschten – konnten nach erfolgloser künstlicher Befruchtung ein Kind adoptieren. Insgesamt hat sich bei 69,4 % der Paare der Kinderwunsch erfüllt. Die übrigen Paare fanden andere Lebensperspektiven.

Tabelle 5:   Übersicht aller Behandlungsergebnisse bei IVF/ICSI bei 36 Frauen (1997 – 2004) nach einer Systemischen Autoregulationstherapie (SART) (Schweizer-Arau et al. 2007)

Anzahl Patientinnen	IVF/ICSI-Behandlungen	Embryo-Transfer (ET)	klin. SS/ET	Geburten/ET	Geburten insgesamt/ Anzahl Patientinnen
36	51 (100 %)	49 (96 %)	24 (49 %)	18 (37 %)	22 (61 %)

Tabelle 6:   Vergleich der Ergebnisse IVF nach DIR (Jahresbericht 2004) und IVF nach SART (Schweizer-Arau et al. 2007)

	DIR	SART+IVF (in Klammern: Fallzahlen pro Gesamtzahl Patientinnen)
Schwangerschaften (SS) / Embryotransfer (ET)	28,24 %	49 % (24/49)
Baby-take-home-Rate/ET	18,71 %	36,7 % (18/49)
SS/ET < 35 Jahre	32,39 %	48,5 % (8/20)
SS/ET 35 – 40 Jahre	24,94 %	61 % (11/18)
SS/ET > 40 Jahre	11,30 %	37,5 % (5/11)

Wie wirkt die SART auf eine nachfolgende künstliche Befruchtung?

Erfreulich ist, dass alle Kinder meiner Patientinnen um den errechneten Geburtstermin herum reif auf die Welt kamen, also dass es bisher nie zu Frühgeburten kam. Des Weiteren ist bemerkenswert, dass Patientinnen mit Endometriose leicht schwanger wurden, die Mehrzahl teils trotz erheblicher Endometriosebefunde (s. Fallbeispiel, Seite 181 ff.) spontan. Sicherlich macht es einen großen Unterschied, in welchem Kinderwunschzentrum die Behandlung durchgeführt wird. So wurde eine Frau in einem Zentrum wegen ihrer ausgeprägten Endometriose ohne nochmalige Endometriose-Operation als Patientin abgelehnt. In einem anderen Zentrum wurde sie dagegen beim ersten ICSI-Versuch ohne Voroperation problemlos schwanger. Dies war beim 2. Kind zwei Jahre später genauso (s. Fallbeispiel, Seite 216 ff.).

Der IVF- oder ICSI-Versuch nach der SART wurde von den Frauen oft ganz anders als die vorangegangenen erlebt. Sie empfanden wieder ein Gefühl der Selbstbestimmung. Alle Patientinnen, die schwanger wurden, hatten vor diesem Eingriff eine tiefe innere Gewiss-

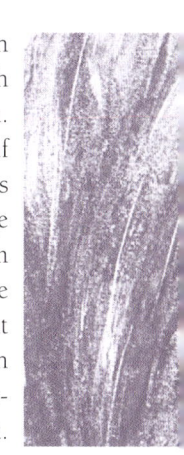

heit verspürt, schwanger werden zu können oder auch zu dürfen. Auch hatten alle schon vorher ihr Kind in Trance visualisieren und auf sich zukommen sehen können. Auch Schwangerschaft und Geburt hatten alle schon zuvor in Trance als leicht erleben können.

Eine weitere Patientin, die zuvor 16 ICSI-Versuche unternommen und jedesmal auf den Schwangerschaftstest hingefiebert hatte, war diesmal nach der SART so gelassen, dass sie sich erst 6 Wochen später beim Gynäkologen meldete, als die Periode schon lange ausgeblieben war. Eine andere Patientin, die sich zuvor nach jeder Behandlung extrem geschont und sich kaum bewegt hatte, ging erst nach 4 Monaten zum Gynäkologen, als sie wieder eine neuerliche IVF plante. Dieser stellte lapidar fest, dass sie diese wohl nicht mehr benötige, weil sie bereits im 4. Monat schwanger war. Die Schwangerschaftszeichen hatte sie zuvor als Unpässlichkeit gedeutet. Auch dass sie mittlerweile an Gewicht zugenommen hatte, war ihr zwar aufgefallen, aber sie hatte sich nichts weiter dabei gedacht. Und vor allem hatte sie sich nach diesem Versuch überhaupt nicht geschont. Sie hatte sogar zwischenzeitlich eine Gletscherwanderung unternommen, war umgezogen und hatte schwere Schränke geschleppt.

Interessanterweise wurden mehrere Patientinnen nach erfolgloser künstlicher Befruchtung doch spontan schwanger, auch jenseits der vierzig (s. Fallbeispiel, Seite 195 f.). Auch in der Literatur wird berichtet, dass ca. 20–25 % der Frauen nach einer IVF noch spontan schwanger werden.

Forschungsergebnisse zur Hypnotherapie bei IVF

Eine israelische Gruppe um Levitas et al. veröffentlichte 2006 eine randomisierte, prospektive kontrollierte Studie mit Embryotransfer (ET) unter Hypnose. In der hypnotisierten Gruppe (98 ET) wurden 53,1 % der Frauen schwanger gegenüber 30,2 % in der Kontrollgruppe (96 ET).

Anmerkung: Alle auf den vorangehenden Seiten beschriebenen Studien zeigen eine therapeutische Wirkung, sind jedoch vom Umfang der untersuchten Patienten her sehr gering und daher statistisch gesehen noch nicht beweisend.

Die Wirkungen einer ganzheitlichen Behandlung

Schwanger werden und bleiben unterliegt, wie u. a. die Erfahrung mit der SART zeigt, dem Zusammenspiel vielfältiger Einflüsse und setzt das harmonische Ineinandergreifen von äußeren und inneren, unbewussten Regelkreisen voraus.

Ein ganzheitlicher Ansatz in der Kinderwunschbehandlung kann aufgrund meiner Erfahrungen ganz neue Perspektiven eröffnen und Auswege aus Hilf- und Hoffnungslosigkeit bieten. Er kann eine Kinderwunschbehandlung angenehmer machen und die Erfolgsraten für die Patientinnen höher als bisher werden lassen.

Interessant ist aber auch der hohe Anteil meiner Patienten, die ein Kind adoptieren konnten. Bis jetzt haben alle, die sich ernsthaft darum bemühten, ein Kind adoptiert, teil-

149

weise aus dem Ausland, besonders aus Osteuropa, aber auch sehr viele aus dem Inland. Einige meinten, dass sie durch die SART offener mit ihrem unerfüllten Kinderwunsch umgehen konnten und gleichzeitig positiver gestimmt und überzeugter ein Kind in ihre Familie aufnehmen wollten. Auch die Mühen und lästigen Fragereien bei der Adoptionsbehörde, die teilweise bis zum Seelen- und Finanz-»Striptease« gehen, konnten sie gelassener über sich ergehen lassen.

Wo liegen die Grenzen der TCM?

Kommen mehrere Faktoren zusammen, wie schlechte Spermienqualität des Mannes, organische Veränderungen der Reproduktionsorgane der Frau und höheres Alter, wirkt sich dies wie sonst auch negativ auf den Behandlungserfolg aus. Schwere Organdefekte wie verschlossene Tuben oder fehlende oder genetisch veränderte Spermien sind ebenfalls nicht durch TCM behandelbar.

Patientinnen, die z. B. die SART parallel zur IVF-Behandlung unter Druck und Erfolgszwang durchführten, wurden nach der SART nur selten in Einzelfällen schwanger. Diese komplexe Behandlung sollte nicht unternommen werden, um besser zu funktionieren und mitzunehmen, was mitzunehmen ist. Ungünstig ist auch, unter dem Druckgefühl, »Das muss ich nun auch noch über mich ergehen lassen«, eine TCM-Therapie zu starten. Das Hauptziel sollte eher sein, sich durch eine Harmonisierung des Körpers wohler und entspannter zu fühlen, neue Wege zu öffnen, um aus dem Wohlgefühl heraus offen zu werden für eine Schwangerschaft.

Was, wenn eine ganzheitliche Behandlung nicht hilft, schwanger zu werden?

Sehr erfreulich ist, dass auch Patientinnen, die nicht schwanger wurden, sich nach der SART trotzdem besser fühlten und in ihrem Leben einen neuen Sinn fanden. So begannen einige Frauen, sich z. B. langgehegte Studienwünsche zu erfüllen oder ihre Hobbys und kreativen Fähigkeiten neu zu entdecken. Bei einer Betroffenen, die eine langgehegte Ausbildung anfing, stellte sich dann trotzdem völlig unerwartet Nachwuchs ein. Eine andere Patientin, die schwanger wurde, dann aber im 3. Monat einen Abort hatte und später ein Kind adoptierte, sah rückblickend die Zeit nicht als verloren. Auch dass sie wenigstens eine Zeit lang erleben konnte, wie es ist, schwanger zu sein, war für sie eine bereichernde Erfahrung.

Auch viele wissenschaftliche Untersuchungen und Erfahrungsberichte zeigen, dass TCM und Psychotherapie helfen, das Allgemeinbefinden zu bessern und dadurch optimalere Bedingungen für eine Schwangerschaft zu schaffen.

Wie kann die TCM die Chancen einer IVF-Behandlung positiv beeinflussen?

Eine ganzheitliche Behandlung wie die TCM kann zu einer besseren Verträglichkeit der IVF-Behandlung bei der Frau beitragen. In mehreren Studien konnte eine Verbesserung der Implantationsrate bei Akupunktur vor und nach dem Embryotransfer beobachtet werden. Vermutlich bewirkt die Vorbehandlung eine bessere ovarielle Reaktionsfähigkeit und erhöhte Östrogenwerte. Die Funktion der Eierstöcke kann verbessert und mehr Eizellen von besserer Qualität gewonnen werden. Durch eine optimierte Durchblutung der Gebärmutter kann es zu einer Verdickung des Endometriums kommen und damit zu einer größeren Chance auf das Einnisten des Embryos. Auch die Nebenwirkungen einer IVF-Behandlung können vermindert und insgesamt die Erfolgsaussichten günstig beeinflusst werden.

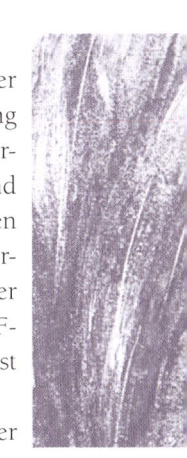

Bei Männern konnte durch eine Akupunktur und Moxa-Behandlung direkt vor der Samenabgabe eine Verbesserung der Spermien-Qualität erreicht werden.

Eine komplementäre Behandlung gleich von Beginn an im Kinderwunschzentrum selbst wäre für alle Patientinnen wünschenswert. Dann müsste ein IVF-Eingriff nicht mehr als Lotteriespiel mit Gewinnern und Verlieren betrachtet werden. Denn die IVF-Methode stellt eine sehr ausgefeilte Technik dar und der Erfolg von ca. 19–25 % Lebendgeburten/Embryotransfer könnte vermutlich deutlich höher ausfallen, wenn das emotionale und vegetative Befinden neben dem Rational-Messbaren ebenfalls Teil der Behandlung wäre. Wenn die Patienten als gesamte Persönlichkeit und in Diagnose und Therapie individuell wahrgenommen würden, könnte der große Einsatz nach der Erfahrung deutlich häufiger zu Geburten führen.

Die chinesische Medizin hat durch ihre jahrtausendelange Therapieerfahrung einen unschätzbaren Wissensschatz über die inneren Zusammenhänge unseres Organismus angesammelt. Die Integration westlicher und östlicher Gesichtspunkte kann im wahrsten Sinne des Wortes fruchtbar sein. Wie *Yin* und *Yang* oder die zwei Seiten einer Münze sind diese Medizinsysteme Gegenpole, die nur zusammen ein Ganzes ausmachen und der Gesamtpersönlichkeit gerecht werden.

TCM kann auch helfen, wenn ein Paar lange versucht hat, ein Kind zu bekommen und lediglich kleinere Fruchtbarkeitsstörungen gefunden werden können. Ein leichtes PCO-Syndrom kombiniert mit erhöhtem Prolaktinspiegel kann vielleicht auf eine TCM-Diagnose wie *Qi-Stau bei feuchter Schleim verlegt den Uterus* hinweisen und gezielt mit Dekokten und Akupunktur/Moxa behandelt werden, wodurch die Chancen einer IVF-Behandlung erhöht werden können.

Grundsätzlich ist jedoch das Ziel der TCM-Behandlung, den Körper wieder zu harmonisieren, damit die Voraussetzungen für das Entstehen und das Bestehen einer Schwangerschaft geschaffen werden können. Darüber hinaus wird das Vertrauen in den eigenen Körper wieder gestärkt, als ob aus einem gekräftigten Wurzelwerk frische Triebe wachsen können. Diese Triebe können ein Kind bedeuten oder aber anderweitig Kreativität für die eigene Lebensgestaltung freisetzen. Dadurch kann dem Leiden am unerfüllten Kinderwunsch die Qual genommen werden.

Praktische Fragen zur TCM

Für wen ist eine komplementärmedizinische Behandlung geeignet?

- Für Paare, bei denen eine gründliche gynäkologische Untersuchung und eine Spermienuntersuchung keinen auffälligen Befund ergaben.
- Für Paare, denen die Belastung und das Risiko einer künstlichen Befruchtung zu hoch sind.
- Betroffene, die eher zur Naturmedizin tendieren.
- Für Paare, die schon erfolglose IVF-Versuche hinter sich haben oder die unter den Nebenwirkungen der Behandlung sehr litten, kann die TCM eine Entlastung und Verbesserung des Allgemeinbefindens bringen, aber auch Chancen, doch noch schwanger zu werden, eröffnen.
- Begleitend zu einer IVF-Behandlung z. B. kann bei sogenannten Low Respondern (s. Seite 438) die Eiqualität verbessert werden.
- Die Nebenwirkungen durch die Stimulationsmedikamente bei einer IVF können abgeschwächt werden.
- Bei Männern mit schlechten Spermienbefunden können sich die Erfolgschancen bei einer ICSI-Behandlung erhöhen.
- Die Gefahr eines Überstimulationssyndroms kann vorher eingeschätzt werden und dadurch vorbeugend behandelt oder gemildert werden.
- Eine weitere therapeutische Unterstützung während der Kinderwunschbehandlung kann sehr hilfreich sein.

Wie sieht ein Behandlungsplan aus?

Diese Frage kann nur im ganz speziellen Einzelfall beantwortet werden. Generell gilt natürlich auch, je weniger enttäuschende Kinderwunschbehandlungen vorausgegangen sind, desto einfacher und kürzer ist die TCM-Behandlung. Je mehr erfolglose künstliche Befruchtungen hingegen vorausgegangen sind, desto länger dauert im Allgemeinen die Behandlung. Schwangerschaften in der Vorgeschichte stellen eine günstige Prognose dar. Die Dauer der Behandlung richtet sich auch nach dem Störungsmuster. Ist die Substanz angegriffen, also besteht eine Mangelsituation, sei es bei *Jing, Yin, Xue, Qi* oder *Yang*, ist die Behandlung langwieriger als bei einem einfachen *Qi*-Stau. Da immer der ganze Mensch behandelt wird, wird auch die Störung »Unfruchtbarkeit« als in ihre Entwicklung und Geschichte eingebettet verstanden.

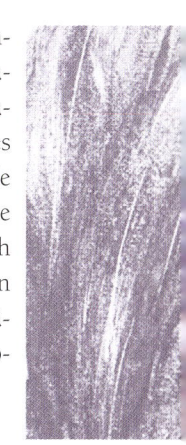

Liegt ein schlechtes Spermiogramm vor, ist es günstig, wenn der Mann ebenfalls behandelt wird. Im Durchschnitt finden dann 1- bis 2-mal pro Woche über 3–4 Monate Akupunktur/Moxabehandlungen statt, da der Entstehungszyklus der Spermien 3 Monate dauert. Besteht nach der TCM eine Mangelsituation, sollten zusätzlich aufbauende Kräutertees eingenommen werden. Werden Tees nicht vertragen und hat man wenig Zeit, gibt es viele Kräuter mittlerweile auch in Granulatform oder als hydrophile Lösungen. Für bestimmte feststehende traditionelle Mischungen gibt es auch Tabletten. Diese werden 3-mal täglich eingenommen. Die Rezepte werden aus verschiedenen Kräutern zusammengestellt. Ein chinesischer Arzt würde es als unsinnig betrachten, z. B. Mönchspfeffer nur als Monopräparat zu verschreiben. Daneben sollte ein Ernährungsplan entsprechend dem Disharmoniemuster aufgestellt und *Qi-Gong* zu Hause geübt werden.

Gibt es Nebenwirkungen der TCM?

Meist tritt nach der Akupunktur eine angenehme Entspannung auf, manchmal auch ein Schlafbedürfnis. Zwei Stunden vor und nach jeder Behandlung sollten daher körperliche Anstrengung, üppige Mahlzeiten, Stress und sexuelle Aktivitäten vermieden werden.

Die Heilung verläuft von innen nach außen, wobei die Ausscheidung angeregt wird. Dies kann über Haut, Stuhl und Urin geschehen, aber es können auch alte Erinnerungen wieder auftauchen und Tränen fließen.

Schwere Nebenwirkungen der Akupunktur sind selten. Nach einer Studie von Prof. Edzard Ernst u. Adrian R. White (2001) sind die häufigsten Nebenwirkungen der Akupunktur Schmerzen beim Einstich der Akupunkturnadel (1 % – 45 %), Müdigkeit (2 % – 41 %) und Blutungen an der Einstichstelle (0,03 % – 38 %). 86 % der Patienten nehmen eine Entspannung wahr, ein Pneumothorax (Luft im Brustraum) durch eine versehentliche Punktion des Brustkorbs wurde nur in 2 Fällen pro 1 Million Behandlungen beobachtet.

Da die Kräutertees wirksame Heilmittel darstellen, können sie auch Nebenwirkungen haben. Sie sollten daher immer in Absprache mit einem/r fachkundigen Arzt/Ärztin eingenommen werden. In China werden häufig auch Heilmittel tierischen Ursprungs verwendet, teilweise von Tieren, die vom Aussterben bedroht sind wie Nashorn und Tiger. In Europa sind diese Substanzen verboten und werden nicht verordnet. Auch die Wechselwirkungen mit gleichzeitig eingenommenen anderen Medikamenten, v. a. Gerinnungshemmern (wie etwa Aspirin, Warfarin, Heparin), sind zu beachten. Die TCM-Dekokte sollten über eine Apotheke bezogen werden, die dafür garantieren kann, dass die Kräuter nicht mit Pestiziden, Insektiziden oder Schimmel verunreinigt sind.

In den USA werden jährlich über eine Million Patienten auf Grund von Nebenwirkungen herkömmlicher Medikamente stationär behandelt. Auch bei einer künstlichen Befruchtung treten Nebenwirkungen auf. Zu einem Überstimulationssyndrom (s. Seite 435 ff.), das einen Krankenhausaufenthalt notwendig macht, kommt es bei ca. 1 % der Patientinnen. Die Nebenwirkungen durch die Einnahme von chinesischen Kräutertees sind dagegen wesentlich geringer, am ehesten treten Magenbeschwerden oder Durchfall auf. Manche der chinesischen Kräuter haben zudem einen gewöhnungsbedürftigen Geschmack. Meist jedoch, wenn die Mischung individuell für die Patientin geeignet ist, schmecken die Tees angenehm. Ein völlig inakzeptabler Geschmack kann ein Hinweis darauf sein, dass eine falsche Mischung für die Patientin gewählt wurde und diese ihren individuellen Bedürfnissen nicht entspricht. Viele Patientinnen merken an einer Geschmacksänderung des Tees (z. B. wenn ein anfangs geschmacklich akzeptabler oder gar angenehmer Tee plötzlich als widerwärtig empfunden wird), dass es an der Zeit ist, die Medikation den neuen bzw. veränderten Bedingungen im Organismus anzupassen.

Vielfältige Therapieansätze vs. Standardisierung

»Die Wege zur Behandlung sind so vielfältig wie die Fahrstrecken in einer Stadt zum Ziel.« (Prof. Yi)

In China existieren seit jeher verschiedene Traditionen nebeneinander. Nach dem Grundsatz »Wer heilt, hat recht« mischen Chinesen ohne Bedenken Therapien, die eigentlich auf miteinander unvereinbaren Theorien beruhen, solange sie zum erwünschten Erfolg führen.

Von einem rationalen Standpunkt aus wird der TCM zum Vorwurf gemacht, dass sie eine individuelle Therapie verfolge und nicht standardisiert sei. Das heißt, dass ein und dieselbe westliche Krankheitsdiagnose ganz unterschiedlich therapiert werden kann. Auch verschiedene Therapeuten haben unterschiedliche Vorgehensweisen und sind dabei stark von Intuition und Erfahrung abhängig.

TCM beruht auf Erfahrung und ist daher nicht wissenschaftlich in unserem strengen Sinn. Generationen von Ärzten beobachteten und entwickelten Theorien, aber es wurden keine objektiven Befunde oder (z. B. hormonelle) Funktions-/Reaktionstests angestrebt. Die Begriffe der TCM lassen sich auch nicht direkt auf westliche Begriffe übertragen, der *Xue*-Stau etwa kann nicht einfach mit Blutstau = Thrombose übersetzt werden.

Die chinesische Medizin sieht Krankheit und Heilung des menschlichen Körpers als eine Kombination physischer, psychologischer, emotionaler, umweltbedingter und sogar kosmischer Faktoren. Die westliche Erklärung z. B. der Endometriose als einer multifaktoriell bedingten Erkrankung, die verschiedene Therapieansätze wie Operation, Medikamente, Psychotherapie, Gymnastik, Ernährungsumstellung etc. benötige, kommt mit anderen Worten der uralten chinesischen Auffassung von Krankheit und Heilung nahe.

Woran erkennt man einen guten TCM-Arzt?

»Ein guter Arzt muß die Beziehung zwischen dem Mensch und seiner Umwelt, zwischen seiner Lebensweise und der Krankheit beobachten können. Erst wenn er alle diese Elemente berücksichtigt hat, wird er je nach Gegend, Klima und Individuum die geeignete Therapie finden. ... Ein

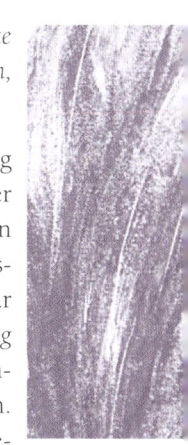

guter Heiler kann sich nicht nur auf seine Fertigkeiten verlassen. Er muß auch über die rechte Einstellung, über Aufrichtigkeit, Mitgefühl und Verantwortungsbewußtsein verfügen.« (Suwen, Kap. 12 und Kap. 14)

Akupunktur ist nicht gleich Akupunktur. Das klingt banal, aber es gibt in der Ausbildung zur TCM tatsächlich einen großen Unterschied in der Qualität und Kompetenz der Behandler, da es sehr viele verschiedene Schulen und Ausbildungswege gibt: vom kurzen Wochenendkurs mit einer Punktekombination bis zur langjährigen klassischen TCM-Ausbildung oder dem Universitätsstudium, die den Erwerb von Kenntnissen der Akupunktur und Moxatherapie, der Diätetik und Kräuterbehandlung, Tuinamassage und *Qi-Gong* umfassen. Die fünf großen ärztlichen Gesellschaften für chinesische Medizin in Deutschland geben Listen von Therapeuten heraus, die bei ihnen die Ausbildung absolviert haben. In Österreich und der Schweiz gibt es bei den ärztlichen Gesellschaften ebenfalls entsprechende Listen (s. z. B. *www.tcm.edu* oder *www.daegfa.de*).

Wie hoch sind die Kosten für eine Behandlung?

Da Unfruchtbarkeitsbehandlungen mit Akupunktur nicht im Leistungskatalog der Kassen enthalten sind, wird nach der ärztlichen Gebührenordnung (GOÄ) für eine Akupunktursitzung abgerechnet. Dazu kommen das Anamnesegespräch (60–120 €), die körperliche Untersuchung und die Kosten für die Kräutermischungen, die zwischen 20 € und 80 € je nach Mischung (eine Mischung reicht für 1–2 Wochen) liegen.

Psychotherapie und Hypnose wird in Deutschland von den Kassen meist problemlos übernommen. Bei Privatkassen gibt es oft spezielle Klauseln oder bestimmte Stundenkontingente pro Jahr.

9 AUS DER PRAXIS

Marathon: zehn Jahre ICSI-Behandlungen

Vor einigen Jahren rief mich der Arzt einer großen reproduktionsmedizinischen Klinik an und bat mich, einer Patientin zu helfen, die ihm besonders am Herzen lag. Gabriela und ihr Mann Mateo waren schon seit so vielen Jahren in der Klinik in Behandlung, dass sie bereits beinahe zur Belegschaft zählten. Die Ärzte und Mitarbeiter der Klinik fühlten sich dem Paar sehr verbunden, leider hatte man ihnen jedoch nicht helfen können. Nach ihrem letzten IVF-Versuch, der wieder fehlgeschlagen war, hatte sich Gabriela nun entschlossen, die Behandlung abzubrechen und sich mit ihrer Kinderlosigkeit abzufinden. Der Arzt verstand ihre Entscheidung, wollte sie in dieser Situation aber nicht einfach sich selbst überlassen.

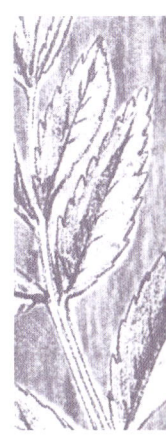

So kam es, dass Gabriela im Juni 1998 zu mir in die Praxis kam. Bei diesem ersten Besuch wurde sie von ihrem Mann Mateo begleitet. Beide gingen sehr liebevoll miteinander um, die schweren Zeiten schienen das Paar noch fester zusammengeschweißt zu haben. Obwohl auch Mateo die vergangenen Jahre sehr mitgenommen hatten, wollte er seiner Frau nur beim Einführungsgespräch zur Seite stehen, für sich selbst sah er keine Notwendigkeit einer psychotherapeutischen Behandlung. Meiner Erfahrung nach ist diese Einstellung für Männer sehr typisch: Sie leiden stumm und wollen sich nicht helfen lassen, weshalb ich auch kaum über Erfahrungen mit männlichen Patienten berichten kann – leider.

Gabriela war eine sehr zierliche, aber auch ungemein starke Frau. Jahrelang hatte sie mit aller Gewalt um ein Kind gekämpft. Vergeblich. Nun stand sie völlig gebrochen und kraftlos vor mir, fest entschlossen, die Nichterfüllung ihres Kinderwunsches jetzt mit 32 Jahren und nach zehnjähriger erfolgloser Behandlung endgültig zu akzeptieren. Ihr Ziel für die Therapie war, mit diesem Teil ihres Lebens abzuschließen und ihren inneren Frieden zu finden.

Bevor ich Gabriela untersuchte, bat ich die beiden, mir die Geschichte ihres Kinderwunsches ausführlich zu erzählen. Gabriela begann damit, wie ihre Beziehung zu ihrem Mann anfing. »Ich lernte Mateo vor zwölf Jahren über gemeinsame Freunde in unserem heutigen Lokal kennen, das er damals schon gepachtet hatte. Er war 23, ich 20. Wir verliebten uns sofort ineinander und heirateten schon nach einem Jahr. Dass wir Kinder wollten, war von Anfang an klar, und zwar bald. Also setzte ich schon kurz nach der Hochzeit die Pille ab, die ich ohnehin nicht gut vertragen hatte. Und dann warteten wir voller Spannung. Wir dachten uns Namen aus und diskutierten, ob wir als erstes lieber ein Mädchen oder einen Jungen wollten.« Mateo warf ein: »Ja, wir waren jung, voller Hoffnung, wir sahen das alles durch eine rosarote Brille. Aber es passierte nichts. Es klappte nicht.« Der Gynäkologe, den Gabriela daraufhin aufsuchte, beruhigte sie und erklärte ihr, es könne nach der Pille schon mal ein halbes bis ganzes Jahr dauern, bis sich der Zyklus überhaupt wieder normalisiert hätte. Er riet zur Geduld.

Als sich nach zwei Jahren aber immer noch kein Nachwuchs eingestellt hatte, begannen die beiden mit den Untersuchungen. »Bei mir wurden die Hormonwerte untersucht und der Zyklus bestimmt«, erklärte Gabriela. »Die Werte waren soweit in Ordnung, allerdings hatte ich bereits seit meiner Jugend immer mal wieder Zwischenblutungen aufgrund von Zysten an den Eierstöcken. Dann ließ sich auch Mateo untersuchen. Das erste Spermiogramm war nicht so gut, sodass er es noch einmal wiederholen musste. Natürlich ist er dann richtig nervös geworden. Da war ja klar, dass das zweite Spermiogramm noch schlechter war als das erste: Es waren zu wenige Samen da, und die da waren, waren zu langsam. Man empfahl ihm eine Samenkur, die sich damals über sechs Monate hinzog.«

Von da an war das Spermiogramm zwar mal schlechter und mal besser, insgesamt aber verschlechterten sich die Werte im Laufe der Jahre. »Je mehr ich mich da hineinsteigerte, umso schlechter wurde es«, erklärte Mateo, und Gabriela ergänzte, dass sich aber auch ihre Werte im Laufe der Jahre verschlechterten, sowohl was die Zysten betraf, als auch hinsichtlich ihres gesundheitlichen Allgemeinzustandes.

Gabriela, das wurde hier sehr deutlich, nahm die »Schuld« für ihre Kinderlosigkeit mit auf sich – ein Phänomen, das sehr häufig bei Frauen auftritt, bei denen die Ursache für den unerfüllten Kinderwunsch medizinisch gesehen eigentlich beim Mann liegt. Durch diesen unbewussten Akt der Solidarität – unbewusst insofern, als beispielsweise Gabriela ja tatsächlich davon überzeugt war, es läge auch an ihr – stärken diese Frauen ihre Beziehung zum Mann. Ihr unerfüllter Kinderwunsch ist dann nicht nur ihr gemeinsames Problem, sie fühlen sich auch gemeinsam dafür verantwortlich. Gabriela selbst erklärte mir später einmal, sie fühle sich nicht als richtige Frau: »Vom Kopf her weiß ich zwar, dass das Quatsch ist. Eine Frau ohne Kind ist ja nicht weniger Frau, aber ich fühle mich oft so. Nach dem Motto: Ich bin nichts wert und zu nichts zu gebrauchen, ich kann meinem Mann ja nicht einmal ein Kind schenken. Die Frau ist nun mal diejenige, die das Kind gebärt. Die Natur hat es so vorgesehen und wenn das nicht funktioniert, dann geht das gegen ihre Natur, dann trifft es sie im Kern, es trifft sie in ihrer Weiblichkeit.« Gabriela erkannte selbst eine tiefe Schlucht zwischen dem, was sie dachte und fühlte.

Anfang der Neunzigerjahre beschritten Gabriela und Mateo den Weg der Reproduktionsmedizin. Künstliche Befruchtungen waren damals noch eine relativ neue und umstrittene Entwicklung in der Medizin. Es war Mateo, der seiner Frau vorschlug, es damit zu versuchen: »Mir war damals klar, wenn wir ans Ziel kommen wollen, müssen wir andere Wege gehen, sonst kommen wir da bei meinem Spermiogramm nicht hin.« Gabriela war anfangs völlig dagegen. Auf diese Weise an ein Kind zu kommen, auch wenn sie es sich noch so sehr wünschte, empfand sie als einen Eingriff gegen die Natur. Aber schließlich sahen beide in der medizinischen Unterstützung ihre Chance für ein Kind.

Die Klinik, in die sich das Paar auf Anraten ihres Gynäkologen begab, führte in einem Jahr acht Inseminationen durch. Beide fühlten sich schrecklich dort, »wie in einer Fabrik«. Sie hatten keinen ständigen Ansprechpartner, die Behandlungen erfolgten stur nach Plan, aber der menschliche Aspekt ging dabei völlig unter. Gabriela erinnerte sich: »Es war entwürdigend. Ich kriege jetzt noch Schweißausbrüche, wenn ich nur daran denke.«

Dieses IVF-Zentrum musste übrigens Jahre später aufgrund von Unregelmäßigkeiten schließen. Mateo war im Nachhinein davon überzeugt, dass die Inseminationen bei Gabriela auch dann durchgeführt worden waren, wenn ihre fruchtbare Phase schon vorbei war. »Die haben halt nur kassieren wollen. Wenn man das irgendwann mitkriegt, fühlt man sich komplett reingelegt. Bei den acht Versuchen hofft man immer wieder und ist ganz verzweifelt, wenn es einfach nicht klappt, aber womöglich haben die davon nur drei oder vier Versuche richtig gemacht. Wir als Laien konnten die Werte ja schließlich nicht beurteilen und mussten uns voll und ganz auf die Ärzte verlassen. Wir haben denen vertraut, und die haben uns nur als Goldesel benutzt.« Gabriela empfand die Behandlung in jener Klinik als eine Art Pakt mit dem Teufel, bei dem sie ihre Seele verlor. Zum einen war es der (notwendige) Einsatz von Hormonen, zum anderen die Riesenenttäuschung, dass sie mit all ihren Bemühungen, die ihr immens seelisch wie auch körperlich zu schaffen machten, nichts erreicht hatten. »Nach dieser Zeit machten wir erst mal für zwei Jahre Pause«, erklärte sie. »Ich hatte mit meiner Gesundheit zu tun, mit unserem Zustand, mit unseren Niederlagen und mit der Hoffnungslosigkeit.«

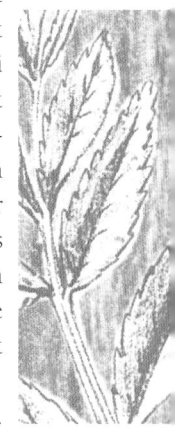

Diese zwei Jahre während Pause war eine sehr schwere Zeit für Mateo und Gabriela. Ihre Partnerschaft wurde auf eine harte Probe gestellt und beide erkannten, dass diese Krise sie entweder auseinanderreißen oder noch enger zusammenführen würde. Es war eine Zeit, in der beide mit dem Schicksal haderten. Mateo fühlte sich schuldig, weil es an ihm lag, und Gabriela gab zu, dass sie sich »geschlagen fühlte« mit einem Problem, das sie »eigentlich gar nicht hätte haben müssen«. Die beiden setzten sich gemeinsam, aber auch jeder für sich mit dem Problem auseinander und ließen all ihre Gedanken, ihre Enttäuschung, ihre Trauer und ihre Wut zu. »Es war nicht immer nur toll zwischen uns, wir hatten auch unsere Krisen«, erklärte Gabriela. Aber sie fanden immer wieder zueinander zurück und machten sich gegenseitig Mut.

Gabriela las in dieser Zeit eine Menge über die Möglichkeit der IVF in Kombination mit der damals relativ neuen ICSI-Methode. Und sie las besonders über ein anderes Fertilitätszentrum der Stadt, das sich diesbezüglich in den vergangenen Jahren einen exzellenten Ruf geschaffen hatte – zu Recht, wie sie später selbst feststellen sollte. Auch hielt sie es für ein gutes Omen, dass ihr Mann in genau dieser Klinik geboren worden war (zum damaligen Zeitpunkt war die Klinik noch nicht auf Kinderwunschpatienten spezialisiert, sondern führte einen normalen Krankenhausbetrieb). Im November 1994 vereinbarte Gabriela dort schließlich einen Termin, den sie für Ende Januar 1995 erhielt. Jetzt, wo sie wieder entschlossen war zu handeln, hatte sie es nun plötzlich sehr eilig. Sie überlegte sogar, es aufgrund der langen Wartezeit doch noch einmal in der ersten Klinik zu versuchen, entschloss sich dann aber doch eines Besseren – zu schlimm waren die Erinnerungen an jene Zeit dort.

Anfang 1995, nach ihrem Erstgespräch in der neuen Klinik, begannen die Untersuchungen, die in dem Vorschlag mündeten, es doch noch einmal über den Weg der Insemination zu versuchen. Gabriela stimmte aufgrund ihrer schlechten Erfahrung nur einem einzigen Versuch zu. »Ich wollte auf keinen Fall noch mal fast jeden Monat diesen Horror über mich ergehen lassen. Außerdem wusste ich einfach, dass es eh nicht klappen würde.« So war es dann auch. Die Insemination blieb ohne Erfolg.

Etwa zu diesem Zeitpunkt entschlossen sich Mateo und Gabriela dazu, ihre Familien und Freunde einzuweihen. »Uns ist irgendwann klar geworden, dass es besser ist, mit offenen Karten zu spielen«, erklärte Mateo. »Denn ständig wurden Fragen nach unseren Nachwuchsplänen gestellt. Und die wollten wir nicht gestellt bekommen, wenigstens nicht so, wie es passiert, wenn die Leute nicht wissen, was eigentlich los ist. Wir haben allen erzählt, dass wir in Behandlung sind. Schließlich ist das ja auch keine Schande, wir hatten ja nichts verbrochen.« Insbesondere nach der schrecklichen Zeit in der ersten Klinik empfand auch Gabriela diese Offenheit als ungeheuer erleichternd. Es hatte wohl auch mit der neuen Klinik zu tun, in der die beiden sich wohl und gut aufgehoben fühlten, dass sie plötzlich erkannten: »Es gibt wirklich nichts, für das wir uns schämen müssen.« Mit der Unterstützung ihrer Freunde und Familie erlebten die beiden die Hochs und Tiefs der folgenden Jahre. »Sonst«, so meinten beide, »hätten wir das gar nicht durchgestanden.«

Im Frühjahr 1995 wurde die erste künstliche Befruchtung vorgenommen. Und Gabriela war schwanger! Zwei Wochen nach dem Eingriff bestätigten die Tests, dass es wirklich geklappt hatte. Gabriela und Mateo waren außer sich vor Freude. Doch dann, in der 5. Woche, verloren sie ihr Kind. Das Paar war am Boden zerstört. Aber sie rappelten sich wieder auf und versuchten es weiter. Nach der zweiten IVF konnte keine Schwangerschaft festgestellt werden. Dann, beim dritten Versuch, war Gabriela wieder schwanger. Und wieder verlor sie ihr Kind in der 5. Woche. Auch wenn Gabriela sich sagte, dass dies vielen Frauen passiert, dass die meisten es noch nicht einmal merken, wenn sie ihr Kind in einem so frühen Stadium verlieren, dass sie es nur bemerkt, weil sie ihre gesamte Aufmerksamkeit darauf richtet und an nichts anderes mehr denken kann – trösten konnte sie sich nicht damit.

Die zweite Fehlgeburt machte den behandelnden Arzt stutzig. Bei ungefähr einem von 1 Million Paaren kommt es vor, dass beide Partner sich immunologisch sehr ähnlich sind. Dies hat zur Folge, dass der Fötus als Fremdkörper angesehen wird, woraufhin die Frau

Antikörper bildet, die dafür sorgen, dass der vermeintliche Eindringling abgestoßen wird. Aufgrund der Seltenheit dieses Sachverhalts konnte sich der Arzt zwar nicht vorstellen, dass dies auf Mateo und Gabriela zutraf, ließ sie aber trotzdem daraufhin testen: Mateo und Gabriela waren das eine Paar unter der Million! Aber es gab die Möglichkeit, auch dieses Hindernis zu überwinden. Das Tropeninstitut in Kiel konnte einen »Impfstoff« (sog. aktive Immunisierung) aus dem Eigenblut des Paares herstellen, dafür mussten die beiden aber zu einem vereinbarten Zeitpunkt pünktlich auf die Minute vor Ort, sprich: in Kiel, sein. Für Mateo und Gabriela bestand kein Zweifel, dass sie diese Möglichkeit nutzen wollten. Sie flogen also am vereinbarten Termin zunächst nach Hamburg, fuhren dann weiter nach Kiel und wieder zurück. Erst zu Hause, einige Tage später, konnte die Wirksamkeit der Impfung geprüft werden. Die Wirkung der Immunisierung sollte ein halbes Jahr anhalten.

Unter diesem Zeitdruck wurde die vierte IVF durchgeführt, aber die befruchtete Eizelle nistete sich nicht ein. Beim fünften Versuch klappte es, aber aus unerfindlichen Gründen verlor Gabriela auch dieses Kind wieder. »Das Schlimmste an dieser Zeit war das ständige Auf und Ab, das Leben zwischen Hoffnung und zerstörter Hoffnung«, erklärte Gabriela. »In den vergangenen fünf Jahren standen wir eigentlich immer unter Strom. Nach dem Einpflanzen der befruchteten Eizelle konnten wir an nichts anderes mehr denken, als daran, ob es geklappt hatte oder nicht. Ich wusste das Ergebnis zwar immer schon vorher (ich hab's gespürt, ob ich schwanger war oder nicht), aber wenn wir dann nach zwei Wochen zur obligatorischen Kontrolluntersuchung in die Klinik kamen, war trotz allem entweder die Enttäuschung riesengroß, oder wir jubelten. Aber zum Jubel kam immer schnell die Angst. Eine Woche später kam er dann auch schon, dieser Schlag mit dem Riesenhammer, wenn man uns mitteilte, dass wir das Kind verloren hatten.«

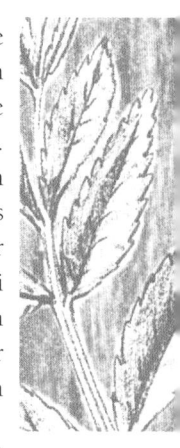

Aber in all diesen Jahren war das Leben natürlich auch weitergegangen. Mateo und Gabriela hatten sich ihre gemeinsame Existenz aufgebaut. Die Kneipe, die Mateo bereits gepachtet hatte, als die beiden sich kennenlernten, verwandelten sie mit viel Fleiß und Engagement in ein gut gehendes Restaurant. Dabei waren Arbeitstage von bis zu 16 Stunden, und zwar 7 Tage in der Woche, für beide keine Seltenheit. Und in ihrem Bekannten- und Freundeskreis kamen die Kinder zur Welt. »Anfangs haben wir uns natürlich mitgefreut und gedacht, toll, irgendwann wird es auch bei uns so weit sein«, erzählte Mateo. »Dann sahen wir auch die Kinder heranwachsen. Zunächst kamen die Mütter mit ihren dicken Bäuchen zum Kaffeetrinken, dann mit der ganzen Familie zum Essen und später veranstalteten sie Kinderpartys in unserem Lokal. Die Kinder der anderen wuchsen, nur unser Kind, das kam nicht. Da gab es dann Zeiten, da konnte ich einfach keine Kinder mehr sehen, da hat mich jedes Kind daran erinnert.« Bei Gabriela dagegen manifestierte sich eine Mischung aus Schuldgefühlen und Schicksalsergebenheit. »Wie«, so fragte sie sich, »soll denn auch ein Kind bei uns groß werden? Wir haben doch überhaupt keine Zeit dafür, für das Kind ist doch im Grunde gar kein Platz, und es spürt das, deshalb will es nicht zu uns kommen.« Dann wieder betrachtete sie ihre Kinderlosigkeit als Preis für ihren geschäftlichen Erfolg. Wenn andere über ihre Kinder schimpften, dachte Gabriela zunächst: »Ihr habt doch überhaupt keine Ahnung, was für ein Geschenk ihr mit eurem Kind habt.« Sie zog aber anschließend in Erwägung, dass vielleicht nur sie es als Geschenk betrachtete, und es vielleicht wirklich schrecklich wäre, ein Kind großzuziehen. Dann glaubte sie, womöglich bekäme sie deshalb kein Kind, weil ihr Umfeld so furchtbare Sachen darüber erzählte.

Aufgrund der andauernden Hormonbehandlung hatte Gabriela das Gefühl, nicht mehr sie selbst zu sein. Sie fühlte sich wie ein »Hormongeist«. Ihr Bauch war aufgedunsen, ihre Stimmung schwankte. Häufig war sie nicht mehr in der Lage zu arbeiten. Insbesondere nach der dritten Fehlgeburt waren Gabriela und Mateo mit den Nerven am Ende. Doch sie kämpften weiter. Zwar war der Impfschutz abgelaufen, aber er war erneuerbar. Das Paar flog also noch einmal nach Kiel und wiederholte die Immunisierung. Diesmal, so stellte sich heraus, hielt der Schutz für zwei Jahre.

Noch zweimal ließen Gabriela und Mateo eine IVF durchführen, beide Male wurde die befruchtete Eizelle abgestoßen, bevor man überhaupt von einer Schwangerschaft sprechen konnte. Jetzt wollte und konnte Gabriela nicht mehr. Auch Mateo fehlte die Kraft, seine Frau zu weiteren Versuchen zu überzeugen. Dass der Impfschutz noch anhielt, war den beiden egal. Gabriela erklärte: »Ich will nicht auch noch den Rest meines Lebens mit diesem Kapitel beschäftigt sein. Ich habe die letzten zehn Jahre nur nach Terminplänen gelebt. In der Klinik lief ich ständig mit einem Plan durch die Gegend, wann ich welche Spritze oder welches Medikament einnehmen musste. Alles drehte sich nur noch darum. Das ging bis zur Urlaubsplanung, da haben wir uns gefragt, ob ich denn fliegen könnte, wenn ich schwanger wäre usw. Das ist doch Wahnsinn!«

Zu diesem Zeitpunkt kam auch eine Adoption für die beiden nicht mehr in Frage. Während all der Jahre hatten sie ja stets die berechtigte Hoffnung, über die künstliche Befruchtung ein Kind zu bekommen, und wollten sich deshalb nicht gleichzeitig um eine Adoption bemühen. »Dabei hätten wir sehr gern auch ein nicht leibliches Kind aufgezogen«, erklärte Mateo. »Fast wäre es dazu auch gekommen, aber dann hat auch das nicht geklappt.« Einige Jahre zuvor war eine portugiesische Angestellte der beiden ungewollt schwanger geworden. Sie war bereits alleinerziehende Mutter und wollte das Kind auf keinen Fall behalten. Stattdessen kündigte sie an, eine Abtreibung (ihre zweite) vornehmen zu lassen. Mateo und Gabriela boten ihr an, das Kind für sie aufzuziehen, sie beknieten sie, es auszutragen, und die Frau willigte ein. Doch plötzlich fuhr die werdende Mutter ohne Ankündigung zurück in ihre Heimat, wo sie das Kind doch abtreiben ließ. Als sie zurückkehrte und Mateo und Gabriela davon erzählte, brach für die beiden eine Welt zusammen. Jetzt glaubte Mateo, für eine Adoption bereits zu alt zu sein. Und außerdem: Gabriela und Mateo wollten einfach nicht mehr. Sie wollten nicht ihre Jugend damit verbracht haben, schwanger zu werden, um im Anschluss daran das nächste »Unternehmen«

zu starten. Nein, es reichte, die beiden waren sich einig, dass sie sich jetzt mit ihrer Kinderlosigkeit abfinden wollten. Fertig. Aus. Basta.

Die Therapie bei mir wollte Gabriela machen, um endlich einmal etwas ganz allein für sich zu tun. Und sie wollte die Zeit hinter sich lassen und verarbeiten, um zu verhindern, dass diese Phase ihres Lebens ihre Zukunft vergiftete. Gesundheitlich ging es Gabriela zu diesem Zeitpunkt gar nicht gut. Sie fühlte sich matt, niedergeschlagen und tieftraurig. Ihre Periode verlief stets sehr schmerzhaft und sie hatte häufig Kopfschmerzen. Außerdem konnte sie Nahrung kaum bei sich behalten, sie litt unter Appetitlosigkeit und Gewichtsverlust. Bei einer Größe von 1,55 m wog sie nur noch 44 kg. Ich diagnostizierte bei ihr eine starke Leere-Hitze, Qi-Stagnation sowie eine Hitze im Herzen. Des Weiteren war ein Mangel an Jing festzustellen. Um die Hitze zu lösen, die Feuchtigkeit nach außen zu leiten und zur Stärkung ihres Jing verordnete ich Gabriela die Einnahme entsprechender chinesischer Kräuter in Granulatform.

Nun wusste ich von Gabrielas Kinderwunsch-Odyssee, ihre eigentliche Geschichte fing aber ja viel früher an. So wie es nach der Philosophie der TCM unmöglich ist, Körper, Geist und Seele eines Menschen voneinander zu trennen, so ist es ebenso unmöglich, nur einen Teil des Lebens eines Menschen zu betrachten, um ihm zu helfen, wieder mit sich ins Reine zu kommen. Wenn auch die Kindheit auf den ersten Blick und in direkter Verbindung nichts mit dem späteren Problem zu tun hat, so wirken sich doch die hier gemachten Erfahrungen und Prägungen auf unser gesamtes Leben aus.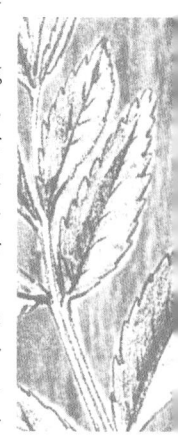

Während des halben Jahres unserer gemeinsamen Arbeit kam Gabriela ungefähr alle vier bis sechs Wochen zu mir. Chronologisch durchschritten wir Stück für Stück ihr Leben, um aufgestaute Gefühle wie Angst, Trauer und Wut zu lösen und sie mit ihrer Vergangenheit zu versöhnen. Und gerade im Versöhnen liegt der ausschlaggebende Punkt der Therapie. Meiner Meinung nach bringt es nämlich gar nichts, alte Wunden aufzureißen und die Patienten damit im Regen stehen zu lassen. Es bedarf der anschließenden »Heilung der Wunden« durch positive Erfahrungen und Gedanken. Dazu gehört v. a. auch das Bewusstsein dafür zu wecken, dass die anstrengende Zeit vorbei ist, dass ihre Situation jetzt anders ist und die Patientin es selbst in der Hand hat, ihr Leben zu gestalten.

Gabriela ist, wie auch ihr Mann, spanischer Herkunft. Während Mateo jedoch bereits in Deutschland geboren wurde, kam sie in einem kleinen Dorf in Andalusien zur Welt, wo sie auch die ersten sieben Jahre ihres Lebens verbrachte. Gabriela ist die jüngere von zwei Töchtern. »Ich war eigentlich kein gewolltes Kind«, erzählte sie mir in einer unserer Sitzungen, »ich war zwar irgendwie gezeugt worden, aber ohne diesen richtigen Wunsch wie bei meiner Schwester.« Der Grund dafür war, dass ihre Mutter bei der Geburt ihrer fünf Jahre älteren Schwester beinahe gestorben wäre. Die Ärzte rieten der Mutter dringend von einem weiteren Kind ab, denn eine weitere Geburt, prophezeiten sie, würde sie wahrscheinlich nicht überleben. Seither lebten die Eltern in großer Angst vor einer erneuten Schwangerschaft. »Sie passten auf, so gut es ging, denn vor knapp 30 Jahren gab es in

Andalusien noch keine Verhütungsmittel. Aber dann passierte es eben doch.« Das »es« war sie! Gabriela litt noch als Erwachsene sehr unter dem Gefühl, eigentlich ein »Unfall« zu sein, auch wenn sie den Grund ihrer Eltern sehr gut verstehen konnte. Sie zeigte sogar großes Mitgefühl für ihre Mutter, die »eine wahnsinnige Angst« gehabt haben musste, als sie mit ihr schwanger war.

Das Gefühl, überflüssig und nicht gewollt zu sein, manifestierte sich durch einen dramatischen Einschnitt in ihrem Leben: Ihre Eltern verließen ihre Heimat, um sich als Gastarbeiter in Deutschland eine Existenz aufzubauen; die dreijährige Gabriela und ihre achtjährige Schwester ließen sie in Andalusien zunächst zurück. Erst vier Jahre später wurden die Kinder nachgeholt. Der Fortgang der Eltern war ein traumatisches Erlebnis für die kleine Gabriela. Sie fühlte sich im Stich gelassen und sehr einsam. Auch ihre Schwester konnte ihr in dieser Situation nicht helfen. Gabriela erklärte: »Ich hatte während meiner gesamten Kindheit kein enges Verhältnis zu meiner Schwester. Ausschlaggebend war wohl der relativ große Altersunterschied. Meine Schwester befand sich immer schon in einer ganz anderen Lebensphase als ich. Richtig nahe gekommen sind wir uns erst als Erwachsene, vor ein paar Jahren.«

Die beiden Mädchen wuchsen bei ihren Großeltern auf. Zu ihrer Großmutter entwickelte Gabriela kein inniges Verhältnis. Die Großmutter war ihre Versorgerin, sie kümmerte sich darum, dass Gabriela zu essen bekam, etwas zum Anziehen und ein Dach über dem Kopf hatte. In einer unserer Regressionen (Erinnerungen an die Kindheit in Trance) erinnerte sich Gabriela sehr bildlich an ihre Großmutter als eine stets in schwarz gekleidete, wortkarge Frau. Gabriela empfand diese Erinnerung als sehr schmerzhaft, als wäre ihr das Leben abgeschnitten worden. Ihren Großvater dagegen liebte sie heiß und innig. Mit ihm konnte sie schmusen, von ihm wurde sie geliebt. Rückblickend empfand Gabriela ihr Leben in Andalusien trotz der Trennung von ihren Eltern als schön. Sie erinnerte sich an Sonne und Freiheit.

Damit nämlich war es vorbei, als ihre Eltern sie als Siebenjährige zu sich nach Deutschland holten. Für Gabriela begann ein Alptraum. Sie vermisste ihren Großvater und das freie Leben in Andalusien. In der kleinen Wohnung in der fremden Großstadt fühlte sie sich eingesperrt. Die Eltern waren ihr fremd und hatten zudem kaum Zeit für sie. Der Vater verließ schon früh morgens das Haus und kam erst abends gegen 20 Uhr zurück, bei der Mutter war es ähnlich. Gabriela war sehr viel allein und musste sich selbst beschäftigen.

Auch ihre Schwester war Gabriela zum damaligen Zeitpunkt keine Stütze. Sie hatte genug mit ihren eigenen Problemen zu tun und konnte sich nicht auch noch um Gabriela kümmern. Die Schwester suchte sich ihren eigenen Weg: Sie verlobte sich bereits mit 16, heiratete zwei Jahre später und zog mit ihrem Mann in eine andere Stadt. Gabriela erinnert sich deshalb auch kaum an eine gemeinsame Kindheit. Seit sie elf war, wuchs sie praktisch als Einzelkind auf.

In einer unserer Sitzungen erinnerte sie sich daran, wie ein Feuer im Zimmer ausgebrochen war und sie sich daran verbrannt hatte. Es war eine sehr schmerzliche Erinnerung, denn sie war damals allein gewesen. Während der Behandlung erlebte Gabriela das Gefühl von Verlassenheit, das sie empfunden hatte, erneut. Sie war völlig entspannt und ließ ihren Gefühlen freien Lauf. Sie weinte stark und befreite sich damit von den in ihr aufgestauten Empfindungen. Sie ließ ihren Gefühlen freien Lauf und schaffte Platz für neue versöhnliche innere Töne: Das Verständnis für ihre Eltern, denen in ihrer damaligen Situation nichts anderes übrig geblieben war, als hart zu arbeiten.

Mit ihrem Umzug nach Deutschland wurde Gabriela quasi ins kalte Wasser geworfen. Sie sprach bei ihrer Ankunft zunächst kein Wort Deutsch und war schon aufgrund der Verständigungsschwierigkeiten völlig isoliert. Die neue Schule, in die sie eingeschult wurde, war für sie der blanke Horror. Sie fand keine Freunde, bei den Hausarbeiten half ihr nur hin und wieder eine entfernte Cousine, die schon längere Zeit in Deutschland lebte. Oft erwartete Gabriela ihre Eltern abends mit gepackten Koffern und den Worten »Ich will nach Hause!« Ihre Eltern verkannten den Ernst der Situation und waren wohl auch völlig überfordert.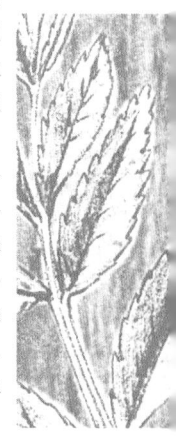

Während einer Sitzung erinnerte sich Gabriela daran, wie ihr Vater sie für ihre kindliche Neugierde mit den Worten »Frag' nicht so viel. Warum willst du immer so viel wissen?« kritisierte. Vor ihrem Vater musste sie immer still sein. Er war eine Autorität und sie hatte große Ehrfurcht vor ihm. Bei dieser Erinnerung zog sich Gabriela der Magen zusammen und Hitze stieg ihr in den Kopf. Sie empfand ihren Vater als undurchdringlich. Sie wusste zwar, dass er Zuneigung für sie empfand, aber sie spürte diese Zuneigung nicht. Auch ihre Mutter war kein Vorbild: Sie war entweder aggressiv oder stumm. Was Gabriela vermisste, war Wärme und Liebe.

So entwickelte sie sich zu einem sehr rebellischen, aber auch sehr zurückgezogenen und introvertierten Kind. Nach außen ließ sie sich nicht anmerken, wie sehr sie litt. Aber Gabriela biss sich durch. Dass es wichtig ist, für alles, was man erreichen will, hart zu arbeiten, war etwas, was sie in Deutschland lernte. Nicht nur ihre Eltern machten es ihr vor, es wurde zu ihrer eigenen Erfahrung. Sie lernte akzentfrei Deutsch und machte die mittlere Reife. Anschließend absolvierte sie eine Lehre als Friseurin, die ihr zwar keinen Spaß machte, aber es ihr ermöglichte, unabhängig zu sein. Mit 18 Jahren zog sie von zu Hause aus.

Insgesamt betrachtet waren es also drei Faktoren, die Gabriela geprägt hatten: Angst, Einsamkeit und die Erfahrung, dass man seine Ziele nur durch harte Arbeit erreicht. Die Einsamkeit hatte sie erfolgreich bekämpft, mit Mateo war sie nicht mehr allein, und beide hatten einen großen Freundes- und Bekanntenkreis. Die Angst aber war tief in ihr verwurzelt. Im Unbewussten hatte Gabriela sie bereits im Mutterleib durch die sorgenvolle Schwangerschaft ihrer Mutter gespürt. Und es ist nur natürlich, dass diese Gefühle und Erfahrungen Einfluss auf ihren Kinderwunsch gehabt hatten. In einer besonders inten siven Sitzung spürte Gabriela die Sorge um ihr ungeborenes Kind. Sie hatte vor der Verantwortung für ein Kind sehr große Angst und davor, als Mutter zu versagen. Sie fürchtete, nicht genügend Zeit für ihr Kind zu haben, es nicht gut zu versorgen und ihm eine traurige Kindheit zu bieten. Es war die Angst, so zu werden, wie ihre Mutter, aber was Gabriela in der Tiefenentspannung sah, war nichts anderes als ihre eigene Kindheit. Und sie entdeckte die Freiheit, dass sie es selbst in der Hand haben würde, es anders zu machen.

Was die Erfahrung anging, für alles, was man erreichen will, hart zu kämpfen, so wirkte dies im Hinblick auf die Erfüllung des Kinderwunsches eher kontraproduktiv. Gelassenheit lässt sich jedoch nicht erzwingen. Gut gemeinte Ratschläge, die Kinderwunschpatienten oft zu hören bekommen, wie »ihr müsst einfach etwas entspannter an die Sache herangehen«, sind deshalb überhaupt nicht hilfreich. Um solch erlernte Verhaltensmuster zu durchbrechen, ist ein langer Prozess vonnöten, der in der Regel über ein allgemeines Glücks- und Zufriedenheitsgefühl geht. Dann nämlich, wenn die Erfüllung eines Wunsches nicht essenziell für das eigene Wohlbefinden ist, ist es möglich, diese entspannt anzugehen. Bis dahin hatten Gabriela und ich aber noch ein Stück Weges zu gehen.

In unserer gemeinsamen Arbeit gingen wir nicht nur zurück in ihre Kindheit, sondern auch in Gabrielas jüngere Vergangenheit. Ein wichtiger Punkt war die Aufarbeitung des Traumas, das sie durch die Behandlung im ersten Fertilitätszentrum erlitten hatte. Den Schaden, der Kinderwunschpatienten durch eine grobe und unpersönliche medizinische Betreuung zugefügt wird, ist meiner Erfahrung nach immens. Gerade in diesem intimen Bereich ist es wichtig, dass die Atmosphäre stimmt, dass sich die Patientinnen geborgen fühlen und nicht wie eine seelenlose Maschine betrachtet werden. Gabriela durchlebte die Zeit im ersten Zentrum während den Therapiesitzungen noch einmal – und es war nicht leicht für sie. Sie fühlte sich allein, würdelos und wie der letzte Dreck behandelt. Die Erinnerung an diese Zeit ließ sich natürlich nicht aus Gabrielas Gedächtnis streichen. Aber wir konnten ihre innersten Gefühle mobilisieren und sie schließlich dazu bringen, dass sie die Erinnerungen nicht mehr quälten.

Ähnlich gingen wir mit Gabrielas Erinnerung an einen schlimmen Streit mit ihrem Schwiegervater um. Dieser hatte ihr nach ihrer dritten Fehlgeburt gedroht: »Ich will dich erst wieder sehen, wenn du einen dicken Bauch hast!« Die Ungeheuerlichkeit dieser Aussage hatte in Gabriela eine starke Trotzreaktion bewirkt, die sie tatsächlich nie mehr schwanger werden ließ. Auch mit diesem Teil ihrer Vergangenheit versöhnte sie sich aber schließlich.

Nach und nach gelang es uns, Gabrielas Ängste zu lösen und ihr ihre Lebensfreude zurückzugeben. Nach den Sitzungen fühlte sie sich stets sicher und geborgen. Auf Dauer wurde sie kräftiger und ihre Kopfschmerzen ließen nach. Zudem verschwanden die Schmerzen während der Periode. Bei einem unserer letzten Treffen sah sie in ihrer Vorstellung ihren Unterleib, in dem alles hell und warm war, die Dunkelheit verschwand immer mehr. Zeitgleich mit der Besserung ihres Zustandes wurde Gabriela auch etwas gelassener.

Lachend erzählte sie mir, dass sie sich öfter Zeit für sich nähme und das Geschäft einfach Geschäft sein ließe. Sie setzte sich selbst und ihre Bedürfnisse nicht mehr an die letzte Stelle, sondern fing an, sich wichtiger zu nehmen.

Im Januar informierte mich Gabriela fröhlich über ihren neuesten Plan. »Wissen Sie was«, sagte sie, »Mateo und ich fahren in Urlaub. Und zwar nicht mal kurz, sondern für fünf Wochen! Wir haben uns überlegt, wir machen uns jetzt einfach mal eine schöne Zeit. Wir haben die harten Jahre überstanden und unsere Ehe ist nicht kaputtgegangen. Wir haben kein Kind, aber wir leben damit – und was die Hauptsache ist, wir sind glücklich miteinander. Unser Job frisst uns auf, aber er macht uns Spaß. Nur jetzt ist mal eine Pause angesagt.« Ich hatte das Gefühl, Gabriela war langsam da angekommen, wo sie hinwollte. Wir vereinbarten, dass sie sich nach ihrer Rückkehr wieder bei mir meldete. Dann könnten wir sehen, ob sie noch einmal kommen möchte oder wir die Therapie als abgeschlossen betrachten könnten.

Eine Zeitlang hörte ich nichts mehr von Gabriela. Doch dann rief Mateo an und teilte mir freudig mit: »Wir sind schwanger!« Ich war natürlich begeistert. Gabriela kam dann in der Schwangerschaft noch einmal zu mir und erzählte mir die ganze Geschichte: »Wir haben einen wunderschönen Urlaub verbracht und es wahnsinnig genossen, einmal raus aus allem zu sein – und vor allen Dingen, so viel Zeit zu haben. Ich war richtig glücklich. Auch ohne Kind. Der Kinderwunsch war natürlich noch da, aber es hat nicht mehr wehgetan. Ich hatte mich damit abgefunden und mir gedacht, wir können keine Kinder kriegen, aber ich habe drei Neffen, die ich wie meine Kinder liebe. Und wir haben Freunde, deren Kinder wir lieben, als wenn es unsere wären. Ich hatte das Gefühl, mein Leben wieder gewonnen und eine ganz große Last hinter mir gelassen zu haben.« Zurück in Deutschland brachte eine gute Freundin, die in der reproduktionsmedizinischen Klinik arbeitete und die sie dort kennengelernt hatte, Gabriela auf die Idee, noch einen letzten IVF-Versuch zu unternehmen. »Mateo war auch gleich dafür«, erzählte Gabriela lachend. »Er hatte das Gefühl, dass es diesmal klappen könnte, denn mein allgemeiner Zustand war so gut wie seit Jahren nicht mehr. Zunächst wollte ich nicht, denn ich sah keinen Sinn darin. Ich dachte, es wird sowieso nichts, andererseits: verlieren konnten wir schließlich auch nichts. Mateo und Birgit zuliebe ließ ich mich auf einen allerletzten Versuch ein. Ich hab den beiden gesagt, wir haben es dreimal geschafft, und das Kind jedes Mal verloren, wir haben noch vier Versuche gemacht, und es hat nicht funktioniert, da wird es jetzt bestimmt nicht beim achten Mal klappen. Aber mir ist das jetzt egal, macht mit mir, was ihr wollt, ich überlasse euch meinen Körper. Mit diesem Mir-ist-alles-egal-Gefühl bin ich dann auch in die Klinik gegangen. Das Ergebnis interessierte mich eigentlich nicht mehr, denn ich habe mich auch ohne Ergebnis gut gefühlt.«

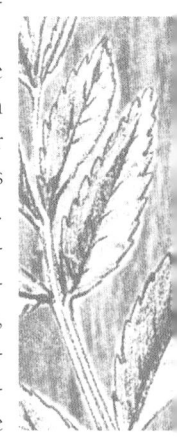

Gabrielas Grundhaltung und ihre Verfassung waren bei diesem achten Versuch also anders als vorher. Und auch von schulmedizinischer Seite war etwas anders: Gabriela bekam vor und nach dem Transfer ein damals neuartiges Medikament (LeukoNorm®)

gespritzt, das die Einnistung der befruchteten Eizelle unterstützt. An ihrem Fall sieht man, wie gut die Psychologie, die TCM und die moderne Reproduktionstechnik zusammenarbeiten können und jede für sich einen wichtigen Bestandteil der Behandlung von Kinderwunschpatienten ausmacht.

Gabriela nahm ihre Schwangerschaft schon zu einem sehr frühen Zeitpunkt wahr. Sie erzählte, dass sie von Anfang an gespürt habe, dieses Kind wirklich zu bekommen. Sie war ausgeglichen und fühlte sich sehr sicher – übrigens anders als Mateo, der seine Frau am liebsten in Watte gepackt hätte, aus Sorge, ihrem Kind könnte etwas passieren. Die Schwangerschaft verlief ohne Komplikationen und heute sind Gabriela und Mateo mit ihrem kleinen Leonardo überglücklich.

Eierstöcke wie Trauben: Polyzystische Ovarien (PCO-Syndrom)

Annegret war eine meiner ersten Patientinnen, bei der ich lernen konnte, wie sehr Körper und Seele zu einem Ganzen verwoben sind und eine ganzheitliche Behandlung zum Heilungserfolg führen kann. Als sie das erste Mal in die Praxis kam, hatte Annegret bereits einen langen Leidensweg hinter sich. Seit vier Jahren versuchten sie und ihr Mann, ein Kind zu bekommen. Während ihre Hoffnung, schwanger zu werden, immer kleiner wurde, wurde der Wunsch nach einem Kind immer intensiver. Schließlich füllten der Schmerz und die Sehnsucht nach einem Kind Annegrets gesamtes Leben aus, sie konnte an nichts anderes mehr denken, war unendlich traurig und weinte viel.

Annegret hatte aufgrund einer Hormonstörung seit über drei Jahren keine Periode gehabt und an ihren Eierstöcken hatten sich immer wieder große und kleine Zysten gebildet. Therapiebegleitend befand sich Annegret nach wie vor in einem großen reproduktionsmedizinischen Institut in gynäkologischer Behandlung. Schulmedizinisch betrachtet waren Annegrets Chancen auf ein eigenes Kind ohne Hilfe der modernen Reproduktionsmedizin gleich null.

Ziel meiner Arbeit war zunächst, ihr zu helfen, das Gefangensein in der Trauer über den unerfüllten Kinderwunsch zu überwinden und zur Lebensfreude zurückzufinden. Ich muss gestehen, dass ich zu dem Zeitpunkt den darüber hinausgehenden Erfolg in dem Ausmaß, in dem er dann eintrat, nicht erwartet habe. Gleichzeitig habe ich aber die Möglichkeit, dass auch in schulmedizinisch gesehen aussichtslosen Fällen doch ein Kind geboren werden könnte, niemals ausgeschlossen. Die Vermittlung dieses grundsätzlich positiven Ansatzes bildete daher auch von jeher einen wichtigen Aspekt meiner Arbeit.

Wir begannen die Therapie damit, dass Annegret ausführlich vom bisherigen Verlauf ihres Kinderwunsches und ihrer damit einhergehenden Krankheitsgeschichte erzählte. »Ich hatte schon immer Probleme mit meiner Periode«, begann Annegret. »Es fing damit an, dass ich sie erst sehr spät bekam und zudem unregelmäßig und selten, vielleicht alle drei Monate einmal, oft auch nur einmal im halben oder Dreivierteljahr. Ich hatte wohl schon immer Hormonstörungen, aber mir war das nicht bewusst.« Sexualität und die Veränderungen in der Pubertät waren Tabuthemen in Annegrets Familie. Aufgeklärt wurde sie vom Pfarrer. Sie hatte also niemanden, dem sie von ihren Menstruationsstörungen erzählen konnte – und schließlich hatte auch niemand sie danach gefragt. »Zum Frauenarzt traute ich mich damals nicht«, erklärte sie, »dadurch ist das Ganze dann verschleppt worden. Man hätte da vielleicht schon viel früher was machen sollen.«

Als sie später schließlich doch einen Gynäkologen aufsuchte, beruhigte dieser sie bezüglich ihrer »komischen« Blutungen und auch wegen der Zysten, die er an ihren Eierstöcken entdeckte. Zur Zyklusregulation und der Bekämpfung der Zysten verschrieb er ihr die Anti-Baby-Pille. Annegret aber fühlte sich nie wohl dabei, die Pille zu nehmen: »Ich hatte dann zwar meine Periode, aber ich hatte die ganze Zeit das Gefühl, da stimmt was nicht.«

Kurz darauf lernte Annegret ihren Mann kennen. Von Anfang an stand für beide fest, dass sie Kinder wollten. »Wir haben da nie Zweifel gehabt. Ein Leben ohne Kinder konnten wir uns nicht vorstellen«, erinnerte sie sich. Kurz nach ihrer Hochzeit setzte sie die Pille ab. Dies war aber auch der Zeitpunkt, in der ihre Lebenssituation durch den Umzug aus ihrem Heimatdorf in eine 300 km entfernt gelegene Kleinstadt, in der ihr Mann eine Arbeit gefunden hatte, erheblich erschwert wurde.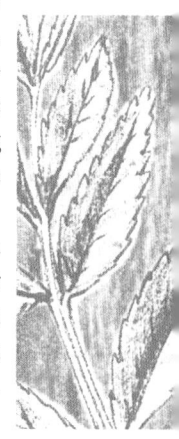

In ihrem Dorf hatte sich Annegret in zehn Jahren eine verantwortungsvolle Position in einem kleinen Buch- und Schreibwarenladen erarbeitet, die ihr viel Spaß machte. »Aber das hatte ich mir auch hart erkämpft«, erinnerte sie. »Anfangs, in der Lehre, habe ich gedacht, das mach ich drei Jahre und keinen Tag länger. Vor Kummer hatte ich damals oft Magenschmerzen. Aber nach der Lehre wurde mir mehr Verantwortung übertragen. Schließlich schmiss ich den Laden fast allein und da machte es auch Spaß.«

Zu ihrem Leben im Dorf gehörte außerdem ihr ehrenamtliches Engagement in verschiedenen Organisationen und Institutionen. Sie war Mitglied im Pfarrgemeinderat, im Gemeinderat und beim Kolpingwerk. Ebenso wie ihr Mann, der aus demselben Dorf stammte, war sie vollständig in die Gemeinschaft integriert und überall bekannt. Zum Polterabend des Paares kurz vor ihrem Umzug kamen dann auch über 300 Leute.

In der neuen Stadt stand sie plötzlich vor dem Nichts: »Es war brutal. Die ersten vier Wochen habe ich noch genossen. Ich bin durch die Stadt gegangen und dachte ›Klasse, mich kennt hier überhaupt niemand‹. Daheim grüßt man jeden, so wurde man schon erzogen. Dann, nach vier Wochen kam der Schreck: ›Huch, ich kenn hier überhaupt niemanden.‹« Zwar fand sie schnell eine neue Anstellung in einem Büro, fühlte sich dort aber nicht sonderlich wohl. »Eigentlich wollte ich ein Kind«, sagte sie kopfschüttelnd. »Ich habe mir das so einfach vorgestellt: Ich werfe die Pille weg und werde gleich schwanger. Wunderbar. Ab dem Moment habe ich alle Schwangeren der Stadt ganz bewusst wahrgenommen und es mir so schön vorgestellt, wie es ist, wenn ich mit einem dicken Bauch herumlaufe.«

Im gleichen Monat, in dem sie an ihrer neuen Arbeitsstelle anfing, wachte Annegret nachts mit extremen Bauchschmerzen auf. Die Schmerzen ließen nur langsam nach, nachdem sie auf der Toilette war, ihren Bauch massierte und tief durchatmete. Kurz darauf wurde sie nachts erneut von solch einer Schmerzattacke überfallen. Wieder wurde sie allein damit fertig.

Wenige Zeit später, in der Silvesternacht, passierte es erneut. Dieses Mal konnte Annegret nichts gegen die Schmerzen tun, sie wurden immer stärker. Schließlich weckte sie, schon halb auf Knien vor Schmerzen, ihren Mann, der mit ihr sofort ins nahe gelegene Krankenhaus fuhr. Dort kamen die Schmerzen wellenartig und noch heftiger. Im Krankenhaus wurde sie zwei Stunden untersucht, ohne dass zunächst eine Ursache gefunden wurde. Selbst eine Infusion mit den Schmerzmitteln brachte keine Erleichterung. Schließlich wurde in der Gynäkologie eine Bauchspiegelung vorgeschlagen, in die sie ohne zu Zögern einwilligte. »Ich hätte in dem Moment alles unterschrieben. Ich konnte einfach nicht mehr.«

Als sie aus der Narkose erwachte, erfuhr sie, dass sie eine Verdrehung der Eierstöcke, eine ovarielle Torsion, erlitten hatte. Aufgrund von Hormonstörungen hatten sich ihre Eierstöcke vergrößert und sahen durch die Zysten wie große Trauben aus. Schließlich hatten sich ihre Eierstöcke verdreht und damit quasi selbst die Blutzufuhr abgebunden, ähnlich wie bei einem Infarkt, worauf die höllischen Schmerzen zurückzuführen waren.

Die Ärzte hatten die großen Zysten aufgestochen und die Drehung der Eierstöcke rückgängig machen und diese retten können. Nach ein paar Tagen durfte Annegret das Krankenhaus wieder verlassen, doch man warnte sie. Die Drehung könne jederzeit wieder auftreten und es bestünde die Gefahr, dass ihre Eierstöcke nach und nach absterben, wenn sie nicht rechtzeitig in die Klinik käme. Zudem erhielt sie den wichtigen Rat, unbedingt regelmäßig einen Frauenarzt aufzusuchen, um die Zystenbildung zu kontrollieren. Was ihren Kinderwunsch anging, so gaben sie Annegret zu verstehen, sollte sie ihre Hoffnungen beträchtlich zurückschrauben. Es würde schwierig werden, man müsse halt abwarten.

»Das war das erste Mal für mich, dass ich überhaupt gehört habe, dass das mit dem Kinderwunsch eventuell nicht klappt«, bemerkte Annegret, als sie von diesem Erlebnis berichtete, »zumindest, dass es mir direkt ins Gesicht gesagt wurde.« Obwohl sie schon vorher aufgrund ihrer seltenen und unregelmäßigen Blutungen ahnte, dass »irgendetwas nicht stimmte«, hatte der Frauenarzt, der ihr seinerzeit die Pille verschrieben hatte, darüber nicht gesprochen. »Damals allerdings«, versuchte sie zu verstehen, »war der Wunsch auch noch gar nicht zur Sprache gekommen. Zu dem Zeitpunkt wollte ich ja noch gar keine Kinder. Es war noch viel zu früh, ich hatte ja noch nicht einmal einen Partner.«

Obwohl Annegrets Erlebnis im Krankenhaus schon Jahre zurücklag, saß der Schock, den ihr die Ärzte mit ihrer negativen Prophezeiung zugefügt hatten, tief. Von da an sah sie selbst das Kinderkriegen nicht mehr als positives und freudig erwartetes Ereignis, sondern als Problem, das von Monat zu Monat größer wurde.

Bei der Frauenärztin, in deren Behandlung sie sich nach ihrem Krankenhausaufenthalt begab, fühlte sie sich sehr gut aufgehoben. »Die Frau Doktor gab sich unheimlich viel Mühe mit mir. Sie untersuchte regelmäßig meine Blut- und Urinwerte, und versuchte, die Hormonstörungen mit Tabletten zu regulieren. Aber es half alles nichts. Ich bin nur immer dicker geworden. Oft bin ich hingegangen und habe ihr erzählt, dass ich nun schon seit einem Vierteljahr keine Periode mehr hatte. Ich verspürte zwar ein starkes Ziehen und merkte auch, es hatte sich etwas im Unterleib getan, aber das war's dann auch schon. Die Periode kam einfach nicht.« Annegret setzte sich immer mehr unter Druck. Die ausbleibende Periode begann, ihr Leben zu vergiften.

Um den Eisprung zu bestimmen, empfahl ihr die Frauenärztin, die Temperaturmessmethode anzuwenden. Zugleich kontrollierte sie regelmäßig Annegrets Eierstöcke mit dem Ultraschallgerät. Annegret erinnerte sich: »Sie hat immer wieder Zysten auf den Eierstöcken gesehen, oft meinte sie aber auch: ›Oh, aber da könnte ein Eisprung kommen‹. Mein Mann und ich haben uns natürlich immer danach gerichtet, Liebe nach Verordnung eben. Und irgendwann machte dann auch der Sex keinen Spaß mehr.«

Annegret wurde immer verzweifelter. »Wieso ich? Wieso funktioniert mein Körper nicht so, wie der einer normalen Frau?«, waren die Fragen, die sie sich stellte. Sie begann, ihren Körper zu hassen, sie fühlte sich nicht mehr wohl darin. Um etwas zu tun und in ihrer Traurigkeit mit jemandem zu sprechen, ging sie häufig zu ihrer Frauenärztin. Bei ihrem letzten Versuch meinte diese, als Annegret ihr weinend gegenüber saß: »Ich kann jetzt keine Untersuchungen mehr machen. Sie sind so fertig, ich muss Sie jetzt woanders hinschicken, ich kann Ihnen nicht mehr helfen.« Sie überwies ihre Patientin an ein großes reproduktionsmedizinisches Institut.

Als Annegret zu mir kam, war sie in diesem Zentrum seit etwa einem Jahr zusammen mit ihrem Mann in Behandlung. Eine Insemination war vorgenommen worden, diese war für Annegret ein traumatisches Erlebnis. Sie empfand den Eingriff an sich als wider die Natur. Dazu muss man wissen, dass Inseminationen und künstliche Befruchtungen zum damaligen Zeitpunkt noch eine absolute Rarität waren, denen in der Öffentlichkeit mit großer Skepsis begegnet wurde. Besonders aber für Annegret war die Methode sehr schwer mit ihrem Gewissen zu vereinbaren, da sie sich als tiefreligiöser Mensch mit Schuldgefühlen plagte: »Ich fürchtete, mich mit diesem Versuch über Gott zu erheben, ja ihm quasi ins Handwerk zu pfuschen.«

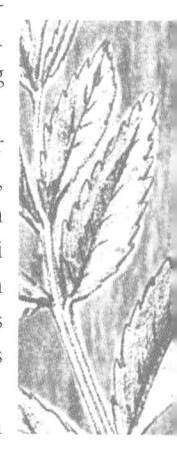

Doch die Verzweiflung über die Nichterfüllung ihres Kinderwunsches war so groß, dass Annegret nicht nur ihre moralischen Schranken überschritt, sondern auch die unpersönliche, bisweilen grobe Behandlung im Kinderwunschzentrum in Kauf nahm: »In dieser Praxis, da geht's zu wie auf einem Bahnhof: Tür auf, Tür zu. Das kann man sich nicht vorstellen, wenn man nicht selber mal dort war. Mein behandelnder Arzt ist zwar ein unheimlich kompetenter Mann, aber ein Mann, der, wenn er mich untersuchte, zwischendurch auch schon mal Bemerkungen machte wie ›Jetzt stellen Sie sich nicht so an‹. Ich

171

hab dann schon geschluckt und mich gefragt, muss ich mir das jetzt bieten lassen? Doch der Wunsch ist dann so groß, dass man wirklich alles mit sich machen lässt.«

Belastender als die moralischen Zweifel und die unsensible Behandlung durch den Arzt war für Annegret aber das negative Ergebnis der Insemination. Es fiel ihr sehr schwer, überhaupt davon zu erzählen. Zu schmerzhaft war die Enttäuschung, dass auch die Insemination ihr nicht zu einem Kind verholfen hatte. Stockend erinnerte sie sich: »In dem Kinderwunschzentrum hatten sie mir nach der Insemination gesagt: ›Ja also, wenn Sie jetzt innerhalb von zwei Wochen keine Periode haben, dann gehen Sie zu Ihrem Frauenarzt, dann sind Sie wahrscheinlich schwanger. Und wenn nicht, probieren wir's halt wieder.‹ Mein Mann und ich sind dann aus der Praxis raus, eigentlich guter Dinge, und ich hatte tatsächlich innerhalb dieser zwei Wochen keine Periode. Und man zählt da ja fast vom Tag auf die Stunden und fragt sich, ›Geh ich jetzt zum Frauenarzt? Wann nehme ich den Telefonhörer und lasse mir einen Termin geben?‹ Schließlich bin ich zu meiner Frauenärztin gegangen. Sie hat mir Blut abgenommen für den normalen Schwangerschaftstest, bei dem man dann gleich gesagt kriegt: ja oder nein … und ich war nicht schwanger. Ich hatte wirklich keine Periode, aber ich sage Ihnen, auf dem Weg nach Hause hab ich Blutungen gekriegt. Mein Mann hatte mich mit dem Roller abgeholt, ich hatte den Helm auf, und ich hab nur noch geheult. Ich habe nichts mehr gesehen vor Tränen, weil das so eine wahnsinnige Enttäuschung war. Ich habe zu meinem Mann gesagt, jetzt hören wir mit den Behandlungen auf. Eine Insemination werden wir nicht mehr machen. Das steh ich nicht noch mal durch.«

Der Arzt in der Kinderwunschklinik war es dann auch, der Annegret an mich weiter verwies, weil er den seelischen Zustand seiner Patientin als besorgniserregend einstufte. Annegret selbst erzählte mir in unserer ersten Sitzung, sie fühle sich wie erschlagen, kraftlos, depressiv, unzufrieden, unheimlich empfindlich und ständig gereizt. Das Verhältnis zu ihrem Mann sei seit der Insemination schwierig geworden, er sei zwar sehr verständnisvoll, aber sie ertrüge momentan einfach keinerlei Berührungen, und auch sprechen möge sie mit niemandem. Im Gegensatz zu ihrer Zeit in ihrem Heimatdorf, als sie in den verschiedensten Organisationen und Vereinen aktiv war, war Annegret damals nur noch ein Schatten ihrer selbst.

In der TCM wird der Mensch als Ganzes wahrgenommen, Körper und Seele in ihrer Wechselwirkung. Daher sind nicht nur der akute Krankheitszustand (bei Annegret z. B. der gestörte Hormonhaushalt), sondern auch alle übrigen seelischen und körperlichen Befindlichkeiten der Patientin von Belang. Über den seelischen Zustand hatte ich mir ein erstes Bild machen können. Dies würde im Laufe der Therapie vertieft werden. Jetzt befragte ich sie eingehend nach ihrem körperlichen Allgemeinzustand. Annegret erzählte mir, sie habe häufig Magenschmerzen und eine schlechte Verdauung mit Verstopfungen. Oft leide sie unter Übelkeit und Erbrechen, Halsschmerzen sowie Spannungen in der Brust. Sie schlafe nur sehr schlecht. In letzter Zeit habe sie stark an Gewicht zugenommen.

Ich untersuchte ihre Zunge, die einen gelblichen Belag aufwies, und ihren Puls, der schnell schlug. Alles in allem kam ich zu dem Ergebnis, dass Annegret an einer feuchten Hitze im Unteren Erwärmer, einem Blutstau, sowie an einer Kälte in der Mitte litt. Sie selbst hatte sich bis dato noch nie mit der TCM beschäftigt. Ein Heilungserfolg erschien ihr anfangs utopisch, aber da ihr behandelnder Arzt, dem sie eine große Kompetenz zusprach, sie an mich verwiesen hatte, dachte sie sich, dass es zumindest nicht schaden könnte. Vielleicht, so hoffte sie, könnte ich sie ein wenig aufbauen.

Für den Heilungserfolg ist es zunächst nicht ausschlaggebend, ob eine Patientin an die TCM glaubt – schließlich handelt es sich dabei nicht um eine Religion, sondern um eine jahrtausendealte Erfahrungswissenschaft. Mit der Zeit, als Annegret feststellte, wie gut ihr die Therapie tat, begann sie jedoch (wie übrigens die meisten Patientinnen) sich für die TCM zu interessieren und sich aktiv damit auseinanderzusetzen. Zunächst einmal verschrieb ich ihr gegen ihre Beschwerden verschiedene Teemischungen.

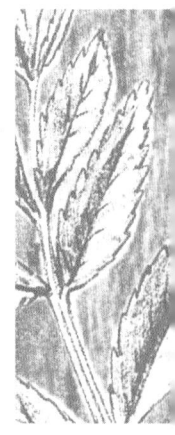

Bei unserem zweiten Treffen war Annegret voller Sorge, da sie noch immer nicht ihre Periode bekommen hatte. Ich versuchte, ihr klarzumachen, dass dies jetzt erst mal ganz unwichtig sei. Sie bräuchte die Periode nicht. Es mache nichts, wenn sie sie bekäme, aber auch nichts, wenn sie sie nicht bekäme. Immer, wenn sie mir wieder ängstlich und sorgenvoll von »ihrem Versagen« berichtete, beruhigte ich sie von da an mit den gleichen Argumenten, sodass sie langsam nachsichtiger mit ihrem Körper umging und sich selbst weniger unter Druck setzte.

Von nun an begannen wir mit den Regressionen, d. h. wir gingen ganz früh in Annegrets Kindheit zurück, um die Ursache für ihre Blockaden zu erfassen, zu verstehen und zu lösen, damit sie zu einem ausgeglichenen, harmonischen Dasein finden konnte. Annegret wurde als 4. Kind ihrer Eltern geboren. Eine Schwester war 13, die andere 15 Jahre älter. Der erstgeborene war ein Junge, er war bereits 16 Jahre alt, als sie zur Welt kam. »Ich war ein richtiger Nachzügler«, begann Annegret mir ihre Kindheit zu beschreiben, »dadurch ist wohl einiges falsch gelaufen. Das ist jetzt vielleicht der falsche Ausdruck, aber meine Mutter konnte sich nicht so um mich kümmern. Und dadurch kam es auch nicht heraus, dass ich erst sehr spät und unregelmäßig meine Periode bekam.«

Ihre Eltern hatten immer sehr viel zu tun. Die Mutter hatte sich um ein großes Haus mit Garten zu kümmern, außerdem fuhr sie täglich einige Stunden zu ihrem Vater, Annegrets Großvater, der bettlägerig und pflegebedürftig war. Annegrets eigener Vater war als Selbstständiger beruflich sehr stark eingespannt. »So sind die Jahre dahingegangen, und ich bin einfach mitgelaufen. Ich war ein problemloses Kind, denn ich war fleißig, lieb und anständig. Ich habe immer brav Dankeschön gesagt und alles gemacht, was von mir erwartet wurde. Ich war eben nicht die Aufsässige. Ich habe nie gesagt: ›Du, ich will das nicht‹. Ich hab mich nie getraut.«

Aufgrund des großen Altersunterschiedes zu ihren Geschwistern wuchs Annegret praktisch als Einzelkind auf, denn die Geschwister verließen das Haus, als sie noch ein kleines Mädchen war. Aber ihre älteste Schwester blieb im Ort. Diese ältere Schwester übernahm, was Annegret anging, quasi die Mutterrolle. Sie war es, die sie erzog, und sie war es auch, die sie prägte. Dabei, so erinnerte sich Annegret in einer unserer Sitzungen zögerlich, bestand diese Erziehung aus lauter Erpressungen: Wenn Annegret nicht das machte, was die Ältere von ihr verlangte, »... dann«, so drohte diese ihr, »hab ich Dich nicht mehr lieb! Dann kannst Du gleich gehen, denn ich will nichts mehr mit Dir zu tun haben!« Natürlich gehorchte die kleine Annegret. Schließlich hungerte sie, die so völlig allein war, nach Liebe. Liebe allerdings gab es in ihrer Familie ohnehin nur in Form von anerkennenden Worten. Zärtliche Berührungen, mal eine Umarmung oder ein Kuss waren tabu. Und so lernte Annegret bereits als kleines Kind, dass sie hart arbeiten musste, dass sie es anderen recht machen musste, um anerkannt (sprich: geliebt) zu werden. Sobald sie nach eigenen Vorstellungen und Wünschen handelte, wurde sie abgelehnt. Nur wenn sie ihre eigenen Bedürfnisse denen anderer unterordnete, so wurde es ihr vermittelt, war sie liebenswert.

Wir arbeiteten in unseren Sitzungen sehr lange Zeit und immer wieder an den Erfahrungen, die Annegret mit ihrer Schwester gemacht hatte. Dies war ein sehr schmerzvoller Weg für Annegret. Die Zeit kann man nie zurückdrehen, jedoch die emotionalen Auswirkungen auf die Gegenwart verändern. Es ging auch nicht darum, einen Schuldigen für das »Nicht-Schwanger-Werden« zu suchen. Wahrscheinlich war die Schwester selbst mit der Situation damals völlig überfordert, zumal sie in der Zeit ihr eigenes Kind durch plötzlichen Kindstod verloren hatte. Nein, der Grund dafür, dass wir diese Erinnerungen wieder hervorholten, war der, prägende Muster und Einschränkungen zu erkennen, offenzulegen und kritisch zu hinterfragen. Dahinter konnten dann eigene, lange Zeit verschüttete Lebensträume wieder zum Vorschein kommen. Ich wollte ihr helfen, Selbstbewusstsein zu entwickeln, zu erkennen, dass sie nicht mir, nicht ihrer Schwester, nicht ihrer Mutter und auch nicht ihrem Mann gefallen muss, sondern dass sie okay ist, so wie sie ist, mit all ihren Schwächen und Stärken, ihren erfüllten und ihren unerfüllten Sehnsüchten.

Ein weiterer wichtiger Punkt in unserer Zusammenarbeit war die Aufarbeitung ihres Verhältnisses zu ihrer Mutter. Obwohl auch der Vater sich kaum um sie hatte kümmern können, schien dessen Vernachlässigung sie nicht sonderlich geprägt zu haben. Ihr Verhältnis zu ihrem Vater empfand Annegret während der gesamten Dauer der Therapie als normal. Dieser hatte aber auch – anders als die Mutter – kaum Erwartungen an seine Tochter gestellt.

Ihre Mutter beschrieb Annegret als sehr fleißige, aber auch sehr wehleidige Frau, die viel jammerte und sich wie ein verlassenes Kind fühlte. Um ihrer Einsamkeit zu entkommen, klammerte sie sich an ihre jüngste Tochter. Sehr lebendig war Annegret in Erinnerung, dass sich ihre Mutter in der Nachbarschaft oft darüber beklagte, dass ihre älteren Kinder das Haus bereits verlassen hatten. Die Nachbarsfrauen wiegelten ab und sagten »Wie gut, dass Du wenigstens die Annegret noch hast«, woraufhin die Mutter traurig erwiderte: »Ja, aber wie lange noch…« Die kleine Annegret versicherte ihrer Mutter darauf: »Aber Mama, ich bleibe immer bei Dir. Ich will Dir doch nicht wehtun.«

Schon als kleines Kind fühlte sich Annegret für das Wohlbefinden ihrer Mutter verantwortlich. Emotional gesehen waren hier, was tatsächlich sehr häufig vorkommt, die Rollen vertauscht worden: Das Kind musste die Elternrolle übernehmen, sie musste für die Erwachsene da sein, ihr Halt geben und stark sein. Die Mutter übernahm die Rolle des Kindes. Natürlich war das Kind mit dieser Aufgabe heillos überfordert. Wie zentnerschwere Gewichte lastete die Verantwortung auf dem kleinen Mädchen. Sie wollte so gern helfen, aber die Mutter blieb meist traurig und verzweifelt. Da konnte Annegret der Mutter noch so oft versichern, sie nie allein zu lassen, sie fühlte sich trotzdem alleine.

Der Platz, den Annegret später für ihr Kind vorsah, war demnach schon seit langem emotional besetzt. Ihre Mutter füllte von jeher diesen Platz aus. Das Gefühl, für die Mutter verantwortlich zu sein, hielt bis dato unvermindert an. Für die erwachsene Annegret kam noch ein ungeheuer schlechtes Gewissen hinzu, denn sie hatte ja ihre Mutter nun tatsächlich allein gelassen. Diese wiederum gab ihrer Tochter ihre Enttäuschung auch deutlich zu spüren. »Obwohl ich mit meinem Mann jedes Wochenende die 300 km heimfahre, damit ich mich um sie kümmern kann, ist meiner Mutter das nicht genug. Ich wäre ja gern noch mehr für sie da, aber was soll ich denn machen?« erklärte Annegret mir. Auch jetzt noch, als Erwachsene, fühlte sie sich hilflos und schlecht.

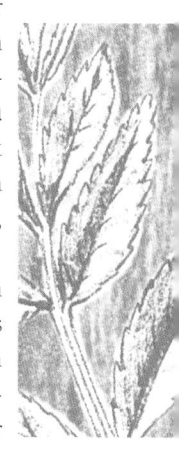

Die Entscheidung, ihren Mann zu heiraten und mit ihm fortzuziehen, um sich fern von der Heimat eine eigene Existenz aufzubauen, empfand Annegret im tiefsten Inneren als Verrat gegenüber ihren Eltern, umso mehr, als diese sie von Kind auf dafür vorgesehen hatten, einmal das Haus zu übernehmen. »Wann immer meine Eltern in das Haus investierten, etwa, wenn sie neue Fenster kauften, hieß es: ›Na ja, Annegret, das ist ja auch für Dich. Dann hast Du das schon mal.‹ Ich wollte immer gern in das Haus. Mit dem Haus verbinde ich eigentlich schon liebe und gute Momente, aber ein Stück weit ist das Haus auch eine große Belastung für mich. Denn jetzt weiß ich gar nicht, was ich damit machen soll und irgendwann muss ich schließlich auch meine Geschwister auszahlen.« Annegret stand unter einem enormen Druck. Sie wollte es allen recht machen, fühlte sich für das Wohlergehen von so vielen anderen Menschen verantwortlich – nur sich selbst vergaß sie dabei.

Während die Mutter ihre Tochter mit ihren Erwartungen bedrängte und von ihr Hilfe erwartete, war es eigentlich die kleine Annegret, die Hilfe bitter nötig gehabt hätte. Denn sie war ein sehr einsames Kind. Zuhause wuchs sie ja quasi als Einzelkind auf, und auch in der Nachbarschaft gab es keine gleichaltrigen Spielkameraden. Die Freundschaften, die sie als Heranwachsende einging, waren nicht sehr tief. Annegret hatte niemanden, dem sie sich anvertrauen konnte. In vielen unserer Sitzungen, wenn sie vollständig entspannt war, empfand sie die Einsamkeit in Form einer Mauer um sich herum. Die Mauer war weit weg, sehr hoch, und sie empfand sie als kohlrabenschwarz. Annegret kämpfte gegen diese

Mauer. Nach und nach hörte sie Stimmen, das Mauerwerk begann zu bröckeln. Annegret begann, sich aus der ihr aufgedrängten Position zu befreien.

In den Sitzungen achte ich stets darauf, dass meine Patientinnen mit einem klaren, normalerweise versöhnlichen Gefühl für die Personen, die sie geprägt haben, nach Hause gehen. Die folgenden Stunden und Tage werden dennoch meist als hart, wenn auch befreiend erlebt. Annegret war sehr aufgewühlt nach unseren Treffen. Sie musste viel nachdenken und brauchte Zeit für sich. Aber sie spürte auch, dass es ihr gut tat und erklärte mir: »Es ist das erste Mal, dass es irgendwo nur um mich geht.«

Annegret begann, sich für die TCM zu interessieren. Sie besorgte sich Bücher und bat mich, ihr beizubringen, sich selbst zu akupressieren. Ich zeigte ihr die Punkte, die es ihr erleichterten, sich selbst zu Hause in einen Zustand tiefer Entspannung zu versetzen. Von da an nahm sie sich jeden Tag eine halbe Stunde Zeit nur für sich. In dieser halben Stunde war sie ganz bei sich und nahm die Signale ihres Körpers und ihrer Seele wahr.

Erste, deutliche Anzeichen der Besserung ihres Zustandes ließen sich bereits nach etwa einem halben Jahr unserer Zusammenarbeit feststellen. Die Zystenbildung war bei einer Kontrolluntersuchung zum Erstaunen ihres Arztes ganz ohne sein Zutun deutlich zurückgegangen. Annegret, die in der Therapie gelernt hatte, schwach sein zu dürfen, blühte langsam wieder auf. Im Verlauf unserer weiteren Zusammenarbeit gelang es uns, die Ängste, die die Ärzte mit ihren pessimistischen Aussagen über die Erfüllung ihres Kinderwunsches in ihr ausgelöst hatten, aufzufangen und zu verarbeiten. Obwohl Annegret lange Zeit nur noch mit Sorgen und einem Knoten im Bauch an ihren Kinderwunsch hatte denken können, entdeckte sie ihr natürliches, ursprüngliches Glücksgefühl bei dem Gedanken an ihr ungeborenes Kind wieder. Die trüben, pessimistischen Gedanken, die sie bezüglich dieses Kindes hatte, waren ihr ja erst durch die Ärzte vermittelt worden. Durch die Aussage, für sie sei es schwierig, wenn nicht gar unmöglich mit einem eigenen Kind, hatten die Ärzte bei ihr eine negative Hypnose gesetzt. Vergleichbar ist das in etwa mit einer Verwünschung, wie wir sie aus Märchen kennen. Die Diagnose erfüllt sich, lässt man sie so stehen, quasi automatisch, weil sie die Selbstheilungskräfte lahmlegt. Annegret aber begann, diese »Urteile« anzuzweifeln und wieder von ihrem Kind zu träumen. In einer unserer Sitzungen träumte sie, wie sie mit einem Kind an der Hand spazieren ging und wie das Kind an ihrer Hand auf einer Mauer balancierte, stürzte und wie sie es festhielt, damit es nicht fiel. Sie fühlte sich sehr glücklich dabei.

In der Therapie half ich ihr, die ursprünglichen, natürlichen Gefühle gegenüber ihrem ungeborenen Kind wieder hervorzuholen. Der Wunsch nach einem Kind ist eine wunderschöne Empfindung, die sie nicht zu verstecken brauchte. Was ich ihr gleichzeitig aber auch zu vermitteln versuchte war, dass es trotzdem auch etwas anderes im Leben gibt. So begann Annegret, sich im Laufe der Zeit wieder auf ihre Interessen zu besinnen und ihr Hobby, die Kalligraphie, zu reaktivieren. Langsam nahm sie ihr Leben selbst in die Hand. Das Haus der Eltern übernahm nicht sie, sondern ihre nächstälteste Schwester. Annegret dagegen kaufte sich zusammen mit ihrem Mann ein Haus in ihrer neuen Heimatstadt. Das Haus war groß genug für eine Familie mit Kindern, aber gemeinsam mit ihrem Mann fand sie jetzt den Mut zu sagen: »Selbst wenn wir keine Kinder kriegen, dann machen wir es uns schön in unserem Haus.« Ihrer Mutter gegenüber lernte sie, auch mal Nein zu sagen, wenn diese sie mit ihren Ansprüchen überrollte. Sie fuhr nicht mehr jedes Wochenende zu ihr, »schließlich wusste ich, dass meine Eltern versorgt sind und es ihnen gut geht.«

Nachdem wir etwa zwei Jahre zusammengearbeitet hatten, musste ich Annegret mitteilen, dass ich mit meiner Praxis umziehen werde. Gerade als ich ihr dies mitteilen wollte, unterbrach sie mich mit den Worten: »Das trifft sich gut, denn wir können jetzt mit der Therapie aufhören. Ich bin nämlich schwanger!« Ich konnte es kaum glauben. Wir lagen uns vor Freude in den Armen. Nur über den Kommentar des Ehemannes: »Hat das nicht gleich sein können?« habe ich mich kurz sehr geärgert. Nein, er hatte wohl nicht verstanden, wie sehr wir gearbeitet hatten in den letzten zwei Jahren, und konnte es anscheinend nicht richtig einschätzen, was es bedeutete, dass Annegret nun gegen alle Prophezeiungen schwanger geworden war.

Annegrets Schwangerschaft verlief vollkommen problemlos. Sie bekam einen gesunden kleinen Jungen. Eines Tages übrigens ging sie mit ihm spazieren. Sie hielt ihn an der Hand und er kletterte auf eine Mauer. Als er fiel, hielt sie ihn fest. Es war genau das Bild, das nun Wirklichkeit geworden war, genau davon hatte sie Jahre vorher geträumt. Drei Jahre nach der Geburt ihres ersten Kindes bekam Annegret noch einen Sohn – wieder ohne die Hilfe der modernen Reproduktionsmedizin. Auch die TCM brauchte sie nicht mehr. Die Zysten an ihren Eierstöcken treten nur noch ganz geringfügig auf. Ihre Hormonstörung ist dauerhaft verschwunden, und sie hat ihre Periode regelmäßig alle 30 Tage.

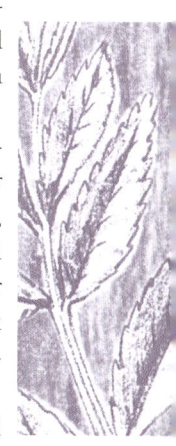

Als mich Annegret kürzlich mit ihren Kindern besuchte, wirkte sie sehr glücklich und gelöst. »Wissen Sie, was mein Mann mir erst kürzlich gebeichtet hat? Die Ärzte hatten ihm vor Jahren, als ich mit der ovariellen Torsion im Krankenhaus lag, gesagt, ich könne ganz bestimmt niemals Kinder haben. Mir hatten sie lediglich erklärt, es würde schwierig werden. Mein Mann hat mir damals die ›Diagnose‹ nur nicht verraten, um mir nicht alle Illusionen zu nehmen. Dafür bin ich ihm wirklich dankbar, denn so ohne Hoffnung hätte ich mich wahrscheinlich in mein Zimmer eingeschlossen und versucht, mich mit meinem Schicksal abzufinden. Unglaublich, wie schnell Ärzte einem einen Stempel aufdrücken. Meine Kinder sind der lebende Beweis, dass derartige Urteile nicht unbedingt endgültig sein müssen.«

Sternenkinder säumen den Weg

Als Birgit über die Vermittlung einer Freundin zu mir in Behandlung kam, war sie am Boden zerstört. Vier Fehlgeburten in kurzen Abständen und ein zermürbender Ehekonflikt hatten sie ihrer Kräfte und Zuversicht beraubt. Den Weg zu ihrem jetzigen Leben mit drei weiteren gesunden Kindern in einer neuen, stabilen Partnerschaft schildert die folgende Geschichte.

Solange sie denken konnte, hatte sich Birgit immer eine Familie mit Kindern gewünscht. Der erste Freund, mit dem sie elf Jahre zusammen war, lehnte Kinder rigoros ab. Für Birgit eine recht belastende Situation, die letztlich zur Trennung führte. Steffen, den sie sehr rasch danach kennenlernte und heiratete, war Kindern gegenüber offen und bereit, mit ihr gemeinsam eine kleine Familie zu gründen. Schon nach kurzer Zeit wurde Birgit schwanger und brachte nach einer unkomplizierten Schwangerschaft 1994 eine gesunde Tochter zur Welt. Auch die Stillzeit verlief wunderbar. Damals kam ihr gar nicht der Gedanke, dass Kinderkriegen mit Problemen verbunden sein könnte.

Die Beziehung zu ihrem Mann gestaltete sich von Anfang an jedoch recht problematisch. In der ersten Verliebtheit war ihr die schwere psychische Störung ihres Mannes nicht aufgefallen und durch die Schwangerschaft war sie gedanklich anderweitig absorbiert. Ihr Mann war als Kind emotional vernachlässigt, herumgestoßen und oft geschlagen worden. Dies erschütterte sein Urvertrauen und seine Beziehungsfähigkeit. Diese tiefe seelische Verletzung griff wie ein gespenstischer Schatten allmählich in die eheliche Beziehung ein. Anfangs war dies für Birgit nicht fassbar, und sie konnte es weitgehend durch ihre große Liebesbereitschaft auffangen. Zunehmend begannen seine unbegründeten Vorwürfe jedoch, ihr Selbstvertrauen zu erschüttern, und ihre Selbstzweifel nahmen zu.

Nachdem ihre Tochter eineinhalb Jahre alt war, wünschten sich beide trotzdem noch ein zweites Kind. Birgit wurde wieder ohne Weiteres schwanger, erlitt aber nach fast zwei Monaten unerwartet eine Fehlgeburt. Im Gegensatz zu vielen anderen Kinderwunschpatienten war es für Birgit gar kein Problem, schwanger zu werden, ihre Schwierigkeit bestand darin, das Kind auszutragen. Bei einer Nachuntersuchung wurde eine große Zyste am linken Eierstock festgestellt, die laut Arzt sofort herausgenommen werden musste. Darüber hinaus wurde Endometriose bei ihr diagnostiziert, obwohl sie kaum Unterleibsbeschwerden hatte, sodass 60 % ihres linken Eierstocks entfernt wurden. Regelschmerzen traten sehr abhängig von ihrem allgemeinen Wohlbefinden auf. Wenn es ihr psychisch nicht gut ging oder sie Stress hatte, waren auch ihre Schmerzen stärker, aber immer in einem erträglichen Rahmen.

Vier Monate danach, im Frühjahr 1996, wurde sie wieder schwanger, konsultierte jedoch diesmal einen anderen Arzt, der auch mit Naturheilmitteln arbeitete, da sie das radikale Vorgehen des früheren Arztes im Hinblick auf ihre Zyste sehr schockiert hatte. Birgit bekam nach ein paar Wochen plötzlich ein komisches Gefühl und Ängste, dass etwas nicht stimmen könnte und ging daraufhin nochmals zur Kontrolle. Zu Recht, denn es konnte keine Herzaktion mehr festgestellt werden. Die erste Fehlgeburt hatte sie als sehr traurig empfunden, aber sie konnte es sozusagen als eine einmalige Sache hinnehmen, die eben immer einmal »passieren« könne. Der zweite Abgang dagegen erschütterte sie sehr und traf sie wie ein Schlag. Dies wirkte sich auch auf ihre Ehe aus. Ihr Mann hatte in seinem Leben häufig Niederlagen eingesteckt und konnte sehr schlecht mit Schicksalsschlägen umgehen. Darüber hinaus hatte er Probleme, wenn es seiner Frau schlecht ging, er war eigentlich eine starke, fröhliche Frau gewohnt wie in der Anfangszeit ihrer Beziehung. Nur wenig Verständnis zeigte er nun für ihr Leiden und reagierte eher genervt darauf. Ihre Beziehung wurde zunehmend von seinem Konkurrenzdenken und Vorwürfen überschattet.

Birgit wollte sich daraufhin erst einmal eine Erholungspause nehmen.1997 wurde sie erneut schwanger. Beim ersten Ultraschall meinte der Arzt: »Das schaut nicht gut aus, das wird nichts.« Dieses grobe Verhalten des Arztes kränkte sie sehr. Birgit war nach dem 3. Abgang völlig am Boden zerstört, hoffnungslos und voller Selbstzweifel. Warum wollte es einfach nicht mehr klappen? Was stimmte an ihr nicht, dass sie kein Kind mehr austragen konnte? Bestimmt lag es an ihr und war ihre Schuld, so empfand sie es damals. Zudem wurden ihre Schuldgefühle und Selbstzweifel durch die Vorwürfe ihres Mannes noch verstärkt.

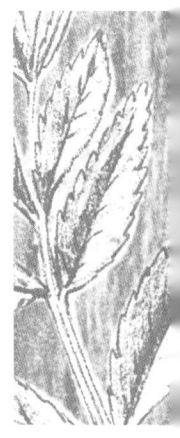

Nach dem zweiten Abgang war bei Steffen Hodenkrebs diagnostiziert worden, woraufhin er sofort operiert wurde und Chemotherapie erhielt. In dieser schweren Zeit stand Birgit viele Ängste um ihren Mann aus. Sie versicherte ihm, ihn nie zu verlassen, obwohl sich sein kränkendes und respektloses Verhalten weiter steigerte. Er machte Birgit psychisch regelrecht fertig, äußerte schlimmste Vorwürfe und gab ihr sogar die Schuld an seiner Krebserkrankung. Dann konnte er wieder in das gegenteilige Extrem verfallen und ihr ewige Liebe schwören. Eine Trennung kam für sie damals noch nicht in Frage, zu groß waren ihre eigenen Trennungsängste und das Bedürfnis, ihrer Tochter eine scheinbar intakte Familie zu bewahren.

Ungefähr ein Jahr später wurde sie überraschenderweise wieder schwanger. Auch wenn noch leichte Bedenken aus den vorausgegangenen Fehlgeburten mitschwangen, überwog doch die Freude bei Birgit und Steffen. Birgits Einstellung war, dass sie bei einer neuerlichen Fehlgeburt danach immer noch Zeit habe zu trauern, wenigstens sollte das Ungeborene merken, dass es erwünscht sei. Wieder wechselte sie den Gynäkologen, da sie sich schon als »Fehlgeburtstante« abgestempelt fühlte. Sie sei damals ein ziemliches Nervenbündel gewesen und habe viele Ängste ausgestanden. Das Kind wuchs anfänglich gut in ihrem Bauch heran, trotzdem zählte sie nicht die Wochen, sondern die Tage der Schwangerschaft.

Sie litt währenddessen, wie immer, an starker Übelkeit und auch an ständigen Schmierblutungen, was ihr Frauenarzt nicht als beunruhigend einstufte. Nach der 12. Woche bekam sie eines Abends plötzlich extrem starke Blutungen. Dies war eines der schlimmsten Erlebnisse für sie, berichtete Birgit im Nachhinein. Sofort stiegen in ihr dunkle Ahnungen auf, das Kind zu verlieren. Als sie im Krankenhaus ankamen, schien jedoch erst einmal alles in Ordnung zu sein. Das Kind bewegte sich im Ultraschall und die Ärzte

konnten sich nicht erklären, woher das viele Blut kam. Ihr Eheleben war inzwischen kata-
strophal.

In der 15. Woche schließlich traten wieder Blutungen und leichte Wehen auf, also
wieder ins Krankenhaus, wo jedoch weiter nichts unternommen wurde außer Bettruhe.
Birgit fühlte sich nicht gut aufgehoben, da sie ständig von verschiedenen Ärzten untersucht wurde, von denen keiner über sie Bescheid wusste. Außerdem hatte sie dort das
Gefühl, dass ihr kein wirkliches Interesse entgegengebracht wurde, sondern lediglich ihre
medizinischen Werte im Vordergrund standen. Darüber hinaus bekam sie kaum Unterstützung von ihrem Mann und fühlte sich noch mehr allein gelassen. In der 17. Woche
bekam Birgit extrem starke Wehen und wurde in eine andere Klinik verlegt, wo sich dann
endlich herausstellte, dass die Schmierblutungen die Folge einer Infektion waren. Nach
vielem Bangen platzte zu allem Übel die Fruchtblase, woraufhin es noch harte 24 Stunden
dauerte, bis ihr Sohn schließlich tot zur Welt kam. Birgit und ihr Mann konnten sich auf
ihre Weise von diesem Kind verabschieden und es beerdigen. Auch in dieser Phase fühlte
sich Birgit von ihrem Mann nicht unterstützt. Nach dieser schlimmen Erfahrung trennten
sie sich.

In der Trennungsphase erfuhr Birgit über eine Bekannte von SART und kam im Herbst
1998 zum ersten Mal zur Therapie. Zu diesem Zeitpunkt schien sie in einem Überlebens-
kampf zu stecken. Die Trauer über die Fehlgeburten war noch ganz frisch, Schmerz, Verletzung, Enttäuschung und die Sorge um ihre lebende Tochter waren überwältigend. Im
Vordergrund stand deshalb, dass Birgit sich selbst wieder wahrnehmen lernte. Birgit empfand die Therapie wie ein erneutes Erwachsenwerden. In diesem Prozess konnte sie sich
nicht nur von der Destruktivität ihres Mannes lösen, die bereits tief in sie eingedrungen
war, sondern auch von anderen (teils frühkindlichen) Erfahrungen aus der Vergangenheit
Abstand gewinnen.

In einer Trancesitzung nahm sie wahr, dass sie als Kind von ihren Eltern emotional
nicht genug beachtet worden war. Eine ganz neue, eher unangenehme Erkenntnis für sie
war z.B., dass ihre Stimme ähnlich jammernd wie die ihre Mutter klang und sie eigentlich
damit einen Teil ihrer Mutter in sich aufgenommen hatte. Sie erinnerte sich an ihre Mutter
als ständig jammernd, ängstlich und stets auf das Schlimmste eingestellt, ähnlich wie auch
ihr Vater. Diese unterschwelligen, von ihren Eltern vorgelebten Ängste waren nun durch
ihre eigenen Erfahrungen überwältigend geworden. Dadurch, dass Birgit sich dessen
bewusst wurde, konnte sie sich von diesem Muster lösen, besser zu sich selbst finden und
eine positivere Lebenseinstellung entwickeln.

Birgit hatte schon als junges Mädchen Nierenprobleme und öfter mal Nierenbeckenentzündungen und Nierenkoliken durchlitten. Durch das körperliche Nachempfinden
solch einer Kolik konnte in Trance ein Zugang zu alten Kindheitsgefühlen gebahnt werden. Die Erinnerungen daran waren für Birgit mit dem Gefühl einer unheimlichen Bedrohung verbunden. Mit Hilfe von Akupunktur, Moxa und Hypnotherapie konnte diese

Anspannung gelöst werden. In Trance begab sie sich dann an einen sicheren, geborgenen Ort, wo sie wieder Mut gewann und ihre innere Stärke spüren konnte.

Darüber hinaus wirkte die chinesische Medizin, die ich ihr verordnet hatte und die sie in Form von Tees und Granulaten zu sich nahm, stärkend auf ihre Mitte. Der Glaube an Gott gab ihr ebenfalls viel Kraft. Nach den dunklen Jahren empfand Birgit seit Langem wieder innerliche Helligkeit. Sie schöpfte wieder Mut und Hoffnung und sah einen neuen (Aus-)Weg vor sich. Sie fühlte sich insgesamt gefestigter, spürte wieder Boden unter den Füßen und fand mehr zu sich selbst und zu ihrer eigenen Mitte.

Anfänglich war die Vorstellung, mit einem neuen Mann zusammen zu sein, Sex zu haben oder geschweige denn schwanger zu werden, für Birgit der reinste Horror. Sie fühlte sich einfach noch zu tief verletzt. Es ging ihr jedoch zusehends besser, sodass sie sich nach einem Jahr wieder einem anderen Mann öffnen konnte. Diese Beziehung war eine ganz neue und positive Erfahrung für Birgit. Neben der Therapie und den chinesischen Kräutern war es auch v. a. die Beziehung zu ihrem neuen Partner, die sie sehr stabilisierte und ihr viel Kraft schenkte.

Sie wurde plötzlich wieder schwanger, was bei ihr noch sehr negativ besetzt war. Es kamen wieder viele Ängste in ihr hoch und traumatische Erinnerungen von früher. Während dieser Zeit war sie erneut bei mir in Behandlung. Ihre Albträume und Traumata der vorherigen vier Fehlgeburten konnten nun gut verarbeitet werden. Die Schwangerschaft verlief ansonsten problemlos, sodass Birgit im Winter 2000 eine gesunde Tochter gebar. Zwei Jahre später kam nach einer weiteren unkomplizierten Schwangerschaft ihr Sohn zur neuen Familie und im Juli 2004, ebenfalls problemlos, eine dritte kleine Tochter.

Im Nachhinein ist Birgit überzeugt davon, dass ihr langer Leidensweg doch etwas Gutes bewirkt hat. Rückblickend erscheint es ihr sinnvoll, dass sie keine weiteren Kinder in ihrer ersten Ehe bekommen konnte. In ihrer neuen Partnerschaft fühlt sie sich verstanden und geborgen und ihre Schwangerschaften verliefen alle problemlos. Mit vier Kindern kommt sie nun schon öfter an ihre Leistungsgrenze.

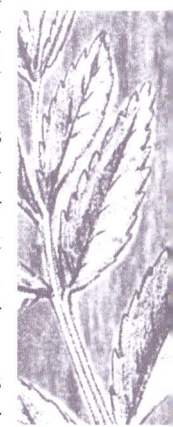

Zwei Sechser im Lotto

Rebekka gehörte zu einer meiner frühesten Patientinnen. An mich weiter verwiesen worden war sie von einem Kollegen aus der Reproduktionsmedizin, der bei ihr eine künstliche Befruchtung vornehmen, sie begleitend aber psychologisch betreut wissen wollte. Ich merkte gleich, dass es nicht Rebekkas Idee war, zu mir zu kommen. Im Gegenteil, sie selbst schien keinerlei Sinn in einer ganzheitlichen Behandlung zu sehen. Mir gegenüber verhielt sie sich sehr zurückhaltend, sie war verschlossen, wenn nicht sogar misstrauisch. Später gestand sie mir: »Wissen Sie, anfangs wusste ich überhaupt nicht, wieso der Arzt mich noch zu Ihnen geschickt hatte und was das alles sollte. Damals dachte ich mir, ich

181

brauche doch keine Psychotherapie, ich bin doch nicht verrückt. Ich will doch bloß schwanger werden und eine künstliche Befruchtung machen lassen, mehr nicht. Aber gut, wenn der Doktor unbedingt möchte, dass ich zu Ihnen gehe, dann mache ich das eben.«

Rebekkas Krankheitsgeschichte begann 1994, als sie mit sehr starken Bauchschmerzen ins Krankenhaus eingeliefert wurde. Man tippte zunächst auf eine Blinddarmentzündung, es stellte sich aber heraus, dass Rebekka eine ovarielle Torsion durchlitt. Verbunden mit einer starken Zystenbildung am Eierstock hatte dieser sich um die eigene Achse gedreht. Die Schmerzen waren einem Höllengang nicht unähnlich. Rebekka wurde sofort notoperiert. Als eigentliches Grundübel ihrer Beschwerden diagnostizierten die Ärzte anschließend eine starke Endometriose.

Gemeinhin gilt Endometriose als eine der häufigsten Ursachen für ungewollte Kinderlosigkeit. In der Schulmedizin werden Endometriosepatientinnen in der Regel entweder medikamentös und/oder durch das operative Entfernen der Krankheitsherde behandelt. Ein erneutes Wiederauftreten der Endometriose wird bei beiden Methoden aber nicht verhindert, sehr häufig bilden sich erneut Endometrioseherde. Frauen mit Kinderwunsch, die an Endometriose erkrankt sind, sitzen also zwischen zwei Stühlen: Wollen sie keine Pille oder hormonell wirksamen Medikamente nehmen, leiden sie unter starken Schmerzen und riskieren ein Voranschreiten der Krankheit, mit Pille jedoch wird eine Schwangerschaft verhindert.

Auch Rebekka geriet nach und nach in diese Zwickmühle. Direkt nach der Diagnose wurden ihr Tabletten verabreicht, die sie in die künstlichen Wechseljahre versetzten. Sie war damals 26 Jahre alt. Die Medikamente nahm sie ungefähr ein Jahr lang. Als ich Rebekka kürzlich wiedertraf, erinnerte sie sich: »Zu der Zeit war ich gar nicht mehr ich selber. Die Hormone haben sich sehr auf meine Stimmung ausgewirkt, und ich hatte trotz allem wahnsinnige Schmerzen. Damals habe ich gerade meinen Mann kennengelernt«, und lachend ergänzte sie: »Es wundert mich heute noch, dass der mich zu dieser Zeit überhaupt haben wollte.«

In Rebekkas Fall kann man tatsächlich sagen, dass sie von den Ärzten mit der »Wenn-Dann-Methode« in den Kinderwunsch getrieben wurde: »Wenn Sie nicht bald schwanger werden«, so hieß es, »dann werden Sie nie mehr ein Kind bekommen können.« Rebekka, die bis zu diesem Zeitpunkt eigentlich noch nicht konkret an Kinder gedacht hatte – ihre Lebenssituation war bis dahin auch nicht entsprechend –, begann unter diesem Druck sehr bald, sich sehnlichst ein Kind zu wünschen. Michael, ihr Partner, der von dieser Situation natürlich ebenfalls betroffen war, stand voll hinter ihr. Vor die Wahl gestellt, jetzt oder nie, wollte auch er möglichst bald ein Kind.

Rebekka setzte also die Medikamente ab und versuchte, schwanger zu werden. Aber es klappte nicht. Wenn man den psychischen Druck betrachtet, unter dem das Paar stand, ist das auch kein Wunder. Aus meiner Praxiserfahrung entstehen Kinder aus einer Leichtigkeit und einem Gefühl des »Sich-Treiben-Lassens« heraus. Je mehr Druck und Willenskraft hinter dem Zeugungswunsch steckt, desto schwieriger wird es. Aber eine Leichtigkeit zu entwickeln ist natürlich einfacher gesagt als getan – besonders in einer Situation, in der sich Rebekka und Michael befanden.

Nach Absetzen der Medikamente schritt Rebekkas Endometriose rasch voran. Mehrere Operationen waren nötig und von den Ärzten wurde ihr für ein Kind immer weniger Zeit gegeben. Schließlich teilte man ihr mit: »Wenn noch eine Operation nötig ist, müssen wir Ihnen die Eierstöcke entfernen. Sehen Sie zu, dass Sie vorher schwanger werden! Wenn Ihre Endometriose so weiter voranschreitet wie bisher, haben Sie dafür noch ungefähr ein Jahr.«

Als ob dieser Druck allein nicht schon ausreichte, wurde nun auch aus dem sozialen Umfeld des Paares Druck ausgeübt. Mittlerweile verheiratet, wurden Rebekka und Michael im Familien-, Freundes- und Bekanntenkreis immer häufiger mit der (noch harmlos gestellten) Frage nach Nachwuchs konfrontiert. Insgesamt setzte hier eine Entwicklung ein, bei der der Kinderwunsch konform mit dem Druck von außen, der von Ärzten, dem sozialen Umfeld und letztlich Rebekkas Krankheit ausgeübt wurde, anstieg. Durch diese immer mehr auseinanderklaffende Schere rückte die Erfüllung des Kinderwunsches in weitere Ferne. Rebekka und Michael ging es wie unzähligen Paaren mit unerfülltem Kinderwunsch: Sie gerieten ungewollt in einen Teufelskreis, aus dem sie nicht mehr freikamen.

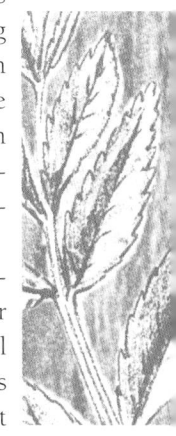

Schließlich eröffnete ihr der Frauenarzt: »Aufgrund Ihrer vorangeschrittenen Endometriose ist eine Schwangerschaft so wahrscheinlich wie ein Sechser im Lotto.« Er riet ihr umgehend, eine künstliche Befruchtung vornehmen zu lassen. Rebekka und Michael waren sich sofort einig, dass sie diesen Rat befolgen wollten. Damals, im Jahr 1995, gab es in ihrer Stadt nur ein Kinderwunschzentrum. Hier stellten sich die beiden rasch vor. Dort lernte ich Rebekka kennen.

Meine unmittelbare Aufgabe sah ich in Rebekkas psychologischer Betreuung während der Zeit der IVF-Behandlung. Ich wollte ihr helfen, den Teufelskreis zu durchbrechen, in den sie durch den Druck von außen geraten war, und sie in eine möglichst entspannte Grundsituation zurückführen, um so ihre Chancen auf den Erfolg einer künstlichen Befruchtung zu erhöhen. Gleichzeitig war es mir wichtig, im Sinne des ganzheitlichen Ansatzes der TCM auch ihre körperliche Verfassung zu stärken und der Endometriose mit sanften Mitteln entgegenzuwirken. Im Vordergrund stand dabei zunächst die Schmerzlinderung. Aber langfristig wollte ich weiter gehen. Anders als die Schulmediziner wollte ich mich nicht damit zufrieden geben, dass die Ursache für Rebekkas Kinderlosigkeit ihre Endometriose war. Vielmehr fragte ich mich, wieso hat sie Endometriose und durch welche körperlichen und seelischen Faktoren entsteht diese Krankheit? Vielleicht gab es doch eine Möglichkeit der Heilung über eine Selbstregulation.

Dass ich im Laufe der Zeit sehr viel über die Entstehung der Endometriose lernte, habe ich auch Rebekka zu verdanken. Aber bis dahin war es noch ein weiter Weg. Zunächst sträubte sich Rebekka gegen die Therapie. Sie schilderte mir die physischen Symptome, unter denen sie litt und erzählte ein wenig von ihren aktuellen Problemen im Zusammenhang mit ihrem Kinderwunsch. Darüber hinaus wollte sie nichts von sich preisgeben. Die Untersuchung gemäß der TCM ergab, dass ihre Symptome auf eine massive Stase des *Xue* zurückzuführen waren. Vorsichtig befragte ich sie während unserer ersten Sitzungen nach ihrer Kindheit, ob es Probleme mit den Eltern oder Geschwistern gab. Aber sie schüttelte immer nur den Kopf und versicherte: »Nein, alles war in Ordnung.« Ihre Kindheit in einer Großfamilie auf dem Dorf empfand Rebekka als glücklich. Meine Behandlung beschränkte sich zunächst auf die Akupunktur. Außerdem verordnete ich ihr eine spezielle chinesische Teemischung zur Linderung ihrer Schmerzen.

Ungefähr zeitgleich zu unserem ersten Treffen begann Rebekka mit der einleitenden Behandlung für die künstliche Befruchtung. Insgesamt hatte sie den Ablauf völlig unterschätzt: »Ich war damals total naiv«, gestand sie mir später einmal. »Ich habe gedacht, ich gehe in die Klinik, lasse eine künstliche Befruchtung machen und dann kriege ich ein Kind. So einfach habe ich mir das vorgestellt.« Die Realität sah anders aus. Durch die Hormonstimulation wuchs ihre Endometriose nahezu explosionsartig. Rebekka litt eigentlich permanent unter Schmerzen. »Aber das«, so schilderte sie später, »war noch nicht einmal das Hauptproblem. Die Schmerzen hätte ich ja ohne Weiteres ertragen. Viel schlimmer waren die Stimmungsschwankungen, die ständige Spannung, unter der man steht, und das Hin und Her zwischen Hoffnung und Angst. Angst, dass es nicht klappen könnte und dass es dann für uns zu spät wäre, es noch einmal zu versuchen. Das war eigentlich das Schlimmste.«

Dazu kamen die organisatorischen Probleme. Rebekka war damals voll berufstätig als kaufmännische Angestellte in einem mittelständischen Möbelhaus mit insgesamt 20 Mitarbeitern. »In meiner Abteilung waren wir zu sechst und da fiel es natürlich auf, dass ich ständig weg musste oder später kam, weil ich beim Arzt war. Ich musste mir für die Kollegen immer neue Ausreden einfallen lassen.« Glücklicherweise hatte sie in der Woche einen freien Tag, sodass sie versuchte, alle Arzttermine auf diesen Tag zu legen. Immer klappte das natürlich nicht. Auch für Michael war es eine sehr schwere Zeit: »Wir haben nicht gewusst, was das alles nach sich zieht. Man stellt sich das so einfach vor, aber wir haben zu der Zeit eigentlich kein normales Leben mehr geführt. Ich habe Rebekka teilweise während des Besuchs bei Bekannten heimlich eine Spritze geben müssen. Man muss sich ja genau an den vorgegebenen Zeitplan halten, anders geht's nicht. Unser Leben bestand aus Zeitplänen und Heimlichkeiten.«

Nervlich war Rebekka zu dieser Zeit ein Wrack: »Kleinigkeiten konnten mich völlig aus der Fassung bringen. Ständig fing ich an zu heulen. Die Leute müssen gedacht haben, ich bin nicht mehr ganz beieinander.« Aber es waren auch nicht nur Lappalien, die sie so aus der Fassung brachten. Der Druck von außen auf das kinderlose Paar wurde immer größer. Von Bekannten wurden sie bespöttelt nach dem Motto: »Jetzt seid ihr ja schon länger verheiratet, jetzt wird's aber auch langsam Zeit für den Nachwuchs.« Selbstverständlich wussten diese Bekannten nichts von Rebekkas und Michaels Problemen, aber diese unbedachten Äußerungen wirkten sehr verletzend. Michael musste sich von Männern dummdreiste Derbheiten wie »Soll ich mal nachhelfen, wenn Du's nichts schaffst?« anhören, und Rebekka verließ weinend ein Fest, auf dem ihre Cousine lautstark die »Theorie« verkündigte, Süßigkeiten führten zu Unfruchtbarkeit, um sich dann an Rebekka zu wenden und zu fragen: »Du isst doch viele Süßigkeiten, oder?«

Insgesamt ließ Rebekka vier künstliche Befruchtungen vornehmen – die letzte musste wegen der starken Verwachsungen via Bauchspiegelung vorgenommen werden – und viermal hat es nicht geklappt. Die befruchtete Eizelle hat sich nicht eingenistet. Die Enttäuschung durchdrang ihren Alltag. »Oft bin ich mit total verheulten Augen im Geschäft angekommen«, erinnert sich Rebekka. »Ich konnte an nichts anderes mehr denken und war wie besessen von dem Wunsch, ein Kind zu bekommen. Nach jedem fehlgeschlagenem Versuch war es hinterher umso schlimmer.«

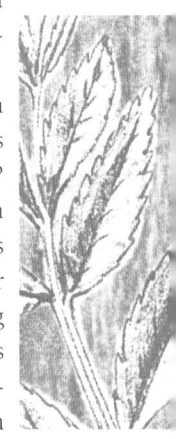

Michael, der als Krankenpfleger arbeitete, beschäftigte sich intensiv mit Literatur zum Thema IVF-Behandlung. »Irgendwo las ich dann, dass die Wahrscheinlichkeit, dass es klappt, mit jeder weiteren künstlichen Befruchtung abnimmt. Ich fragte mich, wieso? Wenn sich an der körperlichen Konstitution nichts geändert hat, wieso wird es dann immer unwahrscheinlicher? Schließlich fand ich heraus, dass es sich um ein psychisches Problem handelte. Weil man sich von Mal zu Mal mehr unter Druck setzt, immer mit der Erwartung: ›Also diesmal muss es aber klappen.‹« Auch wenn sich Michael der Bedeutung des seelischen Aspektes bewusst war, konnte er sich und seine Frau aus dem Loch, in das sie gefallen waren, nicht herausziehen. Rückblickend erzählte er: »Freunde, die von unserem Problem wussten – wenn auch nicht in der Tragweite – rieten uns: ›Ihr müsst einfach lockerer werden‹, aber das ist doch schon ein Widerspruch in sich, man kann nicht lockerer werden *müssen*!«

Während Michael psychologischer Unterstützung offen gegenüberstand, blieb Rebekka reserviert. Zwar erkannte sie, wie sehr sich der Zustand der Seele auf den Körper auswirken konnte, hatte aber zu große Scheu, sich zu öffnen. »Ich habe auch einfach nicht verstanden, was meine Vergangenheit damit zu tun haben sollte, dass ich kein Kind kriegen kann«, erklärte sie mir. Trotzdem kam sie, parallel zu ihrer reproduktionsmedizinischen Behandlung, ungefähr vier- bis fünfmal zu mir, zum einen, weil ihr Arzt es von ihr verlangte, zum anderen, weil ihr die Behandlung wirklich guttat. Ihre Endometrioseschmerzen gingen durch die Akupunktur und die Kräuter spürbar zurück. Auch wenn dies schon ein großer Erfolg war, bedauerte ich es trotzdem sehr, dass ich Rebekka nicht weiter helfen hatte können.

Als ich mich aus der damaligen Praxisgemeinschaft löste, bot ich Rebekka an, die Behandlung in meiner neuen Praxis an meinem Wohnort weiterzuführen, doch sie lehnte ab, da sie nicht einige Stunden Fahrtzeit in Kauf nehmen wollte. Für mich war diese

Aussage bezeichnend: Obwohl ihr die Behandlung half, war Rebekka es sich nicht wert, Mühe und Kosten zu verursachen. Sie hatte ein sehr geringes Selbstwertgefühl und neigte dazu, sich selbst und ihre Interessen ganz hintan zu stellen.

Rebekka ging noch eine Weile weiterhin zu ihrem Reproduktionsmediziner, bis dessen Praxis wegen Unregelmäßigkeiten geschlossen wurde. Für Rebekka war das sehr schlimm. Sie hatte dem Arzt vertraut, er hatte bei ihr die künstlichen Befruchtungen vorgenommen. Sie zweifelte seine Kompetenz nicht an, aber von heute auf morgen hatte sie keinen Arzt mehr. Das nächste Kinderwunschzentrum war in einer entfernten Großstadt, und für Michael und Rebekka stellte sich nun die Frage, ob sie dort weitermachen oder von weiteren Versuchen einer künstlichen Befruchtung absehen wollten. Sie entschieden sich für Letzteres. Rebekka erklärte die Gründe: »Wir konnten einfach nicht mehr. Noch mal diese ganze Tortur und dann für die Behandlung dauernd den weiten Weg in die Großstadt. Nein, das wollten wir uns nicht mehr zumuten.« Michael ergänzte: »Wir wollten mit dem Thema Kinderkriegen abschließen. Auch wenn ein klitzekleiner Funken Hoffnung natürlich immer noch da war, dass es eines Tages ja vielleicht doch noch klappen könnte. So von heute auf morgen ganz aufgeben konnten wir nicht. Der Wunsch war ja nach wie vor da, den stellt man nicht einfach ab.«

Statt für eine künstliche Befruchtung in die Stadt zu fahren, entschloss sich Rebekka, die Behandlung bei mir fortzusetzen. Denn mittlerweile lag sie wegen ihrer nach den Hormonbehandlungen stark wuchernden Endometriose wieder fast jede Nacht vor Bauchschmerzen wach – und kein Schmerzmittel half. »Da erinnerte ich mich daran, dass Ihre Behandlung mir immer geholfen hat«, erklärte sie später, »deshalb war mir schließlich der weite Weg auch egal. Ich habe gedacht, ich muss jetzt mal was für mich und gegen meine Schmerzen tun.«

Obwohl Rebekka jetzt aus ihrem eigenen Entschluss heraus zu mir kam, kam ich in den ersten 3–4 Sitzungen nach wie vor nicht an sie heran. Auch während der Akupunktur und im Zustand tiefster Entspannung gab sie nur wenig von sich preis. An ihre Kindheit erinnerte sie sich als sehr glücklich, zu ihren Eltern und Geschwistern hatte sie stets ein gutes Verhältnis. Was ihre Endometriose anging, schlug die Behandlung hingegen sofort wieder gut an. Nach einigen Sitzungen war Rebekka so gut wie schmerzfrei.

Der Durchbruch gelang uns mit Hilfe ihres Mannes. Michael, der sie stets zu mir begleitete, kam auf Rebekkas Wunsch hin dieses Mal mit ins Behandlungszimmer. Wir machten die Sitzung zu dritt, wobei Michael, der sehr dafür war, dass seine Frau sich mir gegenüber öffnete, sie die ganze Zeit ermutigte, mir von ihrem Vater zu erzählen. Langsam stellte sich heraus, dass Rebekka mit 14 Jahren, also mitten in der Pubertät, ein traumatisches Erlebnis hatte, das ihre ganze Welt auf den Kopf stellte: Auf dem Schulhof sprach sie aus heiterem Himmel ein gleichaltriges Mädchen aus dem Nachbardorf an, das Rebekka vom Sehen her kannte, und erzählte ihr, sie hätten denselben Vater. Für Rebekka stürzte eine Welt ein. Sie und dieses Mädchen waren Halbgeschwister! Sie wollte es zunächst nicht glauben.

Insgeheim aber wusste sie von Anfang an, dass das Mädchen die Wahrheit sagte. Plötzlich war ihre vermeintlich heile Welt eingestürzt, von jetzt an musste Rebekka ihre Familie mit ganz anderen Augen sehen.

Michael war noch etwas anderes aufgefallen. Rebekkas Endometriosebeschwerden traten das erste Mal auf, nachdem sie sich von ihrem damaligen Verlobten getrennt hatte, der sie mit einer anderen Frau betrogen hatte. Michaels Beobachtungen waren sehr wichtig. Hier konnte ich ansetzen – und bei Rebekka schien das Eis gebrochen zu sein. Sie hatte sich danach gesehnt, sich jemandem anzuvertrauen, aber sie schämte sich. Die Scham für ihren Vater war so groß, dass sie selbst das Erlebte schlichtweg verdrängt hatte. Als sie mir erklärt hatte, ihr Verhältnis zu ihrem Vater wäre okay, hatte sie das wirklich so empfunden, da sie alle gegenteiligen Gefühle verbannt hatte. Nicht mal ihrem Mann hatte sie sich anvertraut. Der erfuhr erst wenige Wochen zuvor von diesem Teil der Familiengeschichte seiner Frau.

Natürlich gab es nichts, für das sich Rebekka hätte schämen müssen. Es war ja nicht ihre Schuld, wie ihr Vater sich verhalten hatte, und es lag auch nicht in ihrer Macht, das Verhalten ihres Vaters zu beeinflussen. Aber Scham richtet sich nicht nach rationalen Überlegungen, Scham ist einfach da. Und hüllt das Geschehene unter den Deckmantel der »Normalität«.

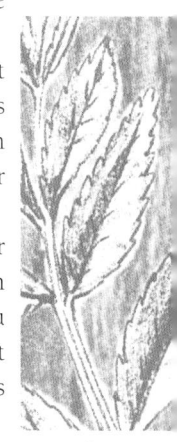

Rebekka fühlte sich für die Geschichte ihrer Familie verantwortlich. Und egal, was ihr Vater gemacht hatte, sie nahm ihn in Schutz. Gleichzeitig war diese Reaktion aber auch eine Abwehrhaltung und ein Versuch, den Vater nicht so sehr an sich herankommen zu lassen. Ihr Vater hatte sie so sehr verletzt, dass sie sich über das Ausmaß nicht bewusst werden wollte. Sie wollte nicht verstehen, dass ihr Vater so viel Macht über sie hatte, dass sein vergangenes Verhalten mitverantwortlich für ihre aktuellen Probleme war.

Sicherlich ist die Nicht-Auseinandersetzung bisweilen ein sinnvoller Mechanismus der Psyche, um das Herz vor einer zu großen Verletzung zu schützen. In Rebekkas Fall aber führte das »Unter-den-Teppich-kehren« der Familiengeschichte zum Anwachsen handfester Blockaden, die nicht nur ihrem Kinderwunsch, sondern auch und vor allem ihrer seelischen Ausgeglichenheit im Wege standen. In den folgenden Sitzungen brach alles aus Rebekka heraus. Sie versetzte sich zurück in ihre Kindheit und diesmal hatte sie ein ganz anderes, authentischeres Bild ihres Vaters im Kopf: »Mein Vater hat eigentlich immer getrunken. Heute würde man wohl sagen, er war Alkoholiker, aber damals wurde so was verharmlost: ›Der Heinz, der trinkt halt gern mal einen‹. Sturzbesoffen war er eigentlich selten, aber er hatte immer so seinen Pegel. Ein typischer Alkoholiker, wie man ihn sich vorstellt, war er zwar nicht, denn er hatte sein Leben im Griff. Er ging einer geregelten Arbeit als Maurer nach und versorgte mit dem Geld uns fünf Kinder und meine Mutter.« Mit einem bitteren Lachen fügte Rebekka hinzu: »Und um seine Nebenfrauen und -kinder hat er sich ja auch immer noch gekümmert – finanziell und mit Besuchen.« Das größte Problem für die kleine Rebekka war die Unberechenbarkeit des Vaters. »Man konnte sich nie sicher sein, ob er in der nächsten Sekunde vor Wut explodierte, oder ob er anfing zu weinen und alle um Verzeihung bat.« Während unserer gemeinsamen Arbeit durchlebte Rebekka noch mehrfach die Szenen, die sich zu Hause abspielten. Sie fürchtete die Wutausbrüche ihres Vaters, der dann zur Raserei neigte. Geschlagen wurde sie jedoch vom Vater nicht.

Einige Sitzungen lang beschäftigten wir uns auch mit der Rolle der Mutter. Rebekka empfand schon als Kind tiefstes Mitleid mit der Mutter, die die Schikanen und Wutausbrüche ihres Mannes still erduldete. »Hätte ich ihr doch nur helfen können«, fasste Rebekka ihr damaliges Gefühl zusammen. »Ich hätte ihr so wahnsinnig gern geholfen und sie beschützt, dass er sie nicht mehr so zur Schnecke macht.« Das Gefühl, was ihr damals blieb, war Ohnmacht. Und nur langsam entwickelte sie während der Therapiesitzungen etwas, was ich eine gesunde Wut auf ihren Vater nannte. Rebekka fühlte sich schon als Kind für alles, was um sie herum passierte, verantwortlich. Sie wollte helfen, sie wollte, dass es allen gut geht. Aber natürlich war sie mit der Situation völlig überfordert. Ein kleines Mädchen, das seiner Mutter helfen will? Es hätte umgekehrt sein müssen. Auch hier handelt es sich um einen Fall, bei dem die Rollen vertauscht wurden und sie als Kind schon die Mutterrolle für ihre eigene Mutter übernahm.

Sich selbst stellte Rebekka immer in den Hintergrund. Sie selbst sah sich als ein ungeplantes und damit auch unerwünschtes Kind. »Meine Mutter war schon 43, als ich geboren wurde. Die nächstältere Schwester war acht Jahre älter als ich und davor gab es noch zwei Jungs. Ja und dann habe ich noch einen ein Jahr jüngeren Bruder. Meine Eltern haben halt nicht aufgepasst, und die Pille gab's damals bei uns auf dem Land nicht.« Als ich wissen will, warum sie meint, dass sie nicht erwünscht war, erklärte sie mir: »Das ist doch ganz klar. Das merkt man doch schon am Altersunterschied zu meinen Geschwistern. Und meine Mutter hat mir auch mal gesagt, wie peinlich ihr das war, in dem Alter noch schwanger zu sein.« Die ihr fehlende Liebe glich sie durch ihre eigenen Gefühle der Liebe wieder aus. »Ich hatte meine Eltern doch so lieb, ich hätte alles für sie getan!«

Wenngleich Rebekka in einer Großfamilie aufwuchs, war sie doch ein einsames Kind. Besonders deutlich wurde dies in den Sitzungen, in denen wir uns mit der Enthüllung des Doppellebens ihres Vaters beschäftigten. »Damals auf dem Schulhof war ich wie vor den Kopf gestoßen. Da stand dieses Mädchen, die ich gar nicht kannte, und die meine Schwester war. Und ich hatte niemanden, mit dem ich darüber reden konnte.« Die älteren Geschwister waren längst ausgezogen. Rebekka war praktisch »die Älteste«, eben die, die sich um die Mutter kümmerte und als Puffer zwischen dem cholerischen Vater und der leidenden Mutter fungierte. Zu ihrem jüngeren Bruder hatte sie nie ein inniges Verhältnis entwickelt, »und den wollte ich damit schon gar nicht belasten. Er war ja schließlich genauso betroffen wie ich. Da war es ja besser, ihm nichts davon zu erzählen.« Zu ihren älteren Geschwistern hatte sich schon wegen des Altersunterschiedes nie eine enge Beziehung entwickelt. Irgendwann vertraute sie sich dann doch ihrer Schwester an. »Aber die wusste es eh längst. Eigentlich hatte es jeder im Dorf gewusst. Und ich selbst hab's auch geahnt, dass da noch was läuft bei meinem Vater mit anderen Frauen. Ich wollte es halt nur nicht wahrhaben. Wirklich schlimm war das natürlich für meine Mutter.« Wie immer dachte Rebekka zuerst an alle anderen und dann erst an sich. Aus ihrer Familie konnte sie nicht auf Hilfe zählen. Dass die Wahrheit über ihren Vater herauskam, als sich Rebekka mitten in der Pubertät befand, machte den Schock umso größer. Sie fühlte sich restlos überfordert, und sie, die im Begriff war, erwachsen zu werden, bekam ein schonungsloses Bild dessen geliefert, wie die Welt der Erwachsenen aussieht.

Ungefähr fünf Jahre später suchte sich Rebekka dann einen Freund, der genau diesem Bild entsprach. »Als ich Hartmut kennenlernte, war er der laute, witzige Typ, der einen ganzen Saal unterhalten konnte. Und er wusste genau, was er wollte. Das war's, was mir damals imponierte. Darauf stand ich.« Unbewusst hatte sich Rebekka mit Hartmut einen Mann gesucht, der genauso war wie ihr Vater. Obwohl sie selbst als Kind ihre Mutter vor den Wutanfällen und der Autorität des Vaters beschützen wollte, nahm Rebekka in ihrer eigenen Beziehung eben genau die Rolle der Mutter an. Sie kannte es nicht anders und so hatte sie es von Kind auf an gelernt.

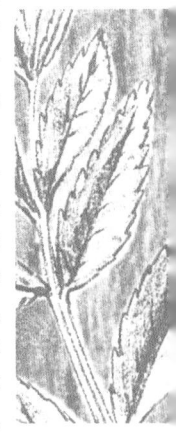

Denn Hartmut, der »wusste, was er wollte«, war für Rebekka von Anfang an eine Autoritätsperson. Ihr gegenüber verwandelte sich der laute, witzige Typ schon recht bald in einen Mann, dessen Willen sie sich bedingungslos unterzuordnen hatte. Er bestimmte, sie gehorchte. Und wenn ihm etwas nicht passte, dann schlug er auf sie ein. An Rebekkas Liebe ihm gegenüber änderte das nichts. Im Gegenteil: Sie öffnete sich ihm immer mehr, gab ihm immer mehr Liebe, verstand ihn bedingungslos. Rebekka und Hartmut verlobten sich, planten fest ihre Heirat, bis sich eines Tages herausstellte, dass Hartmut Rebekka mit einer anderen Frau betrog. Dies war der Punkt, an dem Rebekka aufwachte. Den Schock, den sie seinerzeit auf dem Schulhof erlitt, als sie vom Doppelleben ihres Vaters erfuhr, erlebte sie erneut. Das Trauma ihrer Jugend war wieder aktuell.

Die Beziehung zwischen Hartmut und Rebekka endete schließlich nach fünf Jahren kurz nach Aufdeckung seiner Untreue. »Im Nachhinein bin ich ja froh, dass es damals so gekommen ist«, erklärte mir Rebekka. »Sonst hätte ich doch meinen Mann nie kennengelernt und damit nie erfahren, dass es auch ganz andere Männer als solche wie Hartmut oder meinen Vater gibt. Aber damals, glauben Sie mir, damals bei der Trennung ging ich durch die Hölle!«

Die Trennung von ihrem Verlobten war aus meiner Sicht der eigentliche Auslöser für Rebekkas Endometriose. Man kann sich das folgendermaßen vorstellen: Rebekka selbst war ein sehr lieber, mitfühlender und rücksichtsvoller Mensch. Sie wollte für alle da sein, für alle sorgen und stellte sich selbst immer in den Hintergrund. Als sie die schlechte Behandlung durch ihren Ex-Verlobten erfuhr, richtete sich ihre Aggressivität nicht gegen den Verursacher des Schmerzes, sondern gegen sich selbst. Ihre Wut wurde nicht nach außen, sondern nach innen getragen. Es kam zu explosionsartigen Auswüchsen und

Verwachsungen im Unterleib, aus der Sichtweise der TCM zu einem *Qi*- und *Xue*-Stau mit Entwicklung von Hitze. Mit ihren Charaktereigenschaften ist Rebekka quasi das Paradebeispiel für eine Endometriosekandidatin, deren Krankheit dann ausbricht, wenn sie eine schwere menschliche Enttäuschung zu verkraften hat. Ich habe diese Konstellation später noch bei vielen anderen Frauen mit Endometriose beobachtet.

Jetzt, wo wir die Ursache für ihre Krankheit lokalisiert hatten, konnten wir uns an deren Heilung machen. Dafür war es nötig, dass Rebekka in langen Therapiesitzungen sich immer wieder mit dem damals Geschehenen auseinandersetzte, um ihre Aggressionen in andere Bahnen zu lenken. Sie lernte, nicht auf sich, sondern auf den Ex-Verlobten wütend zu sein.

Die Zeit, in der sie sich mit diesem Teil ihrer Vergangenheit auseinandersetzen musste, war sehr schwierig und schmerzhaft für Rebekka. Sie weinte viel und litt stark an ihren Erinnerungen. Doch der Weg zeigt sich bald als der richtige aus ihrer Krankheit. Während unserer Zusammenarbeit gingen Rebekkas Endometriosebeschwerden vollständig zurück, dennoch glaubte sie selbst lange nicht daran. Aber das war ihr auch nicht das Wichtigste. Sie hatte keine Schmerzen mehr, und in einer unserer letzten Sitzungen erzählte sie mir, es sei das erste Mal seit Jahren, dass sie sich richtig wohl fühle.

Rebekka war wegen der Endometriose parallel weiterhin regelmäßig bei ihrem Gynäkologen zur Kontrolle. Als Rebekka ihm von der TCM-Therapie erzählte, spottete er überheblich: »Wenn Sie mit so einem Hokuspokus schwanger werden, dann wäre das wie ein Sechser im Lotto.« Als ich in unserer letzten Sitzung Rebekkas Zunge untersuchte, sah ich keinerlei Hinweise auf eine Stase des *Xue* mehr. Rebekka fragte mich, was ich sehe, und ich antwortete ihr: »Eigentlich könnten Sie jetzt schwanger werden.« Rebekka reagierte auf die Aussage mit einem müden Lächeln. Aber später erinnerte sie sich wieder daran.

Rebekka und Michael fuhren in den Urlaub an den Gardasee und verbrachten wunderschöne Tage dort. Gemeinsam beschlossen sie, sich endlich ihren Traum zu verwirklichen und sich ein Cabrio zu kaufen. »Wir dachten uns, einen Familienwagen brauchen wir eh nie – damit hatten wir uns abgefunden –, warum also nicht?«, erzählte Rebekka mir danach am Telefon. »Darin haben wir uns aber gründlich getäuscht, denn ich bin schwanger!« Rebekka war überglücklich und ich freute mich mit ihr. Sie brachte nach einer völlig problemlosen Schwangerschaft ein gesundes kleines Mädchen zu Welt. Heute verhütet sie wieder, denn kaum ein Jahr nach der Geburt von Patrizia wurde Max geboren. Als sie mir von ihrer zweiten Schwangerschaft erzählte, konnte sie es selbst kaum glauben. »Ich dachte, Patrizias Geburt wäre ein Wunder, und ich war unendlich dankbar, wenigstens ein Kind zu haben. Nie hätte ich gedacht, dass sie ein Geschwisterchen bekommen könnte, aber es scheint wirklich so zu sein, dass ich wieder ganz gesund bin.« Rebekka hatte recht. Sie war wieder ganz gesund. Aber ihre Genesung war kein Wunder. Sie war das Ergebnis einer ganzheitlichen Therapie auf Basis der TCM. Nur ihr Gynäkologe konnte sich den doppelten »Sechser im Lotto« nicht erklären.

Ausweg aus dem Teufelskreis

Ines war eine glücklich verheiratete und gesunde Frau gewesen, als sie 1995 zum ersten Mal wegen ihres bisher noch unerfüllten Kinderwunsches zum Arzt ging. Ihr Mann Sebastian machte ihr mit seinen Theorien über die schädlichen Umwelteinflüsse viel Angst, die verantwortlich für ihre Kinderlosigkeit seien. Ines fühlte sich verunsichert und konnte kein Vertrauensverhältnis zu dem Arzt aufbauen, sodass sie zu einer anderen Klinik wechselte. Dort wurden Zysten am Eierstock festgestellt, die operativ entfernt wurden, »damit wieder alles entsprechend funktionieren könne«. Sie galt nun als Kinderwunschpatientin. Anstrengende Hormonbehandlungen und Stimulationen führten jedoch nicht zu dem gewünschten Resultat.

Die Betreuung im Zentrum ließ zu wünschen übrig, Ines wurde immer wieder von verschiedenen Ärzten behandelt, die sie unterschiedlich therapieren wollten und ihr widersprüchliche Informationen gaben. Sie fühlte sich dort nicht gut aufgehoben.

Aus eigener langjähriger Erfahrung weiß ich, wie wichtig es für jede Patientin ist, dass sie sich verstanden und aufgehoben fühlt. Ein gewisses Vertrauensverhältnis zwischen Arzt und Patient ist einfach eine Grundvoraussetzung für eine gute, erfolgreiche Behandlung. Leider stelle ich immer wieder fest, dass Patienten sich oftmals in der Maschinerie der Reproduktionsmedizin nicht wirklich geholfen und verstanden fühlen. Bei Ines kam hinzu, dass sie ihre Gefühle zum Teil als zwiespältig empfand: Auf der einen Seite wollte sie Kinder haben, aber auf der anderen Seite war auch der Wunsch da, Karriere zu machen. Die zweite Option gestaltete sich jedoch ebenfalls als sehr schwierig, da ihr Chef starke Defizite im menschlichen Umgang aufwies, womit sie überhaupt nicht zurechtkam.

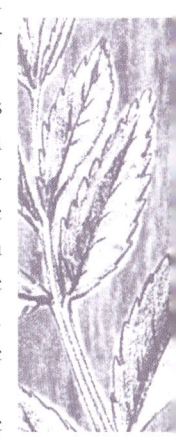

Schließlich machten Ines und ihr Mann sich im Frühjahr 1996 selbst auf die Suche und gelangten zu einem Spezialisten für Kinderwunsch, der ihnen mit seiner starken Überzeugungskraft wieder Hoffnung und Mut machen konnte. Mit neu gewonnener Zuversicht begann also das übliche Programm. Nach einigen Hormonbehandlungen wurden mehrere Inseminationen durchgeführt, was bei Ines zu Beschwerden führte: Bauch- und Rückenschmerzen, aufgeblähter Bauch. Die ganze Mühe blieb leider erfolglos. Daraufhin wurde eine IVF durchgeführt, bei der aber bereits von vornherein klar war, dass sie nichts bringen würde. Die Samenqualität des Mannes hatte sich mit der Zeit so stark verschlechtert, dass eine erfolgreiche Behandlung sehr unwahrscheinlich war. Sebastian konnte die enormen Strapazen des letzten Jahres nicht so gut verkraften, ihm war das alles zu viel geworden, was sich auch körperlich widerspiegelte.

Der Arzt meinte zwar auch gleich, dass die IVF wahrscheinlich ohnehin nicht klappen würde, aber das Programm wurde trotzdem durchgezogen. Für Ines war dies eine große Belastung und sehr niederschlagend, trotzdem wollte sie sich die Hoffnung nicht nehmen lassen und hielt weiter durch. Ihr Lebensmotto bestand mittlerweile nur noch aus »Müssen und Aushalten«, sich ständig anstrengen müssen, hart an sich arbeiten, abwarten und dann wieder die große Enttäuschung. Die anfängliche Freude, ein Kind zu bekommen, wich einem verkrampften Kampf gegen sich selbst, um das ersehnte Ziel zu erreichen. Sie fühlte, dass das Ganze eigentlich zwecklos war und doch nichts bringen würde.

Zu Beginn lag es anscheinend an ihr, sie war »schuld«, weil es nicht klappte: »Erst stimmte es bei mir nicht und dann bei meinem Mann nicht.« Ich finde es in diesem Zusammenhang sehr schwierig, überhaupt von Schuld oder Schuldigen zu sprechen. Es ist häufig ein Zusammenspiel von verschiedenen Faktoren, wobei das Suchen nach dem/der Schuldigen keinen nutzbringenden Einfluss auf die Betroffenen hat und nur Leid verursacht. Stattdessen sollte meiner Meinung nach jegliche Behandlung positiv und lösungsorientiert sein, weitgehend frei von ständigem Fehlersuchen, hin zur Förderung der Stärken und der inneren Selbstbestimmung. Die Stärkung des Selbstwertgefühls und des Selbstvertrauens ist ein wichtiger Bestandteil meiner Therapie, um aus dieser negativen Spirale herauszukommen.

Sebastian hatte einen noch stärkeren Kinderwunsch als seine Ines und konnte nur sehr schwer mit der ganzen Situation umgehen. Er war ein eher verschlossener Mensch, dem es nicht so leicht fiel, seine Gefühle auszudrücken. Für ihn lag es immer an seiner Frau, was anfänglich auch der Fall war, damals hatte er noch sehr gute Spermien gehabt, die späteren Tests zeigten jedoch eine starke Qualitätsverschlechterung. Sebastian wollte und konnte nicht darüber reden und verschloss sich immer mehr. Er zog sich weiter zurück, auch von seiner Frau. Insgesamt führten die beiden zu dieser Zeit ein sehr zurückgezogenes Leben. Aus Angst verletzt zu werden, da ihre Situation bei anderen oftmals auf Unverständnis traf, und sie auch nicht wussten, an wen sie sich hätten wenden sollen, verheimlichten Ines und Sebastian ihre Probleme und überspielten ihre Traurigkeit ihrer Umgebung gegenüber. Sie verkrochen sich, was wiederum sehr belastend für die Beziehung war. Das Leben auf dem Land, wo jeder jeden kannte, machte es für sie nicht leichter. Die vielen spöttischen Anspielungen und Erwartungen der anderen waren sehr verletzend für beide. Das Paar fühlte sich sehr diskriminiert und litt massiv darunter.

Ines und Sebastian steckten so in diesem Programm drin, dass sie im März 1997 eine zweite IVF durchzogen, obwohl es Ines diesmal noch aussichtsloser erschien. Sie fühlte sich ausgepumpt und ausgenutzt von den Ärzten, und hatte den Eindruck, dass es bei der Reproduktionsmedizin vor allem ums Geldverdienen ging, wobei die Seele der Patientin und der menschliche Aspekt teilweise auf der Strecke blieben. Nach der zweiten erfolglosen IVF war Ines psychisch und physisch völlig am Ende. Sie war total überstimuliert, hatte nur noch Schmerzen und fühlte sich wie eine 80-Jährige. Ihr Badezimmer sah aus wie ein Labor: voller Pillen, Spritzen und Medikamente. Eines stand für sie fest: So konnte und durfte es nicht mehr weitergehen. Sie war die ganze Geheimnistuerei und Quälerei so satt, dass sie all ihren Mut zusammennahm und einen Entschluss fasste: »Ich höre auf damit, wir machen jetzt nichts mehr; keine Tabletten, keine Spritzen, keine Hormone und keine Behandlungen mehr. Ich will und kann einfach nicht mehr. Ich will wieder leben!«

Ihr Mann konnte nicht wirklich Verständnis für ihr Verhalten aufbringen und reagierte darauf mit Verschlossenheit. Sie forderte ein halbes Jahr Auszeit, in dem sie wieder Kraft sammeln wollte, sich etwas Gutes gönnen würde und mal nur an sich denken konnte bzw. durfte. Obwohl Sebastian nicht wirklich einverstanden war mit ihrem Entschluss, wollte sie sich dennoch ihr halbes Jahr Auszeit nehmen.

Diese Entscheidung getroffen zu haben, war eine solche Erleichterung für sie, dass plötzlich eine enorme Belastung und ein starker Druck von ihr abfielen. Ines konnte auf einmal offen über ihre Probleme reden und auch besser mit fremden Kindern und Babys umgehen. Zeitweise brach Ines allein beim Anblick von Kinderwagen in Tränen aus, weniger vor Neid, als vielmehr vor Schmerz und Traurigkeit, dass ihr der sehnliche Wunsch verwehrt blieb.

Darüber hinaus erwog Ines auch eine Adoption. Sebastian war rundweg dagegen, aber noch mal eine IVF? Ein Praxiswechsel und zwei weitere künstliche Befruchtungen brachten sie ihrem Ziel nicht näher. Was wäre, wenn sie in einem halben Jahr immer noch nicht schwanger sein würde? Zudem hörte sie schon ihre biologische Uhr ticken, mit 32 Jahren fühlte sie sich bereits nicht mehr als die Jüngste. Ihr Reproduktionsmediziner gab ihr zu verstehen, dass sie wohl in eine Sackgasse geraten sei und empfahl eine ganzheitliche Behandlung.

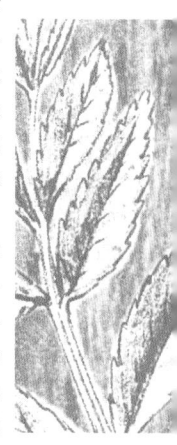

Bei der SART-Therapie fühlte sie sich rasch aufgehoben und verstanden. Endlich konnte sie sich mal wieder fallen lassen. Die Strapazen der letzten zwei bis drei Jahre hatten dazu geführt, dass sie sich nur noch auf ihren Zyklus und ihr körperliches Funktionieren fixiert hatte. Ihre Gedanken kreisten ausschließlich um dieses Thema. Irgendetwas funktionierte nicht bei ihr, sie tat ihr Bestes, um an sich »zu arbeiten« und alles dafür zu tun. Ihr Körper schien von den Ärzten als Instrument betrachtet zu werden, das erst bei den entsprechenden Werten fähig war, Kinder aufzunehmen. Diese Entfremdung zu ihrem eigenen Körper spiegelte sich in ihren Gefühlen wider, ihrem Verhältnis zu ihrem Körper und zu sich selbst. Sie kämpfte mit der Wut auf ihren Körper und der Enttäuschung, dass er nicht richtig ›funktionierte‹. Ihre Angst steigerte sich und sie fühlte zunehmende Anspannung und Druck. Kinderkriegen war für Ines nur noch mit Anstrengung und »es schaffen müssen« verbunden. So erhöhte sich der enorme Druck, der auf ihr lastete. Dass Kinderkriegen eigentlich etwas Wunderschönes und Freudiges ist und kinderleicht sein könnte, war in weite Ferne gerückt. Im Nachhinein empfand sie ihr damaliges Leben als ziemlich grau und trostlos.

Das Wichtigste für Ines während der Behandlung war, dass sie sich wirklich aufgehoben und verstanden fühlte, und das Vertrauen hatte, sich zu öffnen. Ein Umdenken fand bei ihr statt und sie konnte einen neuen Weg für sich entdecken. War sie lange Zeit tagtäglich in Gedanken auf ihren Bauch fixiert, lernte sie nun, ihren Körper wieder positiver wahrzunehmen, ihn als Freund und nicht als Feind zu betrachten. Außerdem wurde ihr klar, dass ihr Bauch im Grunde alles Wissen zum Schwangerwerden mittrug. Gedanken ums »Richtigmachen« waren eher störend. Allmählich bekam Ines wieder Boden unter den Füßen und fühlte sich zunehmend stabiler und ausgeglichener. Eine große Hilfe war für sie auch ihr christlicher Glaube, dessen Wurzeln sie wieder zu pflegen begann.

Die Ursprungsfamilie von Ines ist kinderreich. Während einer Sitzung wurde deutlich, dass Ines als Kind häufig das Gefühl hatte zu stören, da ihre Mutter zu wenig Zeit hatte. Sie wurde meist von einem Kindermädchen versorgt, was die Kleine damals natürlich nicht verstand, sie war nur traurig und wütend darüber. Ihrer Mutter wollte sie deswegen keine Vorwürfe machen, hatte sich damals aber schon fest vorgenommen, niemals so viele Kinder zu bekommen. Dieser Pakt mit sich selbst und andere Ereignisse aus der Vergangenheit konnten verarbeitet werden. Auch schmerzhafte Erfahrungen der letzten Jahre wurden thematisiert, wie z. B. die Diskriminierungen durch Dorfbewohner wegen ihrer Kinderlosigkeit, die sie als tiefe Dolchstiche in den Bauch empfand.

Eines Tages erinnerte sich Ines an eine Freundin mit Kinderwunsch, die ebenfalls Zysten hatte. Deren Arzt hatte jedoch anders reagiert und stand solchen körperlichen Abweichungen von der Norm viel zuversichtlicher gegenüber als ihr Frauenarzt. »Es wird schon klappen, aber es kann eben ein wenig länger dauern«, versicherte der Arzt ihrer Freundin wesentlich optimistischer. Diese hatte sich auf ein halbes Jahr Wartezeit eingestellt, wurde dann aber überraschenderweise schon nach einem Monat schwanger. Ines stellte sich vor, dass es ihr wohl ähnlich ergangen wäre, wenn der erste Arzt und schließlich auch sie Zysten anfänglich nicht so eng und dramatisch gesehen hätten. Durch die ungünstigen Umstände war sie sozusagen in einen Teufelskreis gekommen, bis es nicht mehr um Lust und Freude ging, sondern nur noch um die richtigen Hormon- und Blutwerte und darum, »richtig« zu funktionieren. »Die Natur hat doch eigentlich dem Schwangerwerden Lust, Liebe und Sichhingeben vorausgestellt«, philosophiert Ines heute.

Gelassenheit ist für sie das Schlüsselwort geworden, mit dessen Hilfe sie aus dem Schlamassel herausfand und kennzeichnend für ihre neue Lebensweise mit ihren beiden gesunden Kindern. Anfang April 1997 kam Ines zum ersten Mal zur Therapie, wurde erstaunlicherweise im Mai 1997 spontan schwanger und gebar nach einer unkomplizierten Schwangerschaft eine gesunde Tochter. Im Mai 2000 brachte sie glücklich noch einen kräftigen Jungen zur Welt. Im Nachhinein konnte sie all dem Leiden doch auch etwas Gutes abgewinnen. Obwohl es sie viel Kraft gekostet hat, so hat sie dadurch, dass sie Umwege und Leid erfahren hat, viel lernen können. Sie fühlt sich wieder stark, hat an Selbstvertrauen gewonnen und ist emotional stabiler und ausgeglichener geworden als je zuvor. Ines hat gelernt, dass sie mit Druck nichts erreichen kann, besonders auch in der Kindererziehung. Wenn sie z. B. versucht auf ihre Kinder Druck auszuüben (z. B. mit einer strengen Stimme), dann erzeugt das Gegendruck, Widerstand, also das Gegenteil von dem, was sie eigentlich beabsichtigt. Durch die Kinder wurde die Beziehung zwischen Ines und Sebastian wieder viel offener und harmonischer, sodass sie eine glückliche Familie mit zwei gesunden Kindern geworden sind und sich in ihrem Dorf voll integriert fühlen.

Die biologische Uhr tickt

Bei Ludmilla, einer 38-jährigen Goldschmiedemeisterin, fand sich trotz eingehender Untersuchungen keine medizinische Ursache für die Kinderlosigkeit. Ludmilla sträubte sich vehement gegen eine reproduktionsmedizinische Behandlung und suchte stattdessen nach alternativen Wegen, bis sie von der SART hörte, und sich entschloss, es damit zu versuchen.

Natürlich war Ludmilla traurig über ihre Kinderlosigkeit, noch mehr litt Karl, ihr Ehemann darunter. Von ihm ging auch großer Druck auf seine Frau aus, sich weitergehend behandeln zu lassen. Als Mann der Tat informierte er sich im Internet und begleitete Ludmilla jedes Mal zu den Ärzten, kümmerte sich darum, dass sie die von mir verordneten Kräuterdekokte pünktlich einnahm etc.

Ludmilla hatte zahlreiche Beschwerden: Sie litt an Rückenschmerzen sowie monatlich an Prämenstruellem Syndrom mit ausgeprägten Brustschmerzen. Durch die hohen Erwartungen anderer unter Druck zu geraten, war etwas, das ihr im Leben sehr vertraut war. In Trance erlebte sie die Erinnerungen an die Forderung ihrer Mutter, als Elfjährige allein den Haushalt zu bewältigen und auf die jüngere Schwester aufzupassen. In einer anderen Sitzung erlebte sie das Gefühl erneut, ihrer Mutter nie etwas recht machen zu können. »Im Grunde war meine Mutter eine sehr ängstliche und unsichere Frau«, erinnerte sich Ludmilla. Die Zwiespältigkeit zwischen Unsicherheit und Forderung durchzog ihr ganzes Leben. Innerlich machte Ludmilla in der Sitzung erstmals die Erfahrung, sich gegen die Erwartungen der Mutter abgrenzen zu können, worauf das Brustspannen vor der Regelblutung im folgenden Zyklus zurückging. Ein weiteres körperliches Zeichen, ein sogenannter somatischer Marker, war das Zittern im linken Bein, das in Trance Ludmilla an die Gefühle, allein zu stehen und als Person unwichtig zu sein, führte. Die Mutter erkrankte während der Therapie an Brustkrebs und bezog eine Wohnung in der Nähe ihrer Tochter. Anfangs fühlte sich Ludmilla durch die neue Situation ausgelaugt, doch nachdem sie dieses Gefühl während der Therapie realisiert hatte, lernte sie sich im Alltag besser von anderen abzugrenzen. In Trance erlebte sie daraufhin Freude und Licht, als ob eine Blüte, die etwas Sonniges ausstrahlt, aus ihrer Mitte wuchs.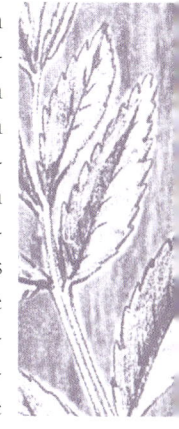

Es kostete Ludmilla viel Überwindung, sich in die Hände von Reproduktionsmedizinern zu begeben. Aber die Veränderungen während der Therapie hatten ihr soweit Mut gemacht, wenigstens eine Insemination zu wagen. Zudem tickte die biologische Uhr mit mittlerweile 39 Jahren immer lauter. Leider hatte sie trotz mehrerer Inseminationen keinen Erfolg. Nun war sie bereit, wenigstens einmal eine künstliche Befruchtung zu versuchen und sich hierfür Hormonpräparate zu spritzen. Aber auch diese große Selbstüberwindung führte nicht zum erwünschten Ziel einer Schwangerschaft.

Karl wiederum übte zwar großen Druck auf Ludmilla aus, sich behandeln zu lassen, war jedoch an Sex nicht interessiert. Da das Problem nun technisch gelöst werden konnte, fand er keine große Notwendigkeit mehr, miteinander zu schlafen. Nach eigener Aussage war Karl ein rational denkender Manager in der Computerbranche, der nur an die Wissenschaftlichkeit glaubte. Doch plötzlich begann er sich für die »Hokuspokus-Therapie« zu interessieren. In Trance bekam er visuell rasch Zugang zur Einsamkeit seiner Kindheit und sah sich versteinert von kalten nackten Wänden umgeben. Diese Vorstellung war mit einem Schweregefühl im Unterleib gekoppelt, das sich in der Sitzung in eine Leichtigkeit umwandelte. Vor seinem inneren Auge begann er daraufhin zu hüpfen und intensive Lebenslust zu empfinden. Zudem empfand er nun eine Kraft in sich, sein Kind beschützen zu können. Karl hatte sich von seinem eigenen, strengen, alten Vater weder wahrgenommen noch beschützt gefühlt. Nach dieser Sitzung war ihm ein leibliches Kind auf einmal nicht mehr wichtig, sondern er begann sehr aktiv, alles für eine Adoption in die Wege zu leiten. Für Ludmilla war dies eine große Erleichterung und Entlastung, da sie sich bei der IVF- Behandlung wie auf einer Schlachtbank vorgekommen war.

Einige Monate später blieb völlig unerwartet die Regelblutung aus. »Huch, sind das nun schon die Wechseljahre?«, war Ludmillas erster Gedanke. Mittlerweile hatte sie die magische Grenze von 40 hinter sich gelassen. Ihr Frauenarzt zeigte dem besorgten Paar im Ultraschall ein kleines Herzchen schlagen. Fassungslos und durch dicke Freudentränen hindurch sahen sich Karl und Ludmilla an. Nach einer komplikationslosen Schwangerschaft konnten die beiden ihre »Wechseljahre« im Kinderwagen spazieren fahren.

Sexuelle Befreiung

Corinna war eine fröhliche, dynamische, 33-jährige Grundschullehrerin und hatte bereits seit einigen Jahren ihren Kinderwunsch. Sie träumte davon, dass sich ihr neugebautes Haus mit Kinderstimmen füllen würde. Ein angesehener Professor für Frauenheilkunde, den sie konsultierte, erklärte ihr in allen Einzelheiten verschiedene Behandlungsmöglichkeiten. Nach eingehenden Untersuchungen riet er ihr zu Inseminationen und als weiteren Schritt zu einer künstlichen Befruchtung.

Da Corinna es gewohnt war, in ihrem Leben an allem schuld zu sein, suchte sie sofort den Fehler für die Kinderlosigkeit bei sich. Eigentlich hatte sie noch nie richtig sexuelle Lust empfunden und auch nie ein Verlangen verspürt, mit ihrem Mann Peter zu schlafen. Sie empfand jedes Mal eine große innere Abwehr und erfand verschiedenste Ausreden auf Peters Annäherungsversuche. Obwohl sich die beiden sehr liebten, hatten die häufigen Zurückweisungen bewirkt, dass Peter allmählich die Initiative aufgegeben hatte.

So schien es Corinna nur logisch und selbstverständlich, psychologischen Rat einzuholen. Da Corinna sofort das Gefühl beschlich, ihre »Seele sage Nein«, wendete sie sich an eine Psychotherapeutin und berichtete ihr ganz offen von ihren sexuellen Problemen. Geschockt war sie, als die Therapeutin ihre sexuellen Probleme als innere Ablehnung gegen ihren Mann interpretierte. »Wenn du Kinder bekommen willst, musst du dich von Peter trennen«, war für sie die logische Konsequenz. Diesen Preis war ihr jedoch ein Kind nicht wert. Sie liebte und schätzte ihren Mann, der ihr Halt in all den Jahren gewesen war. Die sexuelle Problematik hatte ihre gegenseitige Zuneigung nicht beeinträchtigt. Corinna brach die Psychotherapie ab, da sie sich noch mehr unter Druck gesetzt und zu Entscheidungen gezwungen fühlte, die ihr innerlich widerstrebten.

So entschloss sie sich lieber für den medizinischen Weg. Zudem konnte das sexuelle Problem so elegant umgangen werden. Sie besorgte sich die verordneten Medikamente und wollte gerade mit den Hormonspritzen beginnen. Da erfuhr sie durch Zufall von der SART-Therapie. Vorsichtig fragte sie nach, ob diese Therapie für sie infrage käme. Sie war durch die Vorerfahrungen zutiefst verunsichert worden, und sie war bestrebt, nicht wieder unter Druck gesetzt zu werden. Zudem war sie sehr kontrolliert und wollte sich vorab genau erkundigen, was auf sie zukam. Der weite Anfahrtsweg war für Corinna dagegen kein Problem: Sie und Peter nahmen sich bei jedem Therapietermin ein Hotelzimmer und nutzen das Wochenende zum Kurzurlaub.

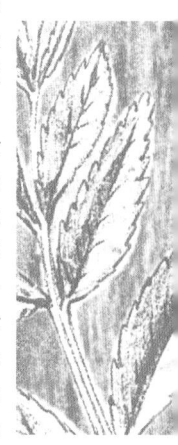

In Trance bekam Corinna rasch Zugang zu den Grobheiten und Unsicherheiten ihrer Kindheit und den Bedrohungen durch den Alkoholismus ihres Vaters. Oft war sie von zu Hause weggelaufen und hatte die familiäre Wärme bei Freundinnen gesucht. Corinna litt an Menstruationsbeschwerden, die sich während der Therapie rasch besserten. Der wohl entscheidende somatische Marker war ein starkes Druckgefühl in der Mitte des Unterbauchs. In Trance zeigte sich, dass er an Erinnerungen aus dem sechsten Lebensjahr geknüpft war, als Corinna miterlebte, wie ihre schwangere ältere Schwester von den Eltern aus der Familie ausgestoßen worden war. »Schwangerschaft ist gefährlich, du darfst nie schwanger werden«, hatte sie sich damals als Kind gesagt. Corinna durchlebte in Trance erneut die gespannte Situation und ihr Gefühlschaos; die Ängste und das Mitgefühl mit ihrer Schwester und ihre Wut über die ungerechtfertigte Reaktion der Eltern. Diese Erinnerungen waren für sie zuvor nie bewusst zugänglich gewesen.

Nach der Trancesitzung änderte sich das Sexualleben von Corinna schlagartig und so überraschend, dass Peter seine Corinna kaum wiedererkannte. Hatte sie ihn früher häufig abgewiesen und eher aus Pflichtgefühl und einzig in Gedanken an ein Kind mit ihm geschlafen, gingen nun die Initiative und das sexuelle Verlangen von ihr aus. So gelöst, phantasie- und lustvoll waren sie noch nie zusammengewesen. Ganz neu konnte sie ihren und seinen Körper erkunden und intensive sexuelle Gefühle empfinden. Corinna erlebte sich befreit von der Angst vor einer Schwangerschaft, aber auch vom Druck, schwanger werden zu müssen und alles unter Kontrolle zu halten. Peter wurde oft extrem und unerwartet gefordert. Die Hormonspritzen kamen nie mehr zum Einsatz, denn Corinna wurde noch im folgenden Zyklus schwanger. Drei Jahre später gesellte sich dann ebenfalls spontan ein Geschwisterchen dazu, und heute ist das Haus von Corinna und Peter voll Kinderlärm und kreativer Unordnung.

197

Das Damoklesschwert einer ausgeprägten Organendometriose

Karin und ihr Mann Thomas wollten nach ihrer Hochzeit 1998 gerne eine Familie gründen. Seit sie die Pille abgesetzt hatte, litt Karin unter sehr starken Regelschmerzen, die bis dahin anscheinend durch die Pille unterdrückt worden waren. Bei einer Untersuchung im Frühjahr 1999 wurde links am Eierstock eine Zyste festgestellt, die sofort chirurgisch entfernt wurde. Während des Krankenhausaufenthalts lag Karin auf einem Zimmer zusammen mit einer Endometriosepatientin. Als sie hörte, welche Beschwerden und Symptome diese Frau hatte, dachte sie: »Genau wie bei mir, das habe ich auch.« Ihr Arzt wollte ihre Vermutung jedoch nicht bestätigen und meinte, dass sie keine Endometriose habe.

Ein halbes Jahr später ging sie in eine andere Klinik, wo sie eine zweite Bauchspiegelung hatte und ihr nochmals eine Zyste am linken Eierstock entfernt wurde. Dort stellte die zuständige Ärztin dann die Diagnose Endometriose. In dem Bericht der letzten Klinik stand ebenfalls, dass sie Endometriose hatte, obwohl der Arzt damals etwas anderes behauptet hatte. Beim zweiten Eingriff wurde zudem ein Stück vom Harnleiter entfernt und festgestellt, dass auch Verwachsungen am Darm seien. Ihre Periodenschmerzen ließen dennoch nicht nach, und sie musste immer noch starke Schmerzmittel nehmen, um die Schmerzen aushalten zu können. Verunsichernd empfand Karin, dass ihr vermittelt wurde, sich wegen der Schmerzen nicht so anzustellen, und im gleichen Atemzug, dass sie keine Kinder kriegen könne.

Karin ließ sich trotzdem nicht entmutigen und versuchte, auf anderem Wege ihren Kinderwunsch zu erfüllen. Sie biss in den sauren Apfel einer IVF inklusive Hormonstimulation, die dem Eingriff vorausging. Das Programm abzuspulen war für Karin furchtbar strapaziös und unmenschlich. Die Atmosphäre glich einer reinen Massenabfertigung, und sie nahm sich eher als »Hochleistungskuh« wahr. So hatte sie sich Kinderkriegen auf jeden Fall nicht vorgestellt. Außerdem beschlich sie das Gefühl, dass es sowieso nicht klappen würde, ihre Hoffnung ging in diesem Fall gegen null, obwohl sie eigentlich ein sehr optimistischer Mensch war.

Trotzdem wollte Karin ihren Kinderwunsch nicht so einfach aufgeben und kontaktierte einen anderen Arzt, der ihr wieder Hoffnung und Vertrauen gab, schwanger werden zu können. Dieser Arzt war auch Heilpraktiker und verschrieb ihr Naturheilmittel, die prompt eine Linderung ihrer Schmerzen bewirkten. Ein halbes Jahr später wurde Karin überraschenderweise spontan schwanger. Die Schwangerschaft verlief bis auf eine starke Übelkeit weitestgehend problemfrei. Doch es war eine mühsame Geburt von 24 Stunden, bis die kleine, gesunde Sarah zur Welt kam.

In der Zeit nach der Niederkunft konnte Karin eine ganze Weile lang ein fast schmerzfreies Leben genießen, bis die Beschwerden dann wiederkamen, diese quälenden, unerträglichen Begleiter jeder Periode. Zudem verspürte sie nun einen verstärkten Druck auf dem Darm. Zuvor hatte sie öfter gehört und gelesen, dass mit dem ersten Kind die

Beschwerden vorbei wären. Diesmal wendete sie sich an einen Spezialisten auf dem Gebiet der Endometriose. Im Juni 2004 wurde sie von ihm operiert, wobei ein Stück des Darms und eine Zyste am rechten Eierstock entfernt wurden. Der Gynäkologe wollte ihr ein halbes Jahr Zeit geben, und falls die Schmerzen bis dahin nicht besser würden, sollte ihr die Gebärmutter entfernt werden. Verzweiflung kam auf, schließlich wünschte sich Karin ja eigentlich noch ein Kind. Unbedingt wollte sie einen so radikalen Eingriff vermeiden.

Da ihre Schmerzen nach der Operation jedoch immer noch nicht nachgelassen hatten, konsultierte sie einen Endometriose-Experten in Villach (Österreich). Dieser riet ihr erst einmal zu einer SART-Behandlung, da er als Ergebnis einer radikalen Operation einen künstlichen Darmausgang nicht ausschließen konnte. Operieren könne man jederzeit, wenn die SART-Therapie nicht anschlage, war seine Ansicht. Obwohl ihr Mann Thomas schon keine Hoffnung mehr hatte – »Warum fährst du denn noch so weit dorthin, das bringt doch wahrscheinlich eh nichts mehr« –, wollte Karin noch nicht aufgeben und nutzte diese – wie sie empfand – letzte Chance vor dem endgültigen Aus.

Gekrümmt vor Schmerzen betrat Karin zum ersten Mal meine Praxis. Laufen und Sitzen waren schmerzhaft. Es erschien ihr wie ein Wunder, als sie nach zwei Stunden die Praxis schmerzfrei verlassen konnte. Nach zwei Tagen traten die Schmerzen wieder auf, jedoch weniger heftig. Sofort kam Karin wieder zur Therapie und erneut ließen die Schmerzen während der Behandlung nach. Durch diese Erfahrung gewann Karin das Vertrauen in die Heilkräfte ihres Körpers zurück und schöpfte Hoffnung, dass es doch eine Lösung außerhalb einer Radikaloperation geben könne und »wir es zusammen schaffen könnten«.

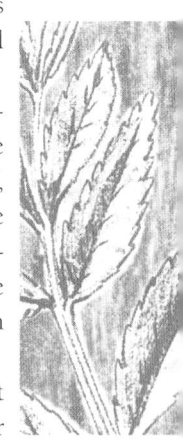

Während der Sitzungen konnte Karin viele traumatische Erlebnisse aus der Kindheit und von den schmerzhaften Erfahrungen der letzten Zeit verarbeiten. Karin ist eine sehr feinfühlige, offene und emotionsstarke Persönlichkeit, die es anderen gerne recht machen möchte und hilft, wo sie kann. Sie hatte schnell Gewissensbisse, und das Leid anderer berührte sie stark. Vor allem ihrer dominanten und gleichzeitig leidenden Mutter gegenüber empfand sie tiefe Schuldgefühle. Außerdem litt sie unter der Kälte, dem kalten Umgangston und der Arroganz ihrer Schwiegereltern. Die Atmosphäre im Elternhaus von Thomas war gänzlich anders, als sie von seinem herzlichen Umgangston gewöhnt war. Nachdem mehrere innere Konflikte gelöst werden konnten, ließen Karins Schmerzen nach. Ihr Zustand war sogar so gut, dass sie den vereinbarten Termin für die Gebärmutteroperation bei dem Österreicher Experten absagte. Überglücklich über diesen Erfolg ging es Karin die nächsten paar Monate recht gut. Mittlerweile interessierte sich auch Thomas für die Therapie und wollte gerne eigene alte Muster, die er sich nicht erklären konnte, auflösen.

Weihnachten 2004, während eines Besuchs bei Karins Eltern, bekam sie plötzlich sehr starke Blutungen. Schon einmal hatte sie ähnliche Blutungen gehabt, dabei aber keine Angst empfunden. Damals empfand sie es eher als angenehm, reinigend und positiv, da sich so viel löste. Aber dieses Mal waren die Blutungen so stark, dass Karin einen Kreislaufkollaps erlitt und an ihrem Heimatort ins Krankenhaus eingeliefert werden musste. Die Ärzte dort wollten eine Ausschabung machen und ihr sogar die Gebärmutter herausnehmen. Doch Karin protestierte heftig und vertraute ihrem inneren Gefühl, dass es auch andere Möglichkeiten gäbe. Trotz des Pessimismus von manchen Ärzten und Bekannten hat sie sich in dieser Situation erneut nicht unterkriegen lassen und die Hoffnung bewahrt, dass alles gut wird. Die sturzartigen Blutungen waren verstärkte Menstruationsblutungen und kamen allein durch die Bettruhe zum Stillstand. Diese Erlebnisse im elterlichen Umfeld brachten uns in der Therapie sehr weit. Bald brauchte Karin so gut wie keine Schmerzmittel mehr zu nehmen.

Und dann geschah das für alle Unerwartete: Trotz einer Zyste am rechten Eierstock und der vielen negativen Prognosen einiger Ärzte ist sie im Frühjahr 2005 schwanger geworden und gebar eine gesunde Tochter. Karin und ihre Familie sind sehr glücklich über diesen unerwarteten Lauf der Dinge. Mittlerweile ist sie seit drei Jahren schmerzfrei und auch regelmäßige gynäkologische Kontrolluntersuchungen ergaben keinen Anlass zu einer erneuten Operation.

Zum Wunschkind durch offene Adoption

Als Ulla 28 Jahre alt war, heiratete sie ihren langjährigen Freund Klaus, mit dem sie schon immer eine Familie gründen wollte. Nach einem Jahr war sie jedoch immer noch nicht schwanger, woraufhin sie einen Arzt aufsuchte, der organisch nichts Auffälliges feststellen konnte. Lediglich eine leichte Endometriose wurde gefunden, die im Rahmen einer Bauchspiegelung entfernt wurde. »Kein Hinderungsgrund für eine Schwangerschaft«, wurde ihr gesagt. Eigentlich hätte sie medizinisch gesehen ohne Probleme schwanger werden müssen. Da dies auch nach einem weiteren Jahr leider nicht klappte, entschied sie sich für eine IVF-Behandlung.

Ulla stand mitten in ihrer beruflichen Karriere. Der Kinderwunsch war jedoch so intensiv, dass sie ohne Weiteres für ein paar Jahre aus der Arbeit aussteigen wollte, um sich ganz einem Kind widmen zu können. Manchmal war es sehr schwer für sie, schwangere Frauen oder Mütter mit Kindern zu sehen. Plötzlich sah sie ständig Schwangere und Mütter um sich, die sie früher kaum wahrgenommen hatte. Diese Erfahrung war für Ulla sehr schmerzvoll und löste Neid, Eifersucht und Traurigkeit bei ihr aus (»Warum die und warum ich nicht?«).

Die vielen hormonellen Stimulationen und den ganzen körperlichen und psychischen Stress, der mit den künstlichen Befruchtungen verbunden war, erfuhr Ulla als sehr belastend. Eigentlich hatte sie sich Kinderkriegen anders vorgestellt. Jegliche Romantik und Spaß mussten Platz machen für ein durchstrukturiertes, von medizinischen Werten abhängiges Schema, an das sie ihr ganzes Leben anpasste. Ulla begann sich viele Gedanken über ihre körperlichen Prozesse und Abläufe zu machen. Insgeheim hoffte sie, dadurch die Chancen aufs Kinderkriegen zu verbessern, aber förderte so nur den Druck auf sich selbst, und sie versteifte sich gedanklich noch mehr auf das Problem. Die ständige Kontrolle kostete sie viel Kraft und Zeit, alles wollte sie genau beobachten, überlegen und den Zyklus optimieren, vom Eisprung bis hin zum Sexualleben. Für Ulla ist es im Nachhinein keineswegs verwunderlich, dass bei vielen Paaren die IVF nicht klappt, weil der Stress und der Druck einfach überwältigend sind.

Hinzu kam, dass Ulla in der IVF-Klinik zwar einem Arzt zugeteilt war, den sie aber kaum sah, stattdessen wurde sie ständig von unterschiedlichen Ärzten betreut. Einen engeren Kontakt aufzubauen war wegen der häufigen Wechsel kaum möglich, was aber gerade bei Behandlungen in solchen intimen Bereichen notwendig ist. Im Nachhinein bemängelt Ulla die insgesamt wenig emotionale und psychologische Betreuung während der IVF-Behandlung. Die Ärzte würden kaum etwas von den psychischen Befindlichkeiten merken und interessierten sich meistens auch wenig für das emotionale Wohl der Ehepaare. Auch wünschte sich Ulla, dass die Frauenärzte den Patienten ruhig empfehlen sollten, mit Familie und Freunden offen über ihre Probleme zu reden; selbst wenn sich die meisten Paare als »die Einzigen« mit unerfülltem Kinderwunsch fühlen, gibt es viel mehr Betroffene. Ulla und Klaus hatten sich für ihr »Versagen« geschämt und wie die meisten vor ihrem Umfeld geheim gehalten. Als sie später mit Freunden und Verwandten anfingen, offen darüber redeten, haben beide viele positive Reaktionen und Unterstützung erhalten, eine für sie ganz erstaunliche Erfahrung.

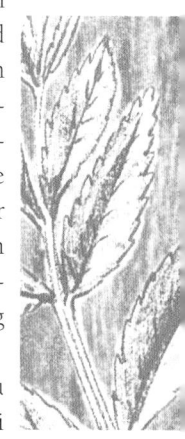

»Da machen wir eine IVF, dann ist unser Problem gelöst«, war ihre naive Einstellung zu Beginn. Ihre vielen Bemühungen und die große Zuversicht, die Ulla und Klaus noch bei der ersten künstlichen Befruchtung hatten, half jedoch wenig und führte nicht zum erwünschten Ergebnis. Nach der erfolglosen ersten Runde war die Enttäuschung natürlich groß. Ulla und Klaus dachten, dass ihnen vielleicht ein Tapetenwechsel gut tun würde und zogen 1998 auch aus beruflichen Gründen in die Nähe von München. Sie beschlossen, die nächsten zwei Jahre nichts bezüglich ihres Kinderwunsches zu unternehmen. »Vielleicht klappt es ja spontan, wenn wir uns nur nicht zu sehr darauf versteifen, sondern uns auch Zeit für die Arbeit und andere schöne Dinge nehmen«, hofften sie.

Ich habe schon öfter gesehen, dass Paare nach einem Umzug, Berufswechsel oder einer anderweitigen Lebensumstellung plötzlich schwanger wurden. Das alte Umfeld zu verlassen und in eine neue Umgebung zu kommen, wo man sich wohl fühlt, einen Neubeginn starten, alte Belastungen und Druck hinter sich lassen, kann sehr entspannend sein und sich unter Umständen positiv auf den Kinderwunsch auswirken. Leider war dies bei Ulla und ihrem Mann Klaus nicht der Fall. Nachdem Ulla zwei Jahre später immer noch nicht schwanger war, suchten sie erneut einen Reproduktionsmediziner auf. Ullas Kinderwunsch wurde immer brennender und sie begann zu leiden. Als sie nach einer Weile ihrem Frauenarzt andeutete, dass es ihr nicht so gut ginge, empfahl er, einen komplementärmedizinischen Weg zugehen.

So kam Ulla im Sommer 2000 das erste Mal zu mir in die Praxis. »Die Behandlungen taten mir sehr gut«, erinnert sie sich zurück. Nach mehreren Monaten wollten Ulla und Klaus es noch einmal wagen. Die zweite IVF-Runde begann. Aber Ulla wurden der psychische Druck und die Belastung rasch wieder zu viel. Nach der dritten IVF war sie psychisch »fix und fertig und total durchgedreht«. Völlig aufgelöst kam sie daraufhin zu mir. »Wenn das Auto geradeaus fährt und gegen einen Baum prallt, dann wäre das auch okay«, schilderte Ulla ihren damaligen Zustand. Es war für sie Weltuntergangsstimmung, sie war hoffnungslos verzweifelt und am Boden zerstört. »Jetzt ist Schluss!« entschied sie, keine IVF mehr. Sie war es leid und wollte den Qualen ein Ende setzen.

Durch die SART-Therapie konnte Ulla einiges verarbeiten und wieder auftanken. Nachteilig war nur, dass aufgrund einer Wirbelsäulenerkrankung die Therapie öfter monatelang unterbrochen werden musste. Das waren erschwerende Umstände, da sie immer etwas Zeit und Gewöhnung brauchte, um sich wirklich auf die Behandlung einlassen zu können. Ulla ist eine eher nüchterne und sachliche Frau, weshalb es ihr besonders in Trance schwer fiel, sich bei den hochkommenden Gefühlen ganz fallen zu lassen. Dennoch wurde Ulla im Laufe der Zeit innerlich ruhiger, und ihre Gedanken waren nicht mehr so sehr auf das Kinderkriegen fixiert. In ihrem Denken und Handeln fühlte sie sich dadurch freier. Die Strapazen der letzten Zeit wie auch Erlebnisse aus der Kindheit konnte sie verarbeiten und wieder Kraft und Vertrauen sammeln. Sie begann, ein Fenster für Zukunftspläne zu öffnen, wobei Adoption als mögliche Alternative zur IVF erschien.

Das Informationsmaterial von ihrem Frauenarzt war jedoch sehr abschreckend und ernüchternd und dämpfte schnell ihren Mut und die Hoffnung auf eine Adoption. Es wurden viele negative Beispiele beschrieben: der enorme bürokratische Aufwand, Spießrutenlaufen bei den Behörden, lange Wartezeiten, unprofessionelle Organisationen, Probleme mit dem Kind usw. Ullas Mann entfernte sich daraufhin wieder vom Gedanken an ein Adoptivkind. Außerdem war er besorgt darüber, »was für ein Kind« man denn vielleicht bekommen könnte? Vielleicht aus schlechten Verhältnissen, in denen es schon sehr viele schlechte Prägungen mitbekommen hätte, oder gestört und anderweitig behindert? Klaus wollte sich keine Probleme einhandeln, mit denen sie beide nicht umgehen oder überfordert sein könnten.

Eines Tages bewirkte jedoch ein Gespräch mit seinem Arbeitskollegen einen Sinneswandel bei ihm. In dieser Unterhaltung wurde Klaus deutlich, dass die Gene nur einen kleinen Teil eines Kindes ausmachen. »Ob es nun die eigenen Gene sind oder nicht, es gibt noch so viel anderes, was in einem Kind steckt und sich entfalten kann. Darum gilt es, die Anlagen eines Kindes so gut wie möglich zu fördern und in gute Bahnen zu lenken. Abhängig vom erzieherischen Geschick gelingt es einem mehr oder weniger gut, wobei es keine Rolle spielt, ob es das eigene oder fremde Kind ist«, meinte der Kollege überzeugend. Daraufhin verminderte sich die Skepsis bei Klaus und er erklärte sich bereit, einen Adoptionsantrag zu stellen. Die unangenehme Überraschung kam, als sie sich die Unterlagen vom Jugendamt besorgt hatten: »Was die alles wissen wollen! Soll man sich hier noch nackig ausziehen vor denen?«, reagierte Klaus empört auf die vielen, teilweise sehr persönlichen Fragen. Nachdem die Unterlagen eine Weile unberührt liegen blieben, übernahm Ulla die Initiative und fertigte Kopien davon an. Beide zukünftige Eltern füllten unabhängig voneinander die Papiere aus, damit jeder für sich Vorstellungen und Erwartungen äußern konnte. Danach verglichen sie ihre Antworten miteinander, worauf eine Diskussion in Gang kam und sie sich schließlich auf eine Meinung einigen konnten. Ständig fragten sie sich, was die Leute vom Jugendamt eigentlich hören wollten, und was man zwingend oder keinesfalls hineinschreiben sollte …

»Information ist alles«, dachten sie und scheuten sich nicht, Tipps von erfahrenen Adoptiveltern einzuholen. Auch Ulla hat mittlerweile schon öfters anderen Paaren Hilfestellung beim Ausfüllen der Adoptionsunterlagen gegeben und meint, dass diese Hilfe aus ihrer Sicht völlig legitim sei und viel zu wenig genutzt würde. Ulla und Klaus hatten sich viel Mühe gemacht, um die Unterlagen gründlich auszufüllen. Sie schrieben ihre eigenen Erwartungen, Vorstellungen und Gründe nieder, warum sie gerne ein Kind hätten und was ihnen wichtig bei der Erziehung sei. Sie wollten ein Kind zu nichts zwingen, sondern ihm die Möglichkeit und das Angebot geben, sich seinen Interessen entsprechend zu entwickeln und zu entfalten. Der Aufwand hat sich gelohnt. Der zuständige Sachbearbeiter vom Jugendamt meinte, er habe noch nie eine so gute Bewerbung gesehen, man merke, dass die Bewerber sich intensiv damit auseinandergesetzt hätten und es ihnen ernst sei. Nach dem ersten Vorstellungsgespräch kam vier Wochen später der Jugendamtmitarbeiter zu einem Hausbesuch.

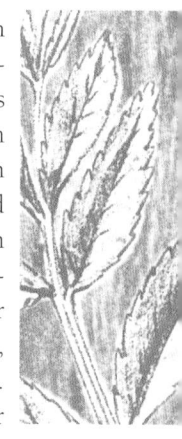

Im Sommer 2001 hatte Ulla die Unterlagen angefordert, abgegeben hatten sie sie vor Weinachten, der Vorstellungstermin war Anfang Januar 2002, ebenso der Hausbesuch vom Jugendamt, und Anfang März hatten sie bereits einen Brief empfangen, worin stand, dass sie hervorragend für eine Adoption geeignet seien. Und nur zwei Monate später bekamen sie einen Anruf, dass ein Kind auf sie wartete. Von da an ging alles sehr schnell. Am Mittwoch hatten sie sich entschieden und zugesagt. Und am Freitag trafen sie kurz die Baucheltern, alles anonym versteht sich. Den abgebenden Eltern war es ein Anliegen, zu wissen, ihr Kind in gute Hände zu geben und deshalb Ulla und Klaus kurz kennenzulernen. Das war das erste und letzte Mal, dass sie sich gesehen haben. Vor allem aus finanziellen Gründen sahen die leiblichen Eltern sich nicht in der Lage, noch ein drittes Kind zu ernähren und groß zu ziehen. Am 13. Mai 2002 kam abends endlich der Anruf, dass die leibliche Mutter zur Entbindung ins Krankenhaus gefahren sei. Direkt nach der Geburt konnten Ulla und Klaus das Neugeborene zu sich nehmen. Schon 20 Minuten nach der Geburt erreichten sie den Kreißsaal und nahmen ihr kerngesundes Baby freudestrahlend in Empfang. Noch in derselben Nacht trugen Ulla und Klaus ihren kleinen Schatz in sein Zuhause. Von dem Moment an hatten Ulla und ihr Mann das Gefühl: »Ja, das ist jetzt unsere Tochter.«

Es war von heute auf morgen ein Sprung ins kalte Wasser. Sie hatten keine Vorbereitungsseminare für zukünftige Eltern oder ähnliches besucht. Instinktiv und durch die Erfahrung mit den Nichten und Neffen wussten Ulla und Klaus, was sie zu tun hatten und wie sie mit dem Baby am besten umgehen sollten, und bei Unsicherheiten haben sie sich auch nicht gescheut, andere zu fragen. Ulla und ihr Klaus sind ein gutes Beispiel dafür, dass eine Adoption auch relativ schnell gehen kann und sich nicht über Jahre hinziehen muss. Ulla verabschiedete sich vorläufig von ihrer Karriere und nahm drei Jahre Erziehungsurlaub. Die ersten zwei Monate waren insofern belastend, als sie mit der ständigen Angst lebten, dass die leiblichen Eltern ihr Recht geltend machen würden und das Kind wieder zurückfordern könnten.

Die Umgebung war überrascht über die »Blitzschwangerschaft«, reagierte aber sehr positiv. Die meisten Freunde fanden den mutigen Schritt von Ulla und Klaus toll und bewundernswert. Ulla selbst war gar nicht bewusst gewesen, dass auch Mut zu einer Adoption gehörte und dass andere Paare nicht wagten, diesen Schritt zu tun. Deshalb möchte Ulla anderen Kinderwunschpatienten, die eine Adoption erwägen, Folgendes mit auf den Weg geben:

- Zunächst ist es meiner Meinung nach wichtig, offen mit dem Kinderwunsch umzugehen, damit man nicht in das Gefühl verfällt, hilflos und ganz alleine dazustehen und sich immer mehr abzukapseln, so wie wir es anfänglich gemacht hatten. Schließlich ist unerfüllter Kinderwunsch keine Schande und es leiden mehr Paare darunter, als man denkt. Wer offen ist, ist vielleicht auch verletzlicher, aber so nur kann man sein Leid teilen und Unterstützung erfahren.
- Wenn sich Paare für eine Adoption entscheiden oder aber noch zweifeln, dann sollten sie sich von dem Aufwand bei den Behörden oder von anderen Schauermärchen, die teilweise erzählt werden, nicht abschrecken lassen. Eine optimistische Haltung und Mut können vieles einfacher machen. Und wer wirklich ein Kind haben möchte, der sollte sich nicht irritieren lassen, sondern Einsatz zeigen, der sich, wie ich aus eigener Erfahrung weiß, bezahlt macht.
- Wann und wie soll man sein Kind über die Adoption wissen lassen? Eine schwierige Frage, mit der wir uns natürlich auseinandergesetzt haben. Wenn unsere Tochter danach fragt, dann werden wir ihr auch die Geschichte erzählen, soweit sie es in diesem Alter verstehen kann. Mit ausschlaggebend für diese Einstellung war ein Gespräch mit Kindern, die meinten, dass sie es blöd und gemein fänden, angelogen zu werden, sie seien mehr für einen offenen und ehrlichen Umgang mit der eigenen Herkunft. Je weniger die Eltern ein Problem daraus machen, desto leichter gestalten

sie es wahrscheinlich für das Kind, damit umzugehen. Die abgebenden Eltern gehen diesen Schritt meist aus großer Verantwortung und Liebe heraus.

Ulla hat bis heute keine Erklärung dafür, warum sie nicht schwanger geworden ist, denn organische Hindernisse wurden keine gefunden. Aber eins weiß sie gewiss: dass die Adoption eine gute Entscheidung war, und sie und Klaus sehr glücklich mit ihrer Tochter sind und ihr Kinderwunsch restlos erfüllt ist.

Der Wunsch nach einem Geschwisterchen

Tanja und ihr Peter planten, schnell nach ihrer Heirat Kinder zu bekommen. Nach mehreren Monaten war Tanja jedoch immer noch nicht schwanger, was sie etwas verunsicherte. Bekannte und Arbeitskollegen sprachen sie schon darauf an und machten Andeutungen, dass sie jetzt doch im entsprechenden Alter sei, um Kinder zu kriegen. Für Tanja waren diese Bemerkungen sehr verletzend. Der Druck stieg und sie konnte schwer damit umgehen. Hunderttausend Ausflüchte erfand sie und redete nur mit engsten Freunden und Verwandten über ihr aufkeimendes Problem. Ihre Erfahrung war, dass es für Außenstehende oftmals schwierig war, ihre Situation nachzuvollziehen und ihr gegenüber dementsprechend wenig Sensibilität gezeigt wurde. Ihre Nervosität stieg, also vereinbarte sie einen Termin beim Frauenarzt, der erfreulicherweise feststellte, dass sie bereits schwanger war. Die Schwangerschaft war voll Angst und Sorge, bis die kleine Lara nach langen Komplikationen mit der Saugglocke das Licht der Welt erblickte.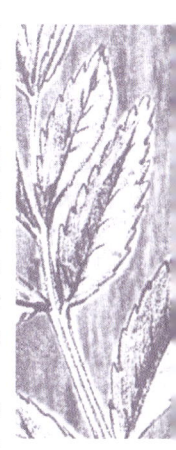

Zwei Jahre nach der Geburt ihrer Tochter wünschten sich Tanja und Peter ein zweites Kind. Auch diesmal wollte es nicht auf Anhieb klappen. Tanja erschien es wie ein Lotteriespiel: das monatliche Hoffen, Abwarten und dann wieder kein Hauptgewinn. Bei der Kontrolle beim Frauenarzt wurde eine Zyste am linken Eierstock festgestellt. Ein paar Jahre zuvor hatte sie bereits eine Zyste operativ entfernen lassen. Zuerst wartete sie ab, doch als sich die Zyste nicht zurückentwickelte, wurde bei ihr eine Bauchspiegelung veranlasst, bei der Endometrioseherde entdeckt wurden, die noch in der gleichen Sitzung entfernt wurden.

Tanja war enttäuscht von der mangelhaften emotionalen Betreuung im Krankenhaus. Sie wurde nicht genügend über ihre Situation aufgeklärt und zudem fühlte sie sich ziemlich alleine gelassen. Von ihrem zuständigen Arzt erfuhr sie nicht, was Endometriose überhaupt sei und wie es nun weiterginge. Wie oft schon in ihrem Leben musste sie selbst zusehen, wie sie zurechtkam. Am schrecklichsten war die Aussage, dass sie sich ihren Kinderwunsch »eher abschminken« könne, es sei – so ihre Ärzte – ziemlich unwahrscheinlich, dass sie noch mal schwanger würde. Tanja war ohnehin sehr sensibel und leicht verängstigt, so setzte ihr dieses Fachurteil noch mehr zu.

Nach dem Klinikaufenthalt marschierte Tanja wieder zu ihrem Frauenarzt, der ihr zu einer Hormonbehandlung in Form künstlicher Wechseljahre riet. Auch er hatte Tanja im Hinblick auf ihren Kinderwunsch kaum Hoffnung gemacht: Sie hätte keine großen Chancen, mit diesem Endometriosebefund noch schwanger zu werden. Tanja begann sich mit dem Thema Endometriose auseinanderzusetzen, um sich ihre eigene Meinung bilden zu können. Sie informierte sich bei einer Endometriose-Selbsthilfeorganisation, beim Frauengesundheitszentrum und im Internet, und sie entschied sich daraufhin gegen die Hormonbehandlung. Tanja war entsetzt, wie viele Frauen von Endometriose betroffen waren. Es handelte sich sozusagen um eine verborgene Krankheit, unter der viele litten, über die aber kaum gesprochen wurde. »Es ist ein Tabuthema, das noch wenig erforscht ist«, stellte sie damals fest.

Tanja hatte durch eine Freundin von der SART erfahren und kam im Januar 1998 zum ersten Mal zu mir in die Praxis. Alle Hiobsdiagnosen hatten sie nicht von ihrem heftigen Kinderwunsch abbringen können. Zum Zeitpunkt ihres ersten Besuchs war sie am Boden zerstört und in ein tiefes Loch gefallen. Gleichzeitig war sie fixiert und in Gedankenkreisen um ihre »Unfruchtbarkeit« gefangen. Klar, rational versuchte sie, den Kinderwunsch aufzugeben, schließlich sollte sie ja dankbar für ihr gesundes Kind sein. Doch der Wunsch und die (Mutter-)Sehnsuchtsgefühle waren einfach zu stark, als dass sie diese wie auf Knopfdruck hätte abstellen können. Immer wieder schloss sich der Teufelskreis, ihre Gedanken vollführten Pirouetten um dieses eine Thema.

Im Laufe der Therapie fühlte Tanja sich gut aufgehoben, sodass sie sich wirklich fallen lassen konnte. Für sie war das Gefühl sehr wichtig, dass ihr Verständnis und Vertrauen entgegengebracht, sie ernst genommen und ihre Wünsche nicht so wie bisher einfach vom Tisch gefegt wurden. Die Akupunkturbehandlungen taten ihr sehr gut, auch wenn die hochkommenden Gefühle teilweise anstrengend und sehr aufwühlend waren. Aber gerade so konnte sie Erlebnisse aus der Vergangenheit und der Kindheit gut verarbeiten und für sich neu bewerten. Tanja hatte immer sehr schnell ein schlechtes Gewissen bekommen. Verstärkt durch ihr starkes Einfühlungsvermögen hatte sie ein äußerst ausgeprägtes Verantwortungsgefühl und reichlich Schuldgefühle entwickelt. Während der Therapie gelang es ihr, mehr Selbstbewusstsein aufzubauen und sich von den Schuldgefühlen zu lösen und freier zu werden. Rückblickend meint Tanja, dass sie und ihre Familie noch heute davon profitieren würden, dass sie mehr zu sich selbst gefunden habe und sich von den kreisenden Gedanken lösen konnte. Ihr Kopf wurde wie aus einem Gedankengefängnis befreit, worauf sie insgesamt entspannter mit sich und der ganzen Situation umgehen konnte.

Als vor allem Peter sich schon mit der Ein-Kind-Familie abgefunden hatte, überbrachte Tanja ihm im Frühjahr 1999 die freudige Botschaft, dass sie wieder schwanger sei. Für Peter, ein eher zurückgezogener und stiller Mensch, war das erst mal wie ein Schlag. Letzten Endes war aber auch er sehr glücklich über den Familienzuwachs und beide freuten sich über die Geburt ihres Sohnes, der im Januar 2000 zur Welt kam. Diese zweite Schwangerschaft verlief um einiges besser als die erste, ebenso die Geburt: Nach nur viereinhalb Stunden konnte Tanja den Kleinen in den Armen halten und nachmittags bereits nach Hause gehen und sich dort in aller Ruhe von ihrem Mann verwöhnen lassen. Peter hatte sich extra Vaterschaftsurlaub genommen.

Zwei »Frösche« nach schwerer Endometriose

Als Gerlinde in meine Praxis kam, war sie sehr unsicher. Nach 5 erfolglosen ICSI-Behandlungen konnte sie einfach nicht mehr. Dies hatte auch der behandelnde Arzt wahrgenommen und ihr eine ganzheitliche Behandlung in meiner Praxis empfohlen.

Gerlinde litt seit Jahren an ausgeprägter Endometriose und war bereits mehrfach operiert worden. Die Schmerzen hatten sich jedoch nicht wesentlich verbessert. Die Diagnose Endometriose war für Gerlinde wie ein großer schwarzer Berg, der ihr die Sicht ins Leben versperrte. Die medizinische Behandlung hingegen war für sie wie ein Strohhalm, doch noch ein Kind zu bekommen. Über Endometriose hatte sie sich informiert und nur Negatives gehört. Bei den Hormonbehandlungen im Rahmen der künstlichen Befruchtung war es zur Überstimulation gekommen. Die Endometriose empfand sie wie einen Schnellzug, der sie überholen will. Sie stand unter einem großen Erfolgsdruck. Als der behandelnde Arzt salopp sagte: »Nun bekommen Sie diesmal noch mehr Medikamente, das Beste vom Besten, weil Sie das letzte Mal nicht so geglänzt haben«, traf er sie in ihrem Innersten und verstärkte so den Druck, da sie ja offenbar wieder versagt hatte.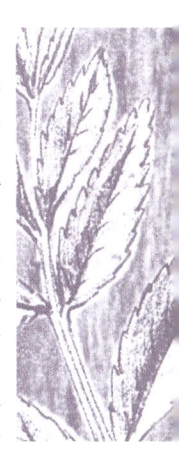

Gerlinde traute sich nicht mehr zu hoffen und zweifelte alles an. »Wenn man hofft, fällt man zu tief«, war ihre Lebenserfahrung und so versuchte sie, sich vor der eigenen Hoffnung und Freude zu schützen. »Mein Bauch war während der Kinderwunschbehandlungen immer verspannt und schmerzhaft. Da habe ich mir schon gedacht, dass sich da kein Kind einnisten will. Ich hatte mir zwar immer gesagt, entspanne dich, aber das ging halt nicht.« Sie hatte versucht, das Beste aus sich rauszuholen. Doch jeder negative Anruf, jedes »bedaure, keine Schwangerschaft« warf sie noch ein Stück weiter zurück. Wenn sie in ihren Bauch hineinsah, war da ein verkrüppeltes dunkles Loch, wie ein inneres Gefängnis, das immer enger für sie wurde. Die Angst, etwas falsch zu machen, war überwältigend. Und eine Alternative gab es für sie und Lothar, ihren Mann nicht, denn sein Spermienbefund ließ keine andere Behandlungsoption als ICSI zu.

Während der Trance wurde sie von mir gebeten, sich vorzustellen, ihre Angst vor der Enttäuschung und ihre Hoffnung in ihre Hände zu legen. Gerlinde wählte für die Angst vor der Enttäuschung die linke Hand, die rechte für ihre Hoffnung. Die linke Hand empfand sie als glatt, glitschig und rutschig, die rechte nicht so glatt, sondern rau. Sie bekam dadurch Zugang zur Angst vor ihrem Vater, die in Trance sehr intensiv zu spüren war. Sein permanentes Fordern, Schimpfen und »du musst lernen« stand wieder lebendig vor ihrem inneren Auge. In dieser Sitzung konnte sie Abstand von ihrem übermächtigen Vater gewinnen, und das Zimmer, in dem sie in Trance mit ihm zusammen war, wurde leer, sie konnte es verlassen. Gerlinde empfand ihren Brustkorb in der Folgezeit kräftiger und gestärkt, und ihren Bauch weicher. Das Brustbein, das sie vor der Trance als eiskaltes Brett empfunden hatte, war in ihrer Vorstellung anschließend warm und angenehm rot. Auch äußerlich wurden ihre Wangen rot. Ihr Körper fühlte sich angenehm schwer an, der Kopf dagegen noch wie ein dunkler Betonwürfel. Nach einer Tuinamassage begann er jedoch, sich aufzurichten und wurde vor ihrem inneren Auge ebenfalls rot, sie empfand den Kopf nun als zu ihrem Körper gehörend.

Früher hatte Gerlinde, wenn sie in ihren Bauch fühlte, ein vernarbtes dunkles Bild vor sich gehabt. Jetzt war es rund und hell, und nicht mehr blutig, sondern glatt. Die Wunden und Schmerzen waren verheilt. Ihr Bauch begann ihr zu gefallen. Sie empfand ihn als warm und doppelt so groß wie vorher. Gerlinde fühlte sich in sich selbst aufgehoben, geborgen und zufrieden. Nach der Trance bewertete sie im Wachzustand ihre Bilder als wirr. Auf meine positive Deutung hin war sie ganz erstaunt: »Oh, dann ergibt das ja einen Sinn, was ich sage.« Sie hatte in ihrem Leben bisher nicht so oft die Erfahrung gemacht, dass ihren innersten Worten eine Bedeutung beigemessen wurde.

Ihre Menstruationsbeschwerden ließen allmählich nach und nach 5 Sitzungen war Gerlinde beschwerdefrei. In Trance sah sie dann einen kleinen Frosch im Gras sitzen. Sie kaufte sich daraufhin zwei kleine Plüschfrösche und spielte mit ihnen täglich ein wenig, da sie das Gefühl hatte, dass dies ein versteckter Hinweis auf kommende Kinder sei. Eines Tages kam sie freudestrahlend in die Therapie und zeigte mir ein Bild von Zwillingen: »Das sind unsere beiden ›Frösche‹.« Dann erzählte sie, wie sie völlig unerwartet einen Anruf ihres Jugendamtes bekommen hatte, ob sie noch an einer Adoption interessiert sei. Jahre zuvor hatten sie sich um eine Adoption beworben. Sie überlegte nicht lange, auch ihr Mann war sofort einverstanden. Die beiden Mädchen waren etwas zu früh auf die Welt gekommen und mussten noch einige Wochen im Krankenhaus bleiben. So hatte sie etwas Zeit, alles Nötige zu besorgen, in der Arbeit Bescheid zu sagen und sich im Schnellverfahren auf das Elternsein vorzubereiten. Für Gerlinde und Lothar hat sich ihr Kinderwunsch unerwartet »übererfüllt«. Und durch die Therapie war sie auch die Endometriosebeschwerden los.

Die langersehnte kleine Tigerprinzessin

Beate erzählte mir schon beim Kennerlernen: »Als wir das erste Mal in die Kinderwunschklinik kamen, waren wir geschockt. Ich dachte mir sofort, da setze ich keinen Fuß mehr über die Tür. Die Atmosphäre war sehr unpersönlich, einer schnellen Massenabfertigung nicht unähnlich. Die erste Ärztin ratterte verschiedene Behandlungsmöglichkeiten herunter: Insemination, IVF und so weiter. Dann knallte sie uns an den Kopf, welche Hormone ich nehmen sollte, gab uns ein Schema mit, wie ich sie spritzen sollte. Auf Derartiges war ich in keiner Weise vorbereitet.«

Es hat ein Jahr gedauert, bis Beate nach dieser Erfahrung wieder eine Praxis betrat. Beim zweiten Mal erzählte sie der Ärztin ihre Eindrücke vom ersten Mal. Sie schien auch zu merken, dass sie zu so einer Behandlung nicht bereit war. Die Ärztin nahm sich viel mehr Zeit, ging deutlich besser auf das Paar ein. Als schließlich eine Freundin Beate erzählte, dass sie schwanger sei, hatte sie sich entschlossen, nun wieder die Klinik aufzusuchen und mit den Behandlungen zu beginnen. Sie wollte nicht länger warten: »Das Warten macht mich mürbe, nun möchte ich mich doch untersuchen lassen, ob vielleicht die Eileiter verklebt sind. Ich möchte die Ursache wissen, woran es liegt.«

Es waren viele Fragen, Selbstzweifel und Schuldgefühle aufgekommen, warum Beate nicht schwanger wurde, wie dies alles zusammenhing. Nachdem alle Untersuchungen eine organische Ursache ausschließen konnten, wollte sie zuerst einen naturkundlichen Weg gehen. Sie suchte eine Heilpraktikerin auf und nahm einige Zeit Kügelchen ein. Dann erfuhr sie über eine Bekannte von meiner Praxis.

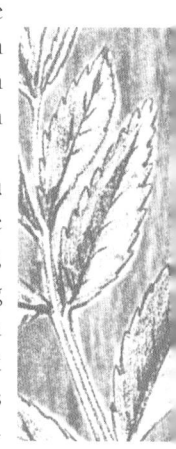

In den Therapiesitzungen kam sie immer wieder auf die zwiespältige Beziehung zu ihrer Mutter zu sprechen. Die Mutter ärgerte sich ständig über Beate, andererseits wirkte sie auf die Tochter sehr hilflos und hilfsbedürftig. Beate sorgte sich viel um ihre Mutter, auch ihre Berufswahl (Krankenschwester) hing damit zusammen. In einer Trancesitzung empfand sie eine große Kälte und Unruhe in ihrem Herzen und das tiefe Verlangen, sich an ihre Mutter zu kuscheln, was diese stets abgelehnt hatte. Die ständige Unzufriedenheit der Mutter hatte sie in sich aufgenommen, da sie ihr zwar nicht helfen, aber auch nichts recht machen konnte. Durch Moxibustion des Unterleibs besserte sich die Kälte. Daraufhin hatte sie wieder das Gefühl, auch auf ein eigenes Kind hoffen und Träume haben zu dürfen. In ihrer Kindheit hatte es nur »Tatsachen« gegeben, an die sie sich anpassen musste, Träume waren unerwünscht.

Nach zwei Jahren Therapie, als sie immer noch nicht schwanger war, keimte bei Beate die Bereitschaft auf, eine IVF zu wagen. Zur allgemeinen Überraschung klappte es beim ersten Versuch. Beate war schwanger, zum ersten Mal in ihrem Leben. Trotzdem traute sie sich noch kaum, sich zu freuen. Selbst als sie mich anrief, erzählte sie mir sehr verhalten die große Neuigkeit. Nach vier Wochen besuchten sie und Daniel, ihr Mann, an Weihnachten die Eltern und erzählten die freudige Nachricht, doch es war eher wie ein Spießrutenlaufen und mit enormem Stress verbunden. Die Ultraschallkontrolle im neuen Jahr war niederschmetternd. Keine Herzreaktion war beim Kind zu sehen! Daraufhin wurde Beate täglich einbestellt und geriet immer mehr in Panik. Da kam das endgültige Urteil, es musste eine Ausschabung vorgenommen werden. Der Traum war aus und vorbei.

Erstaunlicherweise brach für Beate keine Welt zusammen, denn soweit war sie in acht Jahren noch nie gewesen. Sie wusste jetzt wenigstens, dass sie schwanger werden konnte und dass die IVF-Behandlung nicht so schlimm war, wie sie es sich vorgestellt hatte. Daniel war ihr in dieser Zeit eine große Hilfe. Nach der empfohlenen Wartezeit von drei Monate wollte sie wieder eine Behandlung beginnen. Zum Termin vor der neuerlichen Stimulation erschien das Paar sehr verschmitzt. »Wir brauchen keine neue IVF machen, ich bin spontan schwanger geworden.« Mittlerweile hat sie eine gesunde kleine Tochter nach einer unkomplizierten Schwangerschaft termingerecht entbunden und findet, dass sie für das lange Warten mit der hübschesten Tigerprinzessin der Welt belohnt wurde.

Schwanger am richtigen Platz nach mehreren Eileiterschwangerschaften

Wie so viele Frauen wünschte sich auch Anna sehnlichst ein Kind. Sie war damals 28 Jahre alt und plante zusammen mit ihrem Lebensgefährten, eine Familie zu gründen. Anna ist sehr kinderlieb und erfährt es noch heute so, dass Kinder dies anscheinend spüren, sie auch mögen und auf sie zukommen.

Annas jüngere Schwester hatte bereits problemlos zwei Kinder bekommen. »Meine Schwester hatte schon zwei Kinder und ich hatte immer noch keins, das war schon recht schmerzhaft für mich. Wenn ich Frauen mit Kindern sah, dann war das für mich wie ein Stich ins Herz. Ich hätte doch auch so gerne eins gehabt.« Anfänglich schien es auch keine Probleme zu geben. Anna wurde schon nach kurzer Zeit schwanger. Die ersten paar Wochen war sie überglücklich und sorglos. Komischerweise wurden damals vom behandelnden Frauenarzt Hormonwerte festgestellt, die für eine Schwangerschaft sprachen, aber auf dem Ultraschall konnte man nichts sehen. Der Befund hieß also »nicht schwanger«. Dementsprechend groß war die Enttäuschung für Anna, bis sie schließlich mit Schmerzen ins Krankenhaus eingeliefert wurde und sich herausstellte, dass es sich um eine Eileiterschwangerschaft handelte. Leider wurde dies viel zu spät erkannt. Während der Operation im Krankenhaus zeigte sich, dass die Schwangerschaft schon zu weit fortgeschritten war und den einen Eileiter funktionsunfähig gemacht hatte. Aufgrund des ungünstigen Verlaufs dieser Schwangerschaft hatte Anna seitdem nur noch einen gesunden Eileiter.

Annas Lebensgefährte hatte einen weniger stark ausgeprägten Kinderwunsch. Meistens lassen sich beide Partner durchchecken, wenn es nach einer gewissen Zeit nicht zu einer Schwangerschaft kommt. Ihr Lebensgefährte verweigerte eine Spermienuntersuchung, schließlich war seine Freundin ja von ihm schwanger geworden. Anna nahm also die ganze Verantwortung und den Druck auf sich.

Schwanger zu werden schien für Anna nicht das Problem zu sein. Nach bereits drei Monaten war sie abermals guter Hoffnung. Erneut war es wieder eine Eileiterschwangerschaft, aber sie hatte ja – so erzählte sie – schon Erfahrung damit und so wurde die Situation diesmal zum Glück rechtzeitig erkannt und behandelt, sodass keine weiteren organischen Schäden entstanden. »Die erste Eileiterschwangerschaft konnte ich noch gut wegstecken, aber nach der zweiten war ich ziemlich unten und hatte Angst. Anscheinend war eine Schwangerschaft bei mir immer mit Komplikationen verbunden, und wenn mein gesunder Eileiter auch noch beschädigt würde, dann hätte ich gar keine eigenen Kinder mehr bekommen können. Ich brauchte erst mal eine Pause, um das alles verkraften zu können. Ich nahm mir zwei Jahre Zeit, in denen ich mich mehr meinem Job und anderen Dingen widmete und der Kinderwunsch in den Hintergrund geriet. Ganz aufgeben konnte und wollte ich den Wunsch nach einem Kind jedoch nicht. Nach der längeren Pause fühlte ich mich wieder etwas gestärkt und ermutigt, sodass ich und mein Lebensgefährte es noch einmal probieren wollten.«

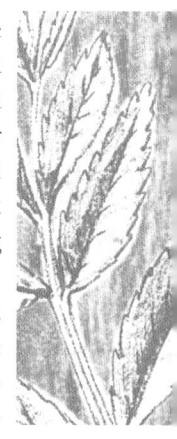

Nach nicht langer Zeit war Anna wieder schwanger, doch es klappte wieder nicht, sie hatte eine Fehlgeburt. »Ich dachte mir, ich sollte nun vernünftig sein und den Tatsachen ins Auge sehen und meinen Kinderwunsch aufgeben. Es hatte anscheinend keinen Sinn mehr, ich musste mich zwangsläufig davon lösen und mich mit einem Leben ohne Kinder abfinden. Stattdessen legte ich mir, sozusagen als Ersatz, eine Katze zu, das war im April 1997. Die Katze half mir ein bisschen, über den Schmerz hinwegzukommen. Mein Trost und meine Lebensfreude war die Tochter meiner jüngeren Schwester, die mich sehr häufig besuchte und schon fast wie ein eigenes Kind für mich war.«

Durch Zufall erfuhr sie über eine Bekannte von meiner Praxis. Rückblickend erzählt sie: »Was mich am meisten an der Therapie beeindruckte, war die Hypnose. Ich dachte immer, dass mich niemand hypnotisieren könne, ich war in dieser Hinsicht sehr skeptisch. Aber es hat geklappt und während dieser Trance sind für mich teilweise überraschende Dinge ans Licht gekommen, oftmals Erlebnisse und Emotionen, die mir nicht bewusst waren oder die aus meiner frühesten Kindheit stammten.«

In diesem Zusammenhang wurden auch familiäre Beziehungen thematisiert. Annas Mutter war zum Beispiel eine energisch bestimmende Frau, worunter Anna immer sehr gelitten hatte. Ihre Schwester konnte im Gegensatz zu ihr viel leichter mit der mütterlichen Dominanz umgehen und mehr Abstand wahren. Bei Anna hatte sich hingegen eine gewisse unterschwellige Unsicherheit und Angst eingeschlichen: die Angst, etwas falsch oder zumindest nicht richtig zu machen. Ihre Mutter gab ihr mit ihrer herrischen Art oft das Gefühl, dass Anna sie bei Entscheidungen um Erlaubnis fragen sollte. Durch dieses anerzogene Abhängigkeitsgefühl konnte sie nur schwierig ihre eigene Freiheit und Selbstständigkeit entwickeln und entfalten. Sie hatte das Gefühl, ihrer kritischen Mutter immer Rechenschaft schuldig zu sein und konnte es ihr nie wirklich recht machen.

Ein wichtiger Bestandteil der Therapie lag darin, dass Anna diese Ängste, den inneren Druck, den sie verspürte, abbauen konnte. Allmählich konnte sie entspannter und befreiter mit ihrem Kinderwunsch umgehen, sie war nicht mehr so gefangen von den sich ständig wiederholenden Gedankengängen. Nach einem halben Jahr Therapie hatte Anna eigentlich mit ihrem Kinderwunsch abgeschlossen und war umso überraschter und glücklicher, als sie im Juni 1998 plötzlich und völlig unerwartet schwanger war. »Mir ging es damals ziemlich gut. Ich hatte mich von der Fixiertheit und der Verkrampftheit in Bezug auf den Kinderwunsch lösen können und die Hoffnung auf ein Kind eigentlich schon aufgegeben. Es war fast unglaublich, dass es dann doch noch wahr wurde.«

Während der Schwangerschaft hatte sie unterschwellig immer das Gefühl, dass etwas schiefgehen könnte, was nach den problematischen Schwangerschaften auch nicht sehr verwunderlich war. »Diese Angst steckt einfach so tief in mir drin und sitzt quasi noch im Hinterkopf.« Anna ist keine überängstliche Mutter, aber manchmal kommen diese ängstlichen Gedanken heute noch hoch, besonders wenn ihre Tochter krank ist. Die kleine Ute wurde im Februar 1999 geboren. »Sie war ein sehr unkompliziertes und pflegeleichtes Baby, ein Sonnenschein-Kind, durch das unsere Familie rund und hell geworden ist.«

Erfahrungen nach einem Überstimulationssyndrom

Für Doris stand schon früh fest, dass sie später Kinder haben wollte. Sie hatte stets ausgeprägte Muttergefühle und liebte die kleinen Zwerge über alles. »Dass manche Frauen keine Kinder wollten, war für mich unbegreiflich gewesen. Ich wollte immer Kinder haben. Die Vorstellung, Mutter zu sein, gehörte für mich zu meinem Leben dazu.« Doch leider verlief das Kinderkriegen nicht so einfach, wie Doris und ihr Mann Emil sich das vorgestellt hatten. Mit 27 Jahren beschäftigte sich Doris erstmals aktiv mit dem Kinderwunsch. Nachdem sie nach etwa zwei Jahren noch nicht schwanger war, besuchte sie einen Frauenarzt, der jedoch nichts Auffälliges feststellen konnte. Organisch war bei ihr und Emil alles okay, zunächst beruhigend. Also abwarten ...

Trotzdem veränderte das lange Warten nichts. »Wenn ich andere Mütter mit Kindern sah oder hörte, dass wieder jemand schwanger geworden war, durchschoss mich ein Gefühl von Neid und die ewige Frage nach dem Warum. Am meisten tat weh, wenn es bei Bekannten oder Verwandten geklappt hatte.« Das Schlimme an dem Ganzen war für Doris, dass sie nicht verstehen konnte, warum sie keine Kinder bekam. Schließlich fand man keine Ursache, sie war gesund und hatte alles ihr Mögliche getan, immer ihr Bestes gegeben und sich viel selbst abverlangt, um schwanger zu werden. Es erschien ihr einfach ungerecht, besonders wenn ihre Schwester ohne Weiteres schon ihr drittes Kind erwartete. »Was mache ich falsch? Was stimmt mit mir nicht?«, fragte sie sich. Von Seiten ihrer Schwester und Mutter konnte sie, so erzählte sie mir, nicht mit viel Verständnis rechnen. Ihre Mutter verhielt sich eher abwertend gegenüber den Problemen und war mehr von den Kindern ihrer Schwester angezogen. Doris fühlte sich von ihrer Mutter nicht verstanden und konnte sich mit ihren Sorgen nicht an sie wenden.

Doris Kinderwunsch wurde immer drängender, auch für ihren Mann Emil stand es außer Frage, alles erdenklich Mögliche dafür zu tun. Da fiel die Entscheidung für das übliche Programm der Reproduktionsmedizin. Doch die Hormonbehandlungen und sechs Inseminationen führten zu keiner Schwangerschaft. Nachdem das nicht funktioniert hatte, meinte die Frauenärztin, dass sie nichts mehr für das Paar tun könne und schickte die beiden zu einem Kinderwunschzentrum. In dieser für Doris anonymen Welt wurden erneut sechs Inseminationen durchgeführt, ohne dass etwas passierte.

Mittlerweile waren bereits anderthalb Jahre vergangen, in denen Doris und Emil sich erfolglos den Strapazen der Reproduktionsmedizin ausgesetzt hatten. »Es war eine wahnsinnige Belastung für mich und meinen Mann. Wir haben mit niemandem darüber sprechen können, ich hätte auch keinen von meinen sogenannten Freunden gewusst, dem ich mich hätte anvertrauen wollen. Man wird ja sowieso nur dumm angesprochen, wenn man eine längere Zeit verheiratet ist und immer noch keine Kinder hat. Die ewigen Fragen gingen uns auf die Nerven. Wir wollten nach außen hin nichts zugeben und haben unser Problem lieber für uns behalten. Dadurch haben wir uns allmählich von den anderen zurückgezogen.« Es war Doris und ihrem Mann zu unangenehm, öffentlich darüber zu reden. Aus Angst vor verletzenden Kommentaren behielten sie die Angelegenheit lieber für sich. Die kleinsten Fragen nach ihrem Kinderwunsch lösten in Doris Schmerzen aus: »Das tat so weh, dass ich die nächsten drei Wochen daran herumkaute und mir die Frage ständig durch den Kopf ging. Und zudem hatte der Fragende ja überhaupt keine Ahnung, was er bei mir angerichtet hatte. Wären wir, wie manch andere Paare das können, offener damit umgegangen, dann hätten diese Bemerkungen mich nicht so verletzt oder wären gar nicht erst aufgetreten«, überlegte Doris im Nachhinein.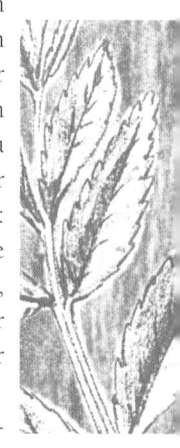

Am Arbeitsplatz sollte natürlich auch keiner davon erfahren, was sich schwierig gestaltete, da Doris oft zu Untersuchungen musste und häufig fehlte. Die ständige Geheimnistuerei und das lange Abwarten, Hoffen und die vielen Enttäuschungen hatten Doris im Laufe der Zeit mehr und mehr zu schaffen gemacht. Die Beziehung zu ihrem Mann litt glücklicherweise nicht darunter. Emil war der Einzige, mit dem sie über ihre Gefühle und Ängste reden konnte und mit dem sie ihr Leid teilte. Dieser Leidensweg schweißte die beiden zusammen, wodurch ihre Beziehung gereift ist und sie sich noch näher gekommen sind. Nachdem die Inseminationen nicht erfolgreich waren, beschlossen sie, eine IVF durchführen zu lassen. »Es waren viel zu viele Eizellen herangewachsen, sodass die Frage aufkam, ob wir welche einfrieren lassen wollten. Das Problem löste sich dann von selbst, da fast alle wieder abgestorben waren, somit wurden nur die drei befruchteten Eizellen eingesetzt.« Doris war nach der Eizellpunktion über die nächsten drei Tage so furchtbar schlecht und schwindelig, dass sie kaum aus dem Bett kam. Wie sie erfuhr, hatte sie das nach künstlicher Befruchtung relativ häufig auftretende Überstimulationssyndrom entwickelt. Da sie aber keiner darauf vorbereitet hatte, war sie sehr erschrocken. »Ich hatte mich damals schon ein wenig darüber gewundert, aber da war mir eben nichts zu viel. Da nimmt man es hin, für ein Kind hätte ich alles in Kauf genommen. Und wenn diese Qualen dazu gehörten, dann musste ich sie eben über mich ergehen lassen. Ich akzeptierte alles, was die mit mir machten.«

Doris hatte viel in dieser Zeit aushalten müssen und erzählt weiter: »In dem Zentrum war ich nur eine Nummer. Ein persönliches Gespräch, in dem ich mal über meine Zustände sprechen konnte, das gab es gar nicht und interessierte sowieso keinen. Gerade bei solch intimen Eingriffen fehlte mir der persönliche Kontakt. Meinen zuständigen Arzt sah ich kaum, ich wurde immer wieder von anderen Ärzten behandelt. Es war ein Kommen und ein Gehen, die reinste Massenabfertigung. Mit meinem Mann habe ich zwar darüber sprechen können, aber er hat es eben etwas lockerer gesehen oder ging leichter damit um, eben anders als ich, als Frau.«

Einige Wochen verstrichen, ohne dass Doris ihre Regel bekam, was natürlich eine enorme Hoffnung und Freude bei ihr auslöste. »Endlich hat es geklappt, es hat geklappt«, dachte sie glücklich. Aber dann kam doch wieder die große Enttäuschung und der harte Fall ins tiefe Loch, weit weg vom sehnlichen Wunsch nach einem Kind. »Nicht schwanger«, hieß die Diagnose der Ärzte. Trotz wiederholter Untersuchungen war Doris überzeugt, dass sie doch schwanger war. »An einem Abend ist mir zu Hause so schlecht geworden, und ich hatte starke Blutungen bekommen. Im Nachhinein bin ich mir hundertprozentig sicher, dass ich damals kurz schwanger war und einen Abgang hatte. Das war ein tiefgreifendes Erlebnis, das steckt nach wie vor noch in mir drin; da ist den Ärzten irgendwie ein Fehler unterlaufen.« Die Frauenärztin meinte jedoch auch, dass Doris sich die Fehlgeburt nur eingebildet hätte, vielleicht aus dem Grund, sie zu schützen und nicht noch mehr zu belasten. Für Doris jedoch ist es ganz einfach ihr »Sternenkind«.

Nach dieser für sie schlimmen Erfahrung im Mai 2000 war Doris am Boden. Diese Niederlage musste sie erst einmal verarbeiten, zudem ging es ihr körperlich sehr schlecht. Ihr Körper hatte enorme Mengen an Wasser angesammelt. »Das Wasser hätte mich beinahe ertränkt. Ich konnte mich nicht mehr bücken, konnte nicht mehr liegen und musste sogar im Sitzen schlafen.« Im Kinderwunschzentrum wurde ihr lediglich gesagt, sie brauche sich keine Gedanken machen, das verginge schon wieder. Obwohl diese Wasserablagerungen die Folge bzw. die Nebenwirkungen der Hormonstimulation waren, fühlten die Ärzte im Kinderwunschzentrum sich anscheinend nicht dafür verantwortlich. Doris fühlte sich einfach mit ihren Beschwerden sitzen gelassen. Der Einzige, bei dem Doris Hilfe fand, war ihr Hausarzt. Durch Punktieren und Abziehen der Flüssigkeit aus dem Bauchraum (dies tut man auch heute wirklich nur in Ausnahmefällen) ging es ihr nach einer Weile wieder besser. »Nachdem ich das überstanden hatte, dachte ich mir, dieser Weg bringt es nicht. Ich schloss mit dem Kapitel ab oder versuchte es zumindest. Mein Reden war immer, wenn ich 35 Jahre alt bin, ist der Fall für mich erledigt, dann bin ich zu alt für ein Kind.« Doris war zu diesem Zeitpunkt gerade erst 32 Jahre alt und versuchte notgedrungen, sich mit ihrem Schicksal abzufinden. Dies gelang ihr aber nicht wirklich und nach einer ganzen Weile überlegte sie, ob sie nicht vielleicht doch noch eine zweite IVF machen lassen sollte. Emil war absolut dagegen und wollte nicht, dass sich seine Frau nach der letzten Quälerei nochmals diesen Strapazen ausliefere. Sein Glaube an den möglichen Erfolg einer künstlichen Befruchtung war gegen null gesunken. Doris und Emil fühlten sich völlig hilflos und orientierungslos, sie hatten keine Ahnung, wie es weitergehen sollte. »Entweder müssen wir jetzt eine andere Methode finden oder das Thema ist wirklich abgeschlossen. Meine schlimmsten Befürchtungen schienen bestätigt, dass es das jetzt endgültig gewesen war; aus der Traum vom eigenen Kind.«

Über eine Bekannte erfuhr Doris von meiner Praxis und vereinbarte fast hoffnungslos einen Termin. Für sie war es eine neue und zugleich lang ersehnte Erfahrung, endlich jemand zu haben, der wirkliches Interesse an ihren Problemen zeigte und mit dem sie über alles reden konnte. Zum ersten Mal konnte sie sich fallen lassen und wieder richtig entspannen. Die Akupunktur hat ihr sehr dabei geholfen. Jedes Mal war sie fasziniert, wie ihr Körper reagierte. Eigentlich war ihre Hoffnung auf ein leibliches Kind schon ziemlich geschwunden. Zunächst tat es ihr einfach gut, mal ganz offen und frei zu reden und die höllischen Erfahrungen verarbeiten zu können. »Während der letzten Jahre war mein Kinderwunsch zu meinem Lebensinhalt geworden. Tag und Nacht beschäftigte ich mich damit und war gedanklich total darauf fixiert. Ich war kaum noch offen für andere und auch schöne Dinge in meinem Leben. Die vielen Hoffnungen und Enttäuschungen hatten mein Leben zur reinsten Berg- und Talfahrt werden lassen: himmelhoch jauchzend bis zu Tode betrübt.«

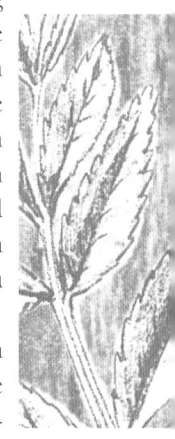

Obwohl Doris sich anfangs sehr schwertat, konnte sie sich dank der Akupunktur doch von ihren kreisenden Gedanken befreien, und der Druck, der auf ihr lastete, wich. Einige Wochen später fühlte sie sich um vieles besser, lockerer und entspannter. Völlig überrascht stellte sie nach etwa drei Monaten fest, dass ihre Periode ausgeblieben war: »Mein Mann und ich konnten unser Glück damals kaum fassen, so unbegreiflich schön und unerwartet wie es war.«

Im Mai 2000 war der Zeitpunkt der Überstimulation und der Abschied vom Kinderwunschzentrum gewesen. Im August begann die SART-Therapie und im November 2000 war Doris schließlich spontan schwanger geworden. »Was der Auslöser war oder was dafür sorgte, dass ich doch schwanger wurde? Das weiß ich nicht genau. Vielleicht hing es mit dem Druck zusammen und der Angespanntheit, die mich vorher irgendwie blockiert hatten. Ich glaube, es ist einfach auch eine große Kopfsache. Solange man immer denkt, dass *muss* jetzt klappen und ich will jetzt ein Kind haben und man an nichts anderes mehr denken kann, dann schaltet irgendwo im Organismus etwas ab oder wird blockiert.«

Doris war so begeistert und überzeugt von der Akupunktur gewesen, dass sie ihre Hebamme bat, sie vor und während der Geburt zu akupunktieren. Die Geburt des kleinen Philipp verlief völlig problemlos. Die Zeit mit ihm genoss sie in vollen Zügen. Ins Berufsleben kehrte sie nicht zurück, sondern widmet sich ganz den Aufgaben als Mutter.

Als Doris sich vier Jahre später ein zweites Kind wünschte, kam sie erneut zur SART-Therapie. Erstaunlicherweise dauerte es wieder relativ kurz, bis sie mit dem kleinen Markus schwanger war. Bei ihrem dritten Kind wird sie keine Hilfestellung mehr brauchen, davon ist sie fest überzeugt. »Rückblickend würde ich sagen, dass man sich nicht zu sehr auf die medizinischen Behandlungen konzentrieren, sondern auch psychologische Hilfe und ganzheitliche Unterstützung in Anspruch nehmen sollte. Wenn man alleine mit dem Partner damit fertig werden muss und kaum Freunde hat, um darüber zu sprechen, ist eine alternative Behandlung eine große Unterstützung Die Reproduktionsmedizin ist für mich einfach zu einseitig, zu körperlich orientiert.«

Was Doris anderen Paaren mit Kinderwunsch noch gerne mit auf den Weg geben möchte ist: Hoffnung. »Aus eigener Erfahrung weiß ich, wie wichtig es ist, die Hoffnung nicht aufzugeben. Man weiß ja nie, vielleicht findet sich ja doch noch eine Lösung?!«

Zweimal kleine Piraten nach ICSI

Beim ersten Besuch betrat Claudia schmerzgekrümmt und voller Angst an der Hand ihres Mannes meine Praxis. Ihre Regelschmerzen waren im Laufe der Jahre immer heftiger geworden. Das gehört einfach dazu, hatte die Mutter ihr versichert. Die Beschwerden wurden aber allmählich auch außerhalb der Regel unerträglich. Nach einiger Zeit äußerte ihr Gynäkologe den Verdacht auf eine Endometrioseerkrankung und tatsächlich ergab eine Bauchspiegelung einen sehr ausgeprägten Endometriosebefund. Dieser könne erst nach einer halbjährigen hormonellen Ruhigstellung mit Hormonspritzen operiert werden, versicherte der Arzt Claudia. »Danach sollten Sie sich dann schnellstmöglich schwängern lassen.« Claudia war von diesem Gespräch völlig überfordert, Kinder hatte sie überhaupt noch nicht geplant. Da die Ärzte im Krankenhaus recht kurz angebunden waren und auf ihre Schmerzen nicht weiter eingingen, bekam sie den Eindruck, dass alles sehr eilig sei. Claudia schlussfolgerte: Ich kann nur noch sofort oder nie Kinder bekommen. Ihr Gynäkologe verschrieb ihr ein halbes Jahr lang ein Hormonpräparat und versprach ihr, dass sie dadurch keine Regelblutung und so auch keine Schmerzen mehr haben würde. Die Behandlung verlief jedoch sehr enttäuschend für Claudia: Die Endometriosezysten gingen zwar unter der Behandlung zurück, wurden danach jedoch rasch wieder so groß wie vorher. Zudem ging es ihr durch den massiven Hormonentzug allgemein und psychisch sehr schlecht. Vor einer Operation hatte sie immer zurückgeschreckt, weil ihr kein Arzt hundertprozentig garantieren wollte, dass diese ohne Organverlust vonstatten gehen würde. Schwanger werden stand nun im Vordergrund, möglichst gleich und über eine künstliche Befruchtung. Claudia kam dies paradox vor, jahrelang zu verhüten und dann überstürzt schwanger zu werden. Die gut gemeinte ärztliche Empfehlung empfand sie als riesigen Druck. Ihr Mann war zu diesem Zeitpunkt gerade mit dem Studium fertig geworden und hatte noch keine Anstellung. Sie folgte dem ärztlichen Rat nicht sofort, und wollte lieber testen, ob sie wirklich nicht schwanger werden konnte. Doch nachdem sie die Pille abgesetzt hatte, tat sich tatsächlich drei Jahre lang nichts. Nur die Schmerzen wurden immer unerträglicher.

Zu diesem Zeitpunkt (1995) war Claudia ständig den Tränen nahe und kam erstmals zur Therapie. Da saß sie, ein Häufchen Elend und schien selbst durch meine Frage, was für sie vordergründiger sei, der Kinderwunsch oder eine Behandlung ihrer Schmerzen, verwirrt. Zu sehr hatte sie sich schon daran gewöhnt, die Schmerzen stillschweigend zu ertragen und einfach damit leben zu müssen.

Ein Jahr lang kam Claudia regelmäßig alle vier bis sechs Wochen zur Therapie. Die Schmerzen ließen schon nach der ersten Behandlung mit der SART-Behandlung deutlich nach und nach einiger Zeit war sie komplett beschwerdefrei, obwohl die Endometriosezysten im Ultraschallbild unverändert geblieben waren. Während der Hypnotherapie kamen Erinnerungen aus der Kindheit hoch und sie befreite sich allmählich von der ständigen Bevormundung durch ihre Mutter. In Trance durchlebte sie erneut deren permanente Kritik und ständigen Vergleiche mit anderen Kindern. Im Zeitraum von 1996 bis 1997 war Claudia völlig beschwerdefrei und kam auch nicht mehr zur Therapie. Allmählich wurden die Menstruationsschmerzen jedoch wieder schlimmer, und Claudia erinnerte sich an die frühere, erfolgreiche Therapie. Da meine Praxis mittlerweile umgezogen war, musste sie nun einen längeren Anfahrtsweg von 400 km in Kauf nehmen. Schon nach dem zweiten Termin ging es ihr wieder sehr gut. Sie fühlte sich gelöst und frei. Im März 1998, während einer völlig schmerzfreien Blutung, machte ihr Mann dann eine dumme Bemerkung, worauf sich schlagartig ihr Bauch verkrampfte und sie in Tränen ausbrach. Anschließend konnte sie den ganzen Tag nur noch weinend auf der Couch verbringen. Der Gynäkologe, den sie aufsuchte, drängte auf eine sofortige Behandlung und überwies sie an eine Universitätsfrauenklinik zur Untersuchung. Auch dort wurde ihr zu einer Hormonbehandlung plus Operation geraten, vorher könne keine ICSI-Behandlung durchgeführt werden. Das Spermiogramm ihres Mannes war schlecht ausgefallen. So willigte sie in die Hormonbehandlung ein, mit der sie über längere Zeit in künstliche Wechseljahre versetzt wurde. Die sogenannten Schokoladenzysten wurden tatsächlich etwas kleiner, aber sie fühlte sich mutlos und traurig. Nach erneutem Einsetzen der Regelblutung war wieder alles so schlimm wie zuvor, zudem kamen nun schmerzhafter Stuhlgang im Halbstundentakt dazu und starker Brechreiz und Übelkeit. Erst als sie im September 1998 zu einer Frauenärztin wechselte, machte diese ihr Mut, wieder mit der SART-Behandlung fortzufahren und drängte nicht auf eine weitere Hormonbehandlung.

So kam Claudia nun wieder regelmäßig die weite Strecke gefahren, manchmal von ihrem Mann begleitet. Häufig ging es in den Therapiesitzungen um seelische Verletzungen und alte Demütigungen. Heftige Gefühle kamen hoch, wie Wut und unterdrückte Tränen. Manchmal empfand sie es, als ob die Ohrakupunktur ihr durch Mark und Bein ginge. Die

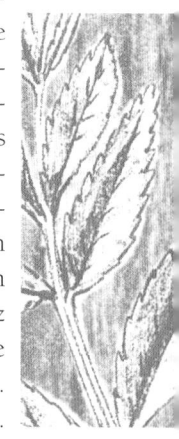

Zusammensetzung der begleitenden chinesischen Teemischungen wurde je nach dem aktuellen vegetativen Zustand abgeändert. Claudia wurde wieder zunehmend fröhlicher und selbstbewusster und die Menstruationsbeschwerden gingen weitgehend zurück. Lediglich stechende Schmerzen im linken Unterleib in der ersten Zyklushälfte waren sehr hartnäckig. Als sie dann Ende 1999 komplett beschwerdefrei war, fühlte sie sich für eine ICSI-Behandlung bereit. Claudias Mann hatte zwischenzeitlich eine sichere Arbeitsstelle gefunden. Die erste IVF-Klinik, die sie konsultierte, riet ihr das Übliche: Hormonbehandlung, anschließend Operation, dann hormonelle Stimulation. Diesmal ließ sie sich jedoch nicht mehr verunsichern und verabschiedete sich von dieser Praxis auf Nimmerwiedersehen. Im nächsten Kinderwunschzentrum lief das Gespräch im Juni 2000 dann ganz anders als bisher. Sicherlich wurde auch hier die ausgeprägte Endometriose gesehen, doch stellte diese für den dortigen Arzt keinen Hinderungsgrund dar, gleich mit einer ICSI-Therapie zu beginnen. Bereits im Oktober 2000 wurden ihr nach der ersten ICSI-Behandlung zwei Embryonen transferiert, von denen sich einer einnistete. Nach einer komplikationslosen Schwangerschaft wurde Claudias »Kronprinz« Felix geboren. Als 2003 der Wunsch nach einem Geschwisterchen laut wurde, gelang im gleichen IVF-Zentrum auf Anhieb ein zweiter »Volltreffer«.

Für Claudia, der zuvor nur geringe Chancen eingeräumt worden waren, stellten die Geburten die Erfüllung all ihrer Wünsche dar. Die Belastung durch zwei lebhafte Kinder war dann aber, neben der Halbtagsarbeit, zu viel für sie, da sie ihre neue Aufgabe als Mutter sehr ernst nahm. Es fiel ihr immer schon schwer, Bitten anderer abzuschlagen, aber nun schien plötzlich alles über ihr zusammenzustürzen und sie hatte das Gefühl, selbst auf der Strecke zu bleiben. Da traten erstmals seit langem wieder Schmerzen auf. Claudia erinnerte sich an die vorherige SART-Therapie, ließ ihre Kinder für jeweils einen Tag bei der Oma und nahm wieder die weite Reise auf sich. Sie genoss dann diese Auszeit für sich selbst und die langen Zugfahrten empfand sie als sehr beruhigend. Nach einigen Therapiesitzungen war Claudia wieder schmerzfrei und ist es bisher auch geblieben. Sie nimmt sich aber nun auch öfter frei vom Muttersein, geht regelmäßig zum Bauchtanzen und trifft sich mit Freundinnen. »Ich bin sehr dankbar für meine zwei kleinen Piraten und hoffe sehr, dass es bald noch mehr Ärzte gibt, die ganzheitliche Behandlungsmethoden anwenden, damit möglichst vielen Frauen in einer ähnlichen Situation geholfen werden kann«, wünscht Claudia allen Frauen in einer ähnlichen Lage. Die Frauenärztin konnte zuletzt beim Ultraschall keine Endometriosezysten mehr feststellen. »Wenn ich nicht wüsste, wie das früher in Ihrem Bauch ausgesehen hat, würde ich nie vermuten, dass Sie an Endometriose erkrankt waren«, meint die Ärztin nun häufig bei den regelmäßigen Kontrolluntersuchungen.

Jahrelange Odyssee mit glücklichem Ausgang

Für Hermine und Hubert war nach der Heirat 1987 klar: Sie wollten ein schönes, großes Haus bauen, mit Platz für viele Kinder zum Toben. Zu diesem Zeitpunkt hatten sie keinerlei Vorstellung, welch langer Weg ihnen noch bevorstehen sollte. Lediglich eine dumpfe Ahnung stieg in Hermine bereits nach einem halben Jahr auf, als sie vergeblich auf das Ausbleiben ihrer Regel wartete, aber nichts passierte. Relativ rasch wurde sie aktiv und wendete sich an ihren Frauenarzt. Der untersuchte sie und nahm ihr Blut ab. Als einziges Ergebnis stellte er fest, dass bei ihr die männlichen Hormone erhöht waren. »Okay, dann bin mal wieder ich schuld an allem, wie so oft in meinem Leben«, dachte Hermine. Der Arzt klärte sie über den richtigen Zeitpunkt auf, an dem sie mit ihrem Mann schlafen sollte, nämlich um die Zeit des Eisprungs. Hermine wollte jede Chance nutzen. Vor dem Aufstehen ging ihr erster Griff zum Thermometer. Sehr gewissenhaft führte Hermine die Temperaturkurve. Ihr inneres Ohr lauerte wachsam auf jedes Signal des Körpers, das sie als Zeichen der fruchtbaren Tage interpretieren konnte. Ihre Gedanken begannen, um spinnbaren Zervixschleim und Temperatursprünge zu tanzen. Liebe nach Kalender war nun angesagt. Nachdem sich nach einem weiteren Jahr immer noch keine Hinweise auf eine Schwangerschaft zeigten, drängte sie Hubert, seine Spermien untersuchen zu lassen. Das Ergebnis war niederschmetternd: sehr wenig und kaum bewegliche Samenzellen. Zum inneren Druck kam ein äußerer, denn immer öfter fragten Bekannte, wieso Hermine noch nicht schwanger sei. Gönnerhaft boten sie an, gerne »auszuhelfen«, falls es nötig sei. Wem sollte sie den wahren Grund verraten? Hermine erzählte niemandem von ihrem Problem und so begann eine Zeit der Geheimhaltung und des Spießrutenlaufens. Sie konnte jetzt nur noch auf die Reproduktionsmedizin setzten. Geduldig ließ sie alle Untersuchungen über sich ergehen. Auch eine sehr schmerzhafte Prüfung der Eileiter, diese war aber wenigstens ohne krankhaften Befund. Da in ihrem Fall nur über eine ICSI-Behandlung Aussicht auf eine Schwangerschaft bestand, war es sowieso nicht mehr wesentlich, ob die Eileiter offen waren oder nicht.

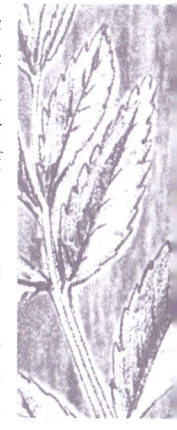

Ihr Gynäkologe überwies das Paar an eine Uniklinik, in der die erste ICSI stattfinden sollte. Hermine erhielt genaue Anweisungen, wie sie sich verhalten, wann und wie viele Spritzen sie bekommen sollte. Diese Zeit empfand sie als puren Stress: Blutkontrollen, Ultraschall, Warten, dann in die Arbeit hetzen und keiner sollte etwas merken. Als es dann so weit war, bekam Hubert einen kleinen Becher in die Hand gedrückt. Diesen Becher in einer öffentlichen Toilette der Klinik mit seinem Samen zu füllen, war für Hubert eine Horrortortur. Aber endlich passierte etwas, und sie hatten große Hoffnung, nun am Ziel zu sein. Nach zwei Wochen dann die Enttäuschung, als Hermine den ersten Tropfen Regelblut entdeckte. Alles war umsonst gewesen.

So schnell wollten sie aber nicht aufgeben. Beim zweiten Mal wird es bestimmt klappen. Ein Versuch folgte dem nächsten und immer wieder »negativ«. Nach mehreren ergebnislosen Behandlungen wechselten sie in eine Privatpraxis. Die Räume waren angenehmer und persönlicher. Die Jahre vergingen, mittlerweile war es 1995 und sie hatten zehnmal vergebens gehofft und gebangt, um nach zwei Wochen in einen schwarzen Abgrund der Hoffnungslosigkeit zu stürzen. »Was mache ich nur falsch?«, grübelte Hermine. Sie sah sich in der Arbeit und im Freundeskreis nur noch von Schwangeren umgeben. »Das ist gemein! Wieso die und ich nicht?«, gab es ihr jedes Mal einen Stich. Ihre Schwestern präsentierten ihre dicken Bäuche bei den Familienfeiern und Hermine konnte nicht mithalten. Traurigkeit überkam sie und das Gefühl tiefer Wertlosigkeit als Frau. Obwohl die Ursache für die Kinderlosigkeit nicht ausschließlich bei ihr lag, fühlte sie sich doch unfähig, das zu tun, was anderen anscheinend so leicht fiel.

Dieses Unvermögen passte zu ihren Erfahrungen aus der Kindheit. Als Kind war sie von ihrer Mutter ständig mit anderen verglichen worden, die besser waren in der Schule, netter und leistungsfähiger als sie. Die Worte der Mutter klangen noch tief in ihr und nagten an ihrem Selbstwertgefühl. Allmählich machten die Enttäuschungen sich auch auf körperlicher Ebene bemerkbar, sie litt unter Stimmungsschwankungen, starken Regelschmerzen und monatlich unter massivem Brustspannen sowie Hitze- und Kältegefühlen. Den Kinderwunsch aufzugeben schien nun unvermeidlich. Der behandelnde Arzt empfahl ihr eine ganzheitliche Behandlung, wovon sie zwar nicht begeistert war, sie aber als eine Möglichkeit sah.

Hermine sprach sehr gut auf die Akupunktur an und merkte die positive Wirkung am Nachlassen der Regelschmerzen. Zudem normalisierte sich die Blutungsstärke. Während der Trancesitzungen bekam sie einen anderen Zugang zu sich und war erstaunt und überrascht, was sie im Leben geprägt hatte. In Trance durchlebte sie den übermäßigen Erwartungsdruck ihrer Umgebung, die Mutterrolle und Verantwortung für die kleineren Geschwister zu übernehmen. In der Pubertät hatte sie sich durch die hohe Verantwortung häufig am Rande ihrer Leistungsfähigkeit befunden und sich selbst zurückgenommen. In einer anderen Sitzung erinnerte sie sich an einen Film, den sie als Kind gesehen hatte, bei dem eine Frau vergewaltigt worden war. Sie hatte sich mit der Frau identifiziert und sich dabei wütend und hilflos gefühlt. Im Laufe der Therapie ließen die massiven Schmerzen in der Brust nach, ebenso die Regelschmerzen. Sie empfand ihren Kopf »heller und klarer« und erlebte in einer Trancesitzung ein Gefühl, »als ob eine innere Sonne aufginge«. Ihr Leben begann sich wieder zu ordnen und sie konnte sich selbst mehr wertschätzen. In längeren Abständen kam Hermine über vier Jahre zur Therapie. Auch Hubert, der sie manchmal begleitete, wurde mitbehandelt und auch er wurde offener, auch wenn er weiterhin eher schweigsam war.

Der gefühlte Druck nahm ab und sie entdeckte einen »eigenen inneren Raum und eine eigene Welt«. Dorthin lud sie ihr Wunschkind ein. In einer Sitzung konnte sie Schwangerschaft und Geburt gut visualisieren und spüren. Sie entwickelte neues Vertrauen in ihren Körper. Dann schien 1999 der richtige Zeitpunkt gekommen, noch einen Versuch zu wagen. In dem neuen Kinderwunschzentrum fühlte sie sich von Anfang an auch akzeptiert und angenommen, eine Erfahrung, die sie in den beiden anderen Zentren bisher nicht gemacht hatte. Erstaunlicherweise bekamen sie nach einem Krankenkassenwechsel (damals) noch weitere vier Versuche von der Krankenkasse bewilligt. Erstmals wurden nach der ICSI-Behandlung die Eizellen kryokonserviert. Hubert war zwar diesmal wie immer sehr pessimistisch und versuchte die neue Zuversicht seiner Frau sofort zu dämpfen (»Freu dich nicht zu früh!«), ich ermahnte ihn jedoch, seine Frau besser zu unterstützen, an sie zu glauben und sich mit ihr zu freuen. Von den eingefrorenen Eizellen nistete sich tatsächlich eine bei Hermine ein. Überraschenderweise war sie bei diesem Versuch, dem keine hohen Hormongaben vorausgingen, sehr gelassen und ging erst nach sechs Wochen, als die Regel schon lange ausgeblieben war, zu einem Schwangerschaftstest, der zur Freude aller positiv ausfiel.

Nach 13 Jahren Kinderwunsch und 16 Behandlungsversuchen waren Hubert und Hermine nach einer unauffälligen Schwangerschaft dann am Ziel. Dass es heute den kleinen Michael gibt, empfinden sie als Geschenk Gottes und ihren langen Weg als tiefen Pfad der Erkenntnis. Auch wenn sie ihren Kinderwunsch schon lange hatten, war am Ende alles ganz anders, als sie sich erhofft hatten und noch viel schöner. Sie möchten auch unbedingt anderen Paaren in einer ähnlichen Situation ans Herz legen, dass es aus tiefer Verzweiflung einen Ausweg geben kann und es sich lohnt, mehrgleisige Wege zu gehen.

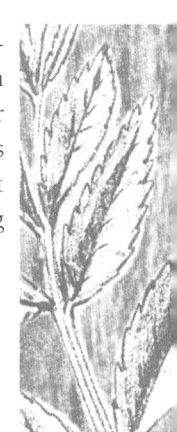

10 SELBSTHILFE

»Willst du auf den Gipfel eines Berges steigen, frage jemand, der den Weg hinauf und hinab kennt.« (chinesisches Sprichwort)

Dieses Kapitel will Ihnen helfen, auf dem Weg zu Ihrem Wunschkind weiterzukommen, auch wenn Sie von schulmedizinischer Seite bisher nur gehört haben: »Bei Ihnen ist alles in Ordnung. Wir haben keine Ahnung, warum es bei Ihnen nicht klappt.« Sollten Sie im Folgenden bestimmte Störungsmuster bei sich wiedererkennen, finden Sie im Buch vielseitige Anregungen, diese aufzulösen. Keinesfalls sollen die vorgeschlagenen Rezepturen und Anwendungen jedoch dazu verleiten, nun in Aktionismus zu verfallen, nach dem Motto »Viel hilft viel, und Naturheilkunde schadet gewiss nicht«. Auch naturheilkundliche Mittel sind wirkungsvoll und können – falsch oder im Übermaß angewendet – durchaus unerwünschte Konsequenzen haben. Dies zeigt z. B. eine Studie von Boivin u. Schmidt (2009), die nach wahlloser Selbstmedikation mit Naturheilmitteln parallel zu einer IVF-Behandlung niedrigere Schwangerschaftsraten fand.

Selbsthilfe-Methoden in der chinesischen Medizin

In China gehen die Menschen seit alters her ungern zum Arzt, sondern fühlen sich für ihre Gesundheit in erster Linie selbst verantwortlich. Sie folgen dabei zuerst ihrer eigenen, inneren Stimme (dem inneren Weg oder *Dao*), um herauszufinden, was ihnen gut tut. Geht man vom individuellen Wohlbefinden aus, gibt es kein allgemeines Richtig oder Falsch für Kinderwunschpaare. Was für die einen geeignet ist, kann für andere durchaus unpassend sein.

Dieses Buch kann daher keine verbindlichen Anleitungen geben, sondern versteht sich eher als Wegweiser auf Ihrem ganz eigenen Weg zum Wunschkind. Feste Garantien gibt es auch in der chinesischen Medizin nicht, doch kann sie neue Möglichkeiten eröffnen, die Fruchtbarkeit zu fördern.

Da es die TCM als wichtiges Behandlungsziel weiblicher Unfruchtbarkeit ansieht, erst den Zyklus zu regulieren, gehen die folgenden Kapitel zunächst auf geläufige westliche Diagnosen wie Amenorrhö (ausbleibende Regel), Dysmenorrhö (Regelschmerzen), Prämenstruelles Syndrom, Gelbkörperinsuffizienz, Zwischenblutungen, Endometriose und das Syndrom der Polyzystischen Ovarien (PCO) ein. Neben der Definition werden Erklärungen zur Entstehung auch nach der chinesischen Medizin vorgestellt. Möglicherweise entdecken Sie während der Lektüre bei sich Ungleichgewichte nach der TCM, obwohl Ihr

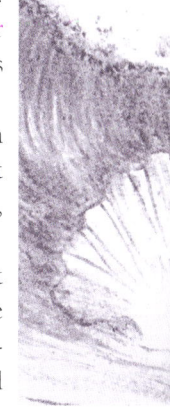

westlicher Arzt keine oder kaum eine Ursache für Ihren unerfüllten Kinderwunsch oder für eine erfolglose IVF-Behandlung geben konnte. Chinesische Disharmoniemuster werden in einem späteren Abschnitt im Detail erläutert sowie Möglichkeiten, die Fruchtbarkeit zu fördern, aufgezeigt.

Diätetik

Chinesische Medizin wird bei uns häufig auf Akupunktur reduziert, obwohl diese nur eine von vielen Therapiemöglichkeiten darstellt. Vielmehr führt der Hauptweg der Gesundheit nach der TCM über die Küche, die Ernährungskunde steht an erster Stelle. Sie finden daher bei jedem Störungsmuster geeignete Nahrungsmittel aufgelistet. Schon im alten China wurde beobachtet, dass bestimmte Nahrungsmittel ganz bestimmte Wirkungen im Körper erzeugen. Daraus wurde ein System entwickelt, das Speisen, Gewürze und Getränke nach ihrer Temperaturwirkung und ihrer Geschmacksrichtung einordnet. Zum Beispiel: Frühlingszwiebeln heben die Energie an die Oberfläche und passen zur Entfaltungskraft des Frühlings. Salat kühlt und erfrischt bei Sommerhitze. Warme Wurzelgemüse befeuchten und speichern die Energie im kühlen Herbst. Zimt und Anis wärmen und bewahren die Lebenswärme im kalten Winter. Auch der Geschmack entscheidet über die Wirkung einer Speise. Saures wie grüne Äpfel oder in Essig Eingelegtes zieht zusammen und ist daher z. B. bei Verdauungsblockaden ungeeignet. Bitteres wie Grapefruit oder bittere Salate trocknen und leiten aus. Süßes wie süße Äpfel oder Melonen befeuchten und harmonisieren, können aber »Feuchtigkeit« im Körper einlagern wie z. B. beim Übergewicht. Meerrettich zerstreut Schleim und öffnet (u. a. wird die Nase frei), ist aber ungeeignet bei Säftemangel. Salziges wie z. B. Algen erweicht und lenkt nach unten.

Der Speisezettel sollte grundsätzlich viel leicht gekochtes Gemüse, Getreide und Hülsenfrüchte enthalten. Unterschiedliche Gewürze runden die Speisen ab. Einige Kochrezepte aus diesen Zutaten werden vorgestellt und Grundideen der Zubereitung vermittelt. Die meisten Speisen können leicht mit geringem zeitlichem und finanziellem Aufwand zubereitet und in den täglichen Speiseplan eingebaut werden. Weiterführende Anregungen zur chinesischen Heilküche finden Sie u. a. im Büchlein *Kraftsuppen nach der Chinesischen Heilkunde* von Karola Schneider und im *Fünf Elemente Kochbuch* von Barbara Temelie. Die Grundlagen der chinesischen Ernährungslehre erklärt das Lehrbuch *Chinesische Diätetik* von Ute Engelhardt.

Heilkräuter/Tees

Eine Liste von Heilkräutern soll jeweils einen Überblick über die geläufigen Heilpflanzen zu einem Störungsmuster geben. Teerezepte aus diesen Kräutern, zum Selbermischen oder zum Mischenlassen in der Apotheke, sind ebenfalls angegeben. In der Kräuterfibel im Anhang finden Sie weitere Informationen zu den einzelnen Heilkräutern. Interessiert Sie das Thema tiefgehender, finden Sie u. a. im Grundlagenwerk *Leitfaden Chinesische Rezep-*

turen von Carl Hermann Hempen und in *Frauenkräuter* von Anda Dinhopl zahlreiche Anregungen.

Fertigpräparate

Die Auswahl der Fertigpräparate (meist Nahrungsergänzungsmittel) beruht sowohl auf eigenen positiven Erfahrungen wie auf Angaben zur Fruchtbarkeitssteigerung in der Literatur. Weitergehend können Sie sich auch in Ihrer Apotheke beraten lassen. Bei der Dosierung beachten Sie bitte den Beipackzettel.

> **Hinweis: Die in sämtlichen Abschnitten dieses Buches genannten Fertigpräparate sind lediglich exemplarisch gewählt. Sie stellen keine Empfehlung dar und die Listen erheben keinen Anspruch auf Vollständigkeit.**

Chinesische Kräuterrezepturen

Zu den einzelnen Disharmoniemustern finden Sie klassische Rezepturen ebenso wie Fertigmischungen von Giovanni Maciocia, Heiner Frühauf und Ted Kaptchuk. Diese erfahrenen Experten der chinesischen Medizin haben Rezepturen für häufige westliche Störungsmuster entwickelt. Viele der Rezepturen zur Förderung der Fruchtbarkeit wurden bereits in den Klassikern der TCM erwähnt. Die Kräutermischungen sollten jedoch immer dem individuellen Fall und dem Zyklus angepasst werden.

Diese Rezepturen sind weniger zum Selberausprobieren gedacht als vielmehr zum kompetenteren Austausch mit Ihren Therapeut/innen und Ärzt/innen. Falls Sie sich weitergehend damit befassen wollen, seien das Lehrbuch *Leitfaden Chinesische Rezepturen* von Carl Hermann Hempen und das Büchlein *42 Rezepturen aus der chinesischen Materia medica*, in dem Giovanni Maciocia die von ihm vertriebenen Fertigrezepturen vorstellt, empfohlen. Das Buch *Westliche und traditionell chinesische Heilkräuter* von Florian Ploberger stellt »die 50 wichtigsten Rezepturen« vor. Im Internet finden Sie unter *www.lian.ch* viele interessante Informationen und Möglichkeiten zum Bezug der Heilkräuter. Die englischsprachige Homepage von Giovanni Maciocia bietet unter *www.giovanni-maciocia.com* eine Fülle von Informationen zu gynäkologischen Problemen und Fallbeispielen sowie Erklärungen zu seinen Rezepturen.

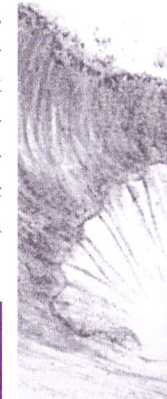

> **Hinweis: Eine Zusammenfassung der chinesischen Rezepturen, die in diesem Buch erwähnt werden, finden Sie mit Inhaltsangaben auf Seite 494 – 506. In den einzelnen Kapiteln werden die jeweiligen Anwendungen bezogen auf das besprochene Störungsbild erläutert.**
> **Die Rezepturen müssen von einem/r erfahrenen Therapeuten/in auf den individuellen Fall abgestimmt werden!**

Akupressur

Zu jedem Störungsmuster finden Sie geeignete Akupunkturpunkte und deren Wirkung. Die beiden Abbildungen auf den Innenseiten des Buchumschlags zeigen Ihnen, wo Sie die wichtigsten Punkte am Körper finden können. Diese Punkte können Sie selbst mit gezielter Massage – Akupressur – stimulieren: zu Beginn die Punkte mit den Fingerkuppen nur ganz sanft kreisförmig drei bis fünf Minuten massieren, täglich zweimal wäre ideal. Treten Schmerzen auf, spricht dies für eine Energieblockade. Sie sollten sich in diesem Fall an einen erfahrenen TCM-Arzt/Ärztin wenden. Stellt TCM für Sie ein völliges Neuland dar, ist es günstig, einen Grundkurs für Akupressur, Fußreflexzonenmassage oder Tuinamassage zu besuchen. Als weiterführende Literatur sei auf den *dtv-Atlas Akupunktur* von Hermann Hempen und das umfassende Werk *Energetik in der Akupunktur* von Radha Thambirajah verwiesen. Das Buch *Heilende Punkte* von Michael Reed Gach erläutert die Akupressur sehr anschaulich für Laien.

Moxibustion

Unter Akupunkturtherapie (lat. *acus* = Nadel und *punctio* = stechen) wird bei uns häufig nur das Stechen verstanden. Doch *zhen jiu,* der chinesische Begriff für Akupunktur, umfasst »Stechen und Brennen«. Das »Brennen«, d. h. die Behandlung mit Moxibustion, stellt eine sinnvolle und gute Ergänzung jeder TCM-Behandlung dar, v. a. wenn Kälte- und/oder Mangelsymptome vorliegen. Am besten wird die Moxabehandlung bei Kinderwunschpaaren vom Partner durchgeführt. Der behandelte Partner kann sich dann leichter entspannen. Vorsicht ist jedoch geboten: Falls der Moxastab zu nahe an die Haut kommt, können leicht Verbrennungen auftreten! Für den Hausgebrauch eignen sich am besten rauchlose Moxazigarren. Diese werden über einer Flamme erhitzt, bis sie glimmen, und dann damit bestimmte Akupunkturpunkte in 1–5 cm Abstand erwärmt, so lange, wie die Wärme als angenehm empfunden wird. Der Ratgeber *Heilende Wärme* von Vera Breuer vermittelt einen Überblick über diese chinesische Hausmedizin. Leicht anwendbar, aber etwas teurer sind selbstwärmende Moxapflaster (Chinapurmed) oder Wärmepads (ThermaCare, Hansaplast), die auf die Haut aufgeklebt werden und ca. 8 Stunden eine gleichmäßige angenehme Wärme abgeben. Sie können auch über Nacht verbleiben.

Qi-Gong

Übungen zur sanften Arbeit am *Qi* finden Sie zu fast jedem Störungsmuster. Durch weiche fließende Bewegungen im Einklang mit dem Atem werden beim *Qi-Gong* (Arbeit am *Qi*) die Körperenergie und der Geist beeinflusst. Dabei gibt es ganz spezielle Übungen, durch die – regelmäßiges Üben vorausgesetzt – das *Qi* des jeweiligen Funktionskreises bewegt, der Körper entspannt und innere Harmonie erreicht werden kann. Auch Störungen und Blockaden im Fluss des *Qi* können so aufgelöst werden.

Auch hier ist zu empfehlen, als Anfänger/in einen Kurs zu besuchen. Mittlerweile bieten die meisten Volkshochschule Qi-Gong-Kurse an. Die Übungen können sehr schnell erlernt werden. Lernen und Üben in einer Gruppe mit anderen Kinderwunschpaaren macht meist mehr Spaß und fördert den Kontakt zu anderen Betroffenen. Ganzheitlich orientierte Kinderwunschzentren bieten hierfür Supportgruppen und spezielle Qi-Gong-Kurse zur Steigerung der Fruchtbarkeit an. Einen Überblick für Laien bietet das Büchlein *Fünf-Elemente-Qi-Gong* von Sie Lukas Kasenda. Zum intensiven Studium eignet sich der *Leitfaden Qigong* von Ute Engelhardt. Die DVD *Integrales Qi Gong* von Friedrich Andreas bietet Anfängern eine gute Anleitung zum Lernen zu Hause.

Mehr zur TCM

Falls Sie sich eingehender mit TCM beschäftigen möchten, gibt es in Ihrer Umgebung sicherlich eine erfahrene TCM-Therapeutin oder -Therapeuten, die bzw. der Sie mit Akupunktur und chinesischen Kräutertees auf der Reise zu ihrem Kind begleiten kann. In einigen IVF-Zentren wird parallel zur herkömmlichen Behandlung eine TCM-Behandlung angeboten. Mit Akupunktur alleine, begleitend zu einer IVF-Behandlung, sollten Sie sich aber nicht abspeisen lassen.

Das Buch *Zu den Quellen weiblicher Kraft* von Andrea Kaffka gibt einen für Laien gut verständlichen Überblick über die Frauenheilkunde aus TCM-Sicht. Falls Sie sich intensiv mit TCM beschäftigen wollen, sind das Lehrbuch *Die Gynäkologie in der der Praxis der Chinesischen Medizin* sowie die *Grundlagen der Chinesischen Medizin,* beide von Giovanni Maciocia, zu empfehlen

Listen mit Therapeuten/innen in Ihrer Nähe sowie weitere Informationen finden Sie unter *www.tcm.edu* oder *www.daegfa.de*. Um das Verständnis für die klassische chinesische Medizin zu vertiefen, bietet die (englischsprachige) Website von Prof. Heiner Frühauf unter *www.classicalchinesemedicine.org* umfangreiche Einblicke.

Weitere Methoden der Selbstbehandlung

Massagen

Auch Massagen zur Förderung der Fruchtbarkeit sollten Sie sich von einer erfahrenen Therapeutin zeigen lassen. Ideal sind Partnermassagen, bei denen ein Partner jeweils aktiv und der andere passiv ist. In einem ausgewogenen Geben und Nehmen kann sich die Entspannung vertiefen und ein körperlicher Weg zueinander gefunden werden, gerade wenn Sie sich in einer technisierten Kinderwunschbehandlung befinden. Massagen eignen sich grundsätzlich für jeden. Während einer Kinderwunschbehandlung mit aggressiven Maßnahmen wie Spritzen und Eingriffen in den Intimbereich helfen Massagen, wieder Vertrautheit zu schaffen, den Stresspegel zu senken und letztlich die Chancen, ein Kind zu

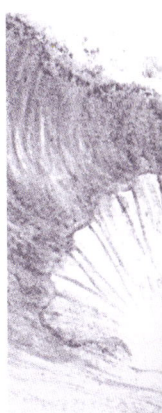

empfangen, zu erhöhen. Der derzeit nur noch antiquarisch erhältliche Titel *Akupressur für Liebende* von Michael Reed Gach bietet mit sehr schönen Bildern einen Einstieg in die sexuelle Partnermassage.

Packungen und Wickel

Wärme fördert das Wachstum in der Natur, in der Kälte kommt alles zum Erliegen. Jegliche Wärmeanwendung hilft, den »Brutkasten« Gebärmutter optimal vorzubereiten. Hier kommen Großmutters Wickel und Packungen wieder zu Geltung. Wickel bestehen meist aus drei Lagen, einem feuchten Innentuch, einem trockenen Zwischentuch und einem wärmenden Außentuch. Baumwollwindeln eignen sich hervorragend als Innentuch, da sie leicht zu waschen sind. Das Zwischentuch sollte etwas größer und luftdurchlässig sein. Als Außentuch eignen sich wärmende Wolltücher. Das Innentuch kann mit Ölen oder einem Kräuterabsud getränkt werden. Im Ratgeber *Heilpflanzen für Frauen* von Birgit Laue finden Sie u. a. auch Packungen und Wickel gut und anschaulich erläutert. *Wickel & Co.* von Ursula Uhlemayr gibt viele Anregungen und Ratschläge.

Aromatherapie

Duftstoffe bestimmen unser Leben mehr, als wir bewusst gewahr werden, schon geringste Spuren können unser Verhalten beeinflussen. Beispielsweise lassen angenehme Düfte Menschen sympathischer erscheinen, und Frauen reagieren an ihren fruchtbaren Tagen verstärkt auf Männerschweiß. Da Gerüche direkt über das Riechsystem in das zentrale Nervensystem (ZNS), mithin also in das Unterbewusstsein gelangen, wo sie unbewusst Erinnerungen und komplexe Verhaltensprogramme auslösen können, empfiehlt es sich bei unerfülltem Kinderwunsch, ätherische Öle mit Duftnoten auszuwählen, die Sie mit angenehmen Assoziationen an Schwangerwerden, Geborgenheit und Frausein verbinden. Dabei sollten Sie die Geruchswahrnehmung Ihres Partners nicht vergessen, denn die Beduftung darf ihm keinesfalls »stinken«.

Angenehme Düfte helfen eine entspannte Atmosphäre zu schaffen und fördern eine harmonische Paarbeziehung. Sie ermöglichen eine besonders wohltuende Form der Zuwendung und Zweisamkeit und sorgen dafür, dass Mann und Frau sich öffnen und aufeinander einlassen können. Entspannung und Wohlbefinden wiederum gehören zu den wichtigsten Voraussetzungen für die Ausschüttung von Serotoninen, die in enger Wechselwirkung mit den Sexualhormonen stehen.

Aromaöle lassen sich vielseitig einsetzen, sie können in die Duftlampe gegeben oder Körper- und Massageölen, Bädern sowie Wickeln beigefügt werden, denn ätherische Öle wirken nicht nur über die Nase, sondern auch über die Haut. Fast immer genügen wenige Tropfen dieser hochkonzentrierten Essenzen, um eine Wirkung zu erzeugen. Mehr ist oft unangenehm und kann reizend bzw. schädigend wirken. Wichtig für den aromatherapeutischen Einsatz ist, nur naturreine, genuine ätherische Öle zu verwenden, die keinerlei synthetische Zusätze oder Lösungsmittel enthalten, also keine »Parfümöle« oder »natur-identischen Öle«. Für die Anwendung auf der Haut dürfen die ätherischen Öle auf keinen Fall pur aufgetragen, sondern sollten in naturbelassene Trägersubstanzen, am besten Pflanzenöle aus nativer Pressung, eingearbeitet werden.

Sehr empfehlenswert sind Fertigmischungen (z. B. Original IS Aromamischungen, Primavera Life, Neumond, Wadi). Nicht nur entsprechen deren Zusammensetzung und Herstellung den gesetzlichen Richtlinien, sondern sie haben sich oft schon seit Jahren bewährt. Außerdem sind sie preisgünstiger und praktischer als selbst hergestellte Mischungen, zumal das Mischen von ätherischen Ölen viel Fingerspitzengefühl und Fachwissen erfordert.

Folgendes sollte ebenfalls beachtet werden: Körperöle können als Ganzkörperöl verwendet werden, während Massageöle einen höheren Gehalt an ätherischen Ölen aufweisen und deshalb nur partiell am Körper angewendet werden sollten. Dennoch können auch sie über einen längeren Zeitraum von etwa drei Monaten eingesetzt werden. Wenn bei den einzelnen Störungsmustern in den nachstehenden Kapiteln keine besonderen Angaben gemacht werden, können die aromatherapeutischen Anwendungen immer über einige Zyklen erfolgen. Aphrodisierende Öle können dagegen immer ganz spontan zur Situation passend gewählt werden, z. B. für ein duftendes Bad und eine anschließende sinnliche Partnermassage bei Musik und Kerzenschein.

Das Buch *Praxis Aromatherapie* von Monika Werner und Ruth von Braunschweig gilt als sehr gute Einführung in die Welt der Düfte, ebenso *Bewährte Aromamischungen* von Ingeborg Stadelmann.

Luna-Yoga

Luna-Yoga (*lat. luna* = Mond) richtet sich nach den Mondphasen, um den Menstruationsfluss günstig zu beeinflussen. Ziel der Übungen ist es, die Beckenorgane zu kräftigen und zu regulieren, Anspannung und Stress zu lösen und die Durchblutung des Unterleibs zu verbessern. Regelmäßiges Üben vorausgesetzt, kann durch Luna-Yoga die Blutungsstärke normalisiert und die Fruchtbarkeit gesteigert werden. Im Büchlein *Luna Yoga* von Adelheid Ohlig, die diese Methode entwickelt hat, finden Sie eine kompetente Erläuterung der Übungen. Unter *www.luna-yoga.com* erklärt Adelheid Ohlig ihre Methode. Dort finden Sie auch Hinweise zu ihren Seminarterminen. Teilweise finden Luna-Yoga-Kurse kombiniert mit Urlaubsangeboten statt, und so kann das Nützliche mit dem Angenehmen kombiniert werden.

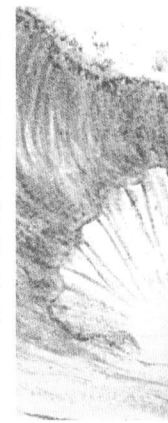

Finger-Yoga

Zu den verschiedenen Störungsmustern werden auch Finger-Yoga-Übungen angegeben. Symbolische Handbewegungen oder sog. Mudras (Sanskrit = Spiegel) finden in Indien in Religion, Tanz und Alltag vielfältige Anwendungen. Diese Finger-Übungen sind besonders

229

einfach zu lernen und überall im Sitzen, Liegen oder Stehen durchführbar. Dabei werden die Meridiane im ganzen Körper angesprochen. Die Finger werden dabei abwechselnd gekrümmt, gestreckt oder aneinandergelegt. In dem kleinen Band *Mudras: Yoga mit dem kleinen Finger* von Gertrud Hirschi (nur noch antiquarisch erhältlich), finden Sie eine Fülle von Übungen zu verschiedensten Gesundheitsproblemen. *Meister Wangs Fingerspiele* vermittelt einen guten Einstieg in chinesische Fingerübungen.

Visualisierung

Zu zahlreichen Indikationen finden Sie spezielle, aus der Praxis entwickelte Visualisierungsübungen. Viele Kinderwunschpatientinnen haben Angst, sich die Erfüllung ihres Wunsches auch nur vorzustellen, um nicht zu sehr enttäuscht zu werden. Die Welt der Phantasie und der Kreativität wiederzubeleben, ist bei unerfülltem Kinderwunsch sehr hilfreich. Phantasiereisen und Träumereien sind Reisen, auf denen Sie sich nicht fortzubewegen brauchen. Als Kinder sind wir darin besonders stark, bis wir irgendwann zu Realisten erzogen werden. Visualisierungen, Bilder der inneren Vorstellung, sollen eine positive, fruchtbare Stimmung fördern. Zu Phantasiereisen brauchen Sie nur die Augen zu schließen und sich Ihren Träumen hinzugeben. Eine gute Unterstützung dabei sind Audio-CDs wie etwa *Lebensträume,* eine geführte Meditation »zum Entspannen und Träumen« von Ralf Hungerland. Mit Phantasiereisen im Bereich der Frauengesundheit beschäftigt sich die Methode Wildwuchs von Angelika Koppe. Ihr dreiteiliges Audio-CD-Set *Innere Reisen – Selbstheilungsquellen* bietet eine hilfreiche Anleitung für Visualisierungen. Von Angelika Koppe stammt auch das Buch *Mut zur Selbstheilung. Innere Körperreisen und Visualisierungen nach der Methode Wildwuchs.* Unter *www.repromagination.de* können Sie Phantasiereisen zur Begleitung der Kinderwunschbehandlung downloaden.

Rituale

Auch Anregungen zu Ritualen finden Sie vor allem zum Kinderwunsch direkt und bei vorangegangen Fehlgeburten. Die Übungen sollen Sie inspirieren, Ihre ganz eigenen Rituale und Träume auf dem Weg zur »guten Hoffnung« zu entwickeln. Auf der Website *www. kinderwunschwelt.de* von Daniela Deuser finden Sie dazu zahlreiche weitere Ideen.

Die männliche Seite

Ausführlich wird zudem auf männliche Störungsmuster eingegangen. Auch wenn es scheint, dass durch ICSI-Verfahren der männliche Anteil am Kinderwunsch übersprungen werden kann, lohnt es sich trotzdem, ICSI-Kandidaten zu behandeln. Die Behandlung des Mannes mit TCM sollte sich allerdings über mindestens drei Monate erstrecken, da Spermien so lange brauchen, um einen Entwicklungszyklus zu durchlaufen.

Während der Kinderwunschbehandlung

Falls Sie sich einer Kinderwunschbehandlung unterziehen, können Sie trotzdem auch noch selbst aktiv werden. Anregungen zur Entspannung während der Wartezeit sind ein eigener Abschnitt gewidmet.

Sexuelle Probleme

»Do it yourself« ist trotz aller medizinischen Fortschritte für die meisten Paare der angenehmste und natürlichste Weg zum Wunschkind. Die Spontaneität beim Sex leidet aber bei vielen, wenn es nur noch nach dem Kalender geht. Das Büchlein *Chinesische Liebesgeheimnisse* von Felice Dunas, *Die multi-orgasmische Beziehung* von Mantak Chia sowie das Buch *Tao der Liebe: Unterweisung in altchinesischer Liebeskunst* von Jolan Chang können neue Horizonte eröffnen und die Freude am Liebesleben zurückbringen.

Es wäre schön, wenn dieses Buch Ihnen helfen könnte, sich und Ihren Partner wieder als ganze Person und liebendes Paar wahrzunehmen und nicht nur als verhinderte Eltern, die das nicht können, was allen andern leicht zu fallen scheint. Viele Anregungen wie Körperübungen, Kochrezepte und Visualisierungsübungen eignen sich zum selbstständigen Ausprobieren und Umsetzen in den Alltag. Die Anregungen sollen Ihnen ermöglichen, die Rolle der Patientin, der »geduldig Wartenden« abzulegen, das Schielen auf Laborwerte zu lassen und neue Wege zu Ihrem Wunschkind zu finden.

Allgemein stärkend für beide Partner

Vitamine und Spurenelemente

Der menschliche Organismus kann Vitamine und Spurenelemente – mit Ausnahme von Vitamin D – nicht selbst herstellen. Da Vitamine (lat *vita* – Leben und *amin* = stickstoffhaltig), wie schon der Name andeutet, im Körper lebenswichtige Aufgaben übernehmen, müssen sie laufend über die Nahrung zugeführt werden. Vitamine sind selbst zwar keine Nährstoffe, regulieren aber häufig deren Verwertung. Ohne Vitamin D kann beispielsweise im Darm nicht genügend Kalzium aufgenommen werden, das für den Aufbau der Knochen ebenso notwendig ist wie für die Funktion der Nerven. Jahrelang wurde daher empfohlen, Vitamine zusätzlich in Form von Vitaminpräparaten einzunehmen. Nun haben mehrere wissenschaftliche Langzeitstudien ergeben, dass zu hohe Vitamingaben ebenfalls schädlich, z. T. sogar lebensverkürzend, wirken können. Vor allem die fettlöslichen Vitamine E und A werden im Organismus über Monate oder sogar Jahre eingelagert. In zu hoher Konzentration können sie in Niere oder Leber problematische Reaktionen auslösen. Vor einer Überdosierung kann man sich jedoch leicht schützen. Im Gegensatz zu künstlich zugeführten sind über die Nahrung aufgenommene Vitamine praktisch nicht überdo-

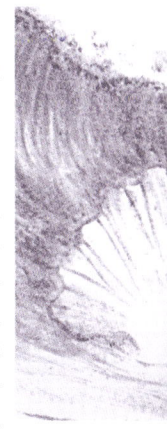

231

sierbar. Zudem sind Vitamine in Lebensmitteln für den Körper wesentlich besser verwertbar (bioverfügbar) als die künstlichen Produkte aus dem Labor. Zudem enthalten die natürlichen Vitaminquellen weitere wichtige Nahrungsbausteine wie das Antioxidans Glutathion oder zellschützende, sekundäre Pflanzenstoffe (Phytamine) wie Flavonoide und Liponsäure oder Omega-3-Fettsäuren.

Für die Fruchtbarkeit und Schwangerschaft sind die nach folgend aufgeführten Vitamine, Mineralien und sekundäre Pflanzenstoffe von besonderer Bedeutung.

Folsäure (Vitamin B9): Besonders am Beginn der Schwangerschaft ist die zur Gruppe der B-Vitamine gehörende Folsäure wichtig, da sie das Zellwachstum und die Entwicklung des fetalen Nervensystems fördert. Ein Mangel an Folsäure stellt einen Risikofaktor für Neuralrohrdefekte (sog. »offener Rücken«) und Gehirnfehlbildungen beim Fetus dar. Folsäure verbessert überdies allgemein die Hirnleistung. Enthalten ist Folat, die natürlich vorkommende Form, in Zitronensaft, grünem rohen Blattgemüse wie Kohlsprossen, Brokkoli, Kopfsalat, Spargel, Weizenkeimen, Fenchel sowie Hefe, Vollkornprodukten, Sojabohnen, Erdnüssen und Tomaten, Eigelb, Nüsse. Da das Vitamin licht-, sauerstoff- und hitzeempfindlich ist, sollten Nahrungsmittel nicht zu lange lagern und kochen. Der empfohlene tägliche Bedarf liegt bei 400 μg, Dies entspricht etwa dem Gehalt in 200 g roten Bohnen, 4 Hühnereiern, 40 g Bierhefe oder 200 g Weizenkeimen. Für Schwangere sind 600–800 μg tägl. empfohlen. Diese Mengen sind leicht in Tablettenform zuführbar.

Vitamin B6 (Pyridoxin): Wirkt bei vielen Stoffwechselvorgängen im Körper als Coenzym mit. Wichtig ist es bei der Bildung von roten Blutkörperchen, im Nieren- und im Fettstoffwechsel. Natürlicherweise ist es enthalten in Leber, Vollkorngetreide, Hefe, grünen Bohnen, Feldsalat, Bananen, Milch und Eiern, Avocado und Nüssen. Der tägliche Bedarf dieses wasserlöslichen Vitamins liegt bei 1,2–1,6 mg, abhängig von der Eiweißzufuhr. Dies ist enthalten in etwa 60 g Sprossen, 160 g Wildlachs oder 250 g Vollkornreis.

Vitamin B12 (Cobalamin): Dieses Vitamin nimmt einen wichtigen Stellenwert bei der Zellneubildung, Zellteilung und im Eiweißstoffwechsel (Bildung der Aminosäure Methionin) ein. Der Bedarf ist daher in der Schwangerschaft erhöht. Gebildet wird es von Mikroorganismen und wird vor allem in tierischen Lebensmitteln angereichert: Leber, Hering, Seelachs, Krebse oder auch Camembert, Milchprodukte, Sanddornfruchtfleisch u. a. Der tägliche Bedarf liegt bei 3 μg. Dies entspricht dem Gehalt in einem Camembert, einem Steak oder einem Hering. Sich rein vegetarisch ernährende Frauen sollten dieses Vitamin als Nahrungsergänzungsmittel zuführen.

Vitamin B1 (Thiamin): Gilt als Stimmungsvitamin und spielt im Fett- und Kohlehydratstoffwechsel sowie bei der Nervenreizleitung eine wichtige Rolle. Enthalten ist es in Bierhefe, Vollkornprodukten, Vollkornreis, Sonnenblumenkernen, Fleisch und Soja u. a. Übermäßiger Alkohol-, Kaffee- und Schwarzteekonsum sowie Stress und Fehlernährung können zu Mangelerscheinungen (Beri-Beri) führen. Die Vitaminreserve im Körper ist gering. Der tägliche Bedarf liegt bei 1,1–1,7 mg. Dies entspricht 10 g Bierhefe, 200 g Schinken, 90 g Sonnenblumenkernen.

Vitamin C (Ascorbinsäure): Wird heute häufig zur Konservierung von Lebensmitteln verwendet und ist im Körper für Entgiftungsprozesse, das Immunsystem und die Zellregeneration wichtig. Enthalten ist Vitamin C in Gemüse und Obst wie Hagebutten, Kiwis, Guaven, schwarzen Johannisbeeren, Zitrusfrüchten, Paprika, grünem Blattgemüse, Petersilie, Kresse, Grünkohl und Kartoffeln, sowie Grüntee u.a. Der tägliche Bedarf liegt bei 100 mg. Dies entspricht etwa dem Gehalt einer Grapefruit, von 100 g Brokkoli oder 2 Kiwis.

Vitamin E (Tocopherol): Ist ein fettlöslicher Bestandteil aller tierischen Zellwände. Untersuchungen an Zellkulturen haben gezeigt, dass Vitamin E das Risiko, Prostatakrebs zu entwickeln, eindämmen kann. Enthalten ist Vitamin E in Weizenkeimöl, Sonnenblumenöl, Nüsse, Mandeln und Samen. In der Lebensmittelindustrie, für Kosmetika und bei der Herstellung von Kondomen wird es als Antioxidans verwendet. Eine Überdosierung kann schädlich sein. Die empfohlene Menge beträgt max. 5–30 mg tägl.

Vitamin D (Cholecalciferol): Dieses Prohormon spielt eine wichtige Rolle im Knochenstoffwechsel und wird vom Körper unter Sonnenlichteinstrahlung aus Cholesterol selbst hergestellt. Deshalb sollte man sich täglich eine halbe Stunde im Freien bewegen. In geringen Mengen ist Vitamin D in Fischen wie Sardinen und Lachs sowie in Milchprodukten enthalten. Das Provitamin Ergosterin, das im Körper zu Vitamin D2 umgewandelt wird, ist z.B. auch in Shiitakepilzen enthalten. Ein chronischer Mangel von Vitamin D führt zu Rachitis. Der tägliche Bedarf liegt bei 5 µg und ist im Winter sowie bei Säuglingen erhöht (10–25 µg tägl.). Dies entspricht dem Gehalt in 100 g Wildlachs, 200 g Thunfisch oder 10 Hühnereiern.

Vitamin A (Retinol): Das fettlösliche Retinol spielt beim Sehen, bei allen Wachstumsvorgängen und für die Fortpflanzungsorgane eine wichtige Rolle. Vitamin A wird vom Körper in Form von Carotinen, gelben Naturfarbstoffen (am wichtigsten das Beta-Carotin), aus der Nahrung aufgenommen und in zwei aktive Vitamin-A-Formen zerlegt. Es ist natürlich enthalten in orangefarbenen Lebensmitteln wie Süßkartoffel, Karotten, Mango, Aprikosen, Papaya, rotem Pfeffer, aber auch in Rinder- und Hähnchenleber, Butter, Eiern und Milchprodukten. Häufig findet es als Lebensmittelfarbstoff Verwendung. Der täglicher Bedarf liegt bei 0,8–1,1 mg. Dies entspricht einer großen Süßkartoffel oder 2 großen Karotten, Eine Überdosierung (mehr als 3 mg tägl.) ist mit dem Risiko von Kindesmissbildungen verknüpft.

Eisen: Ist für den Sauerstofftransport und die Energiespeicherung sowie verschiedene Enzyme lebensnotwendig. Enthalten ist es in Leber- und Blutprodukten wie Leber-

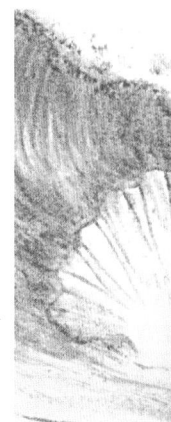

und Blutwurst, grünem Blattgemüse, Grünkern, Soja und Nüssen. Der tägliche Bedarf liegt zwischen 10–15 mg, bei Frauen mit starken Blutungen und Schwangeren ist er höher (30–70 mg). Dies entspricht dem Gehalt in 200 g Austern, 500 g Leber, 500 g Linsen, 400 g Sojamehl. Eine Überdosierung wirkt giftig, bei kleinen Kindern bereits ab 1 g.

Kupfer: Wird als Bestandteil vieler Enzyme für die Blutbildung, das Bindegewebe und das Immunsystem benötigt. Kupfer findet sich in Leber, Schalentieren, Getreide, Nüssen, Kakao, Schokolade, grünem Gemüse sowie Gewürzen wie Basilikum, Majoran, Muskat und Pfeffer. Der tägliche Bedarf liegt bei 1–2 mg, dies entspricht dem Gehalt in 50 g Leber, 150 g Linsen, 150 g Haselnüssen. Über 5 mg kann es zu Übelkeit und Schmerzen im Darmbereich kommen.

Magnesium: Stellt einen essenziellen Mineralstoff dar, der bei unterschiedlichsten Prozessen im Organismus beteiligt ist: dem Aufbau von Zellmembranen, des Herzmuskels, der Skelettmuskulatur, dem Knochenaufbau, der Energieversorgung der Zellen und dem Nervensystem. Daher ist der Bedarf in der Schwangerschaft erhöht, aber auch bei entzündlichen Darmerkrankungen, fettreicher Ernährung, Kortisoneinnahme und übermäßigem Alkoholkonsum. Magnesium wirkt entkrampfend, da es die Erregungsleitung der Nerven dämpft, und außerdem zu einem gewissen Grad abführend. Enthalten ist Magnesium in Vollkornprodukten, Weizenkeimen, Sojaprodukten, Sonnenblumenkernen, Sesam, Kakao, Mandeln, getrockneten Hülsenfrüchten, grünem Gemüse und Mineralwasser. Da Magnesium nicht im Körper gespeichert wird, ist eine mehrfache Einnahme in kleineren Mengen (100–150 mg) anstelle einer höher dosierten Tablette sinnvoll. Der tägliche Bedarf beträgt 300–400 mg. Dies entspricht dem Gehalt von 150 g Sojamehl, 200 g Vollkornreis, 0,6 Liter magnesiumhaltigem Mineralwasser, 300 g Schokolade mit hohem Kakaoanteil.

Zink: Gehört zu den Spurenelementen und ist für die Spermienproduktion und das Immunsystem absolut notwendig. Bei der Frau kann ein Zinkmangel zu Fehlgeburten, beim Mann zur Verminderung der Spermienzahl führen. Enthalten ist es in Bierhefe, Kürbis- und Sonnenblumenkernen, in Linsen, gelben Erbsen, Mais, Eiern, Rindfleisch und in den Schalen von Kartoffeln, Äpfeln, Karotten, Gurken, Kohlrabi und Grüntee. Austern enthalten prozentual den höchsten Zinkanteil. Intuitiv scheint dies der Frauenheld Casanova gewusst zu haben, denn er schlürfte angeblich täglich Unmengen von Austern, um seine Manneskraft zu stärken. Der tägliche Bedarf liegt bei 15 mg, dies entspricht dem Gehalt von 200 g Austern, 200 g Leber, 300 g Linsen, 500 g Mais. Mehr als 200 mg können zu Erbrechen und Durchfall führen.

Kalzium: Macht etwa 1,5 % der Körpermasse aus. Es ist wichtig für die Bildung des Skelettsystems, die Muskulatur und die Signalübertragung im Nervensystem. Hauptquelle stellen Milch und Milchprodukte sowie Kokosflocken und Sesam dar. Der tägliche Bedarf liegt bei 1 – 1,2 g; dies entspricht 150 g Käse, 1 Liter Vollmilch, 300 g Ölsardinen, 500 g Grünkohl. In der Schwangerschaft ist der Bedarf erhöht.

Selen: Ist ein essenzielles Spurenelement und spielt eine wichtige Rolle beim Schutz der Zellmembranen. Knoblauch und Bierhefe stellen eine wichtige Selenquelle dar. Der tägliche Bedarf liegt bei 30 – 70 µg. Dies entspricht dem Gehalt in einer Sardine, 50 g Hering, 100 g Vollkornbrot, 10 g Bierhefe. In höheren Konzentrationen wirkt Selen giftig.

L-Arginin: Die als Stickstoffreservoir dienende Aminosäure ist an zahlreichen Funktionen des Körpers, vor allem dem Herz-Kreislaufsystem, beteiligt. Einige Studien zeigten eine Erhöhung der Fruchtbarkeit bzw. Potenz nach Einnahme von L-Arginin bei Frauen und Männern, andere fanden hingegen keine diesbezügliche Wirkung. L-Arginin kommt in Erdnüssen, Weizenkeimen, Sojaprodukten, und Schalentieren vor. Normalerweise wird es vom Erwachsenen selbst aufgebaut, Kinder müssen es dagegen mit der Nahrung aufnehmen.

L- Carnitin: Die vitaminähnliche, wasserlösliche Substanz hat eine essenzielle Funktion im Energiestoffwechsel und findet sich natürlicherweise in der Muskulatur. Eine wichtige Rolle spielt es im Stoffwechsel und bei der Reifung der Spermien. Der menschliche Körper kann Carnitin selbst aus Aminosäuren herstellen. Es kommt vor allem in rotem Fleisch vor, bei rein vegetarischer Ernährung ist deshalb eine Nahrungsergänzung mit Carnitin zu empfehlen. Eine Übersicht verschiedener Studienergebnisse (Zhou et al. 2007) ergab eine positive Wirkung auf die Beweglichkeit der Spermien und die Schwangerschaftsraten. 100 g Rindfleisch enthalten 80 mg Carnitin, 1 Liter Milch 10 – 20 mg. Empfohlen werden 3 g tägl. bei eingeschränkt beweglichen Spermien.

Vitaminfertigpräparate

Es gibt eine Reihe von speziell zur Fruchtbarkeitsförderung entwickelten Vitaminpräparaten, die vorübergehend sinnvoll sein können, z. B. nach langjähriger Einnahme der Anti-Baby-Pille. Sie sind in Apotheken erhältlich.

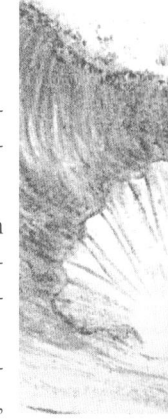

- *Careimmun Basic Kapseln:* Nahrungsergänzungsmittel mit mehreren Vitaminen (Vitamin A, B1, B6, B12, C, D, E, Folsäure und Mineralien wie Magnesium sowie Coenzym Q10 und sekundären Pflanzenstoffen), liefert eine ausgewogene Zusammenstellung aller zur Fruchtbarkeitsförderung wichtigen Vitamine und Pflanzenstoffe.
- *FertilityBlend* für Frauen (US-Import, über das Internet zu beziehen): enthält Mönchspfeffer, Grüntee-Extrakt, die Vitamine E, B6 und B12, Folsäure, Eisen, Magnesium, Zink und Selen. Bei einer Studie (Westphal et al. 2006) mit 93 Frauen waren 14 von 53 Frauen (26 %) nach 3 Monaten Einnahme von FertilityBlend schwanger gegenüber 4 von 40 Patientinnen (10 %) der Placebogruppe.

- *FertilityBlend* für den Mann (US-Import, über das Internet zu beziehen): enthält L-Carnitin, die Vitamine C und E, B12, B6, Grüntee, Selen, Zink, und das Antioxidans Ferulasäure.
- *Profertil,* in Österreich entwickelt, in Deutschland als ***Orthomol fertil plus*** vertrieben, enthält ebenfalls verschiedene Vitamine und Spurenelemente (Kupfer, Selen, Zink) sowie L-Arginin, L-Carnitin, Glutathion, Ubichinon und wurde in einer kleinen Pilotstudie getestet (Imhof et al. 2007).

Ernährung

Nach der chinesischen Medizin fördert eine ausgeglichene, einfache Ernährung Gesundheit und Heilungsprozesse. Zur Steigerung der Fruchtbarkeit sind grundsätzlich biologische Vollwertlebensmittel zu empfehlen, da dadurch u. a. das Risiko einer Schadstoffbelastung reduziert wird. Nach den Erfahrungen von Frau Prof. Ingrid Gerhard, ehemalige Leiterin der Ambulanz für Naturheilkunde an der Universität Heidelberg, konnte die Hälfte der mit Umweltgiften wie Blei, Cadmium und Quecksilber belasteten Paare Eltern werden, nachdem sie ihre Ernährung auf Biokost umgestellt und die Schwermetalle ausgeleitet hatten (Gerhard et al. 1998).

Sonstiges

»Das Rauchen aufzugeben, erhöht die Chance, ein Kind zu zeugen, um 30 %.« (Prof. Wolfgang Schulze, Androloge am Uniklinikum Hamburg)

Nikotin hemmt die Spermienaktivität. Mit dem Rauchen aufzuhören, empfiehlt sich für Frauen und Männer, aber auch hier ist eine wesentliche Verbesserung der Spermienqualität erst sechs Monate später zu erwarten. Darüber hinaus behindert aktives und passives Rauchen die Einnistung eines Embryos infolge mangelhafter Durchblutung der Gebärmutterschleimhaut. Ebenso sollte **Alkohol** im Übermaß vermieden werden.

Falls Sie einen **Piercingring** im Nabelbereich, in der Zunge oder Unterlippe tragen und schwanger werden wollen, sollte das Piercing unbedingt entfernt werden. Ein Piercingring aus Metall leitet nach der TCM Kälte ins Innere. Um Energieverluste zu vermeiden, wird in der TCM übrigens am Nabel, einem wichtigen Energiepunkt, nie Akupunktur durchgeführt.

Fruchtbarkeitsmassage

Die indische Gynäkologin Gowri Motha hat, basierend auf den Erfahrungen des amerikanischen Naturheilers und »Erfinders« des Creative Healing, Joseph Stephenson, eine Fruchtbarkeitsmassage entwickelt, die einen Teil des sog. Jeyarani-Fruchtbarkeitsprogramms darstellt. Diese Massage, die Reflexpunkte für die Fortpflanzungsorgane anspricht, arbeitet mit sanften kreisenden Bewegungen und ist nach einer kurzen Anleitung leicht vom Paar selbst durchzuführen. Frau Motha berichtet über sehr hohe Erfolgsraten ihrer Methode, wissenschaftliche Studien liegen allerdings bisher keine vor. Die Website *www.fruchtbarkeitsmassage.de* gibt genauere Hinweise, eine Anleitung auf Deutsch sowie Listen von Therapeuten, die diese Behandlungsweise anbieten.

Mind-Body-Programm

Die Mind-Body-Medizin beschäftigt sich mit den Funktionszusammenhängen von Körper, Geist und Seele und geht, ähnlich wie die chinesische Medizin oder Ayurveda, von der untrennbaren Einheit des Menschen aus

Die amerikanische Ärztin Alice Domar, Gründerin des Domar Centers for Mind/Body Health in Boston, entwickelte ein Mind-Body-Programm, das begleitend zu einer künstlichen Befruchtung stattfindet. Mit diesem ganzheitlichen Programm soll durch Gruppengespräche, Akupunktur, Massagen und Entspannungstechniken der Stress während einer Kinderwunschbehandlung reduziert werden Die wissenschaftliche Auswertung ergab deutlich höhere Schwangerschaftsraten (55 %) bei einer Gruppe, die ein Jahr an diesem Programm teilgenommen hatte, gegenüber einer Kontrollgruppe (20 %), die ansonsten die gleiche medizinische Behandlung erhielt. Die Website *www.domarcenter.com* bietet, allerdings nur in Englisch, ausführliche Informationen.

Für die Frau

> **Vordringliches Ziel der Behandlung von Unfruchtbarkeit der Frau mit chinesischer Medizin ist, die Menstruation zu normalisieren.**

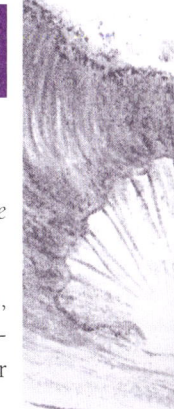

Amenorrhö – keine Regelblutung

»Die Frau hat keinen Mond«, so lautet eine Darstellung der Amenorrhö im Neijing, die die enge Verbindung von Menstruation und Mondphasen andeutet.

Von primärer Amenorrhö spricht man, wenn noch nie eine Regelblutung eingesetzt hat, von sekundärer, wenn nach der Pubertät die Regelblutung länger als drei Monate ausbleibt. Ein plötzliches Ausbleiben der Regel für Wochen bis zwei Monate kommt öfter vor und zählt nicht als sekundäre Amenorrhö.

Ursachen

Die gängigste westliche Erklärung beruht auf einer Störung der sexualhormonellen Achse (Hypothalamus – Hirnanhangdrüse – Eierstöcke – Gebärmutter), wobei auf jeder Stufe Störungen auftreten können. Chronische Krankheiten, Leistungssport, Stress oder Mangelernährung wie bei der Anorexia nervosa (»Magersucht«) können die Regelblutung stark beeinflussen und bis zum Ausbleiben führen. Hin-und-Her-Gerissensein zwischen verschiedenen Gefühlen sowie Enttäuschungen durch geliebte Personen können eine so große emotionale Belastung bedeuten, dass die inneren Rhythmen und Taktgeber, die die Regelblutung steuern, stark beeinflusst und unterdrückt werden. Hormonelle Störungen wie z. B. ein erhöhter Prolaktin-Spiegel können dann bei einer Blutuntersuchung festgestellt werden. Aber auch nach einer langjährigen Einnahme von Medikamenten wie der Pille (Post-Pill-Amenorrhö), häufig bei gleichzeitigem PCO-Syndrom (Polyzystische Ovarien), kann sich der Eigenrhythmus der Regelblutung nicht mehr einstellen. Intensive körperliche Betätigung oder Schockerlebnisse können ebenfalls zum Ausbleiben der Regel führen, ebenso Tumoren der Eierstöcke. Auch Umweltgifte können hormonartig wirken und zu Störungen des Zyklusgeschehens beitragen.

Eine ausführliche gynäkologische Untersuchung und Diagnose ist immer ratsam. Es gibt verschiedene Funktionstests, die Hinweise auf die Ursache der Amenorrhö liefern können.

Behandlung mit TCM

In einem chinesischen Klassiker steht: »Wenn die Periode nicht kommt, heißt dies, dass das Uterusgefäß (*Bao mai*) verstopft ist. Das *Qi* steigt nach oben und belästigt die Lunge. Trauer und Sorgen entleeren das *Qi* der Lunge, das Herz-*Qi* steigt nicht ab und die Blutung kommt nicht.«

Nach der TCM können verschiedene Funktionsstörungen zum Ausbleiben der Regelblutung führen. Grundsätzlich wird zwischen Mangelzuständen und Füllezuständen unterschieden. Körperliche Überarbeitung, geistige Belastung und Stress, Schuldgefühle und vor allem viele Sorgen und Grübeln schwächen die Milz. Zudem wird das Herz-*Qi* entleert, wodurch kein *Xue* gebildet werden kann und die Periode ausbleibt. Langdauernder Mangel der Mitte entleert *Qi* und *Xue* und führt zum Versiegen der Regelblutung.

Aber auch Füllezustände aufgrund von Leber-*Qi*-Stagnation durch unterdrückten Zorn, Hass, Ärger oder Frustration (wie z. B. nach mehreren erfolglosen IVF-Behandlungen oder Fehlgeburten) können zu einem *Xue*-Stau führen und so zu einer Amenorrhö beitragen.

Tabelle 7: Amenorrhö in der TCM

Muster	Blutung	Symptome	Therapieprinzip
Mangelmuster			
Jing-Mangel	noch nie eine Blutung	körperliche Entwicklung verzögert, Ohrgeräusche, Schwäche und Schmerzen im Knie	*Jing* stärken, Leber und Niere stärken, *Xue* nähren, Menstruation in Gang bringen, sehr langwierig
Xue-Mangel	allmählich ausbleibende Blutung, zuvor spärliche blassrote Blutungen	müde, wenig Appetit, Durchfall, Schwindel, Taubheitsgefühle, trockene Haare und Haut, Sehstörungen	*Xue* aufbauen, Milz stärken, Menstruation in Gang bringen
Yang-Mangel im Funktionskreis Leber Milz Niere	allmählich schwächer werdende Regel	Kältegefühl, Durchfallneigung am Morgen, Müdigkeit, Rückenschmerzen	Niere und Gebärmutter wärmen, Milz stärken, Menstruation in Gang bringen
Yin-Mangel und Leere-Hitze im Funktionskreis Herz Niere Leber Lunge	immer spärlichere hellrote Blutungen, fehlender Zervixschleim	leichtes Fieber, heiße Hände und Füße, Rückenschmerzen, Nachtschweiß, kurzatmig/Husten, innere Unruhe, Schwindel, Durst	*Yin* stärken, *Xue* nähren, Hitze klären, Menstruation in Gang bringen, scharfe Nahrungsmittel meiden
Füllemuster			
Xue-Stau	keine Blutung, zuvor stark klumpiges Blut, öfter nach Operationen	stechende Schmerzen im Unterleib, Stimmung gedrückt	*Xue* bewegen, Menstruation in Gang bringen
Leber-*Qi*-Stagnation	zunehmend unregelmäßige Blutungen, letzte Blutungen sehr dunkel, keine Blutung, öfter Post-Pill-Amenorrhö	Druck auf Brustkorb, sich innerlich eingesperrt fühlen und Zwängen unterliegen, Ratlosigkeit, Depression, ziehende Schmerzen	*Qi* befreien und bewegen, Menstruation in Gang bringen
Schleim-Blockade	zunehmend verlängerter Zyklus mit schwacher Blutung, höchstens weißlicher Ausfluss, häufig bei PCO	Übergewicht, Müdigkeit, Völlegefühl, manchmal verlangsamt und träge, Schweregefühl im Kopf, und Beinen, Ödeme, Spannung in der Brust	Schleim umwandeln, Feuchtigkeit ausleiten, *Qi* und Menstruation regulieren

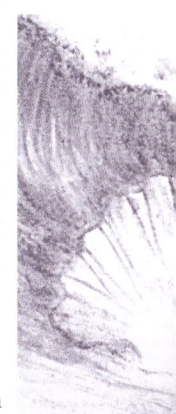

Es dauert oft längere Zeit, bis sich der gewünschte Erfolg einstellt, vor allem, wenn schon zahlreiche erfolglose IVF-Behandlungen vorausgegangen sind. Füllezustände sind einfacher zu behandeln als Mangelzustände. Bei Mangelzuständen ist vor allem wichtig, sich mehr Ruhe zu gönnen und die TCM-Therapie unter dem Gesichtspunkt anzugehen, etwas

Gutes für sich selbst zu tun und nicht nur lediglich über sich ergehen lassen zu müssen, um schwanger zu werden.

Diätetik

Die Nahrungsmittel sollten entsprechend der individuellen Disharmoniemuster – wie in Tabelle 7 auf der vorigen Seite dargestellt – ausgewählt werden. Wichtig ist es, stets die Mitte zu stärken und *Xue* aufzubauen, v.a. durch rote und grüne Nahrungsmittel, blanchiert oder mit reichlich Wasser gedünstet, sowie Süßsaures. Zudem eignen sich folgende Lebensmittel, die u.a einen *Xue*-Stau lösen oder *Xue* aufbauen:

- Getreide: Grünkern, Dinkel, Weizen, Hirse, Klebereis
- Gemüse: Azukibohnen, Auberginen, Lotuswurzel, Morcheln, Stangensellerie, Mangold
- Obst: Datteln, Kirschen Berberitze, rote Weintrauben, Kokosnuss, Beerenobst
- Fisch: Tintenfisch, Aal, Schalentiere, Muscheln
- Fleisch: Huhn, Tauben, Hirsch
- Gewürze: Basilikum, Rosmarin, Salbei, Ingwer, Meerrettich
- Pflanzenöle: Olivenöl, Distelöl
- Getränke: Weißdornsaft, Rote-Bete-Saft, Beerensäfte, Hagebuttentee, Weizengrassaft

Kräftigungstrunk: Zu gleichen Teilen Karottensaft, Schwarzmöhrensaft und Rote-Betesaft mischen, 3-mal tägl. ein Glas trinken.

Hühnersuppe mit Salbei- und Engelwurz: 1 Bio-Hühnchen, 50 g Morcheln, 50 g Maronen, 1 Süßkartoffel, 1 große Kartoffel, 1 Karotte, frischer Rosmarin, 1 Zwiebel, 3 Scheiben Ingwerwurzeln, sowie – falls vorhanden – 50 g chin. Engelwurz, 10 g Yamswurzel. Huhn mit Zutaten in reichlich Wasser 2–3 Stunden köcheln lassen und mit Salz und frischem Rosmarin abschmecken. Geeignet bei Mangelzuständen von *Qi* und *Xue*.

Auberginencreme: 1 große Aubergine, 1 Bund Basilikum, 100 g Joghurt, 2 Knoblauchzehen; Auberginen würfeln, mit Olivenöl beträufeln und 25 min im Backofen garen. Anschließend mit dem Pürierstab zerkleinern, Basilikum, Knoblauch und Joghurt untermischen und mit Salz und Pfeffer abschmecken. Als Brotaufstrich oder zu Pasta verwenden.

Heilkräuter

Folgende Kräuter wirken positiv bei Amenorrhö, weil sie einen *Xue*- und/oder *Qi*-Stau lösen, *Xue* aufbauen, Hitze kühlen oder die Niere stärken. Sie sollten aber immer nach dem individuellen Disharmoniemuster zusammengestellt werden (also nie nach der Gleichung Mönchspfeffer = immer bei ausbleibender Regelblutung):

- Beifuß
- Engelwurz (Chin.)
- Frauenwurzel
- Liebstöckel
- Mutterkraut
- Rehmanniawurzel
- Verbene
- Zyperngras

- Brennnessel
- Färberdistel
- Hopfenblüten
- Melisse
- Ochsenkniewurzel
- Rosmarin
- Knöterich (Vielblättriger)

- Damiana
- Frauenmantel
- Johanniskraut
- Mönchspfeffer
- Pfefferminze
- Salbeiwurzel (Chin.)
- Pfingstrose (Weiße)

Rosmarin-Kaltauszug: 2 TL Rosmarinblätter in ¼ Liter Wasser ansetzen, 8 Stunden stehen lassen, tagsüber schluckweise trinken. Wirkt anregend.

Aufgehender-Mond-Tee: 20 g Färberdistelblüten, 50 g Frauenmantelblätter, 30 g Brennnesselblätter, 20 g Rosmarin, 20 g Pfingstrosenwurzel, 5 g Süßholzwurzel. 1 TL der Mischung mit 1 Tasse heißem Wasser übergießen und 10 min ziehen lassen. Bei *Xue*-Mangel und *Xue*-Stase. Tägl. morgens und mittags einnehmen.

Fertigpräparate

- Homöopathie: Komplexmittel wie **Phyto-L-Tropfen** mit Schöllkraut, Mariendistel, Mönchspfeffer in 30 % Alkohol über einen längeren Zeitraum (3 – 6 Monate) einnehmen.
- Mönchspfefferpräparate wie **Agnolyt, Agnucaston, Agnus Hevert femin, Biofem, Cefanorm** sowie **Strotan**-Lösung oder -Kapseln mindestens 3 Monate lang einnehmen. Nicht geeignet bei Post-Pill-Amenorrhö und bei *Yin*-Mangelzeichen.
- **Ovaria comp. Globuli** (Fa. Wala), ein anthroposophisches Mittel, über einen längeren Zeitraum abends zur Anregung der Keimdrüsen einnehmen, vor allem nach Post-Pill-Amenorrhö, zusammen mit Mariendisteltinktur zur gleichzeitigen Regeneration der Leber.
- Antioxidantien: Vitamin E, Omega-6-Fettsäure, Zink, L-Carnitin (z. B. in **Careimmun**)

Klassische chinesische Rezepturen
Mangelmuster

- **Jing-Mangel**
  Liuwei dihuang wan (Pille mit sechs Geschmacksrichtungen plus Glockenwindenwurzel und Spatholobuswurzel) stützt und stärkt das *Yin* und *Xue*, stützt den Funktionskreis Niere und das *Jing;* oft auch mit Zugabe von Pfingstrosenwurzel und chin. Engelwurz. Bei Schmerzen und Schwäche im unteren Rücken, Nachtschweiß, Tinnitus, allgemeiner Trockenheit.

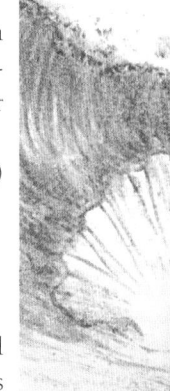

- *Xue*-Mangel

  Bazhen tang (Dekokt der acht Juwelen) oder *Precious Sea* (von G. Maciocia) ergänzen das *Xue* und *Qi*, stützen das *Jing* und harmonisieren die Breite Torstraße, das Meer des Blutes, besonders nach Fehlgeburten. Bei Blässe, Sprechunlust, Schwindel, Kurzatmigkeit.

- **Yin-Mangel**

  Guishao dihuang tang (Dekokt mit chin. Engelwurz und Rehmannia) nach der Regelblutung zum Aufbau des Nieren-*Yin* und Förderung der Eireifung nach der Regelblutung. In der Prämenopause und bei Neigung zu Fehlgeburten.

  Zuogui wan (die nach links gehende Pille) oder *Nourish the Root* (von G. Maciocia) nähren Leber- und Nieren-*Yin* und das *Jing*. Bei vorzeitigem Altern, Prämenopause, geringem sexuellen Interesse, Nachtschweiß, Trockenheit.

- **Qi-Mangel**

  Guipi tang (in den Funktionskreis Milz einfließendes Dekokt plus Spatholobuswurzel) stützt das *Qi*, harmonisiert die Mitte, ergänzt *Xue* und stützt den Funktionskreis Herz bei Vergesslichkeit oder Müdigkeit.

- **Yang-Mangel**

  Strengthen the Root bei Nieren-*Yang*- und leichtem *Xue*-Mangel, Kältegefühl, Rückenschmerzen, Unfruchtbarkeit, Impotenz, Knöchelödemen; stärkt und wärmt das Nieren-*Yang*.

Füllemuster

- **Qi- und Xue-Stase**

  Danzhi xiaoyao san (Pulver der Heiterkeit mit Strauchpaeonienwurzel und Gardenia) bei *Qi*-Stagnation und Hitze im Funktionskreis Leber mit Angespanntheit und Gereiztheit.

  Fuke zhongzi wan (Pille zum Einpflanzen des Samens) bewegt *Qi* und *Xue* im Unteren Erwärmer und nährt das *Xue*.

  Stir Field of Elixir (von G. Maciocia) bewegt *Xue* im Unteren Erwärmer und Uterus, löst *Xue*-Stasen. Bei stechenden Regelschmerzen mit klumpigem Blut, wird häufig bei Endometriose angewendet.

- **Schleim-Feuchtigkeit**

  Cangfu daotan wan (Dekokt zum Schleimausleiten) bei PCO-Syndrom mit Zysten am Eierstock, Hirsutismus, Übergewicht, Schweregefühlen und ausbleibender Regelblutung, starkem Ausfluss.

Clear the Palace (von G. Maciocia) löst Nässe und Schleim im Genitalbereich. Bei PCO, Unterleibsinfektionen in der Vorgeschichte, unregelmäßigen Blutungen, Schweregefühl, fettiger Haut.

Akupressur

- Ma36, MP6 und MP10 nähren das *Xue*, bewegen das *Qi* und wirken beruhigend auf den Funktionskreis Leber.
- Ni3 und Ni6 unterstützen den Nierenfunktionskreis und regulieren das Konzeptionsgefäß.
- Kg4 und Kg6 stärken die Gebärmutter, nähren das *Xue*, stärken das Konzeptionsgefäß.
- Lg2, Lg4, Bl23, Bl52 und *Xuefu* stärken das *Jing* und die Niere.
- Le3 zerstreut das Leber-*Qi* und *Xue*-Stasen.
- He7 und Bl15 stärken das Herz.
- Di4 und MP6 lösen *Qi*- und *Xue*-Stau.
- MP4 rechts und Pc6 links regulieren den *Chong mai* und lösen *Xue*-Stasen.
- Ma28 und Ma29 lösen *Xue*-Stase und regulieren das *Qi* in der Gebärmutter. Bei ziehenden und stechenden Schmerzen.
- Ma30 ist ein wichtiger Punkt des *Chong mai*, der Breiten Torstraße oder Meer des Blutes.
- *Zi gong*: Extrapunkt für die Gebärmutter, im Unterleib, nährt das Blut und fördert die Fruchtbarkeit.

> **Bei Kältesymptomen können die Punkte mit Moxa behandelt werden, am besten vorsichtig durch den Partner.**

Qi-Gong-Übungen

Den *Qi*-Fluss durch die Kraft des Himmels regulieren: Den Körper im Liegen oder Sitzen entspannen und den Geist auf den Bauchnabel konzentrieren. Bei der Einatmung spannt man den Anusmuskel an und leitet *Qi* im Uhrzeigersinn um den Nabel herum. Bei der Ausatmung entspannt man die Anusmuskulatur und leitet das *Qi* weiter um den Nabel (insgesamt 36-mal), wobei die Kreise langsam immer größer werden, bis sie den gesamten Bauchraum ausfüllen. Anschließend leitet man das *Qi* im Gegenuhrzeigersinn in weiteren 36 Kreisen, die sich zunehmend verkleinern, bis sie schließlich auf dem Bauchnabel als Endpunkt zusammen laufen. Vielleicht können Sie sich die Kreise auch farbig vorstellen und in Ihren Nabel einen Smaragdstein legen.

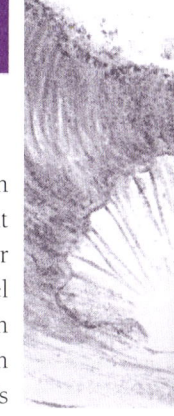

243

Die Klapperschlange streckt sich: Sie sitzen auf einem Stuhl, strecken die Beine nach vorne und lassen die Hände auf den Knien ruhen. Heben Sie die Arme mit nach oben zeigenden Handflächen und beugen sich möglichst weit nach hinten. Wiederholen Sie dies fünf Mal. Dann gehen Sie wie zum Krabbeln in die Knie und drehen den Kopf zuerst über die linke, dann über die rechte Schulter. Dabei mit den Zähnen klappern und anschließend den Speichel schlucken. Diese einfache Übung eignet sich für zwischendurch, wenn Sie gerade Anspannung verspüren.

> *Qi*-Gong-Übungen können sog. Schrägläufigkeiten des *Qi* ausleiten und die Oberfläche des Körpers leicht öffnen. Daher empfiehlt es sich, so lange zu üben, bis man leicht ins Schwitzen kommt.

Andere Heilverfahren

Physikalische Anwendungen

Massagen

Fußreflexzonen: Füße vom Partner sanft massieren lassen und dabei besonders die Punkte für Gebärmutter, Becken, Niere, Milz und Herz bearbeiten (s. Abb. Seite 281 u. 340).

Massagering: Die beiden Daumen und großen Zehen rundherum tägl. 2-mal 10 min mit einem Ayurveda-Massagering massieren (in Asiageschäften oder im Internet erhältlich).

Unterleibsmassage: Den Unterleib tägl. mit sanft kreisenden Bewegungen massieren.

Heilbad

Engelwurzbad: 2–3 Mal pro Woche warme Sitzbäder mit einem Kräuteraufguss durchführen (10 g Rosmarin, 10 g Melisse, 10 g Engelwurz). So viel warmes Wasser zufügen, dass man gut darin sitzen kann.

> Zum Sitzbad kann, falls keine Sitzbadewanne vorhanden ist, ganz einfach ein Bidet umfunktioniert werden: Eine passende große Tüte über die Schüssel stülpen und Enden zusammenknüpfen. Den körperwarmen Teeaufguss in die Tütenfolie gießen und sich hineinsetzen, 10–15 min darin sitzen bleiben und den entblößten Körper zum Warmhalten in ein großes Handtuch einwickeln. Danach ein Loch in die Folie schneiden und den Aufguss in das Bidet entsorgen.

Packung

Ingwer-Rhizinus-Packung: Bei *Xue*-Stase 5 EL geriebene, frische Ingwerwurzel in 1/2 Liter heißes Wasser geben und 5 min ziehen lassen. Baumwolltuch mit dem warmen Absud tränken und auf den Unterbauch legen. Danach ein weiteres Baumwolltuch mit 20–50 ml leicht warmem Rizinusöl tränken und ebenfalls auf den Unterbauch legen. Mit einem Handtuch und darüber einem Wolltuch den Unterleib fest einwickeln. Jeden 2. Abend für 20–30 min anwenden.

Aromatherapie

Wie in allen alten Kulturen, wurde auch in China seit alters her die Wirkung aromatischer Öle wie etwa Benzoe, Weihrauch oder Myrrhe sowohl bei religiösen Ritualen wie zu Heilzwecken geschätzt und in Kombination mit anderen Verfahren (Massage, Akupunktur) verwendet.

Passend zu den Störungsmustern eignen sich zum Entspannen und Lösen eines *Qi*-Staus und zur Anregung der Östrogenausschüttung:

- Adlerholz (Oud)
- Kamille römisch
- Linoleaholz
- Orange
- Fenchel (Süßer)
- Karottensamen
- Mandarine (Grüne)
- Rosa alba
- Jasmin
- Limette
- Neroli
- Rosengeranie

Um einen *Xue*-Stau zu lösen:

- Angelikawurzel
- Muskatellersalbei
- Sandelholz
- Weihrauch
- Kurkuma
- Nelkenknospe
- Vetiver
- Zimtrinde
- Myrrhe
- Pfeffer (Grüner)
- Wacholder

Rezepturvorschläge

Folgende ätherische Grundmischung eignet sich für ein Massageöl, als Badezusatz oder für die Duftlampe:

Himmelstauöl: 15 Tr. Fenchel, 3 Tr. Neroli, 3 Tr. Rose, 21 Tr. Limette, 21 Tr. Linaloeholz, 1 Tr. Adlerholz in einer 5-ml-Flasche mischen und davon verwenden:

Für ein **Massageöl:** ca. 10–15 Tr. in 50 ml Basisöl (Traubenkernöl, Mandelöl, Haselnuss oder nährende, dickflüssigere Öle wie Aprikosenkern-, Sesam-, Macadamianuss oder Jojobaöl) einmischen.

Als **Badezusatz:** ca. 10–12 Tr. in 3–5 EL Sahne, Molke oder Totes-Meer-Salz geben, mischen und dem Badwasser zufügen. (Ohne einen Emulgator wie Sahne etc. würde sich das ätherische Öl nicht in Wasser lösen und könnte z. B. zu Hautreizungen führen.)

In der **Duftlampe:** 5 Tr. für einen 20 qm großen Raum.

Für **Kompressen** und **Wickel** emulgieren Sie das ätherische Öl ebenfalls in Sahne (ca. 2 Tr. auf 1 EL Sahne).

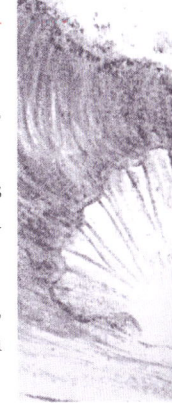

245

Körper-Öl der Thalassa: Bei chronisch kalter Bauchdecke 50 ml Basisöl 2 Tr. Zimtrinde, 3 Tr. Nelkenknospenöl, 2 Tr. Angelikawurzel, 5 Tr. grüner Pfeffer und 3 Tr. Rosengeranie zugeben.

Körper-Öl zum Relaxen: Bei angespannter Bauchdecke zu 50 ml Basisöl 2 Tr. Melisse, 2 Tr. Vetiver, 7 Tr. Orange, 1 Tr. Adlerholz (Oud) und 2 Tr. Rosenöl beigeben.

Luna-Yoga

Fruchtbarkeitstänze und Luna-Yoga-Übungen, allein oder in einer Gruppe, eignen sich, um die Regel wieder zum Fließen zu bringen und die Fruchtbarkeit zu fördern.

Finger-Yoga

Das Himmelswasser erwarten: Sie sitzen und atmen ruhig. Vor dem Unterbauch in die lockere rechte Hand den ausgestreckten Zeigefinger der linken Faust legen und mit dem rechten Daumen umfassen. Dabei 14 Mal tief und ruhig ein- und ausatmen. Danach die Hände mit den Handflächen nach oben auf den Oberschenkeln ruhen lassen und dann umgekehrt wiederholen.

Visualisierungen

Kristallbad: Sie können sich vorstellen, wie Sie an einem Bachufer sitzen, Ihre Hände im Schoß ineinander verschränkt. Dann steigen Sie in den klaren Bach hinab, in dem sich das Sonnenlicht reflektiert. Das kristallklare Wasser umspült Ihre Beine und Ihre Scheide. Nach diesem Reinigungsbad steigen Sie wieder heraus, setzen sich ans Ufer und lassen sich von den wärmenden Sonnenstrahlen trocknen.

Den Palast des Kindes schmücken: In der TCM wird die Gebärmutter auch als »Palast des Kindes« bezeichnet. Stellen Sie sich vor, wie Sie Ihren Palast ausschmücken möchten, um ihn möglichst einladend zu gestalten. Sie können sich dazu Ihre Gebärmutter vorstellen und sich fragen, was diese braucht, um ein Kind aufnehmen zu können. Dies kann z. B. Licht, Wärme oder mehr Raum sein. Welche Farbe täte ihr gut, beispielsweise Orange oder Gelb? In diesen Farben können Sie sich Ihre Gebärmutter vorstellen, dabei die Hände auf den Unterleib legen, ruhig atmen und Ihrer Gebärmutter ein Lächeln schenken, wie einer guten Freundin.

Regelschmerzen

Von Regelschmerzen spricht man bei Schmerzen, die zur Zeit der Regelblutung im Unterleib auftreten. Regelschmerzen sind die häufigsten Beschwerden von Frauen und setzen manchmal schon bei der ersten Regelblutung ein (primäre Dysmenorrhö), können aber auch erst spät ganz unvermittelt auftreten (sekundäre Dysmenorrhö).

Ursachen

»Wenn Schmerzen da sind, gibt es keinen freien Fluss; wenn kein freier Fluss da ist, entstehen Schmerzen.« (chinesische Weisheit)

Oft werden bei Regelschmerzen als Ursachen Endometriose, Myome, Fibrome oder Entzündungen im unteren Bauchraum gefunden. Da in verschiedenen Studien bei Frauen mit Regelschmerzen erhöhte Prostaglandin-F2-alpha Mengen gefunden wurden, wird vermutet, dass diese erhöhte Ausschüttung zu einer Übererregbarkeit der Muskulatur der Gebärmutter führt und es deshalb zu einer Einschränkung der Blutzufuhr und zu Schmerzen kommt. Ein hoher Östrogenspiegel in der Gelbkörperphase trägt möglicherweise zu den erhöhten Prostaglandinkonzentrationen bei. Hemmstoffe der Prostaglandinsynthese wie das Schmerzmittel *Ibuprofen* werden deshalb gerne bei Regelschmerzen verordnet.

Emotional stehen oft erfahrene Demütigungen und Abwertungen der Weiblichkeit und des Körpers hinter Regelschmerzen. Auch die Erinnerungsspur sexueller Traumata und andere Formen von Missbrauch können sich monatlich in starken Regelschmerzen zeigen.

Bis ein Schmerz bewusst wahrgenommen wird, laufen mehrere Prozesse im Körper und Zentralen Nervensystem (ZNS) ab. Dazu gibt es verschiedene Theorien:

1. *Reiz-Reaktionstheorie:* Ein Schmerzreiz direkt im Schmerzzentrum des Gehirns löst einen entsprechend großen Impuls aus. Von der Endometriose weiß man, dass dies nicht so einfach zutreffen kann, da oft kleine Herde große Beschwerden verursachen können und große Herde nicht unbedingt schmerzhaft sind.

2. *Torwärter-Theorie:* Diese Theorie des kanadischen Psychologen und Schmerzforschers Ronald Melzack besagt, dass die Schmerzwahrnehmung vom Gehirn schwellenartig angepasst wird, wobei Erinnerungen, Erwartungen und der Allgemeinzustand eine wichtige Rolle spielen. Während der Menstruation sinkt die Schmerzschwelle, entsprechend empfindet die Frau verstärkt Schmerzen. Die Angst vor der nächsten Periode, die viele Patientinnen mit Endometriose haben, steigert zudem die Schmerzwahrnehmung. So entsteht eine Art Teufelskreis, da jede Periodenblutung mit Angst erwartet wird und dadurch die Schmerzwahrnehmung steigt.

3. Die *Neuromatrix-Theorie* (ebenfalls von R. Melzack) besagt, dass die Schmerzwahrnehmung verschiedenen Einflüssen unterliegt und stets den Organismus als Ganzes betrifft. Sie wird von Erfahrungen der Hilflosigkeit gegenüber Aggressoren genauso beeinflusst wie von immunologischen Erinnerungen. Wenn beispielsweise der Chef eine Frau ungerecht kritisiert und sie nach einiger Zeit Bauchschmerzen oder Rückenschmerzen bekommt, können die Schmerzen später allein dadurch ausgelöst werden, dass sie den Chef wieder sieht. Noch später vielleicht, wenn sie bloß seinen Namen hört, sein Rasierwasser riecht oder daran denkt, dass sie wieder zur Arbeit muss.

4. Bildgebende Untersuchungen des Gehirns während der Menstruation zeigten, dass durch die hormonelle Umstellung während der Regel andere Hirnareale aktiviert und

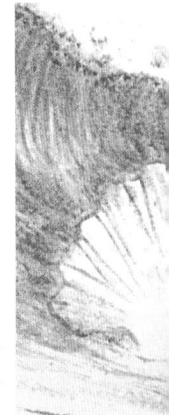

Schmerzen anders verarbeitet werden. Auch dies stellt einen Hinweis auf ein ganzkörperliches Geschehen der Regelblutung dar (Fernández 2003).

Behandlung mit TCM

Idealerweise soll das Blut während der Menstruation »wie ein Bach« frei fließen. Schmerzen bedeuten nach der TCM grundsätzlich einen Stau im Fluss des *Qi* und/oder des *Xue*. Regelschmerzen, auf Chinesisch poetisch als »schmerzhafter Mondfluss« umschrieben, sind daher immer als Ausdruck eines *Xue*-Staus oder Einengung des *Qi* zu sehen.

Unterschieden werden die Schmerzen nach Fülle- oder Mangelzuständen, also ob der normale Fluss gestaut ist oder ob zu wenig zum normalen Fließen vorhanden ist. Scharfe, stechende oder krampfende, heftige Schmerzen sind ein Zeichen für Füllezustände, meist verbunden mit Druck- und Spannungsgefühlen. Dumpfe, langsam beginnende Schmerzen sind ein Zeichen für Mangelzustände. Zudem weisen Schmerzen vor und während der Regel auf Füllezustände hin, da nach der TCM das »Meer des Blutes« zu diesem Zeitpunkt stark gefüllt ist und Füllezustände sich besonders bemerkbar machen. Besserung tritt durch die beginnende Blutung oder durch Abgang von Blutklumpen ein, Druck von außen verstärkt die Schmerzen.

Durch Überanstrengung kann sich eine körperliche Schwäche entwickeln, ferner dringen Wind und Kälte in die Gebärmutter ein. Schmerzen nach der Regelblutung, die sich meist erst allmählich entwickeln und sich auf Wärme, Druck und Massage bessern, deuten auf Mangelzustände von *Xue* und *Qi* hin. Druck von außen verbessert diese Schmerzen meist. Die Schmerzen werden als dumpf und leer empfunden.

Qi- und Xue-Stauungen: Blockaden im *Qi*-Fluss kommen meist durch Leberstagnation aufgrund von unterdrücktem Ärger, Frustrationen, Enttäuschungen und Stress vor (Stresstyp). Leber-*Qi*-Stagnation entsteht, wenn der eigene Wille und die eigenen Bedürfnisse längere Zeit durch Zwang oder zu große Rücksichtnahme auf andere unterdrückt werden, also die eigene Lebensenergie und Wünsche sich nicht frei entfalten können. Dies ist ein sehr verbreitetes Muster in modernen Gesellschaften. Auch unbewusste Konflikte mit der Mutter, die mal dominant ist und mal Hilfsbedürftigkeit signalisiert, sich dann aber nicht helfen lässt, stehen häufig hinter Regelschmerzen.

Besteht der Stress für längere Zeit, kann es zu einem *Xue*-Stau kommen. Dieser kann aber auch durch Verletzungen und chirurgische Eingriffe im Unterbauch bedingt sein und z. B. nach Kaiserschnitt, Fehlgeburten, der Einlage von Spiralen und Geschlechtsverkehr während der Blutung auftreten.

Symptome: Schmerzen basieren nach der TCM immer auf einem *Qi*-Stau oder einer *Xue*-Stauung. Typische Zeichen für einen *Qi*-Stau sind Spannungen und krampfende, drückende oder spannende Schmerzen und Blähungen vor oder während der Blutung, wobei Erwartungsdruck und emotionale Aufregungen den Zustand verschlimmern. Steht die Blutstauung mehr im Vordergrund, sind die Schmerzen plötzlich einschießend, auf eine

Stelle fixiert und werden oft wie Messerstiche empfunden. Allgemein verstärkt Druck die Schmerzen, Bewegung hingegen tut meistens gut.

Bei Stauungen ist das Regelblut spärlich, fließt zögernd, ist eher dunkel bis schwarz oder purpurfarben. Je nach Stärke des Blutstaus gehen mit dem Menstruationsblut mehr und größere Blutklumpen ab, wobei der Schmerz meist besser wird, nachdem Klumpen abgegangen sind und das Blut frei fließt. Oft kommen auch prämenstruelles Brustspannen und Kopfschmerzen hinzu.

Tabelle 8 zeigt die verschiedenen Disharmoniemuster im Vergleich, wobei häufig Füllezustände mit Mangelzuständen einhergehen.

Tabelle 8: Regelschmerzen in der TCM

Muster	Schmerzen	Blutung	Symptome	Therapie
Füllemuster				
Qi-Stau	krampfend, wandernd, dumpf, Spannung und Schmerzen vor und während der Regel, stärker durch Druck	dunkel, braun bis schwarz, stockender Regelbeginn, kleine Klümpchen	Schmerzen und Spannungen in den Brüsten, seitlich am Bauch und manchmal an der Innenseite der Oberschenkel, PMS, Reizbarkeit	*Qi* bewegen und regulieren, *Xue* nähren, Schmerzen stillen
Leber-*Qi*-Stau und aufsteigendes Leber-Feuer	Spannungen im Unterbauch und den Flanken, vor und während der Regel, krampfende Schmerzen	purpurfarben, starke Blutungen	Gesicht rot, Zornausbrüche, trockener Stuhl, Kopfschmerzen, bitterer Mundgeschmack	Leber-*Qi* lösen, Leber beruhigen, *Xue* nähren, Hitze klären, Schmerzen stillen, keine scharfen Nahrungsmittel
Xue-Stau	plötzlich auftretend, intensiv, ortsständig, nachts, besser nach Klumpenabgang	dunkles Blut, spärlich, zögernd, große Klumpen	Blähungen, Schmerzen nach Geschlechtsverkehr, Unruhe	*Xue* aktivieren, Stasen lösen, Schmerzen stillen
Stau aufgrund von Kälte-Nässe	wie Messer in der Mitte des Unterbauches, vor und während der Regel, besser durch Wärme	spärlich, stockend, purpurfarben, dunkel wie schwarze Bohnen	Kältegefühl, kalter Unterbauch, lockere Stühle, Rückenschmerzen	Meridiane wärmen, Kälte aus Gebärmutter zerstreuen, *Xue* aktivieren, Schmerzen stillen
Stau aufgrund von Nässe-Hitze	Engegefühl, Spannungen, brennende Schmerzen, durch Druck schlechter, besser durch Kälte, Schmerzen vor und/oder während der Regel, Unterleibsschmerzen außerhalb der Regel	viel Blut, dickflüssig, rot und purpurfarben mit Klümpchen	faul riechender Scheidenausfluss, wundes Gefühl im Rücken, heißer Körper, Unruhe, Verstopfung, Durst, Hitze verschlechtert, Akne, Neigung zu Unterleibsentzündungen, Juckreiz im Genitalbereich, periodisch wiederkehrendes Fieber	Hitze klären und kühlen, Nässe zerteilen, Stase umwandeln, *Xue* bewegen, Schmerzen stillen

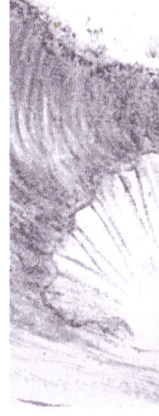

249

Muster	Schmerzen	Blutung	Symptome	Therapie
Mangelmuster				
Qi- und *Xue*-Mangel (Leber, Milz)	dumpf oder ziehend schwach, langsam beginnend, besser auf Druck, oft nach der Regel	wenig Blut, blassrot, wässrig	müde, matt, kurzatmig, Erschöpfung des Geistes, leichter Schwindel, Gedächtnisstörungen, unscharfes Sehen	*Qi* und *Xue* stärken, Schmerzen stillen
Mangel/Kälte in der Gebärmutter	anhaltende, starke, zusammenziehende Schmerzen, durch Wärme und Druck besser	klar wässrig, Regel oft spät	Kältegefühl erschöpft, Durchfall, Lidödeme, Rückenschmerzen, blasser Urin	Gebärmutter wärmen, Nieren-*Yang* stärken, Schmerzen stillen
Leber- und Nieren-*Yin*-Mangel, Leere-Hitze	anhaltend, dumpf während und nach Ende der Regel	spärliche Blutung	Hitzegefühle in Händen und Füßen, dunkler Urin, Tinnitus	Leber- und Nieren-*Yin* stärken, Schmerz stillen
Mitten-*Qi*-Verlust	nach unten ziehende Schmerzen Richtung Rektum oder zur Innenseite Oberschenkel und in die Beine ausstrahlend	starke oder schwache Blutungen	Gefühl, als ob Gebärmutter herausfällt	*Qi* anheben

Regelschmerzen an sich sind kein Hinderungsgrund, schwanger zu werden. Jedoch kann immer wieder beobachtet werden, dass vor allem Patientinnen mit Endometriose plötzlich schwanger werden, nachdem die Schmerzen besser geworden sind. Eine Behandlung ist daher sinnvoll, auch um das allgemeine Wohlgefühl zu erhöhen und Ängste im Zusammenhang mit der Weiblichkeit abzubauen.

Diätetik

Da bei Regelschmerzen u. a. meist ein *Qi*-und *Xue* Stau vorliegt, sind *Qi*-lösende Nahrungsmittel geeignet. Die Mahlzeiten sollten leichtverdaulich sein, viel Gemüse, Salate und Sprossen, aber wenig Getreideprodukte (Nudeln) und Fleisch enthalten. Sie können mild scharf gewürzt sein.

> **Essenzielle Fettsäuren wie z. B. in Leinöl sind allgemein zu empfehlen.**

- Getreide: Dinkel, Grünkern, Gerste, Basmatireis, Weizengrieß
- Gemüse: chin. Lauch, junger Knoblauch, junger Löwenzahn, Artischocken, Auberginen, Fenchel, Stangensellerie, Spinat, Mangold, Tomaten, Karotten, Rettich, Zwiebel, Rote Bete, Sprossen (Rettich, Alfalfa, Soja), bittere Salate, Frühlingszwiebeln

- Hülsenfrüchte: Erbsen, Linsen, Bohnen, Sojasprossen, Azukibohnen
- Obst: Pfirsich, Maronen, Himbeeren, Kumquat, Mango, Kirschen, Pflaumen, rote Weintrauben mit Kernen, Mandarine, Grapefruit, Wassermelone
- Gewürze: Liebstöckel, Basilikum, Petersilie, Sauerampfer, Kapuzinerkresse, Borretsch, Rosmarin, Lorbeer, Meerrettich, frischer Ingwer, Koriander, Majoran, Kurkuma
- Nüsse: Pinienkerne, Walnüsse
- Öle: Färberdistelöl (bei *Xue*-Stau), Olivenöl, Leinöl, Hanföl, Rapsöl
- Getränke: Ingwersaft, grüner Tee (mit Jasminblüten),Weizenbier, gegorener Most
- Sonstiges: ungespritzte Zitronen- und Orangenschalen, Apfelessig, brauner Zucker, Melasse, Honig, Eier, Bierhefe, Brauntang,Wachteleier

Vermeiden:

- Alkohol im Übermaß
- gesättigte Fettsäuren aus Produkten tierischer Herkunft wie Hartkäse, Wurstwaren, Sahne
- östrogenhaltiges Fleisch aus Massentierhaltung
- weißer Zucker
- Kaffee

Bohnenbrei: 1 geschnittene Zwiebel und 1 zerdrückte Knoblauchzehe in Olivenöl leicht anbraten, dazu 100 g schwarze Bohnen und 1/4 Liter Wasser geben, kochen bis die Bohnen weich sind. Das Ganze kann mit Honig oder Agavensirup leicht gesüßt werden. Wirkt entwässernd.

Rundkornreis mit Frühlingszwiebel und Kapuzinerkresse: 1 Tasse Rundkornreis, 1 Bund Frühlingszwiebeln oder chin. Lauch, Kapuzinerkresseblüten, 2 Tassen Gemüsebrühe, 2 Knoblauchzehen. Geschnittene Zwiebeln und Knoblauch in Öl etwas anbraten, Reis zugeben, kurz glasig braten, mit Gemüsebrühe aufgießen, kurz aufkochen und dann zugedeckt bei ausgeschalteter Herdplatte 20 min garen lassen. Mit Kapuzinerkresseblüten dekorieren.

Sellerie-Rote-Bete-Saft: Bei *Qi*- und *Xue*-Mangel 2 Stangen Staudensellerie und 1 Rote Bete mit 1 EL Zitronensaft im Mixer pürieren. In den Tagen vor der Regel ca. 2 Gläser pro Tag trinken. Die einzelnen Säfte sind auch als Fertigprodukt im Reformhaus erhältlich und können dann zusammengemischt werden.

Scampi in Weißwein: 200 ml Gemüsebrühe, 200 ml Weißwein, 1 Zwiebel, 1 Knoblauch, 15 – 20 Scampis, Dill, Sauerampfer, 3 EL Zitronensaft und Schale einer ungespritzten Zitrone, Kapuzinerkresseblüten. Weißwein und Gemüsebrühe, klein geschnittene Zwiebel und gepresster Knoblauch zusammen erhitzen, mit Salz und Gewürzen abschmecken. Scampi zugeben und kurz garen lassen. Mit Kapuzinerkresseblüten garnieren.

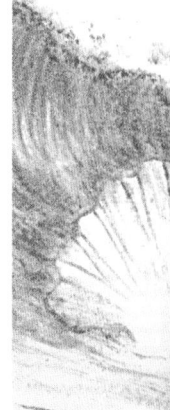

> **Tipp: Ein bis zwei Tage vor der Periodenblutung viel frisches Obst oder gedünsteten Rundkornreis zu sich nehmen sowie viel warmes Wasser oder grünen Tee trinken.**

Heilkräuter

Die nachfolgenden Heilkräuter werden in der Pflanzenheilkunde bei Regelschmerzen als Tee verwendet. Sie sollten immer nach dem individuellen Störungsmuster (wie in Tab. 8, Seite 249 f. aufgeführt) zusammengestellt werden.

Bei **Füllezuständen:**

- Ashokabaumrinde
- Damiana
- Herzgespann
- Ingwer
- Pfingstrose (Weiße)
- Trauben-Silberkerze
- Zitronenmelisse
- Beifuß
- Frauenmantel
- Hirtentäschel
- Jasminblüten
- Schafgarbe
- Verbene
- Blutwurz
- Frauenwurz
- Hundsrose
- Mädesüß
- Schneeball
- Weidenrinde

Bei **Mangelzuständen:**

- Anissamen
- Morinda
- Knöterich (Vielblättriger)
- Engelwurz (Chin.)
- Pfingstrose (Weiße)
- Vogelknöterich
- Malven
- Süßholz
- Zimt

Rosenblütentee: 1 TL Rosenblüten mit grünem Tee mischen, eine Woche vor und während der Regel 3 Tassen tägl. trinken; den Tee gibt es auch fertig gemischt im Handel. Eine taiwanesische Studie (Tseng et al. 2005) zeigte eine signifikante Wirkung von Rosentee bei Regelschmerzen und Angespanntheit.

Damianatee: 20 g Damiana (*Turnera diffusa*), 5 g Orangenblüten, 10 g Melisse, 5 g Passionsblumenblüten. 1 TL der Mischung in einer Tasse mit heißem Wasser übergießen und 5 min ziehen lassen, abseihen. 3-mal tägl. eine Woche vor der Regel trinken, sehr wirksam bei Regelschmerzen sowie Schlafstörungen.

Regeltee nach einer Empfehlung der Natum (Naturheilkundliche Arbeitsgruppe der Deutschen Gesellschaft für Gynäkologie und Geburtshilfe): 20 g Gänsefingerkraut, 10 g Schafgarbenkraut, 10 g Melissenblätter, 20 g Frauenmantelkraut, 10 g Kamillenblüten, 3 Scheiben Ingwer. 1 TL dieser Mischung mit heißem Wasser für 1 Tasse Tee übergießen und 10–15 min ziehen lassen. Während der letzten 3 min geschnittenen Ingwer zufügen. Tägl. 3–4 Tassen über einen längeren Zeitraum trinken, beginnend 5 Tage vor der zu erwartenden Menstruation.

Fertigpräparate

Bei akuten Schmerzen: verträglicher als herkömmliche Schmerzmittel (z. B. Acetylsalicyl-säure (ASS) oder Ibuprofen) sind natürliche Weidenrindenextrakte (**Assalix**) oder Mäde-süßtinktur, die schon vor Beginn der Schmerzen eingenommen werden. Sie wirken schmerzstillend, *Qi*- und *Xue*-Stau lösend und Hitze kühlend, sind jedoch nicht geeignet bei starken Blutungen und Kälte.

- Damiana-Präparate wie **Oligoplex** oder **Cefagil** lösen Schmerzen und wirken aphrodi-sierend.
- **Bromelain-POS** bei Schleimbelastung
- Mönchspfefferpräparate (wie **Agnucaston, Agnolyt**)
- Johanniskrautpräparate (wie **Esbericum, Helarium, Hypericum**)

Vitamine und Spurenelemente

Generell sind bei starken Regelschmerzen zusätzlich folgende Stoffe als Nahrungsergän-zungsmittel zu empfehlen: Vitamin A-E, Vitamin B1, B3, B6, B12, Vitamin E, C, Omega-3-Fettsäuren, Magnesium, Lycopin. (Eine Cochrane-Analyse empfiehlt aufgrund aller vor-liegenden klinischen Studien bei Regelschmerzen die Einnahme von Magnesium, Vitamin B1 und Omega-3-Fettsäuren.)

- Vitamin E, C, B6, Niacin tägl. (z. B. **Tocorell, Cebion, Vitamin B₆-Hevert, Nicobion**)
- Magnesiumcitrat, 300 mg tägl. (z. B. **Magnesium Diasporal, Magnorell**)
- Zink, 10–20 mg tägl. (z. B. **Zinkorotat, Unizink, Zinkorell**)
- Kombinationspräparate (z. B. **Inzelloval, Careimmun**)
- Nachtkerzenöl, 400–1000 mg tägl. (wie **Efamol, Epogam**)
- Granatapfelkernöl tägl.

Klassische chinesische Rezepturen

Eine australische Forschergruppe (Zhu et al. 2008) verglich 39 klinische Studien mit ins-gesamt 3475 Frauen, die wegen Regelschmerzen mit herkömmlichen Medikamenten (Schmerzmittel, orale Kontrazeptiva) und Akupunktur, Wärmeanwendung und chinesi-schen Kräutern therapiert worden waren. Dabei zeigten sich individuell verordnete chine-sische Kräuterrezepturen allen anderen Therapieverfahren (neben Schmerzmitteln auch der Akupunktur und Moxibustion) hinsichtlich der Langzeitwirkung überlegen.

Füllemuster

- **Qi-Stau**
  Xiaoyao san (Pulver der heiteren Ungebundenheit) ist eine klassische Kräuterkombina-tion, die bei *Qi*-Stau häufig verschrieben wird und die es auch in Tablettenform gibt. Befreit das Leber-*Qi* und baut *Xue* auf. Bei Gereiztheit, Spannungsgefühlen.

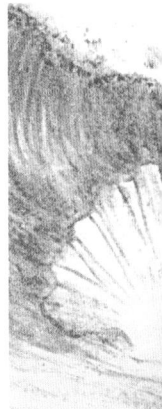

253

Chaihu shugan san (Bupleurum-Pulver zum Lösen des Funktionskreises Leber) bewegt das *Qi* und reguliert den Funktionskreis Leber, beseitigt und verteilt Schmerzen. Bei Schmerzen in der Brust und den Flanken, Spannungsgefühlen in der Brust, PMS.

Freeing the Moon (von G. Maciocia) nährt das Leberblut, stärkt den Funktionskreis Milz-Pankreas, löst *Qi*-Stagnationen. Bei heftigen, krampfenden Schmerzen und Brustspannen vor der Periode.

PMS (von T. Kaptchuk) bewegt *Qi* und *Xue*, nährt das *Xue*, beruhigt krampfartige Schmerzen. Bei Weinkrämpfen, Gewichtszunahme, Wassereinlagerungen, Reizbarkeit, unregelmäßigen Zyklen.

- **Leber-*Qi*-Stau und aufsteigendes Leber-Feuer**
  Jiawei xioayao san (das erweiterte Pulver des freien Umherwanderns) ist eine Erweiterung von *Xioayao San*. Es befreit das Leber-*Qi*, nährt das Leber-*Xue*, stärkt das Milz-*Qi*, klärt innere Hitze. Bei innerer Gereiztheit, Unausgeglichenheit, PMS, blassroten, schmerzhaften Regelblutungen, roten Augen, trockenem Mund, Nachtschweiß, erschwertem Wasserlassen, Ödemen, Weinerlichkeit, Gewichtszunahme.

  Xuanyu tong jing tang (Dekokt, das Stagnationen zerstreut und in die Menses eindringt) löst *Qi*-Stagnation mit Hitze des Funktionskreises Leber, löst das *Qi* der Leberleitbahn. Bei prämenstruellen Schmerzzuständen und Brustspannen, dunklem Regelblut, starken Schmerzen und meist rotem Gesicht und/oder Kopfschmerzen.

- **Xue-Stase**
  Shaofu zhuyu tang (Dekokt zur Austreibung von *Xue*-Stasen im unteren Abdomen) für Fülle-Kälte in der Gebärmutter, häufig bei Endometriose verschrieben. Löst Blutstauungen im Unterleib. Bei starken Blutungen mit großen dunklen Blutklumpen und starken Unterleibsschmerzen, die bei Abgang von Klumpen besser werden.

  Stir Field of Elexir (von G. Maciocia) bewegt *Xue* im Unteren Erwärmer und Uterus, löst *Xue*-Stasen. Bei stechenden Regelschmerzen mit klumpigem Blut, häufig bei Endometriose verwendet.

- **Stase aufgrund von Kälte-Nässe**
  Shaofu zhuyu tang (Dekokt zur Austreibung von *Xue*-Stasen im unteren Abdomen), zusätzlich mit Ginsengwurzel und Mittsommerknolle, ein Rezept für Fülle-Kälte im Uterus, das häufig bei Endometriose verschrieben wird.

  Warm the Menses (von G. Maciocia) vertreibt Kälte und Stase des *Xue* aus dem Uterus, ergänzt *Xue*-Mangel, wärmt das Nieren-*Yang* bei Mangel. Bei sehr schmerzhaften Regelblutungen, die mit Wärmflasche besser werden, Müdigkeit, Rückenschmerzen.

- **Feuchte Hitze**

  Qingre tiaoxue tang (Hitze klärendes und *Xue*-regulierendes Dekokt) oder *Clear the Palace* (von G. Maciocia) lösen Nässe und Schleim im Genitalbereich, z. B. bei brennendem Gefühl am Steißbein, PCO, Unterleibsinfektionen in der Vorgeschichte, unregelmäßigen Blutungen, Schweregefühl, fettiger Haut.

- **Dysmenorrhö-Dekokt vom Fülle-Typ**

  Xiaoyaosan + *siwutang* + *jinglingzisan* als Kombination bei starkem *Qi*- und *Xue*-Stau sowie *Xue*-Mangel mit heftigsten bohrenden und krampfenden Regelschmerzen.

Mangelmuster

- **Qi- und *Xue*-Mangel**

  Guipi tang (in den Funktionskreis Milz einfließendes Dekokt) stützt, ergänzt und harmonisiert die Mitte, ergänzt das *Xue* und stützt den Funktionskreis Herz. Bei Herzklopfen, schlechtem Gedächtnis, Müdigkeit, Schwächegefühl, Appetitmangel.

  Shengyu tang (Dekokt, mit der Heilkraft eines Weisen) bei Schmerzen nach schwacher, spärlich blassroter Blutung.

  Bazhen tang (Dekokt der acht Juwelen) oder *Precious Sea* (von G. Maciocia) ergänzen das *Xue* und *Qi*, stützen das *Jing* und harmonisieren die Breite Torstraße, das Meer des Blutes, besonders nach Fehlgeburten. Bei leeren, nach unten ziehenden Schmerzen.

- **Mangel-Kälte**

  Aifu nuangong wan (Pille zur Wärmung der Gebärmutter mit Beifuß und Nussgraswurzel) wärmt, harmonisiert die Breite Torstraße und den Nebenfunktionskreis Uterus, bewegt und ergänzt das *Xue*. Bei Kältegefühlen und Schmerzen im Unterleib, wärmt das Nieren-*Yang*, während der 2. Zyklushälfte.

  Wenjing tang (Dekokt zur Erwärmung der Menstruation) ist ein klassisches Rezept für Mangel-Kälte oder *Jing*-Mangel im Uterus, unechte Hitze im oberen Körperbereich, Kälte unten.

  Warm the Palace (von G. Maciocia) bei Nieren-*Yang*- und *Xue*-Mangel, geringen schmerzhaften Blutungen, blassem Aussehen, Rückenschmerzen.

  Moon Pearls (von H. Frühauf) bewegt und nährt das *Xue*, wärmt das Nieren *Yang*, reguliert die Menstruation. Bei starken Blutungen, Kältegefühl, kalten Gliedern, Schwächegefühl, Endometriose.

- **Nieren-*Yin*-Mangel**

  Nourish Yin & Restrain the Flow (von G. Maciocia) stärkt den Funktionskreis Niere und kühlt Leere-Hitze. Bei starken Blutungen mit hellrotem Blut, Müdigkeit, Nieder-

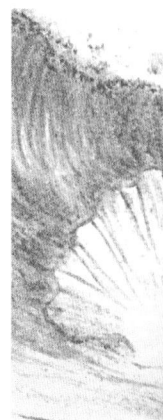

geschlagenheit, Nachtschweiß, trockener Kehle, Haut und Haaren, Tinnitus, oft noch nach der Regel anhaltenden Schmerzen.

- **Qi-Verlust der Mitte**
  Buzhong yiqi tang (das *Qi* der Mitte stützende und ergänzende Dekokt) bei chronischer Müdigkeit, Gefühl des Nach-unten-Fallens der Gebärmutter und ziehenden Schmerzen in Richtung Enddarm (Rektum).

- **Dysmenorrhö-Dekokt vom Leere-Typ**
  Xiaoyaosan + Shenyutang + Jiajian, eine Kombination, die das *Xue* und *Qi* nährt und Schmerzen stillt.

Akupunktur
Bei Menstruationsschmerzen schafft eine Akupunkturbehandlung meist am raschesten Linderung. Diese sollte mindestens 7 – 14 Tage vor der Regelblutung in 2 – 3 Sitzungen pro Woche stattfinden. Günstig ist bei akuten Schmerzen mit Akupunktur zu beginnen und parallel dazu Kräuterdekokte einzunehmen.

Akupressur
Mehrere placebokontrollierte Studien (Pouresmail u. Ibrahimzadeh 2002, Jun 2004, Kim et al. 2005) konnten zeigen, dass Akupressur bei Regelschmerzen ebenso gut wirkt wie ein Schmerzmittel (Ibuprofen).
- Di4 stärkt die Wehrenergie, beruhigt, klärt Trübes, kühlt, kräftigt das *Qi*. Bei Kiefersperre, Nackenschmerzen. Bei akuten Schmerzen diesen Punkt öfter einmal 10 sec lang fest drücken.
- Le3, Le2 lösen und bewegen das Leber-*Qi*.
- Lg4 stützt den Funktionskreis Leber, führt das *Qi* in die Tiefe.
- Pc6 reguliert das *Qi* der Mitte, wirkt *Qi*-bewegend, schmerzstillend, krampflösend.
- Gb34 bewegt und beruhigt das Leber-*Qi*.
- MP4 leitet Kälte aus Herz und Unterleib, führt Trübes nach unten, harmonisiert das Meer des *Xue*, reguliert gegenläufiges *Qi*.
- MP8 bessert Regelschmerzen, reguliert die Gebärmutter sowie *Qi* und *Xue*.
- MP10 verbessert die Durchblutung des Unterleibs, behebt Regelschmerzen.
- MP6 die Wirkung von Akupressur dieses Punktes bei Regelschmerzen wurde sogar wissenschaftlich bestätigt (Chen u. Chen 2004), reguliert das *Qi,* wärmt die Mitte.
- Bl32 löst Hitzeprozesse im Unteren Erwärmer, stärkt das *Jing* und den Funktionskreis Niere.
- Kg4 und Kg8: die Moxibustion dieser Punkte ergab in einer placebokontrollierten Studie (Li et al. 2006) eine signifikante Besserung der Schmerzen.

Moxibustion

Bei allen Schmerzen, die auf Kältemustern basieren, sind die verschiedensten Wärmeanwendungen wie Wärmflasche, Bäder, Heilkissen, Wärmepflaster und Moxibustion geeignet.

> **Nicht angewendet werden soll Moxibustion verständlicherweise bei Hitzezuständen wie z.B. Fieber.**

Qi-Gong-Übung

Reinigung der Breiten Torstraße und des Konzeptionsgefäßes: Man sitzt auf dem vorderen Drittel eines Stuhles, entspannt sich körperlich, schließt sanft die Augen, atmet gleichmäßig, befreit sich von ablenkenden Gedanken jeglicher Art und legt die Hände übereinander. Die rechte Hand liegt unten, wobei die Handinnenfläche auf Kg6 aufliegen sollte. Bei der Einatmung zieht man den Bauch ein und spannt kräftig den Anusmuskel an, gleichzeitig leitet man Qi gedanklich von unten in die Mitte des Unterbauchs. Beim Ausatmen entspannt man die Bauch- und Anusmuskulatur. Die Übung 10 min durchführen. Zum Schluss leitet man das Qi in das *Dantian* (Zinnoberfeld), die energetische Mitte des Unterbauchs, öffnet langsam die Augen, reibt die Handinnenflächen aneinander warm und streicht sie 5- bis 7-mal sanft über das Gesicht.

Andere Heilverfahren

Generell können sich die verschiedensten Entspannungsmethoden schmerzlindernd auswirken, egal ob es sich um autogenes Training, Yoga, Qi-Gong oder progressive Muskelentspannung nach Jacobson handelt. Regelmäßige Bewegung wie Laufen, Schwimmen, Reiten oder Tanzen hilft ebenfalls beim Abbau innerer Anspannungen und fördert so den freien Fluss von Qi und *Xue*.

Physikalische Anwendungen

Massage

Massagetechniken erfreuen sich seit alters her großer Beliebtheit, sei es zur Behandlung von Schmerzen oder sei es zur sexuellen Stimulation. Regelschmerzen und energetische Blockaden im Unterleib können mit Massage positiv beeinflusst werden. Vor allem der Unterbauch und Rücken sowie die Oberschenkelinnenseite, Handinnenflächen und Daumenzwischenraum sollten massieren werden.

Fußreflexzonen: Füße vom Partner sanft massieren lassen und dabei besonders die Punkte für Gebärmutter, Becken, Niere, Milz und Herz bearbeiten (s. Abb. Seite 281 u. 340).

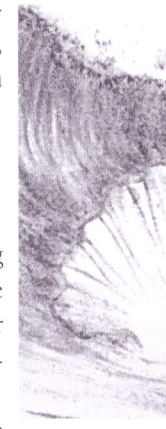

Heilbäder

Badekuren haben eine lange Tradition in der Behandlung von Unfruchtbarkeit. Insbesondere Moorbäder wurden schon im 19. Jahrhundert von adeligen Damen wegen Kinderlosigkeit aufgesucht. Moorkuren stimulieren nachweislich die körpereigene Östrogenfreisetzung und fördern die Durchblutung der Eierstöcke und Gebärmutter.

Moorbäder: Vor allem bei Kältemustern (**nicht** jedoch bei Hitzemustern und akuten Entzündungen!) wöchentlich 1- bis 2-mal ein Moorbad nehmen oder eine regelrechte 7-tägige Moorkur in einem Heilbad (z. B. Bad Aibling, Bad Kohlgrub) machen. Als Moortamponaden angewendet, wird die Wirkung verstärkt (s. Seite 297).

Eponas-Bad: Je eine Handvoll Schafgarbe, Kamillenblüten und Rosenblüten in ca. 35 °C warmes Badewasser geben (z. B. in einem Säckchen oder alten Waschlappen). Wirkt entzündungshemmend und schmerzstillend. Bei Hitzegefühlen und brennenden Spannungsgefühlen, Nachtschweiß.

Wärmeanwendungen

Krampfkissen: Je 20 g Frauenmantel, Schafgarbe und Damiana sowie 10 g Rosmarin in ein Seidenkissen füllen, im Backofen auf ca. 60 °C wärmen und bei Krämpfen auf den Bauch legen.

Kirschkernkissen. Gibt es schon fertig zu kaufen oder man kann selbst Kirschkerne sammeln, reinigen und in ein Kissen einnähen. Im Ofen (keinesfalls in der Mikrowelle!) ca. 20 – 30 min bei 50 Grad anwärmen und dann auf den schmerzenden Bauch legen.

> **Bäder, Massagen und Wärmekissen sollten 2- bis 3-mal wöchentlich über drei Monate kurartig angewendet werden, bei aktuellem Kinderwunsch nur in der 1. Zyklushälfte.**

Beckenbodengymnastik

Als Beckenboden werden die Muskeln bezeichnet, die vom Schambein in einer Art Schlinge zum Steißbein verlaufen. Um den Beckenboden zu trainieren, genügt es, die Muskeln zusammenzuziehen, sei es im Sitzen, Stehen oder Liegen, einige Sekunden die Spannung anzuhalten und langsam wieder zu entspannen. Tägl. mehrmals ca. 2 min durchführen. Sie können sich beim Entspannen Ihre Scheide als Blume vorstellen, die sich langsam entfaltet und wieder schließt. Diese Übung fördert zudem das sexuelle Lustempfinden und beugt unfreiwilligem Wasserlassen vor. Es gibt ummantelte Metallkugeln, sog. Liebeskugeln, die wie ein Tampon in die Scheide eingeführt werden und beim Gehen von innen die Vaginalmuskulatur massieren und so den Beckenboden trainieren. Die bewusste Wahrnehmung des Beckenbodens fördert den *Qi*-Fluss im Unterleib und kann so *Qi*-Staus wie Verspannungen durch Hemmungen und Ängste auflösen. Fließt das Qi wieder frei, verflüchtigen sich die Regelschmerzen.

Aromatherapie
Vor allem ätherische Öle mit schmerzstillender und entspannender Wirkung sind geeignet. Mit einem Massageöl lässt sich zu jeder Tageszeit, auch während der Arbeit, eine Ölkompresse auf den Unterbauch auflegen. Idealerweise wird diese nach Bedarf, meist alle zwei Stunden, erneuert, bis Besserung eintritt.

- Bergamotte
- Lavendel extra
- Majoran
- Pfefferminze
- Schafgarbe

- Jasmin
- Linaleoholz
- Melisse
- Rosa damascena
- Weihrauch

- Kamille römisch
- Litsea
- Muskatellersalbei
- Sandelholz
- Zypresse

Rezepturvorschläge
Folgende Ölmischungen eignen sich zur Massage bzw. als Ölkompresse:
Hauch des Südens: Zu 50 ml Mandel- oder Jojobaöl je 2 Tr. Kamille römisch, Sandelholz, Melissen-, Basilikum- und 5 Tr. Lavendel geben. Den Unterbauch und die Oberschenkel damit einreiben, vor allem vor der Regel.

Aufgehende Sonne: Je 4 Tr. Majoran- und Lavendelöl sowie je 2 Tr. Kamillen- und Jasminöl in 50 ml Johanniskrautöl oder Basisöl mischen. (Bestehen eher Hitzesymptome: 2 Tr. Pfefferminzöl zufügen.)

Fertigmischungen
Mens-Massageöl (Original IS Aromamischung) mit röm. Kamille, Linaloeholz, Majoran, Melisse, Muskatellersalbei, Ringelblume, Nachtkerzenöl. Wirkt entspannend.

Entspannungsbad (Original IS Aromamischung) mit den ätherischen Ölen von Kamille, Lavendel, Mandarine, Rosengeranie, Sandelholz und Zeder in Totem-Meer-Salz. Wirkt entspannend und beruhigend.

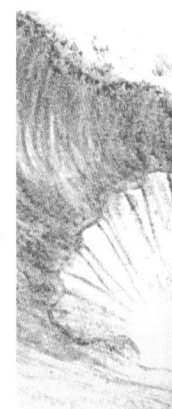

Finger-Yoga
Widerstehen: Die beiden Mittelfinger ineinander verhaken und so auseinanderziehen, beim Einatmen den Unterbauch und den Anusmuskel kräftig anspannen. Beim Ausatmen alles wieder entspannen und anschließend die Finger sanft ausstreichen. Sieben Mal wiederholen.

Visualisierungen

Das weinende Kind trösten: Während Sie bequem auf einer warmen festen Unterlage liegen, können Sie sich die Schmerzen in Ihrer Gebärmutter als weinendes, trauriges Kleinkind vorstellen. Sie nehmen dieses Kind liebevoll in den Arm, lächeln es an, hüllen es in eine warme Decke und streicheln es liebevoll, sprechen sanft zu ihm oder summen ihm ein Kinderlied vor.

Die Boten des Lichts: Sie können sich die Botenstoffe, die in unserem Körper zum Stillen von Schmerzen beitragen, als bunte Bonbons vorstellen, die vom Gehirn ausgeschüttet werden, um dabei zu helfen, die Schmerzen aufzulösen. Aus einer Art Wasserschlauch treffen viel bunte Schmerzkiller auf Ihren Unterleib und spülen ihn frei von Schmerzen. Viele bunte Kugeln treffen dabei jeden einzelnen, dunklen Schmerzpunkt in der Gebärmutter und lösen ihn auf. Allmählich werden die dunklen Punkte weniger und es entsteht ein helles buntes Bild Ihrer Gebärmutter.

Scenar- oder Denas-Therapie

Im Mittelpunkt dieser Methoden stehen Energiebalancegeräte (**S**elf **C**ontrolled **E**nergy **N**euro **A**daptive **R**egulator; **D**ynamisch-**e**lektrische **n**euroad**a**ptive **S**timulation), die im Organismus Selbstregulierungsprozesse anstoßen und als Bio-Feedback wirken, d. h. dem Körper werden eigene Impulse rückgemeldet. Dazu werden niedrige Reizströme durch Hautwiderstandsmessungen ständig individuell der Körpersituation angepasst, wodurch das tiefe Schmerzleitungssystem positiv beeinflusst wird. Ähnlich wie bei der Akupunktur können mit diesen Geräten Schmerzen und Schwellungen beobachtbar rasch verschwinden. Diese Geräte gibt es auch für den Hausgebrauch, die Behandlung durch einen erfahrenen Therapeuten ist jedoch vorzuziehen. Günstigerweise wird 7 Tage vor der Menstruation mit der Behandlung begonnen. Die kleinen Geräte wurden in Russland als »Arzt in der Westentasche« für lange Weltraumfahrten entwickelt. Die Behandlung kann sich an den entsprechenden Akupunkturpunkten orientieren.

Prämenstruelles Syndrom (PMS)

Unter dem Begriff Prämenstruelles Syndrom (PMS) werden verschiedenste Beschwerden zusammengefasst, die im Zusammenhang mit der Regelblutung auftreten, egal, ob die Symptome zum Eisprung in der 2. Zyklushälfte oder bei der Regel verspürt werden. In Deutschland ist mehr als die Hälfte der Frauen davon betroffen, die meisten Frauen kennen daher wahrscheinlich bestimmte Muster aus eigener Erfahrung.

Symptome und Ursachen

Die Symptome können sehr unterschiedlich sein. Es kann zu Wassereinlagerungen, Gereiztheit, depressiver Stimmung, Migräne, Brustspannen, diversen Schmerzen am Körper, Nasenbluten, Verstopfung oder Durchfall, Hautveränderungen und verändertem Essverhalten kommen, dem berüchtigten Heißhunger auf Süßes oder auch zum Putzfimmel. Die Symptome sind meist mit Eintreten der Regel wie weggeblasen.

Der Grund dieser Beschwerden ist nach der westlichen Medizin unklar, neuere Untersuchungen mit funktioneller Magnetresonanztomografie (fMRT) weisen auf unterschiedlich aktivierte Hirnareale kurz vor der Regel hin (Wager et al. 2004). Dieser Befund würde auch die emotionale Labilität vieler Frauen vor der Regel erklären. PMS wird auch auf einen prämenstruellen Abfall endogener Opiate im Gehirn zurückgeführt. Normalerweise ist das Niveau dieser »Schmerzkiller« vor der Periode besonders hoch, denn sie werden durch Östrogene und Gestagene beeinflusst. Liegen sie jedoch vor der Periode niedrig, durchleben die Frauen gleichsam einen »Minientzug«. Verantwortlich für diesen Abfall werden Stress und fettreiche Ernährung gemacht, sowie das Korsett der vielfältigen Verpflichtungen und Rollen, denen eine Frau heute ausgesetzt ist. Günstig ist immer zurückzuverfolgen, wann die Symptome angefangen haben und mit welchen Ereignissen sie in Zusammenhang gebracht werden können.

Behandlung mit TCM

Die westliche Medizin fasst verschiedene prämenstruelle Symptome unter dem Begriff PMS zusammen, während die TCM sie hingegen als Ungleichgewichte der Funktionskreise versteht. Dies können Fülle- oder Mangelzustände sein, die sich vor der »Ankunft des himmlischen Wassers« zeigen. Die folgenden Grundmuster (s. Tab. 9) können in vielfältigen Variationen vorliegen und sollten je nach Einzelfall behandelt werden.

Tabelle 9: PMS in der TCM

Muster	Symptome	Blutung	Stimmung	Therapie
Füllemuster				
Stau des Leber-*Qi*, die vitale Energie fließt nicht angemessen	Brustspannen, Kopfschmerzen, Globusgefühl im Hals, Verlangen nach Süßem, Übelkeit, verminderter Appetit	Schmerzen kurz vor und bei Beginn der Blutung, stockende Blutung, Blut leicht klumpig, braun bis schwarz	gereizt, weinerlich, innerlich angespannt, Schuldgefühle, innere Zwänge	Leber-*Qi* lösen, beruhigen, *Xue* regulieren, Menstruation ausgleichen
Schleim-Feuer, schlägt nach oben	rotes Gesicht, rot unterlaufene Augen, Verstopfung, Druckgefühl auf der Brust, Hautveränderungen wie Akne oder Herpes	dunkelrotes Blut mit Schleim	leicht reizbar, ängstlich, aufgeregt, evtl. manisch	Hitze kühlen, Schleim ausleiten

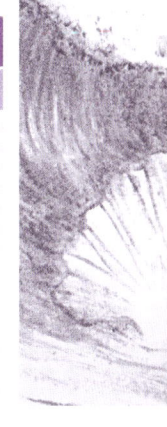

Muster	Symptome	Blutung	Stimmung	Therapie
Mangelmuster				
Mangel Herz/Blut, Leber/Blut, Mangel der Milz	chronische Krankheiten, Herzklopfen, Schlaflosigkeit	Blut rot und wässrig	entkräftet, vergesslich, weinerlich, matt, Gedächtnisschwäche, Müdigkeit, Schwindel	*Qi* und *Xue* nähren
Mangel von Nieren- und Milz-*Yang*	Ödeme, Schwindel, Durchfälle, Blässe, Schwäche in den Extremitäten	reichlich hellrot, nach unten ziehend	Wundheitsgefühl, Schwäche, Schwarzsehen	Niere wärmen, Milz stärken, Nässe ausleiten
Mangel der Niere, aufsteigendes Leber-*Yang*	Taubheitsgefühl in Extremitäten, einseitige Kopfschmerzen, Verschwommensehen, Spannung und Schmerzen aus dem Unterleib	Blutung zu früh oder zu spät, rot, reichlich	wundes Gefühl im Rücken, sich überlastet fühlen	Niere stärken, Leber beruhigen

Grundsätzlich ist PMS keine Ursache für weibliche Unfruchtbarkeit. Brustspannen wird jedoch in der klassischen chinesischen Medizin häufig als ein Hinweiszeichen für »nicht schwanger werden« gesehen und sollte behandelt werden. Es hat sich immer wieder gezeigt, dass jegliche Therapie (Hypnotherapie, Akupunktur und auch Kräutereinnahme) um die Zeit der Periode am effektivsten ist, da zu diesem Zeitpunkt das *Xue* in großer Bewegung ist. Neue bildgebende Verfahren des Gehirns lassen vermuten, dass das Unbewusste zu diesem Zeitpunkt durch die unterschiedlichen Aktivitäten der Hirnareale eher zugänglich ist und unbewusste Konflikte (z.B. ambivalente Gefühle der Mutter gegenüber) leichter gelöst werden können.

Diätetik
Die Nahrungsmittel sollten entsprechend den Disharmoniemustern ausgewählt werden. Zu bevorzugen sind leichte Nahrungsmittel, die den *Qi*-Fluss fördern. Auch empfiehlt sich, öfter kleine Zwischenmahlzeiten einzulegen und viel Wasser zu trinken.

- Getreide: Hirse, Polenta, Dinkel, Quinoa, Grünkern, Buchweizen, Hafer, Bulgur
- Hülsenfrüchte: Erbsen, Bohnen, Kichererbsen, Linsen, Sojabohnen
- Gemüse: chin. Lauch, Frühlingszwiebel, Schnittlauch, Stangensellerie, Artischocken, Knoblauch, Brokkoli, Kohl, Kohlrabi, Rosenkohl, Rote Bete, Fenchel, Rettich, Bambussprossen, Avocado, Zwiebel, Spargel
- Salate: Sprossen, Kopfsalat, Rucola, Endivien, Chicoree, Löwenzahn, Gänseblümchen, Spinat
- Gewürze: Pfefferminze, Rosmarin, Thymian, Majoran, Oregano, Dill, Sauerampfer, Melisse, Koriander, Petersilie, Bärlauch, Safran, Vanille

- Obst: ungespritzte Orangen, Mandarinen, Kumquat, Litschi, Grapefruit, Pflaumen, Ananas, rote Weintrauben mit Kernen, Pfirsich, Andenbeeren
- Fisch und Schalentiere: Krebse, Garnelen, Aal, Lachsforelle, Wildlachs
- Pilze: Shiitakepilze, Austernpilze
- Nüsse: Walnüsse, Pinienkerne
- Getränke: Grüntee, Weißdornsaft, Sojamilch
- Öle: Olivenöl, Leinöl
- Sonstiges: Essig, Leberpastete, Honig, Tofu

Vermeiden:

- schwer verdauliche Speisen, vor allem abends
- Bewegungsmangel
- Fast Food in Stehimbissen
- Mehlschwitzen als Soßen
- Konservierungs-, Farb- und Süßstoff
- östrogenhaltiges Fleisch aus Massentierhaltung
- Tabak, Alkohol
- weißer Zucker, zu viel Salz, zu scharfe Speisen
- kalte Getränke

Brei von schwarzen Bohnen: 250 g schwarze Bohnen über Nacht einweichen. 1 Zwiebel klein schneiden, zusammen mit eingeweichten Bohnen und Gemüsebrühe ca. 1–1,5 h kochen. Zum Servieren frische Korianderblätter beifügen.

Reis mit Kräutern und Spargel: 500 g grüner Spargel, 2 El Sesamöl, 200 g Vollkornreis, Petersilie, Brennnesselblätter, Birkenblätter. Grünen Spargel mit wenig Wasser weich garen. Das Öl im Topf erhitzen, gewaschenen, abgetropften Reis zufügen, so lange wenden, bis er trocken ist und nussig duftet (4 min), 300 ml Wasser zufügen und 15 min offen köcheln lassen, 200 ml Spargelabsud nachgießen und weitere 20 min mit geschlossenem Deckel quellen lassen. Leicht salzen und kleingehackte Kräuter untermischen. Kräuterreis dazu reichen. Dieses Reisgericht einige Tage vor der Regel zur Entwässerung kochen.

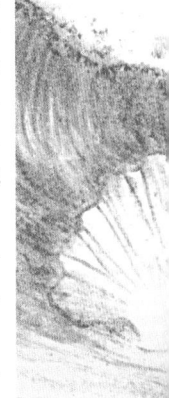

Löwenzahn-Austernpilze-Salat: Junge Löwenzahnblätter, Sprossen (Radieschen, Sonnenblumen), Zitronensaft, Radieschen, 150 g Austernpilze. Die Austernpilze in Öl anbraten, mit Löwenzahnblättern, Sprossen und den Radieschen als Zutaten zubereiten.

Glasnudelsalat: 100 g Glasnudeln, 200 g frische junge Brennnesselblätter (oder Blattspinat), Sesamöl, 75 g Shiitakepilze, 75 g Bambussprossen, 1 Bund Frühlingszwiebeln, 1 Bund frischer Koriander, Sojasauce. Gemüse und Gewürze in Sesamöl scharf anbraten. Mit 2 EL Wasser, Sojasauce und Salz abschmecken. Glasnudeln in kochendem Wasser ca. 3 min garen und in einem Sieb kalt abspülen. Die gewaschenen Brennnesseln in einem

Sieb in einem großen Kochtopf kurz kochen, abkühlen und mit einer Haushaltsschere in eine angenehme Länge schneiden. Zerdrückten Knoblauch zu den Nudeln geben und als Salat zubereiten.

> **Eine Woche vor der Menstruation möglichst nur warme Nahrungsmittel und Getränke sowie viel Gemüse zu sich nehmen.**

Heilkräuter

Heilkräuter sollten entsprechend den jeweiligen Disharmoniemustern ausgewählt werden. Daneben bestehen bei PMS positive Erfahrungen mit folgenden Heilpflanzen (zu deren spezifischer Wirkung s. Heilkräuterfibel, Seite 458–493):

• Frauenmantel	• Frauenwurzel	• Johanniskraut
• Lavendel	• Löwenzahnwurzel	• Mariendistel
• Melisse	• Mönchspfeffer	• Nachtkerze
• Pfefferminze	• Rebhuhnbeeren	• Ringelblume
• Rotklee	• Schafgarbe	• Trauben-Silberkerze

Bei Hitzesymptomen: je 20 g Pfefferminzblätter, Baldrian, Lavendel- und Jasminblüten, Frauenmantel, Schafgarbe mischen. 4 TL der Mischung auf 1 Liter heißes Wasser, 3–5 min ziehen lassen, schluckweise tagsüber trinken

Bei Hitze und Kältesymptomen: Frische Pfefferminze, 3 Scheiben frische Ingwerwurzel, mehrere Beifußblätter, Schale von ungespritzten Zitronen oder Mandarine als Tee zubereiten, mit Honig süßen.

Bei vermehrter Wassereinlagerung vor der Regelblutung: je 25 g Schafgarbe, Birkenblätter, Brennnesselkraut und Acker-Schachtelhalm mischen. Davon 1 gehäuften TL mit heißem Wasser übergießen und 10 min ziehen lassen, vormittags trinken.

Bei Schmerzen: je 20 g Schafgarbe, Melisse, Frauenmantel, Damiana, Mariendistel, Verbene mischen. 1 TL der Mischung mit heißem Wasser übergießen, 10 min ziehen lassen.

PMS-Tee: je 20 g Schafgarbenkraut, Frauenmantelkraut, Damiana, Melisse, Mönchspfeffer, Johanniskraut, Ringelblumen und Löwenzahnwurzel vermengen. Davon 1 EL pro Tasse mit Wasser aufbrühen, 10 min ziehen lassen und tägl. 3 Tassen warmen Tee trinken.

Fertigpräparate

Die Präparate sollten je nach Störungsmustern (wie in Tab. 9, Seite 261 f. aufgeführt) ausgewählt werden. Vitamin und Öle eignen sich bei den meisten Störungsmustern. Die

folgenden Präparate sollten, wenn mit dem behandelnden Arzt/Ärztin nicht anders verein-
bart, lt. Dosierungsangaben angewendet werden:

- Vitamin B6 (**Vitamin B6-Hevert**) hilft beim Östrogenabbau.
- Vitamin E beeinflusst vermutlich die Prostaglandinsynthese.
- Magnesium (**Magnesium-Diasporal, Magnorell**)
- Kombinationspräparate: **Femibion N** (Folsäure, alle B-Vitamin, Vitamin C, E, Jod)
- **Bryophyllum D3** (Weleda)
- Mönchspfefferpräparate, z. B. **Agnolyt, Strotan, Agnus-Hevert**
- Trauben-Silberkerze (*Cimicifuga racemosa*) bei nach unten drückendem Gefühl: **Femi-non C**
- **Melissa/Phosphorus comp.** (Weleda) bei PMS mit Wassereinlagerungen, Blähbauch und Stimmungsschwankungen
- **Mastodynon N**: homöopathisches Kombinationspräparat aus Mönchspfeffer, Tigerlilie, Alpenveilchen, Ignatiusbohne, Schwertlilie, blauem Hahnenfuß. Bei Brustspannen und Stimmungsschwankungen, Menstruationskopfschmerzen.
- **Bio-Fem PMS** (US-Import, über das Internet erhältlich): Kombinationspräparat aus Vitamin C, E und B6, Kalzium, Magnesium, Yamswurzel, Mönchspfeffer, blauem Hahnenfuß, Schneeball, chin. Engelwurz, Ingwer, roter Pfingstrosenwurzel, Kurkumawurzel, Rutin, Taurin und Cholin
- Nachtkerzenöl, 400–1000 mg tägl. (wie **Efamol, Epogam**)
- Granatapfelkernöl in Kapseln

Klassische chinesische Rezepturen

- **Leber-Qi-Stagnation**

  Xiaoyao san (Pulver der heiteren Ungebundenheit) ist eine klassische Kräuterkombination, die es in Tablettenform gibt und bei Qi-Stau sowie *Xue*-Mangel häufig verschrieben wird; harmonisiert und stützt den Funktionskreis Leber.

  Chaihu shugan san (Bupleurum-Pulver zum Lösen des Funktionskreises Leber) bewegt das Qi und reguliert den Funktionskreis Leber, beseitigt und verteilt Schmerzen. Bei Schmerzen in der Brust und den Flanken, Spannungsgefühlen in der Brust, PMS.

  PMS (von T. Kaptchuk) bewegt Qi und *Xue*, nährt das *Xue*, beruhigt krampfartige Schmerzen. Bei Weinkrämpfen, Gewichtszunahme, Wassereinlagerungen, Reizbarkeit, unregelmäßigen Zyklen.

- **Hitzeentwicklung im Funktionskreis Leber**

  Jiawei xioayao san (das erweiterte Pulver des freien Umherwanderns) ist eine Erweiterung des oben stehenden Rezepts. Es befreit das Leber-Qi, nährt das Leber-*Xue*, stärkt das Milz-Qi, klärt innere Hitze. Bei innerer Gereiztheit, Unausgeglichenheit, PMS, blassroten, schmerzhaften Regelblutungen, roten Augen, trockenem Mund,

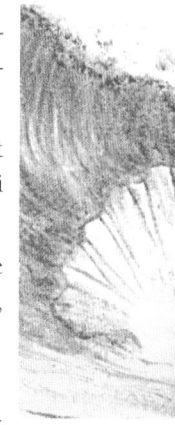

Nachtschweiß, erschwertem Wasserlassen, Ödemen, Weinerlichkeit, Gewichtszunahme.

Xuanyu tongjing tang (Dekokt, das Stagnationen zerstreut und in die Menses eindringt) löst Stagnation des *Qi* mit Hitze des Funktionskreises Leber, löst das Leber-*Qi*. Bei prämenstruellen Schmerzzuständen und Brustspannen, starken Regelschmerzen und dunklem Menstruationsblut, starker innerer Hitzeentwicklung.

Ease Pearls (von H. Frühauf): Leber-*Qi*-Stagnation mit *Qi*-, *Yin*- und *Xue*-Mangel, kehrt pathologischen *Qi*-Fluss um, harmonisiert Stimmungsschwankungen. Bei depressiver Verstimmung, PMS, fehlender Klarheit im Kopf, schlechter Verdauung, Blähungen, Gefühl, emotional festzustecken, Zunge an den Seiten oft belaglos.

Stase des *Xue* mit

- **Herz-*Yin*-Mangel**
  Tianwang buxin dan (Pille des himmlischen Königs, zur Stützung des Funktionskreises Herz) beruhigt und gleicht aus, stützt das *Yin*, *Xue* und *Qi*, kühlt Hitze und kanalisiert Schleim. Bei Nachtschweiß, Hitzegefühl am Abend, innerer Unruhe, Depressionen, Müdigkeit und Ängstlichkeit.

- **Herz- und Milz-*Qi*-Mangel**
  Guipi tang (in den Funktionskreis Milz einfließendes Dekokt) stützt und harmonisiert die Mitte, ergänzt das *Xue* und stützt den Funktionskreis Herz. Bei Herzklopfen, schlechtem Gedächtnis, Müdigkeit, Schwächegefühl, Appetitmangel.

- **Yang-Mangel von Milz und Niere**
  Shenling baizhu san (Pulver mit Ginseng, Poria-Pilz und Atractylodeswurzel) stützt und ergänzt die Mitte, leitet Feuchtigkeit aus und hebt das *Qi* an; bei chronischer Diarrhö, Gewebeschwäche, Appetitlosigkeit.

- **Schleim-Feuer**
  Wendan tang (die Gallenblase wärmendes Dekokt) reguliert das *Qi*. Bei Benommenheit, Übelkeit, Erbrechen, Schwindel, Ängstlichkeit, Herzklopfen, unbestimmbar nagendem Hunger

  Clear the Moon (von G. Maciocia) bei prämenstrueller Reizbarkeit, Weinen, Ruhelosigkeit, Druckgefühl auf der Brust.

Akupunktur
PMS lässt sich mit regelmäßiger Akupunktur meist gut behandeln, tägl. eine Woche vor der Periode beginnen. Dauernadeln im Ohr können über die Regelzeit gut hinweghelfen.

Akupressur

- Lg4 stärkt das Feuer des Lebens.
- Lg24 bringt die Wanderseele zur Ruhe.
- Kg4 stärkt die Gebärmutter, bewegt das Qi im Unteren Erwärmer.
- Kg12 stärkt den Funktionskreis Milz, wandelt Feuchtigkeit um. Bei Klumpgefühl in der Leibesmitte.
- Bl31 und Bl32 vertreiben Kälte aus der Gebärmutter, beleben das *Xue*.
- Bl23 stärkt den Funktionskreis Niere und das *Xue*.
- Le3, Le2, Le8, Gb34 lösen und bewegen das Leber-*Qi*.
- Ma36 stärkt den Funktionskreis Milz.
- Pc6 stützt den Funktionskreis Herz und die Mitte, He7 beruhigt.
- MP4 reguliert das *Chong mai* (Meer des Blutes) und die Mitte.
- MP6 ist allgemein stärkend, MP9 löst Nässe auf.
- Ni6 löst Stagnationen im Unterbauch, öffnet das Konzeptionsgefäß, stärkt das Nieren-*Yin*.
- Gb20 und Bl2 hilft bei Kopfschmerzen.

Andere Heilverfahren

Physikalische Anwendungen

Heilbäder

Sämtliche Anwendungen, die zur Entspannung führen, sind geeignet, wie z. B. Bäder mit Kräuterzusätzen, Mooranwendungen und -packungen.

PMS-Bad: 50 g Schafgarbe, 50 g Frauenmantel, 50 g Rosmarin, 50 g Melisse, 15 g Zitronenschalen und 15 g Alantwurzel vermengen. Von der Mischung eine Handvoll mit 3 Liter heißem Wasser übergießen und 20 min ziehen lassen oder über Nacht in 3 Liter kaltem Wasser ansetzen. Den Absud für ein warmes Vollbad oder als kaltes Sitzbad (5–10 min bei 12 °C) oder kaltes Reibesitzbad (Unterleib einschließlich der äußeren Schamlippen sanft waschen) verwenden. Die Wasserkuren nur vor und nicht während der Regelblutung durchführen.

Packungen

Heilerdepackung: Heilerde zur äußerlichen Anwendung mit warmem Wasser zu einem dicken Brei anrühren, etwa 0,5 cm dick auf dem Unterbauch auftragen, abdecken und eine halbe Stunde ruhen, dann abwaschen. Am besten in der 2. Zyklushälfte alle 2 Tage bis zur Blutung durchführen; geeignet v. a. für Frauen, die leicht frieren.

Moorpackung: Packung (z. B. Bad Aiblinger Moorkissen) erwärmen und auf den Unterbauch auflegen. Mit einem Wolltuch den Unterleib fest einwickeln. So lange belassen, wie es angenehm ist.

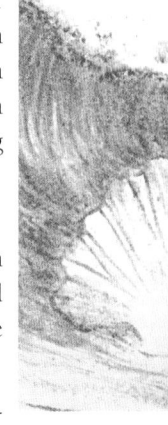

Aromatherapie
Ätherische Öle, die vor allem bei PMS angenehm wirken, sind häufig kühlend und *Qi* lösend. Diese werden idealerweise die gesamte 2. Zyklushälfte morgens und abends sanft in den Unterbauch, die Vorderseite der Oberschenkel und die Kreuzbeingegend einmassiert. In Frage kommen u. a.:

- Basilikum
- Minze
- Sandelholz
- Ylang-Ylang

- Bergamotte
- Rosa damascena
- Schafgarbe

- Karottensamen
- Rosenholz
- Vetiver

Rezepturvorschlag
Bluesöl: 3 Tr. Basilikum, 9 Tr. Bergamotte, 2 Tr. Sandelholz, 2 Tr. Schafgarbe in 30 ml Nuss- und 20 ml Jojobaöl geben.

Fertigmischung
Zyklus-Massageöl (Original IS Aromamischung) mit Bergamotte, Grapefruit, Muskatellersalbei, Neroli, Vetiver, Ylang-Ylang und Nachtkerzenöl.

Bewegung
Sport und Bewegung sind sehr hilfreich, um die Entspannung zu fördern. Dazu gehören alle Arten von Tanz (Bauchtanz, Flamenco), aber auch Spazierengehen, Radfahren, Beckenbodengymnastik, *Qi*-Gong, Yoga (insb. Luna-Yoga, s. u. und Seite 229).

Luna-Yoga
Himmelskraft (nach A. Ohlig): Stehend ein Bein einen Schritt nach vorne setzen und die offenen Hände so weit wie möglich zum Himmel strecken, den Kopf zum Himmel wenden. Beim Einatmen die Kraft des Himmels in sich einsaugen, beim Ausatmen die Hände zu lockeren Fäusten ballen und in den Schoß legen. Den Körper und Kopf leicht nach vorne neigen und das vordere Bein durchstrecken. Bei dieser Übung 7-mal mit wechselnden Seiten langsam nach vorne schreiten.

Finger-Yoga
Widerstehen: Die Zeigefinger beider Hände ineinander verhaken, kräftig nach außen ziehen und die Bauchmuskulatur anspannen. Beim Ausatmen Finger wieder lösen und dabei pfeifen. Besonders für Frauen mit PMS und der Neigung, die Fehler bei sich zu suchen und sich für alles zu entschuldigen, geeignet.

Visualisierung

Den Palast des Kindes erleuchten: Helles Licht scheint in den Unterbauch, ein heilendes, weiches Licht badet den Unterleib, füllt jeden Winkel der Gebärmutter aus, alles wird hell und freundlich. Sind irgendwo in einer Ecke der Gebärmutter störende Ansammlungen oder blockierende Erinnerungen, lassen Sie diese von dem hellen Licht anstrahlen, um sie dann aus Ihrer Gebärmutter auszuleiten.

Starke Menstruationsblutung (Hypermenorrhö, Menorrhagie, Metrorrhagie)

Als Hypermenorrhö wird eine überstarke Menstruationsblutung von normaler Dauer bezeichnet, als Menorrhagie eine starke und verlängerte, als Metrorrhagie eine unregelmäßige und langdauernde Blutung.

Ursachen

Starke Blutungen können durch Myome oder Tumore bedingt sein sowie bei der Einnahme von gerinnungshemmenden Medikamenten oder als Folge niedriger Progesteronwerte in der 2. Zyklushälfte mit verkürzter Gelbkörperphase auftreten.

TCM-Behandlung

Neben starken Menstruationsblutungen gibt es Blutungen, die als »Überflutung oder Lawine« bezeichnet werden und die zu früh bzw. im Schwall beginnen. Daneben gibt es das »Durchsickern«, bei dem kontinuierlich Blut nachträufelt. Die Gründe dafür können vielfältig und auf Fülle- oder Mangelsyndrome zurückzuführen sein, bei denen *Chong mai* und *Ren mai* im Ungleichgewicht sind, ihr *Qi* verletzt ist und sie das *Xue* nicht halten können.

So kann z. B. lange Trauer zu einer Unterbrechung des Uterusgefäßes (*Bao mai*) führen. Hierbei wird das *Yang Qi* im Inneren aufgewühlt und das Herz, als Herrscher des *Xue*s, verursacht dann starke Regelblutungen. Oder eine Leber Qi-Stagnation, beruhend auf lange unterdrücktem Ärger, führt zu Hitze, die das Herz angreift, wodurch das *Xue* heiß (heißblütig) wird und das Blut aus den Gefäßen austritt. Dies ist ein häufiger Grund für Blutungen vom Fülle-Typ. Aber auch Überarbeitung, chronische Milz-Qi-Schwäche und starker Blutverlust bei einer Geburt können sich in der Folge als starke Blutungen äußern.

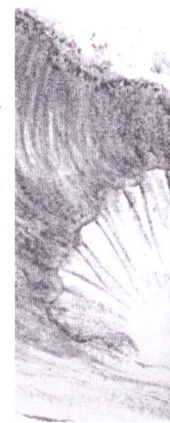

Tabelle 10:   Starke Blutungen in der TCM

Muster	Blutung	Symptome	Therapie
Füllemuster			
Hitze des *Xue* treibt *Xue* aus der Bahn, aufgrund von langjährigem Leber-*Qi*-Stau, Leber-Feuer Hitze erreicht den *Chong mai*	erst stark, dann lange nachtröpfelnd, intensiv rotes bis dunkelrotes Blut, manchmal übelriechend und klumpig	Herzbeklemmung, leicht erregt, Durst, rotes Gesicht, heiße Extremitäten, Verstopfung, wenig Urin, Schmerzen	Hitze kühlen, *Xue* nähren, *Qi* lösen, Blutungen stoppen
Stase des *Xue*	stockender Beginn, »Stop and Go«, Nachtröpfeln, purpurrotes Blut mit dunklen Klumpen	vor der Regel messerscharfe Schmerzen im Bauch, Besserung bei Abgang von Blutklümpchen, Spannung in Armen und Beinen	*Xue*-Stase lösen, *Chong mai* regulieren
feuchte Hitze	viel schleimiges Blut, unangenehmer Geruch, Regel vorzeitig, Zwischenblutungen, klebriger, bräunlicher, fauliger Ausfluss	Schweregefühl, Gefühl, etwas drängt nach unten, Reizbarkeit, gelegentlich schmerzhaftes Wasserlassen, häufige Genitalinfektionen, Akne, Gedunsenheit	Feuchtigkeit ausleiten, Hitze klären, Blutungen stoppen
Mangelmuster			
Xue-Mangel, Leere-Hitze	plötzliche Blutungen außerhalb der Regel, spärliches Nachtröpfeln, rotes Blut, leicht wässrig	rastlos, abends Hitzegefühle, trockener Stuhl, trockene Haut, Haarausfall, Schwindel, Unruhe	*Xue* aufbauen, *Yin* aufbauen, Leere-Hitze kühlen
Milz-*Qi*-Mangel, Milz hält das *Xue* nicht in der Bahn	Tröpfeln und Schmieren, plötzlich starker Beginn der Blutung und langdauernd, hellrot, wässriges Regelblut	Müdigkeit, kurzatmig, appetitlos, Schwindel, blasses Gesicht, weiche Stühle, Neigung zu blauen Flecken	Milz-*Qi* stärken, *Ren mai* und *Chong mai* festigen
Nieren-*Yin*-Mangel, *Yang* pulsiert und lässt das *Xue* austreten	spärlich und ununterbrochen tröpfelnd, hellrotes wässriges Regelblut	Nachtschweiß, Schwindel, Hitzegefühle, Ohrgeräusche	Säfte aufbauen, Niere stärken
Nieren-*Yang*-Mangel, *Ren mai* und *Chong mai* werden instabil	spärlich, langdauernd, hellrotes dünnes Regelblut	Kältegefühle, Rückenschmerzen, Verlangen nach Wärme	Nieren-*Yang* stärken und wärmen

Patientinnen mit Mangelmustern, vor allem Nieren-*Yin*-, *Xue*- und *Qi*-Mangel, sind bei einer künstlichen Befruchtung gefährdet, ein Überstimulationssyndrom (OHSS, s. Seite 435) zu entwickeln.

Therapieprinzip: *Xue* stärken, Blutstau lösen, Blutungen stillen, *Chong mai* und *Bao mai* harmonisieren, Eisenspeicher auffüllen. Mangelmuster brauchen meist länger, um behandelt zu werden.

Diätetik

Die Ernährung sollte entsprechend den Grundmustern zusammengestellt werden. Wichtig ist es bei allen Mustern, für eine ausreichende Eisenzufuhr zu sorgen, da aufgrund des starken Blutverlustes sich die Eisenspeicher oft entleeren. Die Mahlzeiten sollten, um *Xue* aufzubauen, viel dunkelgrünes Blattgemüse, Salate und Kräuter enthalten und um das Milz-*Qi* zu stärken aus Getreide, Fleisch und Hülsenfrüchten bestehen. Letztere sollten gedünstet, blanchiert oder gedämpft und mild gewürzt zubereitet werden. Bei *Xue*-Hitze eignen sich bittere Salate und kühlende Speisen.

- Getreide: Grünkern, Dinkel, Klebereis, Buchweizen, Hirse, Weizenkleie, Haferflocken
- Gemüse: Rettich, Tomaten, Brennnessel, Salat, Löwenzahn, Artischocke, Kohl, Kürbis, Aubergine, Stangensellerie, Karotten, Rote Bete, Schwarzmöhren, Lotuswurzel, Bambussprossen, schwarze Sojabohnen, rote Paprika, Mangold, grüne Bohnen, Linsen, Erbsen, Spinat, Avocado
- Pilz: Pfifferlinge, Judasohr (= Mu-Err-Pilze), Silbermorchel
- Salate: bittere Sorten (Endivien, Lollo rosso, Chicorée, Löwenzahn, Gänseblümchen), Feldsalat
- Obst: Heidelbeeren, schwarzer Holunder, rote Trauben mit Kernen, Johannisbeeren, Kirschen, Äpfel, Aprikosen, Litschi, Kokosnuss, Kaki
- Gewürze: Thymian, Petersilie, Pfefferminze, Koriander, Sauerampfer
- Fleisch: Blutwurst, Leber von Bio-Huhn oder Angusrindern, Bündnerfleisch, Markknochen
- Fisch und Schalentiere: Aal, Tintenfisch, Lachsforelle, Sardine, Barsch, Austern, Miesmuscheln
- Samen: Walnuss, Erdnüsse, Berberitze, Feigen, Lotussamen, schwarzer Sesam, Pinienkerne, Haselnüsse, getrocknete Birnen, getrocknete Pflaumen, Datteln, Feigen, Hagebutten, Mandel, Haselnuss, Pistazien, Sonnenblumenkerne
- Öle: Olivenöl, Sesamöl, Leinöl
- Getränke: roter Traubensaft, Schwarzmöhrensaft, Weizengrassaft, Kornelkirschensaft, Rotwein, Kakao, grüner Tee, Himbeersaft, Roibuschtee, Weißdornsaft, Sanddornsaft
- Sonstiges: Eier, Bierhefe, Vollkornbrot, Meeresalgen, Melasse, Essig, Salz

Brennnesselkur: 3-mal tägl. trinken: in der 1. Woche ein 1/4 Glas Brennnesselsaft, in der 2. Woche ein halbes Glas, in der 3. Woche ein ganzes Glas, anschließend in der 4. und 5. Woche jeweils wieder auf ein halbes und ein Viertelglas reduzieren. Falls Sie keinen frisch gepressten Brennnesselsaft haben, eignet sich Fertigpresssaft aus dem Reformhaus.

Roter Saft: Schwarzmöhrensaft mit Rote-Bete-Saft mischen und 1 TL Zitronensaft zugeben, ein Glas vor den Mahlzeiten trinken. Kurmäßig über 3 Wochen.

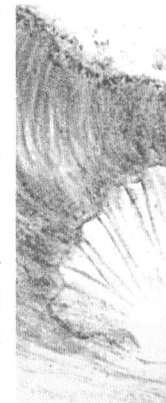

Bunter Querbeetsalat: Endiviensalat, Eissalat, Feldsalat, Chicoree, Radicchio, Löwenzahnblätter, Stangensellerie, Karotten, Weizensprossen, Hüttenkäse, Kapuzinerkresseblüten. Salate und Gemüse waschen, klein schneiden und mischen. Als Salat mit Essig und Olivenöl zubereiten, Hüttenkäse dazugeben und mit Kapuzinerkresseblüten dekorieren.

Mu-Err-Risotto: 1 Tasse Rundkornreis, 2 Tassen Gemüsebrühe, 30 g Mu-Err-Pilze oder Champignons, 2 Karotten, Öl, Knoblauch, Parmesan; Reis mit Knoblauch in Öl glasig braten, mit Gemüsebrühe aufgießen, aufkochen. Eingeweichte Mu-Err-Pilze und klein gewürfelte Karotten zugeben und zugedeckt auf der ausgeschalteten Herdplatte ausquellen lassen. Geriebenen Parmesan unterheben. Dazu gebratene Bio-Blutwurst. Bei *Xue*-Mangel und *Xue*-Stau.

> **Tipp: Um die Eisenspeicher aufzufüllen, mehrere neue, unverzinkte Eisennägel abends in einen Apfel stecken und morgens den Apfel (ohne Nägel!) verzehren.**

Heilkräuter

Die Heilkräuter immer entsprechend den Disharmoniemustern und dem Zyklus auswählen. Folgende Heildrogen haben sich bei starken Regelblutungen bewährt:

- Beifuß
- Frauenmantel
- Johanniskraut
- Odermennig
- Schachtelhalm
- Knöterich (Vielblättriger)

- Brombeerblätter
- Gardeniafrüchte
- Lotussamen
- Pfingstrose (Weiße u. Rote)
- Schafgarbe
- Weißdornfrüchte

- Engelwurz (Chin.)
- Hirtentäschel
- Notoginseng
- Rehmanniawurzel
- Tragant (Chin.)

Sehr wirksam bei starken Blutungen sind die Blüten und Samen des indischen Ashokabaumes (Ashoka kommt aus dem Sanskrit und bedeutet »ohne Sorgen«). Ein TL der Blüten von *Saraca indica,* so der botanische Name, tägl. als Tee zubereitet oder das Pulver der Samen (2 g tägl.) in Gelatinekapseln einnehmen.

Chong mai stabilisierend wirken:

- Guttapercharinde
- Pfingstrose (Weiße)

- Kornelkirsche
- Yamswurzel

Blutstillender Tee: Je 20 g Hirtentäschel, Brennnessel, Ringelblume, Frauenmantel, Schafgarbe, Gänsefingerkraut und Odermennig mischen. 1 TL der Mischung mit 1 Tasse heißem Wasser übergießen, 10 min ziehen lassen. 1–3 Tassen tägl. trinken.

***Xue*-bewahrender, *Jing*-stärkender Kaiserinnentee:** 20 g Lotussamen, 20 g Ashokasamen, 3 g Jasminblüten, 3 g grüner Tee, 1 TL Honig. Samen über Nacht einweichen (oder gemahlen verwenden), mit etwas Honig in 1 Liter Wasser 20 min lang köcheln lassen. Danach grünen Tee und Jasminblüten zugeben und weitere 3 min ziehen lassen. In eine Thermoskanne abseihen und während der Regel tagsüber schluckweise trinken. Bei Hitzezeichen frische Pfefferminze hinzufügen. Die gemahlenen Zutaten können auch in Gelatinekapseln abgefüllt und geschluckt werden. Ihre Apotheke übernimmt das Abfüllen meist gegen einen Aufpreis.

Fertigpräparate

- Kräuterblutsaft (***Floradix***), um die Eisenspeicher aufzufüllen
- ***Inzelloval Tab:*** enthält neben Eisen auch die Spurenelemente Zink, Mangan und Kupfer, an denen oft ebenfalls ein Mangel besteht.
- Vitamine A, B, C, E. z.B. **Vitamin-B-Komplex plus** (mit Folsäure), **Femibion**
- Omega-3-Lachsölkapseln oder Öl von Inkanüssen
- ***Menodoron Tropfen*** (Weleda) mit Majoran, Eichenrinde, Hirtentäschel, Schafgarbenblüten und Brennnessel
- Hirtentäschelpräparate: **Styptysat Bürger Dragees**
- Mönchspfefferpräparate: **Agnolyt, Strotan** etc.
- Roter Ginseng (Reformhaus): tägl. bei besonderer Schwäche und Infektneigung

Klassische chinesische Rezepturen
Füllemuster

- **Leber-Qi-Stau**

  Xiaoyao san (Pulver der heiteren Ungebundenheit) ist eine klassische Kräuterkombination, die bei Qi-Stau häufig verschrieben wird und die es auch in Tablettenform gibt. Befreit das Leber-Qi und baut *Xue* auf. Bei Gereiztheit, Spannungsgefühlen.

- **Hitze und *Xue*-Stase**

  Taohong siwu tang (Dekokt aus vier Zutaten mit Färberdistelblüten und Pfirsichkernen). Bewegt und ergänzt das *Xue*. Bei verkürztem Menstruationszyklus, starken Blutungen mit dunklen Klumpen.

  Cool the Menses (von G. Maciocia) kühlt das *Xue*. Bei starkem Menstruationsfluss, Hitzegefühlen und Unruhe, Hautrötungen (wenn die Haut am Nacken und Hals beim Sprechen rot wird).

  Qing jing san (Pulver, das die Menses klärt), *Xue* kühlend. Bei vorzeitigen Blutungen, in der 1. Zyklushälfte.

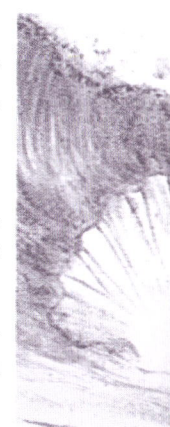

Invigorate Blood & Stem the Flow (von G. Maciocia), abgeleitet von *Taohong siwu tang*, löst ebenfalls *Xue*-Stasen auf. Bei starken Blutungen mit großen Klumpen.

> **Alle diese Rezepturen nicht während der Regelblutung einnehmen, da sonst die Blutung verstärkt würde.**

- **Schleim-Nässe**
  Liu jun zi tang jia (Fruchtbare-Erde-Dekokt) stärkt die Mitte, eliminiert Nässe und wandelt Schleim um. Bei starken Blutungen, Übergewicht, starkem Ausfluss, viel Schleim, Druckgefühl auf der Brust.

- **Feuchte Hitze**
  Jiawei xiaoyao san (erweitertes Pulver des ungebundenen Umherwanderns) befreit das Leber- *Qi*, stärkt das Milz-*Qi*, klärt innere Hitze. Bei innerer Gereiztheit, Nachtschweiß, trockenem Mund, roten Augen, schmerzhafter starker Regelblutung, erschwertem Wasserlassen.

Mangelmuster

- **Hitze und *Yin*-Mangel**
  Gujing wan (Pille für eine gefestigte Menstruation), harmonisiert die Breite Torstraße, das Konzeptionsgefäß und den Nebenfunktionskreis Uterus, ergänzt das *Yin*, stillt verlängerte Tröpfelblutungen aus der Gebärmutter. Bei starker Regelblutung, Hitzegefühlen in der Brust, Schmerzen im Unterbauch.

- ***Xue*- und *Yin*-Mangel mit Hitze**
  Clear Empty Heat & Cool the Menses (von G. Maciocia). Bei starken, langdauernden Blutungen mit Trockenheitsgefühl, Nachtschweiß und Unruhe.

- **Milz-*Qi*-Mangel**
  Guipi tang (in den Funktionskreis Milz einfließendes Dekokt) stützt und harmonisiert die Mitte, ergänzt *Xue* und stärkt den Funktionskreis Herz, tonisiert das *Qi* und stillt Blutungen. Bei Herzklopfen, schlechtem Gedächtnis, Müdigkeit, Schwächegefühl, Appetitmangel.

  Guben zhibeng tang (Dekokt, das die Wurzel stärkt und Blutungen stoppt) stärkt das *Xue*, mehrt *Qi*, stoppt Blutungen. Bei wässrig blassem Blut, blassem Gesicht, Gesichtsödemen, Benommenheit, Müdigkeit.

  Restrain the Flow (von G. Maciocia) stärkt die Funktionskreise Milz und Niere. Bei starken langdauernden Blutungen mit hellrotem Blut, Müdigkeit, Niedergeschlagenheit, häufigem Wasserlassen.

- **Nieren-*Yin*-Mangel**

  Zuogui wan (die nach links gehende Pille) nährt das *Yin* und das *Jing*.

  Zhibai dihuang wan (Pille mit Annemarrhenae, Phellodendron und Rehmannia) stützt das *Jing* und *Yin*. Bei Leere-Hitze und Feuchtigkeit mit Nachtschweiß, Rückenschmerzen, Trockenheit, lockeren Zähnen.

  Nourish the Yin & Restrain the Flow (von G. Maciocia) nährt das *Yin*, stoppt Blutungen und kühlt Leere-Hitze. Bei starken Regelblutungen, Tinnitus, trockener Kehle, abendlichem Hitzegefühl.

- **Nieren-*Yang*-Mangel**

  Unicorn Pearl (von G. Maciocia) fördert neben dem Nieren-*Yang* auch das Nieren-*Yin*, stärkt das Konzeptionsgefäß und die Breite Torstraße. Bei Rückenschmerzen, Kältegefühlen.

Akupressur

- MP8, Ni8, Ni4, Le5 und MP1 wirken blutstillend.
- MP6 nährt das *Xue*, beruhigt und löst *Xue*-Stasen auf und klärt Hitze aus dem *Xue*.
- MP10 beseitigt *Xue*-Stasen und klärt Hitze des *Xue*.
- Le3 löst *Qi*- und *Xue*-Stasen und klärt Hitze des *Xue*.
- Kg4, Kg6 stärkt das Konzeptionsgefäß sowie *Yin* und *Xue*.
- Bl17 und Bl20 nähren das *Xue*.
- Di11 klärt Hitze des *Xue*, stärkt die Abwehr.
- *Yin tang* bei sehr starken Blutungen und ohnmachtsähnlichen Schwächezuständen

Moxibustion
Moxen ist bei Milz-*Qi*-Mangel an Kg6 und Kg4 angezeigt, bei Fülle-Hitze jedoch nicht.

Andere Heilverfahren

Physikalische Anwendungen
Wickel
Quarkwickel: zimmerwarmen, naturbelassenen Speisequark (250 g) messerrückendick auf das feuchte Innentuch des 3-teiligen Wickels (s. Seite 228) aufstreichen. Dann das Innentuch mit der Quarkseite auf den Unterleib legen, mit einem größeren, trockenen Zwischentuch abdecken. Zuletzt den ganzen Unterkörper in ein warmes Wolltuch fest einwickeln. Zwischen Wickel und Haut sollte keine Luft gelangen. Normalerweise stellt sich nach wenigen Minuten ein angenehmes Wärmegefühl ein, falls nicht, den Wickel sofort abnehmen. Quarkwickel eignen sich vor allem bei Hitzegefühlen während der Regel, sollten dann nach 20 min erneuert werden.

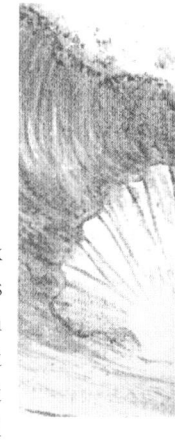

275

Sitzbad

Bei Hitzezeichen: kühle Sitzbäder (20–25 °C), ca. 5–10 min, mit dem Zusatz von 10 g Hirtentäschel, 5 g Frauenmantel und 5 g Odermennig. Den Unterleib während des Sitzbades warm einwickeln (Anleitung s. Seite 244). Eine Woche vor der Regel tägl. durchführen.

Kneippgüsse

Dazu die Beine (nur wenn sie warm sind!) auf der Innenseite von unten mit einem kalten, weichen Wasserstrahl (am besten den Brausekopf abschrauben) 3-mal abduschen, anschließend nicht abtrocknen, sondern nur in ein Frotteetuch einschlagen und danach ruhen, bis sich eine wohlige Wärme in den Beinen ausbreitet.

Aromatherapie

Infrage kommen hauptsächlich kühlende, zusammenziehende und stabilisierende ätherische Öle, die am besten als Ölkompresse im Bereich der Gebärmutter aufgelegt werden oder in den Unterbauch einmassiert werden:

- Kiefer
- Pfefferminze (bei Hitzezeichen)
- Zeder
- Myrte
- Rosengeranie
- Zypresse
- Neroli
- Wacholder

Rezepturvorschlag

Drachenblutöl: 5 Tr. Myrte, 3 Tr. Zeder, 2 Tr. Zypresse und 1 Tr. Neroli in 50 ml Basisöl einmischen.

Luna-Yoga

Regelmäßige Übungen mit Luna-Yoga können dazu beitragen, die Blutungsstärke zu normalisieren.

Visualisierung

Den roten Drachen zähmen: Sie sitzen ruhig mit geschlossenen Augen da und können Ihr Herz hören, wie es ruhig und kräftig schlägt. Nun stellen Sie sich vor, wie in Ihrem Herzen ein großes, wärmendes Feuer brennt. Dieses Feuer erwärmt und trocknet den überschwemmten Palast des Kindes (Gebärmutter). Das Innere des Palastes wird jetzt sichtbar.

Zwischenblutungen

Bei Zwischen- oder auch Mittelblutungen handelt es sich um regelmäßige Blutungen, die zwischen den Menstruationsblutungen, häufig zur Zeit des Eisprungs, auftreten. Meist dauern sie ein bis zwei Tage bei geringer Blutmenge.

Ursachen

Zur Zeit des Eisprungs findet eine enorme hormonelle Umstellung statt, ähnlich wie vor der Regel. Ist der Aufbau des Endometriums (Gebärmutterschleimhaut) ungenügend, kann es dadurch zu Blutungen kommen. Diese können anlagebedingt, nach Fehlgeburten und bei chronischen Krankheiten, Überarbeitung sowie Verletzungen auftreten. Zu unterscheiden sind einfache Kontaktblutungen nach Geschlechtsverkehr (roter Fluor) oder ein stark verkürzter Zyklus.

Behandlung mit TCM

Nach der TCM ist der *Chong mai* (Meer des Blutes) nicht gefestigt oder erschöpft. Dies kann auf einem Nieren- und Leber-*Yin*-Mangel, Nieren- und Milz-*Yang*-Mangel, Blutmangel oder feuchter Hitze beruhen. Ist das *Yin* schwach, kann das zu diesem Zeitpunkt relativ starke *Yang* das *Yin* verletzen (Pseudo-Hitze), wodurch es zu einer schwachen Blutung in der Zyklusmitte kommt. Aber auch feuchte Hitze kann die *Yang*-Aktivität anheizen, wodurch das Blut zu stark bewegt wird und nach außen fließt, wenn die Gefäße das Blut nicht halten können.

Tabelle 11: Zwischenblutungen in der TCM

Muster	Blutungen	Symptome	Therapieprinzip
feuchte Hitze	regelmäßig geringe bis mittelstarke Blutung, wie bei Menstruation, rot, dickflüssig, klebriger, bräunlicher, faulig riechender Ausfluss	Unruhe, Nervosität, innere Verspannung, Enge in der Brust, Schweregefühl, Müdigkeit, Abgeschlagenheit	*Xue* und *Yin* nähren, Hitze klären, Feuchtigkeit ausleiten, Blutung stoppen
Xue-Stau bei *Xue*-Mangel	wenig oder stark gestautes Blut, dunkel, klumpig	stechende Schmerzen Unruhe, Beklemmung	*Qi* aktivieren, Blutstau lösen und stillen, *Xue* nähren
Qi-Stagnation, Hitze im Funktionskreis Leber erreicht das *Xue*	spärlich, dunkel, rostiges Blut, frühe Regel	morgens bitterer Mundgeschmack, Reizbarkeit, gerötete Augen, Zahnfleischbluten, Sodbrennen, Schulterschmerzen, Hitzewallungen	*Qi* befreien, Mitte stärken, *Xue* kühlen, *Chong mai* festigen
Nieren-*Yin*-Mangel und Leere-Hitze (Pseudo-Hitze)	wenig, hellrot, klumpenfrei	Rückenschmerzen, feiner Tinnitus, heiße Hände und Füße, Harn dunkel, Nachtschweiß, trockener Stuhl, trockener Mund	*Yin* und *Xue* nähren, Niere stärken, *Chong mai* festigen, Blut stoppen, Menstruation regulieren
Milz- und Nieren-*Yang*-Mangel	wenig oder viel dünnflüssiges rotes Blut	Kältegefühl, Tinnitus, Depression, häufiger Harnfluss, dumpfe Schmerzen, Wärme bessert, Diarrhöneigung	Milz und Niere stärken, Blut halten, *Chong mai* festigen

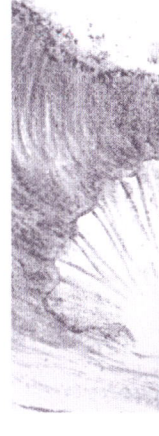

277

Diätetik

Nahrungsmittel entsprechend den Störungsmustern auswählen, wobei fast immer eine Stärkung der Mitte angebracht ist. Die Ernährung sollte aus viel Getreide und Gemüse bestehen und gedünstet oder blanchiert zubereitet werden.

- Getreide: Hirse, Klebreis, Gerste, Basmatireis, Weizen, Buchweizen,
- Gemüse: Rettich, Aubergine, Artischocken, Spinat, Rote Bete, Süßkartoffeln, Maroni, Karotten, Lotuswurzel, Tomate, Sprossen (Rettich, Soja, Mungbohnen)
- Hülsenfrüchte: Azukibohnen, Mungbohnen, Nierenbohnen, Linsen
- Obst: Melone, Litschi, Birne, Granatapfel, Aprikose, Wolfsbeeren
- Nüsse: Pinienkerne, Walnüsse, Sonnenblumenkerne
- Säfte: Weizengrassaft, grüner Tee, Kornelkirschsaft, Wolfsbeerensaft (Gojisaft)
- Fleisch: Bio-Hühnerleber, Hase, Kaninchen
- Fisch: Aal
- Öle: Olivenöl, Leinöl
- Sonstiges: Rotalge, Hühnereier, Sahne, Tofu

Hirsepfanne: 200 g Hirse, 250 g Lauch, 2 Karotten, 2 TL Pinienkerne, Muskatnuss, 1 EL Sesamöl. 2 Tassen leicht gesalzenes Wasser erhitzen und Hirse einrühren, einmal aufkochen und bei geringster Hitze mit geschlossenem Deckel 40 min. ausquellen lassen, Öl in einer Pfanne erhitzen, kleingeschnittenen Lauch und Karotten zugeben, kurz anbraten und mit Wasser ablöschen, 10 min weichdünsten, mit Salz, Muskat, Pinienkernen und Sesamöl abschmecken, stärkt die Mitte und hilft *Xue* aufbauen.

Brennnesselfrikadellen: 400 g mehlige Kartoffeln, 1 TL Butter, 40 g Sahne, 3 EL Sonnenblumenkerne, 2 Handvoll frische (entspricht 2 EL gehackten) Brennnesselblätter. Kartoffeln schälen und würfeln, in leicht gesalzenem Wasser ca. 20 min weich kochen. Die warmen, abgetropften Kartoffeln pürieren und mit Butter und erhitzter Sahne zu einem Brei verarbeiten. Olivenöl erhitzen, gehackte Brennnesseln und Sonnenblumenkerne anbraten, mit dem Kartoffelbrei vermischen und würzen. Aus der Teigmasse Frikadellen formen und in heißen Öl von beiden Seiten knusprig braten. Stärkt die Mitte und nährt das *Xue*.

Heilkräuter

Meist sind Kräuter, die die Mitte stärken, das *Yin* aufbauen und das *Chong mai* stabilisieren, angezeigt, wie u. a. folgende Heilpflanzen:

- Brennnessel
- Guttapercharinde (Chin.)
- Kornelkirsche
- Schafgarbe
- Süßholzwurzel
- Taubnessel
- Wolfsbeeren
- Yamswurzel

Kräutertee: 5 g Süßholzwurzel, 30 Stk. Kornelkirschen, 30 Stk. Wolfsbeeren, 20 g Taubnesseln, 5 g grünen Bio-Tee, 10 g chin. Salbeiwurzel mischen. Von dieser Mischung 1 EL mit 1 Tasse heißem Wasser aufbrühen, 15 min ziehen lassen. Die Früchte nicht abseihen, sondern mitessen. Für die 1. Zyklushälfte geeignet. Tägl. 1 Liter trinken.

Fertigpräparate
ALCEA Millefolium Urtinktur: 3-mal tägl. 3 – 5 Tr. Bei hellroten Zwischenblutungen und *Qi*-Stau.

Klassische chinesische Rezepturen
- **Milz-*Qi*-Mangel**
  Guipi tang (in den Funktionskreis Milz einfließendes Dekokt) stützt und harmonisiert die Mitte, ergänzt das *Xue* und stützt den Funktionskreis Herz. Bei Herzklopfen, schlechtem Gedächtnis, Müdigkeit, Schwächegefühl, Appetitmangel, Neigung zu blauen Flecken.

- **Hitze im Funktionskreis Leber erreicht das *Xue***
  Xiaoyao san (Pulver der heiteren Ungebundenheit) mit Zugaben von Alang-Alang-Graswurzel, Rhabarberwurzel, Gardenienfrüchten, Strauchpaeonienrinde. Löst das *Qi*, kühlt das *Xue* und leitet es nach unten. Meist in der 1. Zyklushälfte mit *Guipi tang* (s. o.).

- **Nieren-*Yin*-Mangel**
  Nourish the Yin & Restrain the Flow (von G. Maciocia) nährt das *Yin*, stoppt Blutungen und kühlt Leere-Hitze. Bei starken Regelblutungen, Tinnitus, trockener Kehle, abendlichem Hitzegefühl.

  Guishen wan (Pille zur Wiederherstellung der Niere), wenn das *Qi renale* den *Chong mai* nicht festigen kann und zu frühen Periodenblutungen führt.

  Liangdi tang (Zwischenblutungs-Dekokt) bei Leere-Hitze mit hellroter, frischer Zwischenblutung.

- **Feuchte Hitze**
  Jiawei xioayao san (das erweiterte Pulver des freien Umherwanderns) befreit das Leber-*Qi*, nährt das Leber-*Xue*, stärkt das Milz-*Qi*, klärt innere Hitze. Bei innerer Gereiztheit, Unausgeglichenheit, PMS, blassroten Zwischenblutungen, roten Augen, trockenem Mund, Nachtschweiß, erschwertem Wasserlassen, Ödemen, Weinerlichkeit, Gewichtszunahme.

  Drain the Jade Valley (von G. Maciocia) bei zusätzlichem Milz-*Qi*-Mangel, mittzyklischen Schmerzen, Juckreiz in der Scheide und am Darm, Pilzinfektionen, nach unten drückendem Gefühl, fettiger Haut, Akne, Übergewicht, schleimigem Blut.

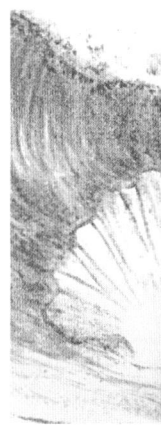

279

- Stase des *Xue*

  Zhuyu zhixue tang (Stase beseitigendes und Blutungen beendendes Dekokt) bei Zwischenblutungen mit starken Schmerzen und Verstopfung.

  Invigorate Blood & Stem the Flow (von G. Maciocia) bei dunklem Blut, starken Regelblutungen, Stop-and-go-Blutungen, Reizbarkeit, Aufgeregtheit.

- Nieren-*Yang*-Mangel

  Guben zhibeng tang (Dekokt, das die Wurzel stärkt und Blutungen stoppt) stärkt das *Xue*, mehrt *Qi*, wärmt. Bei wässrigem blassen Blut, blassem Gesicht, Gesichtsödemen, Benommenheit, Müdigkeit.

  Unicorn Pearl (von G. Maciocia) fördert neben dem Nieren-*Yang* auch das Nieren-*Yin*, stärkt das Konzeptionsgefäß und das *Chong mai*, die Breite Torstraße; v. a. in der 2. Zyklushälfte einnehmen.

> **Allgemein ist es günstig, alle oben und auf Seite 279 genannten Rezepturen nach der Regelblutung in der 1. Zyklushälfte zu geben.**

Akupressur

- Lu7 re und Ni6 li regulieren das Konzeptionsgefäß, stärkend für die Gebärmutter und das *Yin*.
- N7 nährt den Funktionskreis Niere.
- Ni13 stärkt das *Chong mai*, die Lebenskraft und die Nieren.
- MP4 und Pc6 regulieren das *Chong mai*.
- He6 nährt *Yin* und *Xue*, stillt Blutungen und stabilisert den Geist.
- Le1 wirkt tief entspannend, tonisiert und belebt gleichzeitig.
- Ma36 wärmt das *Yang*, tägl. abends moxen bei *Yang*-Mangel und Kältegefühl.
- MP6 harmonisiert alle *Yin*-Leitbahnen, dynamisiert *Xue* bei einer Stase.
- MP8 reguliert die Gebärmutter, beendet Uterusblutungen.
- Ma30 reguliert das *Chong mai*, stärkt das *Jing* und *Yin* im Unterleib, kühlt. Dieser Punkt ist häufig bei Problemen im Genitalbereich druckempfindlich.
- *Zi gong* entspannt und fördert das Geborgenheitsgefühl, in der Zyklusmitte oft empfindlich.

Andere Heilverfahren

Physikalische Anwendungen
Fußreflexzonenmassage
Füße vom Partner sanft massieren lassen und dabei besonders die Punkte für Gebärmutter, Becken, Niere, Milz und Herz bearbeiten (s. Abb. 7 rechts u. Abb. 8, Seite 340).

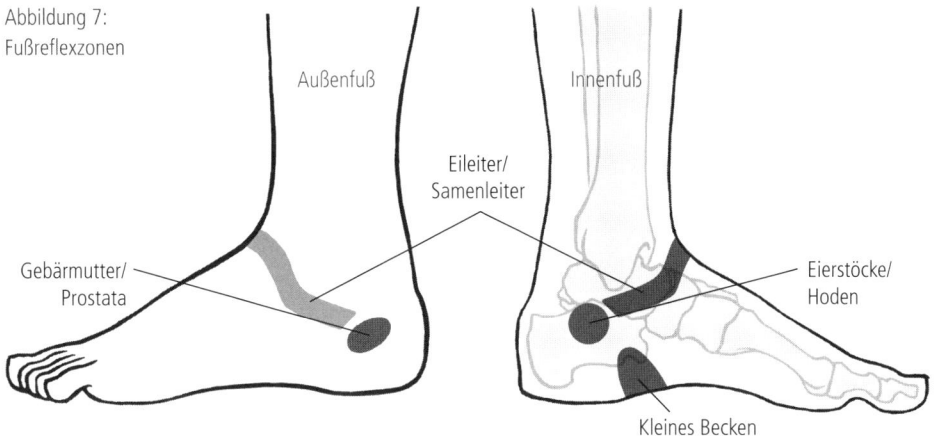

Abbildung 7:
Fußreflexzonen

Außenfuß   Innenfuß

Eileiter/
Samenleiter

Gebärmutter/
Prostata

Eierstöcke/
Hoden

Kleines Becken

Wickel
Je nach Disharmoniemuster eignen sich kühlende oder wärmende Wickel.
Warmer Wickel mit Tulsi und Litsea: In 1 Liter warmes, abgekochtes Wasser 2 Tr. Tulsiöl und 2 Tr. Litseaöl geben, ein Baumwolltuch (Windel) damit tränken und auf den Unterleib legen, mit einem luftdurchlässigen Zwischentuch abdecken und den Unterleib fest in ein warmes, äußeren Wolltuch einwickeln. Den Wickel so lange belassen, bis das innere Tuch abgekühlt ist.

Aromatherapie
Ätherische Öle, die bei Zwischenblutungen heilsam wirken, sind harmonisierend und entspannend, teils auch kühlend und *Qi* lösend. Infrage kommen u. a.:

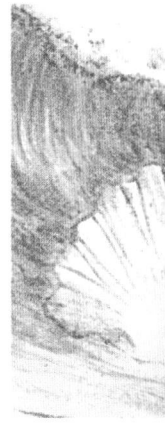

- Jasmin
- Karottensamen
- Orange
- Tonkabohne

- Kamille römisch
- Melisse
- Rosa damascena
- Ylang-Ylang

- Rosengeranie
- Neroli
- Sandelholz
- Zeder

Rezepturvorschlag
Daucusöl: 2 Tr. Karottensamen, 5 Tr. Orange, 2 Tr. Zeder und 1 Tr. Jasmin in 40 ml Walnussöl mit 10 ml Nachtkerzenöl geben. Zur Massage von Unterbauch und Rücken in der 1. Zyklushälfte.

Fertigmischungen
Heimkommen (Original IS Aromamischung) mit Orange, Sandelholz, Tonkabohne, Ylang Ylang – entweder als Duftparfüm oder für die Duftlampe.

Verwöhnbad (Original IS Aromamischung) mit Jasmin, Rose, Sandelholz, Tonkabohne, Ylang-Ylang, Jojobawachs, Totes-Meer-Salz. An den Abenden vor der Zyklusmitte ein Vollbad nehmen.

Finger-Yoga

Kreuzverbindung: Der Zeigefinger berührt den Daumen der anderen Hand, der Daumen den anderen Zeigefinger, der Ringfinger den Mittelfinger der anderen Hand, der Mittelfinger den anderen Ringfinger, sodass 4 Finger verkreuzt die Finger der anderen Hand berühren. Diese Übung wirkt bei mehrmaligem täglichen Üben (mindestens 2-mal ca. 5 min) stärkend und ausgleichend.

Ringübung: Mittelfinger und Daumen fest gegeneinanderpressen, dabei tief einatmen und den Beckenboden anspannen und nach oben ziehen. Beim Ausatmen loslassen und entspannen.

Polyzystische Ovarien (PCO)

Von polyzystischen Ovarien (PCO) ist die Rede, wenn im Ultraschall eine Vergrößerung der Eierstöcke beobachtet wird und gleichzeitig eine Verdickung der Bindegewebskapsel des Eierstockes und viele Eibläschen ohne einen Hauptfollikel zu sehen sind. Oft haben die Frauen erhöhte männliche Hormone. Deshalb wird bei diesem Zustandsbild auch von einer funktionellen ovariellen Hyperandrogenämie (FOHA) gesprochen. Das PCO stellt die häufigste Stoffwechselstörung bei Frauen im gebärfähigen Alter dar.

Symptome und Ursachen

Auffällig und störend ist meist die männliche Behaarung (sog. Hirsutismus) mit Bartwuchs und leichter Glatzenbildung. Häufig besteht eine Neigung zu Übergewicht, Akne, Zyklusstörungen und Ausbleiben des Eisprungs. Im Blut werden ein erhöhter Anteil männlicher Hormone und eine sog. Insulinresistenz festgestellt, d. h. die Körperzellen sprechen schlechter auf Insulin an. Häufig wird ein Druckschmerz auf dem Brustbein verspürt. Die Basaltemperaturkurve zeigt keine zwei Phasen, wenn der Eisprung ausbleibt. Die erste Phase kann auch verlängert und die 2. Zyklushälfte verkürzt sein.

Beim PCO entwickelt sich ein hormoneller Teufelskreis, wobei vermehrt männliche Hormone gebildet werden. Dabei sind mehrere Hormonsysteme beteiligt, die sich gegenseitig aufschaukeln und zu Fehlrückkopplungen führen. Die männlichen Hormone werden vom Fettgewebe wieder in weibliche Hormone umgewandelt und stören das zyklische Geschehen noch mehr. Die Hirnanhangdrüse wird dadurch zu einer vermehrten Ausschüttung von LH (luteinisierendes Hormon) und einer Verminderung von FSH (follikelstimulierendes Hormon) angeregt. Zudem führen die vermehrten männlichen Hormone am Eierstock zu einer Verdickung (Fibrose) der äußeren Eierstockhülle (Kapsel), die daraufhin unempfindlicher auf Steuerungshormone der Hirnangangsdrüse (FSH) reagiert.

Auch die Bauchspeicheldrüse ist an diesem Teufelskreis mitbeteiligt und produziert vermehrt Insulin, woraufhin sich die Auswirkung der männlichen Hormone auf den Stoffwechsel weiter verstärkt.

Eine primäre Ursache ist in der westlichen Medizin nicht bekannt, vielmehr werden verschiedene ungünstig zusammenwirkende Faktoren und Störungen der inneren Taktgeber verantwortlich gemacht. Ein durch chronischen Stress übersteuertes vegetatives Nervensystem trägt vermutlich wesentlich zur Entstehung der Stoffwechselstörung bei. Bei Versuchen an Ratten konnte durch Kältestress ein PCO-ähnliches Muster hervorgerufen werden (Dorfmann 2009).

Behandlung mit TCM

Meist ist beim PCO feuchter Schleim im Unterleib als Folge eines Nieren-*Yang*-Mangels zu finden. Durch das fehlende Nieren-*Yang* werden die Flüssigkeiten nicht genügend bewegt und kondensieren. Dem Lebensstil wird auch von der TCM große Bedeutung bei der Entstehung des PCO-Syndroms beigemessen, insbesondere durch falsche Ernährung, die mit Stress einhergeht. Viel Feuchtigkeit spendende Nahrung (wie z. B. Süßes) muß vom Körper erst umgewandelt werden und belastet daher die Milz. Bei einer Milzschwäche lagert sich die Feuchtigkeit im Gewebe ab (Übergewicht). Tabelle 12 gibt einen Überblick über Disharmoniemuster, die häufig bei PCO auftreten.

Tabelle 12: PCO-Syndrom in der TCM

Muster	gynäkologisch	allgemein	Therapie
feuchter Schleim	Zysten, Ausfluss, Probleme in der Zyklusmitte: Schmerzen, Schweregefühl, Blut mit Schleim, Regel verspätet und wenig, Amenorrhö	Übergewicht, Schweregefühl im Bauch und Kopf, Druckgefühl und Beklemmung auf der Brust, generelle Schleimbelastung, Akne	Schleim ausleiten, Feuchtigkeit trocknen, Menstruation regulieren
Nieren-*Yang*-Mangel mit Schleim	Regel spät und sparlich, blasses Regelblut, Regelblutungen in der Zyklusmitte, Amenorrhö, Regelblut mit Schleim	Kältegefühl, Tinnitus, Schwäche in den Beinen, Hypothyreose, häufiges Wasserlassen, breiige Stühle, Übergewicht, Rückenschmerzen, Akne, Haarausfall	Nieren wärmen, *Yang* stärken, Schleim ausleiten und die Menstruation regulieren
Xue-Stase mit *Yin*-Mangel und Schleimansammlung	stechend-schmerzhafte Blutungen, klumpiges dunkles Regelblut	Hämorrhoiden, Krampfadern	*Yin* auffüllen, *Xue*-Stase bewegen, harte Massen erweichen
Leber-Feuer mit Schleim	Regel früh, stark und heftig oder auch gering, kräftiges, rotes Blut, dickflüssig, fehlender spinnbarer Schleim	Verstopfung, Migräne, vermehrte männliche Behaarung, Durst, trockener Mund, Akne, Spannung und Schmerzen in der Brust, Wutanfälle, Gehörsturz	Leber-*Qi* bewegen, Hitze klären, Schleim ausleiten
Xue-Mangel und Schleim	wenig Regelblut oder Amenorrhö	trockene Haut, Schwindel, Sicht verschwommen, Haarausfall	*Xue* aufbauen, Schleim ausleiten

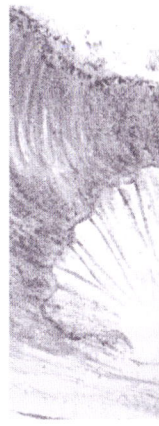

283

Emotional steht häufig das Erlebnis einer tiefen Ablehnung und Abwertung hinter einem PCO-Syndrom, z. B. durch eine Mutter, die immer darauf hinwies, wie gut und erfolgreich die anderen Kinder waren. Die Tochter strengte sich sehr an, um gelobt zu werden, aber das Lob kam nicht oder nur sehr spärlich. Sich ständig beweisen müssen, sich anstrengen, etwas leisten müssen, also eigentlich männliche Eigenschaften, sind daher oft bei einer Frau mit PCO-Syndrom zu finden.

Therapieprinzip: Schleim auflösen und ausleiten, Nieren-*Yin* und Blut aufbauen (den weiblichen Pol stärken), bis es zum Eisprung kommt, dann das Nieren-*Yang* stärken.

Diätetik

Die Nahrungsmittel sollten den Disharmoniemustern entsprechend ausgewählt werden und vor allem aus gekochten und gedünsteten, leichten Speisen bestehen. Feuchtigkeit umwandelnde und Schleim ausleitende, warme Nahrungsmittel und leicht scharfe Gewürze sind häufig angezeigt. Möglichst selten Süßes, kein Fleisch und wenig Weißmehlprodukte und Rohkost auf den Speisezettel setzen.

- Getreide: geröstete Getreideprodukte, Reis, Gerste, Polenta, Haferflocken, Mais, Hiobstränen, Quinoa
- Gemüse: Topinambur, Shiitake, Tomaten, Brokkoli, Champignons, Knoblauch, Karotten, Brennnessel, Artischocken, Rettich, Aubergine, Gurken
- Hülsenfrüchte: Azukibohnen, Kichererbsen, Linsen, Pintobohnen, schwarze Sojabohnen, dicke Bohnen, Mungbohnen, Erbsen
- Salate: Kresse, Alfalfasprossen, Löwenzahn, Rucola
- Gewürze: frischer Ingwer, Bockshornklee, Chili, Koriander, Muskatnuss, Nelken, Oregano, Majoran, weißer Pfeffer, Rosmarin, Zimt, Wasabi, Knoblauch, Wacholder
- Obst: Granatapfel, Pflaumen, Erdbeeren, Himbeeren, Heidelbeeren, Ananas, schwarze Johannisbeeren, Papaya, Datteln, Birnen, Wolfsbeeren, Sternanis
- Samen: Kokosnuss, Rosinen, Zedernnüsse, Ginkgonüsse, Leinsamen, Kürbiskerne, ungesalzene Pistazien
- Fleisch: Truthahn, Huhn, Wachteln
- Fisch und Schalentiere: Karpfen, Sardellen, Venusmuschel
- Öle: Olivenöl, Rapsöl, Nachtkerzenöl
- Getränke: grüner Tee, Lapachotee, roter Tee, abgekochtes Wasser, Jasmintee, Kokosmilch
- Sonstiges: Meeresalgen, Ziegenkäse

Vermeiden:

- Alkohol und Nikotin
- Zucker, da Süßes die Schleimbildung fördert, also auch Limonade, Cola etc.
- reichlich stärkehaltige Nahrungsmittel wie Yamswurzel

- Mehlschwitzen
- zu viel Joghurt und Kuhmilchprodukte, Eiscreme
- Fettes, Fleisch und Wurst
- Schokolade
- Weißmehlprodukte wie Nudeln
- frittierte Speisen, Pommes frites, Schmalzgebäck
- schwer verdauliche, unverständliche geistige Nahrung

Westliche Studien fanden ebenfalls einen engen Zusammenhang zwischen einem erhöhten Konsum von Zucker, Milchprodukten und Fleisch und der Entwicklung eines PCO-Syndroms.

Bei PCO und Übergewicht wird meist eine Gewichtsreduktion empfohlen. Zusammen mit anderen fällt das Abnehmen häufig leichter. Als sehr wirkungsvoll hat sich in einer australischen Studie von Clark et al. (1995) die Gewichtsreduktion in einer Supportgruppe zusammen mit anderen Kinderwunschpatientinnen gezeigt. Die Pfunde schmolzen schneller und die Schwangerschaftsrate war höher als bei vergleichbaren Patientinnen.

Topinamburpfanne mit Koriander: 500 g Topinamburknollen,1 Knoblauchzehe, 300 g grüne Bohnen, Korianderkörner. Topinamburknollen mit Schale in reichlich heißem Wasser ca. 15 Min. garen lassen, abgetropfte Knollen möglichst mit Schale in Scheiben schneiden. Rapsöl in einer Pfanne erhitzen, gehackten Knoblauch zugeben und anbraten, Bohnenstücke und Rosmarin ebenfalls kurz anbraten, mit Wasser aufgießen und 10 min dünsten, mit Salz und Pfeffer abschmecken und Topinambur mischen oder getrennt servieren.

Tofuschnitzel mit Salat: 500 g Tofu, Sojasoße, Chilipaste, Salat (aus Alfalfasprossen, Rettichsprossen, Sojasprossen, Kresse, Rucola, Löwenzahn). Tofu in 1 cm dicke Scheiben schneiden, mit Chilipaste bestreichen und Sojasoße beträufeln, ca. eine halbe Stunde marinieren, dann in Olivenöl von beiden Seiten goldgelb anbraten. Salat mit Essig und Öl anmischen und Tofu darauf servieren.

Quinoa-Gurkengemüse: 1 Tasse Quinoa, 500 g Gurken, 1 Bio-Hühnerbrühwürfel, 2 Karotten, frischer Dill. Quinoa leicht in Öl anbraten, mit 3 Tassen heißem Wasser aufgießen, Gurkenwürfel und Hühnerbrühe zugeben und ca. 20 min köcheln lassen, mit Dill abschmecken. Für Übergewichtige mit Neigung zu Wassereinlagerungen.

> **Tipp: Um das Gewicht zu reduzieren, ist es günstig, vermehrt Ballaststoffe zu essen wie Bohnenhülsen und Topinambur-Wurzelknollen, die auch als Kautabletten erhältlich sind.**

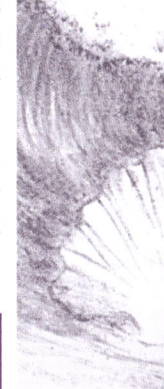

Heilkräuter

Da das PCO-Syndrom sehr unterschiedliche Ausprägungen hat, werden die Heilpflanzen im Folgenden entsprechend ihrer Hauptwirkrichtung bei der Behandlung aufgelistet.

Zur Anregung des Eisprungs:

- Einkorn (Falsches)
- Himbeerblätter
- Pfingstrose
- Salbei
- Trauben-Silberkerze
- Fenchel
- Mutterkraut (Chin.)
- Rehmanniawurzel
- Seifenbohnendornen
- Frauenmantel
- Pfefferminze
- Rotklee
- Teufelszwirn

Zur Senkung der männlichen Hormone:

- Frauenmantel
- Soja
- Süßholz

Zur Senkung des LH:

- Hopfen
- Pfingstrose

Zur Reduktion der Insulinresistenz:

- Bockshornklee
- Ginseng (Sibirischer)
- Copalchirinde
- Zimt
- Gardeniafrüchte

Zur Unterstützung der Leber:

- Artischocke
- Löwenzahn
- Hasenöhrl
- Mariendistel
- Kurkuma
- Rosmarin

Zur Unterstützung des Funktionskreises Niere:

- Mönchspfeffer
- Rehmanniawurzel
- Froschlöffel (Orientalischer)
- Schlafbeeere

Zur Ableitung von Wassereinlagerung:

- Acker-Schachtelhalm
- Goldrute
- Birkenblätter
- Brennnessel

Zur Behandlung von Zysten:

- Löwenzahn
- Schafgarbe
- Rotklee
- Seifenbohnendornen
- Schachtelhalm
- Storchschnabel

Zur Verbesserung des Hirsutismus:

- Pfingstrose
- Damiana
- Sägepalme

Zum Abnehmen:

- Pu-Errh-Tee
- Topinambur
- Maisbart

Tee zur Anregung des Eisprungs: 3 g Süßholz, 10 g Rotkleeblüten, 15 g Himbeerblätter, 10 g Falsches Einkorn, 15 g Frauenmantel, 15 g Schafgarbe, 10 g chin. Salbeiwurzel, 5 g ungespritzte Zitronenkerne (und falls erhältlich 25 g Teufelszwirn) vermengen; zusätzlich 3 Scheiben frischen Ingwer. 4 EL der Teemischung mit 1 Liter heißem Wasser aufbrühen, 10 min ziehen lassen, die letzten 3 min frischen Ingwer zugeben. In eine Thermoskanne abfüllen und tagsüber in der 1. Zyklushälfte trinken.

Tee bei Haarausfall: 30 g Brennnesselwurzel, 20 g Rosmarin, 20 g Nachtkerzensamen, 20 g Eisenkraut, 30 g Damiana mischen. 1 EL der Teemischung mit 1 Tasse heißem Wasser aufbrühen, 20 -30 min ziehen lassen. 3-mal tägl. 1 Tasse trinken. Kann auch als Haarspülung verwendet werden.

Fertigpräparate

- **L-Carnitin plus** mit L-Carnitin und Magnesium, Biotin, Zink
- **Unizink 50** (v. a. bei Haarausfall, vorzeitigem Ergrauen) 3-mal tägl. mindestens über 3 Monate
- Nachtkerzenölkapseln (wie **Efamol, Epogam**), 400 – 1000 mg tägl.
- **Schoenenberger Topinambur-Saft** fördert das Sättigungsgefühl und hilft beim Abnehmen.
- **N-Acetylcystein (NAC)**, ein Antioxidans und als schleimlösend bei Husten bekannt; in einer italienischen Studie aus Rom verbesserte sich unter der Einnahme von 1,8- 3 g NAC tägl. die Glukosetoleranz und sanken die Gesamttestosteronwerte sowie der Index der freien Androgene bei Patientinnen mit PCO.
- **Prelox** mit Pycnogenol (Pinienrindenextrakt), ein starkes Antioxidans mit entzündungshemmenden und immunsuppressiven Eigenschaften sowie positiver Wirkung auf den Fettstoff- und Zuckerstoffwechsel
- **Wobenzym N:** ein Enzympräparat (mit Bromelain aus der Ananas und Papain aus der Papaya sowie Trypsin, Chymotrypsin, Rutosid, Pankreatin), das entzündungshemmend, immunregulierend und schleimausleitend wirkt; 3-mal tägl. 3 – 5 Tabletten.
- **Myrrhinil intes** (mit Myrrhe, Kaffeekohle, Kamille) wirkt entzündungshemmend und *Xue* bewegend, zur Darmsanierung bei Durchfallneigung, häufigen Pilzinfektionen, Übergewicht; tägl. 2-mal 1 Kapsel.

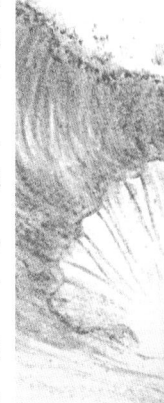

Klassische chinesische Rezepturen

- **Feuchter Schleim**

  Cangfu daotan wanjia jian (PCO-Dekokt zum Schleimausleiten) für die 1. Zyklushälfte. Bei Übergewicht Hirsutismus, seltener Blutung.

  Clear the Palace (von G. Maciocia) löst Nässe und Schleim im Genitalbereich. Bei PCO, Unterleibsinfektionen in der Vorgeschichte, unregelmäßigen Blutungen, Schweregefühl, fettiger Haut.

- **Stase des *Xue* mit *Yin*-Mangel**

  Cupai luan tan (PCO-Dekokt für die 1. Zyklushälfte), um das *Yin* zu stärken, Leber-Qi zu lösen, Schleim auszuleiten und *Xue* zu bewegen.

  Cuhuang di tang (PCO-Dekokt für die 2. Zyklushälfte), stärkt das Nieren-*Yang*, baut *Xue* auf und bewegt das *Qi*.

- **Leber-Feuer mit Schleim**

  Dan zhi Xiaoyao san (Pulver der Heiterkeit nach Dan Zhi). Bei früher Regel.

- **Nieren-*Yang*-Mangel und Schleim**

  Yougui wan (die nach rechts drehende Pille) bei Kälteneigung, Knieschwäche, Rückenschmerzen; in der 2. Zyklushälfte, um das Einnisten des Embryos zu fördern.

  Shen jiu tang (Dekokt mit 9 Ingredenzien von Meister Shen), Nieren-*Yang* wärmend, *Xue* nährend. Bei massivem PCO mit Amenorrhö, Hirsutismus.

- **Feuchte Kälte im Unteren Erwärmer**

  Yushi wenbu fang (PCO-Dekokt nach Meister Yu) nährt und wärmt, leitet kalte Feuchtigkeit aus dem Unteren Erwärmer.

- **Anregung der Ovulation**

  Huaxue tiaojing tang (PCO-Dekokt für die 1. Phase) stärkt das *Yin*, kühlt Leere-Hitze, bewegt das *Xue*, fördert den Eisprung und die Bildung des Zervixschleimes. Bei fehlendem spinnbarem Schleim.

  Wenyang huayu tang (Rezeptur zum Wärmen des *Yangs* und Umwandeln von Stasen) kurz vor dem Eisprung zum unmittelbaren Anregen der Ovulation und in der 2. Zyklushälfte, bewegt das *Xue* und wärmt das Nieren-*Yang*. Nicht in der 1. Zyklushälfte, da sehr trocknend.

  Sairei-to (TJ-114): mehrere japanische Studien belegen, dass diese Kombination zur Auslösung des Eisprungs bei PCO und bei wiederholten Fehlgeburten aufgrund von Abwehrstörungen (sowie im Tierversuch bei Nierenschäden) wirksam ist (Sakai et al. 1999, Fujii et al. 2000, Li et al. 2003).

- **Zur Gewichtsreduktion**

  Diet (von T. Kaptchuk) verbessert die Verdauung, schwemmt zusätzliches Wasser aus, verbessert die Fettverbrennung, unterdrückt das Hungergefühl.

  Black Dragon (von Bob Flaws / Blue Poppy Herbs) bei Milz-*Qi*-Schwäche mit Feuchtigkeit, *Qi*-Stagnation und *Xue*-Stau, Müdigkeit nach dem Essen, Neigung zu blauen Flecken, Blähungen, Übergewicht, Wasseransammlungen, Frustration vor allem vor der Regel.

> **Die Rezepturen sollten entsprechend den Zyklusphasen angepasst werden.**

Akupunktur

Zur Akupunktur bei PCO liegen sich widersprechende neue Studienergebnisse vor (Stener-Victorin et al. 2008, Ng et al. 2008). Bei Mangel des *Yin* und *Xue* ist sicherlich eine geringere Wirkung zu erwarten als bei Feuchter Hitze oder Leber-Feuer.

Akupressur
- Gb34 leitet Feuchtigkeit aus.
- Le3 und Le8 lösen *Qi* und bewegen *Xue*, und lösen abdominale Massen auf.
- Le14 leitet Hitze aus der Gebärmutter.
- Ma36 stärkt die Mitte, leitet Feuchtigkeit aus.
- Ma18 und Kg17 wandeln Schleim um, erweitern den Brustkorb.
- MP6 leitet Schleim aus, erwärmt; wichtiger Punkt bei gynäkologischen Problemen.
- MP10, Meer des *Xue*, behebt Regelstörungen, stillt Juckreiz.
- MP4 leitet Kälte aus Herz und Unterleib, führt Trübes nach unten, harmonisiert Meer des *Xue*.
- Bl18 harmonisiert *Qi* und stärkt den Funktionskreis Leber.
- Lu7 und Ni6 regulieren das Konzeptionsgefäß und zerstreuen abdominale Massen.
- Ni3, Ni7 regulieren den Säftehaushalt, stützen das Nieren-*Yin* und kühlen Leere-Hitze.
- Kg4, Bl23 stärken den Unterleib; Moxen bei Nieren-*Yang*-Mangel.
- Bl53 harmonisieren den Appetit und die Ausscheidung.

Andere Heilverfahren

Physikalische Anwendungen
Massagen
Massage fördert allgemein den *Yin*-Pol, vor allem, wenn »frau« dabei passiv sein kann, da jemand anders die Massage durchführt.
Fußreflexzonenmassage: besonders die Bereiche der Eierstöcke und die Zone des kleinen Beckens massieren (s. Abb. 7, Seite 281, u. Abb. 8, Seite 340).

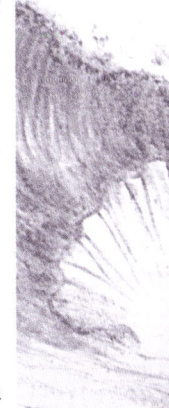

Unterschenkelmassage: Ein Bein über das andere schlagen und den Punkt Bl57 in der Mitte der Wade kreisförmig massieren und nach oben und unten ausstreichen. Die Massage an beiden Beinen tägl. 5 – 10 min lang durchführen.

Kopfmassage: mit den Fingerkuppen den Kopf von der Stirn auf beiden Seiten nach hinten langsam mit den Fingerkuppen abklopfen. Mehrmals nacheinander und öfter am Tag durchführen.

Wärmeanwendungen

Jede Form der Wärmeanwendung ist bei PCO geeignet: Wärmekabinen, heiße Bäder oder Sitzbäder, Fußbäder, warme Wickel (s. Seite 228) oder warme Ölmassagen.

Kopfdampfbad: 20 g chin. Engelwurz, 20 g Thymian, 10 g Rosenblüten. Von der Mischung 2 EL in einer Schüssel mit heißem Wasser übergießen, den Kopf unter einem Frotteetuch über die Schüssel halten, den heißen Dampf einatmen. Danach Kopfmassage wie oben beschrieben. Tägliche Anwendungen sind am besten.

Aromatherapie

Ätherische Öle und Mischungen daraus, die den weiblichen Pol stärken sowie aphrodisierend, wärmend und entspannen wirken, sind bei PCO besonders angenehm.

- Angelikawurzel
- Bergamotte
- Fenchel
- Grapefruit
- Ingwer
- Jasmin
- Koriander
- Orange
- Pfeffer (Schwarzer)
- Rosa alba
- Sandelholz
- Vanille
- Vetiver
- Ylang-Ylang
- Zeder

Rezepturvorschlag

Atlasöl: 1 Tr. Vetiver, 1 Tr. Jasmin, 2 Tr. Sandelholz, 2 Tr. Zeder, 2 Tr. Ylang-Ylang in 20 ml Nachtkerzenöl und 30 ml Haselnussöl mischen. Bei Neigung zu fetter Haut, Akne und Haarausfall die Kopfhaut und den Unterbauch alle 2 – 3 Tage damit massieren (lassen).

Fertigmischungen

Schlanker Duft (Wadi) mit Grapefruit, Fenchel, Koriander, Pfeffer. Eine Duftmischung, die zum Ausleiten von Feuchtigkeit Massageölen zugesetzt werden kann. Für ein Bad sollten 15 Tr. in 100 ml Sahne gegeben werden. Bei Neigung zu Übergewicht und Zysten.

Massageöl blumig (Original IS Aromamischung) mit Bergamotte, Jasmin, Rose, Sandelholz in Nachtkerzen- und Jojobaöl.

Bewegung

Orientalischer Bauchtanz ist für PCO-Frauen mit Neigung zu Übergewicht besonders zu empfehlen, um den weiblichen Pol und ein gutes, lustvolles Körpergefühl zu fördern. Die ausladenden Hüft- und Bauchbewegungen als Ausdruckform der Weiblichkeit haben eine lange Tradition zur Förderung der Fruchtbarkeit. Sie ahmten ursprünglich den Zeugungsvorgang nach und die Weitergabe des Lebens beim Akt des Gebärens.

Aber auch viel Bewegung im Freien oder Radfahren – möglichst täglich – tut Frauen mit Übergewicht und PCO gut. Trampolinspringen beispielsweise eignet sich, um gestaute Flüssigkeiten zu bewegen und sich unbeschwert und leichter zu fühlen.

Lunazeption

Die Lunazeption wurde von der Amerikanerin Louise Lacey zur Zyklusregulierung entwickelt. Sie basiert auf Studien zur Beeinflussung des weiblichen Zyklus durch Licht, die der Physiker und Schlaftheoretiker Edmond Dewan 1967 veröffentlichte. Durch eine das Mondlicht nachahmende nächtliche Beleuchtung kommt es zu einer Steuerung und Stabilisierung des weiblichen Zyklus und Eisprungs. Dazu soll man in einem völlig abgedunkelten Raum schlafen. Nur zwischen dem 13. und 17. Tag des Zyklus wird nachts ein kleines Lämpchen im Schlafzimmer (ca. 100 Watt) angelassen. Nach einigen Monaten soll sich der Zyklus auf 28–29 Tage einpendeln. In diesen »Lichtnächten«, die Vollmondnächten – dem Zeitraum des Eisprungs – entsprechen, ist es ideal, miteinander zu schlafen, um schwanger zu werden.

Visualisierung

Stellen Sie sich die dicke Eihülle um den Follikel vor und aus welcher Farbe und aus welchem Material sie besteht. Haben Sie die spontane Vorstellung von einem Stein, dann sprengen Sie ihn auf. Ist ihre spontane Empfindung Metall, dann schmelzen Sie es weg. Holz können Sie zersägen, Schleim trocknet und löst sich auf. Eine andere Vorstellung ist, sich in die Eizelle hineinzuversetzen und die harte Schale von innen aufzusprengen, wie ein kleines Entenküken, das sich durch die harte Eischale pickt, die Flügel schlägt und zu Mama und Papa schwimmt.

Gelbkörperschwäche

Die Gelbkörperschwäche (Lutealinsuffizienz) stellt eine leichte und häufige Unterform der ovariellen Insuffizienz dar. Unter einer Ovarialinsuffienz wird eine Unterfunktion der Eierstöcke verstanden. Es wird unterschieden zwischen einer primären Ovarialinsuffienz, bei der es anlagebedingt zu Fehlbildungen oder Fehlfunktionen kommt, und einer hypothalamischen Ovarialinsuffienz, bei der die zentrale Störung vom Gehirn ausgeht.

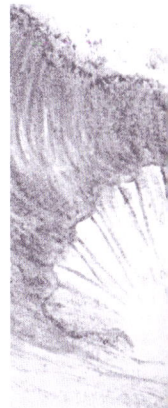

Symptome und Ursachen

Der Temperaturanstieg in der 2. Zyklushälfte kann treppenförmig und nicht hoch genug (< 0,3 °C) sein, die Temperatur ist häufig instabil. Der Eisprung kann zu spät und die Regelblutung zu früh einsetzen. Prä- oder postmenstruelle Schmierblutungen treten häufig auf. Manchmal setzt also bei einer stärkeren Gelbkörperschwäche die Regel auch komplett aus. Ebenso kann ein erhöhtes Risiko von Fehlgeburten bestehen.

Im Eierstock wandelt sich nach dem Eisprung der Follikel in den Gelbkörper um. Diese gelb erscheinenden Zellen geben Östrogene und Progesteron ins Blut ab, um die Gebärmutter auf den Embryo vorzubereiten und die Schwangerschaft in den ersten Wochen zu erhalten. Später übernimmt dann die Plazenta diese Aufgabe. Eine gestörte Funktion kann nach der westlichen Medizin auf funktionellen oder organischen Ursachen basieren. So kann schon die Follikelreifung durch Vorgänge in den übergeordneten Hormonsystemen des Gehirns gestört werden (hypothalamische Ovarialinsiffizienz) und dadurch nach dem Eisprung zu wenig Gelbkörperhormon (Progesteron) vom Eierstock gebildet werden (Lutealinsuffienz). Dies führt auch zu einer ungenügenden Vorbereitung der Gebärmutterschleimhaut für die Einnistung. Daneben gibt es auch in seltenen Fällen (meist gutartige) Tumore, Verletzungen oder entzündliche Prozesse, die ähnliches bewirken können. Auch östrogenhaltige Nahrungsmittel oder moschushaltige Kosmetika können zu einer Verschiebung des Verhältnisses Östrogene/Gestagene beitragen und zu einer Störung der Gelbkörperphase führen.

Eine Gelbkörperschwäche basiert auf einem ganzkörperlichen Ungleichgewicht, daher kann man sie nur selten nach dem einfachen Schema »zu wenig Progesteron, dann geben wir einfach Progesteron dazu« beheben. Schulmedizinisch unterstützt man häufig die Follikelreifung durch eine Hormonstimulation und fördert damit indirekt die Gelbkörperfunktion.

Behandlung mit TCM

Zur Gelbkörperschwäche, der häufigsten hormonellen Fruchtbarkeitsstörung, tragen nach der TCM verschiedene Disharmoniemuster bei, hauptsächlich jedoch eine Schwäche des Funktionskreises Niere. So kann in der 1. Zyklusphase zu wenig Nieren-*Yin* vorhanden sein, um sich in der 2. Phase in ausreichendes *Yang* umzuwandeln. Daneben besteht evtl. eine Schwäche des Nieren-*Yang* oder des Milz-*Qi*, um die 2. Zyklusphase stabil aufrechtzuerhalten. Auch können Kälte im Uterus, ein Blutstau oder eine Leber-*Qi*-Stagnation zu einer Gelbkörperschwäche beitragen. Besteht ein Leber-*Qi*-Stau, kommt es zudem zu Brustspannen, bei einem Milz-*Qi*- oder *Yin*-Mangel zu Blutungen zum Eisprungstermin.

Tabelle 13: Gelbkörperschwäche in der TCM

Muster	Menstruation	Basaltemperatur-kurve	Symptome	Therapie
Milz-*Qi*-Mangel	stark, dünn/wässrig, pinkfarben, Schmierblutungen nach der Mens	Verlängerte 1. Zyklusphase, vorzeitiger Temperaturabfall und wieder Anstieg, sattelartige Temperaturkurve	müde um den Eisprung, Blutdruck niedrig, Neigung zu Durchfällen, Appetitmangel, schwache Beine	Milz-*Qi* stärken
Nieren-*Yang*-Mangel	spärlich, langdauernd, vermehrt hellrot, wässrig, Schmierblutung vor der Mens	niedrige Temperatur in der 2. Zyklushälfte, geringer Temperaturunterschied in 1. und 2. Hälfte, niedrige 2. Phase, vorzeitiger Abfall	Kältegefühl, nachts kalte Füße, geringes sexuelles Verlangen, Rückenschmerzen, nächtliches und häufiges Wasserlassen, weiche Stühle am Morgen und bei Regelbeginn	Niere wärmen, Nieren-*Yin*-stärken, *Chong mai* stabilisieren
Nieren–*Yin*-Mangel	spärlich, tröpfelt ununterbrochen, hellrote leuchtende Schmierblutungen und Regelblutungen	evtl. leicht erhöhte Temperatur in der 1. Zyklushälfte sowie verlängerte 1. Phase, verspäteter Eisprung	dünner Körper, Nachtschweiß, Schwindel, Hitzegefühle, Ohrgeräusche, allgemeine Trockenheit (Haare, Haut, Mund)	*Yin* stärken, Niere stärken, um den *Chong-* und *Ren*-Meridian zu stärken
Kälte in der Gebärmutter und Stase des *Xue*	dunkelrot, klumpig, stockende Schmierblutungen vor der Mens, dunkles klumpiges Regelblut, schmerzhafte Regel	niedrige Temperatur, Temperatur vor der Regel vorzeitig abfallend	Kälte im Unterbauch, bessert sich durch Wärme	Uterus wärmen, Kälte vertreiben, Niere stärken, *Xue* bewegen
Herz- u. Leber-*Qi*-Stagnation mit Nieren-*Yin*- und -*Yang*-Mangel	bräunlich bis schwarz, reichlich oder spärlich, klumpig, verzögerte oder irreguläre Mens	sägezahnartig v. a. in der 2. Zyklushälfte, manchmal verlängerte 1. Hälfte, verzögerter Temperaturanstieg nach dem Eisprung	Brustspannen, PMS, Juckreiz, Kopfschmerzen prämenstruell an Schläfen und Scheitel, Seufzen	Leber frei machen, *Qi* bewegen, *Xue* nähren, Niere stärken, *Chong-* und *Ren*-Meridian regulieren

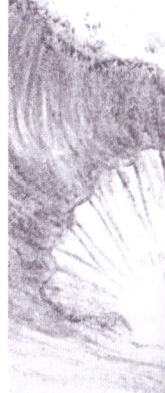

Therapieprinzip: Um die Follikelphase zu stimulieren, werden in der konventionellen Therapie häufig Clomifen oder FSH gegeben. Nach der TCM bedeutet dies, dass das Nieren-*Yang* angehoben wird. Bei einem zugrunde liegenden Nieren-*Yin*-Mangel wird sich jedoch hierdurch kaum ein Erfolg zeigen. Auch die Gabe von Progesteronpräparaten in der 2. Zyklushälfte kann nur dann sinnvoll sein, wenn ein reiner Nieren-*Yang*-Mangel besteht. In der TCM-Behandlung stärkt man in der 1. Zykluswoche vorwiegend das *Xue*, in der 2. Zykluswoche das Nieren-*Yin*, in der 3. und 4. Zykluswoche das Nieren-*Yang* und löst evtl. vorhandene *Qi*-Stagnationen und Begleitmuster.

Diätetik

Die Nahrungsmittel sollten entsprechend dem Grundstörungsmuster ausgewählt werden. In den meisten Fällen sind kräftige, stärkende und wärmende Speisen geeignet, die gedünstet oder blanchiert oder auch geröstet zubereitet werden sollten, um die Mitte zu entlasten.

- Getreide: Haferflocken, Hirse, Quinoa, Buchweizen, Amaranth, Süßreis, Polenta
- Gemüse: Sprossen, Kohl, Karotten, Hokkaidokürbis, Mais, Süßkartoffeln, Maroni, Avocado
- Salate: Feldsalat, Sprossen (Soja, Rettich, Mungbohnen)
- Gewürze: Rosmarin, Thymian, Basilikum, Kardamom, Koriander, Kümmel, Vanille, Zimt
- Obst: Aprikosen, Wolfsbeeren, Kornelkirschen, Apfel, Kirschen, Himbeeren, Litschi
- Nüsse: Walnüsse, Pinienkerne, Kokosnuss, Trockenfrüchte,
- Fleisch: Rinderbrühe aus Markknochen, Lamm, Bio-Huhn, Ziege
- Fisch und Schalentiere: Meeresfrüchte, fette Seefische wie Hering, Makrele, Wildlachs
- Milchprodukte: Ziegenkäse
- Säfte: Weizengrassaft, rote Säfte (Beeren, Rote Bete)
- Öle: Olivenöl, Sesamöl, Walnussöl, Leinöl, Traubenkernöl, Sonnenblumenöl, Hanföl, Distelöl
- Sonstiges: Malzbier, Melasse, Ahornsirup, Honig, Dattelsirup, Apfelsirup, Lachskaviar, Schokolade, Tofu

Zimtschokolade: 1 Tasse Milch, 125 ml Sahne, 2 EL Trinkschokolade oder Kuvertüre, 1 Messerspitze Vanillemark, eine halbe Zimtstange, 1 Messerspitze Zimtpulver. Milch und Schlagsahne in einem Topf zusammen erwärmen, Schokoladenpulver und Zimtstange dazugeben, beim Aufkochen rühren, mit Gewürzen abschmecken, eine Prise Chili, wenn man es scharf liebt. Wärmt und nährt das *Xue*.

Lachskaviar auf Avocadomousse: 1 weiche Avocado, 1 Limette, 100 g Frischkäse, frischer Koriander, eine kleine Dose Lachskaviar. Avocado und Frischkäse mit Mixstab pürieren, mit Salz und Pfeffer abschmecken, feingehackten Koriander unterheben, dazu Lachskaviar servieren.

Heilkräuter

Folgende Heilkräuter stärken die 1. Zyklushälfte, da sie als sog. Phytohormone östrogenartig wirken:

- Ashokabaumblätter
- Frauenwurzel
- Rosmarin
- Sumawurzel
- Engelwurz (Chin.)
- Hopfenblüten
- Rotklee
- Trauben-Silberkerze
- Fenchelsamen
- Nachtkerzensamen
- Salbei (Chin.)

> Eine Studie von Jorge Chavarro an der Harvard University (2007) untersuchte die Daten zu den Essgewohnheiten von über 18.000 Frauen mit unerfülltem Kinderwunsch. Er fand heraus, dass der Konsum von 2 % mehr gesättigten Transfettsäuren in der Nahrung das Risiko für Funktionsstörungen der Eierstöcke um 94 % erhöhte. Das Risiko verringerte sich um 27 %, falls die Frauen mindestens 1-mal täglich eine kalorienreiche oder ungesättigte Fettsäuren enthaltende Mahlzeit verzehrten, bei Eiscreme sogar um 38 %. Gesättigte Transfettsäuren liefern zwar viel Energie, reduzieren aber die Fresszellaktivierung und führen zu Störungen im Fett- und Insulinstoffwechsel.
> Die Studie von Chavarro zeigt deutlich, wie stark sich die Ernährung auf die Fruchtbarkeit auswirkt. Wichtig ist vor allem, reichlich ungesättigte, essenzielle (d.h. lebenswichtige) Fettsäuren, wie sie in nativen Pflanzenölen enthalten sind, zu sich zu nehmen.

Folgende Heilpflanzen stärken vor allem die 2. Zyklushälfte, da sie eine progesteronartige Wirkung zeigen:

- Beifuß
- Einkorn (Falsches)
- Jasminblüten
- Mönchspfeffer
- Brennnessel
- Frauenmantel
- Löwenzahn
- Schafgarbe
- Damiana
- Gundelrebe
- Mariendistel
- Sumawurzel

Follikelphasentee: 30 g Rotkleeblüten, 20 g chin. Engelwurz, 30 g Frauenmantel, 15 g Rosmarin, 5 g Süßholzwurzel, 30 g Himbeerblätter mischen. 1 TL der Mischung mit 1 Tasse heißem Wasser aufbrühen, 10 min ziehen lassen. 3-mal tägl. in der 1. Zyklushälfte.

Gelbkörperphasentee: 30 g Falsches Einkorn, 20 g Yamswurzel, 30 g Frauenmantel, 20 g Schafgarbe, 20 g Melisse, 30 g Mönchspfeffer, 30 g Frauenmantel, 10 g Fenchelsamen mischen, dazu frischer Ingwer. 1 TL der Mischung mit 1 Tasse heißem Wasser aufbrühen, 15 min ziehen lassen, in den letzten 3 min 1 frische Ingwerscheibe beifügen. 3-mal tägl. in der 2. Zyklushälfte.

Körperpflegemilch

Phytoprogesteronmilch: Frauenmanteltinktur, Yamswurzeltinktur, Schafgarbentinktur, Mönchspfeffertinktur, Falsches-Einkorn-Tinktur, Beifußtinktur zu gleichen Teilen in 100 ml Körpermilch einmischen (Ihre Apotheke stellt diese Rezeptur auf Anfrage sicher für Sie her; sie ist auch über die Römhild-Apotheke in Dießen erhältlich, s. Seite 507). Tägl. vor allem in der 2. Zyklushälfte vom Partner sanft in den Unterleib einmassieren lassen.

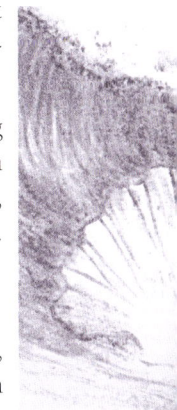

Fertigpräparate

- Vitamine und Spurenelemente: Zink (aus der Schale von Äpfeln, Kartoffeln, Karotten, Gurken, Spargel, Kohlrabi, Austern)
- Selen, Vitamin E, 400 mg tägl.
- Vitamin C, 1 g tägl.
- Vitamin B6, 50 mg tägl., fördert Progesteron und senkt hohen Prolaktinspiegel
- essenzielle Fettsäuren: Omega-6- und Omega-3-Fettsäuren
- Nachtkerzenöl und Granatapfelkernöl enthalten essenzielle Fettsäuren und sind als Kapseln erhältlich.
- Mönchspfeffer, 30–40 mg tägl. (z. B. **Agnolyt, Agnucaston, Strotan**); über Monate morgens eine Kapsel des Präparats einnehmen, denn die Wirkung stellt sich erst allmählich ein
- Bachblüten: z. B. **She Oak,** eine australische Bachblüte zur Verbesserung der Fertilität
- **Phyto-L-Tropfen:** Eine Studie mit 67 Frauen (Bergmann et al. 2000), die an ausbleibender oder unregelmäßiger Menstruation litten und mit Phyto-L-Tropfen behandelt wurden, ergab eine signifikante Erhöhung der Progesteronwerte. Die Einnahme sollte über einen Zeitraum von 3–6 Monaten erfolgen.
- **Mastodynon** (Bionorica): Kombinationspräparat mit Mönchspfeffer, Tigerlilie, Alpenveilchen, Ignatiusbohne, Schwertlilie, blauem Hahnenfuß. In einer Studie mit 96 Patientinnen (Gerhard et al 1998) wurden nach dreimonatiger Therapie doppelte so viele Frauen schwanger wie in der Placebogruppe.

Klassische chinesische Rezepturen
- **Nieren-*Yin*-Mangel mit Hitze, Trockenheit und Nachtschweiß**
  Zhibai dihuang wan (Pille mit Annemarrhenae, Phellodendron und Rehmannia) v. a. in der 1. Zyklushälfte. Stärkt das Nieren-*Yin* bei Leere-Hitze ab dem 4. Zyklustag.

- **Nieren-*Yang*-Mangel**
  Yougui wan (die nach rechts drehende Pille) und *Unicorn Pearl* (von G. Maciocia) fördern neben dem Nieren-*Yang* auch das Nieren-*Yin*, stärken das Konzeptionsgefäß und die Breite Torstraße, v. a. in der 2. Zyklushälfte. Das Nieren-*Yang* sollte zudem über eine Stärkung des Nieren-*Yins* in der 1. Zyklusphase mitbehandelt werden.

- **Nieren-Mangel mit Leber-*Qi*-Stau**
  Xioayao san + Guishen wan, wenn das *Qi renale* den *Chong mai* nicht festigen kann und zu frühen Periodenblutungen führt. Vorwiegend in der 2. Zyklushälfte.

- **Kälte und Blutstau**
  Strengthen the Root (von G. Maciocia) gegen Nieren-*Yang*-Mangel und leichten *Xue*-Mangel, stärkt und wärmt das Nieren-*Yang*. Bei Kältegefühl, Rückenschmerzen, Unfruchtbarkeit, Impotenz, Knöchelödemen, während der 2. Zyklushälfte.

- **Herz- u. -Leber-Qi-Stau und Schwäche des Funktionskreises Niere**
  Xiaoyao san (Pulver der heiteren Ungebundenheit) ist eine klassische Kräuterkombination, die es in Tablettenform gibt und bei *Qi*-Stau häufig verschrieben wird; stützt und harmonisiert den Funktionskreis Leber.

  Yu lin zhu (Fruchtbarkeitspille) stärkt das Nieren-*Yang* durch Stärkung das *Xue*, eine günstige Kombination zur Unterstützung der 2. Zyklushälfte und Einnistung des Embryos.

Akupressur

- Kg4 stärkt den Funktionskreis Niere, wärmt und stärkt die Gebärmutter.
- Kg5 reguliert den *Qi*-Fluss und stärkt das Nieren-*Yin*, vor dem Eisprung und nur wenige Tage danach anwenden.
- Kg6 macht das Konzeptionsgefäß durchgängig, stärkt den Funktionskreis Niere.
- Kg7 reguliert *Chong mai* und das Konzeptionsgefäß, gleich nach dem Eisprung.
- Ni3 stärkt den Funktionskreis Niere und reguliert den Funktionskreis Leber.
- Ni6 stärkt den Funktionskreis Niere und öffnet das Konzeptionsgefäß.
- Bl23 stärkt den Funktionskreis Niere und das Blut.

> **Die Punkte können bei Kältesymptomen in der 2. Zyklushälfte gemoxt werden, solange dies als angenehm empfunden wird. Akupressur und Massagen möglichst in der 1. Zyklushälfte durchführen. Punkte auf dem Konzeptionsgefäß in der 2. Hälfte nur mit Vorsicht stimulieren.**

Andere Heilverfahren

Physikalische Anwendungen
Moorbäder
Als warmes Sitzbad oder vaginale Moortamponaden mehrmals wöchentlich zur besseren Durchblutung des Unterleibs anwenden, jedoch nur in der 1. Zyklushälfte.

Für das **Bad** Moorextrakt in körperwarmes (36–38 °C) Badewasser einrühren und in den Tagen nach der Regelblutung bis 5 Tage vor dem Eisprung tägl. 10 min lang ein Sitzbad nehmen. Nach dem Abduschen ruhen.

Für die **Moortamponaden** eignet sich besonders saures Moor. Dazu den warmen Moorbrei (max. 45–50 °C, 100–150 g) in einen Fingerverband (Stülpa) füllen und in die Scheide einführen, mindestens 30 min belassen. Bei Kinderwunsch 4- bis 5-mal während der 1. Zyklushälfte, beginnend am 5. Zyklustag, durchführen. Die Moortamponade erwärmt das kleine Becken intensiver als ein Moorbad. Geeignet bei Nieren-*Yang*-Mangel oder Kältemustern, nicht jedoch bei entzündlichen Prozessen oder Thromboseneigung

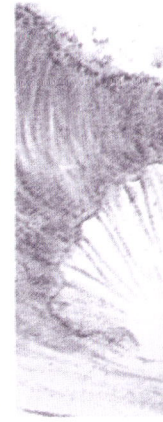

Aromatherapie

Wärmende und behaglich stimmende sowie öffnend wirkende Duftnoten sind immer vorteilhaft, da sie die Entspannung und eine positive Körperwahrnehmung fördern:

- Iris
- Muskatellersalbei
- Rosmarin
- Vanille
- Jasmin
- Neroli
- Schafgarbe
- Zeder
- Melisse
- Rosa alba
- Tonkabohne
- Zimtrinde

Rezepturvorschläge

Sironaöl: 1 Tr. Rose, 1 Tr. Iris, 1 Tr. Jasmin, 2 Tr. Tonkabohne, 1 Tr. Vanille und 3 Tr. Zeder in 10 ml Jojobawachs.

Blütensternöl: 5 Tr. Mandarine, 3 Tr. Muskatellersalbei, 1 Tr. Jasmin, 2 Tr. Magnolienblüte in 50 ml Basisöl einmischen. Damit tägl. sanft den Unterbauch kreisförmig einstreichen.

Als Massageöl: 10–15 Tr. der o. g. Grundmischung in 50 ml Pflanzenöl nach Wahl mischen.
Als Badezusatz: 10–15 Tr. mit einem Emulgator wie Sahne, Honig oder neutrale Seife.

Fertigmischung

Traumzeit Körperöl (Wadi) mit Tulsi, Bergamotte, Kamille, Lavendel, Majoran, Melisse, Muskatellersalbei, Neroli, Rose, Sandelholz, Wacholderbeere, Ylang-Ylang.

Luna-Yoga

Die folgenden Übungen wurden vom Luna-Yoga nach A. Ohlig inspiriert.

Einladung: Beim Einatmen beide Arme mit offenen Händen wie zur Begrüßung nach vorne strecken. Ein Bein ebenfalls wie zum Schritt nach vorne anheben. Beim Ausatmen das Knie anwinkeln und zum Körper ziehen, dabei lockere Fäuste ballen, die Ellenbogen anziehen und die Kraft im Körper spüren.

Umarmung: Im Stehen beim Einatmen die Arme mit offenen Händen weit zur Seite strecken und sich leicht nach hinten neigen, den Kopf zum Himmel gerichtet. Beim Ausatmen ein Bein anwinkeln und mit beiden Armen umfassen. Abwechselnd die Beine je 7-mal umarmen.

Finger-Yoga

Kreuzverbindung: Der Zeigefinger berührt den Daumen der anderen Hand, der Daumen den Zeigefinger, der Ringfinger den Mittelfinger der anderen Hand, der Mittelfinger den anderen Ringfinger, sodass 4 Finger verkreuzt die Finger der anderen Hand berühren. Diese Übung, mehrmals tägl. durchgeführt (ca. 5 min alle 1,5 Std.), wirkt stärkend und ausgleichend.

Visualisierung

Obstgärtnerin: Sie können sich Ihre Eierstöcke vorstellen wie ein Baum, an dem viele Birnen reifen, der jedoch dringend Pflege und Wasser braucht. Sie nehmen eine Hacke und säubern den Boden vom Unkraut, reißen die Schlingpflanzen aus und gießen den Baum kräftig. Dürre Zweige schneiden Sie ab und legen um jede Birne eine weiße Papierkrawatte, wodurch die Birnen vor Ungeziefer und saurem Regen geschützt werden. Dann legen Sie sich unter den Baum, beobachten die Natur beim Wirken und die Birnen beim Reifen.

Endometriose

Endometriose stellt eine gutartige Wucherung von Gebärmutterschleimhaut außerhalb der Gebärmutter dar. Da sich das Gewebe an Stellen ansiedelt, an die es nicht hingehört, richtet es oft großen Schaden an. Es blutet zudem zyklisch, das Blut kann aber nicht nach außen abfließen und löst dadurch Entzündungen aus.

Symptome und Ursachen

Manchmal handelt es sich bei der Endometriose um einen Zufallsbefund, meist gehen jedoch Jahre extremer Regelschmerzen der Diagnose voraus. Dazu kommen Schmerzen beim Stuhlgang, beim Wasserlassen und beim Geschlechtsverkehr.

Für die Entstehung wird ein multifaktorielles Geschehen verantwortlich gemacht, d. h. verschiedene Einflüsse wirken zusammen (vgl. Seite 154). Endometriose kann auch zum sog. LUF (luteinisierten unrupturierten Follikel) führen und damit zum Ausbleiben des Eisprungs. Der Follikel reagiert dann zwar auf einen Anstieg des luteinisierenden Hormons (LH), aber er platzt nicht auf, eine Gelbkörperschwäche ist die Folge. Zudem kann es nicht zu einer Befruchtung kommen, da kein Eisprung stattgefunden hat.

Behandlung mit TCM

Nach der TCM beruht die Endometriose auf einem behinderten *Xue*-Stau, der die *Luo*-Gefäße, die kleinen Netzgefäße erreicht hat, sowie einem *Qi*-Stau. Man sagt dann, »das Blut verlässt die Leitbahnen«. Die Ursache für den Blutstau kann Kälte sein, die einerseits auf einem inneren Schaden des *Yang* beruht oder durch Wind-Kälte von außen eingedrungen sein kann. Es kommen Fülle- und Mangelmuster vor, häufig auch gemischt. Die Ursachen für den *Xue*-Stau können neben Kälte ein mangelnder *Qi*-Fluss oder eine Schleimbelastung sein.

Meist liegt bei Endometriose eine Schwäche des Funktionskreises Niere zugrunde. Diese kann durch einen **inneren Schaden des Yang** bedingt sein. Das bedeutet, dass von Menschen, die man liebt und um die man besorgt ist, eine latente Bedrohung in Form von Abwertungen oder (sexuellem) Missbrauch ausgeht. Vielleicht hatte man früher

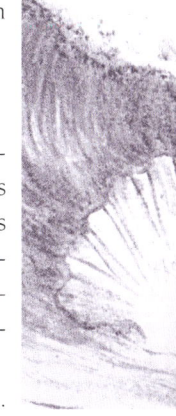

299

ständig Angst vor einem strengen, zornigen Vater, in dessen Gegenwart man sich »blockiert« fühlte. Es kann auch **Wind-Kälte** von außen eingedrungen sein, während ungeschützten offenen Zuständen wie z. B. während einer Geburt (kalte, ärgerliche, hektische Umgebung) oder der Menstruation (intensive sexuelle Betätigung, Baden in kaltem Wasser).

Qi-Stau kann verursacht werden durch langandauernde unterdrückte Wut oder unterdrückte eigene Bedürfnisse. Enttäuschungen verknoten das Leber-*Qi* und lassen das Blut gegenläufig fließen. Das Blut sammelt und staut sich dann im Bauchraum. Ist das Nieren-*Yang* schwach, wird dieses Blut nicht absorbiert. Innerlich fühlen sich Patientinnen mit *Qi*-Stau oft wie in einem Gefängnis, hilflos und ausgeliefert, oder haben das Gefühl, vor einem großen Berg bzw. unter Druck zu stehen und sprechen davon, etwas tun zu *müssen*.

Xue-Stau bedeutet eine Blockade im Blutfluss oder der inneren Lebendigkeit. Dieses Störungsmuster entwickelt sich häufig als Folge anderer Disharmoniemuster wie Kälte im Unterleib, Hitze und Nässe oder auch aufgrund eines chronischen *Xue*-Mangels sowie durch einen *Yin*-und *Yang*-Mangel. Es kann aber auch nach Operationen, Unfällen und großen Blutverlusten etc. auftreten. Bei längerem Bestehen führt ein *Xue*-Stau meist zu ernsthaften Erkrankungen. Endometriosegewebe entwickelt sich nach dieser Vorstellung als Folge des *Xue*-Staus. Ein *Xue*-Stau auf der tiefsten Ebene aktiviert das Immunsystem übermäßig. Endometriosezellen außerhalb der Gebärmutter werden als »fremde Eindringlinge« attackiert. Können die Zellen nicht aufgelöst werden, bilden sich Endometrioseherde. Durch das überaktivierte Immunsystem wird auch ein sich einnistender Embryo als Fremdling attackiert, wodurch die verringerte Fruchtbarkeit bei Patientinnen mit Endometriose erklärbar wird.

Zudem kann eine **Schleimbelastung** durch Fehlernährung hinzukommen. Neben den üblichen schleimfördernden Nahrungsmitteln (Milch, Fettes) kann auch träge machende geistige Nahrung dazu beitragen.

Therapieprinzip: Das hauptsächliche Therapieprinzip besteht bei Endometriose darin, das *Xue* zu bewegen, den *Qi*-Stau zu lösen und den Funktionskreis Niere zu stärken.

Konventionelle Medikamente wie GnRH-Analoga verhindern die Menstruation und wollen so den Schmerzen beikommen, verstärken nach der TCM aber den Blutstau. Daher stellen sich nach dem Absetzen der Medikamente oft die gleichen Beschwerden wie vorher wieder ein. Bei einem gleichzeitigen *Xue*-Mangel bleiben die Nebenwirkungen wie z. B. Schwindel und Schwäche oft auch nach Absetzen der Medikamente bestehen. Andere Medikamente wie progesteronähnliche Substanzen wirken erwärmend und heben das Nieren-*Yang* an. Dies gilt auch für Testosteronderivate wie Danazol. Sie schwächen aber das Milz-*Qi* und fördern so den *Milz-Qi-* und Nieren-*Yin*-Mangel und als Folge eine *Xue*-Schwäche. Dadurch sind die Symptome des Blutstaus vordergründig nicht mehr so offensichtlich. Die Anti-Baby-Pille, die häufig durchgehend verordnet wird, gibt ein inneres Hormongleichgewicht vor und wirkt Nieren-*Yang* stärkend, sie bringt den Körper in eine gewisse Stabilität und kann so zu einer Beruhigung beitragen. Bei Nieren-*Yin*-Mangel jedoch kann sich dieser verstärken, es kommt zu Leere-Hitze und häufig trotz Pille zu Blutungen. Besteht Kinderwunsch, wird die Pille auch als belastend empfunden, da sie dem sehnlichen Wunsch im Wege zu stehen scheint.

Tabelle 14: Endometriose in der TCM

Muster	Blutung	Schmerztyp	Symptome	Therapie
Xue- und *Qi*-Stau + Hitze	stark, überlaufend, schwallwartig, kräftig, hellrot oder dunkelrot, große Klumpen, oft kürzerer Zyklus, weniger als 26 Tage	sehr starke Schmerzen vor und während der Regel, ortsständig, stechend wie mit einem Messer, krampfend, Kälte und Abgang von Koageln bessert die Beschwerden, Verschlechterung durch Druck	Kopfschmerzen, roter Kopf, Hitzegefühle, Reizbarkeit, Durst, Gefühl des Eingesperrtseins, Schulterschmerzen, Brustspannen, Schmerzen beim Geschlechtsverkehr und beim Stuhlgang, Verstopfung, dunkler Urin	*Xue*- und *Qi*-Stau lösen, Hitze kühlen, Blutungen stillen, *Chong mai* regulieren
Xue- und *Qi*-Stau mit Feuchtigkeit	schleimiges, klebriges Regelblut	stechende, ziehende Schmerzen	starker Ausfluss, Ödeme, Zysten, Gewichtszunahme, Brustspannen, Gefühl des Eingesperrtseins, Verklebungen, Schweregefühl	*Qi*- und *Xue*-Stau lösen, Feuchtigkeit ausleiten, Schleimblockaden aufbrechen
Xue- und *Qi*-Stau + Kälte + Nieren-*Yang*-Mangel	wenig rotes Blut mit vielen, dunklen Klümpchen, kein gleichmäßiger Blutfluss	Stechende Schmerzen vor und während der Regel, Verlangen nach Wärme, Wärme bessert	Rückenschmerzen, Knieschmerzen, Kältegefühl, kalte Füße	erwärmen, *Qi*- und *Xue*-Stau lösen, Meridiane durchgängig machen, Nieren-*Yang* stärken
Xue- und *Qi*-Stau + Milz-*Qi*-Schwäche + *Xue*-Mangel	klar und wässrig, trüb, spärliches Regelblut	Leeregefühl, Ziehen nach unten, Druck und Massage bessert, schwächere Schmerzen gegen Regelende	Appetitlosigkeit, Durchfall bei Regelbeginn, häufiges Wasserlassen, Müdigkeit, Schwindelgefühl	*Xue*- und *Qi*-Stau lösen, Milz-*Qi* stärken

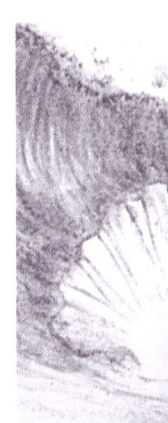

Diese Disharmoniemuster können auch in Mischformen auftreten

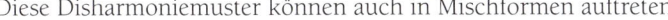

Diätetik

Nahrungsmittel sollten entsprechend der jeweiligen oben dargestellten Störungsmuster ausgewählt werden und viele Faserstoffe enthalten. Beim Zubereiten empfiehlt sich Dünsten oder Blanchieren. Wesentlich ist, die Mitte zu stärken und das Immunsystem zu beruhigen. Die Hauptnahrung sollte aus Gemüse, Hülsenfrüchten und Obst bestehen. Geeignet sind Lebensmittel, die Phytoöstrogene enthalten, da sie einen Östrogenüberschuss abfangen wie etwa die Isoflavone enthaltenden Sojaprodukte. Im Folgenden sind die Nahrungsmittel unter ihrer Hauptwirkung aufgelistet:

Um das Immunsystem zu beruhigen und die Entzündung zu reduzieren:

- Fischöl mit Omega-3-Fettsäuren, z. B. Lachs, Makrele
- Lebertran
- Nachtkerzenöl, Sonnenblumenöl, Sesamöl, Leinsamenöl, Traubenkernöl, Perillaöl, Rapsöl, Johanniskernöl, Granatapfelkernöl, Kürbiskernöl
- Vitamin B6, E, C, A
- Selen, Magnesium, Kalzium
- Broccoli, Blüten der Speise-Chrysantheme, Shiitakepilz
- Ananas, Andenbeeren, Wolfsbeeren, Berberitzen

Östrogen senkend:

- Brokkoli, Rosenkohl, Kohl
- Yamswurzel
- Sojabohnen, Sojaprodukte (Tofu, Miso), Leinsamen
- Maracuja

Um Blutstaus zu lösen:

- Stangensellerie
- Auberginen
- Pfirsichkerne, Pfirsiche
- Brokkoli
- Färberdistelöl
- Mu-Err-Pilze (bei Neigung zu Verstopfung, nicht bei Durchfallneigung)

Um Qi zu lösen:

- Zitrusfrüchte
- chin. Lauch
- Koriander, Liebstöckel, Löwenzahn
- Chinakohl, Chicoree
- Artischocke

Zur Stärkung der Abwehr:

- Astragaluswurzel, Ginseng, Süßholzwurzel, Rosenwurz
- Gerstenmalz
- Blütenpollen

Bei innerer Kälte:

- Zimt, Ingwer, Beifuß, Sternanis, Anis, Nelken, Koriander
- Bockshornkleesamen
- Walnüsse

Zur Verbesserung der Verdauung:

- indischer Flohsamen, Leinsamen
- Rhabarber, Pflaumensaft, Topinambursaft, Sauerkrautsaft

Bei Blähungen:

- Kümmel-, Fenchel-, Anissamen
- Petersilie

Bei Übelkeit:

- Ingwer
- Dill

Zur Stärkung des Nieren-Qi:

- Schalentiere
- Walnüsse
- Datteln, Dattelsirup
- Fenchel
- frische Sprossen
- Weizengrassaft
- Hafer
- Algen

Bei Neigung zu Blaseninfektionen:

- Cranberrys, Preiselbeeren
- Kerne der Wassermelone

Vermeiden:

- weißer Zucker, künstliche Süßstoffe wie Saccharin, Isomalt, Cyclamat, Aspartam
- Weizenmehl
- östrogenhaltiges Fleisch aus Massentierhaltung
- Nahrungsmittel mit konservierenden und künstlichen Zusätzen und Farbstoffen
- Kaffee
- Alkohol
- Tiefkühlkost

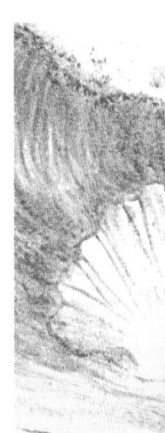

303

Dinkelfrühstück zum Anregen der Verdauung: 1 Tasse Dinkelflocken, 2 – 3 Tassen Wasser, 1 Apfel, Saft einer halben Zitrone, 1 Messerspitze Zimt, Vanillemark, 3 Scheiben frischer Ingwer kleingehackt, 1 TL Honig, 1 TL süße gehackte Mandeln, 1 TL schwarzer Sesam, 1 TL Flohsamen, 1 TL Leinsamen. Dinkelflocken in Wasser einrühren und unter ständigem Rühren zum Kochen bringen. Honig und Gewürze zugeben und weiter 5 – 10 min köcheln. Klein geschnittenen Apfel in den letzten 4 min dazu tun, Mandeln und Flohsamen auf den fertig gekochten Brei streuen. Würzen nach Geschmack, Saft einer halben Zitrone darüber auspressen.

Rhabarber-Grapefruitsaft: 5 EL Rhabarbersaft, 100 ml Grapefruitsaft, 2 TL Distelöl mischen, morgens trinken. Bei Neigung zu Verstopfung.

Maracujapfeffer: Mehrere frische Maracujas zusammen mit einer Prise Pfeffer auslöffeln, dies tägl. einen Monat lang. Die Kombination senkt den Östrogenspiegel, da sie die Umwandlung von Testosteron in Östrogen bremst.

> **Fasten vor der Regel und die Anregung der Darmtätigkeit mit Flohsamen, Leinsamenöl, Rhabarbersaft und Pflaumensaft hilft, die Schmerzen zu lindern, die Mitte zu entlasten und Hitze nach unten auszuleiten.**

Heilkräuter

Xue bewegende, *Qi* lösende und das Nieren-*Yang* stärkende Heilkräuter mit schmerzstillenden Eigenschaften stehen im Vordergrund.

schmerzlösend:

- Damiana
- Weidenrinde
- Mädesüß
- Zyperngras
- Pfingstrose (Weiße)

wärmend:

- Anis
- Kalmus
- Beifuß
- Zimt
- Damiana

Blutstau lösend:

- Frauenwurzel
- Salbeiwurzel
- Liebstöckel
- Weidenrinde
- Pfingstrosenwurzel (Rote)

Qi lösend und entkrampfend:

- Hasenöhrl
- Odermennig
- Rosenblüten
- Löwenzahn
- Orangenblüten
- Schafgarbe
- Mariendistel
- Orangenschalen
- Verbene

Hitze kühlend:

- Baikalhelmkraut
- Pfefferminze
- Weidenrinde

abwehrstärkend:

- Kornelkirsche
- Rosenwurz
- Sonnenhut
- Taigawurzel
- Tragant (Chin.)

entzündungshemmend:

- Melisse
- Ringelblumen
- Speise-Chrysanthemenblüten

Feuchtigkeit ausleitend:

- Birkenblätter
- Brennnessel
- Schachtelhalm

phytoprogesteronhaltig:

- Frauenmantel
- Mönchspfeffer
- Schafgarbe

Übelkeit behebend:

- Dillsamen
- Fenchelsamen
- Hopfen
- Ingwer
- Melisse
- Rettichsamen

gegen Blähungen:

- Angelikawurzel
- Anissamen
- Fenchelsamen
- Kalmuswurzel
- Kümmelsamen
- Petersilie
- Pfefferminze
- Thymian

Verstopfung beseitigend:

- Rhabarberwurzel
- Pfingstrosenwurzel (Rote)
- Pfirsichkerne

Endometriose-Kräutertee: 40 g Damiana, 30 g Schafgarbe, 30 g Frauenmantel, 20 g Salbeiwurzel, 20 g Weidenrinde, 5 g Süßholz, 30 g Melisse, 20 g Ringelblumen, 30 g Frauenwurzel mischen. Von dieser Mischung 1 TL mit 1 Tasse heißem Wasser aufbrühen, 20 min ziehen lassen. 3-mal tägl. 1 Tasse, vor allem vor und während der Regel. Bei heftigen, krampfenden Regelschmerzen, Hitzegefühlen.

Dammtee: 50 g Damiana, 15 g Beifuß, 30 g Zimtzweige, 30 g Herzgespann, 20 g Schafgarbe, 20 g Thymian, 10 g Süßholzwurzel, 20 g Hirtentäschel, 30 g Frauenmantel mischen. Von dieser Mischung 1 TL mit 1 Tasse heißem Wasser aufbrühen, 20 min ziehen lassen. 3-mal tägl. 1 Tasse. Bei starken, schmerzhaften Regelblutungen und kurzer Regeldauer, Neigung zu Kältegefühlen und kalten Extremitäten,

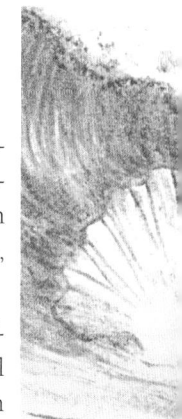

Energietee: 50 g Frauenmantel, 30 g Schafgarbe, 20 g Eisenkraut, 30 g chin. Salbeiwurzel, 30 g Süßholzwurzel, 50 g chin. Tragant, 20 g Ledebouriellenwurzel, 20 g Lavendel, 30 g Johanniskraut mischen. Bei Energielosigkeit und Erschöpfung, spontaner Schweißneigung, trockener Scheide und innerer Anspannung.

Fertigpräparate
- zur Fibrinolyse und Entzündungshemmung: **Bromelain POS** (ein Enzymgemisch aus der Ananas) oder **Phlogenzym** mit verschiedenen Enzymen
- bei Zyklusunregelmäßigkeiten und Nieren-*Yang*-Mangel: Mönchspfefferpräparate (z. B. **Agnucaston**)
- **Hypo-A-3-SymBiose** ist ein Kombipräparat zur Darmsanierung mit Lactobacillus acidophilus, Vitamin B12, Folsäure, Vitamin D und Zink, Kieselerde und Inulin
- Antioxidantien (z. B. Traubernkernextrakte)
- Omega-3-Fettsäuren, z. B. in Lachsölkapseln, Perillaölkapseln, Nachtkerzenölkapseln
- Pinienrindenextrakt: **Pycnogenol** ist ein starkes Antioxidans mit entzündungshemmenden sowie immunsuppressiven Eigenschaften und positiver Wirkung auf den Fett- und Zuckerstoffwechsel
- *Weihrauch-Kapseln* **(H15, BS-85)** mit Boswelliasäure, tägl. 1 Kapsel, wirken entzündungshemmend, *Xue* bewegend

Klassische chinesische Rezepturen
Bei Endometriose ist eine Akupunkturbehandlung zwar hilfreich, aber allein meist nicht ausreichend. Eine parallele Behandlung mit Kräutern hilft die *Xue*-Stasen aufzubrechen und das *Xue* zu bewegen.

Füllemuster
- **Hitze und *Xue*-Stau**
  Taohong siwu tang (Dekokt aus vier Zutaten mit Färberdistelblüten und Pfirsichkernen) bewegt und ergänzt das *Xue*. Bei verkürztem Menstruationszyklus mit starken Blutungen, dunklen Klumpen, Müdigkeit, blassem Teint.

  Fu liu wan (Pille von You-wei Chu) ist eine Rezeptur aus einer alten chinesischen Ärztefamilie, bewegt das *Xue*, leitet Hitze aus. Bei starken Schmerzen vor und bei Beginn der Regel, sehr starker Regel und Verstopfung

- **Kälte und *Xue*-Stase**
  Shaofu zhuyu tang (Dekokt zur Austreibung von *Xue*-Stasen im unteren Bauchraum) wird häufig bei Endometriose verschrieben, löst Blutstauungen im Unterleib und hilft bei starken Blutungen mit großen dunklen Blutklumpen sowie starken Unterleibsschmerzen.

- **Feuchte Kälte und *Xue*-Stase**

  Guizhi fuling wan (Pille mit Zimt und Poria-Pilz) bewegt das *Xue*. Z. B. bei chronischen Entzündungen, Schmerzen im Unterleib, die sich durch Druck verschlechtern.

- **Qi- und *Xue*-Stase**

  Xuefu zhuyu tang (vertreibt Stasen aus der Versammlungshalle des *Xue*) bewegt und reguliert das *Xue*, löst Stasen des *Xue* und *Qi*, harmonisiert und stützt den Funktionskreis Leber. Bei Schmerzen im Brustraum, Herzklopfen, Schlaflosigkeit.

  Stir Field of Elexir (von G. Maciocia) bewegt *Xue* im Unteren Erwärmer und Uterus, löst *Xue*-Stasen. Bei stechenden Regelschmerzen, mit klumpigem Blut, häufig bei Endometriose verwendet.

  Free Flow (von G. Maciocia) bewegt das *Qi*, beruhigt den Funktionskreis Leber, nährt Leberblut und lindert Schmerzen.

Mangelmuster

- **Nieren-*Yang*-Mangel**

  Unicorn Pearl (von G. Maciocia) fördert neben dem Nieren-*Yang* auch das Nieren-*Yin*, stärkt das Konzeptionsgefäß und die Breite Torstraße, v. a. in der 2. Zyklushälfte. Ist bei den meisten Endometriosefällen angezeigt (entscheidender Hinweis: die Basaltemperaturkurve steigt in der 2. Zyklushälfte nicht kräftig an oder fällt bald wieder ab).

  Moon Pearls (von H. Frühauf) bewegt und nährt das *Xue*, wärmt das Nieren *Yang*, reguliert die Menstruation. Bei starken Blutungen, Kältegefühl, kalten Gliedern, Schwächegefühl, Blockade der Lebensenergie.

- **Xue-Mangel und *Xue*-Stau**

  Siwu tang, Xue ergänzend, bewegend und regulierend.

  Taohong siwu tang (Dekokt der vier Bestandteile mit Färberdistelblüten und Pfirsichkernen) bewegt und stärkt das *Xue*, stoppt Blutungen. Bei starken schmerzhaften, dunklen Blutungen mit Klumpen und häufig verkürztem Zyklus.

- **Xue- und *Yin*-Mangel**

  Liuwei dihuang wan (Pille mit sechs Geschmacksrichtungen) stützt und stärkt das *Yin* und *Xue*, fördert den Funktionskreis Niere und das *Jing*.

- **Xue-Mangel und *Qi*-Mangel**

  Bazhen tang (Dekokt der acht Juwelen) oder *Precious Sea* (von G. Maciocia) ergänzen das *Xue* und *Qi*, stützen das *Jing* und harmonisieren die Breite Torstraße, das Meer des Blutes, besonders nach Fehlgeburten.

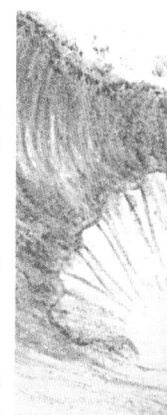

Akupressur
- MP6 und MP8 (häufig druckschmerzhaft) bewegen das *Qi* und das *Xue*, kühlen das *Xue*.
- Bl17 und MP10 bewegen das Blut und lösen Stasen.
- Bl11 belebt das *Xue*; bei Schmerzen im Schulter- und Nackenbereich.
- MP4 rechts und Pc6 links regulieren den *Chong mai* und lösen Blutstau.
- Le5 belebt das Leber-Blut.
- Bl60 und Bl58 bewegen das *Xue* und kräftigen die Hüfte.
- Ni3 und Ni7 bewegen das *Xue* in den Fortpflanzungsorganen.
- Le3, Le2 und Le8 lösen *Qi* und bewegen *Xue* und lösen abdominale Massen auf, stärken den Funktionskreis Leber.
- Ni13 reguliert *Bao mai* und *Chong mai*, die Menstruation und *Qi* und *Xue* im Unteren Erwärmer.
- Kg4 und Kg6 wärmt den Uterus. Bei Unfruchtbarkeit, stärkt und reguliert das *Qi* sowie das Nieren-*Yang*.
- Gb27 macht das Gürtelgefäß durchgängig, leitet Feuchtigkeit aus, reguliert den Unterleib.
- Ma28 beseitigt Stagnationen, wohltuend für Gebärmutter und Blase.
- Ma29 löst *Xue*-Stasen im Nebenfunktionskreis Uterus auf.
- Ma25 reguliert das *Qi* im Unterbauch, auch bei chronischer Verstopfung und Schuldgefühlen.
- Ma30 stützt das aufrechte *Qi*, nährt das *Xue* und *Jing*, reguliert die breite Bahn.
- *Zi gong:* Extrapunkt für die Gebärmutter bei Unfruchtbarkeit.
- Ma36 stärkt die Mitte, harmonisiert *Xue*.

Moxibustion
Bei Kältezeichen, kalten Füßen und Frieren während der Periode kann Moxibustion eine erhebliche und schnelle Erleichterung bringen. Insbesondere die Behandlung der Punkte Bl31, Bl32, Bl33 sowie Kg4 und Kg6 wirkt sehr direkt wärmend und schmerzstillend bei Kältemustern.

Qi-Gong-Übungen
Geeignet sind Qi-Gong-Übungen, die das *Qi* und *Xue* bewegen. Kräftige Frauen können eher stärker dehnende Bewegungen ausführen, zarter gebaute feine Übungen, jedoch nicht während der Menstruation, da sonst das *Yang* zu sehr nach oben gehoben wird und das *Xue* bei heftigen Regelblutungen zu stark bewegt werden kann.
Bambusübung: Im Stehen die Hände auf den Unterbauch legen, die linke auf der rechten. Tief einatmen und beim Ausatmen »tshü« summen. Sich dabei in die verschiedenen Himmelsrichtungen wiegen, indem das Gewicht mehr auf die Fersen oder nach vorne verlagert wird.

Andere Heilverfahren

Physikalische Anwendungen
Packung
Ingwer-Rhizinusöl-Packung: Bei Stase des *Xue* 1 cm frische Ingwerwurzel reiben und mit 1 Tasse Wasser 3 min köcheln lassen. Baumwolltuch damit tränken und warm auf den Unterbauch legen. Danach ein weiteres Baumwolltuch mit 20–50 ml leicht angewärmtem Rhizinusöl tränken und über das erste Tuch auf dem Unterbauch legen. Den Unterleib abschließend in ein warmes Wolltuch einwickeln. Diese Packung in der Zeit vor der Ovulation und sobald Regelbeschwerden auftreten jeden 2. Abend 20–30 min lang anwenden. In der Zwischenzeit können Sie die verwendeten Tücher in einem Plastikbeutel aufbewahren und das nächste Mal im Backofen erwärmen. Die Rhizinuspackung stärkt das *Xue*.

Aromatherapie
Wärmende und *Xue*- sowie Qi-Stau lösende ätherische Öle werden meist als besonders angenehm empfunden. Harze wie Weihrauch und Myrrhe lösen nach der TCM auch einen *Xue*-Stau in den kleinen *Luo*-Gefäßen.

- Adlerholz (Oud)
- Eisenkraut
- Kurkuma
- Nelkenknospe
- Weihrauch

- Amyris
- Ingwer
- Mandarine (Rote)
- Neroli
- Zeder

- Bergamotte
- Jasmin
- Myrrhe
- Wacholder
- Zimtrinde

Rezepturvorschläge
Massageöl der Scheherazade: 3 Tr. Amyris, 2 Tr. Weihrauch, 2 Tr. Myrrhe, 3 Tr. Elemi, 1 Tr. Jasmin, 2 Tr. Sandelholz auf 50 ml Basisöl geben. Tägl. abends kreisförmig den Unterbauch und die Oberschenkel massieren, im Uhrzeiger- oder Gegenuhrzeigersinn, je nachdem, welche Richtung angenehmer ist. Wirkt *Xue*-Stau lösend und entspannend.

Frühlingsöl: In 30 ml Basisöl 1 Tr. Neroli, 5 Tr. Bergamotte, 1 Tr. Jasmin, 1 Tr. Zeder mischen. Ohrläppchen tägl. damit massieren.

Bewegung
Tägliche sportliche Betätigungen wie orientalischer Bauchtanz, Luna-Yoga oder Flamenco sind bei Endometriose sehr zu empfehlen, da sie einen positiven Kontakt zur Weiblichkeit fördern, Spaß machen und nicht an Kranksein und Schmerz erinnern.

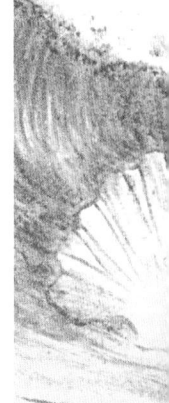

Finger-Yoga

Kreuzverbindung: Der Zeigefinger berührt den Daumen der anderen Hand, der Daumen den Zeigefinger, der Ringfinger den Mittelfinger der anderen Hand, der Mittelfinger den anderen Ringfinger, sodass 4 Finger verkreuzt die Finger der anderen Hand berühren. Diese Übung, mehrmals tägl. durchgeführt (ca. 5 min alle 1,5 Std.), wirkt stärkend und ausgleichend.

Visualisierungen

Wildwuchsmethode: Die Grundidee der Methode Wildwuchs ist, dass eine Frau meist mehr Möglichkeiten hat, sich zu helfen, als sie denkt oder bisher erfahren hat. Die Methode wurde von Angelika Koppe, einer selbst an Endometriose erkrankten Diplompädagogin, als körperorientierte Visualisierungsarbeit entwickelt. Auf inneren Körperreisen an den Ort der Schmerzen werden Bilder hervorgerufen, welche die seelische Dimension der Schmerzen erfassen und die damit verbundene Trauer für die Betroffene vor dem inneren Auge erfahrbar machen. So können die »Sprache« des Körpers verständlich und Selbstheilungsprozesse angestoßen werden. Die Reisen sollten unter Anleitung einer erfahrenen Therapeutin unternommen werden.

Diagnosenradiergummi: Viele Frauen erleben die Diagnose Endometriose als Schock, allein schon der Begriff wird im Lauf der Zeit als bedrohlich erlebt, der eigene Bauch als zerstört und unfähig zu einer normalen Funktion empfunden.

Legen Sie alle abwertenden und beängstigenden Worte, die Sie über Ihre Gebärmutter gehört haben, symbolisch in eine Hand, die ideale Gebärmutter in die andere. Empfinden Sie, wie sich die eine und die andere Hand anfühlt. Spüren Sie, was die Gebärmutter bräuchte und verschränken dann beide Hände ineinander, atmen tief ein und aus und schicken Ihrer Gebärmutter ein liebvolles Lächeln.

> **Tipp: Um schwanger zu werden, soll das Blut zur Gebärmutter wie ein lebensspendender Fluss frei fließen können. Es gilt gleichsam Hindernisse im Flussbett zu beseitigen und aufzulösen. Deshalb Beengendes wie enge, unbequeme Hosen vermeiden. Möglichst keine Tampons verwenden, da sie den freien Blutfluss behindern.**

Hyperprolaktinämie

Hyperprolaktinämie bedeutet, dass zu hohe Werte des milchfördernden Hormons Prolaktin im Blut nachweisbar sind.

Symptome und Ursachen

Neben einem erhöhten Prolaktinspiegel im Blut (über 25ug/ml) kann Brustspannen ein Hinweise sein oder auch Milchaustritt aus der Brustdrüse außerhalb der Stillzeit. Auch können Zyklusstörungen und Gelbkörperschwäche auftreten.

Prolaktin ist hauptsächlich für den Milchfluss zuständig. Erhöhte Prolaktinwerte (Hyperprolaktinämie), die vor allem durch Stress verursacht werden können, stören die Regulation der Hormonachse Hypothalamus-Hypophyse-Eierstöcke. Abnorm erhöhte Prolaktinspiegel können aber auch durch Tumore der Hirnanhangsdrüse, eine Schilddrüsenunterfunktion und verschiedenste Medikamente, wie z.B. Antidepressiva und Neuroleptika, bedingt sein. Der Prolaktinwert reagiert sehr fein auf verschiedenste Einflüsse. So kann allein schon eine Blutabnahme durch den damit verbundenen Stress den Prolaktinwert erhöhen. Eine Berührung der Brustwarzen oder eine Zyklusstimulation während der künstlichen Befruchtung lassen das Prolaktin ebenfalls ansteigen.

Behandlung mit TCM

Nach der chinesischen Medizin wird ein fehlender Eisprung bei Hyperprolaktinämie auf eine Leber-*Qi*-Stagnation zurückgeführt, die sich zu Leber-Feuer entwickelt hat, und seltener auf einen Nieren-*Yin*-Mangel mit Nieren-*Yang*-Überaktivität. Selten kann auch ein Milz-*Qi*-Mangel zu Schleimansammlung führen oder ein *Qi*- und *Xue*-Mangel vorliegen. Verschiedene Meridiane (Leber, Magen, Herz, Kreislauf, Gallenblase) verlaufen über die Brust hinweg (vgl. Abbildung auf dem Innenumschlag). Zudem verbinden die außerordentlichen Leitbahnen indirekt die Brust mit der Gebärmutter.

Wenn die *Qi*-Stagnation (z.B. durch Ohrakupunktur) gelöst ist, können sich das Nieren-*Yin* und -*Yang* relativ schnell wieder einpendeln.

Therapieprinzip: Erhöhte Prolaktinwerte alleine müssen nicht behandelt werden, lediglich, wenn Zyklusstörungen, Eizellreifungsstörungen oder kein Eisprung vorliegen. Besteht nach der TCM eine einfache Leber-*Qi*-Stagnation vor, kann sie relativ rasch gelöst werden: Hitze kühlen, Leber-*Xue* stärken, um das aufsteigende Leber-*Yang* zu ankern, *Xue* nähren und die Leber beruhigen.

Diätetik

Da meistens ein Leber-*Qi*-Stau vorliegt, sollten Leber-*Qi* lösende Nahrungsmittel wie Lauch, Artischocken, bittere Salate und Zitrusfrüchte vermehrt auf dem Speiseplan stehen, dazu solche, die Isoflavone enthalten und östrogensenkend wirken wie Sojaprodukte und Makrelen. Die nachfolgend genannten Nahrungsmittel senken zudem den Prolaktinspiegel. (S. auch Leber-*Qi*-Stau, Seite 370.)

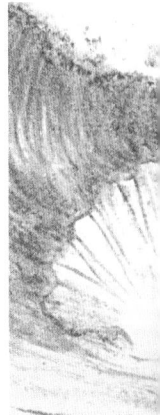

- Getreide: Gerste Hafer, Reis, Roggen Weizen,
- Hülsenfrüchte: Sojaprodukte, Linsen, Bohnen, Kichererbsen

- Gemüse: Kohl, Broccoli, Fenchel, Grünkohl, Rosenkohl, Sojasprossen, Knoblauch, Zwiebel, Lauch
- Fisch: Hering, Wildlachs, Makrele
- Samen: Walnuss, Leinsamen
- Öle: Rapsöl, Färberdistelöl, Sonneblumenöl, Hanföl, Walnussöl, Leinöl
- Sonstiges: Algen, Pumpernickel

Vermeiden:

- Milch, Milchprodukte
- östrogenhaltiges Fleisch aus Massentierhaltung

Gerstensuppe mit Stangensellerie: 1 Tasse Gerste (Perlgraupen), 1 Zwiebel, 2 Liter Gemüsebrühe, 4 Stängel Stangensellerie, 1 Möhre, frische Kresse. Die Gerste 2 Std. einweichen, die klein geschnittene Zwiebel in Butter leicht anbraten, Gemüsebrühe, klein geschnittenes Gemüse und eingeweichte Gerste zugeben, 1 Stunde weich kochen, mit Salz und Pfeffer abschmecken und frischer Kresse bestreuen.

Heilkräuter

Bei einem erhöhten Prolaktinspiegel haben sich folgende Heilpflanzen bewährt:

- Engelwurz (Chin.)
- Pfingstrosenwurzel (Weiße)
- Hasenöhrlwurzel
- Salbeiwurzel (Chin.)
- Mönchspfeffer
- Süßholzwurzel

Brustentspannungstee: 15 g Hasenöhrlwurzel, 20 g weiße Pfingstrosenwurzel, 30 g Mönchspfeffer, 20 g Schachtelhalm, 20 g chin. Salbeiwurzel, 5 g Süßholzwurzel mischen. 4 TL der Mischung mit 4 Tassen kaltem Wasser über Nacht ansetzten und am nächsten Morgen 20 min köcheln, abseihen und tagsüber warm (aus der Thermoskanne) trinken. Den Absud erneut mit kaltem Wasser aufgießen und am nächsten Tag wieder aufkochen. So reicht die Menge doppelt so lang

> **Wie Frau Prof. Ingrid Gerhard berichtete (Gerhard et al. 1998), konnte nach Amalgamsanierungen ein Rückgang der Prolaktinwerte beobachtet werden. Ein sog. Kaugummitest, der vom Arzt oder Zahnarzt durchgeführt wird, kann zeigen, ob eine hohe Quecksilberbelastung (meist aus amalgamhaltigen Zahnfüllungen) im Speichel vorliegt. Einer Amalgamentfernung sollte dann über 3–6 Monate eine Ausleitungstherapie folgen. Frau Prof. Gerhard empfiehlt dazu Selenase-Trinkampullen, Zinkotase, Vitamin E und Vitamin-B-Komplex.**

Fertigpräparate

- Zink hochdosiert, 50–100 mg tägl.
- Mönchspfefferpräparate: **Agnucaston, Strotan, Agnolyt**
- Granatapfelkernöl, Nachtkerzenöl, Lachsöl

Klassische chinesische Rezepturen

- **Leber Qi-Stau**
  Xiaoyao san (Pulver der heiteren Ungebundenheit) ist eine klassische Kräuterkombination, die es in Tablettenform gibt und die bei *Qi*-Stagnation häufig verschrieben wird.

- **Nieren-Yin-Mangel**
  Liuwei dihuang wan (Pille mit sechs Geschmacksrichtungen) mit Zusätzen von Zimtrinde, Elfenblumenkraut, chin. Tragant. Nach der Einnahme dieser Kräutermischung wurden in einer japanischen Studie von 27 Frauen mit erhöhten Prolaktinwerten 11 Mütter (Usuki u. Usuki 1989).

Akupunktur

Akupunktur beeinflusst nachweislich die Hormonregulation durch den Vorderlappen der Hirnanhangdrüse, in dem Prolaktin gebildet wird. Über die Erhöhung von Prolaktin nach Akupunktur, vor allem bei Stillproblemen, liegen mehrere Studien vor. Eine amerikanische Untersuchung (Magarelli et al. 2008) mit 67 Patientinnen, die während einer IVF-Behandlung Akupunktur erhielten, ergab eine positive Wirkung auf die Cortison- und Prolaktinwerte während der Stimulation gegenüber einer Vergleichsgruppe ohne Akupunktur. Da erhöhte Prolaktinwerte meist auf einem Leber-Qi-Stau beruhen, hilft Akupunktur bei der Regulierung. Zur Senkung erhöhter Prolaktinwerte gibt es dagegen lediglich Einzelfallberichte.

Akupressur

Die Brust spielt eine wichtige Rolle auf der Leberleitbahn.

- Le3 reguliert und stützt den Funktionskreis Leber. Bei bohrenden, stechenden Schmerzen in der Brust.
- Kg17 reguliert den Funktionskreis Leber.
- Pc6 harmonisiert die Leberleitbahn, öffnet die Brust.
- MP6 reguliert die drei *Yin*-Leitbahnen.
- Ma32 macht die Netzbahnen durchgängig. Bei gespannten Brüsten vor der Regel.
- Ma34 befreit das Magen-*Yang*.
- Ma15 bändigt das aufsteigende Leber-*Yang*. Bei gespannten Brüsten, Berührungsempfindlichkeit, Juckreiz.

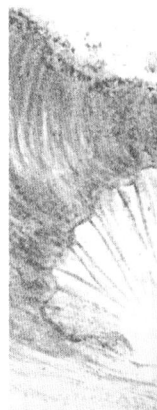

313

Qi-Gong-Übung
Des Frühlings buntes Band: Erst die Dreikreisestellung einnehmen, bei der die Hände, die Arme und die Beine drei Kreise bilden. Die Arme bilden den 1. gedachten Kreis und die Hände den 2. Kreis. Die Fingerspitzen zeigen zueinander, ohne sich zu berühren, als ob sie vor dem Nabel einen Ball halten würden. Den dritten Kreis bilden in der Vorstellung die Beine. Der Oberkörper soll dabei gerade sein, die Schultern locker hängen. Nun abwechselnd eine Hand nach oben, die andere nach unten führen, als ob Sie ein Gummiband auseinanderziehen würden. Die obere Hand sollte nicht über den Kopf hinausreichen. Den Körper jeweils auf die Seite der höheren Hand verlagern. Zum Schluss wieder in die Dreikreisestellung zurückkommen.

Neben *Qi*-Gong sind sämtliche Formen von Sport, Tänzen und Bewegungsübungen bei erhöhten Prolaktinwerten ratsam, um das Leber-*Qi* zu entspannen.

Physikalische Anwendungen
Massage
Brustmassage: Im Stehen oder Sitzen liegen die Hände auf der Mitte der entsprechenden Brust. Die Fingerspitzen der beiden Mittelfinger berühren sich in der Mitte und massieren den Punkt Kg17, den Sammelpunkt allen Qis. Danach kreisen die Hände von außen nach innen um die Brust, bis Sie eine angenehme Wärme in der Brust empfinden. Die Übung tägl. 2-mal ca. 5 min durchführen.

Aromatherapie
Da Hyperprolaktinämie häufig auf Stress zurückzuführen ist, sind ätherische Öle angezeigt, die entspannend und beruhigend wirken sowie *Qi* lösen. Nur bei wenigen ätherischen Ölen ist eine Wirkung auf den Prolaktinspiegel wissenschaftlich belegt, entweder weil sie östrogenartig wirken und den Milchfluss fördern (wie z. B. Fenchel, Dill) oder hemmen (wie z. B. Petersilie, Jasmin).

- Adlerholz (Oud)
- Mönchspfeffer
- Schafgarbe
- Jasmin
- Pfefferminze
- Vetiver
- Melisse
- Salbei
- Zeder

Fertigmischungen
Calming Körperöl (Wadi) mit Kamille, Lavendel, Majoran, Neroli, Rose.

Salbei-Zypressen-Öl (Original IS Aromamischung) mit Nanaminze, Salbei, Zypresse in Aloe-Vera-Öl.

Eileiterstörungen

Unter Eileiterstörung wird eine Fehlfunktion der Transportfähigkeit der Eileiter verstanden. Dabei kann ein kompletter Verschluss vorliegen, ein vorübergehender Teilverschluss oder eine Einschränkung der Beweglichkeit. Störungen der Eileiter stellen mit ca. 30 % die häufigste Ursache der organischen Fruchtbarkeitsstörungen dar.

Ursachen

Nach dem Eisprung beginnt normalerweise die Reise der Eizelle durch die Eileiter zur Gebärmutter. Die Spermien schwimmen die Eileiter hoch und dort kommt es zum Aufeinandertreffen mit der Eizelle. Die Befruchtung kann stattfinden. Verklebungen der Eileiter können meist nach sexuell übertragenen, bakteriellen Entzündungen (z. B. durch Chlamydien) zurückbleiben, die in jungen Jahren oft symptomarm verlaufen. In Afrika bleiben viele Frauen nach den oft unter katastrophalen hygienischen Bedingungen vorgenommenen sog. »Beschneidungen« unfruchtbar. Aber auch nach Operationen wie z. B. nach einer Blinddarmentfernung können die Eileiter mit betroffen sein. Die Eileiter sind dann verklebt und die Eizelle kann nicht in Richtung Gebärmutter wandern. Bei teilweisen Verklebungen können die wesentlich kleineren und flexibleren Spermien vielleicht zur Eizelle gelangen, der Weg für den Embryo ist dann jedoch zu eng. Das Embryo schafft den Weg zur Gebärmutter nicht, nistet sich im Eileiter ein und es kommt zur (wenn sie platzt) gefährlichen Eileiterschwangerschaft.

Eileiter können aber auch teilweise in ihrer Transportfunktion gestört sein, z. B. aufgrund einer erhöhten, unbewussten Anspannung der Eileitermuskulatur oder bei geringerer Flexibilität durch Gewebeveränderungen nach abgelaufenen Infektionen. Spezielle Untersuchungen können Klarheit verschaffen, wie z. B. eine Eileiterdarstellung im Ultraschall mithilfe eines Kontrastmittels oder eine Bauchspiegelung.

Konventionelle Therapie: Bei verklebten oder verschlossenen Eileitern ist eine künstliche Befruchtung das Mittel der Wahl (die erste IVF überhaupt wurde wegen verschlossenen Eileitern durchgeführt), da die Eileiter dadurch umgangen werden und der Embryo nach der Befruchtung außerhalb des Körpers von der Scheide aus direkt in die Gebärmutter gebracht wird. In der Zeit vor IVF war die einzige Therapiemöglichkeit, die Tuben mikrochirurgisch zu öffnen, was zum einen nicht immer funktionierte, zum anderen häufig die Transportfunktion der Eileiter trotzdem nicht wiederherstellen konnte.

Behandlung mit TCM

In der TCM wird die Entstehung verschlossener Eileiter meist auf eine Stagnation von Qi und *Xue* im *Bao luo,* kombiniert mit feuchter Hitze, zurückgeführt. Auch eingedrungene Kälte (nach Kaiserschnitt oder einer Abtreibung) kann zu einer *Xue*-Stase führen.

Eine Therapie mit TCM ist nur erfolgversprechend, wenn die Eileiter grundsätzlich offen sind und die Struktur der Eileiter nicht zu sehr geschädigt ist. Manchmal wird ein

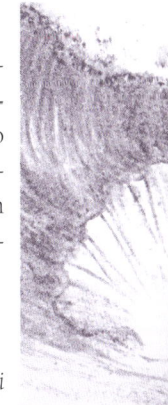

Tubenverschluss auch lediglich vorgetäuscht, wenn es zu einer erhöhten Verspannung der Eileitermuskulatur, z. B. bei Leber-Qi-Stau, kommt. Meist ist während eines Zyklus sowieso nur der Eileiter auf der Seite des sprungreifen Follikels offen und ein Verschluss der anderen Seite daher oft nur ein scheinbarer. Eine Therapie der zugrunde liegenden Disharmoniemuster kann trotzdem sinnvoll sein, um die Chancen bei einer IVF zu erhöhen.

Therapieprinzip. Nach der TCM sollten *Qi* und *Xue* generell bewegt und Feuchtigkeit ausgeleitet werden. Das Nieren-*Yang* soll gestärkt und das Herz- und Leber-*Qi* befreit werden. In China werden verschiedene manipulative Techniken angewendet wie Darm-, Uterus- und Eileiterspülungen mit Kräutertees sowie heiße Kompressen, die bei uns jedoch nicht gebräuchlich sind.

Diätetik
Die Nahrungsmittel sollten entsprechend der Disharmoniemuster ausgewählt werden. Vor allem *Qi*-lösende und Feuchtigkeit ausleitende Nahrungsmittel sind zu empfehlen, die etwas schärfer gewürzt sein können.

- Getreide: Hiobstränen, Quinoa
- Gemüse: chin. Lauch, Stangensellerie, Aubergine, Frühlingszwiebel
- Hülsenfrüchte: Azukibohnen, Mungbohnen, Erbsen, Linsen
- Obst: Zitronen, Quitten
- Gewürze: Wasabi, Ingwer, Knoblauch
- Vitamine und Spurenelemente: Selen, Vitamin C, Vitamin E, Zink

Vermeiden: Rauchen, denn Rauchen hemmt die Bewegung der Zilien (feine Härchen im Eileiter), die durch ihr rhythmisches Schlagen die Eizelle vorwärts in Richtung Gebärmutter transportieren.

Heilkräuter
Verklebte und verschlossene Eileiter lassen sich mit Heilkräutern nicht öffnen. Es gibt jedoch positive Erfahrungen bei sog. funktionellen Eileiterverschlüssen und Transportstörungen mit folgenden *Qi* und *Xue* lösenden sowie Feuchtigkeit ausleitenden Kräutern:

- Engelwurz (Chin.)
- Myrrhe
- Vaccariaesamen
- Hiobstränen
- Pfingstrose (Rote)
- Weihrauch
- Kurkumawurzel
- Pfirsichkerne
- Zyperngras

Fertigpräparate
Wobenzym N, ein Enzympräparat mit Bromelain aus der Ananas und Papain aus der Papaya, sowie Trypsin, Chymotrypsin, Rutosid, Pankreatin. Wirkt entzündungshemmend, immunregulierend und Schleim ausleitend.

Klassische chinesische Rezepturen

- **Qi- und *Xue*-Stagnation**
  Tong guan tang und *Tong guan tang II* (Dekokte zum Freimachen der Eileiter).

- **Hitze und *Xue*–Stau**
  Qingre taoxue tang (Hitze klärendes und *Xue*- bzw. Nässe und Hitze regulierendes Dekokt) löst *Xue*- und Qi-Stagnationen auf.

- ***Xue*-Stau durch eingedrungene Kälte**
  Shaofu zhuyu tang (Dekokt zur Austreibung von *Xue*-Stasen im unteren Abdomen) ist ein Rezept für Fülle-Kälte im Uterus, das häufig auch bei Endometriose verschrieben wird. Löst Blutstauungen im Unterleib, hilft bei starken Blutungen mit großen dunklen Blutklumpen und starken Unterleibsschmerzen, die sich auf Wärme bessern.

- **Bei funktionellen Verschlüssen**
  Nieren-*Yang*-stärkende Rezepturen wie *Unicorn Pearl* (von G. Maciocia), Milz-Qi-aufbauende Tees wie *Guipi tang* (in den Funktionskreis Milz einfließendes Dekokt) sowie Leber-Qi lösende Rezepturen wie *Xiaoyao san*.

Akupressur

- MP10 fördert den *Xue*-Fluss im Unterleib, kühlt Hitze auf der Blutebene. Bei Neigung zu Juckreiz.
- MP6 reguliert das *Xue* im Abdomen, zerstreut Kälte aus der Blutebene. Bei Neigung zu Verspannungen der Kiefermuskeln.
- *Zi gong* harmonisiert die Menstruation, kühlt Hitze.
- Ma28 tut der Gebärmutter und der Blase gut, normalisiert die Wasserausscheidung bei Kältegefühl im Oberschenkel und bei Regelschmerzen.
- Ma30 und Ma29 reguliert das Qi im Genitalbereich und den Eileitern. Bei ziehenden und stechenden Schmerzen.
- Kg4 wärmt und stärkt die Gebärmutter. Bei schneidenden Unterleibsschmerzen.
- Kg3 reguliert den Säftehaushalt und stärkt das *Xue*. Bei Krämpfen und Stichen im Unterleib.
- Le5 reguliert Qi und *Xue* im Bereich der Eileiter. Bei plötzlichen Schmerzen im Unterleib sowie Kloßgefühlen im Hals.

Qi-Gong-Übungen

Das Band dehnen: Sie liegen auf dem Bauch, winkeln ein Bein an und stützen damit das andere, ausgestreckte Bein ab, bis Sie ein Ziehen in der Leiste verspüren. Beim Einatmen das Bein hochheben, beim Ausatmen absinken lassen. Die Seiten 7-mal abwechseln.

Kobra: Sie liegen flach auf dem Bauch, die Hände und Arme parallel zu den Schultern flach auf dem Boden. Nun gehen Sie mit dem Oberkörper aus der Kraft der Rückenmus

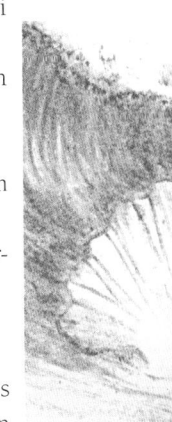

kulatur heraus langsam hoch und bringen den Kopf so weit wie möglich nach hinten. Verspüren Sie ein Ziehen im Unterbauch, halten Sie kurz inne, stoßen einen Zischlaut wie eine Kobra aus und legen sich wieder langsam auf den Boden. Übung 7-mal wiederholen.

Andere Heilverfahren

Physikalische Anwendungen
Physikalische Maßnahmen können verschlossene Eileiter höchstwahrscheinlich nicht öffnen, jedoch funktionelle Störungen, d.h. Verspannungen der Eileiter und leichte Verklebungen, lösen. Hierauf beruhen vermutlich die Berichte von spontanen Schwangerschaften nach Fruchtbarkeitsmassagen trotz verschlossener Eileiter. Zudem erhöhen Massagen das allgemeine Wohlbefinden. Durch die Behandlung von zugrunde liegenden Disharmoniemustern können die Chancen bei einer unausweichlichen künstlichen Befruchtung zudem erhöht werden.

Heilbäder
Vor allem, wenn Kältesymptome vorhanden sind, eignen sich wärmende Wasseranwendungen.
Warme Sitzbäder: mit Blut- und *Qi*-Stau lösenden Kräutern wie chin. Engelwurz, Salbei, Färberdistel, roter Pfingstrose und Liebstöckel. Jeweils zu gleichen Teilen mischen und in ein Baumwollsäckchen oder einen alten Waschlappen füllen und ins Badewasser legen.

Mooranwendungen: Moorbadekur, Moortamponaden oder Moorauflagen (z.B. Bad Aiblinger Moorbad; praktische Anwendung s. Seite 297).

Wickel
Warmer Wickel mit Johanniskrautöl: Ein Baumwolltuch (Windel) mit ca. 50 ml erwärmtem Johanniskrautöl tränken und auf den Unterleib legen, mit einem luftdurchlässigen Zwischentuch abdecken und den Unterleib mit einem warmen, äußeren Wolltuch fest einpacken. Die Packung so lange belassen, bis das innere Tuch abgekühlt ist.

Bienenwachsauflagen oder Dinkelkissen (Fertigprodukte) eignen sich, um Kälte aus dem Unterleib zu vertreiben. Im Backofen oder mit dem Föhn anwärmen und auf den Unterleib legen.

Massagen
Der immer wieder berichtete Erfolg vieler Massagetechniken (z.B. nach Bowen, Wurm, Osteopathie) ist vermutlich auch auf das Lösen leichter Verklebungen der Eileiter zurückzuführen. Die Massage sollte nur in der 1. Zyklushälfte bis zum Eisprung durchgeführt werden.

318

Eileitermassage: Die Eileiter führen von der Gebärmutter nach außen in den Bereich von Ma30. Mit einem kräftigen Druck der warmen Fingerkuppen im Uhrzeigersinn werden beide Seiten kreisförmig von der Gebärmutter in Richtung Eierstöcke massiert. Verspüren Sie Schmerzen oder Anspannungen, sollten die Stellen besonders vorsichtig, aber intensiv bearbeitet werden. Dem Massageöl je 1 Tr. Weihrauch- und Myrrheöl zugeben.

Fußreflexzonenmassage: Die Region der Eierstöcke, Eileiter und Gebärmutter ausstreichend massieren (s. Abb. 7, Seite 281).

Handreflexzonenmassage: Die Region der Eileiter, die wie ein Armband das Handgelenk umgibt, massieren. Dazu das Areal mit der jeweils anderen Hand umfassen und sanft hin- und her bewegen.

Aromatherapie
Vor allem ätherische Öle, die Qi und *Xue* lösen, eignen sich, wenn sie als Unterbauch-Massageöl über einen längeren Zeitraum jeweils in der 1. Zyklushälfte angewendet werden. Eine Öffnung verklebter oder verschlossener Tuben ist jedoch generell nicht zu erwarten, lediglich eine Beruhigung der angespannten Tubenmuskulatur bei sog. funktionellen Tubenverschlüssen.

* Adlerholz (Oud)
* Myrrhe
* Styrax (Amber)

* Jasmin
* Rosa alba
* Weihrauch

* Lavendel extra / fein
* Rosengeranie

Rezepturvorschlag
Tubenputzeröl: 1 Tr. Adlerholz, 2 Tr. Kurkuma, 2 Tr. Amber, 2 Tr. Jasmin, 7 Tr. Lavendel, 2 Tr. Rose und 9 Tr. Rosengeranie in 20 ml Nachtkerzenöl, 50 Ringelblumenöl und 30 ml Johanniskrautöl mischen. Für eine kräftige Massage des Unterbauchs in der 1. Zyklushälfte (s. o.).

Fertigmischungen
Mystera-Entspannungsöl: in 50 ml Basisöl 6 Tr. Vanille, 2 Tr. Rosengeranie und 2 Tr. Weihrauch mischen. Wirkt *Xue* bewegend, entspannend (Aromatipp von Primavera Life).

Rosengeranie-Lavendel-Massageöl: (Original IS Aromamischung) mit Lavendel, Rose, Rosengeranie, Weihrauch in Ringelblumen-, Walnuss- und Jojobaöl.

Finger-Yoga
Das Becken stärken: Zeigefinger- und Daumenspitzen der jeweiligen Hand aneinanderlegen. Die übrigen Finger ineinander kreuzen und dabei gestreckt lassen. Mehrmals tägl. für 5 min üben.

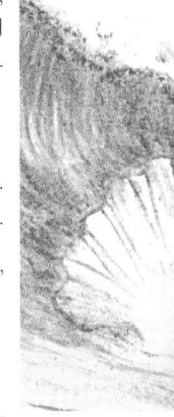

Visualisierung

Tunnelputzen: Ein wichtiger Tunnel ist verstopft, durch den eine wertvolle Fracht durchkommen soll. Sie schicken viele kleine Helfer hinein, ausgerüstet mit Besen und Dampfstrahlreinigern, um diesen Tunnel zu putzen und herzurichten. Die Wände werden hell und freundlich gestrichen, eine Abzugsanlage wird eingerichtet. Die wertvolle Fracht kann passieren.

Immunologische Unfruchtbarkeit

Immunologische Unfruchtbarkeit bedeutet, dass die Ursache der Unfruchtbarkeit durch eine Störung des Abwehrsystems bedingt ist. Dies kann beim Mann oder der Frau vorkommen. In seltenen Fällen richtet sich das Immunsystem des Mannes gegen die eigenen Samenzellen, auch die Frau kann Antikörper gegen die Samenzellen des Mannes entwickeln. Häufiger kommt es zu einer überschießenden Immunreaktion der Mutter auf den Embryo, woraus ein Implantationsversagen bei künstlicher Befruchtung oder wiederholte Fehlgeburten herrühren können.

Ursachen

Das Immunsystem der Mutter und des Embryos stehen in einer innigen Kommunikation. Bei einer Schwangerschaft muss das Immunsystem der Mutter den Embryo tolerieren, d. h. nicht als etwas Fremdes ansehen und attackieren, sondern schützen. Zwar wird der Embryo zuerst als »fremd« erkannt, dann aber setzt eine Schutzreaktion ein. Ein »starkes« Immunsystem bietet daher einen guten Schutz für das Kind. Es kann auch sein, dass sich die väterlichen und mütterlichen Zellen zu ähnlich sind, der Embryo deshalb nicht als »fremd« erkannt wird und zu wenig schützende Antikörper gebildet werden. In einem engen Dialog signalisiert der Embryo auch der Mutter (z. B. durch HCG) wiederum genau, was es braucht und stimuliert ihr Immunsystem. Häufig kann man beobachten, wie sich entzündliche Erkrankungen wie Rheumatoide Arthritis der Muter während einer Schwangerschaft verbessern.

Das Abwehrsystem ist sehr vielschichtig, es gibt verschiedenste Typen von Immunantworten, Ungleichgewichte in diesem Bereich können zu Unfruchtbarkeit und Fehlgeburten führen. Aber auch ein Mangel an unterstützenden, regulatorischen Zellen (TReg-Zellen) wurde bei vermehrten Aborten gefunden. Bei Frauen mit sog. Autoimmunerkrankungen (bei denen das Immunsystem ohnehin schon aus dem Gleichgewicht ist) wie Hashimoto-Thyreoiditis, Morbus Crohn, rheumatischen Erkrankungen oder Multipler Sklerose besteht daher eine vermehrte Neigung zu Fehlgeburten oder Schwierigkeiten, bei einer künstlichen Befruchtung schwanger zu werden.

Behandlung mit TCM

Eine Schwäche des Abwehr-Qi (*Wei Qi*) und ein Milz-Qi-Mangel, manchmal auch Hitze aufgrund eines *Yin*-Mangels von Niere und Leber, sind häufig beobachtete Disharmonie-muster bei immunologischen Fruchtbarkeitsstörungen. Daher ist das **Therapieprinzip**, das Milz-Qi sowie das Abwehr-Qi zu stärken.

Diätetik
Die Nahrungsmittel sollten entsprechend der Disharmoniemuster ausgewählt werden und viel frisches Obst und Gemüse, möglichst aus biologischem Anbau, enthalten sowie leicht und warm sein, um das Milz-Qi und das Abwehr-Qi zu stärken, in manchen Fällen auch, um Hitze zu kühlen und das *Yin* zu stärken.

- Getreide: Naturreis, schwarzer Wild-Reis, Gerste, Amaranth
- Gemüse: Feldsalat, Karotten, Tomaten, Kresse, Paprika, Rosenkohl, Brokkoli, Rotkohl, Gurke, Artischocke, Stangensellerie, Mangold, Chinakohl, Pastinaken, schwarze Soja-bohnen, Rettich, Frühlingszwiebel, Bambussprossen
- Salate: Löwenzahn, Chicoree, Rucola, Radicchio, Brunnenkresse, Sprossen, Portulak
- Pilze: Shiitakepilz, Mandelpilze
- Gewürze: Speise-Chrysanthemen, Pfefferminze, Thymian, Basilikum, Koriander, Va-nille
- Obst: Zitrusfrüchte, Kiwis, Äpfel, Andenbeeren, Grapefruit, Brombeeren, Preiselbeeren, Litschi, Sternfrucht, Melone, Sauerkirschen, Walderdbeeren, Johannisbeeren, Birnen
- Fische und Schalentiere: Meerestiere, Tintenfisch, Austern
- Samen: schwarzer Sesam, Sonnenblumenkerne, Pinienkerne
- Öle: Weizenkeimöl, Sonnenblumenöl, Olivenöl, Rapsöl, Sesamöl
- Getränke: Lapachotee, Weizengrassaft, Wolfsbeerensaft, grüner Tee, Holundersaft, Sanddornsaft, rote Säfte, Pfefferminztee, Melissentee, Brottrunk
- Sonstiges: Sauerkraut, Gelee royal (Blütenpollen), Tofu, Sojamilch, Pumpernickel, Algen

Vermeiden:

- Rohkost
- eisgekühlte Getränke
- Weißmehlprodukte
- koffeinhaltige Getränke
- übermäßiger Zuckerkonsum
- Angebratenes, Gegrilltes, Frittiertes und Scharfes (schwächen das *Yin*)

Hühnersuppe mit chin. Engelwurz, Glockenwindenwurzel und chin. Tragant: 1 frisches Huhn oder 3 Stk. Hühnerbrust, 3 Karotten, 1 Zwiebel, Knoblauch, 15 g chin. Tragant,

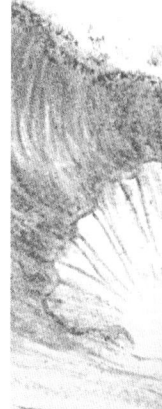

15 g Glockenwindenwurzel, 10 g chin. Engelwurz (aus dem Asialaden), 3 Stk. frische Ingwerwurzel, 2 Liter Gemüsebrühe. Das Huhn oder die Hühnerbrust 2 Std. in der Gemüsesuppe kochen. 30 weitere min mit allen anderen Zutaten kochen, mit Gewürzen abschmecken.

Karottensuppe: 5 große Karotten, 2 Tomaten, 1 Stange Lauch, 3 Knoblauchzehen, 1 Zwiebel, frischer Koriander. Zutaten in 1 Liter Brühe 30 min kochen, mit dem Mixer pürieren und abschmecken, mit frischem Koriander garnieren.

Sauerkraut: 1 große rote Zwiebel, 3 – 4 Knoblauchzehen, 1 – 2 Äpfel, 2 – 3 EL Olivenöl, 1 kg Sauerkraut, Salz, 2 Lorbeerblätter, je 1 TL weiße Pfefferkörner, Pimentkörner sowie Wacholderbeeren, 1/4 Liter Weißwein. Zwiebel, Äpfel und Knoblauch würfeln, in heißem Olivenöl andünsten und mit Wein ablöschen. Das Sauerkraut auf die gedünstete Mischung geben, Gewürze zufügen und mit Wasser und Wein aufgießen, bis das Kraut ganz bedeckt ist. 1 Stunde köcheln lassen.

Exotischer Fruchtsalat: 10 Andenbeeren (Physalis), 1 Granatapfel, 1 reife Mango, 1 halbe Ananas, Zitronensaft, 50 g Mandelblätter, Minze. Andenbeeren halbieren, Granatapfelkerne auslösen, Mango ohne Schale in kleine Würfel schneiden, Ananas schälen und ohne Strunk würfeln, Früchte bunt mischen und mit 2 El Zitronensaft beträufeln.

Heilkräuter
Das Immunsystem und das Abwehr-*Qi* stärkende, *Qi* aufbauende und bewegende sowie *Yin* und Hitze ausleitende Heilkräuter sind angezeigt.
Überreagierendes Immunsystem mit einer Neigung zu Allergien und Autoimmunprozessen:

- Indigowurzel
- Pfefferminze
- Ledebouriellae
- Ringelblumen
- Mandarinenschalen
- Speise-Chrysanthemen

Immunmodulierend:

- Holunderblüten
- Rotkleeblüten
- Lindenblüten
- Storchschnabel
- Melisse

Immunstärkend:

- Doppelblumenwurzel
- Himbeerblätter
- Reishi-Pilz
- Sonnenhut
- Umckaloabo
- Ginseng
- Maca
- Rosenwurz
- Taigawurzel
- Wacholderbeeren
- Goldrute
- Rehmanniawurzel
- Salbeiwurzel (Chin.)
- Tragant (Chin.)
- Zimtzweige

Storchschnabeltee: 50 g Storchschnabel, 20 g Pfefferminze, 30 g chin. Tragant, 20 g Mandarinenschalen, 20 g Speise-Chrysanthemenblüten. Die ersten vier Heilkräuter mischen, 1 TL der Mischung mit 1 Tasse heißem Wasser aufbrühen und 10 min ziehen lassen, anschließend einige Chrysanthemenblüten beifügen und weitere 3 min ziehen lassen. Tägl. 3 Tassen trinken.

Immunstärkungstee: 50 g Acker-Schachtelhalm, 30 g Rosenwurz, 30 g Taigawurzel, 50 g chin. Tragant, 30 g Ledebouriellae, 30 g Brennnesselblätter, 30 g Wolfsbeeren, 10 g Süßholzwurzel mischen. 1 TL der Mischung mit 1 Tasse heißem Wasser aufbrühen und 10 min ziehen lassen. 3-mal tägl. 1 Tasse trinken. Die Mischung kann auch in Alkohol angesetzt werden. Dazu die Hälfte der Mischung in eine dunkle Flasche füllen und mit einem guten Korn auffüllen, sodass alle Teile bedeckt sind. Den Kräuteransatz zwei Wochen auf die Fensterbank an die Sonne stellen und tägl. schütteln. Nach 2 Wochen die Kräuter abseihen. Tägl. 2 TL des Kräuterelixiers mit einem Glas Wasser trinken.

Fertigpräparate
- Multivitaminpräparate (**Multibionta**)
- Kombinationspräparate mit Magnesium und Spurenelementen (**Inzelloval**)
- Immunstimulierende Präparate, die Sonnenhut enthalten, sollten nicht länger als 6 Wochen in Folge eingenommen werden.

Klassische chinesische Rezepturen
- **Xue- und Yin-Mangel**

  Liuwei dihuang wan (Pille mit sechs Geschmacksrichtungen) stützt und stärkt das *Yin* und *Xue*, stützt den Funktionskreis Niere und das *Jing*.

  Qiju dihuang wan (Pille mit Wolfsbeeren und Speise-Chrysanthemen) stärkt die Sicht, das Nieren-*Yin* und Leber-*Yin*. Nach Fehlgeburten in den ersten 3 Monaten.

- **Bei antispermalen Antikörpern**

  Gujin jian; in einer chinesischen Studie wurden 31,7 % von 85 Patientinnen mit antispermalen Antikörpern nach der Einnahme des Dekokts schwanger (Li et al. 1995).

- **Bei zusätzlichem Qi-Stau und Xue-Mangel**

  Xiaoyao san (Pulver der heiteren Ungebundenheit), klassische Kräuterkombination, die es in Tablettenform gibt und bei Leber-*Qi*-Stagnation häufig verschrieben wird.

  Free Flow (von G. Maciocia) bewegt das Leber-*Qi*, nährt das *Xue*.

  Freeing the Sun (von G. Maciocia) bewegt das Leber-*Qi*, nährt das *Xue*, stärkt die Mitte.

  Longdan xiegan tang (Enzian-Dekokt zur Zerstreuung des Funktionskreises Leber) leitet Hitze und Feuchtigkeit aus, harmonisiert und stützt den Funktionskreis Leber.

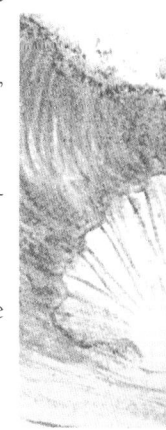

323

Bei Neigung zu Hashimoto-Schilddrüsenerkrankung mit Hitzezeichen und starker Anspannung.

Akupressur / Moxibustion

- 3E5 stärkt die Wehrenergie, Verspannung der Gelenke.
- Lu7 stärkt die Wehrenergie, leitet Feuchtigkeit aus. Bei Verschlossenheit.
- Di4 stärkt die Wehrenergie, beruhigt, klärt Trübes, kräftigt das *Qi*. Bei Kiefersperre und Nackenschmerzen.
- Ma36 stärkt den Funktionskreis Mitte, zerstreut Kälte. 1- bis 2-mal in der Woche 3 min lang moxen.
- Ma39 stützt die Wehrenergie und den Funktionskreis Niere. Bei Schmerzen im Unterleib und Müdigkeit.
- Bl42 stärkt die Wehrenergie und die Körperseele, befreit den Atem. Bei Rückenschmerzen und Atembeschwerden.
- Gb34 reguliert und stützt den Funktionskreis Leber sowie die Muskulatur, leitet Hitze aus. Bei Nackensteifigkeit, kalten Füßen und Gallenblasenbeschwerden.
- Lg14 stimuliert das Immunsystem. Wenn dieser Punkt bereits verdickt ist (Stiernacken), mit Moxa behandeln.
- Lg4, Lg6 kräftigen den Funktionskreis Niere, nähren das *Xue*. Bei Rückenschmerzen, Ängsten, Ohrgeräuschen.
- Di11 beseitigt Hitze.
- *Zi gong* nährt das *Xue* und *Jing*, tonisiert den *Chong mai*, stärkt die Gebärmutter.

Qi-Gong-Übung

Die Schwingen des Kranichs: Zuerst das linke Bein leicht nach vorne setzen, die Hände über dem Unterleib kreuzen. Dann das linke Knie beugen, den Oberkörper und den linken Arm gerade nach vorne strecken, das rechte Bein und den rechten Arm gerade nach hinten strecken, bis alles – der Oberkörper, die Arme und das rechte Bein – sich in der Waagrechten befindet. Einen Augenblick so verharren, dann den Oberkörper nur noch leicht beugen, den linken Arm gestreckt nach hinten oben führen und mit der rechten Hand den linken Knöchel berühren. Anschließend beide Arme wie Vogelschwingen nach hinten führen, während der Oberkörper nach vorne gebeugt wird. Danach das rechte Bein wieder aufsetzen und die Hände auf die Mitte des Unterbauchs legen und tief ein- und ausatmen. Das linke Bein abwinkeln, bis der Oberschenkel parallel zum Boden schwebt, die Arme anheben, bis beide Oberarme und die Schultern eine waagerechte Linie bilden und die Ellenbogen einen rechten Winkel dazu. Die Hände zeigen nach außen und die Handinnenflächen nach unten, ähnlich dem Bild eines tanzenden Kranichs.

Daraufhin die Übungen mit dem anderen Bein durchführen. Falls das Stehen auf einem Bein für Sie zu wackelig ist, können Sie sich an einem Stuhl abstützen. Übung 3- bis 6-mal durchführen, idealerweise tägl., mindestens jedoch 3-mal pro Woche.

Andere Heilverfahren

Physikalische Anwendungen
Wasseranwendungen
Kneippgüsse: Heiß-kalte Wechselduschen, bei denen unten beginnend mit einem sanften Strahl, erst warm, dann kalt, dann wieder warm, der Körper langsam abgeduscht wird.

Wassertreten: Die Duschwanne bis zum Knöchel mit kaltem Wasser füllen. Darin 30-mal mit den Füßen abwechselnd treten, die Füße dabei immer ganz aus dem Wasser nehmen. Wassertreten jedoch nur durchführen, wenn die Füße zuvor schön warm sind.

Fußbad: Bei kalten Füßen einem warmen Fußbad mehrere, frische Ingwerscheiben zugeben und 10 min die Füße darin baden.

Massagen
Massagen stärken nachweislich das Immunsystem. Eine jahrtausendealte Erfahrung mit manuellen Behandlungen besitzt die indischen Heilkunst des Ayurveda (Sanskrit: *Ayus* = Leben, *veda* = Wissen). Verschiedene Ayurveda-Ölmassagen werden mittlerweile auch bei uns angeboten.

Aromatherapie
Ätherische Öle schützen Pflanzen vielfältig gegen Mikroben. Ihre abwehrstärkende Kraft wirkt sich auch positiv auf den Menschen aus. Es eignen sich neben erdigen und wohlriechenden Duftnoten verschiedene, die Abwehr stärkende Düfte, u. a.:

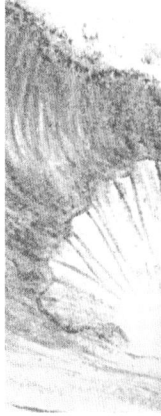

* Angelikawurzel
* Grapefruit
* Melisse
* Teebaum

* Cajeput
* Heublumen
* Niaouli
* Thymian linaool

* Eucalyptus
* Lavendel fein
* Rosmarin verbenon
* Zeder

Rezepturvorschlag
Immunöl: 2 Tr. Angelikawurzel, 5 Tr. Lavendel, 2 Tr. Zeder, 5 Tr. Bergamotte, 4 Tr. Teebaumöl, 3 Tr. Melisse in 100 ml Basisöl einmischen. Tägl. den Unterleib und Rücken kreisförmig vom Partner massieren lassen.

Fertigmischung
Thymian-Angelika-Öl (Original IS Aromamischung) mit Angelikawurzel, Cajeput, Muskatellersalbei, Thymian, Zirbelkiefer in Ringelblumen-, Mandel- und Jojobaöl. Für ein Kopfdampfbad 1 TL, vermischt mit 1 EL Honig, in heißes Wasser geben und den Dampf einatmen.

Finger-Yoga

Den Körperschutz aufbauen: Die Fingerspitzen beider Hände aneinanderlegen, 1 min halten, dann die Finger ausstrecken. Die Finger weiter aneinanderhalten (»Bethaltung«), dann die Hände öffnen. Wieder schließen, indem die Fingerspitzen, beginnend mit dem kleinen Finger, aufeinanderfolgend aneinandergelegt werden. Wenn Sie beim Daumen angekommen sind, den kleinen Finger lösen und ausstrecken. Die Hände zu Fäusten ballen und aneinanderlegen, die Daumen gegeneinanderpressen. Die Hände wieder öffnen und sich vorstellen, eine warme kleine Lichtflamme in den Händen zu halten. Diesen Ablauf 7-mal wiederholen, 3- bis 5-mal tägl.

> **Tipp: Auf Körperbedürfnisse achten und Ruhephasen einhalten. Der natürliche Rhythmus der inneren Körperuhr, die alle körperlichen Vorgänge steuert, scheint tagsüber ebenso wie nachts 90 min lang zu sein. Am günstigsten wäre es, nach 70 min Aktivität jeweils eine Pause von 20 min einzulegen. Dabei ruhen, die Augen schließen, meditieren und tief atmen, um den rhythmischen Wechsel von *Yin* und *Yang* gleichsam zu unterstützen.**

Sexuelle Unlust

Von sexueller Unlust spricht man bei mangelndem sexuellem Verlangen und/oder vermindertem Genuss beim Sex (Anorgasmie). Sie wurde früher oft als Frigidität (Gefühlskälte, von frz. *frigide* = kalt, kühl) bezeichnet.

Ursachen

Befriedigender Sex gilt in der TCM als wichtiger Faktor, der die Gesundheit erhält, das allgemeine Wohlbefinden und die kreative Energie fördert sowie die innere Welt bereichert und stärkt. Sex wird bildhaft umschrieben als »Wolken und Regen«, wobei die Wolken die weiblichen Sekrete und der Regen den männlichen Samen darstellen. Hier gilt es, ein harmonisches Gleichgewicht von *Yin* und *Yang* zu erreichen.

Dass Sex nach Kalender im Laufe von Kinderwunschbehandlungen oft als reines Pflichtprogramm empfunden wird, stellt einen großen Störfaktor dar, ebenso wie sexuelle Enttäuschungen oder Missbrauch. Aber auch mangelnde Kenntnisse der sexuellen Abläufe im Körper sind für das allgemeine Wohlbefinden hinderlich. Jolang Chang, Autor des Buches *Das Tao der Liebe* meint, dass Frigidität eine ungerechte und willkürliche Bezeichnung ist, die Männer erfunden haben, um Frauen abzuwerten. Denn Männer tragen wesentlich dazu bei, wenn Frauen frigide werden. Leistungsgedanken beim Sex mit Fixiertsein auf das Ziel Orgasmus oder der Angst, den Partner zu enttäuschen, sind kontraproduktiv, um tief befriedigende Gefühle beim Sex zu erleben, und führen allmählich zu sexueller Unlust.

Behandlung mit TCM

Sexuelle Erregung hängt nach der TCM vom Nieren-*Yang* ab, das das *Yin* »zum Kochen bringt«, wodurch die Scheide feucht wird. Wenn das *Yang* ein genügend hohes Niveau erreicht hat, bewirkt es einen zerstreuenden Effekt auf das Leber-*Qi*, wodurch es dann zum Orgasmus kommt. Oder anders ausgedrückt: es kommt zur Enthemmung.

Langjährige sexuelle Frustration führt meist zu einem Leber-Qi-Stau und sexueller Unlust, die ihrerseits in einem Nieren-*Yang*-Mangel mündet. Dadurch reicht das Nieren-*Yang* oft nicht mehr für ein entsprechendes Erregungsniveau. Durch den starken Leber-Qi-Stau, der z. B. bei langjährigem unerfüllten Kinderwunsch eintritt, ist es ebenfalls schwierig, einen Orgasmus zu empfinden.

Therapieprinzip: Nieren-*Yang* stärken, *Qi* lösen, Phantasie und Geduld entwickeln und sich über die sexuellen Abläufe und genitalen Reflexzonen des Körpers informieren.

Diätetik

Einigen Nahrungsmitteln werden von alters her aphrodisierende Eigenschaften zugeschrieben, Liebstöckel trägt diese sogar im Namen. Manche wärmenden scharfen Gewürze sollen dies ebenfalls bewirken. Aus TCM-Sicht sind vor allem Lebensmittel angezeigt, die das Nieren-*Yang* stärken.

- Gemüse: Avocado, Süßkartoffeln, Spargel, Karotten, Fenchel, Tomate, Aubergine, Artischocken, Sellerie
- Salat: Rucola
- Gewürze: Vanille, Muskatnuss, Koriander, Basilikum, Knoblauch, Nelken, Zimt, Ingwer, Safran, Basilikum, Liebstöckel, Paprika, Pfeffer, Chili, Ingwer
- Obst: Weintrauben, Aprikosen, Granatapfel, Apfel, Feigen Ananas, Datteln, Himbeeren
- Pilze: Trüffel
- Samen: Kürbiskerne, Sonnenblumenkerne, Walnüsse, Pinienkerne
- Fleisch: Wildtiere (Hirsch, Wildschwein, Wachteln, Flugenten etc.)
- Fische u. Schalentiere: Austern, Meeresfrüchte, Muscheln, Lachskaviar
- Getränke: Rotwein, Met,
- Sonstiges: Hühnereier, Wachteleier, Schokolade, Honig, Rotwein

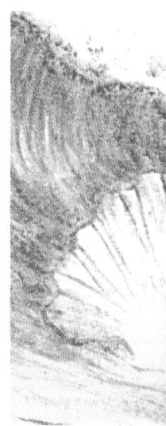

Huhn mit Maronen. 30 g geschälte Walnüsse mit 1 Bio-Hähnchen und 100 g gekochten, geschälten Esskastanien (Maroni) sowie 1 Süßkartoffel zusammen in 3 Liter Wasser bei geringer Hitze leicht köcheln lassen. Nach 1 Stunde 30 g Seetang, 1 kleingeschnittene Frühlingszwiebel, 5 Scheiben Ingwer und 1 Prise Salz dazugeben, 30 min weiter köcheln lassen, mit frischem Koriander bestreuen.

Miesmuscheln in Kräuterrotwein: 500 g Miesmuscheln, Suppengewürze (Lauch, Möhre, Sellerie, Petersilie, Frühlingszwiebel), Knoblauchzehe, 2 Tomaten, Chili, 1 Glas Rotwein.

Suppengrün klein schneiden, Tomaten aufbrühen, schälen und in kleine Würfel scheiden. Zutaten und klein gehackten Knoblauch in Olivenöl anbraten, würzen und Rotwein zugeben. Nach ca. 5 min gewaschene und noch fest geschlossene Muscheln beifügen, zugedeckt ca. 3 min weiter köcheln lassen, bis sich die Muscheln öffnen. Mit Sprossensalat servieren.

Granatapfeldrink: 100 ml Granatapfelsaft, 100 ml Traubensaft, 100 ml Erdbeersaft, 1 Teelöffel Dattelsirup, 1 Vanilleschote. Früchte auspressen, Saft mit Dattelsirup oder auch Honig sowie dem Inhalt der Vanilleschote vermischen.

Heilkräuter
Aphrodisierend wirken folgende Heilkräuter, die häufig Bestandteile sog. pflanzlicher Liebesmittel sind:

- Ashvaganda
- Brenndoldensamen
- Catuaba
- Damiana
- Elfenblume
- Erdburzeldorn-Früchte
- Ginseng
- Jasminblüten
- Rosenblüten
- Sabalfrüchte
- Shativari
- Sumawurzel

Antörntee: Vor einem erotischen Abenteuer eine Handvoll (ca. 4 g) Damianakraut und 1 g Jasminblüten sowie 1 g Orangenblüten mit heißem Wasser übergießen und 3–5 min ziehen lassen.

Kräuterschnaps »Aphrodites Elexir«: Vanilleschoten, Zimtrinde, Sabalfrüchte, Jasminblüten, Catuabarinde, Damianablätter in 400 ml Alkohol ansetzen, an einen sonnigen Ort stellen, tägl. schütteln, nach 2 Wochen abseihen, Zucker oder Honig zufügen, tägl. abends ein Stamperl trinken (Kräuteransatz nach A. Schweizer-Arau, erhältlich bei der Römhild-Apotheke Dießen, s. Seite 507).

Catuaba-Scheidenzäpfchen, die Schafgarbe-, Frauenmantel-, Catuaba- oder Jasminblütentinktur enthalten. Diese wohlriechenden Zäpfchen befeuchten die Scheide und wirken durchblutungsfördernd (Rezeptur nach A. Schweizer-Arau, erhältlich bei der Römhild-Apotheke Dießen, s. Seite 507).

Fertigpräparate
- **Damiana Oligoplex** (mit Damiana u. Mönchspfeffer) bei sexueller Lustlosigkeit von Frauen
- **Speman** (von Himalaya; im Internet oder bei der Römhild-Apotheke Dießen erhältlich, s. Seite 507) ist eigentlich eine Rezeptur, die zur Aktivierung langsamer Spermien entwickelt wurde, entfaltet aber auch eine luststeigernde Wirkung bei Männer und Frauen und unterstützt den Funktionskreis Niere.

Klassische chinesische Rezepturen

- **Nieren-*Yang*-Schwäche**

  Zanyu dan (besondere Pille, die die Fruchtbarkeit unterstützt) bei sexueller Unlust, begleitet von Niedergeschlagenheit, Teilnahmslosigkeit, Schmerzen im unteren Rücken und blasser Gesichtsfarbe.

- **Nieren-*Yin*-Schwäche**

  Liuwei dihuang wan (Pille mit sechs Geschmacksrichtungen) stützt und stärkt das *Yin* und *Xue* sowie den Funktionskreis Niere und das *Jing*. Oft in Kombination mit *Xiao-yao san*, (Pulver der heiteren Ungebundenheit). Dies ist eine klassische Kräuterkombination, die es in Tablettenform gibt und die bei Leber-*Qi*-Stagnation häufig verschrieben wird.

  Gaunyin Pearls (von H. Frühauf) bei Nieren-*Yin*-Leere mit Hitze und *Yang*-Mangel, Hitzewallungen, Ängsten, Depressionen, Schilddrüsenlabilität (wie bei Hashimoto), trockener Haut und Schleimhäuten, trockener Scheide, Haarverlust, brüchigen Fingernägeln, Libidoverlust.

Akupressur

Mehr, als bestimmte Punkte zu akupressieren, hilft hier massieren, streicheln und den ganzen Körper stimulieren, bis ein allgemeines Wohlbefinden eintritt. Die Beschäftigung sollte sich nicht nur auf die erogenen Zonen wie die Klitoris und den Penis beschränken, da sonst die damit verbundenen Funktionskreise leicht überreizt werden und sich erschöpfen.

Verschiedene Punkte im Unterleib und an den Oberschenkeln, die die sexuelle Erregbarkeit fördern und Hemmungen besonders gut lösen:

- *Zi gong* entspannt die Gebärmutter, erleichtert den Orgasmus.
- Ni13 (Nest der Lebenskraft) fördert sexuelle Lustgefühle, löst sexuelle Hemmungen.
- MP12 und MP13: fest mit beiden Handflächen ca. 2 min pressen.
- Lu1 und Lu2 sanft kreisend massieren.
- Pc6 bei Ängstlichkeit und Gehemmtheit.
- Den gesamten Rücken sanft von oben nach unten ausstreichen. Man kann ein Spiel daraus machen, indem man Flüssigschokolade (aus Spezialgeschäften) aufträgt, die der Partner dann mit der Zunge von oben nach unten ableckt.
- Jeden Finger und jede Zehe einzeln rundherum ausstreifen und von innen nach außen drücken.

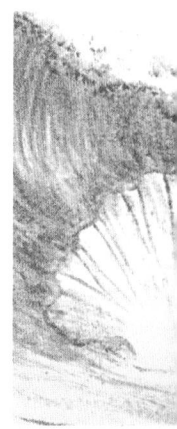

Qi-Gong-Übung

Es gibt verschiedene Übungen, die sowohl das Nieren-*Yang* anheben (s. Seite 339), als auch das Leber-*Qi* zerstreuen (s. Seite 374). Auch bestimmte Positionen beim Sex sind förderlich, das Leber-Qi zu zerstreuen, wie z. B. die Beine anzuwinkeln, oder wenn beide Partner in der Hocke sind und die Frau auf dem Schoß des Partners sitzt.

Andere Heilverfahren

Physikalische Anwendungen

Yoni-Massage

Yoni bezeichnet im Sanskrit das weibliche innere und äußere Genitale und bedeutet in etwa »Mutterleib« oder »Ursprung«. Nach einem entspannenden Bad in einer angenehm warmen Umgebung massiert der Partner die Partnerin, um eine tiefe Lustempfindung hervorzurufen. Während die Frau auf dem Rücken liegt, massiert der Partner, von den Füßen beginnend, ihre Vorderseite mit sanften, kreisenden Bewegungen. Er kann dazu auch ein Seidentuch, Pfauenfedern oder einen weichen dicken Pinsel verwenden. Nachdem anschließend die Fingerkuppen wie ein Schmetterling den Rücken entlanggefahren sind, setzt sich der Partner zwischen ihre Beine und legt ihre Oberschenkel über seine Beine, reibt dann die Hände fest aneinander, bis Wärme entsteht und legt die Handflächen auf den Bereich der Eierstöcke und der Gebärmutter. Daraufhin platziert er eine Hand auf ihren Venushügel (Schamhügel) und massiert mit der anderen kreisförmig abwechselnd beide Brüste.

Die Yoni mit etwas wohlriechendem Öl oder vorgewärmtem Gleitmittel umschmeicheln und dann zwischen Zeigefinger und Daumen zuerst die äußeren Torflügel (Schamlippen), dann die inneren Torflügel (Schamlippen) und die Liebesknospe (Klitoris) verwöhnen. Vorsichtig mit Zeige- und Mittelfinger den Tempel betreten. Zwischendurch kann die Blütenknospe wachgeküsst werden. Wichtig bei dieser Form der Massage ist die Passivität der Partnerin, die sich einfach der lustvollen Erregung hingeben kann, ohne Erwartungen irgendwelcher Art gerecht werden zu müssen (z. B. einen Orgasmus zu erreichen).

Eine einfühlsame, detaillierte Anleitung mit erklärenden Bildern finden Sie in *Yoni-Massage: Sinnlich spirituelle Wege zu den Quellen weiblicher Liebeslust* von Michaela Riedl.

> **Tipp: Günstig ist es, die Yoni-Massage in der Woche vor dem Eisprung zu geben und bei einer künstlichen Befruchtung zwischen Eizellpunktion und Embryotransfer.**

Bäder

Vorbereitung für eine Liebesnacht (nach Christian Rätsch): 2 Handvoll Kalmus, 1 Zimtstange, 20 Gewürznelken in einem Topf mit Wasser auskochen, abseihen und den Sud ins Badewasser geben.

Aromatherapie

Verführerische, betörende Düfte wurden in allen antiken Kulturen als Zusatz zu Salben und Ölen und zum Räuchern bei religiösen Ritualen oder zum Liebeszauber verwendet. Pflanzendüfte können Sinnlichkeit verbreiten, Geborgenheit vermitteln und eher animalische, wilde Bedürfnisse anstoßen. Tiere verwenden Duftlockstoffe, um Partner anzulocken, das Revier abzugrenzen und die eigenen Nachkommen zu erkennen. Auch Pflanzen locken mit ihren Düften bestäubende Insekten an. Für manche uralte Verwendungstradition gibt es mittlerweile schon wissenschaftliche Erklärungen. So erinnert Sandelholz, ein aphrodisierender Duft aus Indien, an Androstenon, ein Abbauprodukt des Testosterons, das im männlichen Achselschweiß enthalten ist und von Frauen während der fruchtbaren Tage als besonders angenehm empfunden wird.

Wohlriechende Düfte stärken zudem das Milz-Qi. Folgenden Duftnoten werden aphrodisierende Eigenschaften zugeschrieben:

- Jasmin
- Muskatellersalbei
- Pfeffer (Schwarzer)
- Tonkabohne

- Koriandersamen
- Osmanthus
- Rosa damascena
- Vanille

- Moschuskörner
- Patchouli
- Sandelholz
- Ylang-Ylang

Rezepturvorschlag

Das folgende Massageöl kann als Unterbauchwickel oder als Partner-Massageöl zur Vorbereitung auf sinnliche Stunden angewendet werden.

Verführungsöl: 2 Tr. Jasmin, 3 Tr. Moschuskörner, 7 Tr. Muskatellersalbei, 3 Tr. Patchouli, 2 Tr. Rose, 2 Tr. Sandelholz 3 Tr. Ylang-Ylang in 20 ml Granatapfelsamenöl, 50 ml Nachtkerzenöl, und 30 ml Jojobaöl mischen.

Fertigmischungen

Celebration (Neumond) mit Zeder, Sandelholz, Neroli, Limette u. a. für die Duftlampe.

Für Zwei (Original IS Aromamischung) als Naturparfüm oder für die Duftlampe, mit Ingwer, Jasmin, Koriander, Muskatellersalbei, Neroli, Rosengeranie, Sandelholz, Ylang-Ylang.

Massageöl Storch (Original IS Aromamischung) mit Grapefruit, Ingwer, Jasmin, Muskatellersalbei, Sandelholz, Ylang-Ylang in Nachtkerzen-, Sonnenblumen- und Jojobaöl.

Räuchern

Als sinnlich und fruchtbarkeitssteigernd wurde der Weihrauch schon im alten Ägypten gepriesen. In Südarabien werden noch heute Räucherungen der Vulva zur Steigerung der Fruchtbarkeit und der Hingabefähigkeit vorgenommen.

Wenn Sie eine aphrodisierende Stimmung im Schlafzimmer zaubern wollen, hilft Ihnen **Venus** (nach Christian Rätsch): 2 Teile Weihrauchkörner, 1 Teil weißes Sandelholz,

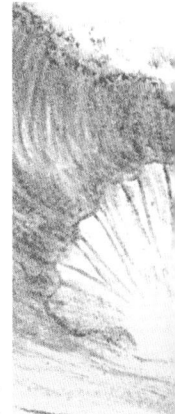

1 Teil Muskatnuss, 1/2 Teil Damianakraut, einige Tropfen Rosenöl. Alle Teile grob zermahlen und vermischen, nach Belieben in kleinen Mengen auf Räucherkohle geben.

Eine weitreichende Sammlung von aphrodisisch wirkenden Mitteln finden Sie im *Lexikon der Liebesmittel* von Christian Rätsch.

Beckenbodengymnastik

Als Beckenboden werden die Muskeln bezeichnet, die vom Schambein in einer Art Schlinge zum Steißbein verlaufen. Beim Zusammenziehen wird dieser Beckenboden gleichsam trainiert. Dazu genügt es, die Muskeln zusammenziehen, als ob Scheide und After nach oben in den Bauch gesaugt würden, einige Sekunden die Spannung anhalten und langsam wieder entspannen. Diese Übung kann im Sitzen, Stehen oder Liegen durchgeführt werden. Für eine weitere Übung im Sitzen die Beine auseinander stellen, die Hände locker auf die Oberschenkel legen und sich vorstellen, wie aus der jeder Ferse eine kräftige Wurzel in den Boden wächst und die Ferse nach unten zieht. Danach in Gedanken einen Gegenstand mit den Füßen wegdrücken und dabei den kleinen Anspannungen der Beckenbodenmuskeln nachspüren. Tägl. öfters ca. 2 min lang durchführen. Sie können sich beim Entspannen Ihre Scheide als Blume vorstellen, die sich langsam entfaltet und wieder schließt. Diese Übung fördert das sexuelle Lustempfinden. Durch ein bewusstes Anspannen der Scheidenmuskulatur wird diese verengt und die Orgasmusfähigkeit gesteigert. Es gibt silikonummantelte Metallkugeln, sog. Liebeskugeln, die wie ein Tampon in die Scheide eingeführt werden und beim Gehen von innen die Vaginalmuskulatur massieren und dadurch die Lustzonen gleichsam trainieren.

Eine ausführlichere Anleitung mit 36 aufbauenden Übungen finden Sie in *Tiger Feeling: Das sinnliche Beckenbodentraining für sie und ihn* von Benita Cantieni.

Finger-Yoga

Yonimudra: Den Daumenballen an der Wurzel des kleinen Finger anlegen, tief einatmen und kurz halten und wieder loslassen. Dann alle Sinnenöffnungen des Kopfes verschließen, die Daumen auf den äußeren Gehörgang, die Zeigefinger auf die Augenlider, den Ringfinger auf die Oberlippe und den kleinen Finger auf die Unterlippe fest auflegen. Tief einatmen und mit dem Mittelfinger die Nasenöffnungen verschließen und sich dabei vorstellen, wie der Atem zur Yoni fließt, sie umspült, reinigt und beim Ausatmen und beim Loslassen der Mittelfinger alles Störende aus dem Körper durch die Nase hinausströmt. Die Übungen 7-mal hintereinander durchführen und zwar mehrmals am Tag.

Visualisierungen

Der Pfeifer im Garten: Vielleicht erinnern Sie sich an Szenen von früher, in denen Sie gerade Ihre Sexualität und die Ausstrahlung Ihres Körpers entdeckten und vielleicht von der Oma oder der Mutter entdeckt und entsetzt geschimpft wurden. Wenn Sie sich an so eine Szene erinnern, während Sie sich z. B. im Bikini sonnten und von der Oma geschimpft wurden, plötzlich Ihr Mann dazukommt und Ihnen zupfeift, Ihnen eine paar Komplimente für Ihr Aussehen macht: Wie fühlen Sie sich dann? Dabei können Sie sich genüsslich strecken und sich kokett in der Sonne drehen.

Rosenbett: Sie liegen nackt in einem betörend duftenden warmen Bett aus Rosenblättern in Erwartung Ihres Geliebten. Durch einen Türspalt fällt ein Sonnenstrahl und Sie hören seine zunehmende Nähe, riechen seine Männlichkeit und sind aufgeregt auf das Beisammensein mit ihm. Während seine Hand ihrer Haut erforscht, spüren Sie, wie Sie sich mehr und mehr erregen. Sie nehmen eine Handvoll Rosenblätter und streuen sie ihm über den Kopf. Sie hören betörende Worte wie Zauberschlüssel in Ihrem Ohr und beginnen sich zu öffnen wie eine Seerosenknospe.

Chinesische Krankheitsbilder bei der Frau

Nieren-*Yang*-Mangel

Rückenschmerzen, Kältegefühl, kalter Rücken und kalte Knie stellen die Hauptsymptome bei Nieren-*Yang* Mangel dar. Weitere Zeichen, dass die wärmende, aktivierende Kraft des Funktionskreises Niere vermindert ist, sind: Kältegefühl im Körper und im Unterbauch, kalte Füße, Mattigkeit, Konzentrationsstörungen, Rückzugstendenzen, Kraftlosigkeit, Reizblase, Blähungen, Durchfall bei der Menstruation oder/und am Morgen, Rückenschmerzen, nächtliches Wasserlassen, Appetitverlust, Amenorrhö, Ödemneigung, nächtlicher Harndrang, Antriebslosigkeit, »weiche Knie«, Knieschmerzen, blasses Gesicht, Schwindel, lockere Zähne und Ängstlichkeit.

Die Fortpflanzungsfunktion ist eingeschränkt, der Zyklus verlängert, Ausbleiben der Regel mit wenig, blassem dunklem Blut, langjährige Unfruchtbarkeit, reichlich dünnflüssiger Ausfluss, verminderte sexuelle Lust, vermehrte Fehlgeburten kurz nach dem Einnisten. Die Zunge ist blass, der Belag dünn und klar, der Zungenkörper kann gedunsen sein.
Basaltemperaturkurve: In der 2. Hälfte niedriger als 37 °C, verzögerter Temperaturanstieg. Unregelmäßiger langer Zyklus, da die 1. Hälfte oft verlängert ist.

Ursachen

Der Funktionskreis Niere stellt das wärmende Feuer des Lebens und die Quelle aller Funktionskreise, Bewegung und Aktivität des Körpers dar, die für das Überleben des Individuums und der Art wichtig sind. Er umfasst in etwa die Reproduktionsorgane, das Skelettsystem, das Nervensystem (Mark), Niere und Blase, die Ohren und das Hormonsystem. Auch nach westlichen wissenschaftlichen Erkenntnissen besteht zwischen dem Hormonsystem der Nebenniere und den Eierstöcken und Hoden in der Embryonalent-

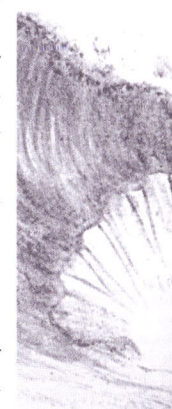

wicklung eine enge Beziehung. Die Hormone beider Systeme sind eng miteinander verwandt und benützen Cholesterin als Vorstufe zur Synthese.

Ein Nieren-*Yang*-Mangel kann sowohl vererbt sein oder durch eine Verletzung, Kälte oder Schock hervorgerufen werden. Ein Schock »geht an die Nieren oder bis auf die Knochen«, sagen wir in der Umgangssprache. Durch Schock und Angst wird das *Qi* zerstreut und der Funktionskreis Niere geschwächt. Besonders während der Periode ist eine Frau von eindringender Kälte (kalte Bäder) gefährdet und sollte sich schützen, damit Kälte nicht bis in den Uterus (*Zi gong* = Palast des Kindes) vordringt. Sexuelle Traumen verletzen direkt das *Qi* der Niere, auch Unterkühlung nach dem Geschlechtsverkehr sowohl von der räumlichen als auch von der emotionalen Umgebung her, wenn Wärme und das Gefühl von Liebe und Wertschätzung fehlen. Es können darüber hinaus Drogenkonsum (auch Schmerzmittel) sowie zu lange Einnahme kalter Arzneien und Lebensmittel wie Tiefkühlkost zum *Yang*-Mangel beitragen, ebenso wie ein langdauernder *Yin*- oder *Qi*-Mangel. Meist haben die Frauen das Gefühl zu wollen, aber nicht zu können.

Als Folge eines Nieren-*Yang*-Mangels wird der Uterus nicht ausreichend erwärmt und mit *Qi* versorgt und kann so den Fetus nicht halten. Damit umschreibt die TCM, wie Dauerstress die Fortpflanzungsorgane stört, wie Überlastungen, längerer Schlafmangel, längere Krankheiten sich auf die Fortpflanzungsorgane auswirken. Die Wärme des Nieren-*Yang* reicht nicht aus, um den Palast des Kindes zu erwärmen, sichtbar an der erniedrigten Temperatur in der 2. Zyklushälfte. Eine Temperatur von ungefähr 37 °C in der Gebärmutter ist aber eine Grundvoraussetzung für jedes Gedeihen in einem »Brutkasten«. Bei den meisten Fruchtbarkeits- und Einnistungsstörungen ist daher u. a. ein Nieren-*Yang*-Mangel mitbeteiligt.

Therapieprinzip: Wärmen, Nieren-*Yang* stärken. Um die Einnistung zu fördern, sollte meist auch das Nieren-*Yin* gestärkt werden, ebenso das *Qi* der Mitte, oder *Xue* genährt werden.

Behandlung mit TCM

Diätetik

Vor allem wärmende, kräftigende Nahrungsmittel sind bei Nieren-*Yang*-Mangel angezeigt. Mehrere warme Mahlzeiten sollten über den Tag verteilt eingenommen werden, worunter auch Eiweiß in Form von magerem Fleisch aus Bioaufzucht oder Wild sein sollte und einfache Getreidegerichte. Backen und Rösten, Grillen, Frittieren, Flambieren, Kochen in Rotwein, Blanchieren und Dünsten wird empfohlen.

• Getreide: Hafer, Quinoa, Kolbenhirse, Wildreis, Buchweizen, Dinkel, Hirse, Amaranth, Vollkornreis, Basmatireis, Mais
• Hülsenfrüchte: schwarze Bohnen, Linsen, Erbsen, Kichererbsen

- Gemüse: Weißkohl, Grünkohl Fenchel, Petersilie, Lauch, Zwiebeln, Wurzelgemüse Petersilienwurzel, Pastinaken, Haferwurzel, Süßkartoffel, Karotten, Kürbis
- Obst: Weintrauben mit Kernen, Kirschen, Datteln, Brombeeren, Erdbeeren, Schale von Zitronen, getrocknete Früchte wie Äpfel, Datteln, Cranberrys, Preiselbeeren, Kirschen, Aprikosen, Wolfsbeeren
- Salate: Wintersalate, Feldsalat, Chinakohl, Lollo rosso
- Gewürze: Weihnachtsgewürze wie Ingwer, Zimt, Kardamom, Sternanis, Gewürznelken, außerdem Bockshornklee, Dillsamen, Fenchelsamen, Koriander, Kümmel, Anis, Rosmarin, Basilikum, Wacholderbeeren, Musaktnuss, Vanille, Knoblauch, Pfeffer, Chili (in geringen Mengen), Thymian, Petersilie, Liebstöckel, Schnittlauch
- Fleisch: hormonfreies Bio-Fleisch von Rindern und Hühnern, Hühnerleber, Wachteln, Hirsch, Lamm
- Fisch und Schalentiere: Garnelen und andere Schalentiere, Hummer, Wildlachs, Lachsforelle, Miesmuscheln, Austern, Barsch
- Samen: Walnüsse, Esskastanien, Haselnüsse, Mandeln, Pistazien, Sonnenblumenkerne, auch gerösteter schwarzer Sesam, Lotussamen, Erdnüsse, Berberitze
- Säfte: Weizengrassaft, roter Traubensaft
- Öle: Sesamöl, Walnussöl, Macadamianussöl, Leinöl, Olivenöl, Schwarzkümmelöl
- Getränke: warmer Tee aus Fenchel, Ingwer, Apfel, Jasmin, Alkohol in Maßen, Ziegenmilch
- Sonstiges: Ginsengelixier, Astragaluswurzel, Yamswurzel, Ahornsirup, Ingwersirup

Vermeiden:

- Tiefkühlkost

Yang-**aufbauende, wärmende Kraftsuppe:** 500 g Rindfleisch und 2 große Markknochen, 2 Karotten, 1 Petersilienwurzel, 5 Scheiben frischen Ingwer, 4 Sternanis, 1 Teelöffel rote Pfefferkörner, 5 Wacholderbeeren, 1 rote Zwiebel, chin. Lauch oder Schnittlauch, Meersalz, 2 Liter Wasser. Alle Zutaten klein schneiden und 1,5–2 Std. abgedeckt im Wasser leicht köcheln. Dabei einen Kochlöffel zwischen Topf und Deckel legen, damit der Topf nicht ganz verschlossen ist. Die Suppe mit fein geschnittenem chin. Lauch oder Schnittlauch abschmecken.

Ingwerfleisch mit Reis: 250 g Rind-, Schaf- oder Ziegenfleisch, 180 g Rundkornreis, 1 Stück frische Ingwerwurzel, 2 Knoblauchzehen, 1 rote Zwiebel. Fleisch in ganz kleine Stücke schneiden, zusammen mit gehackter Zwiebel und ganzen Knoblauchzehen in Öl anbraten, Reis zufügen, kurz schmoren und dann doppelt soviel Wasser wie Reis zufügen, kurz aufkochen und abdecken, leicht köcheln lassen. Nach ca. 25 min mit Salz, kleingeschnittenem Ingwer und scharfen Gewürzen abschmecken.

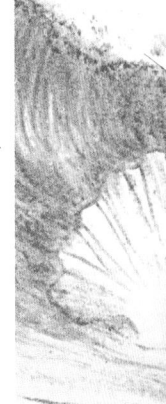

Walnussbonbons: 100 g Walnüsse, 100 g geschälte Mandeln, 2 EL Honig, 30 g schwarze Sesamsamen. Geschälte Mandeln und Walnüsse klein hacken, in einer Pfanne ohne Fett rösten, mit Honig verrühren, in Sesam tauchen, Bonbons daraus formen. Zum täglichen Naschen.

Heilwein aus Rosinen, Ginseng und Walnüssen: Rosinen, Walnüsse, Ginsengwurzel in gutem Rotwein einlegen, 2 Wochen stehen lassen, gelegentlich schütteln. Tägl. ein Stamperl davon trinken.

Zimtfeuer: 5 Zimtstangen, 2 Vanilleschoten, 400 ml guten Branntwein, brauner Kandiszucker nach Bedarf. Zimt, Vanille und Kandis mit Branntwein in eine braune Flasche füllen, 2 Wochen auf die Fensterbank stellen, mehrmals schütteln, 3 – 5 mal tägl. einen kleinen Schluck trinken.

> **Tipp: Nahrungsmittel anzubraten oder zu rösten erhöht die Wärme.**
> **Mit kleinen Mengen Alkohol zu kochen, fördert die Wärmebildung, ebenso wie getrocknete und eingeweichte Früchte.**

Heilkräuter

Die chinesische Medizin, die schon immer um die Lebensverlängerung bemüht war, kennt zahlreiche Heilpflanzen, die das Nieren-*Yang* stärken und wärmen. Teilweise wurden in China diese Kräuter von meist älteren Männern überdosiert und trugen dann zu *Yin*-Mangel bei.

- Bockshornkleesamen
- Damiana
- Fenchelsamen
- Kardenwurzel (Chin.)
- Mönchspfeffer
- Storchschnabel
- Yamswurzel

- Brenndoldensamen
- Einkorn (Falsches)
- Ginseng
- Kiefernadeln
- Morindawurzel
- Taigawurzel
- Zimt

- Brennnesselsamen
- Elfenblumenkraut
- Guttapercharinde
- Kornelkirsche
- Rüssellilienwurzel
- Teufelszwirnsamen

Bei Kältegefühl: 1 Stange Zimtrinde, 1 TL Nelken, 1 TL Fenchelsamen, 1 Stück Süßholz, 3 Ingwerscheiben. Alles zerkleinern und mischen, davon 1 TL mit 1 Tasse heißem Wasser aufbrühen, 3 min ziehen lassen und dann abseihen. 3-mal tägl. 1 Tasse trinken.

Bei kaltem Bauch: 1 TL Kardamom, 1 Zimtstange, 1 Vanilleschoten, 20 g Falsches Einkorn, 15 g Beifuß. Alles zerkleinern und mischen, davon 1 TL mit 1 Tasse heißem Wasser übergießen, 3 min ziehen lassen und mehrmals am Tag 1 Tasse davon trinken, 1 TL Zitronensaft und 1 TL Honig zugeben.

Bei Blähungen und Durchfallneigung: 3 g Fenchelsamen, 5 g Dillsamen, 5 g Bockshorn-kleesamen, 5 Wacholderbeeren, 3 g Thymian, 5 g Rosmarin, 5 g Blutwurzel, 5 g Dill-samen, 1 Stck. Zimtrinde, frischen Ingwer. Außer dem Ingwer alles zerkleinern und mischen, davon 1 TL mit 1 Tasse heißem Wasser übergießen, 10 min ziehen lassen, meh-rere frische Ingwerscheiben zugeben und weitere 3 min ziehen lassen. 3-mal tägl. 1 Tasse trinken.

Bei Schmerzen und Wassereinlagerungen: 30 g Damiana, 20 g Schachtelhalm, 20 g Brenn-nesselsamen, 3 g Kalmus, 15 g Liebstöckel, 5 Wacholderbeeren, 1 halbe Zimtrinde. Alles zerkleinern und mischen, von der Mischung 1 TL mit 1 Tasse heißem Wasser übergießen, 3 min ziehen lassen und dann abseihen. 3-mal tägl. 1 Tasse trinken.

Fertigpräparate
- Vitamin B6: 50 mg tägl., fördert Progesteron und senkt hohe Prolaktinspiegel
- Zink: 10 – 20 mg tägl. (z. B. **Zinkorotat, Unizink, Zinkorell**)
- Selen (**Inzelloval**)
- Roter Ginseng (Reformhaus): tägl. bei besonderer Schwäche und Infektneigung
- **Deer Velvet Antler** (über das Internet zu beziehen): wird aus Hirschgeweihen gewon-nen, stärkt das Nieren-*Yang*
- Pinienrindenextrakt (**Pycnogenol**): ein starkes Antioxidans mit entzündungshemmen-den und immunsuppressiven Eigenschaften sowie positiver Wirkung auf den Fettstoff- und Zuckerstoffwechsel
- **Eleu-Curarina:** aus der Taigawurzel, zur Steigerung des Immunsystems, bei erhöhter Allergieneigung

Klassische chinesische Rezepturen
- **Nieren-Yang-Mangel**
  Strengthen the Root (von G. Maciocia) stärkt und wärmt das Nieren-*Yang*, behebt leich-ten *Xue*-Mangel. Bei Kältegefühl, Rückenschmerzen, Unfruchtbarkeit, Knöchelöde-men.

- **Nieren-Yang- und -Jing-Mangel**
  Unicorn Pearl (von G. Maciocia) bei Rückenschmerzen, spärlichen Blutungen, Müdig-keit.

- **Nieren-Yin-, Xue- und Nieren-Yang-Mangel**
  Shen jiu tang (Dekokt mit 9 Ingredienzen von Meister *Shen*), Nieren-*Yang* wärmend, *Xue* nährend. Bei massivem PCO mit Amenorrhö, Hirsutismus.

  Cuhuang di tang (PCO-Dekokt für die 2. Zyklushälfte) stärkt das Nieren-*Yang*, baut *Xue* auf und bewegt das *Qi*.

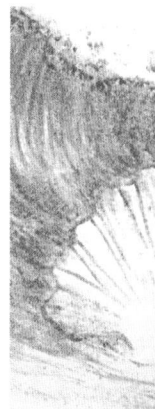

Yu lin zhu (Fruchtbarkeitsperlen) stärkt und wärmt das Nieren-*Yang* und baut das *Xue* auf. Bei Unfruchtbarkeit, Kältegefühl.

Planting Seeds (von G. Maciocia) stärkt Nieren-*Yang*, *Xue* und *Qi* zur Förderung der Empfänglichkeit nach dem Embryotransfer. Bei verschwommenem Sehen, Schwindel, Tinnitus, lockeren Stühlen, Appetitlosigkeit, Kribbeln der Extremitäten, Schlaflosigkeit.

Warm the Menses (von G. Maciocia) vertreibt Kälte und Stase des *Xue* aus dem Uterus, ergänzt *Xue*-Mangel, wärmt das Nieren-*Yang*. Bei sehr schmerzhaften Regelblutungen, die durch Wärmflaschen besser werden, Müdigkeit, Rückenschmerzen.

Warm the Palace (von G. Maciocia) bei geringen schmerzhaften Blutungen, blassem Aussehen, Rückenschmerzen.

- **Nieren-*Yang*-Mangel und Stase des *Xue***
  Wenyang huayu tang (Rezeptur zum Wärmen des *Yang*s und Umwandeln von Stasen) wirkt stark erwärmend, das Nieren-*Yin* aufbauend. Nur kurz vor dem Eisprung zur Anregung des Eisprungs und in der 2. Zyklushälfte anwenden, in der ersten Hälfte zu sehr trocknend.

- **Nieren-*Yang*-Mangel und Schleim**
  Yougui wan (die nach rechts drehende Pille) bei Kälteneigung, breiigen Stühlen, Knieschwäche, Rückenschmerzen.

Akupressur
- Kg6 stärkt und wärmt den Unterleib. Bei Kältegefühlen, Unfruchtbarkeit.
- Kg4 stärkt *Qi*, *Yin*, *Xue* und *Jing*. Bei Regelstörungen, Unfruchtbarkeit, Schwindelanfällen.
- Lg4 kräftigt den Funktionskreis Niere und das *Xue*. Bei Verspannungen im Rücken, Schmerzen im Unterleib.
- Ni1, Ni2, Ni3, Ni7. Bei Neigung zu kalten Füßen.
- Ni13 stärkt die Gebärmutter, den Funktionskreis Niere und Blase, nährt die Breite Torstraße (*Chong mai*).
- Bl23 und Bl52 stärken das *Jing* sowie die Willenskraft, heben die Stimmung.
- Le8 wirkt wohltuend für die Gebärmutter. Bei Zittern und Verspannung im Rücken.
- Ma28 stärkt die Gebärmutter und die Blase, normalisiert die Wasserausscheidung. Bei Kältegefühl im Oberschenkel, bei Regelschmerzen.

> **Bei Nieren-*Yang*-Mangel sind vor allem Wärmeanwendungen, also auch Moxibustion, angezeigt.**

Qi-Gong-Übungen

Zähneklappern: Dazu langsam die Zähne bei geschlossenem Mund öffnen und kräftig klappernd schließen. Nach 8-mal den Speichel schlucken und in der Vorstellung ins untere *Dantian* (Mitte des Unterbauchs) lenken. Diese Übung kann leicht zwischendurch ausgeführt werden.

Das Wasser stärken: Mit herabhängenden Armen locker aufrecht stehen. Beim Einatmen die Hände mit den Handflächen nach innen in die Nierengegend (Bl23) führen, weiter langsam nach vorn vor die Brust, wobei sich die Hände nun zuwenden, als ob sie einen Ball halten würden. Beim Ausatmen langsam in die Hocke gehen und »chui« sagen; 24-mal die Übung wiederholen.

Die Niere kräftigen: Mit herabhängenden Armen locker aufrecht stehen. Die Hände langsam über den Kopf hochheben, als ob man das Himmelgewölbe stützen würde, wobei die Fingerspitzen am »Himmel« nach hinten gerichtet sind. Dann langsam, in der Hüfte einknickend, sich nach vorne bewegen, die Knie leicht gebeugt, bis die Handflächen den Boden berühren. Anschließend sich langsam aufrichten und die Hände vor den Unterbauch führen. Während der Übung können Sie sich vorstellen, wie eine Kraft aus der Erde in den Punkt N1 (sprudelnde Quelle) einströmt. Diese Übung 3-bis 4-mal mit fließenden Bewegungen durchführen.

> **Bei Nieren-*Yang*-Mangel sind vor allem wärmende Übungen angezeigt, die länger (20–30 min) durchgeführt werden sollten, bis ein wohliges Wärmegefühl zu verspüren ist.**

Andere Heilverfahren

Physikalische Anwendungen

Bei Nieren-*Yang*-Mangel ist jede Form der Wärmeanwendungen zu empfehlen, wie Bäder als Ganz-, Teil- oder Fußbäder, sowie Wärmekissen (z. B. angewärmte Kirschkernkissen, Bienenwachskissen, Dinkelkissen) auf den Unterleib legen.

Heilbäder

Mooranwendungen: 1- bis 2-mal pro Woche Moorbäder in einer Badewanne oder als 2-wöchige Kur in einem Moorheilbad. Moorpackungen (z. B. Bad Aiblinger Moorpackung) können mehrmals in der Woche auf den Unterleib aufgelegt werden. Zur Anwendung von Moortamponaden s. Seite 297.

Ingwerfußbad: Dazu warmes Wasser in einer kleinen Fußbadewanne oder einen Eimer schütten, beliebig viele frische Ingwerscheiben dazu, Füße darin ca. 20 min baden, bis das Wasser kälter wird, danach Füße ganz kurz kalt abduschen und warm anziehen.

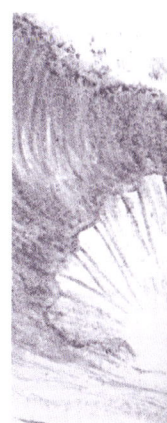

Fußreflexzonenmassage
Nach einem 20-minütigen Fußbad nacheinander die Reflexpunkte der Nieren und Blase, der Reproduktionsorgane (Gebärmutter, Eileiter und Eierstöcke) und der Hirnanhangdrüse je 30-mal an beiden Füßen massieren (s. Abb. 8 unten und Abb. 7, Seite 281).

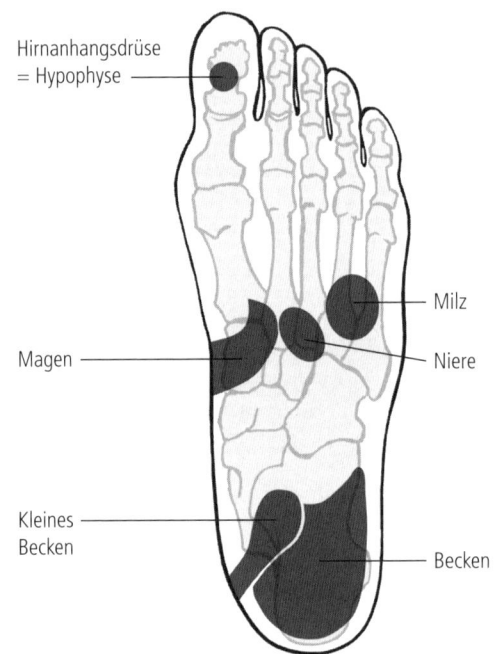

Hirnanhangsdrüse
= Hypophyse

Milz

Magen

Niere

Kleines
Becken

Becken

Abbildung 8:
Fußreflexzonen

Infrarot-Wärmekabine
Eine moderne Entwicklung, dem Körper Wärme zuzuführen, stellen Infrarot-Wärmekabinen dar. Tägl. 1- bis 2-mal 10 min in einer Wärmekabine bei entspannender Musik und wärmenden Aromaölen in der Duftlampe sind zu empfehlen.

Aromatherapie
Anheimelnde, wärmende Duftnoten, die wir gerne in der kalten Jahreszeit verwenden, eignen sich besonders, um das Nieren-*Yang* zu stärken. Diese stark erwärmenden Öle sollten vorsichtig dosiert werden, um Hautreizungen zu vermeiden. Die angegebenen Mengen sollten daher nicht überschritten werden.

- Anis
- Dill
- Fenchel
- Ingwer
- Jasmin
- Kardamom
- Koriander
- Nelkenknospe
- Pfeffer (Schwarzer)
- Rosmarin
- Sandelholz
- Zimtrinde

Rezepturvorschläge

Lebenswärmeöl: 5 Tr. Kardamom, 11 Tr. Ingwer, 5 Tr. Nelkenknospe, 5 Tr. Pfeffer, 2 Tr. Sandelholz und 5 Tr. Zimtrinde. Bei Neigung zu kalten Füßen und zur Ganzkörpermassage bei allgemeinem Kältegefühl.

Enebroöl: 2 Tr. Vetiver, 3 Tr. Wacholder, 3 Tr. Rosmarin, 2 Tr. Sandelholz. Bei Neigung zu Harnwegsinfektionen und Knieschmerzen.

Fertigmischungen

Wintermärchen (Primavera Life) mit Orange, Zimtrinde, Kardamom u. a.

Ut-Öl (Original IS Aromamischung) mit Eisenkraut, Ingwer, Nelke, Zimt in Weizenkeimöl.

> **Tipp: Bei Nieren-*Yang*-Mangel ist es vorteilhaft, die Massageöle anzuwärmen.**

Finger-Yoga

Loslassen: Sie können sich vorstellen, wie Sie Ihre Sorgen und Ängste in Ihre beiden Hände verteilen. Die Hände dann auf die Oberschenkel legen und zu Fäusten ballen, wobei der Daumen von den anderen Fingern umschlossen wird. Tief einatmen und beim Ausatmen die Hände wieder öffnen und dabei vorstellen, wie Sie alle Ängste, Zweifel und Sorgen loslassen. 7-mal wiederholen, mehrmals am Tag.

Visualisierung

Im Mutterleib: Während Sie liegen und die Augen geschlossen halten, atmen Sie ruhig und tief ein und aus. Sie können sich erinnern, wie Sie sich in letzter Zeit gefühlt haben. Wann Sie sich das letzte Mal gut und geborgen gefühlt haben, wie es in der Pubertät war, wie in der Kindheit. Sie können alle Bilder hochsteigen lassen, ohne sie zu werten. Sie können sich vorstellen, wie Sie sich im Mutterleib im Fruchtwasser gefühlt haben. Sie können sich an die tiefen Atemzüge Ihrer Mutter erinnern und die Geborgenheit in Ihrem Bauch. Dabei können Sie Ihren eigenen Atem wahrnehmen und fließen lassen und sonst einfach nichts tun.

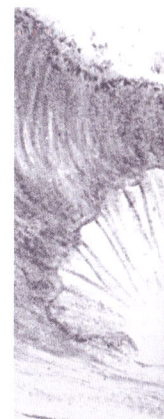

Nieren-*Yin*-Mangel

Nieren-*Yin*-Mangel bedeutet einen Säftemangel und infolgedessen Trockenheit oder auch Hitzezeichen. Rückenschmerzen und Nachtschweiß stellen die Leitsymptome dar. Es kommt zu trockenem Mund (besonders nachts), Durst auf kleine Mengen Wasser, trockener Haut und trockenem Haar, trockenem Stuhl mit Verstopfung, dunklem Urin, Schweiß im Schlaf, Schwindel und einem Gefühl der Überlastung und des Überdrehtseins. Knieschmerzen, Rückenschwäche sowie Tinnitus oder Schwerhörigkeit und ein schlechtes

Kurzzeitgedächtnis gehören ebenso zu diesem Disharmoniemuster wie langjährige Unfruchtbarkeit bei einem kurzen Zyklus mit geringer oder auch großer Blutmenge von roter Farbe sowie Probleme mit dem Eisprung bei schlechter Eizellqualität (sog. Low Responder). Auch geht häufig eine Gelbkörperschwäche damit einher, da ein schwaches Nieren-*Yin* kein ausreichendes Nieren-*Yang* (s. o.) produzieren kann. Es kann zum Ausbleiben der Regel kommen. Fersenschmerzen, Hitze in den Handflächen und Fußsohlen, Fieber am Nachmittag und rote Wangen sind Zeichen eines erschöpften Nieren-*Yin*, bei dem es zu Pseudo-Hitzezeichen kommt. Kommt es zu Mangel-Hitze-Zeichen, treten Schlafstörungen mit vielen Träumen und nicht fassbaren Ängsten auf, ferner geistige Übererregbarkeit und öfter Blut im Urin. Fehlgeburten bis zum 3. Monat sind häufig auf einen Nieren-*Yin*-Mangel zurückzuführen. Die Zunge ist rot und trocken mit nur wenig oder keinem Belag. Bei starkem *Yin*-Mangel ist der Zungenkörper auch mit tiefen Rissen und Furchen durchsetzt.

Basaltemperaturkurve: Die Follikelphase ist häufig verlängert, bei Hitzeentwicklung ist die Kurve in der 1. Phase oft leicht erhöht. Oft ist der spinnbare Zervixschleim um den Eisprung herum vermindert oder fehlt völlig. Bei zu schwachem Nieren-*Yin* in der 1. Zyklushälfte kann sich auch das Nieren-*Yang* schlecht entfalten und der Temperaturanstieg in der 2. Zyklushälfte fällt dann geringer aus.

Ursachen

Der Funktionskreis Niere stellt die Quelle aller Lebenssäfte dar. Ein Nieren-*Yin*-Mangel kann auf einer angeborenen Schwäche beruhen und nach chronischen Krankheiten, zu scharfem Essen, Säftemangel sowie nach Blutverlusten wie starken Regelblutungen auftreten. Meist besteht eine Neigung, sich ständig zu überfordern, immer etwas tun zu müssen und nicht zur Ruhe zu kommen. Ein ausschweifendes, sehr frühes Sexualleben oder Drogenkonsum können ebenso wie chronische Überarbeitung dazu führen, aber auch häufige Hormonstimulationen im Rahmen einer künstlichen Befruchtung oder Fehlgeburten. Eine schlechte Eizell- oder Embryoqualität ist dann die Folge.

Behandlung mit TCM

Um einen *Yin*-Mangel auszugleichen, braucht es länger, oft geht auch ein *Xue*-Mangel damit einher. Dazu das Nieren-*Yin* befeuchten und eventuell Leere-Hitze kühlen sowie das Milz-*Qi* stärken.

Diätetik
Säfte spendende und kühlende Nahrung stärkt das *Yin*. Gleichzeitig sollte auch die Mitte gestärkt werden. Obst, Gemüse und Salate eignen sich besonders, um *Yin* wieder aufzubauen.

- Getreide: Weizen, Hafer, Reis, Gerste, Kolbenhirse, Bulgur
- Gemüse: Karotte, Kartoffeln, Algen, Gurken, Sauerkraut, Tomaten, Spargel, Chinakohl, Pastinaken, Petersilienwurzel, Schwarzwurzeln, Spargel, Yamswurzel, Bambusprossen, Avocado
- Hülsenfrüchte: schwarze Sojabohnen, Azukibohnen, Mungbohnen, grüne Bohnen, Erbsen, Linsen, Sprossen (Mungbohnen, Soja, Linsen), Weizenkeime
- Obst: Weintrauben, Kirschen, Pfirsiche, Pflaumen, Birnen, Granatapfel, Himbeeren, Mango, Melonen, Ananas, Bananen, Johannisbeeren, Melonen, Sauerkirschen, Wolfsbeeren, Kaki, Aprikosen
- Samen: Walnusskerne, Esskastanien, schwarzer Sesam, Rosinen, Sonnenblumenkerne
- Fleisch: Enten- und Hühnerfleisch in Bio-Qualität, Innereien (Nieren, Herz, Hirn, Leber) von Bio-Rindern und -kälbern, Bio-Schweinefleisch
- Fische und Schalentiere: Meeresfrüchte, Krabben, Miesmuscheln, Kabeljau, Rotbarsch, Sardinen, Tintenfisch, Austern
- Milchprodukte: Frischkäse, Butter, Sahne, Mozzarella, Seidentofu, Ziegen- oder Schafsmilch
- Getränke: Säfte allgemein, Kornelkirschsaft, Traubensaft, Johannisbeersaft, Himbeersaft, Birnensaft, Wolfsbeerensaft, Granatapfelsaft, Hagebuttentee
- Öle: Weizenkeimöl, Sesamöl (wirkt befeuchtend und entgiftend), Leinsamenöl
- Sonstiges: Eier (v. a. Eigelb), Kokosmilch, Meersalz, Misosuppe, Erdnussmus, Mandelmus

Vermeiden:

- Alkohol
- Lammfleisch
- scharfe/heiße Gewürze
- in heißem Fett Gebackenes (wie Pommes frites)
- Sauna, heiße Bäder, körperliches Verausgaben

Dessert aus Weintrauben: 250 g Weintrauben, 200 g Himbeeren, 5 EL Honig, 2 EL Walnüsse, Hüttenkäse. Weinbeeren und Himbeeren in einem Topf bei schwacher Hitze 15 min köcheln. Die Früchte mit einem Mixer zerkleinern, gehackte Walnüsse und Honig zufügen. Zusammen mit Frischkäse oder Hüttenkäse servieren.

Heilkräuter

Feuchtigkeit spendende, *Yin* stärkende Heilkräuter sind bei einfachem *Yin*-Mangel indiziert. Bei stärkerem *Yin*-Mangel zudem Leere-Hitze kühlende, auch *Xue* aufbauende und Milz-Qi stärkende Kräuter. Die Behandlung ist meist langwieriger.

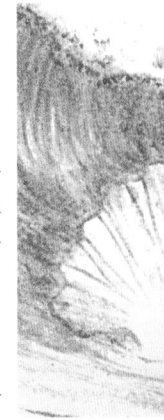

- Frauenmantel
- Kornelkirsche
- Rehmanniawurzel
- Sabalfrüchte
- Schafgarbe
- Trauben-Silberkerze

- Himbeerblätter
- Melisse
- Rosenblüten
- Salbeiwurzel (Chin.)
- Shativari
- Wolfsbeere

- Johanniskraut
- Pfingstrose (Weiße)
- Rotkleeblüten
- Schachtelhalm
- Teufelszwirn
- Yamswurzel

Madonnentee: 30 g Johanniskraut, 30 g Himbeerblätter, 30 g Frauenmantel, 5 g Rosenblüten, 20 g Schachtelhalm, 20 g weiße Pfingstrose, 10 g Süßholzwurzel, 15 Wolfsbeeren. 1 TL der Mischung mit 1 Tasse heißen Wasser übergießen, 15 min ziehen lassen, 5 Tassen tägl. trinken. Nach Fehlversuchen mit wenig Eizellen.

Klassische chinesische Rezepturen

- **Nieren-*Yin*- und *Xue*-Mangel**

  Liuwei dihuang wan (Pille mit sechs Geschmacksrichtungen) mit Rehmannia stützt und stärkt das *Yin* und *Xue*, stützt den Funktionskreis Niere und das *Jing*, mit roter Pfingstrosenwurzel und Färberdistelblüten zur Bewegung des *Xue* und Vorbereitung auf den Eisprung. Bei langjähriger Unfruchtbarkeit. Von diesem Rezept gibt es viele Abwandlungen.

  Guishao dihuang tang (Dekokt mit Angelika und Rehmannia) nach der Regelblutung zum Aufbau des Nieren-*Yin* und Förderung der Eireifung.

  Zuogui wan (die linke Niere drehende Pille) nährt Leber- und Nieren-*Yin* und -*Jing*. Bei Nachtschweiß, Rückenschmerzen, dünnem Körper.

  Qiju dihuang qan (Pille mit Wolfsbeeren und Speise-Chrysanthemen) verbessert die Sehkraft. Bei trockenen Augen, verminderter Sehschärfe, Tränenfluss, spontanen Fehlgeburten bis zum 3. Monat.

  Gujin jian (das *Yin* festigendes Dekokt). Bei verfrühter Menstruation, Schmerzen im unteren Rücken, ungeformtem Stuhl.

- **Nieren-*Yin*-Mangel und Hitze**

  Gujing wan (Pille für eine gefestigte Menstruation) harmonisiert die Breite Torstraße, das Konzeptionsgefäß und den Nebenfunktionskreis Uterus, stillt verlängerte Tröpfelblutungen aus der Gebärmutter, kühlt Hitze und ergänzt das *Yin*.

  Zhibai dihuang wan (Pille mit Annemarrhenae, Phellodendron und Rehmannia) stützt das *Jing* und *Yin*. Bei Leere-Hitze und Feuchtigkeit mit Nachtschweiß, Rückenschmerzen, Trockenheit, lockeren Zähnen, wenig Eizellen, schlechter Eizellqualität.

Growing Jade (von G. Maciocia) bei langjähriger Unfruchtbarkeit, Fehlgeburten, spärlichem Menstruationsblut, Schwindel, Tinnitus, trockenem Stuhl und Nachtschweiß, häufigen Fehlgeburten, wenig Eizellen, schlechter Embryonenqualität.

- **Nieren-*Yin*- und Nieren-*Yang*-Mangel**
  Yougui wan (nach rechts drehende Pille) zur Stützung des Nieren-*Yin* und des Nieren-*Yang*. Bei langjähriger Unfruchtbarkeit, Kälteneigung, ungeformtem Stuhl, Schmerzen im Rücken, Wassereinlagerung.

Akupressur
- Kg4 tonisiert die Gebärmutter, stärkt *Yin* und *Xue*, stärkt das Konzeptionsgefäß. Bei Unfruchtbarkeit.
- Kg3 mehrt das *Xue*, reguliert den Säftehaushalt, leitet Feuchtigkeit aus.
- Kg5 stützt das Nieren-*Yin*, mobilisiert das Nieren-*Yang*. Bei Störungen im Genitalbereich.
- Ni3 stützt den Funktionskreis Niere und klärt Mangel-Hitze, stärkt die untere Wirbelsäule.
- Ni6, Ni2 und Ni10 stärken den Funktionskreis Niere.
- Ni13 ist ein wichtiger Punkt bei Unfruchtbarkeit.
- MP6 fördert das Nieren-*Yin*.
- Bl67 und Bl23 stützen den Funktionskreis Niere.
- Bl29 und Bl34 vermehren das Nieren-*Yin*.

> **Moxibustion ist bei diesem Muster meist nicht angezeigt, nur wenn gleichzeitig ein Kältemuster vorliegt**

Qi-Gong-Übungen
Das Wasser festigen: Sie sitzen bequem auf dem Boden, die Fußsohlen berühren einander. Die Fußgelenke mit den Händen umfassen und den Punkt Ni6 an beiden Füßen drücken. Mit dem Einatmen in der Wirbelsäule aufrichten, beim Ausatmen den Oberkörper so weit wie möglich nach vorne beugen und dabei die Silbe »yü« sprechen. Insgesamt 7-mal den Zyklus wiederholen.

Affenschaukel: In die Hocke gehen und dabei die Füße flach auf dem Boden lassen, die Arme in die Mitte innerhalb der Knie auf den Boden legen. Dann auf den Füßen hin- und herschaukeln, das Gewicht verlagern und beim Ausatmen »yü« sprechen.

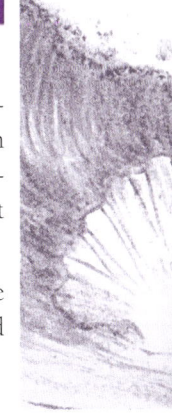

Andere Heilverfahren

Aromatherapie

Fruchtige, krautige, aber auch erdige Duftnoten sind besonders geeignet, um das Nieren-Yin zu stärken. Sie sollten zudem mit nährenden Ölen wie Aprikosenkern-, Traubenkern- oder Granatapfelkernöl und 10 % Nachtkerzenöl gemischt werden.

- Angelikawurzel
- Hopfen
- Narde
- Sandelholz
- Heu-Essenz
- Kamille römisch
- Muskatellersalbei
- Ylang-Ylang
- Honigextrakt
- Melisse
- Rosa alba
- Vanille

Rezepturvorschlag

Honigerdeöl: 2 Tr. Heu-Essenz, 5 Tr. Honigextrakt, 1 Tr. Jasmin, 1 Tr. Rose und 3 Tr. Vanille in 10 ml Jojobawachs. Die Mischung eignet sich für die Duftlampe und als Zusatz für Massageöl oder Bäder.

Fertigmischungen

Luftikus (Original IS Aromamischung) mit Honigwabe, Kamille römisch, Mandarine, Narde, Sandelholz. Auch als Duftparfüm in Jojobaöl.

HonigKamille (Primavera Life) mit Honig, Vanille, Kamille für die Duftlampe.

Finger-Yoga

Das Wasser stärken: Bei beiden Händen die Daumenkuppe und den kleinen Finger aneinanderlegen, mehrmals tägl. über 3 min üben und dabei ruhig ein- und ausatmen.

Visualisierungen

Dem Lauf des Wassers folgen: Während Sie auf dem Rücken liegen und ein Bein angewinkelt haben, können Sie gedanklich dem Verlauf des Nierenmeridians folgen und sich dabei vorstellen, wie frisches Quellwasser sanft daran entlangfließt. Nach einer Weile das Bein wieder strecken und das andere Bein anwinkeln. Die gleiche Übung entlang des Nierenmeridians auf dieser Seite durchführen.

Der Paradiesapfel: Sie schlendern durch einen wunderschönen Garten bei Sonnenschein und Vogelgezwitscher. Da entdecken Sie einen Baum, an dem einige reife Granatäpfel hängen. Sie greifen nach einem und pflücken ihn ab. Dann betrachten Sie die rote Frucht, die da prall gefüllt und saftig in Ihren Händen liegt und verleiben sich Kernchen für Kernchen ein.

> Regelmäßige Ruhephasen mit Musik, Träumen und Wellnesskuren helfen,
> das *Yin* wieder aufzubauen. Barfußlaufen und Fußmassagen stärken den
> Funktionskreis Niere.

Jing-Mangel

Wenn ein Mangel der Struktivkraft (*Jing*) besteht, kann es zu einer Amenorrhö oder unregelmäßigen Regel mit spärlichem, hellroten Regelblut kommen. Ohrgeräusche, Schwäche und Schmerzen im Rücken und Knie, grauer matter Teint, Seh- und Hörprobleme sind typisch, ebenso fehlende geistige Klarheit, extreme Erschöpfung, Gefühl des Ausgelaugtseins (etwas »geht an die Substanz«). Bei angeborener *Jing*-Schwäche sind geringer entwickelte sekundäre Geschlechtsmerkmale (z. B. kleine Brüste) oft schon früheres Zeichen einer Entwicklungsverzögerung mit schlechten Knochen und verzögerter Zahnbildung. Dunkle Augenringe, Unfruchtbarkeit und fehlendes sexuelles Verlangen sind kennzeichnend. Oft sprechen die Eierstöcke überhaupt nicht oder schlecht auf eine hormonelle Stimulation an (sog. Low Responder). Reduzierte Anti-Müller-Hormonwerte und erhöhte Werte von Inhibin B, Activin A und Follistatin sind ebenfalls Hinweise. Die Zunge zeigt häufig eine tiefe Delle an der Zungenwurzel.

Basaltemperaturkurve: Oft gar kein Zyklus oder irreguläre Zyklen, keine Phasen unterscheidbar, selten findet sich fruchtbarer Schleim.

Ursachen

Dieses Muster kann durch eine angeborene Schwäche oder langdauernden Stress verursacht sein, ferner auch durch übermäßige sexuelle Aktivität schon in frühen Jahren, schwere körperliche Arbeit und langjährigen Drogenkonsum. Auch nach einer Chemotherapie, bei der starke Zellgifte verabreicht werden, kommt es meist zu einem *Jing*-Mangel. Dieser kann zu einem *Xue*-Mangel in der Gebärmutter führen, wodurch der Fetus nicht ausreichend mit *Xue* versorgt wird.

Behandlung mit TCM

Therapieprinzip: *Jing*, Nierenfunktionskreis und Mitte stärken, Ruhephasen einlegen, immer von Zyklusbeginn an behandeln. Meist ist die Behandlung langwierig.

Diätetik

Ähnlich wie beim Nieren-*Yin*- und *Xue*-Mangel empfiehlt sich warme und kräftigende Nahrung (s. Seite 341 ff. und 358 ff.), die gedünstet oder blanchiert zubereitet wird.

- Getreide: Gerste, Weizen, Wildreis, Hirse, Quinoa, Amaranth, Haferflocken
- Hülsenfrüchte: schwarze Sojabohnen

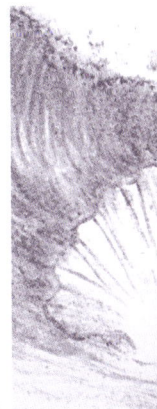

- Gemüse: Kohl, Fenchelknollen, Kürbis, Lotuswurzel, Süßkartoffel, Esskastanien, Pastinaken, Petersilienwurzel, Schwarzwurzel, Sprossen, Algen, Spirolina, Chlorella, Artischocken, Brennnessel, Avocado, Tomaten
- Salat: Sprossen
- Obst: grüne Brombeeren, Quitten, Birne, Aprikose, Apfel, Melonen, Pflaumen, Erdbeeren, Kiwi, Weintrauben mit Kernen, Walnüsse, Berberitze, Sanddorn, Kirschen, Litschi, Maulbeeren
- Nüsse: Walnüsse, Sonnenblumenkerne, Kürbiskerne, Mandeln
- Gewürze: Liebstöckel
- Fleisch: Ente, Markknochen, Kalbsnieren, Rindfleisch
- Fisch: Thunfisch, Tintenfisch, Karpfen, Forellenkaviar, Lachskaviar, Austern, Krabben
- Milchprodukte: Milch, Sojamilchprodukte wie Tofu, Kokosmilch, Sauermilchprodukte, Butter, Stuten- oder Ziegenmilch
- Samen: Kürbiskern-, Sesam-, Walnuss-, Sonnenblumenöl
- Getränke: grüner Tee, roter Traubensaft, Wolfsbeerensaft, Kornelkirschsaft
- Sonstiges: Blütenpollen, Gelee royal, Hagebuttenmark, Eidotter, Agar Agar

Vermeiden:

- übermäßiges Fasten
- kalte Nahrungsmittel, kaltes Müsli, Rohkost
- einseitige Ernährung
- Scharfes

Markknochensuppe mit Lotuswurzeln: 3–4 große Markknochen, 150 g getrocknete Lotuswurzeln, 1 Pastinake, 5 Karotten, 1 Stange Lauch, 50 g Mu-Err-Pilze. Markknochen und einen Teil der klein geschnittenen Zutaten in reichlich (2–3 Liter) Wasser 2–3 Stunden köcheln lassen. Abseihen und mit Salz abschmecken. Restliches ganz klein geschnittenes frisches Gemüse mit dem Absud 5 min blanchieren.

Ossobuco: 2 Kalbshaxenscheiben, 2 Karotten, 1 Porreestange, 3 Tomaten, 1 Zwiebel, 1 Stangensellerie, 1 Knoblauchzehen, Lorbeerblätter, Nelken, Thymian, Oregano, Olivenöl, Mehl. Kalbsscheiben salzen und pfeffern, in Mehl wenden und in Öl anbraten. Gemüse fein schneiden und leicht anbraten. Beinscheibe auf das Gemüse setzen, mit 1/4 Liter Weißwein und Fleischsuppe aufgießen. In das vorgeheizte Backrohr stellen, Thymian und Gewürze zugeben und 45 min schmoren lassen. Dazu Petersilienkartoffeln oder Reis reichen.

Heilkräuter
Jing stärkende, adstringierende Kräuter, die den Funktionskreis Niere stärken, kommen in einer meist länger dauernden Behandlung zum Einsatz.

- Bockshornklee
- Elfenblumen
- Ligustrisamen
- Rehmannia-Wurzel
- Taigawurzel

- Brenndoldensamen
- Hirschhorn
- Lotussamen
- Schachtelhalm
- Wolfsbeere

- Damiana
- Kornelkirsche (Japan.)
- Morindawurzel
- Storchschnabel
- Yamswurzel

Trank der 100-Jährigen: 1 TL Lotussamen gemahlen, 1 TL grüner Tee, 1 EL Wolfsbeeren-saft, 1 TL Dattelsirup. Tee und Lotussamen mit 2 Tassen 70 °C heißem Wasser übergießen, 2 min ziehen lassen, abseihen. Wolfsbeerensaft zufügen und bei Bedarf mit Dattelsirup süßen.

Fertigpräparate
- Wolfsbeerensaft (Goji-Saft) aus dem Reformhaus
- **Deer Velvet Antler** (über das Internet zu beziehen): Herkunftsland Neuseeland, wird aus Hirschgeweihen gewonnen

Klassische chinesische Rezepturen
- **Jing-, Yin- und Xue-Mangel**
  Liuwei dihuang wan (Rehmannia-Pille mit sechs Geschmacksrichtungen) stützt und stärkt das *Yin* und *Xue*, stützt den Funktionskreis Niere und das *Jing*.

  Maiwei dijhuang tang (Rehmannia-Dekokt mit Ophiopogonis und Schizandrae) stützt das *Yin* und das *Jing*, ergänzt Säfte. Bei Keuchatmung.

- **Jing- und Yin-Mangel mit Leere-Hitze**
  Zhibai dihuang wan (Pille mit Annemarrhenae, Phellodendron und Rehmannia) stützt das *Jing* und *Yin*. Bei Leere-Hitze und Feuchtigkeit mit Nachtschweiß, Rückenschmer-zen, Trockenheit, lockeren Zähnen.

- **Jing- und Leber-/Nieren-Yin-Mangel**
  Zuogui wan (die nach links gehende Pille) oder *Nourish the Root* (von G. Maciocia) näh-ren Leber- und Nieren-*Yin* und das *Jing* (Vorsicht bei Mitte-Mangel!)

- **Jing- und Nieren-Yang-Mangel**
  Unicorn Pearl (von G. Maciocia) stärkt das Konzeptionsgefäß und die Breite Torstraße v. a. in der 2. Zyklushälfte. Bei Rückenschmerzen, spärlichen Blutungen, Müdigkeit.

Akupressur
- Ni3 stärkt das Nieren-*Yin* und -*Yang*, klärt Mangel-Hitze. Bei Unfruchtbarkeit der Frau.
- Ni7 stärkt den Funktionskreis Niere.

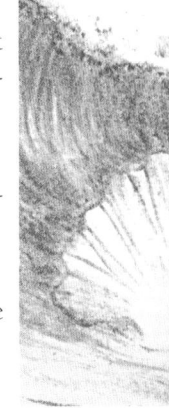

349

- Kg4 nährt das *Xue* und *Yin*, stärkt das *Jing*.
- Bl 23 und Bl 52 stützen die Niere, stärken die Willenskraft.
- Bl 11 stärkt das *Jing* und die Knochen. Bei Beklemmungsgefühlen in der Brust sowie schwachen Beinen.
- Bl32 stärkt den Funktionskreis Niere und das *Jing*.
- Gb38 kräftigt die Knochen, entfaltet das *Qi*. Bei Beklemmungsgefühlen.
- LG14 reguliert das *Qi* der Mitte, erhöht die Geisteskraft.
- LG4 kräftigt den Funktionskreis Niere und das *Xue* sowie das Ursprungs-*Qi*.
- *Xue*fu stärkt das *Jing*.
- Ma27 stützt und kräftigt das *Qi* im unteren Körperbereich.
- Ni12 kräftigt den Funktionskreis Niere, stabilisiert das *Jing*. Bei Schmerzen am Genitale.

Andere Heilverfahren

Aromatherapie
Ätherische Öle, die nährend, aufbauend und zusammenziehend wirken, sind zu bevorzugen. Sie können als Zusatz zu Körperölen und als Badezusatz insbesondere für Sitzbäder verwendet werden.

- Angelikawurzel
- Karottensamen
- Mandarine rot
- Rosa damascena
- Wacholder

- Dillsamen
- Lavendel fein /extra
- Melisse
- Sandelholz
- Zeder

- Grapefruit
- Lemongrass
- Patchouli
- Vetiver

Rezepturvorschläge
Wurzelkraftöl: 5 Tr. Karottensamen, 3 Tr. Zeder, 5 Tr. Vetiver, 2 Tr. Schafgarbe 3 Tr. Rosengeranie mischen.

Waldkraftöl: 1 Tr. Angelikawurzel, 5 Tr. Lavendel, 2 Tr. Melisse, 1 Tr. Rose, 2 Tr. Sandelholz, 5 Tr. Wacholder und 3 Tr. Zeder.

Als Badezusatz: 5 – 7 Tr. der Grundmischung (s. o.) mit 2 EL Totem-Meer-Salz vermischt für ein Sitzbad (Anleitung s. Seite 244).

Als Körperöl: 12 – 15 Tr. der Grundmischung (s. o.) in 50 ml Pflanzenöl einmischen.

Fertigmischung
Sitzbad (Original IS Aromamischung) mit Kamille blau, Lavendel, Rose, Rosengeranie, Schafgarbe in Totes-Meer-Salz.

Die Lebenskraft stärken: Daumenkuppe, kleinen Finger und Ringfinger einer Hand aneinanderlegen, Mittel- und Zeigefinger strecken. Mehrmals tägl. für 5 min üben.

Visualisierung
Schwimmen wie eine Schildkröte im Wasser: Sie können sich bequem auf einen Stuhl setzen und die Hände auf den Knien ruhen lassen. Dann stellen Sie sich eine Schildkröte im glasklaren Wasser vor und können spüren, wie sie sich treiben und schwerelos durch das Wasser gleiten lässt. Der Kopf ruht zuerst auf dem Brustkorb wie der eingezogene Kopf einer Schildkröte. Dann taucht die Schildkröte an die Oberfläche, der Kopf beginnt sich langsam aus dem Panzer zu strecken und Sie können tief einatmen und Ihre Lungen mit frischer Luft füllen. Anschließend tauchen Sie wieder in die Schwerelosigkeit des Wassers ab und der Kopf sinkt beim Ausatmen wieder langsam auf den Brustkorb zurück. Dieser Zyklus kann mehrmals hintereinander durchgegangen werden.

Milz-*Qi*-Mangel
»Die Milz reguliert das Blut.« (Neijing)

Bei Milz-Qi Mangel kreist im Kopf häufig die Frage »Warum?«, und man hat »viel im Kopf«, der Kopf ist »voll«. Erschöpfung, Müdigkeit, Kurzatmigkeit, Leere-Gefühl im Unterleib, lockere Stühle, Durchfall während der Regel, spontanes Schwitzen bei Bewegung, blasses Gesicht, Neigung zu blauen Flecken und Wassereinlagerungen sind ebenso Symptome eines Milz-Qi-Mangels wie starke, dünnflüssige, wässrige, pinkfarbene Blutungen, Energielosigkeit während der Menstruation, Schwellung der Brüste in Zusammenhang mit der Regel, Aufgedunsenheit, Kraftlosigkeit in den Extremitäten, niedriger Blutdruck, Unfruchtbarkeit sowie ein Gefühl des »Nach-unten-Fallens« der Gebärmutter. Bei allen immunologischen Fruchtbarkeitsstörungen ist ein Milz-Qi-Mangel mitbeteiligt. Es besteht die Neigung zur Entwicklung eines Überstimulationssyndroms. Die Zunge ist blass, der Belag weiß, der Zungenkörper gedunsen und zeigt bei Milz-Qi-Mangel Zahneindrücke.

Ursachen
Nach dem Konzept der TCM ist die Milz, die dem Element Erde zugeordnet wird, für viele energetische Prozesse im Körper zuständig, sie stellt gleichsam die Mitte dar, das »Mutterorgan des physischen Körpers«. Die Aufgabe der Mitte ist es beispielsweise, Nahrung und Ideen aufzunehmen und anzupassen, sowie Zusammenhänge von äußeren Eindrücken und inneren Prozessen herzustellen. Der Funktionskreis Milz prüft hierbei, ob Einflüsse für das Individuum geeignet sind – und falls nicht, diese zur Ausscheidung weiterzuleiten. Zum Organ Milz zählen in der TCM übrigens – neben der Milz selbst und dem die

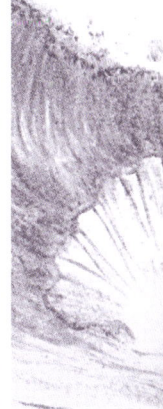

Verdauungssäfte produzierenden Teil der Bauchspeicheldrüse – der Zwölffingerdarm, der Anfangsteil des Dünndarms sowie das Retikuloendotheliale System (RES), ein Netzwerk aus Zellen des Lymphsystems. Ebenso zählen das Binde- und Fettgewebe sowie die Muskelfaszien zu diesem Funktionskreis.

Durch die Milz und den Magen wird nach der TCM die Energie aus der Nahrung aufgenommen und umgewandelt. Die Milz klärt und bringt das Nahrungs-*Qi* nach oben, im übertragenen Sinne »wird einem etwas klar«. Zusammen mit dem Magen bildet sie eine Art Energierad, das die innere Stärke eines Menschen ausmacht. Sie ist die Quelle von *Qi* und *Xue*, sie ernährt den Körper und steht daher in enger Verbindung zum weiblichen Zyklus. Die Milz ist dafür zuständig, das Blut in den Adern zu halten und die Organe an ihrem Platz. Frauen mit schwacher Milz neigen daher zu Gebärmuttersenkungen, tröpfelnden Blutungen und blauen Flecken. Ähnlich wie in der westlichen Medizin spielt sie eine wichtige Rolle im Immunsystem. Die Aufgabe der Milz ist es, »Klares von Trübem zu trennen«, d.h. Wohltuendes aufzunehmen und Schlechtes auszuscheiden. Ungeklärtes bleibt als »humor« (lat. = Feuchtigkeit) zurück (»etwas ist mir nicht klar«). Nahrung bedeutet aber auch die aufgenommenen Informationen, die verarbeitet werden müssen. Dickleibigkeit und Gedunsenheit sind Folgen von Milz-Schwäche.

Mit Wendungen wie »mit beiden Beinen im Leben stehen, »den Boden unter den Füßen verlieren«, »die Aufregung schlägt auf den Magen« oder »ich bin in meiner Mitte« drücken wir im Westen emotionale Erfahrungen mit Bezug zur Erde und Mitte bildhaft aus. Viele zu verarbeitende Informationen und Eindrücke, Nachdenken und Grübeln ebenso wie falsche und zu viel Nahrung oder viele Medikamente belasten die Milz und führen zu Feuchtigkeitsansammlung. Stress v. a. in der Kommunikation mit anderen, ständig ungerechten Vorwürfen ausgesetzt zu sein, obwohl man es gut meint, und sich immer wieder rechtfertigen zu müssen, belastet die Mitte. Um ihre Aufgabe gut zu bewältigen, braucht sie Harmonie und Ruhe.

Der Milz-*Qi*-Mangel entsteht auch durch eine Überforderung oder Verausgabung der weiblichen Eigenschaften, wie Sorge für andere tragen, Aufopferungsbereitschaft, anderen helfen und sich sozial anpassen.

> **Fehlgeburten, die nach der 14. Schwangerschaftswoche eintreten, basieren häufig auf einem Milz-*Qi*-Mangel. Der Gebärmutterhals hat dann ein Problem, eine Schwangerschaft an ihrem Platz halten. Oft gehen hier einer Fehlgeburt plötzliche Blutungen voraus.**

Behandlung mit TCM

Therapieprinzip: Mitte stärken während des gesamten Zyklus, Mitte wärmen, Ruhepausen, Liegen, nicht zu langes konzentriertes Arbeiten, sondern dazwischen Bewegung,

Orientierung am Rhythmus der Natur, klärende Gespräche, leichte Nahrung. Auch wohlriechende Gewürze stärken die Mitte.

Diätetik

Die Mitte aufbauende Nahrung soll leicht verdaulich, gekocht, gedünstet oder blanchiert sein und etwas Süßes, vor allem in erwärmter Form, sein (kein Müsli, sondern warmer Vollwertgetreidebrei).

- Getreide: Weizen, Gerste, Hafer, Hirse, Rundkornreis, Hiobstränen, Maismehl, Buchweizen, Amaranth
- Hülsenfrüchte: Soja (Tofu), Erbsen, Azukibohnen, Saubohnen, Linsen, Kichererbsen, Mungbohnen
- Gemüse: Kartoffeln, Karotte, Rettich, Weißkohl, Süßkartoffel, Hokkaidokürbis, Fenchel, Schwarzwurzeln, Lotuswurzel, Pastinaken, Esskastanien
- Salate: Chinakohl
- Pilze: Champignons, Shiitakepilze, Austernpilze, Silbermorchel
- Gewürze: Koriander, Estragon, Lorbeer, Wacholderbeeren, Ingwer, Zimt, Vanille
- Obst: Apfel, Süßkirschen, Litschi, Feigen, Datteln, Weintrauben, Kirschen
- Samen: Pinienkerne, Rosinen, Esskastanien, Erdnüsse, Mandel, Kokosnuss
- Fisch und Schalentiere: Wildlachs, Makrele, Sardelle, Barsch, Karpfen, Langusten
- Fleisch: Hühnerfleisch, Wachteln, Ente, Rind, Hirsch, Hase, Kalb
- Öle: Olivenöl, Rapsöl, Weizenkeimöl
- Getränke: Malzbier, warme Säfte und Tees
- Sonstiges: Hühnerei, Tofu, Apfelsirup (Apfelkraut), Dattelsirup, Honig

Vermeiden:

- weißer, raffinierter Zucker, Auszugsmehl
- eiskalte Getränke, kalte, rohe Nahrung, Getreide kalt zubereitet (kaltes Müsli), energetisch kalte Nahrungsmittel
- fettes Fleisch
- Alkohol
- häufige Wohnortwechsel und viele Reisen – sie schwächen durch die vielen Eindrücke und ständigen Veränderungen die Milz
- zu wenig Schlaf

Warmer Getreidebrei zum Frühstück: Je 1 EL Dinkel- und Haferflocken, Hirse, Sonnenblumenkerne, ferner nach Belieben Trockenobst (Rosinen, Aprikosen, Äpfel), Zimt, Sternanis, Kardamom, Vanille. Alle Zutaten mit Wasser bedecken und solange köcheln, bis ein Brei daraus entstanden ist (ca. 10–20 min), mit Kardamom, Zimt, Vanille und Sternanis abschmecken. Sie können den Brei mit frischem Obst dekorieren.

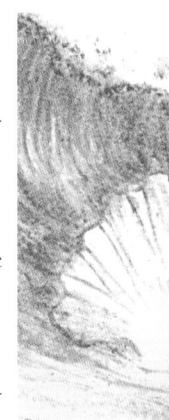

Gerstensuppe: 100 g Gerste, 1 Zwiebel, 3 Karotten, 1 Stange Lauch, einige Weißkohlblätter, Lorbeer, 2 TL Instant-Gemüsebrühe. Gerste in Öl erhitzen und leicht dünsten, klein geschnittenes Gemüse dazugeben und mitdünsten, mit Salz, Pfeffer, Lorbeer würzen, 1½ l Wasser und Gemüsebrühe zugeben, 1 Stunde kochen, mit frischem Koriander garnieren. Gerste leitet Feuchtigkeit aus, wirkt leicht abführend, kräftigend und cholesterinsenkend.

Gebratener Kürbis: 250 g roter Hokkaidokürbis, 1 Frühlingszwiebel, 3 EL Sonnenblumenkerne, 2 EL Olivenöl. Das weiche Kürbisfleisch in 1–2 cm große Würfel schneiden, Zwiebel fein würfeln. Die Sonnenblumenkerne in einer Pfanne oder im Wok anbraten, die Zwiebel und Kürbiswürfel unter Rühren dazugeben, bis der Kürbis weich ist (ca. 2–5 min), dann mit Salz abschmecken. Wer zu Blähungen neigt, sollte Anissamen zugeben.

Risotto mit Austernpilzen: 1 Tasse Reismischung oder Hirse (sog. Hirsotto), 3 Tassen Gemüsebrühe, 2 Knoblauchzehen, 100 g Austernpilze oder getrocknete Shiitakepilze, 2 Karotten, 2 EL Erbsen, Olivenöl. Reis in Olivenöl und zerdrückter Knoblauchzehe glasig dünsten, mit 3 Tassen Gemüsebrühe ablöschen, kleingeschnittene Karotten, Erbsen und Shiitakepilze zugeben. Auf der abgeschalteten Herdplatte zugedeckt weiter köcheln lassen, bis die Flüssigkeit aufgesaugt ist (ca. 20 min).

Hähnchen in Kokosmilch: 500 g Hähnchenbrust, 400 g Kartoffeln, 1 rote Zwiebel, 100 ml Kokosmilch, 200 g frische Champignons oder Shiitakepilze, 150 ml Wasser, 2 EL Olivenöl oder Leinöl, Salz, Pfeffer, Muskatnuss. Hähnchenbrust in Streifen schneiden, Kartoffeln waschen, schälen und würfeln, Zwiebel fein hacken. Das Öl erhitzen, Zwiebel leicht anbraten, Fleisch zufügen und stärker anbraten, Kartoffelwürfel, kleingeschnittene Pilze und Kokosmilch zufügen, 150 ml Wasser und eine Prise Salz dazugeben. Zugedeckt bei schwacher Hitze ca. 30 min köcheln lassen. Mit Pfeffer und Muskatnuss abschmecken.

Heilkräuter
Die Mitte stärkende, auch die Mitte freimachende Heilkräuter – häufig mit Feuchtigkeit ausleitender Wirkung –, sind geeignet.

* Atractylodeswurzel
* Hiobstränen
* Süßholz
* Ginseng
* Jujubenfrüchte
* Tragant (Chin.)
* Glockenwindenwurzel
* Mandarinenschalen
* Yamswurzel

Gentleman-Tee: 20 g Glockenwindenwurzel, 10 g Süßholzwurzel, 30 g Atractylodeswurzel, 30 g Poria-Pilz. Bei Müdigkeit, Schwäche in Armen und Beinen, lockeren Stühlen.

Fertigpräparate

Trauben-Silberkerzen-Präparate (z.B. **Remifemin**) werden häufig bei Wechseljahresbeschwerden verschrieben, bei dem Gefühl des »Nach-unten-Sinkens«. Vorsicht bei Yin-Mangel, da die Wurzel austrocknend wirkt. Ferner nicht zusammen mit Antikoagulantien wie Heparin oder Warfarin, nicht in der ganzen Schwangerschaft (lediglich in den letzten Wochen) und Stillzeit, nicht bei Neigung zu Atemnot und Leberschäden geben, nicht länger als 6 Monate hintereinander verabreichen.

Klassische chinesische Rezepturen

- **Milz-Qi-Mangel**

  Guipi tang (in den Funktionskreis Milz einfließendes Dekokt) stützt und harmonisiert die Mitte, ergänzt das *Xue* und stützt den Funktionskreis Herz. Bei Herzklopfen, schlechtem Gedächtnis, Müdigkeit, Schwächegefühl, Appetitmangel, Neigung zu blauen Flecken.

  Buzhong yiqi tang (die Mitte ergänzendes und Qi-stützendes Dekokt) aus Kräutern, die das Milz-Qi stärken, den Uterus hochheben, das *Xue* stärken und Fehlgeburten verhindern. Bei Spannung im Bauch, Nach-unten-Drängen.

  Si junzi tang (Vier-Edelleute-Dekokt) die Mitte stützendes und harmonisierendes, *Qi* ergänzendes und Feuchtigkeit ausleitendes Dekokt. Bei lockeren Stühlen, leiser Stimme, Appetitlosigkeit, Müdigkeit, Kraftlosigkeit.

- **Milz-Qi-Mangel mit Feuchtigkeit**

  Liu junzi tang (Sechs-Edelleute-Dekokt) wirkt die Mitte stärkend, schleimlösend. Bei weichen Stühlen, Husten mit viel dünnem Schleim, Appetitverlust, Völlegefühl, Schwangerschaftserbrechen.

  Shenling baizhu san (Pulver mit Ginseng, Poria-Pilz und Atractylodeswurzel) stützt und ergänzt die Mitte, leitet Feuchtigkeit aus und hebt das Qi an; bei chronischer Diarrhö, Gewebeschwache, Appetitlosigkeit.

Akupressur

- MP1 stärkt die Mitte, leitet Feuchtigkeit aus, hält das Blut in den Gefäßen. Günstig ist, beide Großzehen von der Wurzel nach außen häufig zu massieren.
- Kg6 wärmt den Unterleib bei Unfruchtbarkeit, stärkt das Qi und das Nieren-Yang.
- Ma36 stärkt den Funktionskreis Mitte.
- MP6 hält das Qi. Ma30 reguliert das Qi im Beckenraum.
- MP9 bei Feuchtigkeit und absinkendem Qi.
- Bl20 und Bl21 stärken den Funktionskreis Mitte.

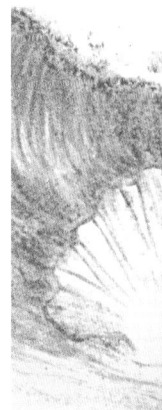

Qi-Gong-Übungen

Die Verbindung zur Erde stärken: Sie suchen sich einen ruhigen Platz im Freien oder in einem Zimmer mit Holz- oder Korkboden und legen sich auf einer Decke auf den Boden. Dort dehnen, recken und strecken Sie sich wie eine Katze. Die beiden Hände legen Sie dabei überkreuzt auf die Mitte des Unterleibs. Während Sie ruhig aus und einatmen, können Sie sich vorstellen, aus gelber, angenehm warmer und schwerer Erde zu sein. Übung 5 min lang 3-mal tägl. durchführen.

Erde und Himmel verbinden: Sie stehen mit parallelen Beinen auf festen Grund. Den rechten Arm beim Einatmen langsam senkrecht nach oben strecken, die Handfläche zeigt ebenfalls nach oben und innen, der linke Arm zeigt nach unten, die Handfläche nach unten und innen. Dabei können Sie sich vorstellen, wie ein warmer gelber Fluss vom Unterleib an der Vorderseite der Beine zur Erde hinabfließt. Beim Ausatmen die Arme noch weiter nach oben strecken, als ob sie den Himmel erreichen möchten. Dann die Arme langsam fallen lassen. Beim nächsten Einatmen den linken Arm nach oben strecken, und den rechten nach unten. Jede Seite 7-mal strecken.

Tanz unter einem Wasserfall: Tanzen Sie in einem dunklen, warmen Raum einen Phantasietanz. Dabei können sich dabei vorstellen, wie Sie unter einem Wasserfall stehen, von zartem Sonnenlicht, duftenden Blumen und Vogelgezwitscher umgeben. Dazu möglichst bequeme Kleidung tragen und barfuß sein. Nach 15 min bleiben Sie unbeweglich in der Mitte des Raumes stehen. Nach einigen Minuten können Sie dann wahrnehmen, wie sich Ihr Körper ganz von allein zu regen beginnt. Hier eine ganz kleine Bewegungen, da ein Zucken, hier ein Strecken. Sie können den Zustand 15 min beobachten und sich dann einfach auf den Rücken legen und ruhig die Entspannung und die Kraft Ihres Körpers fühlen und genießen.

> **Tipp: Öfter während des Tages Ruhephasen einlegen (alle 70 min eine 20-minütige Pause wäre dem natürlichen Biorhythmus angepasst): einfach flach liegen und meditieren.**

Andere Heilverfahren

Wasseranwendung

Warme Sitzbäder (37–39 °C), ca. 10–15 min, mit dem Zusatz von 10 g Frauenmantel, 10 g Taubnessel und 10 g Himbeerblättern. Kräuter mit heißem Wasser übergießen und 20 min ziehen lassen. Absud dem Badewasser zusetzen. Den Körper während des Sitzbades warmhalten. 2- bis 3-mal wöchentlich durchführen (s. dazu auch Seite 244).

Massagen

Fußreflexzonenmassage: Vor allem die Zonen des Magens und der Milz massieren sowie die Punkte für die Gebärmutter (s. Abb. 7, Seite 281, und Abb. 8, Seite 340).

Massagering: Die beiden Daumen und großen Zehen rundherum tägl. 2-mal 10 min mit einem Ayurveda-Massagering (in Asiageschäften oder im Internet erhältlich) massieren.

Auch sämtliche **Öl-Massageanwendungen** der Ayurveda-Medizin eignen sich, um die Mitte zu stärken.

Finger-Yoga

Die Erde stärken: Den Daumenballen an der Basis des Ringfingers anlegen. 9-mal tägl. für 5 min halten und dabei tief ein und ausatmen. Dieses Mudra kann auch im Gehen oder Sitzen praktiziert werden.

Aromatherapie

Wohlgerüche stärken nach der chinesischen Medizin generell die Mitte. Feine, süße und erdige Duftnoten sind besonders geeignet. Sie sollten immer zart dosiert werden, da sie nicht nur teuer sind, sondern auch intensiv wirken. Die erwähnten Öle eignen sich gut als Einzelöl für die Duftlampe (jeweils 2 – 3 Tr.) oder als Duftparfüm in Jojobaöl.

- Honigextrakt
- Karottensamen
- Sandelholz
- Jasmin
- Narde
- Vanille
- Kamille römisch
- Rosa alba
- Ylang-Ylang

Rezepturvorschlag und **Fertigmischungen** s. Seite 346.

Visualisierungen

Sonnenblumenfeld: Sie können sich ein großes Feld mit Sonnenblumen vorstellen, über das der Wind streicht, ähnlich dem Hauch Ihres Atems. Die großen Blüten mit ihren vielen Kernen drehen sich der Sonne entgegen. Die reifen Samen fallen auf die Erde und neue Sonnenblumen wachsen daraus.

Wiegenlied: Sie suchen sich ein Lied, das zu Ihrem Wunschkind passt. Dieses Lied können Sie dann täglich summen, wann immer Sie an Ihr Wunschkind denken, gerade auch wenn Sie sich Sorgen machen oder Zweifel kommen. Und Sie können sich vorstellen, wie Sie dieses Lied dann an der Wiege Ihres Kindes summen werden, während Ihr Kind friedlich einschläft. Auch während eines Embryotransfers können Sie sich über Kopfhörer (z.B. Ihres MP3-Players) von Ihrem Wiegenlied umgeben lassen.

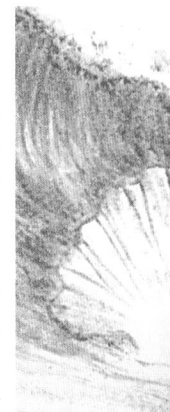

Xue-Mangel

»Das Blut ist der Geist einer Person.« *(Neijing)*

Ein *Xue*-Mangel kann sich in mehreren Funktionskreisen zeigen. Herzklopfen, Schlaflosigkeit, innere Unruhe, geringere Konzentration, schwächeres Erinnerungsvermögen sind Zeichen für einen Herz-Blut-Mangel, ebenso wie blasse oder gelbliche Gesichtsfarbe. Verschwommenes Sehen, Lichtscheue, trockene Haut (evtl. Haare und Fingernägel), Einschlafstörungen, Kribbeln oder Taubheit von Gliedmaßen, Muskelkrämpfe sowie Nachtblindheit, Kopfschmerzen (nach der Menstruation) und Schwindel (v. a. bei Lageänderung) sind Zeichen für einen Leber-Blut-Mangel. Es können auch Müdigkeit und niedriger Blutdruck, der später im Leben durch hohen Blutdruck abgelöst wird, hinzukommen. Innerlich empfindet man oft ein Gefühl, klein zu sein, und hat Angst, falsche Entscheidungen zu treffen. Eine schwache Menstruation mit blassem oder bräunlichem Blut oder sogar Ausbleiben der Regel, Schmierblutungen zwischen den Zyklen und blasse Zunge werden beobachtet. Das Endometrium bleibt bei einer Stimulation dünner.

Ursachen

Das *Xue* (Blut) hat eine enge Beziehung zum Funktionskreis Herz und Leber und zu Geist und Seele. Das Herz regiert und die Leber speichert nach chinesischem Verständnis das *Xue*. Generell schlagen sich daher emotionale Probleme eher auf der Blut- als auf der *Qi*-Ebene nieder. Es kann zu Herz-Blut- und Leber-Blut-Mangel kommen.

Durch Menstruation und Geburten neigen Frauen von Natur aus leicht zu Blutmangel. Ab dem 35. Lebensjahr besteht dann eine generelle Neigung dazu. Hormonelle Verhütung führt durch einen Blutstau (*Xue*-Stase) ebenfalls zu Blutmangel. Auch sorgenvoller Stress um Verwandte, die einem dafür aber nicht danken, führt zu einer Verausgabung des *Xue*. Frauen in Pflege- oder anderen sozialen Berufen sind dafür sehr anfällig. Meist geht der *Xue*-Mangel mit einem Milz-*Qi*-Mangel einher, wenn die Milz die Nahrung nicht adäquat verarbeiten kann. Bei den meisten Frauen mit unerfülltem Kinderwunsch findet sich u. a. auch ein *Xue*-Mangel.

Behandlung mit TCM

Therapieprinzip: *Xue* nähren und Milz-*Qi* aufbauen, eventuelle *Xue*-Stase lösen, regelmäßiger und ausreichender Schlaf, gleichmäßige Abwechslung körperlicher und geistiger Arbeit, Aufgaben reduzieren.

Diätetik

Es eignen sich blutaufbauende und die Mitte und das Herz stärkende Nahrungsmittel, v. a. rote und grüne, blanchiert oder mit reichlich Wasser, gedünstet, sowie süß-saure, um die Mitte zu harmonisieren. Zudem eignen sich proteinreiche Kost sowie Leber- und Blutprodukte.

- Getreide: Reis, Hirse, Polenta, Dinkel, Amaranth, Quinoa, Grünkern, Klebreis, Roggen, Weizen
- Hülsenfrüchte: Azukibohnen, Kichererbsen, schwarze Sojabohnen, Nierenbohnen
- Gemüse: Lotuswurzel, Aubergine, Rote Bete, Hokkaidokürbis, Karotten, Kichererbsenkeime, Schwarzmöhren, Grünkohl, orange Süßkartoffel, grüne Bohnen, grünes Blattgemüse (Spinat, Mangold), grüne Erbsen, Broccoli, rote Paprika, Wirsing, Frühlingszwiebel, Algen (z. B. Nori, Wakame)
- Obst: Pfirsich, Kirschen, Holunder, Himbeeren, rote Weintrauben mit Kernen, Cranberrys, Heidelbeeren, Johannisbeeren, Stachelbeeren, rote chin. Datteln, Äpfel, Litschi, Sauerkirschen, Granatapfel, Aprikosen, Maulbeeren, Feigen, Wolfsbeeren, Felsenbirnen, Apfelbeeren
- Salate: grüne Salate, Feldsalat, Alfalfasprossen, Brunnenkresse, Brennnessel
- Pilze: Mandelpilz, Champignons
- Fische und Schalentiere: Krebse, Garnelen, Sardellen, Sardinen, Barsch, Karpfen, Tintenfisch, Aal, Lachsforelle, Wildlachs, Thunfisch, Austern, Miesmuscheln
- Fleisch: Perlhuhn, Taube, Wachtel, Pute, Ente, und allgemein Wild; Rind, Leber (am besten von Angusrindern), Hähnchenleber, Blutwurst, roter Preßsack, Markknochen, Leberpastete
- Milchprodukte: Milch, Sahne, Frischkäse, Butter
- Samen: Esskastanien, schwarzer Sesam, Walnüsse, Kürbiskerne, Pinienkerne, Mandeln, Haselnüsse, Sonnenblumenkerne, Kokosnuss
- Gewürze: Bärlauch, Liebstöckel, Majoran, Melisse, Estragon, Safran
- Öle: Sesamöl, Olivenöl, Leinsamenöl
- Getränke: grüner Tee, Lapachotee, Früchtetee, rote Säfte (rote Trauben, Himbeeren, Wolfsbeeren)
- Sonstiges: Melasse, Getreideflocken, Weizenflocken, Hühnerei, Bierhefe, Weizengras

Vermeiden:

- heiße trockene Speisen
- kalte, rohe Nahrungsmittel
- scharfe, sehr salzige und sehr saure Gewürze
- Tabak, Schnaps, Kaffee
- schwarzer Tee, Yogitee
- phosphathaltige Lebensmittel

Bierhefetrunk: Bierhefe in frischer Milch auflösen, leicht erwärmen, tägl. 2 EL auf nüchternen Magen einnehmen.

Säfte: Säfte wie Rote-Bete-, Sauerkirschen-, Karotten-, Granatapfelsaft pur oder gemischt tägl. trinken.

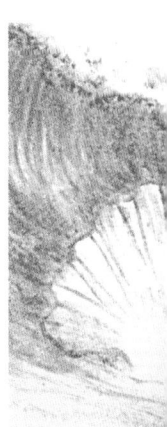

Leberspätzlesuppe: 250 g Leber (Rind oder Huhn), 300 g (Dinkel-)Semmelbrösel (Paniermehl), 2 Eier, 100 g Mehl, 50 g Butter, etwas Zitronenschale, Thymian, Fleischbrühe. Semmelbrösel mit Milch leicht anfeuchten. Leber mit Mixer pürieren, mit den übrigen Zutaten zu den Bröseln geben und alles gut miteinander mischen und mit Salz und Pfeffer abschmecken. Durch ein spezielles Spätzlesieb (oder Spätzlehobel) mit großen Löchern in kochendes Salzwasser drücken. Wenn die Spätzle nach oben kommen, abseihen und in die heiße Fleischbrühe gehen.

Leberbrotaufstrich: Aus pürierter, roher Bio-Hühnerleber und Dinkelbrotbröseln, Thymian, Schnittlauch, Salz und Ei. Zutaten kleinscheiden, mischen und abschmecken. Der Aufstrich ist sehr einfach immer wieder frisch herzustellen.

Brennnesselsuppe: 200 g junge Brennnesselblätter, frische Petersilie, Knoblauchzehe, Olivenöl, 500 ml Gemüsebrühe, 2 EL saure Sahne. Gewaschene Zutaten zerkleinern, in Öl leicht andünsten, mit Gemüsebrühe aufgießen und 5 min köcheln lassen; mit dem Mixer zerkleinern und dann mit saurer Sahne, Salz und Pfeffer abschmecken.

Rote Beerengrütze: 1 Glas frisch gepresster Orangensaft, 2 EL Honig, 40 g gemahlenes Tapioka (geschmacksneutrale Stärke aus der Maniokwurzel) oder 6 Blatt Gelatine, 400 g gemischte Beeren (Heidel-, Brom-, Holunder-, Johannis- und/oder Himbeeren). Orangensaft und Honig erhitzen, Tapioka in die Mischung einrühren, 5 min köcheln lassen. Gewaschene Beeren mit einem Mixer pürieren, unterheben und das Ganze kalt stellen.

Heilkräuter
Blutaufbauende und blutreinigende Heilkräuter, manchmal auch *Xue* haltende und mit östrogenartiger Wirkung, sind bei *Xue*-Mangel angezeigt:

- Baldrian
- Frauenmantel
- Knöterich (Vielblättriger chin.)
- Pfingstrosenwurzel
- Wolfsbeeren

- Brennnessel
- Himbeerblätter
- Lavendel
- Rehmanniawurzel
- Rosmarin

- Engelwurz (Chin.)
- Johanniskraut
- Odermennig
- Rebhuhnbeere
- Salbei

Blutaufbautee: 20 g Ringelblume, 30 g Brennnessel, 20 g Melisse, 20 g Schafgarbe, 20 g Himbeerblätter, 30 g Frauenmantel, 5 g Rosenblüten mischen. 1 TL der Mischung mit heißem Wasser aufbrühen und 10 min ziehen lassen, mit Melasse süßen, tägl. 3 Tassen des Tees trinken.

Holunder-Brennnessel-Saft: Schwarzer Holundersaft mit Brennnessel- und Schafgarbensaft (aus dem Reformhaus) zu gleichen Teilen mischen, mit 1 EL Honig und 1 TL Blütenpollen süßen, tägl. 3-mal 1 Glas trinken.

Fertigpräparate
- **Floradix Kräuterblut** (Reformhaus) enthält organisch gebundenes zweiwertiges Eisen und Spurenelemente.
- **Höfer's China-Eisenwein** (Reformhaus) mit Enzianwurzel, unreifen bitteren Orangenschalen, Zimt, Tausendgüldenkraut, Chinarinde, Johannisbrotfrüchten, Eisenzitrat
- Brennnesselsaft (Reformhaus)
- Rote-Bete-Saft (Reformhaus)
- Wolfsbeerensaft bzw. Goji-Saft (Reformhaus)
- Granatapfelelixier (Reformhaus)
- Nachtkerzenöl (**Epogam**)

Klassische chinesische Rezepturen
- **Xue-Mangel**
  Siwu tang (Dekokt der vier Bestandteile) wirkt *Xue* ergänzend, bewegend und regulierend.

- **Xue- und Qi-Mangel**
  Bazhen tang (Dekokt der acht Juwelen) oder *Precious Sea* (von G. Maciocia) ergänzen das *Xue* und *Qi*, stützen das *Jing* und harmonisieren den *Chong mai*, das Meer des Blutes, besonders nach Fehlgeburten.

Akupressur
- Bl17, Bl18 und MP6 nähren das *Xue*.
- Le8 stärkt das Leber-*Xue*. Bei Unfruchtbarkeit.
- Ma36 und Bl20 stärken die Mitte.
- Ni13 stärkt die Genitalien
- Ni3 unterstützt die Leber beim Blutaufbau.
- Kg4 tonisiert die Genitalien, stärkt *Yin* und *Xue*, stärkt das Konzeptionsgefäß.
- Kg2 und Kg3 mehren das *Xue*, regulieren den Säftehaushalt, leiten Feuchtigkeit aus.
- Kg17 wandelt Schleim um, erweitert den Brustkorb.
- Kg6 wärmt den Unterleib bei Unfruchtbarkeit, stärkt das *Qi* und das Nieren-*Yang*.
- Lg4 mehrt das *Xue,* kräftigt den Funktionskreis Niere.
- Bl23 stärkt den Funktionskreis Niere.

Qi-Gong-Übungen
Übungen für Milz-Qi-Mangel stärken auch das Blut (s. Seite 356).

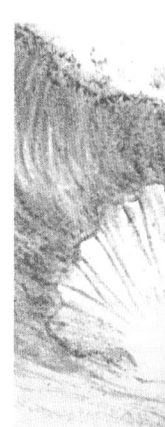

Andere Heilverfahren

Wasseranwendungen
Heilbad: 40 °C heißes Vollbad, dazu je 2 EL Frauenmantel, Rosmarin und Thymian in ein Säckchen geben und ins Badewasser legen (alternativ ein fertiges Moorextrakt). 10 min im Kräuterbad bleiben, sich danach warmhalten und ausruhen. Besonders für Frauen mit geringen Blutungen geeignet.

Aromatherapie
Wohlriechende, süßliche, erdige, zarte Duftnoten stärken das *Xue*. Diese Öle entfalten in Mischungen ihre Wirkung besonders gut. Einige (z. B. Eichenmoos, Rose) sind äußerst sparsam zu dosieren, um ihren zarten Duft zu bewahren:

- Angelikawurzel
- Karottensamen
- Rosa damascena
- Anissamen
- Muskatellersalbei
- Vetiver
- Eichenmoos
- Neroli

Rezepturvorschläge
Moosblutöl: 9 Tr. Anissamen, 1 Tr. Eichenmoos, 7 Muskatellersalbei, 1 Tr. Rose, 2 Tr. Neroli und 1 Tr. Vetiver in 20 ml Jojobawachs geben.

In der Duftlampe: 7–9 Tr. (bei einer Raumgröße von 20 qm) in die Duftlampe geben, um eine behagliche warme Atmosphäre zu schaffen.

Als Duftparfüm: mehrmals tägl. nach Belieben punktuell auftragen.

Als Massageöl: 15–20 Tr. der o. g. Grundmischung in 50 ml Pflanzenöl nach Wahl mischen.

Als Badezusatz: 10–15 Tr. mit einem Emulgator wie Sahne, Honig oder neutrale Seife.

Erdenmutteröl: 2 Tr. Eichenmoos, 2 Tr. Vetiver, 2 Tr. Neroli und 15 Tr. Orange auf 50 ml Basisöl geben und mischen. Tägl. abends damit die Füße massieren

Rosenbad: In 125 ml frische Sahne 3 Tr. Rose und 1 Tr. Vetiver mischen.

Finger-Yoga
Die Erde stärken: Den Daumenballen an der Basis des Ringfingers anlegen. 9-mal tägl. für 5 min halten. Sie können dieses Mudra im Gehen oder Sitzen praktizieren.

Visualisierung
Abgeschaut: Sie laufen über eine Wiese zum Waldrand und finden dort wohlschmeckende, süße rote Beeren. Vielleicht trauen Sie sich zuerst nicht, die Beeren zu essen, aus Angst, sie

könnten giftig sein. Da sehen Sie, dass in der Nähe jemand genau diese Beeren isst und in einem Körbchen sammelt. Und da trauen Sie sich auch, die roten Beeren mit beiden Händen wie ein Kind in sich hineinzustopfen. Dabei entdecken Sie, wie köstlich sie schmecken.

Kälte in der Gebärmutter (Uterus)

Bei »Kälte in der Gebärmutter« wird vor allem ein extremes Kältegefühl und Wärmebedürfnis während der Regel verspürt. Der Unterleib fühlt sich kälter an als der Rest des Körpers. Rückenschmerzen und Unterleibsschmerzen, die sich durch Wärme bessern, gehen häufig damit einher. Meist wird die kommende Periode schon eine Woche vorher als Ziehen in der Gebärmutter wahrgenommen. Während der Regel treten krampfartige Schmerzen im Unterleib auf, die durch Druck verstärkt werden. Die Blutung ist spärlich, dunkelrot bis schwarz und klumpig, stockend und oft langdauernd, sie hat meist einen faden, schwachen, teils fischartigen Geruch. Die Basaltemperaturkurve bleibt in der 2. Zyklushälfte meist niedrig oder fällt vorzeitig ab.

Ursachen

Wärme (37 °C) in der Gebärmutter ist essenziell für den Erhalt einer Schwangerschaft. Kälte hat die grundsätzliche Eigenschaft, Lebensprozesse zu verlangsamen bis hin zum Erlöschen des Lebens. Kälte in der Gebärmutter stellt ein sehr häufiges Muster von Unfruchtbarkeit dar. Mit Kälte sind Umwelteinflüsse sowohl witterungsbedingten als auch emotionalen Ursprungs gemeint. Zynismus und ungerechte Vorwürfe der Eltern und/oder des Partners oder ständige Kritik durch den Vorgesetzten sind Beispiele für Kälte, die tief ins Innere eindringen kann. Hat man vielleicht gelernt, sich für seinen Körper zu schämen, weil man dick war und viel gehänselt wurde, kann dies auch eine unbewusste Ablehnung eines »dicken Bauchs« bewirken und damit eine latente Angst vor einem wachsenden Bauch in der Schwangerschaft.

Ferner kann dieses Disharmoniemuster durch äußere Kälte entstehen, sich aber auch durch emotionale Kälte wie eine extrem strenge Erziehung mit Kontaktabbruch als Strafe, Eingesperrtwerden im dunklen Keller etc. entwickelt haben. Manchmal können sich auch schockartig erlebte Situationen dahinter verbergen, in denen man z. B. hilflos zusehen musste, sich nicht wehren konnte oder anderen in Gefahrensituationen nicht helfen konnte. Ein Schockerlebnis zerstreut nach der TCM das Nieren-*Yang*, wodurch ein Nieren-*Yang*-Mangel und eine *Xue*-Stagnation meist zusammen auftreten. Einerseits entsteht also ein Mangel, andererseits eine Fülle.

Auch bei einer Geburt kann Kälte in die Gebärmutter eindringen, da eine Frau während des Geburtsvorgangs extrem geöffnet ist und harschen, bösen Worten oder Grobheiten dann hilflos ausgeliefert ist. Auch bei einem Kaiserschnitt, der in Narkose vorgenommen wird, kann Kälte eindringen, da in der ersten Phase meist keine Schmerzmittel

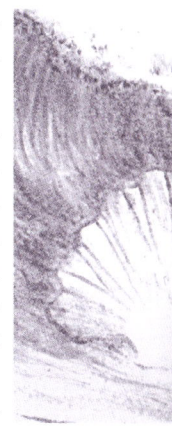

verabreicht werden. Die Gebärende ist dann zwar ohne Bewusstsein, reagiert aber vegetativ, also unwillkürlich, deutlich auf Schmerz, da die Schmerzempfindungen nicht gedämpft sind. Sie ist innerlich den Schmerzen gleichsam hilflos ausgeliefert. Zudem kann sie sich später nicht an die Schmerzen erinnern. Die eingedrungene Kälte kann dann die Ursache sein, warum sich kein weiteres Kind einstellt. Aber auch äußere Kälte kann in der Zeit nach der Geburt leicht von außen zusammen mit Feuchtigkeit in den Körper eindringen, z. B. beim Baden in kaltem Wasser während der Periode, in kalt-feuchtem Klima oder bei zu reichlich kalten Speisen und Getränken.

Nässe und Kälte dringt nach der TCM in die Gebärmutter ein und führt zu Erstarrung und Stagnation, da die Blutgefäße, die den Uterus mit Blut versorgen, sich zusammenziehen. Ein starker Blutfluss zur Gebärmutter ist aber wesentlich, um eine Schwangerschaft zu erreichen und zu versorgen.

Behandlung mit TCM

Therapieprinzip: Nieren-*Yang* stärken und Blutstau lösen, Gebärmutter wärmen, Leitbahnen wärmen, Kälte zerstreuen, Feuchtigkeit ausleiten, *Xue* beleben.

Diätetik
Angezeigt sind wärmende Speisen, ähnlich wie zur Stärkung des Funktionskreises Milz und bei Nieren-*Yang*-Mangel (s. Seite 353 und 333 ff.).

- Getreide: geröstete Weizenflocken, Roggen, Hirse, Haferflocken, Amaranth
- Hülsenfrüchte: Linsen, Kohlgemüse, Zwiebel, Knoblauch, Hiobstränen, Erbsen, alle Sorten von Bohnen
- Gemüse: Karotten, Kürbis, rote Süßkartoffeln, Sellerieknollen, Pastinaken, Kartoffeln,
- Obst: Aprikosen, Pfirsiche, Weintrauben, Quitten, auch getrocknetes Obst
- Fleisch: Lammfleisch, Bio-Rindfleisch, Wildfleisch, warme Hühnersuppe
- Gewürze: Ingwer, Zimt, Sternanis, Kardamom, Galgant, Fenchel, Nelken, Pfeffer, Kümmel, schwarzer Pfeffer, Chili (bei Füllezeichen), Ginseng, Muskat, Vanille, Meerrettich, Wacholderbeeren, Basilikum, Rosmarin, Petersilie, Bockshornklee (auch als Sprossen), Senf
- Nüsse: Mandeln, Sesam, Pistazien
- Öle: Färberdistelöl, Olivenöl, Sesamöl
- Getränke: Fencheltee, heißes Wasser, gewärmte Getränke, roter Traubensaft, Glühwein
- Sonstiges: Algen

Vermeiden:

- Eis, Tiefkühlkost
- Sojaprodukte
- Bananen
- Schokolade, Nüsse

Kürbis-Süßkartoffelsuppe: 1 halber kleiner Hokkaidokürbis, 1 kleine rote Süßkartoffel, 1 kleine Pastinake, 1 Karotte, 1 Liter Gemüsebrühe, 200 g Frischkäse, 3 Scheiben frischer Ingwer, Kardamom, Salz, Öl, 1 EL Mandelblättchen. Kürbis, Süßkartoffeln und Pastinake klein würfeln, in Öl kurz anbraten und unter Rühren 3 min dünsten, mit Gemüsebrühe aufgießen, Ingwer zugeben und 20 min leicht köcheln lassen. Mit Küchenstab pürieren und Frischkäse zufügen, alles vermixen, dann mit Kardamom, Salz und Pfeffer abschmecken. Mit gerösteten Mandelblättern verzieren. Die Suppe ist sehr sättigend.

Trockenobstkompott: Getrocknetes Obst (Pflaumen, Birnen, Aprikosen, Rosinen, Feigen) über Nacht in etwas Wasser einweichen und auf kleiner Flamme aufkochen und zugedeckt köcheln lassen; mit Zimt abschmecken.

Zwiebelknoblauchsuppe: 2 Zwiebeln, 2 Knoblauchzehen, 3 frische Ingwerscheiben, 1 Liter Hühnerbrühe, Färberdistelöl, Salz, Pfeffer, Chili, frischer Koriander. Zwiebelringe und Knoblauchscheiben in Färberdistelöl glasig anbraten, mit der Hühnerbrühe aufgießen, ca. 20 min köcheln lassen. Kleingeschnittenen Ingwer zugeben, mit scharfen Gewürzen abschmecken und mit frischem Koriander bestreuen.

Heilkräuter
Wärmende, Nieren-*Yang* stärkende Heilkräuter und Gewürze sind bei Kälte in der Gebärmutter geeignet, ebenso blutbewegende und progesteronartig wirkende Heilpflanzen:

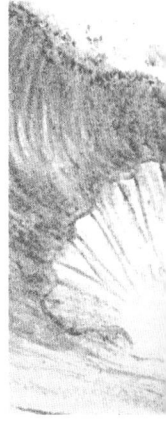

- Anis
- Brenndoldensamen
- Einkorn (Falsches)
- Gänsefingerkraut
- Jasmin
- Nelken
- Schafgarbe
- Zimt

- Beifuß
- Brennnessel
- Färberdistel
- Ginseng
- Mönchspfeffer
- Rosmarin
- Sumawurzel

- Bockshornkleesamen
- Damiana
- Fenchelsamen
- Ingwer
- Morindawurzel
- Sägepalme
- Süßholz

Artemisia- Tee: 15 g Beifuß, 3 g getrockneten Ingwer, 20 g Bockhornkleesamen, 3 g Süßholz, 30 g, Damiana, 1 g Zimt, 5 g Rosenbüten.1 TL der Mischung (ohne Zimt und Rosenblüten) mit 1 Tasse heißem Wasser übergießen, 10 min ziehen lassen, erst Rosen 3 min mitziehen lassen, dann Zimt zufügen. 3-mal tägl. 1 Tasse trinken. Bei Kältegefühl im Unterbauch und Rücken, nächtlichem Wasserlassen, Unfruchtbarkeit.

Fertigpräparate
- Nachtkerzenölkapseln (**Epogam**)
- Omega-3-Fettsäuren, Fischölkapseln

- Pinienrindenextrakt **(Pycnogenol):** ein starkes Antioxidans mit entzündungshemmenden und immunsuppressiven Eigenschaften sowie positiver Wirkung auf den Fettstoff- und Zuckerstoffwechsel, fördert zudem die Mikrozirkulation.

Klassische chinesische Rezepturen
- **Kälte im Uterus und *Xue*-Stase**
  Shaofu zhuyu tang (Dekokt zur Austreibung von *Xue*-Stasen im Unterbauch), ein Rezept für Fülle-Kälte im Uterus, das häufig bei Endometriose verschrieben wird. Es löst Blutstauungen im Unterleib und hilft bei starken Blutungen mit großen dunklen Blutklumpen und starken Unterleibsschmerzen.

- **Kälte und Hitze/Trockenheit im Oberen Erwärmer, Mitte-Mangel mit Feuchtigkeit und *Xue*-Stase**
  Wenjing tang (Dekokt zur Erwärmung der Menstruation) löst Blutstau, wärmt den *Chong mai* und das Konzeptionsgefäß.

- **Kälte im Uterus und Mangel-Kälte**
  Aifu nuangong wan (Pille zur Wärmung der Gebärmutter mit Beifuß und Nussgraswurzel) wärmt, harmonisiert die Breite Torstraße und den Nebenfunktionskreis Uterus, bewegt und ergänzt das *Xue*. Bei Kältegefühlen und Schmerzen im Unterleib, wärmt das Nieren-*Yang*, während der 2. Zyklushälfte.

- **Feuchte Kälte und *Xue*-Stase**
  Guizhi fuling wan (Pille mit Zimt und Poria-Pilz) bewegt das *Xue*, z. B. bei chronischen Entzündungen, Schmerzen im Unterleib, die sich durch Druck verschlechtern.

Akupressur
- Kg3 reguliert den Säftehaushalt und stärkt das *Xue*. Bei Krämpfen und Stichen im Unterleib.
- Kg4 tonisiert, wärmt und stärkt den Uterus, stärkt *Yin* und *Xue*. Bei schneidenden Unterleibsschmerzen.
- Kg6 wärmt den Unterleib, stärkt das *Qi* und das Nieren-*Yang*. Bei Unfruchtbarkeit.
- Ma30 reguliert das *Qi* im Genitalbereich und den Eileitern.
- *Zi gong*, Extrapunkt im Unterleib, nährt das Blut und fördert die Fruchtbarkeit.
- Ni1 und Ni7 stärken den Funktionskreis Niere.
- Ni13 stärkt die Gebärmutter und stützt den Funktionskreis Niere-Blase, nährt die Breite Torstraße (*Chong mai*).
- MP8 reguliert die Gebärmutter, *Qi* und *Xue*.
- Gb30 macht die Leitbahnen frei, treibt Feuchtigkeit aus, stellt das *Yang* wieder her.
- MP9 wärmt die Mitte, beseitigt Ödeme, fördert die Harnausscheidung.

- MP6 ist ein wichtiger Punkt bei gynäkologischen Problemen, leitet Kälte aus der Blutebene und Feuchtigkeit aus, wohltuend für das Genitale, fördert die Harnausscheidung.
- MP2 löst feuchte Kälte, bewegt das *Xue*, fördert die Verdauung, kräftigt die Mitte.
- Le13 stützt die Mitte, regt den Stoffwechsel an, wandelt Feuchtigkeit um.

> **Tipp: Moxibustion oder Wärmeanwendungen (Kirschkernkissen, Wärmflasche) während des gesamten Zyklus täglich am unteren Rücken und Unterbauch. Nach einem Embryotransfer den unteren Rücken warmhalten (z. B. mit selbstwärmendem Wärmepflaster), um den Blutfluss zur Gebärmutter zu stärken.**

Qi-Gong-Übungen

Hüterin der Lebenswärme: Sie sitzen oder liegen bequem in lockerer Kleidung und atmen durch die Nase tief ein und aus. Ihre Hände liegen warm in der Mitte des Unterbauches über der Gebärmutter. Beim Einatmen verfolgen Sie den Atem, wie er in der Mitte der Brust hinunterfließt, bis zu diesem Punkt unter Ihren Handflächen. In der Vorstellung lassen Sie nun die Gebärmutter vom warmen Atem durchströmen, während Sie gleichzeitig die Beckenbodenmuskeln kurz fest anziehen, als ob Sie unten alles zusammenkneifen würden. Beim Ausatmen den Beckenboden wieder loslassen und entspannen, während Sie in der Vorstellung den Atem die Wirbelsäule hinauf über den Kopf bis zur Nase fließen lassen. Diese Übung mehrmals tägl. durchführen, außer während der Regel und der Schwangerschaft.

Der Weg zum Mond: Sie stehen mit leicht gebeugten Beinen und geradem Rücken und stellen dann das linke Bein weiter nach rechts, legen die Daumen und Mittelfinger beider Hände aneinander, als ob sie einen Zeiger bilden würden. Nun die Hände aus einer Position an einer Körperseite quer über die Brust schräg so weit nach oben führen wie möglich und dem »Zeiger« dabei mit den Augen folgen. Dann die Arme fallen und schwingen lassen. 3-mal pro Seite durchführen, dann zur anderen Seite wechseln. Beim Hochzeigen einatmen und beim Nach-unten-Schwingen ausatmen.

Andere Heilverfahren

Physikalische Anwendungen
Massage
Massage der großen Beinarterie: Am besten durch den Partner mit warmen Fingerspitzen den Puls der Beinarterie in der Hüfte spüren, dann eine halbe Minute einen festen Druck ausüben, danach wieder loslassen. Bis zum Eisprung oder zur Eientnahme 2-mal tägl. abwechseln, 3-mal die rechte und die linke Arterie drücken.

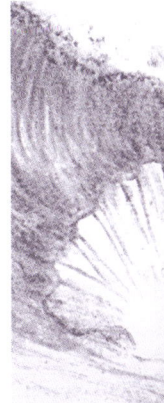

Die Übung soll durch die Unterbrechung des Blutflusses in das Bein den Blutfluss zur Gebärmutter und in die Beckenorgane erhöhen. Danach können Sie meist einen warmen Fluss in den Beinen wahrnehmen. Bei Neigung zu hohem Blutdruck ist die Übung nicht empfehlenswert.

Bauchmassage: Mit warmen Händen und wohlriechendem, wärmenden Öl den Bauch 7-mal im Uhrzeigersinn und dann 7-mal dagegen massieren. Dies wiederholen Sie in jeder Richtung 5-mal. Dabei können Sie sich vorstellen, wie ein warmer Strom im Innern unter den Händen mitfließt.

Heilbäder

Moorbäder: Besonders geeignet für dieses Störungsmuster; 2- bis 3-mal wöchentlich in der 1. Zyklushälfte.

Rosmarinbad mit Zimt: 1 Handvoll Rosmarinblätter (50 g), Schale einer ungespritzten Mandarine, 1 Zimtstange, 5 Nelken, 3 Sternanis, 3 frische Ingwerscheiben in ca. 2 Liter Wasser für 10 min ziehen lassen, abseihen und den Absud ins Badewasser gießen. Anstatt des Rosmarins können v. a. am Abend Lavendelblüten verwendet werden.

Auflagen:

Heublumenauflagen: Heublumensäckchen, eine beliebte Verschreibung von Pfarrer Kneipp bei Schmerzen und zur Entspannung, gibt es heute schon als fertige Heublumen- auflage zu kaufen. Diese im Backofen bei 60 °C oder über Wasserdampf erwärmen und dort anwenden, wo Sie es als angenehm empfinden. Günstig ist in der Mitte des Unter- bauchs und/oder des unteren Rückens. Zuletzt mit Zwischentuch und Außentuch warm einhüllen. Ca. 20 min belassen, solange es wohltuend ist. Heublumensäckchen anschlie- ßend zum Wiederverwenden trocknen.

Bienenwachsauflage: Bienenwachsauflagen wirken angenehm wärmend. Auch Bienen- wachsauflagen gibt es fertig zu kaufen. Mit einem Föhn das Bienenwachs anwärmen, bis es weich wird. Auf den Unterleib auflegen und diesen gut mit weichen Frotteetüchern einpacken. Die Bienenwachsauflage kann nachts über belassen werden und ist mehrfach verwendbar.

> **Tipp: Baden und Geschlechtsverkehr während der Regel vermeiden und möglichst warme Nahrungsmittel zu sich nehmen.**

Aromatherapie

Als Duftnoten kommen wärmende, entspannende Aromen in Frage, ähnlich wie beim Nieren-*Yang*-Mangel (s. Seite 340):

- Anis
- Kardamom
- Nelkenknospe
- Rosa damascena
- Thymian linalool

- Ingwer
- Koriander
- Neroli
- Rosmarin cineol
- Zeder

- Jasmin
- Muskatellersalbei
- Pfeffer (Grüner)
- Salbei
- Zimtrinde

Rezepturvorschläge

Massageöl mit Rosmarin: 5 Tr. Rosengeranienöl, 3 Tr. Salbeiöl, 2 Tr. Neroli, 5 Tr. Rosmarin in 50 ml Basisöl einmischen.

Eisschmelze-Massageöl: Je 2 Tr. Zimtöl, 2 Tr. Nelkenöl, 1 Tr. Myrrhe, 2 Tr. Tonkabohne und 2 Tr. Rose in 50 ml Basisöl mischen.

Fertigmischungen

Massageöl frisch (Original IS Aromamischung) mit Grapefruit, Ingwer, Jasmin, Ylang-Ylang in Nachtkerzenöl und Jojobaöl.

Massageöl würzig (Original IS Aromamischung) mit Bergamotte, Fenchel, Ingwer, Litsea, Muskatellersalbei, Schwarzer Pfeffer, Vetiver in Nachtkerzen-, Weizenkeim- und Jojobaöl.

Bewegung

Regelmäßige Bewegung wie beispielsweise Trampolinspringen löst das *Qi* und das *Xue*.

Finger-Yoga

Erdbändiger: Die Ringfinger beider Hände an den Daumenballen anlegen und mit den Daumen leicht auf den Ringfinger von außen pressen.

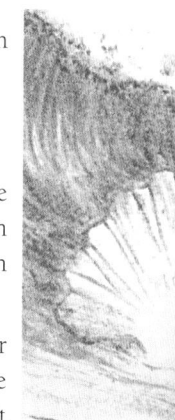

Visualisierung

Strandspaziergang: Sie gehen an einem warmen Sandstrand spazieren, betrachten die Wellen des Meeres und hören ein gleichmäßiges Rauschen. Da sehen Sie einen kleinen Eiswürfel im Wasser treiben und können beobachten, wie er sich langsam in der warmen Sonne auflöst und von den warmen Wellen des Meeres umspült wird.

Winter im Palast: Sie stehen in einem großen, geräumigen Palast, die Dielen knarzen, der Wind treibt die Kälte durch die Fenster. Einige Fenster sind zerbrochen. Sie schließen die Fenster und reparieren die Scheiben. Da entdecken Sie einen Kamin und beginnen, mit dem Holz, das an der Seite gestapelt ist, zu heizen. Es braucht ziemlich lange, bis es warm wird. Doch dann breitet sich angenehme Wärme aus und es wird gemütlich.

Dicker Bauch: Wie fühlt sich Ihr Bauch an? Ist er groß und dick, stört er? Nervt es Sie, wenn er dick ist? Können Sie sich vorstellen, wie es ist, wenn er noch größer wird und sich darin Leben entwickelt? Wenn es darin strampelt? Wie er allmählich immer größer wird, wie Ihnen die Kleider nicht mehr passen? Löst dies angenehme Vorstellungen in Ihnen aus oder eher unangenehme? Und wie es ist, wenn der »dicke Bauch« wieder dünn wird und Ihr Kind auf Ihrem Bauch liegt und friedlich schläft?

Leber-*Qi*-Stau

Störungen im freien Fluss des *Qi* erzeugen v. a. Spannungsgefühle, Schmerzen, Jucken und Hitzegefühle. Auch PMS, Reizbarkeit, Unentschlossen- und Niedergeschlagenheit, Frustrationen, Überforderungsgefühl, Brustspannen, Kopfschmerzen, Appetitverlust, Globusgefühl im Hals, Verlangen nach Süßem, Seufzen sind ebenso typische Zeichen wie Blähungsneigung, Druckgefühl oder Engegefühl auf der Brust, Gefühl des Eingesperrtseins. Obstipation (Verstopfung), Übelkeit, Juckreiz, verzögerter Regeleintritt (mit dunklem Regelblut und krampfenden ziehenden Regelschmerzen). Fast bei jedem Schmerzsyndrom ist eine Leber-*Qi*-Stagnation beteiligt. Leber-*Qi* Stau bedingt den fehlenden Eisprung beim sog. LUF-Syndrom (s. Seite 299) sowie Anspannung in den Eileitern und Anspannung im ganzen Genitalbereich, die zu Schwierigkeiten beim Einführen des Katheters bei einem Embryotransfer führen können. Die Zunge kann unauffällig sein oder einen wulstartig abgeschnürten Zungenrand zeigen. Rote Punkte auf der Zunge oder ein roter Zungenrand weisen auf Hitzeentwicklung hin.

Basaltemperaturkurve: verzögerter, treppenförmiger Temperaturanstieg nach dem Eisprung, instabile, sägezahnartige 2. Zyklushälfte.

Ursache

Der Funktionskreis Leber zählt zur Wandlungsphase Holz, vergleichbar der großen, treibenden, erneuernden Kraft des Frühlings, die in den jungen, grünen, geschmeidigen Zweigen sichtbar wird. Im Individuum ist dieser Funktionskreis zuständig für Entschlusskraft, Phantasie und Initiative und mobilisiert das *Qi*, um die angeborenen Anlagen nach außen zu bringen, sowie dessen weichen, geschmeidigen Fluss (wird auch als großer Modulator des Energieflusses bezeichnet) zu steuern. Die Funktion der Leber ist mit der Aufgabe eines Anführers vergleichbar, der entscheidet, ob und wie auf eine Anforderung oder Attacke reagiert werden soll und die Verteidigung zu führen ist.

Leber-*Qi*-Energie breitet sich von innen nach außen aus. Ärger, Enttäuschungen und Frustrationen sowie Kälte bremsen oder blockieren das Leber-*Qi*. Meist ist ein Leber-*Xue*-Mangel (Selbstwertmangel) mit im Spiel. Man »beißt die Zähne zusammen«, unterdrückt Ärger um des lieben Friedens willen. Der Ärger bleibt aber innerlich stecken und behindert den freien Fluss des *Qi* (jemandem ist »eine Laus über die Leber gelaufen«). Jeder erfolglose IVF-Versuch, der hoffnungsvoll begann, blockiert daher durch die Enttäuschung u. a. das Leber-*Qi*, und die körperlichen Symptome verstärken sich nach mehreren erfolglosen IVFs.

Aber die Leber ist auch der Sitz des *Hun*, ein Begriff, der Ehre, Stolz und Güte beinhaltet. Ferner speichert der Funktionskreis Leber auch das *Xue* – übrigens auch in der westlichen Vorstellung dient die Leber als Blutspeicher und wichtiges Organ des Stoffwechsels. Sie macht die Muskeln und Sehnen weich und geschmeidig: Ist das Leber-*Qi* blockiert, erhöht sich die Muskelanspannung; man fühlt dies als Anspannung im Körper, ähnlich dem westlichen Konzept der Aktivierung des Sympathikus (Teil des unwillkürlichen Nervensystems, z. B. bei der Kampf- und Fluchtreaktion). Das Leber-*Yang* kann sich von seinem *Yin*-Teil lösen und so hochsteigen, dass es den Kopf erreicht und man Kopfschmerzen verspürt. Die Leber-*Qi*-Stagnation kann sich zudem in Leber-Hitze und in Leber-Feuer entwickeln.

Leber-*Qi*-Stagnationen sind ein sehr häufiger Grund für gynäkologische Störungen und bei 80 % der Patientinnen an den Symptomen beteiligt. Fast immer liegen Probleme im Gefühlsleben zugrunde. Der Leber kommt eine Türangelfunktion zu, die während der Regel den Übergang von einer Phase in die andere kontrolliert. Der Eisprung untersteht der Leber: Ist die Angel frei beweglich, geht der Übergang schnell, die Ovulation findet statt, die Temperatur steigt rasch an. Auch bei der Regelblutung öffnet sich eine Tür, damit das Blut nach außen fließen kann. Ist die Türangel unbehindert, setzt die Blutung sofort ohne Schmierblutungen ein. Auch die Temperatur fällt dann rasch wieder ab. Ist die Türangel blockiert, sind die Übergänge verzögert, die Temperatur steigt treppenförmig über mehrere Tage an und auch die Regelblutung setzt langsam tröpfelnd mit Schmierblutungen ein. Gegen Ende des Zyklus sind die Symptome eines Leber-*Qi*-Staus meist deutlicher. Besteht dieser lange, können sich Leber- oder Herz-Feuer entwickeln, mit noch stärkeren emotionalen Reaktionen. Bei positiven HCG-Werten ohne Weiterentwicklung der Schwangerschaft ist häufig ein Leber-*Qi*-Stau mitbeteiligt.

Behandlung mit TCM

Therapieprinzip: Den freien Fluss des Leber-*Qi* fördern, die Mitte stärken, viel lachen und singen. Auch ein Orgasmus löst gestautes Leber-*Qi*. Ärger nicht hinunterschlucken, Meditation, Atemübungen, Bewegung und *Qi*-Gong-Übungen entspannen das Leber-*Qi* ebenso wie eine ausgeglichene Ernährung (auch im geistigen Bereich)

Diätetik
Leichte, gedünstete oder blanchierte Nahrungsmittel, vor allem Gemüse und frische Salate fördern den freien *Qi*-Fluss. Die reichhaltigste Mahlzeit sollte morgens zu sich genommen werden, am wenigsten dagegen abends.

• Getreide: Hirse, Polenta, Gerste, Dinkel, Quinoa, Grünkern, Roggen, Süßreis, Bulgur

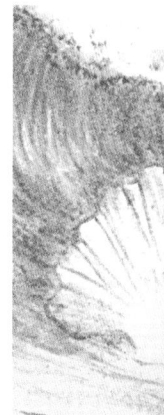

- Gemüse: chin. Lauch, Frühlingszwiebel, Stangensellerie, Artischocken, Fenchel, Rettich, Kohl, Spargel, Spinat, Karotten, Rote Bete, Zwiebel
- Gewürze: Schnittlauch, Bärlauch Pfefferminze, Rosmarin, Thymian, Majoran, Oregano, Dill, Sauerampfer, Melisse, Koriander, Safran, Vanille, Lorbeerblätter, Basilikum, grüner, frischer Ingwer, Kümmel, Liebstöckel, Knoblauch
- Salate: Sprossen, Rucola, Endivien, Chicoree, Löwenzahn, Gänseblümchen, Kresse
- Pilze: Shiitakepilze, Austernpilze
- Obst: Kumquat, Litschi, Grapefruit, Pflaumen, Mandarinen, Limonen, Melone, Pfirsiche
- Samen: Pinienkerne, schwarzer Sesam, Kokosnuss
- Fleisch: Leberpastete
- Fische und Schalentiere: Krebse, Garnelen (nicht bei aufsteigendem Leber-*Yang* und Hitze), Aal, Forelle
- Milchprodukte: Frischkäse
- Öle: Erdnussöl, Olivenöl
- Sonstiges: Orangen, Zitronenschalen, Apfelessig, Reisessig, Brauntang
- Getränke: Grüntee mit Jasmin, Kokosmilch, Alkohol in kleinen Mengen, Weizenbier (Achtung: nicht jedoch, wenn das Leber-*Yang* bereits aufsteigt!)

Vermeiden:

- Fette Speisen und zu üppiges Essen belasten den Funktionskreis Leber am meisten. Rotes Fleisch und Milchprodukte wie Käse und Sahne sowie gesättigte Fettsäuren (Margarine, Kokosfett, raffinierte Öle und künstliche Nahrungszusatzstoffe) sind zu meiden, außerdem
- schwer verdauliche Speisen, vor allem am Abend
- Fast Food in Stehimbissen
- Mehlschwitzen als Soßen
- Konservierungs-, Farb- und Süßstoffe
- östrogenhaltiges Fleisch aus Massentierhaltung
- Tabak
- weißer Zucker
- zu scharfe Speisen

Frühlingsalat: 1 Handvoll Gänseblümchen, Löwenzahnblätter, einige Sauerampferblätter, Zitronenmelisse und 200 g frische Sprossen (Rettich, Mungbohnen), 2 EL Sonnenblumenkerne. Gewaschene Zutaten zerkleinern, mischen und als Salat zubereiten.

Bärlauchsuppe: 1 Stange Lauch, 1 Bund chin. Lauch, 2 Handvoll Bärlauch, 1 TL Instant-Misosuppe, 2 EL Frischkäse, Olivenöl, Minzblätter. Öl erhitzen, in Ringe geschnittenen Lauch zufügen, 1 Liter Wasser zufügen, köcheln lassen, bis der Lauch weich ist, kleingeschnittenen Bärlauch untermischen, kurz kochen lassen, mit Mixstab pürieren, mit Miso, Salz und Pfeffer abschmecken, Frischkäse unterrühren, mit Minzblättern dekorieren.

Heilkräuter

Leber-Heilkräuter sind in der westlichen Phytotherapie geläufig und meist von saurem, bitterem Geschmack, sie wirken entspannen und kühlend:

- Frauenmantel
- Löwenzahn
- Melisse
- Pfingstrose (Weiße)
- Schafgarbe
- Zitronenmelisse

- Hasenöhrlwurzel
- Mandarinenschalen (unreife)
- Odermennig
- Ringelblume
- Trauben-Silberkerze

- Johanniskraut
- Mariendistel
- Pfefferminze
- Rosmarin
- Verbene

Lebertee: Zu gleichen Teilen Melisse, Pfefferminze, Löwenzahnwurzel, Verbene, Mariendistel und Zitronenschalen mischen. 1 TL mit 1 Tasse heißes Wasser aufbrühen, 10 min ziehen lassen. 3-mal tägl. trinken.

Fertigpräparate

- Mariendistel, Löwenzahn, Artischocken als Presssaft oder Kapseln aus dem Reformhaus
- **Urbitter Bio Granulat** (Dr. Pandalis) mit Zichorienwurzel, Löwenzahn, Artischocke, Brennnessel
- Zink: 10–20 mg tägl. (z. B. **Zinkorotat, Unizink, Zinkorell**)
- Perillaölkapseln bei gleichzeitiger Feuchtigkeitsbelastung und Blähung

Klassische chinesische Rezepturen

- **Leber-Qi-Stau**

  Chaihu shugan san (Bupleurum-Pulver zum Lösen des Funktionskreises Leber), *Qi* und *Xue* harmonisierend und Schmerzen beseitigend in der Brust sowie den Flanken. Auch bei Spannungsgefühlen in der Brust, PMS, Wechsel Hitze-Kälte-Gefühle.

  Kaiyu zhongyu tan (Stauungen öffnendes und Jade einpflanzendes Dekokt) löst Leber-Qi-Stau. Bei Depressionen, Druckgefühl in der Brust, Reizbarkeit, Verstopfung.

- **Leber-Qi-Stau und *Xue*-Mangel**

  Xiaoyao san (Pulver der heiteren Ungebundenheit), klassische Kräuterkombination, die es in Tablettenform gibt und bei Leber-Qi-Stagnation häufig verschrieben wird. Stärkt die Mitte. Bei Kopfschmerzen, Schwindel, bitterem Mundgeschmack, Müdigkeit, Appetitverlust, prämenstruellem Brustspannen, Mundtrockenheit.

  Freeing the Sun (von G. Maciocia) bewegt das Leber-Qi, nährt das *Xue*, stärkt die Mitte, beruhigt den Geist. Bei Ängsten und übermäßigen Sorgen, Spannungsgefühlen, Schmerzen im Bauch, Wechsel Verstopfung-Durchfall, Hitzegefühlen, Schlafstörungen.

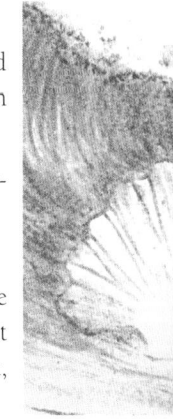

Ease Pearls (von H. Frühauf) stärken *Qi, Yin* und *Xue,* kehren pathologischen *Qi*-Fluss um, beseitigen Leber-*Qi*-Stau und leiten Feuchtigkeit aus. Bei Gefühl, emotional festzustecken und keinen Fortschritt zu verspüren, Übelkeit, schlechtem Appetit, Bauchschmerzen, Unklarheit im Kopf.

- **Leber-Qi-Stau mit Hitze**
  Freeing Constraint (von G. Maciocia) beruhigt den Funktionskreis Leber. Bei Brustspannen, Stimmungsschwankungen, irregulären Perioden, häufigen Frustrationen wie z.B. nach erfolglosen Kinderwunschbehandlungen.

Akupressur
- Le3 ist der Hauptpunkt für die Bewegung des Leber-*Qi,* entspannt den Gebärmutterhals.
- MP6 entspannt den Gebärmutterhals beim Embryotransfer.
- Gb34 harmonisiert die Leber.
- Le13 fördert den Leber-*Qi*-Fluss.
- Le14 ist der Alarmpunkt der Leber, beruhigt den Funktionskreis Leber.
- Kg6 macht das Konzeptionsgefäß durchgängig.
- Lg20 stützt den Funktionskreis Leber, hebt die Stimmung.
- 3E6 bewegt das Leber-*Qi,* wohltuend für die Brüste, dynamisiert die Säfte, löst Verknotungen.

Qi-Gong-Übung
Die Katze dehnt sich: Sie stehen aufrecht, die Füße parallel leicht auseinander. Die Arme strecken Sie senkrecht nach oben, die Handflächen zueinander. Beim Einatmen beugen Sie Ihren Körper soweit nach rechts wie möglich, bis Sie die Dehnung bis ins linke Bein verspüren. Die Luft anhalten und wieder aufrichten. Beim Ausatmen gehen Sie schnell mit locker geballten Fäusten in die Hocke und stoßen die Silbe »he« heraus. Danach führen Sie die Dehnung auf die linke Seite durch. Die Übung mehrmals wiederholen, am besten morgens nach dem Aufstehen.

Andere Heilverfahren

Physikalische Anwendungen
Heilbäder
Rosmarinblätter, Melisse, Ringelblumen, Pfingstrosenblüten und Rosenblüten zu gleichen Teilen mischen, ein Baumwollsäckchen oder einen Waschlappen damit füllen und ins Badewasser legen.

Aromatherapie

Um Qi zu lösen, sind meist entspannende und kühlende Düfte angezeigt bzw. werden als angenehm empfunden. Folgende Öle eignen sich ideal als Naturparfüm (mehrmals tagsüber aufgetragen) oder als Unterbauchmassageöl:

- Adlerholz (Oud)
- Linaloeholz
- Grapefruit
- Mandarine (Grüne)
- Melisse
- Myrte (Anden)
- Pfefferminze
- Rosenholz
- Rosmarin
- Styrax (Amber)
- Zitrone

Rezepturvorschlag

Aufbruchsöl: 7 Tr. Grapefruit, 5 Tr. Linaloeholz, 5 Tr. Myrte und 7 Tr. Pfefferminze in 20 ml Jojobawachs. Mischung für ein Duftparfüm oder als Massageöl.

Als Duftparfüm: mehrmals tägl. an den Akupunkturpunkten (s. Abb. auf dem inneren Buchumschlag) Le3, MP6 und Le8 auftragen.

Als Massageöl: 10 ml der Grundmischung mit 40 ml Johanniskrautöl mischen.

Fertigmischung

Salbei-Zypressen-Öl (Original IS Aromamischung): Massageöl mit Nanaminze, Salbei, Zitrone, Zypresse in Aloe-Vera-Öl.

Bewegung

Regelmäßige körperliche Betätigung wie Radfahren, Schwimmen, Tanzen, Lachen und befriedigender Sex löst das Qi der Leber.

Finger-Yoga

Die Kräfte sammeln: Kleiner Finger, Ringfinger und Mittelfinger an den Daumenballen anlegen, Zeigefingerspitze auf die Daumenspitze legen. Danach die Hände langsam öffnen und sich vorstellen, wie eine zarte Pflanze in den Handschalen liegt. Sie können dem kleinen Keim zusehen, wie er langsam wächst. Mehrmals tägl. je 7-mal die Übung durchführen.

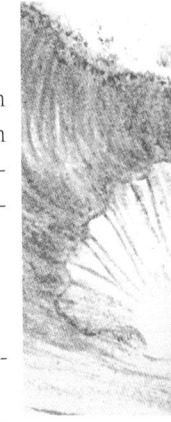

Visualisierungen

Alle Bilder von Entfalten, Weite und von grünem, jungen Holz entspannen den Funktionskreis Leber, ebenso lachende Gesichter und witzige Geschichten.

Blumenwiese: Sie liegen in einer bunten Blumenwiese im Sonnenschein. Um Sie herum schwirren Schmetterlinge und Sie hören die vielfältigen Stimmen der Wiese. Ihr Wunschkind schmiegt den Kopf an Ihre Brust. Da sieht es einen bunten Schmetterling, es ist ganz aufgeregt und will ihn Ihnen zeigen, zerrt Sie an der Hand, rüttelt Sie wach und zusammen rennen Sie Hand in Hand über die Wiese.

Den Käfig öffnen: Sie stellen sich einen Käfig vor, in dem Ihre sehnlichsten Wünsche (kleine bunt schillernde Vögel) gefangen sind und öffnen die Tür. Was passiert? Trauen sich die Vöglein heraus oder fühlen sie sich im Käfig relativ sicher? Lauert draußen Gefahr? Sie können ein paar Hirsesamen auf Ihre Handfläche streuen und sie herauslocken, damit sie erst einmal in Ihrer Hand Zuflucht suchen. Dann können Sie sie in den Garten tragen, bis sie sich trauen, die Flügel aufzuspannen und sich in die Luft zu erheben.

Stimmengewirr: Viele Frauen mit unerfülltem Kinderwunsch fühlen sich schuldig und schämen sich dafür, das nicht zu können, was anderen scheinbar so leicht fällt. Legen Sie in eine Hand eine vorwurfsvolle Stimme, die Ihnen aufzählt, wozu Sie unfähig sind, in die andere Hand die Stimme Ihres Wunschkindes. Hören Sie diesen Stimmen zu. Was sagen Ihnen beide? Was lösen die Stimmen in Ihnen aus? Wo fühlen Sie sich hingezogen? Sprechen Sie beide Stimmen laut auf ein Tonband und hören Sie sie nochmals ab.

Rituale

Ein Liedchen pfeifen: Aus einem Holunder- oder Haselnusszweig schnitzen Sie ein Pfeifchen oder basteln sich eine Panflöte. Natürlich können Sie auch eine fertige Panflöte kaufen. Dann schreiben Sie sich alle Ihre »Fehler« und »Vergehen« auf ein großes Blatt Papier. Zu jeder Zeile, die Sie notiert haben, spielen Sie anschließend ein Lied auf Ihrer Flöte.

Xue-Stase

Die Patientin klagt meist über starke, fixierte und bohrende Regelschmerzen wie von Nadeln oder Messern, vor oder während der Regel, die sich auf Druck hin verschlechtern. Die Periodenblutung ist häufig unregelmäßig, lang dauernd und typischerweise mit großen Mengen von dunklem Menstruationsblut mit großen Klumpen. Nach Abgang von Klumpen bessern sich die Schmerzen meist. Subjektiv wird oft das Gefühl eines Knotens im Bauch empfunden. Oft wird auch die Ovulation schon als Schmerz wahrgenommen.

Bei einem *Xue*-Stau im Herzen treten zudem Herzklopfen und Engegefühle in der Brust auf. Es können sowohl Hitze- als auch Kältezeichen vorkommen, meist wechseln sie sich ab, z. B., dass es einem tagsüber kalt ist und man nachts schwitzt. Taubheitsgefühle oder Ameisenlaufen in den Beinen werden verspürt. Ähnlich wie bei einem Stau in einem Flussbett kommen bei *Xue*-Stau weniger Flüssigkeiten an und es tritt allmählich ein Säftemangel ein mit trockener, juckender Haut, trockenem Mund, jedoch ohne

Verlangen zu trinken. Vergesslichkeit und Schlafstörungen mit leichtem, traumreichem Schlaf, Krampfadern, Hämorrhoiden und kleine Hautblutungen, dunkle Flecken und sog. *Spider naevi* (spinnenartige rote Hautflecken) weisen auf einen *Xue*-Stau hin, ebenso Schmerzen beim Geschlechtsverkehr oder nachts auftretende Beschwerden. Die Zunge ist dunkel bis purpurrot oder zeigt purpurfarbene Flecken, die Zungenuntervenen sind verdickt.

Basaltemperaturkurve: Meist findet man keine direkten Hinweise auf einen *Xue*-Stau, außer wenn sich das *Chong mai* nicht völlig bei der Regel leert, die Temperatur nicht rasch und vollständig abfällt, sondern eher langsam und treppenförmig.

Ursachen

Xue-Stau bedeutet eine Unterbrechung im Blutfluss bzw. eine Blockade der inneren Lebendigkeit. Häufig entwickelt sich ein *Xue*-Stau als Folge lang dauernder anderer Disharmoniemuster wie Kälte im Unterleib, Hitze und Nässe oder auch aufgrund eines chronischen *Xue*-Mangels sowie durch einen *Yin*- oder *Yang*-Mangel. Meist ist auch das *Qi* blockiert, denn *Qi* und *Xue* hängen eng voneinander ab. Wenn das *Qi* blockiert ist, staut sich auch das *Xue*. Es kann in Folge zu einer Störung im *Chong mai*, dem Meer des Blutes kommen, die als schmerzhafter Druck in den Leisten zu spüren ist.

Aber auch Unfälle, akuter Blutverlust, Operationen wie z.B. ein Kaiserschnitt, oder Medikamente, die den Regelfluss beeinflussen (z.B. GnRH-Analoga bei Endometriose), bewirken einen *Xue*-Stau. Endometriose (inkl. Schokoladenzysten), Uterusmyome, Tubenblockaden oder Hypophysentumore fallen meist unter dieses Störungsmuster. Der Blutstau kann verschiedene Funktionsbereiche erfassen, v.a. den Funktionskreis Leber und Herz sowie den Unterbauch. Ein *Xue*-Stau im Funktionskreis Leber entsteht aus einem chronischen Leber-*Qi*-Stau (s. Seite 370 ff.). Wissenschaftliche Untersuchungen ergaben für die zugrunde liegenden Disharmoniemuster des *Xue*-Staus typische Kombinationen von veränderten Laborwerten. Hierzu gehört auch das sog. Antiphospholipidsyndrom (»Syndrom des klebrigen Blutes«), das zu häufigen Fehl-und Frühgeburten führt und bei dem eine erhöhte Gerinnbarkeit des Blutes beobachtet wird.

Behandlung mit TCM

Therapieprinzip: Die Therapie, das *Xue* zu bewegen, ist am günstigsten vor und während der Menstruationsblutung, sowohl mit Akupunktur als auch mit Heilkräutern. Ein chronischer Blutstau in der Schwangerschaft kann zu einer Unterversorgung des Fetus führen. Eine Förderung des Blutflusses zur Gebärmutter gilt daher als Therapieprinzip sowohl in der TCM als auch in der Reproduktionsmedizin, wenn z.B. ASS und Heparin nach dem Transfer verordnet werden. Diese Mittel eignen sich bei einem Blutstau, der auf Fülle und Hitze basiert, nicht jedoch, wenn ein Blut-Mangel und Kälte vorliegen.

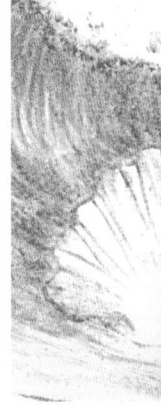

Diätetik

Xue bewegende Nahrungsmittel sind häufig leicht bitter.

- Getreide: Amaranth
- Hülsenfrüchte: Erbsen, Linsen, Bohnen
- Gemüse: Auberginen, Lotuswurzel, chin. Lauch, Stangensellerie, Löwenzahn
- Salate: Lollo rosso, Endivien
- Gewürze: Salbei, Liebstöckel, Kurkuma, Safran
- Obst: Pfirsiche, Kirschen, Grapefruit, Rhabarber (bei Verstopfung)
- Samen: Ginkgonüsse (bei Herzbeschwerden und Vergesslichkeit)
- Pilze: Judasohr, Mu-Err-Pilze
- Fische und Schalentiere: Krebse
- Getränke: Weißdorn, Grüntee
- Öle: Färberdistelöl, Zedernöl, Leinöl, Hanföl

Bärlauchpesto: Bärlauch, Pinienkerne, Parmesankäse, Salz und Olivenöl mit dem Mixer zerkleinern und in ein Glas füllen. Das Pesto eignet sich zu Nudelgerichten oder als Brotaufstrich.

Heilkräuter

Blutbewegende Heilkräuter haben häufig einen bitteren Geschmack, beeinflussen die Blutgerinnung und sind in der Schwangerschaft verboten:

- Engelwurz (Chin.)
- Kurkumawurzel
- Myrrhe
- Pfirsichkerne
- Weihrauch
- Färberdistel
- Liebstöckel
- Ochsenkniewurzel
- Rosmarin
- Ginkgo
- Mariendistelsamen
- Pfingstrosenwurzel (Rote)
- Salbeiwurzel

Fertigpräparate

- Omega-3-Fettsäuren, z.B. in Lachsölkapseln, Perillaölkapseln, Nachtkerzenölkapseln
- Pinienrindenextrakt **(Pycnogenol):** ein starkes Antioxidans mit entzündungshemmenden sowie immunsuppressiven Eigenschaften, fördert die Mikrozirkulation
- Weihrauch-Kapseln **(H15, BS-85)** mit Boswelliasäure, tägl. 1 Kapsel, wirkt entzündungshemmend, *Xue* bewegend

Blutbewegender Tee: 20 g Färberdistelblüten, 50 g Angelikawurzel, 10 Stk. innere Pfirsichkerne, 30 g Damiana, 20 g chin. Salbeiwurzel, 10 g Süßholz mischen. 1 TL der Mischung aus Wurzeln und Kernen 20 min köcheln, die letzten 3 min Färberdistelblüten und Damiana (bei Kältegefühlen zudem eine halbe Zimtstange) mitziehen lassen. Bei spärlichen, schmerzhaften Blutungen mit dunklem Regelblut, Neigung zu Verstopfung und Taubheitsgefühlen. Tägl. 3 Tassen trinken.

Klassische chinesische Rezepturen

Xue-Stase kombiniert mit

- **Xue- und Yin-Mangel**

  Liuwei dihuang wan (Pille mit sechs Geschmacksrichtungen) mit Pfirsichkernen und chin. Engelwurz, stützt und stärkt das *Yin* und *Xue*, stützt den Funktionskreis Niere und das *Jing*.

- **Xue- und Qi-Mangel**

  Bazhen tang oder *Precious Sea* (von G. Maciocia) ergänzen das *Qi* und *Xue*, stützen das *Jing* und harmonisieren den *Chong mai*, besonders nach Fehlgeburten.

  Bazhen yimu tang (Acht-Schätze-Pille für die Mutter) bei Müdigkeit, Schwäche, Appetitlosigkeit, Unfruchtbarkeit.

- **Qi-Stagnation**

  Xuefu zhuyu tang (Dekokt, das Stasen aus der Versammlungshalle des *Xue* vertreibt) bewegt und reguliert das *Xue*, löst Stasen des *Xue* und *Qi* auf, harmonisiert und stützt den Funktionskreis Leber. Bei Schmerzen im Brustraum, Herzklopfen, Schlaflosigkeit, chronischen, stechenden Kopfschmerzen.

  Gexia zhuyu tang (Dekokt, das *Xue*-Stasen unterhalb des Diaphragmas eliminiert) bewegt das *Xue* und das *Qi*, zerstreut *Xue*-Stasen. Bei fixierten, krampfartigen Schmerzen im Unterbauch mit wenig klumpigem Regelblut, tastbaren Massen (Myome, Zysten), häufig bei PMS, Regelschmerzen und Endometriose verwendet.

  Stir Field of Elexir (von G. Maciocia) bewegt *Xue* im Unteren Erwärmer und Uterus, löst *Xue*-Stasen. Bei stechenden Regelschmerzen, mit klumpigem Blut, häufig bei Endometriose verwendet.

- **Kälte**

  Aifu nuangong wan (Pille, die die Gebärmutter wärmt, mit Beifuß und Nussgraswurzel) zerstreut Kälte aus der Gebärmutter, harmonisiert die Breite Torstraße und den Nebenfunktionskreis Uterus, bewegt und ergänzt das *Xue*, stärkt das Nieren-*Yang*. Bei Kältegefühlen und Schmerzen im Unterleib.

  Shaofu zhuyu tang (Dekokt, das *Xue*-Stasen im Unterbauch austreibt), ein Rezept, das häufig auch bei Endometriose verschrieben wird. Bei starken Blutungen mit großen dunklen Blutklumpen und starken Unterleibsschmerzen, die sich auf Wärme bessern.

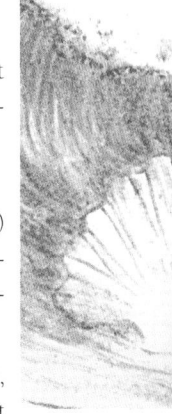

Guizhi fuling wan (Pille mit Zimt und Poria-Pilz) bewegt das *Xue*. Z. B. bei chronischen Entzündungen, Schmerzen im Unterleib, die sich durch Druck verschlechtern.

- **Xue-Stase im Unteren Erwärmer und Uterus**
  Stir Field of Elexir (von G. Maciocia) bei stechenden Regelschmerzen mit klumpigem Blut, häufig bei Endometriose verwendet.

- **Hitze**
  Taohong siwu tang (Dekokt aus vier Zutaten, mit Färberdistelblüten und Pfirsichkernen) bewegt und ergänzt das *Xue*. Bei verkürztem Menstruationszyklus mit starken Blutungen und dunklen Klumpen, Müdigkeit, blassem Teint, starkem Durstgefühl.

  Fu liu wan (Pille von You-wei Chu), diese Rezeptur aus einer alten chinesischen Ärztefamilie bewegt das *Xue*, leitet Hitze aus. Bei starken Schmerzen vor und bei Beginn der Regel, sehr starker Regel und Verstopfung.

Akupressur

- MP6 und MP8 bewegen das *Qi* und das *Xue*.
- Bl17 und MP10 bewegen das Blut und lösen Stasen.
- Bl11 belebt das *Xue*. Bei Schmerzen im Schulter- und Nackenbereich.
- MP4 rechts und Pc6 links regulieren den *Chong mai* und lösen Blutstaus.
- Le5 belebt das Leber-*Xue*.
- Bl60 und Bl58 bewegen das *Xue* und kräftigen die Hüfte.
- Le3 und Le8 lösen *Qi* und bewegen *Xue*, lösen abdominale Massen auf.
- Ni13 reguliert *Bao mai* und *Chong mai*, die Menstruation und *Qi* und *Xue* im Unteren Erwärmer.

Qi-Gong-Übungen

Lebenskreisel: Sie stehen gerade, die Hände zur Seite ausgestreckt, die Handflächen nach unten. Sie drehen sich, wie das auch Kinder gerne tun, im Uhrzeigersinn um die eigene Achse, insgesamt 21-mal.

Öffnung zum Leben: Sie knien auf dem Boden, die Zehen aufgestellt, die Hände hinten auf den Oberschenkeln und lassen den Kopf auf die Brust sinken. Beim Einatmen bewegen Sie den Kopf nach hinten, bis Ihr Körper einen Bogen bildet. Beim Ausatmen geht der Kopf wieder langsam nach vorne und sinkt auf die Brust. Insgesamt 21-mal wiederholen.

Den Teig rühren. Sie knien auf dem Boden wie eine Katze, die Hände nach vorne, der Kopf leicht nach unten gesenkt. Dann beginnen Sie einen Katzenbuckel zu machen und das Becken einmal rechts und einmal links herum kreisen zu lassen. Der Oberkörper bewegt sich dabei nicht. Insgesamt 21-mal in beide Richtungen, gerade so, als ob Sie einen Teig rühren würden.

Andere Heilverfahren

Bewegung
Bewegung in jeglicher Form hilft, das *Xue* zu beleben, wie Radfahren, Schwimmen, Laufen, Tanzen und Trampolinspringen.

Finger-Yoga
Lob des Lebens: Alle Fingerspitzen gegeneinanderlegen, wie wenn man einen kleinen Ball umfasst, dann Finger gestreckt spreizen, dass die Finger wie beim Beten mit gefalteten Händen aneinanderliegen. Dann Finger wieder krümmen. Insgesamt 35-mal öfters am Tag die Übung durchführen. Diese Handbewegung führt man häufig auch unbewusst aus.

Aromatherapie
Herbe, harzige Duftnoten, die durchblutungsfördernd wirken, werden meist als besonders angenehm empfunden. Harze wie Weihrauch und Myrrhe lösen nach der TCM einen tiefen *Xue*-Stau in den kleinen *Luo*-Gefäßen. Aufgrund ihres intensiven Duftes und der schlechten Löslichkeit in der Duftlampe sind diese Öle äußerst sparsam am besten nur in Massageölen zu verwenden.

- Angelikawurzel
- Kurkuma
- Liebstöckel
- Muskatellersalbei
- Myrrhe
- Rosmarin
- Schafgarbe
- Weihrauch
- Zedernholz

Rezepturvorschlag
Massageöl der Scheherazade (s. Seite 309)

Fertigmischung
Rosengeranie-Lavendel Massageöl (Original IS Aromamischung) mit Lavendel, Rose, Rosengeranie, Weihrauch und Ringelblume in Walnussöl. Beruhigt, entspannt und kühlt.

Visualisierungen
Entwirren des Knäuels: Sie können sich vorstellen, dass ein großer Wirrwarr roter Wolle vor Ihnen liegt. Sie suchen ein Fadenende und beginnen, die Wolle zu entwirren. Allmählich nimmt das Chaos ab und Sie können sich aus der Wolle einen wärmenden kuscheligen Pullover stricken.

Kanalputzer: Sie können sich ein großes Haus vorstellen, das von Versorgungsrohren, die Wasser und Energie leiten, durchzogen ist. In Ihrem Haus ist es dunkel und kalt, weil in

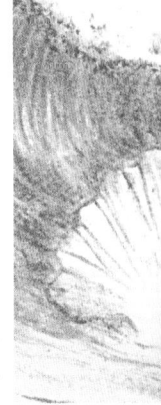

einigen Rohren sich Kalk angelagert hat und zudem die Stromkabel unterbrochen sind. Sie beginnen die Rohre durchzuputzen und spülen warme kalklösende Flüssigkeiten durch die Rohre. Da beginnt die Versorgung wieder zu funktionieren, Sie können das Haus wieder wärmen und aus dem Wasserhahn fließt wieder gleichmäßig das Wasser. Die unterbrochenen Stromkabel reparieren Sie auch. Der Strom beginnt wieder zu fließen und es wird hell und warm in Ihrem Haus.

Herz-*Qi*-Stagnation und Mangel des Funktionskreises Herz

»Wenn das Herz-Blut schwach ist, kann das Herz-Qi nicht zum Uterus hinabsteigen und der Uterus wird unfruchtbar.« (Sun Simiao)

Bei Mangel des Funktionskreises Herz fühlt sich oft die Körpermitte unterhalb des Brust-beinendes (Kg14) wie leer an. Häufige Fehlgeburten, tiefe Traurigkeit, Gefühl des »Gestresst-Seins«, Orientierungslosigkeit, Hastigkeit, Sinnlosigkeit, Ängstlichkeit, Zaghaf-tigkeit können beobachtet werden, ebenso wie Getriebensein, Widersprüchlichkeit, Ver-gesslichkeit, Schlaflosigkeit, Kurzatmigkeit bei Belastung, Stottern, Schwitzen bei gering-ster Belastung, blasser Teint und Herzklopfen. Oft gibt es in der Vorgeschichte bereits Phasen von Ovulationsstörungen oder Amenorrhö. Im Labor finden sich häufig gestörte LH-, FSH- und Östrogenspiegel. Die Zungenspitze ist oft blass oder eingezogen.

Basaltemperaturkurve: Sehr instabile 1. Zyklusphase mit vielen Aufs und Abs im Kurven-verlauf, manchmal steigt die Temperatur sogar bis auf die Höhe der Lutealphase.

Ursachen

Der Funktionskreis Herz stellt nach der TCM den emotionalen Mittelpunkt des Körpers, den »Kaiser«, dar und das »Haus des Geistes«. Das Herz steht für Kommunikations- und Ausdrucksfähigkeit, für Offenheit und Kommunikationsfähigkeit, Begeisterungs- und Lernfähigkeit. Einsicht, Inspiration und sich verlieben zu können, gehören ebenfalls dazu. Eine Blockade oder ein Mangel des Herz-Qi kann durch übermäßiges Grübeln, emotionale Erschütterungen, Schock oder durch unverhältnismäßig hohen Energieverbrauch im Funktionskreis Milz-Pankreas entstehen. Frauen, die sich viele Sorgen um andere machen, z. B. ewig jammernde und gleichzeitig dominante Familienangehörige zufriedenzustellen haben, verlieren chronisch Herz-*Qi*.

Wer sich sehr anstrengt, aber keine Anerkennung oder auch klare Anleitung erfährt, sondern eher Vorwürfe, kommt leicht in einen Herz-Qi-Stau und auch Herz-*Xue*-Mangel (Burn-out). Auch eine Anorexie (Magersucht) in der Vorgeschichte oder massive Kind-heitstraumen können den Energiefluss im Funktionskreis Herz, im *Chong mai* (Meer des Blutes) und *Ren mai* (Konzeptionsgefäß) durcheinanderbringen.

Auch wiederholte erfolglose künstliche Befruchtungen oder Fehlgeburten führen zu einem Mangel an Herz-Qi, mit der Folge, dass die Verbindung vom Herz zum Uterus über das *Bao*-Gefäß unterbrochen wird. Oft kommt es bei der 1. oder 2. künstlichen Befruchtung zu einer Schwangerschaft, die jedoch möglicherweise in einer Fehlgeburt endet. Weitere Versuche führen zu keinem Erfolg. Als Folge können Regelstörungen auftreten. Oft stellt sich subjektiv das Gefühl ein, das Kind nicht greifen oder fassen zu können, man hat Angst vor einer neuen Enttäuschung, oder die Hoffnung, je ein Kind bekommen, schwindet.

Behandlung mit TCM

Therapieprinzip: Stagnation lösen, Herz-Qi stärken, *Xue* aufbauen, viele Streicheleinheiten, Massagen und Ruhephasen.

Diätetik

Das Herz sollte über die Mitte gestärkt werden sowie über eine Stärkung des *Xue* und des *Yin*, da nur wenige Nahrungsmittel direkt herzstärkend wirken. Die Speisen sollten möglichst gedünstet oder blanchiert und warm serviert werden.

- Getreide: Weizen, Hafer
- Gewürze: Rosmarin, Basilikum
- Obst: Datteln, Himbeeren, Hagebutten, Kirschen, Maulbeerfrüchte, Heidelbeeren
- Gemüse: Rote Bete, Mungbohnen, Dinkel, Kichererbsen, Mais, Lotuswurzel, Kartoffel, Bockshornklee
- Sonstiges: Kakao, Schokolade, Weißdorn, Dattelsirup, Lakritze, Leinsamen, grüner Tee
- Milchprodukte: Frischkäse

Vermeiden:

- Kaffee, Alkohol, Nikotin

Morgendliches Stärkungsmüsli: 1 Tasse grobe Haferflocken, 1 Handvoll Haselnüsse, 2 EL Sonnenblumenkerne, 1 EL Dattelklar, 1/2 Tasse Apfelsaft, etwas Zimt und frisches Obst nach Belieben (Ananas, Kirschen, Weintrauben etc.), Schokoladenraspeln. Haferflocken, Sonnenblumenkerne und Nüsse in einer Pfanne anrösten, mit heißem Wasser aufgießen und ca. 15 min weiter köcheln lassen. Obst klein schneiden und zum Schluss zugeben. Mit Dattelklar und Zimt abschmecken, zum Schluss mit Schokoladenraspeln bestreuen.

Himbeermilch: 100 g frische Himbeeren, 250 ml Milch, Vanillemark, brauner Zucker. Himbeeren im Mixer zerkleinern, Milch zufügen, mit Vanille und Zucker abschmecken.

Heilkräuter

Herzstärkende Heilkräuter sind auch in der westlichen Kräuterheilkunde ein Begriff. Aber auch die Mitte stärkende Kräuter sind hier geeignet.

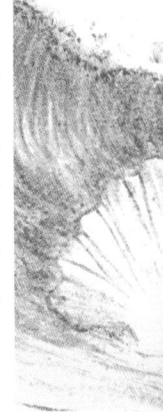

383

- Baldrian
- Johanniskraut
- Odermenning
- Schizandrae
- Himbeeren (unreife)

- Ginseng
- Jujubenfrüchte
- Passionsblume
- Süßholz
- Weißdorn

- Hagebutten
- Melisse
- Rosmarin
- Tragant (Chin.)

Herzwein: Je 2 TL Schafgarbe, Melisse, Weißdornblüten, Baldrianwurzel und Rosmarin, 1 Zimtstange, 1 Flasche guten Rotwein. Die möglichst frischen Zutaten klein schneiden, dem Wein zusetzen und 2 Wochen an der Sonne stehen lassen, tägl. schütteln und in braune Flaschen abfüllen. Tägl. abends ein Stamperl trinken.

Fertigpräparate
- Weißdornsaft aus dem Reformhaus
- Wolfsbeerensaft (Goji-Saft) aus dem Reformhaus

Klassische chinesische Rezepturen
- **Herz-Qi-Stase mit Hitze**

  Tianwan buxin dan (Pille des himmlische Kaisers, zur Stützung des Funktionskreises Herz) beruhigt und gleicht aus, stützt *Yin*, *Xue* und *Qi*, kühlt Hitze und kanalisiert Schleim. Bei Nachtschweiß, Hitzegefühl am Abend, Agitiertheit, Depressionen und Müdigkeit.

  Heavenly Emperess (von G. Maciocia), eine Abwandlung von *Tianwan buxin dan,* stärkt den Funktionskreis Herz. Bei geistiger Unruhe, Nachtschweiß, trockener Kehle, traumgestörtem Schlaf, Depression, Agitiertheit.

  Good Night (von T. Kaptchuk) nährt das *Xue* und *Yin* des Herzens, beruhigt das *Shen*, beruhigt Hitze. Bei Einschlafstörungen, heftigen Träumen, Angst, Albträumen, Schlaflosigkeit, unruhigem Schlaf.

- **Herz-Qi-Stau und Mitte-Mangel**

  Guipi tang (in den Funktionskreis Milz einfließendes Dekokt) stützt und harmonisiert die Mitte, ergänzt das *Xue* und stützt den Funktionskreis Herz. Bei Vergesslichkeit und Müdigkeit.

  Calm the Shen (von G. Maciocia), eine leichte Abwandlung von *Guipi tang,* stärkt die Funktionskreise Herz und Milz. Bei Herzklopfen, schlechtem Gedächtnis, Müdigkeit, Schwächegefühl, Appetitmangel.

  Peace Pearls (von H. Frühauf) beruhigt das Herz, stärkt die Fähigkeit der Nieren, das *Yang* zu sammeln, besänftigt das *Shen*, nährt das Herzblut, entfernt Schleim aus den Öffnungen des Herzens. Bei Ängsten, Schlaflosigkeit, Herzklopfen, chronischem Stress.

Akupressur

- Le2 stützt und harmonisiert den Funktionskreis Leber, kühlt. Bei Schlafstörungen, Migräne, Sehstörungen.
- He3 wirkt psychisch ausgleichend, antidepressiv, beruhigt. Bei Stresserschöpfung und steifem Nacken.
- He7 beruhigt, belebt den Funktionskreis Herz, kühlt. Bei Unruhe und Reizbarkeit.
- Pc6 links stützt die Funktionskreise Milz und Herz, beruhigt den Funktionskreis Leber. Bei Verzagtheit, Ängstlichkeit, Entschlusslosigkeit, Steifheit im Nacken.
- MP6 rechts stützt den Säftehaushalt. Bei Spannungsgefühl in der Leibesmitte, Schweregefühl in den Beinen.
- Pc7 kühlt den Funktionskreis Herz, nimmt Druck von der Brust.

Qi-Gong-Übung

Die Kraft sammeln für den Kampf: Sie stellen sich mit parallel ausgerichteten Füßen zwei Fußbreit auseinander, die Arme abgewinkelt, die Hände zu Fäusten geballt. Beim Einatmen können Sie sich vorstellen, wie Ihr Atem in Ihrem Unterleib fließt. Beim Ausatmen fließt er vom Bauch langsam in die rechte Faust, die sich wie zu einem Schlag langsam nach vorne bewegt. Beim Einatmen fließt der Atem wieder zurück in den Unterleib, während sich die Faust wieder langsam zurückzieht. Beim Ausatmen bewegt sich diesmal in der Vorstellung der Atem in die andere Faust, diese dabei langsam nach vorne zu einem Schlag. Beim nächsten Einatmen fließt der Atem wieder in den Unterleib, beim Ausatmen wieder in die andere Faust, die sich diesmal langsam zur Seite bewegt und beim Einatmen wieder zurück. Beim nächsten Atmen wieder in den anderen Arm. Diesen Übungszyklus mindestens 7-mal wiederholen.

Andere Heilverfahren

Heilbäder

Rosmarinbad: Je 1 Handvoll Rosmarin, Schafgarbe und Orangenblüten mit 3 Liter kochendem Wasser übergießen, 20 min ziehen lassen und den Absud dem Badewasser zufügen, oder die Kräuter in ein Säckchen geben und ins Badwasser legen.

Kneippwechselbäder: Abwechselnd warm und kalt duschen, anschließend nicht abtrocknen und warm eingepackt ruhen. Kneippgüsse nie mit kalten Füßen oder vollem Magen durchführen.

Aromatherapie

Wohlriechende fruchtige Duftnoten helfen zu entspannen und wieder Hoffnung zu tanken. Sie können als Duftparfüm oder als Duftbad das Herz stärken. Wissenschaftliche

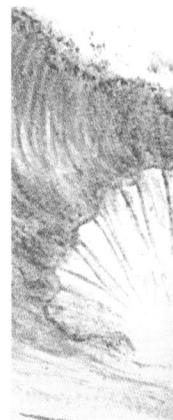

385

Untersuchungen konnten sogar die positive Wirkung einiger Duftnoten (Litsea) auf Herzrhythmusstörungen bestätigen.

- Basilikum
- Iris
- Neroli
- Patchouli
- Benzoe
- Jasmin
- Muskatellersalbei
- Sandelholz
- Grapefruit
- Litsea
- Rose
- Ylang-Ylang

Rezepturvorschlag

Corazonöl: 5 Tr. Grapefruit, 3 Tr. Basilikum, 1 Tr. Iris, 5 Tr. Muskatellersalbei, 2 Tr. Neroli und 3 Tr. Ylang-Ylang in 20 ml Jojobawachs. Duftmischung für ein Duftparfüm oder ein Massageöl sowie als Badezusatz.

Als Duftparfüm: mehrmals tägl. an den Akupunkturpunkten He7, He3 und Pc6 auftragen.

Als Badezusatz: 25–30 Tr. des Duftparfüms oder 5–7 Tr. der Mischung in einen Emulgator wie Sahne, Honig oder neutrale Seife geben.

Fertigmischung

Für Zwei (Original IS Aromamischung) als Naturparfüm oder für die Duftlampe, mit Ingwer, Jasmin, Koriander, Muskatellersalbei, Neroli, Rosengeranie, Sandelholz, Ylang-Ylang.

Finger-Yoga

Yoni und Lingam vereinen sich: Wenn Sie bequem sitzen, legen Sie Ihre Hände in den Schoß. Ihre rechte Hand ballen Sie zu einer Faust, der Daumen zeigt nach außen und umfassen ihn mit der linken Hand. Die rechte Hand soll den Phallus symbolisieren, die linke Hand den weiblichen Schoß, die sich verbinden, um neues Leben entstehen zu lassen. Sie können diese einfache Übung öfter am Tag durchführen.

Das Herz stärken: Daumen, Zeigefinger und Mittelfinger jeder Hand zusammenpressen, den kleinen Finger ausstrecken. Dabei tief ein- und ausatmen. Den Zeigefinger abbiegen, bis er den Daumenballen berührt. Über den Zeigefinger hinweg die Daumenspitze mit der Mittel- und Ringfingerspitze zusammenbringen, den kleinen Finger ausstrecken. Jeweils 9-mal 5–10 min tägl. üben.

Visualisierung

Leerer Platz: Auf der einen Seite verspüren Sie eine große Sehnsucht nach Ihrem Kind, auf der anderen Seite haben Sie jeden Monat aufs Neue immer wieder die bittere Erfahrung gemacht, dass sich die Hoffnungen bisher nicht erfüllten und der Platz in Ihrer Gebärmutter leer blieb. Stellen Sie sich diesen leeren Platz vor und beobachten Sie dann, wie ein Kind dort spielt, strampelt oder schläft. Sie können mit ihm spielen oder es auch nur behüten und darauf achten, dass es keiner stört. Dann können Sie sehen, was passiert, wenn das Kind Sie anlächelt und was Sie dabei empfinden. Vielleicht ruft es Ihnen etwas zu oder gibt Ihnen ein Zeichen. Was empfinden Sie bei dieser Vorstellung in Ihrem Unterleib? Was wünschen Sie sich? Sie oder Ihr Partner können bei dieser Übung auch die warme Hand auf den Unterbauch legen.

Feuchte Hitze befällt die Gebärmutter

Die dumpfen, brennenden Schmerzen können im Steißbein sitzen, das sich wie wund anfühlt, und in die Beine ausstrahlen. Die Schmerzen verstärken sich auf Druck. Manchmal kommt zu den brennenden Schmerzen ein Hitzegefühl und auch Fieber während der Regel hinzu. Das Regelblut ist rot, mit großem Volumen, und hat einen starken und fauligen Geruch. Dazu können große Mengen von stinkendem, gelblichen Ausfluss kommen sowie Juckreiz in der Scheide oder am Anus. Gynäkologische Untersuchungen ergeben häufig einen Pilz- oder Chlamydienbefall. Übelriechender Durchfall mit Schleim oder Blut, trüber Urin und innere Unruhe sind zu beobachten. Die Haut ist oft von dicken gelben Aknepusteln übersät. Hitzegefühle ohne Durst bieten ebenfalls einen Hinweis. Häufig besteht eine Neigung zu Übergewicht sowie PCO und Zystenbildung. Die Zunge zeigt einen gelben, schmierigen Belag.

Ursachen

Meist geht diesem Disharmoniemuster eine lange Geschichte von Entzündungen im Unterleib voraus, ferner basiert es auf vielen Enttäuschungen in Ohnmachtssituationen, die traurig und gleichzeitig wütend machen. Die Feuchtigkeit kann bis zum Herzen aufsteigen und eine matte Stimmung erzeugen. Aber auch übermäßiger Alkoholgenuss und fette, scharfwürzige Speisen tragen zu diesem Muster bei. Während der Menstruation, der Geburt und im Wochenbett ist die Gebärmutter offen und das *Bao mai* leer. Äußere Feuchtigkeit und Hitze können leicht tief ins Innere eindringen, z. B. wenn während einer Geburt eine gereizte, negative Stimmung oder indirekte Abwertungen von der Hebamme oder dem Arzt verbreitet werden. In solchen Fällen kann es schwierig sein, wieder schwanger zu werden.

Behandlung mit TCM

Therapieprinzip: Feuchtigkeit ausleiten, Hitze klären und die Mitte stärken.

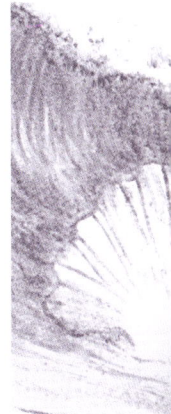

Diätetik
Die Nahrungsmittel sollten einfach zubereitet sein und ihr Eigenaroma entfalten. Empfohlen wird reichlich Gemüse, leicht Verdauliches, aber auch Scharfes. Fleisch, Fettes und Milchprodukte sollten möglichst vermieden werden.

- Getreide: Hiobstränen, Amaranth, Rundkornreis, Buchweizen, Kolbenhirse, Mais, Gerste, Polenta, Quinoa, Roggen
- Hülsenfrüchte: Bohnen, Erbsen, Mungbohnen, Soja, Linsen, Kichererbsen
- Gemüse: Rettich, Wurzelgemüse, Karotten, Löwenzahn, Auberginen, Chinakohl, Stangensellerie, Salat, Spinat, Mangold, Lauch, Zwiebel, Gurken
- Salate: Sojasprossen, Weizenkeime, Brunnenkresse, Löwenzahnblätter, Gänseblümchen, Rucola, Kapuzinerkresse
- Gewürze: Meerrettich, Knoblauch, Senf
- Obst: Papaya, Kirschen, Ananas, frische Kokosnuss, Heidelbeeren
- Fleisch und Fisch: Wachteln, Huhn, Sardellen
- Samen: ungesalzene Pistazien, Kürbiskerne, Wassermelonenkerne, Leinsamen
- Getränke: grüner Tee, roter Tee, Roibuschtee, Lapachotee
- Öle: Olivenöl
- Sonstiges: Tofu

Vermeiden:

- Bananen
- Nüsse, Schokolade
- Alkohol
- Milch, Milchprodukte
- Pommes frites, fettes und schweres Essen
- Auszugsmehl, raffinierter Zucker, Süßwaren

Hiobstränen mit Rettichgemüse: 1 Tasse Hiobstränen, 1 schwarzer Rettich, 2 Karotten, 100 g Zuckererbsen, 1 Frühlingszwiebel, Sojasoße. Hiobstränen wie Reis zubereiten, Karotten und Rettich sehr fein schneiden und zusammen mit Zuckererbsen in heißem Wasser kurz blanchieren, klein geschnittene Frühlingszwiebeln und Sojasoße mischen, mit Salz und Zitronensaft abschmecken, über das Gemüse geben.

Heilkräuter
Feuchte Hitze ausleitende und trocknende Heilkräuter sind hier geeignet, die häufig zudem eine pilztötende und antibakterielle Wirkung haben:

- Frauenmantel
- Hiobstränen
- Ringelblumen
- Gardenienfrüchte
- Löwenzahnwurzel
- Storchschnabel
- Geißblatt (Japan.)
- Odermennig
- Verbene

Reinigungstee: 20 g Löwenzahnwurzel, 20 g Frauenmantel, 30 g Storchschnabel, 50 g Hiobstränen, 20 g Schachtelhalm, 20 g Brennnesselblätter, 20 g Salbeiwurzel, 10 g Süßholzwurzel mischen. 1 TL dieser Mischung mit 1 Tasse heißem Wasser aufbrühen und

20 min ziehen lassen. Bei Neigung zu Schleimbelastung mit Akne. Tägl. einen Liter trinken. Bei Neigung zu starkem Ausfluss kann die Mischung auch zu einem Sitzbad verwendet werden.

Fertigpräparate
- **Wobenzym N:** ein Enzympräparat (mit Bromelain aus der Ananas und Papain aus der Papaya sowie Trypsin, Chymotrypsin, Rutosid, Pankreatin), wirkt entzündungshemmend, immunregulierend und Schleim ausleitend. 3-mal tägl. 3 – 5 Tabletten, wodurch die Behandlung teuer wird.
- **Majorana/Melissa Vaginalzäpfchen** (von Weleda) bei Scheideninfektionen mit Juckreiz
- **Angocin Anti-Infekt N** mit Meerrettichwurzel und Kapuzinerkresse bei Scheideninfektionen, chronischen Harnwegsinfekten
- **Symbioflor 1** zum Aufbau der Schleimhautflora nach Antibiotikaeinnahme

Klassische chinesische Rezepturen
- **Hitze und Feuchtigkeit**
  Longdan xiegan tang (Enzian-Dekokt zur Zerstreuung des Funktionskreises Leber) leitet Hitze und Feuchtigkeit aus, harmonisiert und stützt den Funktionskreis Leber. Bei gelbem vaginalen Ausfluss, Schwellung des äußeren Genitales (Vorsicht bei Mittenschwäche, nicht zu lange einnehmen).

  Clear the Palace (von G. Maciocia) löst Nässe und Schleim im Genitalbereich. Bei PCO, Unterleibsinfektionen in der Vorgeschichte, unregelmäßigen Blutungen, Schweregefühl, fettiger Haut.

- **Feuchte Hitze und Milz-Qi-Mangel**
  Drain the Jade Valley (von G. Maciocia) bei mitzyklischen Schmerzen, Juckreiz in der Scheide und am Darm, Pilzinfektionen, nach unten drückendem Gefühl, fettiger Haut, Zysten.

Akupressur
- Ma28 ist wohltuend für die Gebärmutter und Blase, normalisiert die Wasserausscheidung. Bei Kältegefühl im Oberschenkel und Regelschmerzen.
- Le1 kräftigt und löst das *Qi*, bewegt das *Xue*, entspannt.
- Le8 nährt und kühlt das *Xue*, ist wohltuend für die Gebärmutter.
- Ni10 und MP9 leiten feuchte Hitze aus.
- MP6 leitet feuchte Hitze aus und reguliert den Säftehaushalt.
- MP39 stützt die Wehrenergie, leitet feuchte Hitze aus.

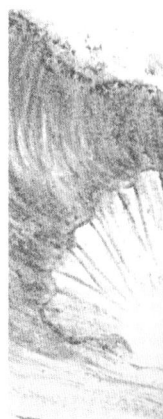

389

Qi-Gong-Übung
Den Magen anregen: Falls die Hände nicht warm sind, zuerst kräftig gegeneinanderreiben, um das *Yang* zu wecken. Dann die sog. Magenzone zwischen dem Daumen und dem Zeigefinger (Di4) massieren. Anschließend im Stehen oder Sitzen die rechte Handfläche auf den Magen legen, die linke auf die Gebärmutter und langsam ein- und ausatmen. Mit dem Handballen im Uhrzeigersinn die Magengegend massieren und beim Ausatmen langsam »Hu« sprechen.

Andere Heilverfahren

Heilbäder
Storchenbad: 30 g Frauenmantel, 50 g Schachtelhalm, 30 g Ringelblumen, 30 g Schafgarbe und 30 g Storchschnabel mischen. Von der Mischung eine Handvoll mit 3 Liter kochendem Wasser übergießen, 10 min ziehen lassen, dann abseihen, mit kaltem Wasser verdünnen, bis die Temperatur angenehme 35–40 °C hat. Eine Woche lang 10–20 min tägl. ein Sitzbad nehmen. (Eine Anleitung für Sitzbäder finden Sie auf Seite 244.)

Eichenrindenbad: Eine Handvoll Eichenrinde in 3 Liter Wasser 20 min köcheln lassen, dann 3 min lang 30 g Kamillenblüten hinzugeben. Abseihen und auf eine angenehme Temperatur abkühlen. Als Fertigpräparat kann **Quercus-Essenz** von Wala verwendet werden. Bei juckenden Scheideninfektionen.

Aromatherapie
Ätherische Öle, die wundheilungsfördernd, trocknend und kühlend wirken, können insbesondere für Sitzbäder verwendet werden. Auch Teebaum eignet sich gut als Einzelöl für ein Sitzbad.

- Cajeput
- Melisse
- Rosengeranie
- Teebaum
- Kamille blau
- Pfefferminze
- Schafgarbe
- Zeder
- Lavendel fein /extra
- Rosa damascena
- Sandelholz
- Zypresse

Rezepturvorschlag
Klärungssöl: 3 Tr. Kamille, 5 Lavendel, 2 Tr. Melisse, 2 Tr. Rose, 5 Tr. Teebaum und 3 Tr. Zeder mischen.

5–7 Tr. der Grundmischung mit 2 EL Totem-Meer-Salz oder 5 EL Apfelessig für ein Sitzbad (Anleitung s. Seite 244) vermischen. Bei Neigung zu Pilzinfektionen.

Fertigmischung
Sitzbad (Original IS Aromamischung) mit Kamille blau, Lavendel, Rose, Rosengeranie, Schafgarbe in Totes-Meer-Salz.

Finger-Yoga

Feuerbändiger: Die Daumenspitze an die Wurzel des kleinen Fingers legen und die Hand zur Faust schließen, den Daumen fest umschlossen halten. Mehrmals wiederholen.

Für den Mann

»Es ist leichter, 10 Männer zu behandeln als eine Frau.« (chinesisches Sprichwort)

Allgemeines

Ursachen

Die Spermienproduktion reagiert sehr fein auf verschiedenste Umwelt- und Stresseinflüsse. Vor allem Umweltgifte (u. a. Weichmacher, östrogenhaltiges Fleisch) werden für den in allen Industrienationen beobachteten Rückgang der Spermienzahlen gegenüber früheren Jahren verantwortlich gemacht.

Bei Tieren bewirken Niederlagen gegenüber stärkeren Gegnern eine Hemmung des Testosterons und der Spermienproduktion. Auch aus dem Tennissport ist bekannt, dass gewonnene oder verlorene Matches direkt die Testosteronwerte beeinflussen. Patienten mit schlechten Spermienbefunden haben häufig demütigende Erfahrungen, Abwertungen und Niederlagen in »Revierkämpfen« mit männlichen Autoritätspersonen (Vater, Lehrer, Vorgesetzte oder Chefs) erlebt. Meist sind ihnen diese Erfahrungen sogar noch sehr präsent in Erinnerung: »Ich muss mir von Leuten was befehlen lassen, die weniger kompetent sind als ich es bin.« Ein schlechtes Spermiogramm oder das monatliche Ausbleiben einer Schwangerschaft bei der Frau kann diese Muster verstärken und unbewusst ebenfalls als Niederlage und Versagen empfunden werden.

Die schulmedizinischen Behandlungsmöglichkeiten sind gering und umfassen die Behandlung von Infektionen sowie operative Behandlungen verdickter Hodenvenen (Varikozelen). Die ICSI wiederum bürdet die Hauptlast der Behandlung der Frau auf.

Viele Männer sind nichtschulmedizinischen Verfahren gegenüber skeptisch und auch froh, dass durch ein ICSI-Verfahren ihr »Problemanteil aus dem Weg geschafft« werden kann. Eine Behandlung nach den Kriterien der TCM kann jedoch die Spermienqualität verbessern, wie eine Studie zeigte (Pei et al. 2005) und so die Chancen einer ICSI-Behandlung erhöhen. Da die Spermienreifung ca. 90 Tage dauert, ist eine Wirkung mit TCM oder anderen komplementärmedizinischen Methoden frühestens nach drei Monaten zu erwarten. Vor einer geplanten ICSI sollte daher der Mann mindestens über drei Monate mit Akupunktur und Kräutern oder anderen komplementärmedizinischen Verfahren behandelt werden.

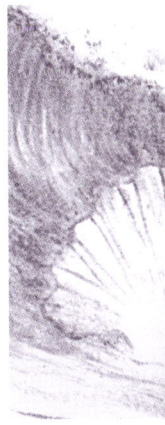

391

Behandlung mit TCM

Nach der chinesischen Medizin beruhen veränderte Spermiogramme meist auf einem Mangel im Funktionskreis Niere (s. Tab. 15). Es können aber auch Füllezustände vorkommen.

Tabelle 15: Disharmoniemuster männlicher Unfruchtbarkeit in der TCM

Muster	Spermiogramm	Symptome	Therapie
Mangelmuster:			
Nieren-*Jing*-Mangel	wenige und veränderte Spermien	Rückenschmerzen, allgemeine Erschöpfung, Hörschwierigkeiten, Vergesslichkeit, Kälte, nächtliches Wasserlassen	*Jing* nähren und adstringieren, *Qi* und *Xue* stärken
Nieren-*Yang*-Mangel	wenig bewegliche Spermien, wässriges Ejakulat, verlängerte Verflüssigungszeit	Libidoverlust, kalte Füße und Hände, Rückenschmerzen, Knieschmerzen, blasses Gesicht, nächtliches Wasserlassen, Erektionsprobleme	Nieren-*Yang* stärken, erwärmen
Nieren-*Yin*-Mangel	Spermien verändert, wenig zähe Samenflüssigkeit	Ruhelosigkeit, dünner Körper, Hitzegefühl am Abend, Tinnitus, Fersenschmerzen, Nachtschweiß, Rückenschmerzen, vorzeitiger Samenerguss,	Säfte nähren
Qi- und *Xue*-Mangel	wenig und kaum bewegliche Spermien, verlängerte Verflüssigungszeit	Erschöpfung körperlich und geistig, Kurzatmigkeit, Tinnitus, Herzklopfen, schwache Erektion	*Jing* nähren und adstringieren, *Qi* und *Xue* stärken
Füllemuster:			
Xue- und *Qi*-Stagnation	extrem wenig Spermien mit geringer Beweglichkeit	Varikozele, Impotenz, Hodenhochstand, blockierte Samenwege, trockene Haut, Reizbarkeit, Vergesslichkeit	*Qi*- und *Xue*-Stau lösen, Leber harmonisieren
Feuchte Hitze im Unteren Erwärmer	Samenflüssigkeit gelb (mit Eiter), Beweglichkeit der Spermien verringert, Verflüssigungszeit des Ejakulats verlängert	Ausfluss, vorzeitiger Samenerguss, manchmal schmerzhaftes Wasserlassen, chronische Entzündungen der Prostata	Feuchtigkeit umwandeln und ausleiten, Hitze klären

Diätetik

Nahrungsmittel

Die Nahrungsmittel sollten entsprechend den Disharmoniemustern ausgewählt werden. Einen speziell fruchtbarkeitsfördernden Ruf haben:

- Gemüse: Pastinaken, Artischocken, Spargel, Avocado, Macaknolle, Stangensellerie Flaschenkürbis
- Samen: Kürbiskerne, Brennnesselsamen, Sesam, Walnüsse, Haselnüsse, Pinienkerne, Zedernkerne, Sonnenblumenkeren, Kokosnüsse

- Salate: Portulak, Sprossen (Alfalfa, Rettich), Rucola
- Schalentiere: Austern
- Milchprodukte: Camembert
- Öle: Walnussöl, Kürbiskernöl, Sesamöl
- Pilze: Reishi, Mandelpilz
- Sonstiges: Mikroalgen (Spirulina), Bio-Eier, Wachteleier

Vermeiden:

- östrogenhaltiges Fleisch aus Massentierhaltung
- Nikotin, Alkohol im Übermaß

Kräuter-Omelett: 3 Eier von natürlich gehaltenen Hühnern, frische Brennnesselblätter (und Samen), frisches Basilikum, frischer Rucola. Zutaten klein schneiden, unter die Eier mischen, kräftig verschlagen, mit Salz und Pfeffer abschmecken und in einer Pfanne mit Olivenöl von beiden Seiten goldgelb anbraten.

Nahrungsergänzung

- Gelee royal: Blütenpollen, 3–6 Kapseln tägl. zur Erhöhung der Samenproduktion. (Bereits im Grab von Pharao Ramses II. wurde Gelee royal gefunden, das vermutlich bei den Ägyptern als Mittel zur Lebensverlängerung galt.)
- Lecithin: als rohes Lecithin oder als Eigelb 2-mal tägl. mit Möhrensaft, stärkt die Zellmembranen.
- Omega-3-Fettsäuren: ungesättigte Fettsäuren wie in Weizenkeim-, Sesam-, Leinsamen- oder Olivenöl, stärken die Zellwände der Spermien.
- Selen
- Zink: wichtig für die Spermienproduktion, zu viel davon kann die Spermienqualität jedoch mindern.
- Vitamin B12, Antioxidantien wie Coenzym Q10, Vitamin E und Vitamin C reduzieren den oxidativen Stress auf die Spermien.
- Lycopen: ist enthalten in roten Früchten wie Tomaten, Wassermelonen, Papaya, rote Grapefruit, Granatapfel, rote Weintrauben, Schalentieren, fördert die Spermienbeweglichkeit.
- L-Carnitin: 1 g tägl., fördert die Beweglichkeit der Spermien.
- L-Arginin fördert die Vermehrung der Spermien.

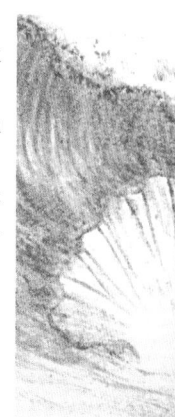

Heilkräuter
Potenzsteigernde und fruchtbarkeitsfördernde Heilpflanzen waren bei allen Völkern gefragt. Bei folgenden Heilkräutern wurde bisher auch wissenschaftlich eine positive Wirksamkeit auf die Spermien festgestellt:

- Ashvaganda
- Catuaba
- Ginseng
- Kornelkirsche (Japan.)
- Pflaume (Afrikan.)

- Brenndoldensamen
- Epimedii
- Guttapercharinde
- Macaknolle
- Sabalfrüchte

- Brennnesselsamen
- Erdburzeldornfrüchte
- Hirschhornsamt
- Morindawurzel
- Tragant (Chin.)

Schnapsansatz: 20 g Pfaffia paniculata, 20 g Brennnesselsamen, 20 g Ashvaganda, 20 g Brenndoldensamen, 20 g Kürbiskerne zerquetscht, 20 g Pfirsichkerne. Kräuter gut mischen. Auf ½ Liter Weingeist (am besten Korn, 64 Vol.%) nimmt man 100 g von der Kräutermischung, setzt alles in einem Glas 14 Tage lang an die Sonne und filtriert dann ab. Man nimmt tägl. ein Stamperl des Schnapses.

Fertigpräparate

- *FertilityBlend* für Männer (aus USA): L-Carnitin, Zink, Vitamin B6 und B12, Folsäure, Vitamin E, Grüntee-Extrakt, Selen
- *Profertil,* in Österreich entwickelt, in Deutschland als *Orthomol fertil* vertrieben: enthält ebenfalls verschiedene Vitamine und Spurenelemente (Kupfer, Selen, Zink) sowie L-Arginin, L-Carnitin, Glutathion, Ubichinon und wurde in einer kleinen Pilotstudie getestet (Imhof et al. 2007).
- *Pycnogenol:* Pinienrindenextrakt, dessen antioxidative Wirkung in mehreren Untersuchungen nachgewiesen wurde. In zwei Studien von Roseff et al. (1999, 2002) zeigte sich zudem eine Verbesserung der Spermienqualität und eine höhere Schwangerschaftsrate.
- *Phyto L Tropfen:* Die positive Wirkung auf die Hypophyse, das venöse System und das Lymphsystem wurde in klinischen Studien nachgewiesen.
- *Speman* (von Himalaya; im Internet oder bei der Römhild-Apotheke Dießen erhältlich, s. Seite 507): Die Kräutermischung wurde in mehreren klinischen Studien in Indien erfolgreich zur Steigerung der Spermienqualität und Spermienmenge getestet (Solepure et al. 1979, Limaye u. Madkas 1984, Dhaliwal et al. 2001) und wird v.a. bei Nieren-*Yang*-Mangel und *Qi*-Stau eingesetzt. Nicht geeignet bei *Xue*-Stau.
- *Deer Velvet Antler Plus* (aus Neuseeland, Bezug über das Internet) wird aus der Haut des Sika-Hirschgeweihs gewonnen. Es zeigte in einigen Studien eine Verbesserung der Spermien und der Immunabwehr. Hirschgeweih wird in der chinesischen Medizin traditionell bei männlicher Unfruchtbarkeit verwendet (auch von Vegetariern).

Studien mit Enzymen wie Kallikrein, Antiöstrogenen (Tamoxifen, Clomifen) und Androgenen (z.B. Andriol) konnten keine eindeutige Verbesserung der Spermienbeweglichkeit zeigen, in Einzelfällen wird jedoch von Schwangerschaften berichtet. Enzyme (z.B. Wobenzym) wirken am ehesten beim Störungsmuster feuchte Hitze.

Klassische chinesische Rezepturen

Zu folgenden Rezepturen liegen Studien aus China vor. Jedoch entsprechen chinesische Studien selten unseren westlichen Anforderungen, und überragende Ergebnisse (teils 80 % Erfolgsraten) sind daher vorsichtig zu beurteilen. Die Rezepturen werden bei diesen Studien auf den individuellen Fall abgestimmt.

- *Bushen yijing fang* (Rezept zur Unterstützung der Nieren und des *Jing*). Diese Rezeptur wurde in einer kleinen Studie mit 16 Paaren in China als sehr effektiv hinsichtlich der Schwangerschaftsraten befunden. Die Einnahme der Kräuter ging über einen ziemlich langen Zeitraum zwischen 1 und 2,5 Jahren, jedoch wurden alle 16 Ehefrauen schwanger.
- *Bushen shengjing wan* (Pille zur Beschleunigung der Samen). Diese Rezeptur zeigte in einer Studie am Anhui College of TCM (Hefei, China) eine Wirksamkeit auf die Regulierung von FSH, LH, Testosteron und Corticosteron (Chen u. Wen 1996).
- *Jisheng shenqi wan* (Pille für das Nieren-*Qi*). Dieses Rezept wurde ebenfalls am Anhui College of TCM an 87 Männern mit schlechtem Spermiogramm getestet und 49 Ehefrauen (56,32 %) wurden im Laufe der Studie schwanger (Yue et al. 1996).
- *Zhibo dihuang wan* (Rehmannia mit Annemarrhenae und Phellodendron). In einer chinesischen Studie wurde bei 90 Männern mit dieser Rezeptur die Unfruchtbarkeit erfolgreich behandelt.
- *Liuwei dihuang wan* (Pille mit sechs Geschmacksrichtungen). Dieses Dekokt wurde von Fu et al. in einer chinesischen Studie (2005) bei 100 Patienten mit immunologischer männlicher Unfruchtbarkeit zusammen mit Akupunktur gegenüber einer Kontrollgruppe, die oral Prednison erhielt, getestet. Die antispermalen Antikörper nahmen in der Akupunktur-/Kräutergruppe um 90 % ab, in der Prednisongruppe um 64 %, was einen deutlichen Hinweis auf eine Stärkung des Immunsystems durch die Kräuter-/Akupunkturbehandlung zeigte.
- *Shengjing zhongzi tang* (Unfruchtbarkeitsdekokt für Männer) wurde in mehreren wissenschaftlichen Studien untersucht und hierbei eine positive Wirkung auf FSH, LH, Testosteron und Kortisol festgestellt. Ferner zeigten sich hohe Schwangerschaftsraten (von 84 Paaren wurden 56 schwanger; Yang et al. 2002).

Eine Kombination von Kräuterdekokten mit Akupunktur ergab in einer klinischen Studie aus Guangzhou, China, mit 297 Patienten bessere Ergebnisse bei Spermiogrammen und Schwangerschaftsraten als die jeweils getrennte Gabe von Akupunktur und chinesischen Dekokten (Zheng 1997).

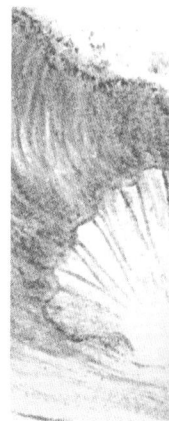

Akupressur

- Ni1, Ni3 stärken das Nieren-*Yin* und -*Yang* und klären Mangel-Hitze, stärken die untere Wirbelsäule.

- Ni11 stützt den Funktionskreis Niere, kühlt und leitet Feuchtigkeit aus. Bei Schmerzen am Genitale.
- Ni13 nährt den *Chong mai*, stützt den Funktionskreis Niere. Bei Druckgefühlen in der Brust, Miktionsstörungen.
- Lg4 kräftigt den Funktionskreis Niere und das *Xue*.
- Bl23 und Bl52 stärken das *Jing* sowie die Willenskraft, verbessern Impotenz und vorzeitige Ejakulation, heben die Stimmung.
- Bl26 harmonisiert den Unterbauch, zerschlägt Feuchtigkeitsblockaden. Bei Schmerzen im Unterleib, nach Hodentumoren, Durchfallneigung.
- Bl15 stärkt das Herz, reguliert *Qi* und *Xue*.
- Bl17 stärkt das *Xue*.
- MP6 dynamisiert den Säftehaushalt, bewegt das *Xue*. Bei Schwäche im Glied, Samenverlust.
- Ma30 reguliert das *Qi* im Genitale. Bei Schmerzen im Genitale, Schlupfhoden.
- Ma36 kräftigt das *Qi* der Mitte, reguliert die Verdauung. Bei Impotenz.
- Kg4, Kg6 wärmen den Funktionskreis Niere. Bei Hitze im Kopf, Kälte in den Beinen, Schmerzen im Genitale.

Andere Heilverfahren

Osteopathie
Bei männlicher Unfruchtbarkeit wurden nach osteopathischen Behandlungen des Unterleibs und der Beckenorgane, des Beckenbodens und der Lendenwirbelsäule wiederholt Verbesserungen des Spermiogramms und Schwangerschaften berichtet. Wissenschaftliche Studien liegen bisher nicht vor.

Entgiftungstherapie
Da es begründete Vermutungen gibt, dass die rückläufige Spermienqualität auch mit Umweltgiften (Amalgam, Weichmacher, Nahrungsmittelintoleranzen) zusammenhängt, werden bei männlicher Unfruchtbarkeit aus naturheilkundlicher Sicht Ausleitungstherapien zur Entgiftung empfohlen, die unter ärztlicher Begleitung durchgeführt werden sollten, wie z. B. Colon-Hydrotherapie oder Heilfasten. Die Methoden sind jedoch wissenschaftlich umstritten.

Behandlung mit Mariendistel oder Bärlauch wird bei Schwermetallbelastung zur Stärkung der Leber empfohlen.

Hodenmassage
Im Sitzen oder Liegen mit warmen Händen mit den Hoden hin -und herspielen, wie wenn Sie mit Bällen jonglieren würden, bis eine leichte, aber angenehme Spannung verspürt

wird. Anschließend zart etwas nach unten ziehen und streicheln. Danach die Leistenbeuge jeder Seite abwechselnd sanft ausstreichen.

Aromatherapie

Die aufgeführten ätherischen Öle wirken aphrodisierend und stärken den männlichen Pol. Ideal ist eine tägliche Einreibung des Unterleibes und der Hoden über längeren Zeitraum.

Spermien reagieren ähnlich wie Geruchszellen auf Düfte. Ausgestattet mit Riechrezeptoren, ähnlich denen in der Nase, finden Spermien über Duftsignale den Weg durch den weiblichen Genitaltrakt zur Eizelle. Maiglöckchenduft lockt Spermien besonders an und lässt sie doppelt so schnell schwimmen. Bestimmte Störungen der Riechrezeptoren führen daher neben Riechstörungen auch meist zu Fruchtbarkeitsstörungen (Hatt u. Dee 2008).

- Kümmel
- Thymian linalool
- Nelkenknospe
- Vetiver
- Sandelholz
- Zeder

Rezepturvorschlag

Casanovaöl: 1 Tr. Jasmin, 2 Tr. Rose, 2 Tr. Nelke, 3 Tr. Kardamom in 30 ml Weizenkeim- und 20 ml Walnussöl.

Nieren-*Jing*-Mangel

Bei einem Nieren-Essenz-Mangel sind abnehmende geistige Fähigkeiten, abgestumpfte Gefühle, Unfruchtbarkeit, Tinnitus, Schwerhörigkeit, unklares Sehen, lockere Zähne, frühzeitig graue Haare, Haarausfall, Schmerzen im unteren Rücken und den Knien, Libidoverlust, nächtliches Wasserlassen, Schwindelgefühl zu beobachten. Die Zunge weist oft eine tiefe Delle am Zungengrund oder/und tiefe Risse im Zungenkörper auf.

Spermiogramm: wenige und in der Gestalt veränderte Spermien.

Ursachen

Dieses Muster kann durch angeborene Schwäche oder langdauernden Stress verursacht sein, durch ausschweifende sexuelle Aktivitäten, schwere körperliche Arbeit oder langjährigen Drogenkonsum. In der Umgangssprache würde man sagen, etwas »geht an die Substanz«. Auch nach einer Chemotherapie, bei der starke Zellgifte verabreicht werden, kommt es häufig zu einem *Jing*-Mangel. Meist basiert der Nieren-*Jing*-Mangel auf einem Nieren-*Yin*-Mangel.

Behandlung mit TCM

Therapieprinzip: *Jing* stärken und mehren, Ruhepausen einlegen, wenig äußere Stimulanzien. Die Behandlung ist langwierig.

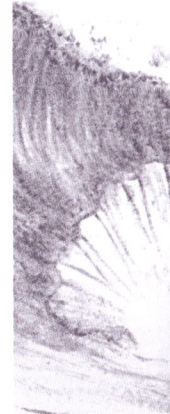

> **Tipp: Chinesische Ärzte empfehlen bei diesem Muster, öfter die Ejakulation zurückzuhalten, um das wertvolle *Jing* zu bewahren.**

Diätetik

Ähnlich wie beim Nieren-*Yin*- und *Xue*-Mangel bei der Frau empfiehlt sich warme und kräftigende Nahrung, die gedünstet oder blanchiert zubereitet werden soll.

- Getreide: Gerste, Weizen, Wildreis, Hirse, Quinoa, Amaranth, Dinkel, Hafer, Mais
- Gemüse: Tomaten, Kohl, Süßkartoffeln, Esskastanien, Pastinaken, Petersilienwurzel, Liebstöckel, Fenchelknollen, Kürbis, Lotuswurzel, Sprossen, schwarzer Sesam
- Obst: grüne Brombeeren Quitten, Birnen, Aprikosen, Äpfel, Melonen, Pflaumen, Erdbeeren, Kiwi, Weintrauben mit Kernen, Granatäpfel, Berberitze, Sanddorn, Wolfsbeeren
- Hülsenfrüchte: vor allem schwarze Bohnen, Kidneybohnen
- Fleisch: Ente, Markknochen, Huhn
- Fisch und Schalentiere: Thunfisch, Tintenfisch, Karpfen, Muscheln, Austern, Kaviar
- Ölsamen wie Walnüsse, Sonnenblumenkerne, Kürbiskerne
- Öle: Sesamöl, Walnussöl
- Sauermilchprodukte
- Sojamilchprodukte wie Tofu
- Sonstiges: Pollen, Hagebuttenmark, grüner Tee, Weizengrassaft, Eidotter, Gelatine, Algen

Vermeiden:
- Kaffee, Diätnahrungsmittel, Alkohol

Saure Nieren: 500 g Nieren von Bio-Rindern oder Bio-Kälbern, Olivenöl, 1 Zwiebel, 2 EL Mehl, 2 EL Milch, 125 g Fleischbrühe, 4 EL Sauerrahm, Zitronensaft, 4 EL Essig, Liebstöckel, 5 Wacholderbeeren. Nieren waschen, häuten und schnetzeln, in Milch einlegen, Zwiebel glasig dünsten, Nierenscheiben zugeben, bis sie nicht mehr rot sind. Mit Mehl überpudern und mit Brühe aufgießen, 5–7 min dünsten, Sauerrahm und Zitrone zugeben und mit Salz, Pfeffer, Liebstöckel und Wacholderbeeren abschmecken. Dazu passen bunter Reis (Wildreis, roter Reis) oder Kartoffeln.

Heilkräuter

Ein *Jing*-Mangel bedarf einer längeren Behandlung mit stärkenden Heilkräutern:

- Ginseng
- Knöterich (Vielblättriger chin.)
- Kornelkirsche (Japan.)
- Morindawurzel
- Rehmanniawurzel
- Schachtelhalm
- Teufelszwirnsamen
- Wolfsbeere
- Yamswurzel

Festigungstee: 20 g Ginseng, 20 g Goldrute, 20 g Schachtelhalm, 30 g Kornelkirsche, 30 g Cuscutae, 30 g Ligusterfrüchte mischen. Von der Mischung 1 EL mit heißem Wasser übergießen und 15–20 min ziehen lassen, mit Honig süßen. 3–5 Tassen tägl. über mindestens 3 Monate trinken. Bei geringen verformten Spermien.

Fertigpräparate
- Goji-Saft (Wolfsbeerensaft)
- **Deer Velvet Antler** (Bezug über das Internet), Herkunftsland Neuseeland, wird aus Hirschgeweihen gewonnen
- Granatapfelkernöl

Klassische chinesische Rezepturen
- *Shengjing tang* (Dekokt, das den Samen hervorbringt). Bei niedriger Spermienzahl, fehlgebildeten Spermien und geringer Motilität.
- *Qibao meiran dan* (Pille der sieben Kostbarkeiten für einen schönen Bart) ergänzt das *Xue*, stützt das *Jing*, jedoch *nicht* bei gleichzeitigem Milz-*Qi*-Mangel.
- *Bushen yijing fang* (Rezept zur Unterstützung der Nieren und des *Jings*). Bei geringer Spermienmenge, fehlgebildeten Spermien.
- *Shengjing zhongzi tang* (Unfruchtbarkeitsdekokt für Männer) nährt das *Xue*, bewegt das *Xue*. Bei *Jing*-Mangel, geringer Spermienmenge und schwacher Motilität.

Akupressur
- Bl23 und Bl52 stärken das *Jing* und die Willenskraft, heben die Stimmung. Bei Impotenz und vorzeitiger Ejakulation.
- Ni3 stärkt das Nieren-*Yin* und -*Yang*, klärt Mangel-Hitze.
- Ni7 stärkt den Funktionskreis Niere.
- Kg4 nährt das *Xue* und *Yin*, starkt das *Jing*.
- Bl11 stärkt das *Jing* und die Knochen. Bei Beklemmungsgefühlen in der Brust sowie schwachen Beinen.
- Bl32 stärkt den Funktionskreis Niere und das *Jing*.
- Gb38 kräftigt die Knochen, entfaltet das *Qi*. Bei Beklemmungsgefühlen.
- Lg14 reguliert das *Qi* der Mitte, erhöht die Geisteskraft.
- Lg4 kräftigt den Funktionskreis Niere und das *Xue* sowie das Ursprungs-*Qi*.
- Ma27 stützt und kräftigt das *Qi* im unteren Körperbereich.
- Ni12 kräftigt den Funktionskreis Niere, stabilisiert das *Jing*. Bei Schmerzen am Genitale.

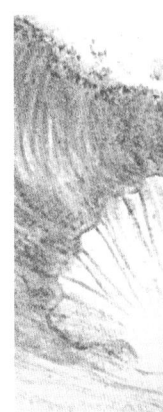

Nieren-*Yin*-Mangel

Die Schlüsselsymptome stellen Rückenschmerzen und Nachtschweiß dar. Fernen werden Ruhelosigkeit, ein dünner, drahtiger Körper, Durst, rotes Gesicht bei Hitzegefühlen, am Abend rote Zunge, klingender Tinnitus, häufiges Wasserlassen von dunklem Urin in geringen Mengen, Fersen- und Beinschmerzen, Erschöpfung, leichte Angstzustände, Unfruchtbarkeit und Prostataentzündung beobachtet. Mangelnde Willenskraft und Depressionen stellen sich ein. Gesteigerte Libido, die Erektion kann aber häufig nicht lange aufrechterhalten werden und es kommt zum vorzeitigen Erguss. Sexuelle Träume. Die Zunge ist rot mit keinem oder geringem Belag.

Spermiogramm: Veränderte Spermien von schlechter Qualität, wenig, zähe Samenflüssigkeit, Verflüssigungszeit verlängert. Vermehrt verformte und abgestorbene Spermien.

Ursachen

Einem Nieren-*Yin*-Mangel liegt häufig dauerhafte Überarbeitung zugrunde. Typisch ist das Gefühl, ständig etwas tun und in Aktion sein zu müssen. Aber auch chronische Krankheiten und vor allem in China die langjährige Einnahme von Nieren-*Yang* stärkenden Kräutern können die Ursache sein.

Ein *Yin*-Mangel geht meist mit einer inneren Hitze einher, dies führt zum Austrocknen von Körperflüssigkeiten, u. a. der Samenflüssigkeit. Dadurch, dass das mangelnde *Yin* die wertvollen Säfte nachts nicht halten kann (Nachtschweiß), gehen noch mehr wertvolle *Yin*-Essenzen verloren. Nieren-*Yin*-Mangel kann zudem zu einem *Yin*-Mangel in anderen Funktionskreisen führen. Es kann aber auch zu einer gesteigerten Spermienproduktion von allerdings schlechterer Qualität kommen.

Dieses Störungsmuster wird auch als *das Feuer verachtet Wasser* bezeichnet.

Behandlung mit TCM

Therapieprinzip: Säfte fördern, Nieren-*Yin* und *Jing* stärken, Mangel-Hitze klären.

Diätetik
Günstig sind Nahrungsmittel, die Säfte spenden und die Mitte aufbauen, leicht gekocht oder blanchiert zubereitet (vgl. Seite 342 f.).

- Getreide: Weizen, Hirse, Gerste, Quinoa, Reis, Mais, Amaranth
- Hülsenfrüchte: Kidneybohnen, Soja, Linsen
- Gemüse: Avocado, Champignons, Schwarzwurzel, Algen, Süßkartoffeln, Karotten, Spargel, Petersilienwurzel, Pastinaken, Schwarzwurzeln, Spargel, Rucola
- Obst: Weintrauben mit Kernen, Litschis, Birnen, Kirschen, Äpfel, Granatäpfel, Ananas, Honigmelone
- Samen: Datteln, Sesam, Walnüsse, Sonnenblumenkerne, Kürbiskerne, Kastanien, braune oder orange Linsen, schwarzer Sesam, Wolfsbeeren

- Gewürze: Basilikum, Vanille
- Fleisch: Ente, Kaninchenleber, Huhn, Bio-Rinderniere
- Fisch und Meeresfrüchte: Barsch, Karpfen, Austern, Tintenfisch
- Milchprodukte: Milch, Sahne, Crème fraîche, Frischkäse, Ziegenmilch, Schafmilch
- Getränke: Granatapfelsaft, Weizengrassaft
- Öle: Olivenöl, Sesamöl
- Sonstiges: Sojaprodukte, Schokolade

Vermeiden:
- scharfe Gewürze (Knoblauch, Chili)
- Bitteres (Kaffee, schwarzer Tee), Alkohol
- Fastenkuren, Extremsport, Sauna

Weizen-Gerste-Müsli-Frühstück: Weizen und Gerste in Milch kochen, frisches Obst (Äpfel, Birne, Aprikose, Ananas, Weintrauben), Walnüsse, Sonnenblumenkerne nach Belieben zufügen, mit Sahne abschmecken.

Kraftbrühe: 1 Bio-Hähnchen, 50 g Lotuswurzeln, 50 g Mu-Err-Pilze, 2 Karotten, 1 Pastinake, 3 Kartoffeln, 2 Lorbeerblätter, 5 Wacholderbeeren. Einen Teil der Zutaten mit dem Hähnchen in reichlich Wasser 2 – 3 Std. köcheln lassen, Suppe abseihen, Fleisch von den Knochen lösen, zusammen mit frischem, kurz gekochtem, kleingeschnittenen Restgemüse sowie Koriander und Suppengrün in die Suppe geben.

Heilkräuter
Folgende Nieren-*Yin* stärkende Heilkräuter fördern die Qualität und die Spermienmenge:

- Brombeere
- Knöterich (Vielblättriger)
- Pfingstrose (Weiße)
- Schachtelhalm
- Ecliptakraut
- Kornelkirsche (Japan.)
- Rehmanniawurzel
- Teufelszwirnsamen
- Goldrute
- Ligusterfrüchte
- Salbeiwurzel
- Wolfsbeere

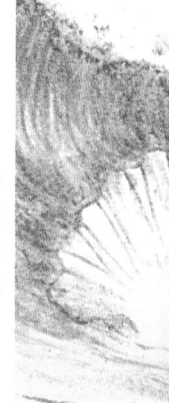

Jade-Tee: 15 g Rehmanniawurzel, 9 g chin. Engelwurz, 9 g weiße Pfingstrose, 9 g Kornelkirsche, 6 g Teufelszwirnsamen, 6 g Ligusterfrüchte, 6 g Ecliptakraut, 6 g Salbeiwurzel mischen. 1 TL dieser Mischung mit 1 Tasse heißem Wasser übergießen und 15 min ziehen lassen. Tgl. 3 Tassen über mindestens 3 Monate trinken. Stärkt das Nieren-*Yin* und klärt Leere-Hitze. Bei geringer Spermienmenge.

Fertigpräparate
- **Fo-Ti,** ein als Nahrungsergänzungsmittel vertriebenes Präparat aus dem Vielblättrigen chinesischen Knöterich
- Goji- bzw. Wolfsbeeren-Saft (Reformhaus)

Klassische chinesische Rezepturen

- **Nieren-*Yin*- und *Xue*-Mangel**

  Liuwei dihuang wan (Pille mit sechs Geschmacksrichtungen) stützt und stärkt das *Yin* und *Xue*, stützt den Funktionskreis Niere und Leber und das *Jing*. Vorsicht bei Mittenschwäche!

- **Nieren- und Leber-*Yin*-Mangel**

  Zuogui wan (die nach links gehende Pille) oder *Nourish the Root* (von G. Maciocia) nähren Leber- und Nieren-*Yin*. Vorsicht bei Mittenmangel!

- **Nieren-*Yin*- und *Yang*-Mangel**

  Bushen yijing fang (Rezept zur Unterstützung der Nieren und des *Jing*). Bei wenig und Spermien mit geringer Progression.

  Wuzi Yanzong Wan (den Funktionskreis Nieren und das *Jing* stärkende Pille), leicht adstringierend. Bei häufigem Wasserlassen, verringerter Spermienzahl, nächtlichem Samenerguss, Bettnässen.

- **Nieren-*Yin*-Mangel mit Leere-Hitze**

  Zhibai dihuang wan (Pille mit Annemarrhenae, Phellodendron und Rehmannia) stützt das *Jing* und *Yin*. Bei Leere-Hitze und Feuchtigkeit mit Nachtschweiß, Rückenschmerzen, Trockenheit, lockeren Zähne, wenig Spermien.

Akupressur

- Lu7 links bei Schmerzen im Glied, Verschlossenheit, innerer Trauer.
- Ni6, Ni2 und Ni3 rechts bei Hitze durch *Yin*-Mangel, Unfruchtbarkeit, Impotenz, wenig Samenflüssigkeit.
- Kg4 tonisiert die Genitalien, stärkt *Yin* und *Xue*, senkt *Yang* ab.
- Ni 10 stärkt das Nieren *Yin*. Bei Impotenz, Juckreiz am Genitale, Harndrang.
- Ni13, Ni12 und Ni7 stärken den Funktionskreis Niere.
- Bl23 und Bl52 stärken das *Jing* und *Yin* sowie die Willenskraft, heben die Stimmung. Bei Impotenz und vorzeitiger Ejakulation.

Andere Heilverfahren

Visualisierung

Am Fischteich: In einem Fischteich, der am Austrocknen ist, drängeln und zappeln Fische in einer restlichen Wasserpfütze auf engstem Raum. Da entdecken Sie, dass der Frischwasserzufluss verschüttet ist. Sie nehmen ein Werkzeug und entfernen den Schutt. Es ergießt sich wieder ein kräftiger Wasserstrahl in den Teich, das Wasser steigt und die Fische schwimmen wieder munter durcheinander.

> **Tipp:** Bei Nieren-*Yin*-Mangel und Rückenschmerzen sind sexuelle Positionen günstig, bei denen der Mann auf einer festen Unterlage auf dem Rücken liegt und sich so wenig wie möglich bewegt, während die Partnerin den aktiven Part übernimmt. Während des Orgasmus kann dann das *Yin* die Nieren erreichen und den Rücken beleben.

Nieren-*Yang*-Mangel

Rückenschmerzen, Kältegefühl, kalter Rücken und kalte Knie stellen die Hauptsymptome dar. Dazu geringes sexuelles Verlangen, Erektionsbeschwerden, wenig bewegliche Spermien, wässriges Ejakulat, Impotenz, Libidoverlust, Kälteempfindlichkeit, Schwindel und Leeregefühl im Kopf, mangelnde Willenskraft, rauschender Tinnitus, reichlich häufiges Wasserlassen von klarem Urin (auch nachts), Knöchelödeme, morgendlicher Durchfall. Die Zunge ist eher blass und gedunsen. Dieses Muster wird auch als *Wasser verachtet Erde* bezeichnet.

Spermiogramm: Wenig Spermien, Beweglichkeit eingeschränkt, dünnes Ejakulat, abgestorbene Spermien.

Ursachen

Ein Nieren-*Yang*-Mangel kann sowohl vererbt sein oder durch Verletzungen, Kälte oder Schock hervorgerufen werden. Ein Schock »geht an die Nieren« oder »bis auf die Knochen«, sagen wir in der Umgangssprache. Durch Schock wird das *Qi* zerstreut. Meist wurden in der Kindheit Gefühle äußerster Verlassenheit erlebt, z. B. durch Tod oder Weggang eines geliebten Elternteils. Bei einigen Patienten war in der Kindheit der Vater emotional nicht anwesend, um ausreichend Schutz, Sicherheit und Wärme zu bieten. Oder sie mussten hilflos zusehen, wie die Mutter oder Geschwister vom Vater (möglicherweise unter Alkohol) geschlagen oder bedroht wurden. Das Gefühl bleibt zurück, selbst als Beschützer der Familie versagt zu haben oder »kein ganzer Mann zu sein«, obwohl oft nach außen »Stärke und Tapferkeit« gezeigt werden mussten.

Behandlung mit TCM

Therapieprinzip: Nieren stärken und wärmen, *Jing* stärken.

Diätetik

Warme, kräftigende Lebensmittel sind am besten geeignet (vgl. Seite 334 f.):

- Getreide: Hafer, Quinoa, Kolbenhirse, Wildreis, schwarzer Sesam, Buchweizen, Dinkel, Hirse, Amaranth, Vollkornreis, Basmatireis
- Hülsenfrüchte: schwarze Bohnen, Azukibohnen, Linsen, Kichererbsen

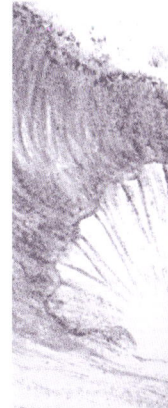

- Gemüse: Fenchel, Petersilie, Petersilienwurzel, Pastinaken, Zwiebel, Weißkohl, rote Gemüse wie Tomaten, Austernpilze, Sprossen
- Obst: Weintrauben mit Kernen, Kirschen, Datteln, Brombeeren, Erdbeeren
- getrocknete Früchte wie Äpfel, Datteln, Cranberrys, Preiselbeeren, Kirschen, Aprikosen
- Fleisch: hormonfreies Fleisch von Rindern und Hühnern, Hühnerleber, Lamm; Wildtiere wie Hirsch, Wildschwein, Fasan, Wachteln
- Fische und Schalentiere: Garnelen und andere Schalentiere, Wildlachs, Lachsforelle, Miesmuscheln, Austern, Kaviar
- Gewürze: Weihnachtsgewürze wie Ingwer, Zimt, Kardamom, Sternanis, Gewürznelken; Bockshornklee, Dillsamen, Fenchelsamen, Koriander, Kümmel, Thymian, Rosmarin, Knoblauch, Basilikum, Wacholderbeeren
- Samen: schwarzer Sesam, Lotussamen, Walnüsse, Esskastanien, Haselnüsse, Mandeln, Pistazien, Sonnenblumenkerne, auch geröstet
- Getränke: Weizengrassaft, roter Traubensaft
- Sonstiges: Ginsengelixier, Astragaluswurzel, Yamswurzel, Macaknolle, Spirulina, Weizenkeime, Oliven

Vermeiden:
- kalte und kühle Nahrungsmittel, Tiefkühlkost

Knoblauch-Ingwer-Brotaufstrich: 1 große Knoblauchzehe, 1 kleines Stück Ingwerwurzel, frisches Basilikum, Kräutersalz. Den geschälten Knoblauch und ungeschälten Ingwer klein schneiden und im Mixer zusammen mit dem Basilikum zerkleinern, mit Kräutersalz abschmecken. Als Brotaufstrich verwenden oder morgens und abends 1 EL zusammen mit warmem Wasser einnehmen. Falls der Knoblauchgeruch zu unangenehm ist, anschließend Anissamen kauen.

Sprossensalat mit Walnussöl: Ca. 250 g frisch gekeimte Sprossen (Alfalfa, Rettich, Mungbohnen, Sonnenblumen, Bockshornklee), 1 EL Walnussöl, 1 TL Pollen, 1 TL Brennnesselsamen, Essig und Salz. Sprossen als Salat zubereiten und mit Essig, Salz und Walnussöl abschmecken.

Heilkräuter
Folgende Nieren-*Yang* stärkende Heilkräuter fördern die Motilität der Spermien:

- Bockshornkleesamen
- Elfenblumenkraut
- Ginseng
- Maca
- Brenndoldenfrüchte
- Erdburzeldornfrüchte
- Guttapercharinde
- Morindawurzel
- Brennnesselsamen
- Ginkgo
- Kardenwurzel
- Rüssellilienwurzel

- Sägepalme
- Tragant (Chin.)
- Schachtelhalm
- Wacholderbeeren
- Teufelszwirnsamen
- Zimtrinde

Spermienturbotee: 30 g chin. Tragant, 20 g Schisandraefrüchte, 20 g Rüssellilienwurzel, 20 g Elfenblumenkraut, 30 g Wolfsbeeren,. 20 g Ginseng, 15 g Süßholzwurzel mischen plus 3 g Zimtrinde extra. 2 EL der Mischung mit 500 ml Wasser 20 min köcheln lassen, zum Schluss Zimtrinde zugeben und 3 min ziehen lassen. 3-mal tägl. 1 Tasse über mindestens 3 Monate trinken. Bei niedriger Spermienzahl, geringer Beweglichkeit.

Fertigpräparate
- ***Speman*** (von Himalaya, Bezug über die Römhild-Apotheke in Dießen, s. Seite 507, oder das Internet): 2-mal tägl. 1 Tbl.
- ***Pyconogenol*** (Pinienrindenextrakt)
- ***Deer Velvet Antler*** (über das Internet zu beziehen): Herkunftsland Neuseeland, wird aus Hirschgeweihen gewonnen

Klassische chinesische Rezepturen
- **Nieren-*Yang*-Mangel**
  Yougui wan (die nach rechts drehende Pille) bei Impotenz, Kälteintoleranz, ungeformtem Stuhl.

  Jisheng shenqi wan (Pille für das Nieren-*Qi*), morgens auf nüchternen Magen, wärmt das Nieren-*Yang*. Bei Abneigung gegen Kälte, Ödemen, geringer Beweglichkeit der Spermien.

  Bushen shengjing wan (Pille zur Beschleunigung der Samen) wirkt wärmend, stärkend. Bei langsamen Spermien.

- **Nieren-*Yang*- und *Xue*-Mangel**
  Strengthen the Root (von G. Maciocia) stärkt und wärmt das Nieren-*Yang*. Bei Kältegefühl, Rückenschmerzen, Unfruchtbarkeit, Impotenz, Knöchelödemen, lockeren Stühlen.

  Yu lin zhu (Fruchtbarkeitsperlen) stärkt und wärmt das Nieren-*Yang* und baut das *Xue* auf. Bei Unfruchtbarkeit, wenig beweglichen Spermien, Kältegefühl.

- **Nieren-*Yang*- und *Jing*-Mangel**
  Unicorn Pearl (von G. Maciocia) bei Rückenschmerzen, Müdigkeit, wenig bewegliche und reduzierte Menge von Spermien.

  Bushen yijing fang (Rezept zur Unterstützung des Nieren-*Yin* und -*Yang* sowie des *Jings*) bei geringer Spermienmenge.

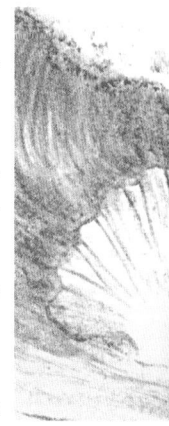

Wuzi Yanzong Wan (stärkt den Funktionskreis Nieren und das *Jing*), leicht adstringierend. Bei Bettnässen, häufigem Wasserlassen, verringerter Spermienzahl, nächtlichem Samenerguss.

Akupressur

- Ni2, Ni3, Ni7, Ni13 und Ni12 stärken den Funktionskreis Niere.
- MP6 vertreibt Kälte aus dem *Xue*.
- Ma36 stärkt und wärmt die Mitte.
- Gb25 stärkt das Nieren-*Yang*, führt *Qi* in den Unterleib. Bei Schmerzen in Rücken und Lende.
- Bl30 reguliert die Reproduktionsfunktion, leitet Feuchtigkeit aus. Bei Kältegefühlen in Rücken und Knie.
- Kg4 tonisiert die Genitalien, stärkt *Yin* und *Xue*.
- Kg6 wärmt den Unterleib, stärkt das *Qi* und das Nieren-*Yang*. Bei Unfruchtbarkeit.
- Lg4 kräftigt den Funktionskreis Niere und das *Xue*. Bei Rückenschmerzen.
- Bl23, Bl52, Bl62 und Bl32 kräftigen den Funktionskreis Niere, stärken die Willenskraft bei Impotenz.

> **Alle Punkte können auch mit Moxa behandelt werden. Moxa eignet sich besonders, um die Spermienbeweglichkeit zu verbessern.**

Andere Heilverfahren
Finger-Yoga
Das Wasser stärken: Die Daumenspitze an die Basis des kleinen Finger anlegen. Öfter am Tag 5 min lang halten.

Visualisierung
Gefrorener Teich: Sie können sich Ihre Spermien wie kleine Fische vorstellen, die im Winter unter Eis träge im Wasser dahin schwimmen. Da kommt die wärmende Frühlingssonne und Sie können beobachten, wie das Eis schmilzt, die Fische lebendiger werden und beginnen, hin und her zu schwimmen, während Sie ihnen vom Ufer aus kräftigendes Fischfutter zuwerfen.

> **Tipp: Sorgen Sie für ausreichend Schlaf!**

Feuchte Hitze im Unteren Erwärmer

Wesentlich sind Entzündungzeichen am Penis mit gelblichem Ausfluss, schmerzhaftem häufigen Wasserlassen, chronische Prostatitis, Druckschmerzhaftigkeit der Hoden. Aber auch chronische Schwellung der Nasenschleimhäute, klebriger Stuhl und Schwere- und Völlegefühle gehören zu diesem Störungsbild. Es kann zu Wassereinlagerungen, Schwellungen und Schweißneigung im Genitalbereich sowie zu vorzeitigem Samenerguss kommen. Die Zunge ist meist rot mit einem gelben, schleimigen Zungenbelag.

Spermiogramm: Sperma mit Eiter und Infektionsanzeichen, die Beweglichkeit der Spermien ist gering, evtl. sind Spermienantikörper nachweisbar, die Verflüssigungszeit ist verlängert (hyperviskös). Ein hypervisköses Sperma hat nach einer Studie von Navid Esfandiari (2008) eine signifikant geringere Schwangerschaftsrate bei IVF, trotz normaler Spermienzahl.

Ursachen

Feuchtigkeit belastet vor allem die Mitte. Übermäßiger Konsum von fetten Speisen und Milchprodukten schwächt die Mitte, und es sammelt sich Feuchtigkeit an. Diese lagert sich in den Funktionskreisen ein und kann sich zu Hitze entwickeln. In südlichen Ländern kann auch ein feucht-heißes Klima dazu beitragen. Feuchtigkeit hat die Tendenz, nach unten zu sinken, sich in den Genitalien festzusetzen und die Harnwege zu blockieren. Dies führt zu schmerzhaftem Wasserlassen und Entzündungen der Samenwege.

Behandlung mit TCM

Diätetik

Angezeigt sind bittere, frische, kühlende, scharfe Nahrungsmittel (vgl. Seite 387 f.).

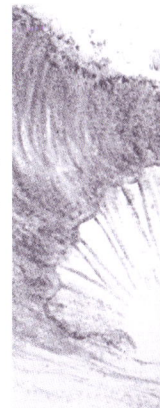

- Getreide: Hiobstränen, Amaranth, Rundkornreis, Gerste, Buchweizen, Mais
- Hülsenfrüchte: frische Bohnen, Erbsen, Azuki oder Mungbohnen, schwarze und gelbe Soja, Linsen
- Obst. Heidelbeeren, Wassermelone mit Kernen, Kirschen, Weintrauben, Ananas, Birne
- Gemüse: Sellerie, Meeresalgen, Salat, Sojasprossen, Bambussprossen, Austernpilze, Kohlrabi, Rettich, Radieschen, Wurzelgemüse, Karotten, Löwenzahn, Brunnenkresse
- Fleisch: Wachteln
- Fisch: Karpfen
- Gewürze: Kardamom, Majoran, Meerrettich
- Samen: Kürbiskerne, Kokosnuss
- Getränke grüner Tee, Sojamilch, Lapachotee

Vermeiden:

- Bananen
- Nüsse, Schokolade
- Alkohol
- Milch, Milchprodukte, Käse, Sahne
- Frittiertes wie Pommes frites, fettes und schweres Essen
- Auszugsmehl, raffinierter Zucker, Süßwaren

Hiobstränen mit Pastinaken und Ingwer: 1 Tasse Hiobstränen, 2 Pastinaken, frischer Ingwer, Gemüsebrühe, Olivenöl. Hiobstränen in Öl kurz glasig werden lassen und mit 2 Tassen Gemüsebrühe aufgießen, kleingeschnittene Pastinaken zugeben, kurz aufkochen lassen und dann bei zugedecktem Kochtopf und ausgeschalteter Herdplatte ausquellen lassen.

Rettichhappen: Schwarzen Rettich in Stücke schneiden, in Honig eintauchen und langsam in einer Pfanne rösten.

Heilkräuter
Neben Mitte stärkenden eignen sich bei diesem Störungsmuster Feuchtigkeit ausleitende, kühlende Kräuter:

- Froschlöffel (Orientalischer)
- Löwenzahn
- Odermenning
- Verbene
- Hiobstränen
- Maisbart
- Ringelblumen
- Geißblatt (Japan.)
- Ochsenkniewurzel
- Spitzwegerichsamen

Löwentee: 30 g Löwenzahn und 30 g Maisgriffel (= Büschel, die sich am frischen Maiskolben befinden) kleinschneiden, mit 1 Liter Wasser ca. 30 min zu einem Sud einkochen lassen. Dieser Tee wirkt kühlend und entgiftend. Täglich 3 Tassen trinken.

Fertigarzneimittel
- **Wobenzym N:** ein Enzympräparat (mit Bromelain aus der Ananas und Papain aus der Papaya sowie Trypsin, Chymotrypsin, Rutosid, Pankreatin), wirkt entzündungshemmend, immunregulierend und Schleim ausleitend. 3-mal tägl. 3-5 Tabletten.
- **Angocin Anti-Infekt N** mit Meerrettichwurzel und Kapuzinerkresse. Bei Genitalinfektionen, chronischen Harnwegsinfekten.

Klassische chinesische Rezepturen
Feuchte-Hitze-Muster sollten zuerst behandelt werden, daraufhin dann andere Muster wie z. B. Mangelzustände im Funktionskreis Niere.

- **Hitze im Funktionskreis Leber**

  Drain Fire (von G. Maciocia) bei Kopfschmerzen, Wutausbrüchen, Verstopfung.

  Separate Clear & Turbid (von G. Maciocia) bei chronischen Entzündungen im Genital-bereich.

  Longdan xiegan tang (Enzian-Dekokt zur Zerstreuung des Funktionskreises Leber) leitet Hitze und Feuchtigkeit der Genitalien aus, harmonisiert und stützt den Funktionskreis Leber. Bei Reizbarkeit, bitterem Mundgeschmack, Gehörgangsinfektionen, geschwolle-nen äußeren Geschlechtsorganen. Vorsicht bei Mittenschwäche, nicht zu lange einneh-men!

- **Feuchte Hitze, *Qi*- und *Xue*-Stase**

  Cuye hua tang (Dekokt, das die Verflüssigung fördert) wurde am Henan Provinzhospital (China) entwickelt. Bei verlängerter Verflüssigungszeit des Ejakulats nach chronischer Prostatitis.

- **Feuchte Hitze, *Yin*- und *Xue*-Mangel**

  Xiang kang tang (Dekokt, das die Antikörper beseitigt), ebenfalls am Henan Hospital entwickelt, nährt das *Yin*, beseitigt Feuchtigkeit, klärt Hitze und bewegt das *Xue*.

Akupressur

- MP6, MP7 und MP9 nähren das *Xue*, zerstreuen Kälte aus dem *Xue*, klären Feuchtig-keit.
- Ma28 normalisiert die Wasserausscheidung. Bei Feuchter Hitze im Unterleib, Schmer-zen im Genitale.
- Ma27 stärkt das *Qi* im Unterleib. Bei Genitalproblemen des Mannes.
- Le1 und Le8 nähren das *Xue*, klären feuchte Hitze im Unterleib und den Genitalien.
- Kg12 stärkt den Funktionskreis Mitte, wandelt Feuchtigkeit um. Bei Klumpgefühl in der Leibesmitte.
- Bl27, Bl28 kanalisieren Feuchtigkeit, kühlen Hitze. Bei Ausfluss aus dem Glied.
- Bl35 klärt Hitze im Unterleib, stärkt Nieren-*Yin* und -*Yang*. Bei Impotenz.
- Bl40 stützt den Funktionskreis Niere, kühlt Hitze. Bei Entzündungen im kleinen Becken.
- Ni10 und Ni7 stärken den Funktionskreis Niere und klären feuchte Hitze.
- T5 wandelt Feuchtigkeit um, beseitigt *Qi*-Stagnationen.

Qi-Gong-Übungen

Die Waffen ölen: Mit warmen, übereinandergelegten Händen von Kg12 bis zur Scham-grenze 36-mal streichen. Diese Massage kann auch von der Partnerin gegeben werden, wobei der Mann den Handbewegungen in Gedanken folgt. Diese Massage stärkt den Funktionskreis Mitte.

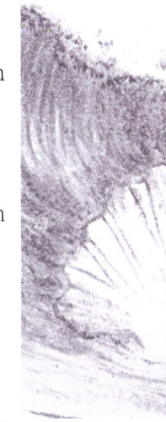

409

Den Sumpf trockenlegen: Den Nabel mit den Händen 36-mal in der Richtung umkreisen, in der es angenehm ist. Anschließend Kg6 ebenfalls 36-mal umkreisen. Ma28 beidseits auch 36-mal umkreisen. Die Innenseite der Oberschenkel vom Knie aus nach oben 36-mal entlangstreichen. Die Knie anwinkeln, mit den Händen halten und auf dem Rücken leicht hin- und her schaukeln. Die Hände aneinanderreiben und über das Gesicht streichen.

Qi- und *Xue*-Stau

Eventuell Schmerzen am Damm und am Hodensack oder Glied, Spannungsgefühle, Müdigkeit, Lustlosigkeit. Häufig trifft es jüngere Männer, es können sich Krampfadern oder Knötchen am Hoden bilden.

Spermiogramm: Extrem wenig (oder gar keine) Spermien, geringe Beweglichkeit, evtl. Spermienantikörper, möglicherweise kein Samenerguss.

Ursachen

Bei diesen Mustern finden sich Unterbrechungen im Weg der Spermien vom Hoden zum Harnröhrenausgang. Diese können durch Entzündungen oder anlagebedingt bedingt sein. So können die Samenwege nach Geschlechtskrankheiten verschlossen sein, aber auch ein Hodenhochstand oder Krampfadern des Hodensacks (Varikozele) fallen unter dieses Muster, ebenso wie Verschlüsse nach Operationen oder Unfällen.

Behandlung mit TCM

Therapieprinzip: das Leber-*Qi* und *Xue* bewegen und Stagnationen zerstreuen, Netzgefäße durchgängig machen.

Diätetik

Es eignen sich alle *Qi*- und *Xue*-lösenden Nahrungsmittel (vgl. auch Seite 371 f. und *Xue*-Stau bei der Frau, Seite 378). Leichte, gedünstete oder blanchierte Nahrungsmittel, vor allem Gemüse und frische Salate fördern den freien *Qi*-Fluss. Die reichhaltigste Mahlzeit sollten Sie morgens zu sich nehmen, am wenigsten dagegen abends.

- Getreide: Hirse, Polenta, Gerste, Dinkel, Quinoa, Grünkern, Roggen, Süßreis, Bulgur
- Gemüse: chin. Lauch, Frühlingszwiebel, Stangensellerie, Artischocken, Fenchel, Rettich, Kohl, Spargel, Spinat, Karotten, Rote Bete, Zwiebel, Aubergine
- Gewürze: Schnittlauch, Bärlauch Pfefferminze, Rosmarin, Thymian, Majoran, Oregano, Dill, Sauerampfer, Melisse, Koriander, Safran, Vanille, Lorbeerblätter, Basilikum, grüner frischer Ingwer, Kümmel, Liebstöckel, Knoblauch
- Salate: Sprossen, Rucola, Endivien, Chicoree, Löwenzahn, Gänseblümchen, Kresse
- Pilze: Shiitakepilze, Austernpilze
- Obst: Kumquat, Litschi, Grapefruit, Pflaumen, Mandarinen, Limonen, Melone, Pfirsiche

- Samen: Pinienkerne, schwarzer Sesam, Kokosnuss
- Fleisch: Leberpastete
- Fisch und Schalentiere: Krebse, Garnelen (nicht bei aufsteigendem Leber-*Yang* und Hitze), Aal, Forelle
- Milchprodukte: Frischkäse
- Öle: Erdnussöl, Olivenöl
- Sonstiges: Orangen, Zitronenschalen, Apfelessig, Reisessig, Brauntang, Ginkgonüsse
- Getränke: Grüntee mit Jasmin, Kokosmilch, Alkohol in kleinen Mengen, Weizenbier (Achtung: nicht jedoch, wenn das Leber-*Yang* bereits aufsteigt!)

Heilkräuter

Xue-bewegende, *Xue*-Stasen aufbrechende und *Qi*-lösende Kräuter sind bei diesem Störungsmuster erforderlich:

- Catuaba
- Ginkgo
- Pfingstrose (Rote)

- Engelwurz (Chin.)
- Hasenöhrl
- Salbeiwurzel (Chin.)

- Färberdistelblüten
- Kurkuma
- Vaccariaesamen

Sprudelnde-Quelle-Tee: 20 g chin. Engelwurz, 20 g Salbeiwurzel, 10 g Süßholz, 20 g Vaccariaesamen, 10 g Färberdistelblüten. Wurzeln und Samen mischen, 2 EL mit 500 ml Wasser 20 min. köcheln lassen, zum Schluss 3 g Färberdistelblüten mitziehen lassen. Tägl. 3-mal 1 Tasse trinken.

Klassische chinesische Rezepturen

- **Qi- und *Xue*-Stau mit *Xue*-Mangel**

    Xuefu zhuyu tang (Stasen aus der Versammlungshalle des *Xue* vertreibendes Dekokt) bewegt und reguliert das *Xue*, harmonisiert und stützt den Funktionskreis Leber. Bei Schmerzen im Brustraum, Herzklopfen, Schlaflosigkeit.

    Xiaoyao san (Pulver der ungebundenen Heiterkeit) löst das Leber-*Qi*.

    Kai yu zhong yu tang (Stauungen öffnendes und Jade einpflanzendes Dekokt) löst Leber-*Qi*-Stau. Bei Depressionen, Druckgefühl in der Brust, Reizbarkeit, ziehenden Schmerzen im Hoden.

    Gexia zhuyu tang (Dekokt, das *Xue*-Stasen unterhalb des Diaphragmas eliminiert) bewegt das *Xue* und das *Qi*, zerstreut *Xue*-Stasen. Bei fixierten, krampfartige Schmerzen im Unterbauch.

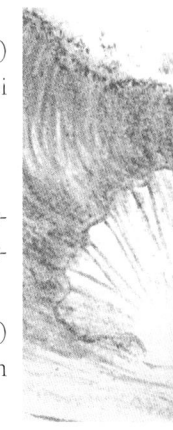

Akupressur

- Le1 bewegt das *Qi* im Genitalbereich.
- Le3, Le2 und Le8 lösen *Qi* und bewegen *Xue* und lösen abdominale Massen auf, stärken den Funktionskreis Leber.
- Ma29 reguliert das *Qi* und *Xue* im Unteren Erwärmer, reguliert das *Qi*. Bei Entzündungen im Genitale, ziehenden und stechenden Schmerzen.
- Ma30 reguliert das *Qi* im Beckenraum.
- Bl31 stärkt den Körper und die Geschlechtsorgane, treibt Feuchtigkeit aus, löst Stagnationen von *Qi* und *Xue* im Unteren Erwärmer.
- Ma36, MP6 und MP10 nähren das *Xue*, bewegen das *Qi* und *Xue* und wirken beruhigend auf den Funktionskreis Leber.

Qi-Gong-Übung
Stärkung der Unteren Öffnung: Im Stehen die Knie leicht beugen und die Zehenspitzen nach innen zeigen lassen. Die Beine durchstrecken, Fäuste ballen, die Schultern hochziehen, die Zähne zusammenbeißen, den Bauch einziehen und den Anus anspannen, wie wenn man sich etwas verkneifen will. Tief einatmen und dabei den Atem in der Vorstellung wie durch eine Öffnung an den Fußsohlen hoch saugen. Beim Ausatmen die Knie wieder leicht beugen und den Körper entspannen. Die Übung 18-mal wiederholen.

Andere Heilverfahren

Patienten mit diesem Disharmoniemuster bleibt meist nur eine ICSI-Behandlung als Möglichkeit, leiblichen Nachwuchs zu bekommen. Um die Chancen zu erhöhen, sollten mindestens drei Monate vor einem Eingriff komplementärmedizinische Anwendungen wie Akupunktur, Osteopathie und Massagen durchgeführt werden.

Aromatherapie
Insbesondere entspannende, durchblutungsfördernde, aphrodisierende Duftnoten eignen sich:

- Adlerholz
- Kardamom
- Rosmarin
- Grapefruit
- Mandarine (Grüne)
- Ysop
- Immortelle
- Myrrhe
- Weihrauch

Rezepturvorschlag
Grundmischung: 6 Tr. Kardamom, 1 Tr. Eichenmoos, 15 Tr. Grapefruit, 7 Tr. Immortelle, 11 Tr. Rosmarin und 5 Tr. Weihrauch.

Für ein Massageöl: 9 – 12 Tr. der Grundmischung (s. o.) in 50 ml Pflanzenöl nach Wahl mischen.

Als Badezusatz: 7 – 10 Tr. mit einem Emulgator wie Sahne, Honig oder neutrale Seife mischen.

Fertigmischung
Ysop-Immortellen-Öl (Original IS Aromamischung) mit Immortelle, Lavendel, Palmarosa, Rosmarin, Ysop, Calophyllum inophyllum, Jojobawachs.

Krampfadern am Hoden
Auf dem Hodensack finden sich verdickte, geschlängelte Venen.

Ursachen

Es gibt Vermutungen, dass es durch insuffiziente Venenklappen zu Krampfadern im Hodensack (sog. Varikozele) kommt und die daraus folgende Überhitzung der Hoden zu einer Verschlechterung der Samenqualität führt. Aus TCM-Sicht handelt es sich um einen Blutstau, der auf verschiedenen Ursachen basieren kann, wie z. B. Blutmangel, Hitze des Blutes oder Kälteeinflüsse im Unteren Erwärmer. Auch eine Ansammlung von feuchter Hitze, z. B. durch übermäßigen Genuss zu scharfer und gewürzter, fettigen Speisen, kann vorliegen.

Behandlung mit TCM

Diätetik
Die Nahrungsmittel sollten entsprechend dem Grundstörungsmuster gewählt werden, meist sind Blutstau lösende und Feuchtigkeit ausleitende Speisen vorzuziehen. *Xue* bewegende Nahrungsmittel sind häufig leicht bitter.

- Getreide: Amaranth, Buchweizen, Hiobstränen
- Hülsenfrüchte: Erbsen, Linsen, Bohnen
- Gemüse: Auberginen, Lotuswurzel, chin. Lauch, Stangensellerie, Löwenzahn, Karotten, Lauch, Artischocken
- Salate: Lollo rosso, Endivien, Brunnenkresse, Rucola, Kapuzinerkresse
- Gewürze: Salbei, Liebstöckel, Kurkuma, Safran, Wacholderbeeren, Knoblauch, Senf, Meerrettich
- Obst: Pfirsiche, Kirschen, Grapefruit, Rhabarber (bei Verstopfung), Ananas, Papaya, Apfel
- Samen: Ginkgonüsse (bei Herzbeschwerden und Vergesslichkeit)
- Pilze: Judasohr
- Fisch und Schalentiere: Krebse
- Getränke: Weißdorn, Grüntee
- Öle: Färberdistelöl, Zedernöl, Leinöl, Hanföl

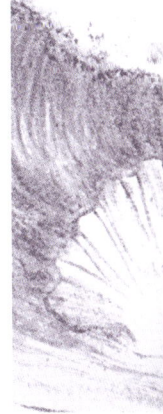

Vermeiden:

- scharf gewürzte Speisen
- östrogenhaltiges Fleisch aus Massentierhaltung
- Nikotin

Hodenkrampfadernwein: 20 g Buchweizen, 20 g Kastanienblüten, 5 – 10 Wacholderbeeren, 3 – 5 grünschalige Walnüsse (klein schneiden), 20 g Ringelblumen, 20 g Goldrute, 5 g Muira Puama (Potenzholz) in einer Flasche guten Rotwein 2 Wochen lang ansetzen, gelegentlich etwas schütteln. Davon tägl. ein Stamperl am Abend trinken.

Artischockenpfanne mit Buchweizen: 12 kleine oder 3 große Artischocken, 3 EL Olivenöl, 8 Salbeiblätter, 1 TL Korianderkörner, 100 g Buchweizen, 500 ml Gemüsebrühe, 1 Knoblauchzehe, 200 g Champignons, 5 kleine Tomaten, 50 g Walnusskerne, 1 Schale Brunnenkresse, Pfeffer und Salz. Artischocken putzen und in Salzwasser 20 min garen. Buchweizen anrösten, 3/8 Liter Brühe zugießen, zugedeckt bei milder Hitze 20 – 25 min garen, mit Salz und gepresstem Knoblauch würzen. Pilze putzen und halbieren, Tomaten ebenfalls halbieren. Pilze bei starker Hitze in Öl anbraten. Tomaten, Walnusskerne und restliche Brühe zugeben, mit Pfeffer würzen. Zerkleinerte Artischocken und Buchweizen zugeben. Zum Schluss die Brunnenkresse unterheben und ca. 2 min durchziehen lassen.

Heilkräuter
Kräuter mit *Xue*-Stau lösender und Feuchtigkeit ausleitender Wirkung eignen sich hier:

- Brenndoldensamen
- Färberdistelblüten
- Kastanienblüten
- Rhabarberwurzel
- Schafgarbe
- Zinnkraut
- Brennnesseln
- Goldrute
- Pfingstrose (Rote)
- Ringelblume
- Taubnesseln
- Buchweizen
- Hirtentäschel
- Rhabarberwurzel
- Salbeiwurzel
- Vaccariaesamen

Krampfaderntee: 20 g Hirtentäschel, 10 g Kastanienblüten, 20 g Ringelblumen, 5 g Rhabarberwurzel, 50 g Johanniskraut, 30 g rote Pfingstrosenwurzel, 10 g Süßholz mischen. 1 TL der Mischung mit 1 Tasse heißem Wasser aufbrühen, 10 min ziehen lassen. Morgens und mittags 1 Tasse trinken. Bei Druckgefühl im Unterleib, Verstopfungsneigung, Neigung zu Nasenbluten.

Fertigpräparate
- Ginkgo-Präparate wie **Ginkgo 405**
- **Antioxirell Plus** mit Vitaminen, Spurenelementen und Antioxidantien

Klassische chinesische Rezepturen

Guizhi fuling wan (Pille mit Zimtzweigen und Poria-Pilz). Diese Rezeptur wurde in einer Studie des Ichikawa General Hospitals in Tokio an Männern mit Hodenkrampfadern getestet. Bei 40 von 50 untersuchten Männern waren die Krampfadern nach drei Monaten nicht mehr vorhanden. Die Spermienmenge verbesserte sich bei 71,4 % und die Spermienqualität bei 62,1 % der Männer (Ishikawa et al. 1996).

Akupressur

- Le1 bewegt das *Qi* im Genitalbereich.
- Ma29 reguliert das *Qi* und *Xue* im Unteren Erwärmer. Bei Entzündungen im Genitale sowie ziehenden und stechenden Schmerzen.
- Ma30 reguliert das *Qi* im Beckenraum.
- Bl31 stärkt den Körper und die Geschlechtsorgane, treibt Feuchtigkeit aus, löst Stagnationen von *Qi* und *Xue* im Unteren Erwärmer.
- MP6 bewegt *Qi* und *Xue* im Unterleib, nährt das *Xue*.
- Ni1 und Ni2 stärken den Funktionskreis Niere.
- Ma36 stärkt den Funktionskreis Mitte.
- Le8 nährt das *Xue*, klärt feuchte Hitze im Unterleib und den Genitalien.

Qi-Gong-Übung

Das Mühlrad bewegen: Sie liegen flach auf einer bequemen Unterlage, die Fingerspitzen ruhen seitlich beidseits auf dem Schambein. Sie atmen durch die Nase ruhig ein und aus. Beim Ausatmen winkeln Sie das linke Bein an, heben es leicht vom Boden ab und strecken es beim Ausatmen wieder aus. Anschließend mit dem rechten Bein genau das Gleiche. Insgesamt ca. 35-mal beide Beine abwechselnd anheben und strecken

Andere Heilverfahren

Physikalische Anwendungen
Heilbäder

Sitzbäder: Täglich oder 2- bis 3-mal pro Woche kühle Sitzbäder (ca. 25 °C) mit Kastanienblüten, Walnussblättern, Goldrute, Calendula, Kamille, Buchweizen und Eichenrinde; Die Kräutermischung mit heißem Wasser übergießen, 20 min ziehen lassen und den Absud dem Sitzbadewasser zugeben, 10–15 min baden (s. Anleitung Seite 244). Auch Bäder mit Eichenrinden-Extrakt (z. B. von Spitzner) sind zu empfehlen.

Auflage

Quarkauflage: zimmerwarmen, naturbelassenen Speisequark (250 g) mit dem Zusatz von 10 Tr. Lavendel-Zypressenöl (s. Seite 416) fingerdick auf das feuchte Innentuch der 3-teiligen Kompresse aufstreichen. Dann das Innentuch mit der Quarkseite auf die Hoden

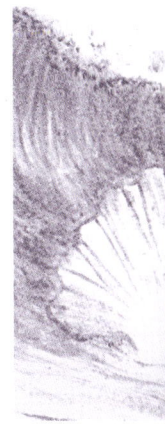

legen, mit einem größeren, trockenen Zwischentuch abdecken. Zuletzt den ganzen Unterkörper in ein warmes Wolltuch fest einwickeln (s. auch S. 228). Zwischen Quarkauflage und Haut sollte keine Luft gelangen. Ca. 10–15 min belassen. Anstatt Quark kann das Innentuch auch mit Farnkraut-, Hamamelis- und Kastanientinktur getränkt werden.

Massage

Die Glocke zum Schwingen bringen: Der Partner liegt bequem auf dem Bett. Die Partnerin reibt erst ihre Hände fest gegeneinander, bis sie warm werden, reibt sie dann mit Massageöl (z. B. mit Lavendel-Zypressenöl, s. u.) ein und legt die Handballen auf die Mitte seines Bauches unterhalb des Nabels. In kreisförmigen Bewegungen jeweils 36-mal im und gegen den Uhrzeigersinn die Handballen auf dem Unterbauch kreisen lassen. Der Partner kann dabei in Gedanken den Bewegungen folgen. Anschließend den unteren Rückenbereich im Bereich der Iliosakralgelenke ebenfalls mit den Handballen kreisförmig massieren. Möglichst täglich, wenigstens jedoch 2-mal pro Woche die Massage über mindestens 3 Monate durchführen.

Aromatherapie

Herbe, harzige Duftnoten, die durchblutungsfördernd wirken, eignen sich besonders:

- Amyris
- Myrrhe
- Weihrauch
- Lavendel fein
- Rosmarin cineol
- Zedernholz
- Muskatellersalbei
- Schafgarbe
- Zypresse

Fertigmischung

Lavendel-Zypressenöl (Original IS Aromamischung): Calendula-Mandel-Basisöl mit den ätherischen Ölen von Lavendel, Zitronengras, Myrte, Schafgarbe, Wacholder, Zypresse. Zum Einreiben (s. o.: Massage).

Immunologische Einschränkung der Fruchtbarkeit

Ursachen

Beim Mann beziehen sich die immunologischen Aspekte der Fruchtbarkeit im Wesentlichen auf Antikörper gegen die Spermien, während bei der Frau Einnistungsprobleme im Vordergrund stehen.

Normalerweise besteht im Hoden eine Körperbarriere zum eigenen Immunsystem, die selbst Antikörper nicht überwinden können. Nach Entzündungen oder Verletzungen kann diese Grenze durchlässig werden und der Körper bildet Antikörper gegen die eigenen Spermien, da diese als Fremdkörper aufgefasst werden. Die Antikörper lagern sich dann an die Spermien an und behindern diese in ihrer Funktion. Mit dem sog. MAR-Test

(Mixed-Antiglobulin-Reaction-Test) können mögliche antispermale Antikörper im Serum oder Ejakulat nachgewiesen werden. Das Ejakulat ist dann meist verklumpt.

Nach der TCM liegt ein Mangel des Nieren-*Jing* vor, ein Mangel in den Funktionskreisen Niere und Lunge, sowie feuchte Hitze und eine Stagnation von *Qi* und *Xue*.

Behandlung mit TCM

Therapieprinzip: Das Abwehr-*Qi* stärken, *Yin* nähren, feuchte Hitze beseitigen, Stagnationen lösen und die *Luo*-Gefäße freimachen.

Diätetik

Nahrungsmittel sollten entsprechend der Störungsmuster ausgewählt werden und die Mitte stärken sowie das Qi bewegen. Wichtig ist vor allem die Versorgung mit viel frischem Obst und Gemüse (möglichst aus biologischem Anbau), weil sie Antioxidantien enthalten. Antioxidantien helfen, sog. Freie Radikale im Körper abzufangen und so Zellschäden vorzubeugen.

- Gemüse: Paprika, Rosenkohl, Brokkoli, Feldsalat, Karotten, Tomaten, Kresse
- Obst: Ananas, Andenbeeren, Zitrusfrüchte, Grapefruit, Kiwis, Äpfel
- Öle: Nachtkerzen-, Sonnenblumen-, Sesam-, Leinsamen-, Traubenkern-, Färberdistel-, Schwarzkümmel-, Oliven- und Weizenkeimöl
- Pilze: Shiitake, Mandelpilz
- Sonstiges: Sauerkraut, Meerrettich, Wolfsbeeren
- Tees: Speise-Chrysanthemen, Ringelblumen, Pfefferminze

Vermeiden:

- Rohkost
- kalte Getränke

Wildlachs mit Meerrettich: 2 Scheiben Lachs, 50 g geriebenen Meerrettich, 50 ml Sahne, Wildsalate (Löwenzahnblätter, Rucola, Asiasalat), Sonnenblumenkerne, Sesam, Speise-Chrysanthemenblüten, Ringelblumen. Wildsalate zubereiten, mit Sonnenblumenkernen, Sesam, Speise-Chrysanthemen und Ringelblumen bestreuen. Den geräucherten Wildlachs oder nach Biokriterien gezüchteten Lachs dazu garnieren. Meerrettichdipp aus Meerrettich, 150 g Crème fraîche, 1 TL Zitronensaft zubereiten und dazu reichen.

Heilkräuter

Immunstimulierende, das Abwehr-Qi stärkende Kräuter, in Kombination mit solchen, die Wind ausleiten und Hitze klären, sind bei diesem Störungsmuster hilfreich:

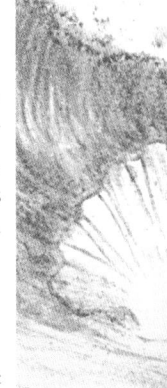

- Ginseng
- Speise-Chrysanthemenblüten
- Taigawurzel
- Zimtzweige
- Tragant (Chin.)

Allergietee: 20 g Speise-Chrysanthemen, 20 g chin. Tragant, 20 g Rosenwurz , 20 g Rehmanniawurzel mischen. 1 TL der Mischung mit heißem Wasser übergießen und 10 min ziehen lassen. Bei Neigung zu Infekten und Allergien. Tägl. vormittags 1 Liter trinken.

Fertigpräparate:

- Vitamin E: wichtiges Antioxidans, beeinflusst vermutlich die Prostaglandinsynthese
- Vitamin C: Antioxidans
- Magnesium, Selen, Zink

Klassische chinesische Rezepturen

- *Liuwei dihuang wan* (Pille mit sechs Geschmacksrichtungen) bei Schwäche im unteren Rücken, Schwindel, Nachtschweiß, nächtlichen Samenergüssen, chronisch trockenem Rachen. Dieses Dekokt wurde von Fu et al. (2005) in einer chinesischen Studie bei 100 Patienten mit immunologischer männlicher Unfruchtbarkeit mit Erfolg getestet (s. Seite 395).

Akupressur

- 3E5 stärkt die Wehrenergie. Bei Verspannung der Gelenke.
- Lu7 stärkt die Wehrenergie, leitet Feuchtigkeit aus, bei Schmerzen am Glied, Verschlossenheit.
- Di4 stärkt die Wehrenergie, beruhigt, klärt Trübes, kühlt, kräftigt das *Qi*. Bei Kiefersperre, Nackenschmerzen.
- Ma36 stärkt den Funktionskreis Milz.
- Ma39 stützt die Wehrenergie, stärkt den Funktionskreis Niere, leitet Feuchtigkeit aus. Bei Schmerzen im Unterleib und Müdigkeit.
- Bl42 stärkt die Wehrenergie, befreit den Atem, kräftigt die Körperseele. Bei Rückenschmerzen und Atembeschwerden.
- Gb34 reguliert und stützt den Funktionskreis Leber sowie die Muskulatur, leitet Hitze aus. Bei Nackensteifigkeit, kalten Füße, Gallenblasenbeschwerden.

Andere Heilverfahren

Physikalische Anwendungen

Schröpfmassage: Zur allgemeinen Stimulation des Immunsystems empfiehlt sich eine Schröpfmassage des Rückens, direkt mit Schröpfköpfen oder mit einem speziellen Schröpfgerät (z. B. Pneumotron).

Kneippgüsse stärken allgemein das Immunsystem und vitalisieren. Mit einem drucklosen Wasserstrahl (Duschkopf abschrauben) erst den Rücken von oben nach unten warm (ca. 1 min), dann kalt (20 sec), erneut wieder warm (1 min) und dann wieder kalt (30 sec) abduschen. Anschließend sich nicht abtrocknen und 5 – 10 min warm eingewickelt ruhen.

Sexuelle Dysfunktionen

Die häufigste männliche Sexualstörung stellt der vorzeitige Samenerguss dar, bei dem der Mann keine Kontrolle über den Zeitpunkt des Ergusses hat. Von erektiler Dysfunktion wird gesprochen, wenn mindestens 6 Monate lang bei 70 % der Versuche der Geschlechtsverkehr erfolglos (lat. Impotenz = Unvermögen) bleibt. Andere Sexualprobleme stellen ein mangelndes sexuelles Verlangen und Penisverbiegungen dar.

Ursachen

Das Gefühl, unter vorzeitigem Samenerguss zu leiden, entsteht häufig durch unrealistische Erwartungen an die Dauer des Geschlechtsverkehrs. Die Dauer zwischen Einführen des Penis und der Ejakulation beträgt bei Männern im Durchschnitt 3 min. Die Frage ist eher, ob der Mann oder die Partnerin damit zufrieden ist.

In Deutschland sind ca. 20 % aller Männer im Lauf ihres Lebens von erektiler Dysfunktion betroffen. Eine Erektion kommt durch eine gesteigerte Blutfüllung der Schwellkörper zustande, die durch Erschlaffen der Schwellkörpermuskulatur möglich wird. Ein fein abgestimmtes Zusammenspiel vielfältiger Faktoren ist hierfür nötig. Die Funktion der Erektion wird vom Parasympathikus (also einem Teil des unwillkürlichen Nervensystems) gesteuert. Eine hohe Aktivierung seines Gegenspielers (Sympathikus), z. B. durch inneren Stress, kann den Blutfluss zum kleinen Becken vermindern. Entspannungsübungen, Massagen an Oberschenkeln und Unterleib sowie Akupressur und Akupunktur können sehr hilfreich sein, einen übersteuerten Sympathikus zu beruhigen.

Sexuell stimulierende Reize wie Düfte, Bilder, Berührungsreize oder auch Phantasien lösen normalerweise eine sexuelle Bereitschaft bei Männern aus. Ein Mangel an sexuellem Interesse ist meist auf Stress-Überlastung zurückzuführen. Auch die Einnahme bestimmter Medikamente, wie etwa Blutdrucksenker oder Antidepressiva, kann die sexuelle Erregung hemmen und zu Impotenz führen. Impotenz kann auch ein Hinweis auf andere Erkrankungen (Diabetes, koronare Herzerkrankungen) sein.

Behandlung mit TCM

Furcht und Angst (z. B. den Erwartungen nicht gerecht zu werden, unbewusste Ängste, die Partnerin zu schwängern) schädigen und schwächen das Nieren-*Yang*. Liegt zudem ein Ungleichgewicht von Nieren-*Yin*/Nieren-*Yang* vor, kann dies zu Leere-Hitze mit vorzeitigem Samenerguss führen. Aber auch feuchte Hitze im Unteren Erwärmer, Leber-Blutmangel, Blockade des Leber-*Qi*, Herz- und Gallenblasen-*Qi*-Mangel, Herz-Blut- oder *Jing*-Mangel sowie Schleim können als Grundstörungen (auch kombiniert) vorhanden sein (s. bei

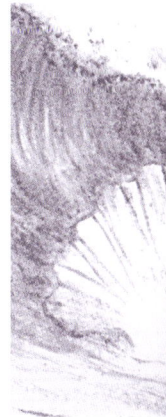

diesen Störungsmustern). Frustrationen erfolgloser Kinderwunschbehandlungen und Sex nach Zykluskalender führen im Laufe der Zeit oft zu »Verknotungen des Qi«. Zudem staut sich Feuchtigkeit in den Leitbahnen des Penis (Schweregefühl). Das Blut fließt nicht mehr ausreichend von der Leber zu den Genitalien und der Penis, in der TCM bildhaft als die »Sehne der Leber« umschrieben, kann nicht entsprechend gespannt werden. Standfestigkeit und Zielrichtung im Penis zu verspüren, sind eng mit einem ausgeglichenen Funktionskreis Leber verbunden.

Es sollten immer die zugrunde liegenden Störungsmuster behandelt werden, sodass das *Leber-Qi* entspannt, das Nieren-*Yang* gestärkt, eventuell das Nieren-*Yin* genährt und Feuchtigkeit ausgeleitet werden.

Diätetik
Energiereiche, wärmende Nahrungsmittel eignen sich besonders bei Nieren-*Yang*-Mangel, kombiniert mit *Qi*-Stau lösenden Speisen. Ansonsten sollte sich die Ernährung an die individuellen Muster anpassen.

- Getreide: Weizen, Dinkel, Quinoa, Amaranth, Mais
- Gemüse: Fenchel, Sellerie, Sprossen, Wurzelgemüse, Mais
- Obst: Weintrauben mit Kernen, Maracuja
- Samen: Walnusskerne, Kürbiskerne, Ginkgonüsse
- Fleisch: Hirschfleisch, Ziegen- und Schaffleisch
- Fisch und Schalentiere: Karpfen, Garnelen, Muscheln, Austern
- Gewürze: Zimt, Gewürznelken
- Sonstiges: Weizenkeimöl, Hanföl, Hefe

Vermeiden:
Nikotin hemmt nachweislich die Motilität der Spermien, ebenso Alkohol im Übermaß. Ein Gläschen Rotwein am Abend dagegen wirkt eher belebend.
Hirschsuppe: 500 g Hirschgulasch, 1 Zwiebel, 2 Stangen Lauch, 3 frische Knoblauchzehen, 100 g Walnusskerne, 5 Lorbeerblätter, 3 Wacholderbeeren. Hirschfleisch in Öl scharf anbraten, mit Walnusskernen und klein geschnittenem Gemüse und Kräutern in 2 Liter Gemüsesud ca. eineinhalb Stunden kochen, mit Salz abschmecken.

Heilkräuter
Die aphrodisierende, sexuell stimulierende Wirkung folgender Heilkräuter wurde entweder wissenschaftlich untersucht oder in der Volksmedizin verschiedener Länder überliefert.

- Catuaba
- Damiana
- Epimedii
- Ginkgo
- Ginseng
- Macaknolle

- Morinde
- Schlafbeere
- Muira Puama (Potenzholz)
- Yohimbe
- Sägepalme
- Zimt

Blut des Toreros: Je 10 g Catuaba, Sabalfrüchte, Muira Puama, 1 Stange Zimt, 15 g Damiana, 1 Vanilleschote, 400 ml guter Korn. Zutaten in ein braunes Glas füllen und 2 Wochen ans Fenster stellen, öfter schütteln, abseihen und mit Dattelsirup süßen. Abends ein Schnapsglas trinken und sich mit einer entspannenden Massage verwöhnen lassen.

Potenztrunk: 20 g Potenzholz, 20 g Catuaba, 20 g Liebstöckel, 30 g Brennnesselsamen, 30 g Damiana, 20 g Johanniskraut, 20 g Elfenblumen mischen. Von der Mischung 1 TL zu 1 Tasse kaltes Wasser geben, aufkochen und abgedeckt 20 min ziehen lassen. 1 Tasse tägl. nach dem Essen trinken, vor allem bei Nieren-*Yang*-Mangel.

Fertigpräparate

- Pinienrindenextrakt **(Pycnogenol):** ein starkes Antioxidans mit entzündungshemmenden und immunsuppressiven Eigenschaften, häufig als Potenzmittel im Gebrauch. Hierzu gibt es auch Studien (in Kombination mit Ginkgo und L-Arginin) zur Verlängerung der Erektionsfähigkeit (Muchova 2004) nach der Einnahme über drei Monate.
- L-Arginin, Zink, Antioxidantien (z. B. **OPC** aus Traubenkernextrakten)
- *Speman* (von Himalaya; im Internet oder bei der Römhild-Apotheke Dießen, s. Seite 507): in indischen Studien wurde eine positive Wirkung auf Erektion und Fruchtbarkeit berichtet (Solepure et al. 1979, Limaye u. Madkar 1984, Dhaliwal et al. 2001).
- Ginkgopräparate wie **Gingopret, Gingium Biocur:** hier gibt es Studien zur positiven Wirkung auf Erektionsstörungen, die durch Medikamente ausgelöste wurden (Yeh et al. 2008).
- Ginsengpräparate: Studien ergaben eine höhere Zufriedenheit bezüglich Penishärte und -umfang.
- *Yohimbin Vitalcomplex Hevert Tropfen:* ein homöopathisches Heilmittel, u. a. mit Yohimbin und Damiana; längere Zeit einnehmen, da sich die Wirkung erst allmählich einstellt.
- *Deer Velvet Antler* (über das Internet zu beziehen): Herkunftsland Neuseeland, wird aus Hirschgeweihen gewonnen. Wissenschaftlich wurde neben wundheilenden und immunstimulierenden Eigenschaften nach 3-wöchiger Einnahme eine Erhöhung der Testosteronwerte nachgewiesen (Fisher et al.1998).
- Rosenwurz (Rhodiola rosea)-Extrakt stärkt die Ausdauer und Konzentration.
- Macawurzel zeigt eine positive Wirkung auf das sexuelle Verlangen ohne Erhöhung der Testosteronwerte (Stone et al. 2009).

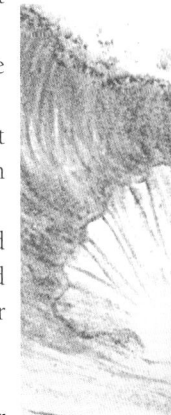

421

Klassische chinesische Rezepturen

- **Nieren-*Yang*-Mangel**
  Strengthen the Root (von G. Maciocia) stärkt und wärmt das Nieren-*Yang*, behebt leichten *Xue*-Mangel. Bei Kältegefühl, Rückenschmerzen, Unfruchtbarkeit, Impotenz, Knöchel-ödemen.

  Gujing tang (stabilisierendes Dekokt) stärkt das Nieren-*Yang*, löst das Leber-*Qi*, leitet Feuchtigkeit aus dem Unteren Erwärmer, stärkt unsicheres Nieren-*Qi*. Bei vorzeitiger Ejakulation.

- **Herz- und Gallenblasen-*Qi*-Mangel**
  Qiyang Yuxin Dan stärkt das *Qi*, stützt die Funktionskreise Herz, Niere und Gallenblase. Bei Impotenz.

- **Leber-*Qi*-Stau**
  Xiaoyao san (Pulver der ungebundenen Heiterkeit) löst das Leber-*Qi*. Abwandlungen der Rezeptur je nach den weiteren Disharmoniemustern.

- **Milz-*Qi*-Mangel**
  Buzhong yiqi tang (die Mitte ergänzendes und *Qi* stützendes Dekokt) stützt und ergänzt das *Qi* der Mitte. Bei chronischer Müdigkeit, breiigen Stühlen, Krampfadern, Leistenhernien, Nachträufeln beim Wasserlassen.

- **Feuchte Hitze**
  Er miao san (Pille der zwei Wunder) klärt feuchte Hitze. Bei Unfruchtbarkeit, erektiler Dysfunktion.

Qi-Gong-Übungen

Durch *Qi*-Gong kann das Zusammenspiel von Parasympathikus und Sympathikus (*Yin* und *Yang*) verbessert werden, wodurch eine Erektion wieder möglich wird.

Den Jadestab zum Glänzen bringen: Mit warmen, übereinandergelegten Händen 36-mal vom Brustbein bis zur Schamgrenze streichen. Diese Massage kann auch von der Partnerin gegeben werden, wobei der Mann der Bewegung der Hände in Gedanken folgt. Den Nabel mit den Händen umkreisen in der Richtung, in der es angenehm ist. Anschließend den linken Hoden mit der linken, den rechten mit der rechten Hand umfassen und 10 – 15 min zwischen den Fingern stimulieren, nach links und rechts leicht drehen, beklopfen, anheben und sinken lassen. Bei der Massage kann ein leichtes Ziehen verspürt werden, es soll aber nie schmerzen. Diese Massage stärkt den Funktionskreis Milz, ferner stimuliert und entspannt sie die Genitalregion.

Rückkehr zur Quelle: Im Sitzen einen runden Gegenstand oder Massagekugeln mit den Fußsohlen 5 – 10 min hin- und herrollen. Dann tief durchatmen, die Hände warmreiben und über das Gesicht streichen. Diese Übung führt das Nieren-*Qi* zurück zum Ursprung.

Akupressur

- Kg4 tonisiert die Genitalien, stärkt *Yin* und *Xue*.
- Bl23 und Bl 35 stärkt den Funktionskreis Niere. Bei Impotenz.
- Bl31 und Bl32 stärkt den Körper und die Geschlechtsorgane, treibt Feuchtigkeit aus.
- Bl35 stärkt das *Qi* im Unterleib. Bei Impotenz.
- Ni3 stärkt das Nieren-*Yin* und -*Yang*, klärt Mangel-Hitze, stärkt die untere Wirbelsäule.
- Lg4 kräftigt den Funktionskreis Niere und das *Xue*, bei Verspannungen im Rücken, Schmerzen im Unterleib.
- MP6 nährt das *Xue*.
- Lg20 hebt das *Qi* an, v. a. wenn Schuldgefühle es nach unten drücken.
- Le8 nährt das *Xue*, klärt feuchte Hitze im Unterleib und den Genitalien.
- Ni10 leitet feuchte Hitze aus.
- Ma30 reguliert das *Qi* im Beckenraum.

Andere Heilverfahren

Wickel
SSD-Auflage: 3 EL Schafgarbe, 3 EL Schachtelhalm, 3 EL Damiana in 250 ml Wasser geben, 10 min köcheln, Baumwolltuch damit tränken, auswringen und eng auf den unteren Rücken legen. Mit Zwischentuch und warmem Wolltuch den Unterleib fest einwickeln, ca. eine halbe Stunde belassen.

Partnermassage
Die Partnermassage ist ausgesprochen hilfreich, um aus der Entspannung heraus neue Stärke zu finden. Die meisten Männer empfinden eine einfühlsame Berührung der Innenseite der Oberschenkel, der Leistenbeuge und des Unterleibs als stimulierend. Werden auch die Ohren zart massiert, intensiviert das den Genuss.
Lingam-Massage: *Lingam* bedeutet auf Sanskrit das Zeichen und steht als Symbol für die männliche Schöpferkraft des Gottes Shiva. Bei einer Lingam-Massage wird der gesamte männliche Genitalbereich einschließlich Prostata massiert, um sexuelle Energien anzuregen. Wichtig bei dieser Form der Massage ist, dass der Mann passiv bleibt und seine Sexualität in lustvoller Erregung erfahren kann, ohne Erwartungen irgendwelcher Art gerecht werden zu müssen (z. B. zu ejakulieren).

Eine einfühlsame, detaillierte Anleitung mit erklärenden Bildern auch der Grundlagen männlicher Sexualität finden Sie in *Lingam-Massage: Die Kraft männlicher Sexualität neu erleben* von Michaela Riedl.

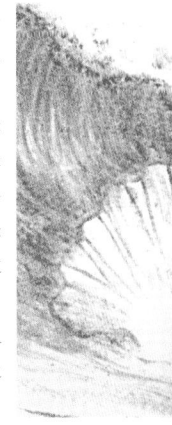

Beckenbodentraining

Die Muskulatur am Beckenboden ist für die Erektion und den Samenerguss äußerst wichtig, denn sie presst die Venen ab und verhindert so den Blutabfluss aus den Schwellkörpern. Ein gezieltes Beckenbodentraining ist chemischen Hilfsmitteln (Potenzmittel) nach mehreren Studien überlegen. Eine Lern-DVD gibt es z. B. bei *www.orgawell.ch*. Die Anleitungen im Ratgeberbuch *Tiger Feeling* von Benita Cantieni wurden zwar primär für Frauen entwickelt, sind aber auch für Männer geeignet.

Aromatherapie

Sinnlich belebende ätherische Öle wirken stimulierend und aphrodisierend, entspannen und helfen Hemmungen abzubauen. Eingemischt in ein fettes Basisöl, sind sie ideal für die Partnermassage (s. Seite 423):

- Jasmin
- Pfeffer
- Rosmarin
- Kardamom
- Pfefferminze
- Sandelholz
- Kreuzkümmel
- Rose
- Tonka

Rezepturvorschlag

Grundmischung: 1 Tr. Jasmin, 3 Tr. Kardamom, 2 Koriander, 5 Tr. Pfeffer und 2 Tr. Sandelholz.

Für ein Massageöl: Grundmischung in 30 ml Weizenkeimöl und 20 ml Sonnenblumenöl mischen.

Als Badezusatz: 7-9 Tr. der Grundmischung mit einem Emulgator wie Sahne, Honig oder neutrale Seife vermischen.

Fertigmischungen

Alva Erotic Hautöl (Alva Naturkosmetik): ein sinnlich belebender Duft wie 1001 Nacht mit Damaszener Rose und Jasmin in Mandel- und Jojobaöl.

Massageöl blumig (Original IS Aromamischung) mit Bergamotte, Jasmin, Rose, Sandelholz in Nachtkerzen- und Jojobaöl.

> **Tipp: Für eine sinnliche Massage die Umgebung wohlig warm gestalten (Zimmertemperatur). Auch die Hände und das Massageöl sollten eine angenehme Temperatur haben, um Entspannung und Lustgefühle zu fördern.**

Finger-Yoga

Den Lingam stärken: Die Daumenspitze an die Basis des kleinen Finger anlegen. Öfter am Tag 3 min halten.

Für das Paar

Lust statt Kalendersex

»Jetzt Geschlechtsverkehr, denn es soll keine Chance vergehen. Ihre Eizelle kann in den nächsten Stunden springen«, hören viele Frauen von ihrem Gynäkologen nach der Einnahme von Hormonstimuli. Dieser Termindruck artet in vielen Fällen zum Zwang aus, der mit der Dauer des Kinderwunsches leicht die Liebe, Entspannung und Genuss abhanden kommen lässt. Die innige Begegnung verkommt zur Zweckhandlung, das völlige Einswerden der Körper und der Gleichklang von *Yin* und *Yang* wird dann nicht mehr erlebt. Oft hat man dann gerade an den fruchtbaren Tagen, »an denen man eigentlich sollte«, keine Lust mehr und empfindet sogar Widerwillen.

Sexualität zur Förderung der Gesundheit und zur Lebensverlängerung

Die sexuelle Vereinigung zwischen Mann und Frau wurde im alten China als die Verwirklichung des Prinzips von *Yin* und *Yang* auf der Erde gesehen. Sexuelle Energie zu nutzen, um die Gesundheit zu fördern und das Leben zu verlängern, war in China Teil der taoistischen Lehre. Junge Paare erhielten »Kopfkissenbücher«, in denen das Geheimnis der sexuellen Energien aufgezeichnet war. Bei uns lernen junge Paare dagegen eher aus Jugendzeitschriften oder Gesprächen mit Freunden. Häufig wird Sex ohne Erotik und Liebe vermittelt und mit überhöhten Erwartungen. Beim ersten intimen Kontakt sind oft sexuelle Hemmungen und Verkrampfungen vorhanden, die auf Unkenntnis körperlicher Abläufe basieren. Später, wenn der unerfüllte Kinderwunsch die Sexualität beeinflusst, entwickelt sich Sex häufig zu einer verkrampften, zwanghaften Pflichtübung. Den Fruchtbarkeitskalender im Kopf, können die Gedanken sich bald nur noch um dessen Optimierung drehen, wobei natürlich die Spontaneität verloren geht. Aus diesem Teufelskreis wieder herauszukommen, kann als sehr befreiend erlebt werden.

Die Chinesen gingen Fragen der Sexualität offen, neugierig und stets hochachtungsvoll an. Schon im »Klassiker des einfachen Mädchens« (*Sunu Jing*) fragt der legendäre Gelbe Kaiser vor 2000 Jahren ein einfaches Mädchen: »Beeinflussen die verschiedenen Eigenarten, die das Werkzeug eines Mannes haben, die Lust, die eine Frau während des Liebesaktes empfindet?«, und das einfache Mädchen antwortet: »Solche Unterschiede sind rein äußerlich. Die wahre Schönheit und Lust der Vereinigung ist innerlich und man kann sie nur erreichen, indem man *Yin* und *Yang* auf der höchsten Ebene harmonisiert.« Und der Gelbe Kaiser fragt weiter: »Welche Unterschiede gibt es zwischen langen und kurzen, harten und weichen Werkzeugen?« Das einfache Mädchen erwidert: »Ein langes Werkzeug, das nicht ganz hart wird, ist nicht so geeignet wie eines, das mit Sachkenntnis und unter sorgsamer Beachtung der Reaktionen der Frau benutzt wird. Wie bei allem sollte man auch hier nach dem goldenen Mittelweg streben, wenn es darum geht, die Harmonie von

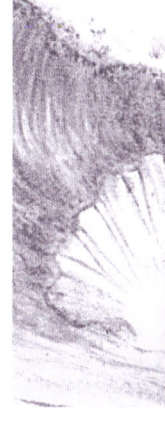

Yin und *Yang* zu erreichen.« Durch die Vereinigung von *Yin* und *Yang* entsteht nach chinesischer Vorstellung dann neues Leben.

In den letzten Jahren sind eine Reihe von »Kopfkissenbüchern« auch auf Deutsch erschienen. In »*Chinesische Liebesgeheimnisse*« von Felice Dunas können Sie Einblicke in das chinesische Verständnis von Sexualität gewinnen. Jolang Chang gibt in seinem *Tao der Liebe* Anleitungen zur »richtigen Benutzung des Jadestabes«. In Mantak Chias Bücher wie *Die multiorgasmische Beziehung* oder das *Tao Yoga der Liebe: Der Weg zur unvergänglichen Liebeskraft* finden Sie Darstellungen der energetischen Vorgänge bei der »Vereinigung von *Yin* und *Yang*«. In dem derzeit leider nur antiquarisch erhältlichen umfangreichen Ratgeber »*Akupressur für Liebende*« von Michael Reed Gach wird die Partnermassage zur Steigerung sexueller Lust detailliert erläutert.

Sexualität hat in unserer Welt häufig den Unterton von Kampf und Krieg, wenn Frauen zu überwältigen und besiegen sind, vom Kampf der Geschlechter die Rede ist oder der Sexualakt als »5-Minuten-Blitzkrieg« beschrieben wird. Diese Assoziationen gab es auch im alten China, wenn sich die Männer über »die Täler und Hügel der Frau« einen Überblick verschafften und die Frau »die Feuerkraft der Waffen des Mannes« richtig einzuschätzen verstand. Die »Waffe des Mannes« sollte dabei hart und zum Einsatz bereit sein, aber frei von Schmerzen.

Sich frei der Sexualität hinzugeben, die wertvollen Körperflüssigkeiten auszutauschen, mit dem Atem des Partners eins werden, war jedoch ein höheres Ziel und erinnerte die Chinesen an eine harmonische Begegnung von Feuer und Wasser, wenn keines versucht, das andere zu besiegen. Der Mann sollte erst ejakulieren, wenn die Frau maximal erregt war. Der Gelbe Kaiser bekommt vom einfachen Mädchen erklärt, dass er diesen Zeitpunkt daran erkennen könne, »wenn sich das Gesicht der Frau rötet, die Brüste fest werden und Schweißperlen auf der Nase erscheinen«. Dann sei der richtige Zeitpunkt, in sie einzudringen. Danach werde ihre Kehle trocken, und sie beginne sich langsam zu bewegen. Wenn dann ihre »Jadegrotte« feucht werde, solle er noch tiefer in sie eindringen und die Flüssigkeiten austauschen. Als höchste Kunst zur Lebensverlängerung galt es im Übrigen, den Samen zurückzuhalten und nur gelegentlich zu ejakulieren.

Es gab auch verschiedenste Empfehlung zu richtigen und verbotenen Zeitpunkten für die Zeugung eines Kindes. Zu Neumond und zu Vollmond, bei Gewitter, nach dem Genuss von Alkohol und schwerem Essen, nach dem Urinieren, während der Monatsblutung, nach großer Arbeit und Anstrengung sowie nach einem Bad, ohne sich abzutrocknen, war es verboten, ein Kind zu zeugen. Daneben waren die Ahnen und besondere Kalendertage zu beachten. Auch günstige Zyklustage zur Zeugung von Söhnen oder Töchtern wurden angegeben.

Als idealer Zeitpunkt für eine Empfängnis galten in China die frühen Morgenstunden, da kurz vor Sonnenaufgang eine fruchtbare und wachstumsfördernde Gesamttendenz in der Natur vorherrsche. Die besten Spermiogramme finden sich übrigens auch frühmorgens, und Männer erwachen häufig morgens in sexuell aktiver Stimmung.

Begleitung während der künstlichen Befruchtung

Vorbereitung einer künstlichen Befruchtung und die Wartezeit danach

Der Parasympathikus stellt den Teil des vegetativen Systems dar, der für Erholung und Fortpflanzung im Körper zuständig ist. Daher ist alles, was zu seiner Stärkung beiträgt, förderlich für eine Schwangerschaft, also Entspannung, Ruhe, sanfte Massagen, Träumen, Harmonie und wenig Druck von außen.

Probleme beim Einnisten des Embryos gehen v. a. mit einem Nieren-*Yang*-Mangel einher, der aber mit Leber-*Qi*-Stau, *Xue*-Stau und feuchter Hitze kombiniert sein kann. Diesen Teil einer künstlichen Befruchtung hat die Reproduktionsmedizin bisher nicht im Griff und mit ihrer mechanistischen Sichtweise auch oft keine Erklärungen dafür, dass es nicht geklappt hat, obwohl doch alles so optimal aussah.

Viele Frauen haben gelernt: »Wenn ich etwas Schönes möchte, muss ich mich anstrengen oder muss mein Bestes geben.« Oft fehlt daher das Vertrauen, einfach nur in Gelassenheit und ohne Anstrengung das Glück und das Kind auf sich zukommen zu lassen, da »ohne Fleiß kein Preis« die bisherige Lebenserfahrung widerspiegelt. Nach wiederholten Versuchen werden öfter Erfahrungen aus früheren Niederlagen reaktiviert, aber auch der Beweiszwang, »es denen nun endlich zu zeigen, dass man es doch kann«, kommt immer mehr in den Vordergrund. Dies führt zu einer zusätzlichen Anspannung, die für das Schwangerwerden, insbesondere aber auch für das generelle Wohlbefinden, nicht gerade förderlich ist. Solche Muster finden sich häufig bei Frauen, die nach jedem Fehlversuch sofort die nächste Behandlung planen. Aber auch alte Verlustängste, geliebte Personen (Eltern, Großeltern oder Freunden) zu verlieren oder plötzlich, anscheinend grundlos beendete Liebes- oder Freundschaftsbeziehungen können unbewusst zu Ängsten vor einer neuerlichen Bindung beitragen und zu innerer Anspannung führen. So vermischt sich oft das Gefühl der freudigen, offenen Erwartung mit Vorsicht, Anspannung und Ängsten. »Bloß nicht zu früh freuen, um nicht nachher zu sehr enttäuscht zu sein«, denken sich viele Frauen nach den bisherigen Erfahrung in ihrem Leben und nach den ersten misslungenen Versuchen.

Die Zeit nach dem Embryotransfer (häufig in Selbsthilfeforen als »Warteschleife« bezeichnet) bedeutet aber v. a. ungewisses Warten. Die 14 Tage nach einer künstlichen Befruchtung sind für die meisten sehr belastend und nervenaufreibend. Hat es geklappt, hat es nicht geklappt, in sich hineinhorchen und die kleinen Zeichen wie ein Orakel zu deuten, verstärken die Spannung. Um in dieser Zeit die Anspannung zu reduzieren und für sich und den kleinen Embryo etwas Wohltuendes unternehmen zu können, sind die nachfolgenden Anregungen gedacht.

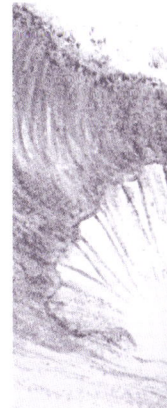

427

> **Herzlich willkommen!**
> Während des Transfers schließen Sie am Besten die Augen, atmen tief und
> ruhig ein und aus und stellen sich vor, wie der Penis Ihrer Mannes in Sie ein-
> dringt. Sie wollen auf alle Fälle dieses kleine Leben festhalten und umschlie-
> ßen. Ihr Körper und Ihr Leben beginnt sich zu einem großen »Ja« zu öffnen
> und Sie hören sich innerlich laut »Herzlich willkommen!« zu diesem kleinen
> Wesen zu sagen, das an der Grenze zu Ihrem Kinderpalast steht, um das Aben-
> teuer des Lebens zu beginnen. Während des Transfers können Sie sich auch
> auf einem MP3-Player beruhigende Musik oder das Lied, das Sie Ihrem Kind
> später vorsingen wollen, anhören.

Behandlung mit TCM

Diätetik

Vor allem wärmende, *Yang* stärkende Nahrungsmittel sind nach dem Transfer geeignet.

- Getreide: Buchweizen, Weizenkeime, Haferflocken, Dinkel, Polenta, Hiobstränen
- Hülsenfrüchte: Erbsen, Linsen, schwarze Bohnen, Azukibohnen
- Obst: Ananas, Himbeeren, Kirschen, Zitrone, Granatapfel, Wolfsbeeren, Papaya, Apfel, Aprikose, Andenbeeren, Heidelbeeren
- Samen: Walnüsse, Pistazien, Pinienkerne, Sonnenblumenkerne, Mandeln
- Gemüse: Broccoli, Fenchel, Wurzelgemüse (Karotten, Pastinaken, Haferwurzel), Rote Bete, Fenchel
- Gewürze: Koriander, Bockshornklee
- Fleisch: Hühnersuppe
- Fisch und Schalentiere: Garnelen, Aal, Wildlachs, Lachsforellen
- Salate: Sprossen (Soja, Rettich, Mungbohnen)
- Öl: Weizenkeimöl, Rapsöl, Hanföl
- Getränke: Granatapfelsaft, Sojamilch, grüner Tee mit Jasmin
- Sonstiges: Hühnerei, Wachtelei, Lachskaviar, Sahne

Vermeiden:
- Nikotin, Alkohol
- Sauna

Buchweizenbrühe mit Rettich: Buchweizen und Rettich zu gleichen Teilen in einem Topf mit Wasser kochen. Bei Spannungsgefühlen, Schmerzen und Verhärtungen im Bauch und Blähungsneigung.

Zitronensaft: Jeden Morgen ein Glas frisch gepressten Bio-Zitronensaft trinken. Mit Dattelsirup süßen.

> **Es ist ratsam, in dieser Zeit viel zu trinken (3 – 4 Liter tägl.), um dem Überstimulationssyndrom (OHSS) zu begegnen (s. dazu auch Seite 435 ff.).**

Heilkräuter

Mit folgenden Heilkäutern gibt es traditonell gute Erfahrungen zur Förderung einer Schwangerschaft:

- Ackerschachtelhalm
- Maulbeermistelzweige
- Schafgarbe
- Ulmenrinde (Chin.)
- Melisse
- Teufelszwirnsamen
- Doppelblumenwurzel
- Rosenblüten

Knospentee: Je 10 g Jasmin-, Rosen-, Orangen- und Lavendelblüten, 20 g Frauenmantel, 10 g Süßholz, 20 g weiße Pfingstrose, 15 g Hasenöhrl, 20 g Schafgarbe, 20 g Verbene, 20 g Schalen einer unreifen Zitrone, 10 g Brennnesselsamen mischen. Davon 1 TL mit einer großen Tasse heißem Wasser übergießen, 3 – 5 min ziehen lassen. 3-mal tägl. trinken.

Fertigpräparate

- Folsäure
- ***Bryophyllum 50 % Trituration*** (von Weleda): 3-mal tägl. eine Messerspitze vor dem Essen

> **Tipp: Meist werden nach dem Transfer Progesteronpräparate (wie z. B. Crinone oder Utrogest) verordnet. Falls dabei Stimmungsschwankungen wie Gereiztheit und Weinen auftreten sollten, spricht dies für einen bestehenden Leber-*Qi*-Stau. Sie verspüren vielleicht eine gewisse Angst, sich zu freuen. In diesem Fall tägl. morgens 1 Tasse warmes Wasser mit dem Saft einer frisch gepressten Bio-Zitrone trinken. Dazu tagsüber 3 Tassen Tee aus gleichen Teilen Brennnesselblättern und Rosenblüten trinken.**

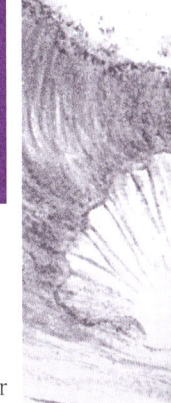

Klassische chinesische Rezepturen

- **Um die Gebärmutter für die Embryos vorzubereiten**

  Precious Sea (von G. Maciocia) stärkt das *Qi*, das *Xue* und den Funktionskreis Niere.

  Growing Jade (von G. Maciocia) stärkt das Nieren-*Yin* und das *Jing*. Bei langjähriger Unfruchtbarkeit, Fehlgeburten, spärlichem Menstruationsblut, Schwindel, Tinnitus, trockenem Stuhl und Nachtschweiß.

- **Nach dem Embryotransfer**

  Planting Seeds (von G. Maciocia) stärkt das Nieren-*Yang,* das *Xue* und das *Qi.* Nach häufigen Fehlversuchen oder Fehlgeburten.

  Unicorn Pearl (von G. Maciocia) bei Nieren-*Yang*-Mangel.

  Strengthen the Root (von G. Maciocia) bei Nieren-*Yang* und *Yin-* und *Xue*-Mangel, Kälte-gefühlen, Rückenschmerzen, lockeren Stühlen.

Akupressur/Moxibustion

- Ma29 und Ni13, Bl23 – bei Kältegefühlen fördert die Moxibustion dieser Punkte die Durchblutung und nährt den Embryo, stärkt die Gebärmutter und nährt das *Chong mai.*
- Ni1 und Ni6 stärken den Funktionskreis Niere.

> **Selbstklebende Moxapflaster: Wer ständig friert und dauernd kalte Füße hat, für den sind selbstklebende Moxapflaster zum Wärmen geeignet, die auch nachts am Körper verbleiben können. Auf o.g. Punkte sowie auf die Mitte der Fußsohlen (Ni1) und auf Ma36 die selbstwärmenden Pflaster über Slip oder Socken anbringen. Vorsicht: direkt auf der Haut können sie Brandblasen ver-ursachen! Stärkt das Nieren-*Yang*. In der Zeit nach einem Transfer anwenden.**

Qi-Gong-Übungen

Der Schwan öffnet die Flügel: Die Beine in entspanntem Abstand auf den Boden stellen, die Knie leicht anwinkeln. Die Handinnenflächen gegeneinanderreiben, bis Wärme spür-bar ist. Sich wie ein Schwan auf die Hinterbeine stellen und die Flügel weit öffnen, wobei die Arme leicht nach vorne gebogen sind; dabei tief Luft holen. Dann die Arme nach hin-ten schwingen, wie ein Schwan die Flügel halten und sich dabei vorstellen, wie die kleinen Schwäne auf dem Rücken Platz nehmen und sanft über das Wasser geschaukelt werden. Anschließend die warmen Handinnenflächen auf der Nierengegend liegen lassen. Die Übung öfter wiederholen.

Den Gast empfangen: Die Beine in schulterbreitem Abstand auf den Boden stellen, die rechte Hand oberhalb des Nabels, die linke eine Handbreit unterhalb des Nabels (Kg3) halten, so als ob Sie ein wertvolles Gefäß in Händen bewahren. Nun können Sie die Seele des Kindes bitten, in Ihrer Gebärmutter Platz zu nehmen, sich wohl zuf ühlen und ihm versichern, dass Sie es mit allem Wichtigen versorgen werden, das es braucht, um heran-zuwachsen, bis der Tag kommt, an dem es Ihre Gebärmutter wieder verlassen wird, um die Welt selbst zu entdecken. Bei dieser Übung können Sie tief einatmen und sich dabei vorstellen, wie Sie für Ihren kleinen Gast nun mitatmen werden, um ihn mit Sauerstoff zu versorgen. Beim Ausatmen können Sie langgezogen die Worte »denn da, wo du bist«

aussprechen und sich beim ersten Wort ein strahlend rotes Licht, beim zweiten Wort weißes, beim dritten ein blaues und beim vierten ein violettes Licht vorstellen, das Ihren Kopf
erhellt. Die Übung 2-mal tägl. wiederholen.

Willkommensgruß: Bequem auf dem Rücken liegend die geöffneten Handflächen auf dem
Unterleib legen, als ob Sie ein Gefäß umfassen. Dabei tief einatmen und dabei in Gedanken sagen: »Du bist willkommen.«

Andere Heilverfahren

Physikalische Anwendungen
Massage
Den Unterleib tägl. 1- bis 2-mal mit einer Phytoprogesteronlotion (s. Seite 295) massieren,
je nachdem, wie es angenehmer ist, im Uhrzeiger- oder Gegenuhrzeigersinn. (Die Lotion
ist über die Römhild-Apotheke Dießen erhältlich, s. Seite 507, oder lassen Sie sich in Ihrer
Apotheke mischen.)

Aromatherapie
Weibliche, aphrodisierende, öffnende Duftnoten eignen sich besonders, ebenso wohlriechende Düfte, die Sie an Weiblichkeit, Ausgelassenhaut und Geborgenheit erinnern.

- Jasmin
- Lotus
- Rosa alba
- Tonka

Rezepturvorschlag
Mamamöl: 3 Tr. Grapefruitöl, 1 Tr. Rosenöl, 1 Tr. Tonkaöl in die Duftlampe geben.

Musik
Erfahrungen auf Frühgeburtenstationen haben gezeigt, dass sich Musik positiv auf das
Gedeihen der Kinder auswirken kann. Besonders geeignet sind Walgesänge, Delfinmusik
oder harmonische Musikstücke, z. B. von Mozart. Nehmen Sie sich mindestens einmal am
Tag eine halbe Stunde Zeit, um in Ruhe zu entspannen und Musik zu hören.

Sie können sich für Ihr Kind eine Lieblingsmelodie ausdenken und tagsüber immer
wieder dieses Lied singen, summen oder auf einem Instrument für Ihr Kind spielen, und
es einladen, zu Ihnen zu kommen und zusammen mit Ihnen das Lied zu singen.

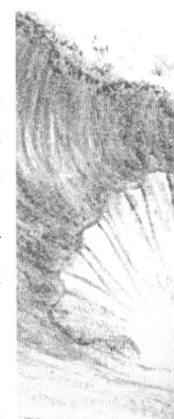

Finger-Yoga
Begrüßungsrunde: Mit dem Daumen der Reihe nach Zeige-, Mittel-, Ring- und kleinen
Finger fest drücken. Mit einem kleinen Massagering alle Finger 3-mal tägl. massieren.

Yoni und Lingam vereinen sich: Wenn Sie bequem sitzen, legen Sie Ihre Hände in den
Schoß. Ihre rechte Hand ballen Sie zu einer Faust, der Daumen zeigt nach oben und Sie

lassen ihn in der linken Handfläche ruhen. Die rechte Hand soll den Phallus symbolisieren, die linke Hand den weiblichen Schoß, die sich verbinden, um neues Leben entstehen zu lassen. Sie können diese einfache Übung öfter am Tag durchführen.

Das Leben schützen: Die Daumenkuppe und Ringfinger aneinanderlegen, mehrmals tägl. 5 – 10 min üben.

Sexualität

Grundsätzlich wird von der chinesischen Medizin empfohlen, in den ersten 3 Monaten der Schwangerschaft abstinent zu sein. Mit dem Mann in der Wartezeit zu kuscheln, seine körperliche Nähe zu riechen, ist hinsichtlich einer Schwangerschaft eher förderlich. Nach den technischen und kalten Eingriffen hilft es, wieder Gefühle der Nähe, Wärme, Intimität und Lust aufzubauen. Bei Frauen über 40 Jahren wird meist empfohlen, während der gesamten Schwangerschaft keinen genitalen Geschlechtsverkehr zu praktizieren. Anderseits gibt es Untersuchungen, die zeigten, dass die Spermaflüssigkeit die Einnistung fördert.

Ansonsten ist es gut, das zu tun, worauf man Lust hat, d. h. ganz normal weiterleben und eher versuchen, sich von den bohrenden Gedanken abzulenken, »hat es funktioniert, hat es nicht funktioniert?« Dies kann auch mal durch viel Arbeit sein, die Sorge um liebe Verwandte oder Bekannte oder aber im Spiel mit Kindern.

Visualisierungen

»Die Welt unserer Phantasie ist der einzige Ort, an dem wir tun und lassen können, was wir wollen.« (Prof. Gerhard Hüther)

Viele Frauen haben Angst, schon früh eine Beziehung mit dem kleinen Embryo einzugehen, aus der Furcht heraus, sie könnten enttäuscht werden, wie vielleicht früher schon von Menschen, zu denen sie eine innige Beziehung hatten. Vielleicht haben sie im Leben die Erfahrung gemacht, dass sie eine Beziehung eingegangen sind, die anderen sich aber plötzlich grundlos zurückgezogen haben. »Freu dich nicht zu früh« oder »Wenn der Vogel am Morgen singt, holt ihn am Abend die Katz'«: solche »Lebensweisheiten« frustrierter Zeitgenossen haben oft die eigene Zuversicht verunsichert. Um uns vor Enttäuschungen zu schützen, haben wir gelernt, zunächst einmal skeptisch und der eigenen Hoffnung gegenüber lieber vorsichtig zu sein. So horchen viele in sich hinein und fragen eher wie ein Techniker: »Hat es geklappt? Hat es funktioniert?« Doch das Werden und Ankommen eines Kindes hat sehr wenig mit »Funktionieren« zu tun.

Die Welt der Phantasie und eigenen Vorstellung wurde vielleicht von Kind an durch Pessimisten oder Zweiflern infrage gestellt und Anweisungen wie »Bild Dir bloß nichts ein!« begleiten nun die innere Wahrnehmung. In meiner Praxis habe ich die Erfahrung gemacht, dass Frauen, die in einer Zukunftsreise schon ihr Kind einmal besuchen oder auf sich zukommen ließen, diese Vorstellung später auch real erleben konnten. So können Sie z. B. in Gedanken Ihrem Kind bestimmte für Sie wichtige Orte zeigen und es durch Ihr Haus tragen.

Ein kleines warmes Nest vorbereiten: Ein kleiner Vogel baut sich ein warmes Nest, schmückt es mit weichen Federn und Wolle aus und legt einige wunderschöne Eier hinein. Sie schützen dieses kleine Nest und sorgen für Sicherheit und Ruhe.

In einer Erde keimt neues Leben: In eine warme, bequeme Erdgrube wird von einem Gärtner ein kleines, aber kräftiges Pflänzlein eingesetzt, das in einem Glashaus herangewachsen ist. Und nun kommen alle Helferchen, um diesen Keimling zu schützen und zu pflegen, damit es die Wurzeln ausstrecken und sich einen festen Halt suchen und wachsen kann. Die Erde wird von der Sonne gewärmt und duftet herrlich frisch und fruchtbar.

Dschungel: Sie sitzen auf einer Lichtung im fruchtbaren Dschungel, Sonnenstrahlen wärmen den Boden und Sie können den Himmel über sich sehen. In dem Wald um Sie herum pulsiert alles vor Fruchtbarkeit und wächst und gedeiht üppigst. Sie entdecken seltene Schmetterlinge und Orchideen, Sie hören Vogelgezwitscher und atmen den Duft von feuchtem, fruchtbaren Humus ein. Die ursprüngliche Fruchtbarkeit und Wärme nehmen Sie in sich auf und werden ein Teil der sich ständig erneuernden Natur. Sie können innerlich in das vielstimmige Lied Ihrer Umgebung einstimmen und den Kanon durch Ihre ganz eigene Stimme erweitern.

Weitere Beispiele:

- Die Vorstellung einer Patientin war, dass sie mit ihrer Tochter an der Hand auf einem Waldweg läuft und der Kleinen die Blumen und Schmetterlinge zeigt.
- Eine andere sah einen Weg, an dessen Ende ein helles Licht war, das direkt auf sie zukam. Sie öffnete dann beide Arme weit und das Kind schmiegte sich an ihre Brust.
- Eine andere Patientin sah sich und ihr Kind unter einem gemeinsamen Zelt liegen.

Sie können sich aber auch in allen Einzelheiten die Schwangerschaft, den »Kugelbauch« und die Geburt immer wieder vorstellen und spüren, wie es sich anfühlt, insbesondere auch, wenn Sie mit Ihrem Kind nach Hause kommen.

Rituale

Lichterkreis: Sie können in einem Zimmer oder im Sommer auch am Abend im Freien mehrere brennende Kerzen oder Teelichter im Kreis um sich herum aufstellen, sich in die Mitte setzen und das Spiel des Kerzenscheins beobachten. Falls Sie liebe Verstorbene haben, können Sie in Gedanken mit ihnen sprechen und sie bitten, Sie in Ihrem Herzenswunsch zu unterstützen. Diese Zeremonie können Sie in der Wartezeit mehrmals durchführen.

Feder: Hängen Sie eine kleine Feder ins Fenster, um dem kleinen Wesen Ihre Bereitschaft zu signalisieren, es bei sich aufnehmen zu wollen.

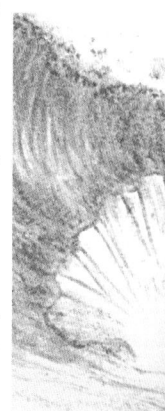

Priming (engl. »Bahnung«): Stecken Sie ein Band in die Hosentasche, an dem etwas befestigt ist, das für Sie sehr bedeutend ist (Stein, Bild, kleines Kuscheltier wie Hase oder Frosch). Drehen Sie diesen Gegenstand mehrmals tägl. zwischen den Fingern und stellen Sie sich dabei vor, wie Sie ihn später Ihrem Kind zeigen werden.

Kraftort: Suchen Sie einen Platz, der für Sie einen Kraftplatz darstellt, z. B. ein bestimmter Baum, ein Blick über die Dächer oder ein See, die Wohnung eines geliebten Menschen. Stellen Sie sich vor, wie Sie all dies mit den staunenden Augen Ihres Kindes sehen können.

Bei vorausgegangener Fehlgeburt:
Kerze: Stellen Sie abends eine brennende Kerze für jedes Sternenkind ins Fenster.

Engel: Basteln Sie ein kleines Engelchen und stellen es neben das Bett.

Schmetterling: Basteln oder kaufen Sie einen Schmetterling und stecken Sie ihn in einen Blumentopf mit Ihren Lieblingspflanzen.

Wird ein Geschwisterchen erhofft:
Klapperstorch: Die anderen Kinder können Zucker für den Klapperstorch auf die Fensterbank legen oder sich auf die Suche nach einem Storch machen oder einen Storch basteln.

Mondstein: Tragen Sie einen Mondstein um den Hals, er gilt v. a. in arabischen Ländern und Indien als Stein der Fruchtbarkeit und Liebe; legen Sie diesen am Abend auf den Unterleib. Auch Jade soll die Fruchtbarkeit fördern.

Lachen
Eine israelische Studie fand heraus, dass Lachen den Erfolg bei einer IVF-Behandlung erhöhen kann. Von 93 Frauen, welche nach dem Embryotransfer eine 15-minütige Clownvorstellung sahen, wurden 33 schwanger, in einer Vergleichsgruppe waren es hingegen nur 18 Patientinnen (Friedler 2006). Lustige Filme, Clowns oder Comedians anzusehen und zu hören, ist besonders in der Wartezeit zu empfehlen.

Baby-Boogle-Woogle: Im Sitzen oder Stehen atmen Sie mehrmals tief ein, reiben die Handflächen aneinander und legen die Hände auf den Unterleib (Kg6), stellen sich das glucksende Lachen eines Babys vor und lachen laut mit, bis Ihr Brustraum sich heftig schüttelt. Sie lachen und lachen, bis die Hände auf dem Bauch mit wackeln. Nun legen Sie Ihre Hände kurz über das Schambein, während Sie amüsiert vor sich hinschmunzeln, drei Atemzüge lang. Zur Unterstützung können Sie sich auch den Babysitter-Boogie-Song von Ralf Bendix mit dem glucksenden Babylachen anhören.

Ovarielles Hyperstimulationssyndrom (OHSS)

Das sog. Ovarielle Hyperstimulationssyndrom (OHSS) tritt in unterschiedlichen Schweregraden auf, bei den meisten Betroffenen in milder Form, bei einem Teil mäßig, d. h. mit stark vergrößerten Eierstöcken, gespannter Bauchdecke, Übelkeit und Erbrechen, Luftnot und bei 2 % so stark, dass sie unbedingt stationär behandelt werden müssen. Zu den starken Schmerzen können noch Wasseransammlungen im Bauchraum (Aszites) und im Zwischenrippenraum (Pleuraerguss) sowie Eindickung und Gerinnungsstörungen des Blutes hinzutreten. Eine dramatische Situation kann sich entwickeln, wenn es zu einer extrem schmerzhaften Stieldrehung des Eierstocks (Ovarialtorsion) kommt, wodurch die Blutzufuhr der Eierstöcke unterbrochen und eine sofortige Operation notwendig wird. Selten, aber für die Betroffenen extrem belastend, ist in diesem Zusammenhang der Verlust eines Eierstocks, falls die Blutunterbrechung zum Eierstock zu lange gedauert hat.

Normalerweise sind die Symptome eines OHSS ca. 3 Tage nach Beginn der Regelblutung rückläufig. Im Fall einer Schwangerschaft können sie jedoch verstärkt werden und über 6 – 8 Wochen weiterbestehen. Aber wenigstens weiß man dann, wofür man leidet.

Ursachen

Durch eine Überstimulation der Eierstöcke mittels fertilitätsfördernder Medikamente wird vor einer künstlichen Befruchtung versucht, die Eierstöcke dazu zu bringen, mehrere Eizellen gleichzeitig heranreifen zu lassen. Diese »Überlistung« der Natur (die ja natürlicherweise letztlich nur eine bis zwei Eizellen zur Ausreifung zulässt) führt nach Stimulation mit FSH- und LH-Präparaten allerdings bei 10 – 30 % aller Frauen zum OHSS (auch Überstimulationssyndrom genannt). Diese Stoffwechselentgleisung tritt ca. 3 – 8 Tage nach der HCG-Gabe zum Auslösen des Eisprungs auf, häufig erst auch, wenn das HCG nach Einnistung eines Embryos im Körper ansteigt. Das OHSS entsteht v. a., wenn extrem viele Follikel herangereift sind und die Eierstöcke dann von normalerweise Walnussgröße auf Orangengröße anschwellen. Eine genaue Ursache ist in der westlichen Medizin nicht bekannt. Man vermutet, dass durch die Überstimulation der Eierstöcke gefäßaktive Substanzen in die Blutbahn gelangen und die Durchlässigkeit der Gefäßwände erhöht wird.

Nach der chinesischen Medizin sind die FSH-Präparate *Yang*-aktivierend und wärmend. Bei vorbestehendem *Yin*-, *Qi*- oder Blutmangel besteht die Gefahr der Überlastung des Funktionskreises Milz, der nach der TCM dafür zuständig ist, das Blut in den Bahnen zu halten oder, anders ausgedrückt, für die Durchlässigkeit der Gefäße sorgt. Besteht zudem bereits eine Feuchtigkeitsansammlung im Unteren Erwärmer, kommt es durch die *Yang*-steigernden Stimulationsmedikamente zur Entwicklung von feuchter Hitze. Unruhe, Durst, Mundtrockenheit sowie Übelkeit und Erbrechen sind Zeichen eines Hitzeprozesses, der auf einen *Yin*-Mangel des Funktionskreises Magens zurückzuführen ist. Wasseransammlungen weisen auf eine Überlastung des Funktionskreises Milz hin. Bei einer vorbestehenden Schwäche des *Yin*, Hitze im Blut oder Überlastung der Mitte (z. B. durch kurz

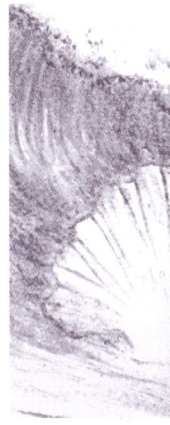

aufeinanderfolgende Stimulationen) besteht daher die Gefahr einer Entgleisung komplexer Funktionskreise in Form eines Überstimulationssyndroms.

Wichtig ist, schon vor Stimulationsbeginn darauf zu achten, ob ein *Yin*-Mangel, eine Schwäche der Mitte oder Feuchtigkeit im Unteren Erwärmer besteht. Vorbeugende diätetische Maßnahmen, wie beim Nieren-*Yin*- und Milz-*Qi*-Mangel beschrieben (s. Seite 342 f. und 353 f.), sind allgemein zu empfehlen. Bei Symptomen eines OHSS sollte das Milz-*Qi* gestärkt, Feuchtigkeit umgewandelt, das *Qi* im Unteren Erwärmer bewegt und, falls nötig, Hitze gekühlt werden.

> **Tipp: Viel trinken (mindestens 3 – 4 Liter tägl.), Anstrengungen vermeiden, aber keine Bettruhe halten, sondern in Bewegung bleiben, da sonst die Gefahr einer Thrombose besteht.**

Behandlung mit TCM

Diätetik
Proteinreiche Nahrungsmittel, die das Milz-*Qi* stärken (s. Milz-*Qi*-Mangel, Seite 341 ff.) sind besonders hilfreich, zudem

- Getreide: Klebereis, Buchweizen
- Hülsenfrüchte: Erbsen, Linsen, Azukibohnen, Mungbohnen, schwarze Bohnen, Sojabohnen
- Gemüse: Spargel, Weizenkeime, Sojasprossen, Karotten, Lotoswurzeln
- Obst und Säfte: Äpfel, Weintrauben, Mangos, Ananas, Melonen, Kirschen, Maulbeerfrüchte, Granatapfel, Heidelbeeren
- Fleisch: Hühnerfleisch, Entenfleisch, Rinderniere, Wachteln
- Fisch und Schalentiere: Tintenfisch, Austern, Karpfen, Barsch
- Milchprodukte: Frischkäse, Schafs- oder Ziegenmilch
- Sonstiges: Tofu, Sesamöl, Kokosmilch, Salz, Spirulina, gerösteter Ingwer, Eier

Vermeiden:

- scharfe Gewürze (wie Pfeffer, Meerrettich, Curry)
- Alkohol

Fruchtsaftcocktail: Ananas-, Mango- und Karottensaft zu gleichen Teilen mischen.

Ingwertrunk: Ein Stück frischen Ingwer in kleine Würfel schneiden, kurz in der Pfanne in Butter rösten, mit heißem Wasser und Dattelsirup aufgießen und in eine Thermoskanne abgießen. Schluckweise den Tag über verteilt trinken.

Misosuppe mit Algen: 1 Karotte, 1 Stange Porree, 1 EL Instant-Misosuppe, 3 Blatt getrocknete Algen, Öl, 100 g frischer Seidentofu. Kleingeschnittene Karotten und Porree in Öl anbraten, ½ Liter Wasser und Misosuppe zugeben. Kleingeschnittene Algen beifügen, bei Bedarf mit Salz abschmecken und kleine Seidentofuwürfel zufügen.

Buchweizensuppe: 1 Tasse Buchweizen, 200 g Seidentofu. Buchweizen in Gemüsebrühe kochen, kleine Seidentofuwürfel zufügen.

Heilkräuter

Bei OHSS sind Heilkräuter angezeigt, die die Mitte stärken und Flüssigkeit ausleiten. Besonders positive Erfahrungen weisen folgende Heilkräutern auf:

- Beifuß (geröstet)
- Eichenrinde
- Brennnessel
- Schafgarbe
- Buchweizentee
- Tragant (Chin.)

Wasserreisetee: 20 g Brennnesselblätter, 20 g Weißdornfrüchte, 30 g chin. Tragant, 10 g Süßholzwurzel. 2 EL Wurzeln mit 500 ml Wasser 20 min köcheln lassen, dann Brennnesseln und Weißdornfrüchte zugeben und weitere 10 Minuten ziehen lassen. Schluckweise über zwei Stunden verteilt trinken. Mehrmals tägl. wiederholen.

Akupressur
- sanfte Ohrmassage beiderseits
- MP6 wirkt schleimausleitend, reguliert den Säftehaushalt, erwärmt; wichtiger Punkt bei gynäkologischen Problemen.
- MP9 wärmt die Mitte, beseitigt Ödeme, fördert die Harnausscheidung.
- Pc6 bei Übelkeit
- Ma36 harmonisiert und stärkt das *Qi* der Mitte.
- Kg12 stärkt und harmonisiert und reguliert das *Qi*.
- Le8 klärt feuchte Hitze im Unteren Erwärmer, harmonisiert das Leber-*Qi*.
- *Yin tang* in der Mitte der Stirn kreisförmig im Gegenuhrzeigersinn massieren.
- **Moxibustion:** Kg9 und MP6 scheiden Wasser aus. Bei Ödemen und Aufgedunsenheit.

Wasseranwendungen
Kühlende Sitzbäder: Die geeignete Badetemperatur liegt etwas unter der Körpertemperatur von 37 °C. Den Unterleib 10–15 min darin baden, den restlichen Körper zum Wärmen in ein Badetuch einhüllen. Praktische Durchführung s. Seite 244. Geeignet bei Hitzeentwicklung.

> **Tipp: Große Anstrengungen während der Wartezeit vermeiden, da sie *Yin* verbrauchen, ebenso wie Saunagänge und Yogaübungen**

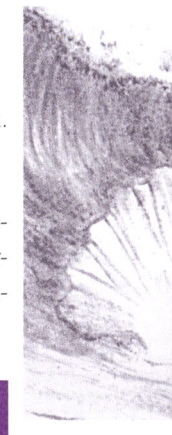

Low Responder

Frauen, die auf eine hochdosierte Hormongabe für die künstliche Befruchtung mit weniger als 3–4 Eibläschen reagieren, werden auch als sog. »Low Responder« bezeichnet.

Ursachen

Im Blut gemessene Werte wie erhöhtes FSH oder ein verringerter Anti-Müller-Hormonspiegel (AMH) sowie Ultraschalluntersuchungen können schon vor der Hormongabe Hinweise auf eine reduzierte Reaktionsfähigkeit der Eierstöcke geben.

Als Ursachen vermutet man in der westlichen Medizin vorzeitige Wechseljahre. Chemotherapien, häufige Unterleibsinfektionen oder Operationen am Eierstock in der Vorgeschichte, immunologische Erkrankungen oder defekte Hormonrezeptoren, aber auch zu viele Stimulationen hintereinander ohne ausreichende Erholungsphasen können dazu führen, dass die Eierstöcke immer schlechter auf Hormongaben reagieren. Häufig bestehen gleichzeitig Rückenschmerzen oder sind in der Vorgeschichte zu finden – nach der TCM ist das ein Hinweis auf eine Schwäche des Funktionskreises Niere.

Behandlung mit TCM

Als ursächlich werden ein *Jing*- oder *Yin*-Mangel sowie die Entwicklung von Leere-Hitze gesehen, oft kombiniert mit einem Nieren-*Yang*-Mangel und Leber-*Qi*-Stau.

Therapieprinzip: *Yin*, *Xue* und *Jing* nähren, eventuell *Qi* lösen, immer von Beginn des Zyklus an und parallel zur »Downregulation« (Herunterregulieren) vor einer hormonellen Stimulation.

Diätetik

Die Nahrungsmittel sollten nach den Disharmoniemustern ausgewählt werden. Wie beim *Jing*- und Nieren-*Yin*-Mangel (s. Seite 347 f. und 342 f.) eignen sich insbesondere aufbauende, schonend zubereitete Lebensmittel.

- Getreide: Gerste, Buchweizen, Amaranth
- Hülsenfrüchte: Azukibohnen, Erbsen, Linsen
- Fleisch: Knochenmark, Bio-Leberprodukte
- Fisch und Schalentiere: Garnelen, Lachskaviar
- Obst: Granatapfel, Maulbeeren, Wolfsbeeren, Litschi
- Salat: Sprossen, Bambus
- Öle: Weizenkeimöl, Hanföl, Walnussöl
- Getränke: Traubensaft, Wolfsbeerensaft, Sanddornsaft, Sojamilch
- Sonstiges: Tofu, Eier

Venezianische Leber: 2 Scheiben Kalbsleber, 2 Zwiebeln, 1/8 Liter Weißwein, 1/8 Liter Fleischbrühe. Zwiebelringe in Öl glasig dünsten, mit Weißwein und Brühe ablöschen und ca. 20 min auf kleinerer Flamme dünsten, bis die Flüssigkeit größtenteils verdampft ist. Die Zwiebel dann aus der Pfanne nehmen und beiseite stellen. Die Leberscheiben pfeffern, mit Mehl bestäuben und im heißen Öl von beiden Seiten je 2–3 min braten. Erst jetzt salzen, auf die Zwiebel geben, dazu Polenta reichen.

Markklößchensuppe: 300 g Knochenmark, 4 Eier, 300 g Semmelbrösel (Paniermehl), 150 g Mehl, Salz, Pfeffer, Muskatnuss, Petersilie und Schnittlauch. Das Knochenmark im Topf schmelzen lassen und durch ein feines Sieb passieren, mit den anderen Zutaten vermischen, abschmecken und 2 Std. kalt stellen. Dann die Klößchen mit einem Teelöffel formen und in kochendes Salzwasser geben. Je nach Größe ca. 15 min ziehen lassen. In Rinderbrühe mit dünngeschnittenem Schnittlauch servieren.

Responddessert: 1 EL Sanddornsaft, 1 EL Wolfsbeeren, 1 TL Pinienkerne, 1 Mango, 20 Litschi, 1 Birne, 2 EL Birnendicksaft. Mango und Birne ohne Schale in Stücke schneiden, Litschi schälen und entkernen, Sanddornsaft, Wolfsbeeren, Pinienkerne zugeben und mit Birnendicksaft oder Dattelsirup süßen.

Heilkräuter
Je nach Grunddisharmoniemuster sind hier *Yin* stärkende als auch *Qi*-Stau lösende Kräuter geeignet:

- Gardienfrüchte
- Pfingstrose (Weiße)
- Zyperngras
- Hasenöhrl
- Rehmanniawurzel
- Mandarinenschalen (unreife)
- Salbeiwurzel

Reservetee: 20 g Hasenöhrl, 10 g Kurkumawurzel, 20 g weiße Pfingstrose, 10 g Schalen von unreifer Mandarine, 20 g Rehmanniawurzel, 10 g Gardenienfrüchte, 10 g Mittsommernachtswurzel, 5 g Ingwer, 5 g Süßholzwurzel, 10 g chin. Salbeiwurzel, 20 g Zyperngras mischen. 3 EL der Kräutermischung über Nacht in 1 Liter einweichen lassen, morgens 10 min köcheln lassen und den Tag über verteilt trinken. Für Frauen mit starkem Kontrollbedürfnis, eventuell Bulimie oder Anorexie in der Vorgeschichte.

Fertigpräparate
- Wolfsbeeren- (Goji-) Saft
- Agaven-Dicksaft (von Bodan) mit Lemon- und Orangenöl
- **Deer Velvet Antler** (über das Internet zu beziehen): aus dem Geweih des neuseeländischen Sika-Hirsches, mehrt das *Jing* und stärkt das *Yang*

Klassische chinesische Rezepturen
- **Leber- und Nieren-Yin-Mangel**
  Nourish the Root (von G. Maciocia) nährt Leber- und Nieren Yin.

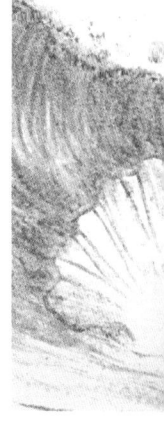

439

- **Qi- und Xue-Mangel**
  Precious Sea (von G. Maciocia) stärkt *Qi* und *Xue* sowie den Funktionskreis Niere. Bei Müdigkeit, Gedächtnismangel, Schwindel, spärlicher Periode, Unfruchtbarkeit.

- **Jing-Mangel mit Hitze, Feuchtigkeit und Herz-Blutmangel**
  Yangxue tianjing tang (Dekokt zur Stärkung des himmlischen *Jing*) bei starker Anspannung und Schlafstörungen, Rückenschmerzen, Neigung zu Schilddrüsenüberfunktion.

- **Nieren-Yin- und -Yang-Mangel mit Leere-Hitze**
  Gaunyin Pearls (von H. Frühauf) bei Nieren-*Yin*-Leere mit Hitze und *Yang*-Mangel, Hitzewallungen, Ängsten Depressionen, Schilddrüsenungleichgewicht, trockener Haut und Schleimhäuten, trockener Scheide, Haarverlust, brüchigen Fingernägeln, Libidoverlust.

- **Nieren-Yang- und leichter Xue-Mangel**
  Strenghten the Root (von G. Maciocia) stärkt und wärmt das Nieren-*Yang*. Bei Kältegefühl, Rückenschmerzen, Unfruchtbarkeit, Knöchelödemen, v. a. in der 2. Zyklushälfte.

- **Leber-Qi-Stagnation**
  Xiaoyao san (Pulver der heiteren Ungebundenheit) ist eine klassische Kräuterkombination, die es in Tablettenform gibt und die bei Qi-Stau sowie *Xue*-Mangel häufig verschrieben wird, harmonisiert und stützt den Funktionskreis Leber.

  Chaihu shugan san (Bupleurum-Pulver zum Lösen des Funktionskreises Leber), wirkt das *Qi* bewegend und den Funktionskreis Leber regulierend, beseitigt und verteilt Schmerzen. Bei Schmerzen in Brust und Flanken, Spannungsgefühlen in der Brust, PMS.

Akupressur
- Lg4 kräftigt den Funktionskreis Niere und das *Xue*.
- Bl23 stärkt den Funktionskreis Niere und das *Jing*.
- Bl52 stärkt die Willenskraft und das *Jing*.
- Bl31 stärkt den Körper und die Geschlechtsorgane, Meisterpunkt für erschöpfte Eierstöcke.

Andere Heilverfahren

Alle Methoden, die den Blutfluss zur Gebärmutter und den Eierstöcken anregen, eignen sich, wie Moorbäder, Bauchmassagen, Femoralarterienmassage, Osteopathie und Luna-Yoga.

Aromatherapie

Entspannende, nährende und aphrodisierende Duftnoten eignen sich in diesem Fall besonders:

- Grapefruit
- Muskatellersalbei
- Heublumen
- Rose
- Mandarine (Grüne)

Rezepturvorschlag

Ernteöl: 3 Tr. Heublume, 5 Tr. Grapefruit in 50 ml Traubenkernöl geben und tägl. den Unterleib und die Oberschenkel damit massieren.

Finger-Yoga

Verjüngungskur: Den Mittelfinger auf den Daumenballen legen und mit der Daumenkuppe zusätzlich andrücken. Übrige Finger strecken. Mehrmals wiederholen.

Visualisierung

Inneres Lächeln: Sie stellen sich Ihre Eierstöcke vor und verstehen, wie sehr Sie sich angestrengt haben, um erfolgreich Follikel zu produzieren, und wie viele Male Sie von ärztlicher Seite trotzdem ein »Mangelhaft« kassiert haben. Sie legen in Gedanken diese Anstrengung in eine Hand, während Sie die Enttäuschung des Arztes oder Ihre eigene über die geringe »Ausbeute« in die andere Hand legen. Nun können Sie nachspüren, was die Seite, die die Anstrengung symbolisiert, braucht und schicken ihr ein Lächeln, dann legen Sie die andere Hand unter sie. Jetzt können Sie sich vorstellen, was mit Ihren Eierstöcken geschieht, wenn sie das bekommen, was ihnen gut tut und Sie ihnen noch ein extra Lächeln schicken.

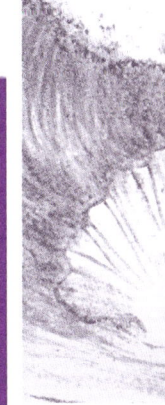

> **Tipp:** Ratsam ist auf jeden Fall, eine Pause mit weiteren Behandlungen einzulegen. Im Übrigen reicht in der Natur eine Eizelle für eine Schwangerschaft. Letztlich gerät man nur durch die Definition und Anforderungen der Reproduktionsmedizin als »Low Responderin« in die »Versagergruppe«. In sehr seltenen Ausnahmefällen ist auch eine IVF/ICSI ohne Stimulation in einem natürlichen Zyklus zu erwägen. Diese Methode ist zwar nicht sehr gebräuchlich, aber die erste erfolgreiche künstliche Befruchtung gelang ohne Stimulation in einem natürlichen Zyklus. Zudem fallen die teuren Stimulationsmedikamente weg, und die Eientnahme erfolgt bei Spontanzyklen in vielen IVF-Praxen ohne Narkose, sondern lediglich mit einer leichten Sedierung. Dadurch verbilligt sich ein Versuch erheblich, bis zu einem Zehntel eines stimulierten Zyklus. Die Qualität der Eizelle ist in einem natürlichen Zyklus häufig gut.

In der Schwangerschaft

Wiederholte Fehlgeburten (habituelle Aborte)

Von habituellen Aborten spricht man bei mindestens 3 spontanen Fehlgeburten in Folge von demselben Partner vor der 20. Schwangerschaftswoche. Fehlgeburten sind insgesamt beim Menschen relativ häufig. Laut statistischen Schätzungen entstehen nur aus ca. 30 % aller befruchteten Eizellen tatsächlich Lebendgeburten. Nach reproduktionsmedizinischen Maßnahmen endet jede 4. Schwangerschaft in einer Fehlgeburt, etwa also im Schnitt ebenso viele wie auf natürlichem Weg. Ziel jeder Behandlung sollte daher stets die Geburt eines ausgetragenen Kindes (sog. Baby-take-home-Rate, auch BTHR) sein und eine Schwangerschaft lediglich ein Etappenziel. In der chinesischen Medizin spricht man bei habituellen Aborten von »schlüpfrigem Fetus«. Bei einer frühen Fehlgeburt spricht man von »versteckten Wehen«, bis zum 3. Monat vom »fallenden Fetus«, danach von den »kleinen Wehen«.

Ursachen

Neben anatomischen, hormonellen, infektiösen, und genetischen Faktoren spielen immunologische Faktoren bei wiederholten Fehlgeburten eine wesentliche Rolle. Auch bei starker Pestizidbelastung der Umgebung wurden in Studien erhöhte Fehlgeburtsraten gefunden. In 50 % der Fehlgeburten kann jedoch keine Ursache bestimmt werden. Während einer normalen Schwangerschaft trägt ein subtiles Zusammenspiel vieler immunmodulierender Vorgänge dazu bei, dass der Embryo/Fetus vom mütterlichen Immunsystem nicht als Fremdkörper eingestuft wird. Diese verschiedenen Faktoren können aus dem Gleichgewicht geraten, woraufhin der Embryo abgestoßen wird. Nicht unerheblich ist aber auch die Qualität der Spermien für die Entwicklung des Fetus.

Häuslicher Stress, starke Arbeitsbelastung, fehlende Ruhe sowie emotionale Belastungen durch Zurückweisung und Ausgrenzung können ebenfalls zu Fehlgeburten führen. Unbewusst können viele Faktoren zu Fehlgeburten beitragen, wie etwa Versagensängste, aber auch Angst vor zu großer Nähe. Ein großer Beweisdruck, dass »frau« fähig, ist eine Schwangerschaft zu »schaffen«, kann unbewusst durch frühere Prüfungssituationen (Lernen unter Drohungen der Eltern) oder »Das kannst du eh nicht«-Erfahrungen ausgelöst werden. Nach Fehlgeburten mischen sich in eine tiefe Trauer über den Verlust des Kindes häufig Scham- und Schuldgefühle, nicht fähig zu sein, ein Kind auszutragen.

Auch aus früheren Abtreibungen oder sexuellem Missbrauch können unbewusste Schuldgefühle und Ängste resultieren und zu starken Anspannungen bei neuerlichen Schwangerschaften beitragen. Aufgenommene Suggestionen wie »Du wirst mal Schwierigkeiten haben, ein Kind zu bekommen« oder »Deine Gebärmutter ist nicht geeignet, ein Kind auszutragen« können ebenfalls schlummernde Ängste verstärken, im Sinne einer selbsterfüllenden Prophezeiung. Aber auch vorausgegangenen Aborte lassen oft ein tiefes Gefühl des Verlustes zurück, über das man nicht einfach hinweggehen sollte.

Behandlung mit TCM

Nach der Erfahrung der TCM belastet eine Fehlgeburt eine Frau energetisch ebenso, wenn nicht sogar noch mehr als eine richtige Geburt. Die TCM vertritt eine ähnliche Auffassung wie die moderne Immunologie, dass hinter den Problemen, schwanger zu werden und schwanger zu bleiben, häufig dieselben Störungsmuster stehen. Nach der TCM können darüber hinaus Trauer und Angst das Herz-Qi schädigen und die Verbindung *Bao mai* vom Herz zur Gebärmutter unterbrechen. Die Frauen verlangen dann übersteigert häufig nach einer Ultraschallbestätigung, dass ihr Kind noch lebt. Viele Frauen empfinden Angst, sich auf eine erneute Schwangerschaft zu freuen. Eine nicht ausgetragene Schwangerschaft empfinden viele Frauen ebenso dramatisch wie den Tod eines geliebten Kindes.

Wiederholten Fehlgeburten können verschiedene Disharmoniemuster zugrunde liegen, die zu einer Mangelernährung des Kindes führen:

- Mangel des Funktionskreises Niere, v. a. bei Frauen ab 35 Jahren
- *Qi*- und Blutmangel
- Hitze auf der Blutebene
- Stase des *Xue*
- Leere des *Chong mai*

In den meisten Fällen ist zudem der Funktionskreis Herz mit betroffen, woraus Unruhe und Ängstlichkeit resultieren.

Therapieprinzip: Entsprechend der Grundfaktoren und Grundstörung sollten möglichst beide Partner behandelt werden. Häufig ist der Mann genauso betroffen, zeigt und drückt aber seinen Schmerz nicht aus, weil er meint, jetzt »tapfer und stark sein zu müssen«. Unbewusste Konflikte können oft durch tiefenpsychologische oder hypnotherapeutische Behandlungen aufgelöst werden. Meist genügen wenige Sitzungen. Hilfreich sind auch Supportgruppen oder Internetforen, in denen sich Paare mit ähnlichen Erfahrungen treffen. Hier kann man die Erfahrung machen, den Schmerz teilen und mitteilen zu können und neue Hoffnung zu schöpfen. Die Therapie bei habituellen Aborten nimmt meist längere Zeit in Anspruch. Nach einer Fehlgeburt sollten bis zu einer neuerlichen Schwangerschaft mindestens 3 Monate verstreichen, damit sich der Körper wieder regenerieren kann. Die TCM kann bei habituellen Aborten oft sehr erfolgreich als eine vorbeugende Behandlung eingesetzt werden.

Diätetik

Nahrungsmittel sollten entsprechend den Disharmoniemustern ausgewählt werden.

Blutaufbauende, *Qi*- sowie die Abwehrkräfte stärkende Nahrungsmittel, schonend zubereitet, eignen sich besonders:

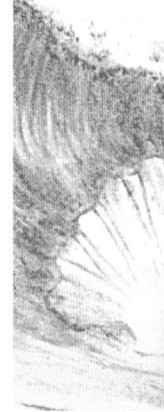

- Getreide: Weizen, Gerste, Hafer
- Hülsenfrüchte: Erbsen, Linsen, Bohnenkerne, Azukibohnen
- Gemüse: Karotte, Lotuswurzel, Shiitake-Pilz, Mandelpilz, Weizenkeime
- Obst: Kirschen, Hagebutten, Mango, Ananas, Andenbeeren, Himbeeren
- Gewürze: Basilikum, Bockshornklee, Thymian, Wacholderbeeren
- Samen: schwarzer Sesam, Walnusskerne
- Fleisch: Enten- und Hühnerfleisch, Hühnerleber
- Meeresfrüchte: Tintenfisch
- Milchprodukte: Frischkäse, Ziegen- oder Schafsmilch, Stutenmilch
- Säfte: Traubensaft, Lapachotee, Sanddornsaft, Grüntee mit Jasmin, Weizengrassaft
- Öle: Weizenkeimöl. Distel-, Walnuss-, Sonnenblumen-, Perilla-, Schwarzkümmel-, Hanf-, Nachtkerzen-, Hagebuttensamen- und Sesamöl wirken befeuchtend und entgiftend, morgens 1 EL ca. 5 min im Mund hin und herbewegen und dann ausspucken (sog. Ölziehkur)
- Sonstiges: Salz in Maßen

Aprikosen-Mandel-Frischkäse: 200 g Frischkäse, 5 getrocknete Aprikosen, 2 EL getrocknete Cranberrys, 2 EL Mandelstifte, 1 EL Orangenmarmelade. Getrocknete Früchte und Mandeln kleinhacken, unter den Frischkäse mischen und mit der Orangenmarmelade süßen. Je nach Geschmack können auch Rosinen untergemischt werden.

Pilzpfanne: 15 getrocknete Shiitakepilze, 10 getrocknete Mu-Err-Pilze, 1 Knoblauchzehe, 2 EL Sesamöl, 1 Tasse Gemüsebrühe, frischer Koriander. Pilze über Nacht einweichen, Öl in der Pfanne leicht erhitzen, klein geschnittenen Knoblauch und abgetropfte Pilze zugeben. Mit Gemüsebrühe aufgießen, aufkochen und mit Salz, Pfeffer, einem Schuss Weißwein, einer Prise Zucker abschmecken. Eine halbe Stunde leicht köcheln lassen, mit frischem Koriander dekorieren.

Nahrungsergänzung
- Vitamin D, Zink, Vitamin B12, B6, A und E, Selen
- Perillaölkapseln

Heilkräuter
Vor einer neuerlichen Schwangerschaft empfehlen sich das Immunsystem stärkende Kräuter wie

- Andorn
- Himbeerblätter
- Rotklee
- Süßholz
- Tragant (Chin.)

- Atractylodeswurzel
- Kapland-Pelargonie
- Sonnenhut
- Taigawurzel

- Guttapercharinde
- Maulbeermistelzweige
- Storchschnabel
- Teufelszwirn

Sternschnuppentee: 20 g Rehmanniawurzel, 20 g Teufelszwirnsamen, 30 g Wolfsbeeren, 20 g Kornelkirschen, 20 g Yamswurzel, 20 g chin. Engelwurz,10 g Süßholzwurzel, 15 g Taigawurzel mischen. Von der Mischung 1 TL mit 1 Tasse heißem Wasser übergießen, 20 Minuten ziehen lassen. 3 – 5-mal tägl. 1 Tasse warm trinken.

Fertigpräparate
- unspezifische Immunmodulatoren: ***Phlogenzym***
- Echinacea-Präparate
- Taigawurzel- und Ginsengpräparate: ***Eleu-Curarina,*** stimuliert zytotoxische und natürliche Killerzellen (enthält Alkohol); ***Pharmaton***
- L-Carnitin: ***Aminoplus Carnitin Kapseln*** (von Kyberg), ***L-Carnitin 300 Kapseln*** (von Medicura)

Klassische chinesische Rezepturen
- **Mangel des Funktionskreises Niere**
  Nieren aufbauende Rezepturen wie z. B. *Bushen guchong tang* (Dekokt, das die Nieren stärkt und den *Chong mai* festigt), v. a. während der 2. Zyklushälfte und in den ersten Schwangerschaftswochen.

- **Nieren-*Yang*- und leichter *Xue*-Mangel**
  Strenghten the Root (von G. Maciocia) stärkt und wärmt das Nieren-*Yang*. Bei Kältegefühl, Rückenschmerzen, Unfruchtbarkeit, Knöchelödemen, v. a. in der 2. Zyklushälfte.

- **Leber- und Nieren-*Yin*-Mangel**
  Nourish the Root (von G. Maciocia), v. a. in 1. Zyklushälfte.

- **Milz-*Qi*- und Blutmangel sowie Leere des Chong mai**
  Milz-*Qi* und *Xue* stärkende Rezepturen wie *Buzhong yiqi tang*, v. a. in der 1 Zyklushälfte. Bei chronischer Müdigkeit, Gefühl des Nach-unten-Fallens der Gebärmutter.

- **Herz-*Qi*-Mangel**
  Guipi tang (in den Funktionskreis Milz einfließendes Dekokt) stützt und harmonisiert die Mitte, ergänzt das *Xue* und stützt den Funktionskreis Herz.

- ***Yin*- und *Xue*-Mangel**
  Yin- und *Xue*-stärkende Rezepturen wie *Bazhen tang* (Dekokt der acht Juwelen) oder *Precious Sea* (von G. Maciocia) ergänzen das *Xue* und *Qi*, stützen das *Jing* und harmonisieren den *Chong mai*. Vor allem nach Fehlgeburten.

- **Hitze im Blut**
  Yin stärkende und kühlende Dekokte.

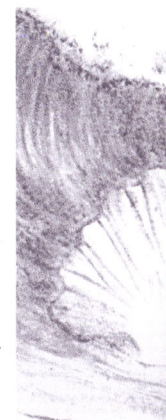

445

Jiayu dihuang wan (Pille mit Wolfsbeeren und Speise-Chrysanthemen) stärkt Leber- und Nieren-*Yin*, die Augen. Bei trockenen Augen, Fehlgeburten in den ersten 3 Monaten.

- **Xue-Stase**
  Bei Endometriose in der Vorgeschichte empfehlen sich blutbewegende und kältezerstreuende Rezepturen.

  Shaofu zhuyu tang (Dekokt zur Austreibung von *Xue*-Stasen im unteren Abdomen) für Fülle-Kälte im Uterus. Bei starken Blutungen mit großen dunklen Blutklumpen und starken Unterleibsschmerzen.

  Stir Field of Elixir (von G. Maciocia) bewegt *Xue* im Unteren Erwärmer und Uterus, löst *Xue*-Stasen. Bei stechenden Regelschmerzen mit klumpigem Blut.

- **Immunologisch bedingte Fehlgeburten**
  Sairei-to bei wiederholten Fehlgeburten aufgrund autoimmunologischer Prozesse. Zu dieser Rezeptur gibt es verschiedene Publikationen aus Japan, die eine positive Beeinflussung des Immunsystems nach wiederholten Fehlgeburten zeigten. Es fehlten jedoch entsprechende Kontrollgruppen (Fujii et al. 2000, Li et al. 2003).

Sobald eine neuerliche Schwangerschaft eingetreten ist:

- *Planting Seeds* (von G. Maciocia)
- *Unicorn Pearl* (von G. Maciocia) bei Nieren-*Yang*-, Nieren-*Jing*-Mangel, Rückenschmerzen, Müdigkeit, Kältegefühlen.
- *Strengthen the Root* (von G. Maciocia) bei Nieren-*Yang*- und *Xue*-Mangel.

> **Tipp: Von Vorteil ist es, Schadstoffbelastungen zu vermeiden wie etwa durch Nikotin (auch passives Rauchen), Quecksilberbelastungen durch Amalgamfüllungen, Arbeiten mit Lösungsmitteln, Ammoniak enthaltende Putzmittel, Spritzmittel oder Arbeiten mit Zytostatica. Piercings sollten entfernt werden, vor allem wenn sie im Nabel, in der Zunge und in der Lippe stecken.**

Akupressur

- Kg4 und Ni13 wärmen und stärken die Gebärmutter.
- Ni3 nährt die Niere und stärkt die Gebärmutter.
- Lu7 und Ni6 regulieren das Konzeptionsgefäß und stärken den Uterus.
- Le8 nährt das Leberblut.
- Pc6 beruhigt den Geist.
- Ma36 stärkt allgemein das *Qi*.
- Bl23 stärkt den Funktionskreis Niere.
- Gb26 reguliert die Gebärmutter.

- Lg4 festigt das Konzeptions- und Lenkergefäß und wärmt das Tor des Lebens.
- Lg20 und Kg6 heben das *Qi* an, v. a. wenn Schuldgefühle nach unten drücken.
- MP16 löst die Trauer über vorausgegangene Fehlgeburten (hier auch Moxa!).

Qi-Gong-Übung

Die Breite Torstraße stärken: Man sitzt auf dem vorderen Rand eines Stuhls, die Hände auf dem Nabel, wobei die rechte Handinnenfläche unten liegt. Bei sanft geschlossenen Augen während des Einatmens den Bauch und den Anusmuskel anspannen. In der Vorstellung das *Qi* von Kg1 zu Kg6 führen. Beim Ausatmen die Muskulatur wieder entspannen und den Ton »chuyu«, der dem Funktionskreis Niere zugeordnet ist, aussprechen. Diese Übung ca. 10 min lang wiederholen. Dann die Augen wieder öffnen, die Handflächen aneinanderreiben und sanft das Gesicht massieren.

Andere Heilverfahren

Finger-Yoga

Schutzdach: Daumenspitze und Mittelfinger aneinanderlegen. Den Zeigefinger über den Daumen bringen. Mehrmals tägl. 5 min halten.

> **Tipp: In den ersten Monaten der Schwangerschaft möglichst wenig Sport (außer Schwimmen) treiben.**

Visualisierungen

Dialog mit der Gebärmutter: Wenn Sie sich Ihre Gebärmutter vorstellen und sie fragen, was sie braucht, um eine Schwangerschaft austragen zu können, ist dann noch Trauer über die Verluste vorhanden? Braucht sie Licht, Wärme, Ruhe oder Fürsorge? Sie können sich dann die Gebärmutter vorstellen und sie z. B. von einem warmen orangenen Licht durchfluten lassen; oder sie in Gedanken an einen geborgenen Ort bringen, an dem sie sich in Ruhe vorbereiten kann, einen kleinen Gast aufzunehmen.

Der Delphinreigen: Sie können sich Ihre schützenden Immunzellen (Treg-Zellen) als Delphine vorstellen, wie sie auf den Embryo warten, um ihn zu umringen, zu bewachen, zu schützen und zu verteidigen. Diese Vorstellung kann durch Delphinmusik unterstützt werden.

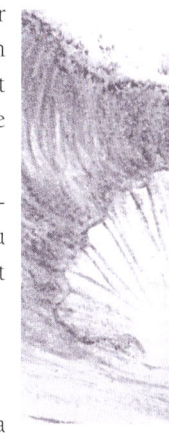

Rituale

Brief an ein nie geborenes Kind: Sie können wie die italienische Schriftstellerin Oriana Fallaci einen »Brief an ihr nie geborenes Kind« schreiben, in dem Sie alle Gefühle festhalten, die Sie für dieses Kind empfunden haben und noch empfinden, wie Sie sein Verlust berührt hat. Sie können ihm auch schreiben, dass Sie sich sehnlichst wünschen, dass die

447

kleine Seele wiederkommt und dass Sie bereit sind, sie aufzunehmen und schützen und behüten wollen.

Falls Ihre Tränen fließen, sind es Tränen einer tiefen Liebe, für die Sie sich nicht schämen müssen. Es ist wichtig, dass Sie sich die Trauer zugestehen. Vielleicht haben Sie noch Ultraschallbilder, die Sie vor sich legen können. Dazu können Sie eine Kerze und ein Räucherstäbchen anzünden. Den Brief können Sie dann der Kerze übergeben, damit die Flammen und der Rauch es zur Seele ihres Kindes tragen. Oder Sie können einen bunten Drachen basteln, den Brief daran befestigen und auf einem Hügel an einem stürmischen Tag dem Wind übergeben. Falls Sie an einem Fluss oder See wohnen, können Sie ein kleines Floß bauen, den Brief und ein Teelicht darauf befestigen und an einem windstillen Tag bei Dunkelheit auf dem Gewässer schwimmen lassen.

Steine schleudern: Falls immer wieder Selbstvorwürfe auftauchen, wie »hätte ich bloß« oder »wie konnte ich nur«, »ich bin selber schuld, dass das Kind nicht bleiben will« etc., können Sie diese mit Silberschrift auf Steine schreiben. Dann stecken Sie alle Steine in einen Rucksack. Diesen können Sie an eine Klippe am Meer oder an einen See mitnehmen und von dort in die Fluten schleudern.

> **Tipp: Bei einer neuerlichen Schwangerschaft sollte möglichst früh die Arbeit reduziert oder aufgegeben werden.**

Drohende Fehlgeburt

Anzeichen einer drohenden Fehlgeburt sind leichte vaginale Schmierblutungen oder stärkere Blutungen in der Frühschwangerschaft mit und ohne Schmerzen, Angst und Unruhe, Nervosität. Weitere Symptome können Rückenschmerzen, Schwindel, Tinnitus, häufiges nächtliches Wasserlassen und Harndrang sein. Subjektiv empfindet man häufig ein nach unten ziehendes Gefühl, innere Unruhe und einen »unruhigen Fetus«.

Ursachen

Von der westlichen Medizin werden als Ursachen hormonelle Störungen, Stoffwechseldefekte, Gerinnungsstörungen, immunologische Störungen, Infektionen, Fieber, Alkohol, Unfälle, Myome, Traumen oder Stürze verantwortlich gemacht. Der überwiegende Anteil der Fehlgeburten passiert am Anfang der Schwangerschaft vor der 12. Schwangerschaftswoche.

Als *Tai lou* (»undichte Leibesfrucht«) werden leichte Blutungen in der Schwangerschaft bezeichnet. In chinesischen Schriften wird auch von »ruhelosem Fetus« oder »blutendem Fetus« gesprochen. Auslösende Faktoren hierfür können sowohl beim Fetus als auch bei der Mutter liegen. Nach der TCM ernährt das *Xue* den Fetus, das *Qi* schützt ihn und das Nieren-*Qi* hält ihn. Es kann schon embryonal eine Essenzschwäche (westlich z. B. genetischer Defekt) vorliegen. Der Embryo kann aber auch durch Hitze im Blut, stark blutbewegende Medikamente, Blutstau oder äußere Traumen verletzt werden.

Mütterlicherseits kann eine allgemeine *Qi*- und *Xue*-Schwäche vorliegen, v. a. bei einer zugrunde liegenden Schwäche im Funktionskreis Niere. So kann es zu einer Störung im Konzeptionsgefäß und dem *Chong mai*, Meer des Blutes, kommen, wodurch der Fetus nicht genug *Qi* und *Xue* erhält. Dies kann auch durch einen *Xue*-Stau, Hitze auf der *Xue*-Ebene oder ein Absinken des *Qis* bedingt sein.

Die Ursache dafür können Überarbeitung, extreme psychisch-emotionale Belastungen oder übermäßige sexuelle Aktivitäten sein, sie können den *Chong mai* und das Konzeptionsgefäß schädigen. Auch in Folge eines Schocks oder durch immensen Stress in der Schwangerschaft kann es zu einer unpassenden Öffnung des *Bao mai*, der Verbindung vom Herz zur Gebärmutter, kommen. Blutungen oder auch eine Fehlgeburt sind die Folge.

Behandlung mit TCM

Bei einer drohenden Fehlgeburt ist immer eine engmaschige gynäkologische Kontrolle und Bettruhe zu empfehlen. Die Therapie nach der TCM orientiert sich an den Grundstörungsmustern.

Da eine Funktionsschwäche der Niere häufig auch die Ursache für eine langjährige Unfruchtbarkeit darstellt, wird diese auch durch eine erfolgreiche künstliche Befruchtung nicht ursächlich behoben. In diesem Zusammenhang sind die teilweise erhöhten Fehlgeburtsraten nach einer künstlichen Befruchtung zu verstehen.

Therapieprinzip: Grundsätzlich gilt es, den Funktionskreis Niere und das Milz-*Qi* zu stärken, sowie die *Qi*- und *Xue*-Bildung zu fördern und die Blutungen zu stoppen. Die Messung der Basalen Körpertemperatur in den ersten Schwangerschaftswochen morgens vor dem Aufstehen liefert Hinweise auf die Stärke des Nieren-*Yang*. In der Schwangerschaft sollen bis zum 5. Monat v. a. das *Xue* und das *Yin* gestärkt werden, da der Körper in dieser Zeit zu einem Mangel neigt. Bei der akuten Situation einer drohenden Fehlgeburt ist es wichtig, die Leibesfrucht und die Mutter zu beruhigen, die Niere zu stärken, *Qi* und *Xue* zu ergänzen und Hitze zu klären. Dazu muss für Ruhe und ausreichenden, erholsamen Schlaf gesorgt werden.

Auch während einer Schwangerschaft werden nach der TCM die fünf Wandlungsphasen durchlaufen. Dominiert in den ersten beiden Monaten die Wandlungsphase Holz, ist es anschließend das Feuer, danach die Erde, dann das Metall und zuletzt das Wasser. Schwächen in den jeweils gerade besonders aktiven Funktionskreisen erhöhen die Neigung zu einer Fehlgeburt, der mit entsprechenden Ernährungs- und Verhaltensmaßnahmen vorgebeugt werden kann.

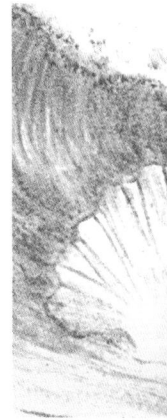

Tabelle 16:   Schwangerschaftsverlauf nach Sun Simiao (7. Jh. n. Chr.; Quelle: Bei Ji Qian 1968)

Monat	Leitbahn	vorteilhaft	vermeiden
1 »Beginn des Embryos«	Leber (Le)	gekochtes Gemüse, Gerste, Saures, feine Getränke, ruhiger Schlafplatz	körperliche Belastung, starke Erregungen und Angst, extreme Kälte oder Hitze, Scharfes und Bitteres, Ranziges, Sex
2 »Beginn der frucht-baren Paste«	Gallenblase (Gb)	viel Ruhe und Schlaf	heiße und scharfe Nahrung, faulig Riechendes, Sex, Überar-beitung, Aufregung, extreme Kälte und Hitze
3 »Beginn des Fetus«	Pericard (Pc)	so viel Ruhe wie möglich, sich mit Vornehmem, Schönem, Edlem und Wohlgerüchen umgeben, Saures, Gurken, Kürbis, Melonen	Hässliches, Sorgen, Trauer, Grübeleien, Beängstigungen, keine Messer und Seile tragen, schlechte Gerüche, Ingwer, Hase
4 »Beginn der fetalen Entwicklung von *Xue* und Gefäßen, Vollen-dung der Form«	Dreifacher Erwärmer (3E)	Mutter braucht viel Ruhe, Harmonie im Herzen und Willen, Fisch und Reis stärken das *Qi* und *Xue* des Fetus sowie den Dünndarm	Kälte und Hitze, weniger Essen, Verausgabung
5 »Beginn der Ausfor-mung des *Qi* des Fetus«	Milz-Pankreas (MP)	Ruhe, langer Schlaf, Spazierengehen im Freien, sich warm halten, Haar vorsichtig waschen, ausgewogenes Essen, Weizen, Reis, Rinderbrühe, Fisch, Mitte stärkende Suppen	Verausgabung und Erschöpfung, Kälte und Hitze, getrocknete und geröstete Speisen, Überhitzung, starker Hunger und Überessen
6 »Beginn der Ausbildung der Muskelkräfte und Sehnen des Fetus«	Magen (Ma)	Wildgerichte, leichte, Süßspeisen, qualitätsvolles Essen, leichte Körperübungen, Spaziergänge im Freien, rennende Hunde und Pferde beobachten, Harmonie in der Familie	Kälte, Saures, Sorgen, Grübeleien
7 »Beginn der Knochen-bildung und des Haarwachstums des Feten«	Lunge (Lu)	Körperdehnübungen, um *Qi* und *Xue* zum Fließen zu bringen, Reis, Warm-halten, häufig kleine Mahlzeiten	lautes Sprechen und Schreien, dünne Kleidung, kalte Gerichte und Getränke, Baden in kaltem Wasser, feuchte Umgebung
8 »Beginn der Bildung der inneren und äuße-ren Hautschichten des Feten, Organe und Gefäße sind vollendet«	Dickdarm (Di)	Ruhephasen, Herz und Atmung harmonisieren, Atemübungen	emotionale Belastungen, Aufregung, Kälte, Wind, Trocken-heit, Trockenes, abrupt mit Essen aufhören

9 »Beginn der Formgebung der Haut und der Körperhaare, der sechs Gefäße und 100 Gelenkverbindungen«, »das Nahrungs-*Qi* erreicht den Magen des Feten«	Nieren (Ni)	lockere, warme Kleidung, warme Füße, ruhiges Sprechen, Süßspeisen, geschmackvolle Getränke, Schlaf, Ruhe und regelmäßige Bewegung, innere Gelassenheit, Vertrauen, Schweinenieren	nasskalte Umgebung, Überanstrengung
10 »Die verschiedenen Geiste sind ausgebildet und das Kind wird geboren«	Blase (Bl)	Geburt abwarten, kreisende Massagen des Bauches, Lakritzpulver	Bedrängnis, Ungeduld

Die Monate entsprechen den Mondzyklen. Mit diesen Verhaltens- und Ernährungsempfehlungen sollten Komplikationen im Verlauf der Schwangerschaft und Geburt vorgebeugt werden. Zudem gab es die Tradition der Fetuserziehung (*Yang Tai*), denn auch im alten China bestand der Wunsch nach »Idealkindern«, die kräftig und gesund, loyal, gerecht, intelligent und ohne Fehlbildungen sein sollten.

Frauen wurden und werden auch heute noch in China während der Schwangerschafts- und Geburtzeit sehr liebevoll von weiblichen Angehörigen umsorgt und von Arbeit möglichst entlastet.

Diätetik
Nahrungsmittel sollten entsprechend dem Schwangerschaftsmonat und dem individuellen Disharmoniemuster ausgewählt werden. Im Wesentlichen sollten *Qi*, *Xue* und *Yin* genährt werden. Leichtes, gedünstetes oder blanchiertes Gemüse ist besonders geeignet.

- Getreide: Weizen, Weizenkeime und Weizengrassaft, Reis
- Hülsenfrüchte: Kidneybohnen
- Gemüse: Gurken, Kürbis, Melonen, Karotte, Lotuswurzel, Spirulina (nicht bei Hyperthyreose!)
- Obst: Kirschen, Himbeeren, Hagebutten, Mango, Ananas, Andenbeeren, Wolfsbeeren
- Samen: Walnusskerne, schwarzer Sesam
- Fleische: Bio-Hühnersuppen, Enten- und Hühnerfleisch, Hühnerleber
- Milchprodukte: Frischkäse, Ziegen- oder Schafsmilch
- Fisch: Tintenfisch
- Öle: Sesamöl wirkt befeuchtend und entgiftend, Fischöl
- Säfte: Traubensaft, Wolfsbeerensaft
- Sonstiges: Salz, Vitamin B12

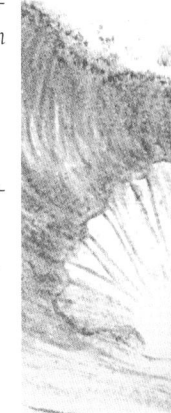

Vermeiden:

- scharfe, trockene, bittere Lebensmittel, die das *Yin* schädigen, wie Alkohol, gerösteter Ingwer, Pfeffer, Paprika, Curry, Meerrettich, blutbewegende Heilkräuter
- Sauna, extremer Sport, Rauchen, Extremes (Hitze, Kälte)
- Kaffee und schwarzer Tee. Nach einer Studie des Forschungszentrums von Kaiser Permanente in Oakland, Kalifornien, wächst die Gefahr einer Fehlgeburt mit steigendem Kaffeekonsum. Bei 5144 untersuchten Schwangeren, die 2–3 Tassen Kaffee (300 mg Koffein, auch in Cola) tägl. tranken, verdoppelte sich das Risiko einer Fehlgeburt (Fenster et al. 1997).

Lotusreis: 100 g Rundkornreis, 2–3 frische Lotuswurzeln und 100 g schwarzer Sesam. Alle Zutaten in ausreichend Hühnerbrühe 20 min kochen.

Heilkräuter

Einige Heilkräuter sind besonders bei einer drohenden Fehlgeburt geeignet. Trotzdem ist es immer wichtig, auf das individuelle Störungsbild zu achten.

- Atracylodeswurzel
- Einkorn (Falsches)
- Johanniskraut
- Knöterich (Vielblättriger)
- Schneeball
- Tragantwurzel
- Baikalhelmkraut
- Frauenwurzel
- Kardenwurzel
- Maulbeermistelzweige
- Schwarznessel
- Brennnesselblätter
- Guttapercharinde
- Keimblatt
- Schafgarbe
- Teufelszwirn

Fetus-Stärkungstee: 30 g Eucommiaerinde, 20 g Teufelszwirnsamen, 20 g Atractylodeswurzel, 20 g Kardenwurzel, 30 g Maulbeeermistelzweige, 5 g Süßholzwurzel, 15 g Ginseng. Von der Mischung 1 TL mit 1 Tasse heißem Wasser übergießen, 20 min ziehen lassen, mehrmals tägl. 1 Tasse trinken. Bei geringem, blass-rotem Blutfluss und Rückenschmerzen. Bei kräftig roten Blutungen 10 g Baikalhelmkraut zufügen.

Hebammentee »Baldrian« mit Baldrian, Hopfenzapfen, Johanniskraut, Majoran, Melisse, Thymian. Ingeborg Stadelmann empfiehlt diesen bewährten Tee in ihrem Buch »Die Hebammen-Sprechstunde« für Frauen mit vorzeitigen Wehen.

Fertigpräparate

- *Bryophyllum 50 % Trituration* (von Weleda): tägl. 3-mal eine Messerspitze
- *Phlogenzym:* 3-mal tägl. 3 Tabletten über 3 Wochen
- Perillaölkapseln

452

Klassische chinesische Rezepturen

- **Mangel im Funktionskreis Niere**
  Shou tai wan jia jia (die Pille für ein langes Leben des Fetus) stärkt den Funktionskreis Niere. Bei geringem blassrotem Blutfluss aus der Gebärmutter, Rückenschmerzen.

- **Xue- und Qi-Mangel und Xue-Stase**
  Bazhen yimu tang (Acht-Schätze-Pille für die Mutter) bei unruhigem Fetus und Schwäche, Appetitlosigkeit der Mutter.

- **Hitze auf der Xue-Ebene**
  Bao Yin jian (Harmonie bewahrende Pille) kühlt das *Xue* und schützt das *Yin*. Bei starken, frischen, hellroten Blutungen in der Frühschwangerschaft mit Nervosität und Erregung, großem Durst und Hitzegefühl, Verstopfung und dunklem Urin.

Akupressur

- Ni3 stärkt das Nieren-*Yin* und -*Yang*, klärt Mangel-Hitze, stärkt die untere Wirbelsäule.
- Ma36 und Bl20 stärken den Funktionskreis Mitte. Bei *Xue*-Mangel.
- Pc6 beruhigt den Geist, stützt das *Yin*.
- He5 sediert, schützt das *Bao mai*. Bei Schreckhaftigkeit.
- Bl23 stärkt den Funktionskreis Niere.
- Kg4 tonisiert den Uterus, stärkt *Yin* und *Xue*. Bei Unruhe und anhaltenden Blutungen.
- Kg12 stärkt den Funktionskreis Mitte, wandelt Feuchtigkeit um. Bei Klumpgefühl in der Leibesmitte.
- Lg20 hebt das *Qi* an, v. a. wenn Schuldgefühle nach unten drücken.
- Bl60 stärkt das Nieren-*Yang*, nährt das *Xue*. Bei Verkrampfungen und Komplikationen in der Schwangerschaft.
- MP1und MP10 kühlen das *Xue*, stillen Blutungen.
- Le2 sediert, hält das *Xue*, verhindert Wehen.
- Ni2, Ni10, Ma28, Ma36, Kg5 stützen das Nieren-*Yin*, mobilisieren das Nieren-*Yang*. Bei Störungen im Genitalbereich.
- Ni8 hält das *Xue* bei anhaltenden Blutungen.
- Wenn der Fetus (im Ultraschall) nicht wächst und es nicht blutet, fördert die Moxibustion von Ma29 und M13 die Durchblutung und nährt den Embryo.

> **Wichtig: Die Punkte ganz sanft kreisförmig massieren!**

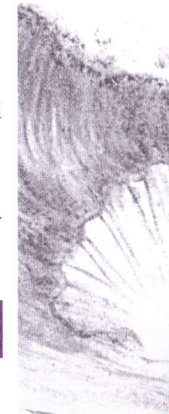

Andere Heilverfahren

Aromatherapie

Beruhigende, entspannende Aromaöle eignen sich zur Unterstützung wehenhemmender Maßnahmen:

- Lavendel extra
- Melisse
- Linaloeholz
- Majoran

Nicht geeignet sind zu hohe Dosierungen der nachfolgenden Öle, da sie in der Schwangerschaft das *Xue* zu stark bewegen:

- Cistrose
- Ingwer
- Styrax
- Davana
- Myrrhe
- Weihrauch
- Eisenkraut
- Rosmarin

Fertigmischung
Toko-Öl (Original IS Aromamischung) mit Lavendel, Linaloeholz und Majoran entspannt und beruhigt. Damit sammelte die Hebamme Ingeborg Stadelmann sehr gute Erfahrungen bei der Unterstützung wehenhemmender Maßnahmen. Tägl. mehrmals sanft den Bauch und die Füße einölen.

Visualisierung
In China war die Wirkung äußerer Bilder auf das Innere bemerkt worden, denn Sun Simiao schrieb bereits im 7. Jh. n. Chr.: »Das Innere reagiert auf äußere Bilder«. Die Wirkung der Spiegelneurone (s. Seite 142) wurde damals bereits intuitiv erfasst. Schwangere sollten sich mit Schönem umgeben, Pfauen und Buntkarpfen betrachten und – um starke Kinder zu bekommen – rennenden Hunden und Pferden zusehen. In Richtung Aberglauben weist jedoch die Empfehlung, keine Hasen zu betrachten, damit sich beim Feten keine »Hasenscharte« entwickeln möge.
Zuflucht: Sie laufen mit einem Kind im Arm einen Weg entlang, jemand bedroht Sie und will Ihnen das Kind entreißen. Aber Sie kämpfen wie eine Löwin und geben Ihr Kleines nicht her. Sie verstecken sich hinter einem großen Baum oder nehmen Zuflucht in einem schützenden, warmen Haus. Sie retten sich an diesen sicheren Ort und machen die Tür zu, Ihr Baby fest in den Armen.

Entspannungszeiten
Günstig ist es, während einer gefährdeten Schwangerschaft tägl. alle 70 min für mindestens 20 min beruhigende Musik oder Entspannungskassetten zu hören, zu meditieren oder einfach die Augen zu schließen und in Kontakt mit dem Kind zu treten. Viele Frauen vermeiden es, sich zu einem frühen Zeitpunkt auf ihr Kind einzulassen, aus Angst vor dem Schmerz eines möglichen Verlustes. Legen Sie deshalb die Hände immer wieder schützend auf den Unterbauch und summen Sie ein Lied.

Rituale
Achatsteine gelten als Schutz für das werdende Leben. Ein Achatstein als Anhänger soll den Glauben in die natürlichen Kräfte des Lebens fördern.

11 KRÄUTERHEILKUNDE

»Pflanzen und ihre Inhaltstoffe besitzen ein unglaubliches Potenzial, viele medizinische Probleme der Menschen zu lösen.« (Prof. Dr. Gerhard Bringmann, Universität Würzburg)

Geschichte

Die Heilkraft von Pflanzen wurde von den Menschen schon seit jeher beobachtet und weltweit von allen Völkern angewandt. So finden sich bereits in den Gräbern der Pharaonen Heilpflanzen als Beigaben für die letzte Reise. Aus der chinesischen Han-Dynastie (206–220 n. Chr.) sind systematische Aufzeichnungen über die Wirkweise von Heilmitteln, eine sogenannte Materia Medica (Heilmittelkunde), überliefert. Im Werk *Shen Nong Ben Cao Jing – Die Heilmittelkunde des gestaltenden Landmanns* (ca. 2. Jh. v. Chr.) werden den Tagen eines Jahres entsprechend 365 pflanzliche, mineralische und tierische Arzneien sowie deren Anwendung, Temperaturverhalten und Giftigkeit beschrieben.

Um 400 v. Chr. verwendete der berühmteste Arzt der Antike, Hippokrates von Kos, in seiner Heilkunde (*Corpus Hippocraticum*) einfache pflanzliche Mittel und Kräuterzusammenstellungen. Der aus Kleinasien stammende Militärarzt Pedanius Dioskurides verfasste um 78 n. Chr. eine 5-bändige, systematisch geordnete Materia Medica. Diese enthielt 600 Kräuter und 1000 Heilmittel und galt bis ins 17. Jahrhundert als Standardwerk der Pflanzenheilkunde. Der griechische Arzt und Forscher Galenos von Pergamon (129–216 n. Chr.) befasste sich in seinem umfangreichen Werk mit der Zubereitung (Galenik) von Heilmitteln. Einen Höhepunkt mittelalterlicher Klostermedizin stellen im deutschsprachigen Raum die systematischen Aufzeichnungen (*Physica* und *Causae et Curae*) über Heilkräuter und deren Wirkung dar, die die Äbtissin Hildegard von Bingen (ca. 1098–1179) verfasste.

Bis zum 19. Jahrhundert bildeten v. a. Heilkräuter die Basis des Arzneischatzes. Als der Apotheker Friedrich Wilhelm Sertürner 1803/04 das reine Morphium, den Wirkstoff des Opiums, isolierte, begann das Zeitalter der chemischen Analyse von Pflanzenmitteln und der naturwissenschaftlichen Erklärung ihrer Wirkungen. Eine ganze Reihe hochwirksamer Pflanzenwirkstoffe wurden daraufhin entdeckt, die auch heute noch unverändert bei verschiedensten Erkrankungen Einsatz finden (z. B. Atropin aus der Tollkirsche, das der Augenarzt zur Pupillenerweiterung verwendet). Im letzten Jahrhundert führte die Pflanzenheilkunde nur noch ein Schattendasein neben der modernen Medizin. In jüngster Zeit werden Heilpflanzen jedoch neuerlich mithilfe modernster Techniken wissenschaftlich-systematisch untersucht und so der Phytotherapie, d. h. der Heilbehandlung mit Pflanzen oder deren Inhaltsstoffen, wieder ganz neue Möglichkeiten eröffnet. Über 100.000 Wirk-

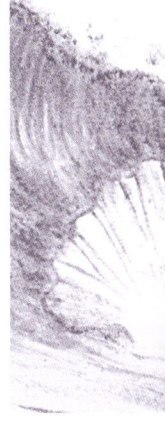

stoffe sind inzwischen bekannt. Die Entwicklung von einem Naturstoff zu einem fertigen Medikament ist jedoch langwierig und teuer. Beim Krebsmittel Taxol, das aus der Rinde der Pazifischen Eibe gewonnen wird, dauerte sie mehr als 30 Jahre.

Die Naturapotheke wird derzeit weltweit auf der Suche nach neuen Wirkstoffen durchforstet. Erste Ergebnisse sind sehr viel versprechend. Bereits heute stammen schätzungsweise zwei von drei völlig neu entwickelten Medikamenten aus der Natur. So wurde vor kurzem in 16 Studien mit ca. 6000 Teilnehmern bestätigt, dass Artemisin, ein Wirkstoff aus dem chinesischen Beifuß, sehr wirksam im Kampf gegen Malaria ist – ein wissenschaftlicher Beweis für die chinesische Heilkunde, die Beifuß bereits seit 340 n. Chr. als Antimalariamittel einsetzt. In anderen Untersuchungen zeigte sich, dass viele Kräuter, denen schon von den Chinesen eine entzündungshemmende Wirkung bekundet wurde, die Leukotrienenbiosynthese hemmen und damit direkt in Entzündungsprozesse eingreifen. Sie wirken also direkt an der Entstehung von Stoffen mit, die von den weißen Blutkörperchen produziert werden und Entzündungen sowie allergische Reaktionen hervorrufen.

Andere Studien konnten die therapeutische Wirksamkeit von pflanzlichen Substanzen sehr gut belegen, so z. B. von Johanniskraut bei Depressionen, von Sägepalme bei gutartiger Prostatavergrößerung und Mönchspfeffer bei Regelstörungen. Für die weitaus größte Zahl von Pflanzen wurden bisher keine seriösen Studien durchgeführt, die ein abschließendes wissenschaftliches Urteil erlauben. Die Anwendung basiert weiterhin meist auf überlieferten Erfahrungen. Da Pflanzen sehr wirksam sind, ist es wichtig, sie sachgerecht und nicht über einen zu langen Zeitraum einzunehmen.

Obwohl die Inhaltstoffe einzelner westlicher Heilpflanzen intensiv erforscht werden, fehlt bisher jedoch eine Systematik, welche es möglich macht, die Heilkräuter und deren Wechselwirkungen klar einzuordnen. Die chinesische Medizin bietet ein solches, in sich logisches, empirisch erprobtes System. Es gibt erste Versuche, auch westliche Heilkräuter in dieses System einzuordnen.

Zubereitungsformen der Heilkräuter

- **Tee:** Zubereitung mit Wasser als Aufguss von Blättern und Blüten (Infusion), Dekokt (kaltes Wasser zugeben und aufkochen, für Wurzeln und Hölzer) oder Kaltauszügen (Ansetzen in kaltem Wasser); s. auch Tab. 17, Seite 457.
- **Presssaft:** Auspressen der Pflanze (Beeren, Blätter).
- **Kräutersirup:** Kräuterauszug mit reichlich Zucker einkochen.
- **Pulver:** fein zerriebene Pflanzen, in Wasser lösen oder in Gelatinekapseln abfüllen und schlucken.
- **Tabletten:** pulverisierte Pflanzen, mit Bindemittel wie Honig oder Wachs zu Pillen verarbeitet.

- **Granulat:** Extrakte von Pflanzenstoffen mit speziellen Verfahren, länger haltbar als die Rohdrogen, mit Wasser einnehmen oder in Gelatinekapseln abfüllen und schlucken.
- **Tinktur:** Auszug von Pflanzen in Alkohol mit Wasser.
- **Heilwein:** Einlegen von Pflanzen in Wein, verstärkt und beschleunigt die Wirkung.
- **Ölauszüge:** Pflanzen in hochwertigem Pflanzenöl ansetzen.
- **Lotion:** Einarbeiten von Pflanzenauszügen in ein flüssiges Kosmetikum, zur äußerlichen Anwendung.
- **Salbe:** Zusetzen von Pflanzenauszügen oder Pflanzenpulvern zu schmierfähigen Stoffen wie Bienenwachs oder Lanolin, zur äußerlichen Anwendung.
- **Trituration:** feinste Verreibung der Pflanzenteile zu Pulver mit einem Trägermittel wie Milchzucker.
- **Bad:** Einbringen von Pflanzenauszügen oder Pflanzenteilen ins Badewasser.
- **Kompresse:** Tränken von Tüchern mit Pflanzenauszügen, zur äußerlichen Anwendung.
- **Ätherisches Öl:** Destillation von Pflanzenteilen unter Wasserdampf.

Tabelle 17: Zubereitung von Tees (Dekokt) aus Arzneipflanzen.

- Grundsätzlich gilt als grobe Richtschnur: 1 TL der Heilpflanze auf 1 Tasse Wasser. Teemenge am besten über Nacht einweichen lassen.
- Enthält der Tee viele Wurzeln, mit reichlich Flüssigkeit zuerst 30 min ohne Deckel köcheln lassen, dann die Flüssigkeit abschütten und in ein anderes Gefäß geben. Am besten mit einem feinem Sieb oder Teefilter abfiltern. 3-mal tägl. morgens, mittags und abends warm ca. 1 Stunde vor dem Essen trinken, bei schwachem Magen nach dem Essen oder schluckweise über den Tag verteilt. Beruhigende und schlaffördernde Arzneien vor dem Schlafengehen trinken. In der Thermoskanne kann das Dekokt ca. 12 Stunden aufbewahrt werden.
- Enthält der Tee viele Blätter und Blüten, nur mit heißem Wasser übergießen und 3 min (Blüten) bis 10 min (Blätter) ziehen lassen. Sie können auch 1 TL der Kräuter in einen Fertigteebeutel einfüllen und dann übergießen.
- Wenn der Geschmack zu intensiv ist, so kann man entweder mehr Wasser hinzufügen oder mit Honig süßen und das Ganze mit einem Mal »hinunterspülen«.
- Kaffee und schwarzer Tee sollten nie zugleich mit der Abkochung in den Magen gelangen, da sie die Wirkung abschwächen.
- Durch den Kochvorgang werden die wichtigen Heilstoffe aus den Pflanzen herausgelöst, aber es entstehen auch neue chemische Verbindungen zwischen den unterschiedlichen, in einer Teemischung enthaltenen Pflanzen, wodurch die Heilwirkung verstärkt und Nebenwirkungen verringert werden.

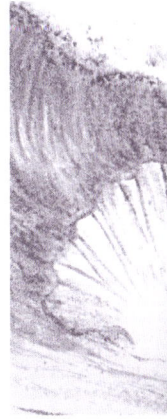

Kleine Heilkräuterfibel

Für die folgende Kräuterfibel wurden in erster Linie Heilkräuter mit gynäkologischem Bezug zur Fruchtbarkeitssteigerung und Schwangerschaft ausgewählt. Der größte Teil stammt aus der TCM und orientiert sich in der Namensgebung am *Leitfaden Chinesische Phytotherapie* von Carl Hermann Hempen (2. Auflage 2006). Einheimische, indische oder indianische Kräuter mit einem traditionell großen Erfahrungsschatz wurden aus dem reichen Schatzkästlein der Erdenmutter Gaia aufgenommen. Eigene Erfahrungen aus der täglichen Praxis und der Kombination von östlicher und westlicher Heilkunde ergänzen die Sammlung. Falls wissenschaftliche Forschungsergebnisse über die Wirkweise der Heildrogen vorlagen, wurden sie genannt.

Acker-Schachtelhalm: Equisetum arvense

Diese urzeitliche Pionierpflanze vermehrt sich wie die Farne durch winzige Sporen. Ihre blutstillende, harntreibende, adstringierende Wirkung wurde bereits vom römischen Arzt Dioskurides erwähnt. Der »Wasserdoktor« Pfarrer Kneipp pries ihre unschätzbare Heilkraft bei Tumoren und Harnverhalten. Indianer, Chinesen und Inder bereiteten zur Durchspülung bei Nierenproblemen einen Schachtelhalmabsud. Seine Stängel enthalten Kieselsäure und wurden früher auch zum Putzen von Zinngefäßen verwendet, daher der gebräuchliche Namen Zinnkraut.

Wirkung: harntreibend, wundheilend, blutstillend, entzündungshemmend, hält das *Jing*, Juckreiz stillend, Oberflächen befreiend
Indikation: Bronchitis, Harngrieß, Miktionsstörungen, Nierenbeckenentzündungen, PCO, Augenerkrankungen, Schwäche des Funktionskreises Leber, Durchblutungsstörungen, Krampfadern, Bettnässen
Zubereitung: Presssaft der frischen Pflanze zur Blutstillung, Kraut als Tee zur Durchspülung bei Harnwegsentzündungen, die ganze Pflanze für Bäder und Umschläge, die braunen kolbenförmigen Triebe auch als Gemüse
Kontraindikation: Wassereinlagerungen durch eingeschränkte Herz- und Nierentätigkeit. In der Schwangerschaft verboten!

Aloe: Aloe vera

Von den Ägyptern und Römern wurde der Pflanzensaft zur Wundheilung und Hautpflege verwendet, im Mittelalter auch bei Verstopfung. Der indische Pflanzenname Kumari (Sanskrit = Jungfrau) deutet auf eine hohe Wertschätzung hin. Von den Maya als »Quelle der Jugend« bezeichnet, wurde sie hingegen von einigen Naturvölkern als Abtreibungsmittel eingesetzt. Wissenschaftliche Untersuchungen zeigten eine entzündungs- und tumorhemmende Wirkung.

Wirkung: entzündungshemmend, abführend, antibakteriell, antiviral, blutzuckersenkend, feuchtigkeitsspendend, vermutlich abtreibend, Hitze ausleitend, Zusammenballungen lösend
Indikation: Sonnenbrand, Genitalherpes, Psoriasis, Akne, Verstopfung, Schwindel, Kopfschmerzen, Tinnitus
Zubereitung: frisches inneres Blattgel zur äußerlichen Anwendung auf Sonnenbrand, Harz, Saft (eigentlich eine Mischung aus Gel und Exsudat) in Pillen oder Pulvern
Kontraindikation: Während der Regelblutung, Schwäche der Mitte. Das frische Pflanzengel ist sehr bitter, bei gleichzeitiger Diabetesmedikation kann der Blutzucker abfallen, auch die Wirkung von Herzmedikamenten und Diuretika (»Wassertabletten«) wird verstärkt. Die derzeit von manchen Anbietern propagierten »Aloe-Wundersäfte« sind für Kinderwunschpatientinnen eher ungeeignet. In der Schwangerschaft und Stillzeit verboten!

Ananas: Ananas comosus

Die Ananas wurde schon von den Indianern Süd- und Mittelamerikas medizinisch verwendet. Neben Vitaminen enthält sie das Enzymgemisch Bromelain. Diese eiweißverdauenden Enzyme vermehren die für die Einnistung des Embryos nötigen anhaftenden Moleküle in der Gebärmutter. Wissenschaftlich wurde zudem entdeckt, dass sie das menschliche Immunsystem anregen, Krebszellen zu zerstören und so das Wachstum von Brust-, Lungen-, Eierstock- und Hautkrebs hemmen helfen. Die Blätter enthalten Phytoöstrogene und Serotonin.

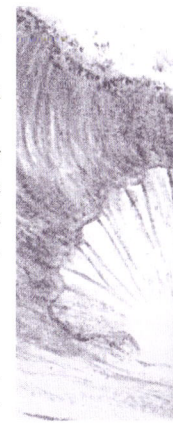

Wirkung: kühlend, Säfte hervorbringend, harntreibend, verdauungsfördernd, die Wundheilung beschleunigend, zur Kräftigung, menstruationsfördernd, entzündungshemmend, gerinnungshemmend, krebshemmend

Indikation: *Yin*-Mangelzustände mit Hitze, Übelkeit und Erbrechen, Ödeme, Sinusitis (Nebenhöhlenentzündung), Hämorrhoiden

Zubereitung: Frucht, am besten frisch oder als Saft, getrocknet, kandiert, in Fertigpräparaten,

Kontraindikation: Gleichzeitige Einnahme von Gerinnungshemmern sowie Hauterkrankungen wie Ekzeme und Furunkeln. Nicht in hohen Dosierungen einnehmen (die allerdings nur über Fertigpräparate zu erreichen sind), da es dann abtreibend wirken kann.

Artischocke: Cynara scolymus

Die Blütenknospen der Artischocke wurden schon von den Ägyptern verspeist und galten bei den Römern als »Nahrungsmittel der Reichen«. In der Klostermedizin spielt die Artischocke eine wichtige Rolle. Ihre cholesterinsenkende Wirkung wurde in einigen klinischen Studien bestätigt.

Wirkung: galletreibend, leberschützend, harntreibend, lipidsenkend, stärkend, beugt Arteriosklerose vor, antioxidativ

Indikation: Verdauungsstörungen, erhöhte Blutfettwerte, Blähungen

Zubereitung: Blätter als Trockensubstanz oder Tropfen, in Salzwasser gekochte frische Artischocken zum Essen

Kontraindikation: verschlossene Gallenwege

Ashoka: Saraca indica

Der Legende nach soll die Mutter Buddhas ihn schmerzlos unter einem mächtigen Ashokabaum geboren haben. Ashoka bedeutet im Sanskrit wörtlich übersetzt »ohne Kummer«, und darin liegt seine Wirkung als Frauenmittel: Ashoka bewahrt Gesundheit und Jugend einer Frau. Wissenschaftliche Untersuchungen ergaben eine erhöhte Aktivität des »Kuschelhormons« Oxytocin (wehenförderndes Hormon), die sich beim schwangeren Uterus und bei Östrogenmangel in den Versuchen noch verstärkte. Auch eine Phytoöstrogenwirkung wurde beschrieben.

Wirkung: blutstillend, stimuliert Gebärmutterkontraktionen, krebshemmend, harntreibend, schmerzstillend

Indikation: Regelschmerzen, starke Regelblutungen, Myome, Depressionen bei Frauen, PCO, Hämorrhoiden, Wechseljahresbeschwerden

Zubereitung: meist als Pulver der Samen oder der Blüten über Apotheken erhältlich

Kontraindikation: Neigung zu Verstopfung

Ashvaganda: Withania somnifera

Ashvaganda (ind. »Geruch des Pferdes«, auch als Schlafbeere bekannt) kommt aus der Ayurveda-Medizin und wird auch als »indischer Ginseng« bezeichnet. Schlafbeeren waren schon in den Blütenhalskranz von Pharao Tutenchamun eingearbeitet. Wissenschaftliche Untersuchungen ergaben eine immunmodulatorische, stressreduzierende und entzündungshemmende Wirkung. Dem enthaltenen Wirkstoff Withaferin A wird eine krebshemmende Wirkung zugeschrieben. Die mit ihren roten Beeren dekorative Pflanze gedeiht auch bei uns sehr gut als Zimmerpflanze.

Wirkung: beruhigend, einschläfernd, antiviral, entzündungshemmend, wundheilend, muskelstärkend, aphrodisierend, tonisierend
Indikation: allgemeine Schwäche, Schlafstörungen, Unfruchtbarkeit, Impotenz, stressbedingte Krankheiten, unterstützend bei einer Chemotherapie, *Xue*-Mangel
Zubereitung: Die Beeren schmecken bitter. Die Wurzel wird gekaut, in Milch gekocht (bei Zahnschmerzen), als Tee zubereitet oder als Pulver in Fertigpräparaten verwendet.
Kontraindikation: keine bekannt

Baikal-Helmkraut: Scutellaria baicalensis

Bereits die Indianer Nordamerikas benutzten die Wurzel einer Unterart des Baikal-Helmkrauts als Heilmittel. Der aus der Pflanze gewonnene Wirkstoff Baicalin wird derzeit intensiv auf seine Wirkung als Antikrebsmittel sowie bei akuten Entzündungen und Schlaganfällen untersucht. Beim ebenfalls enthaltenen Wirkstoff Wogonin wiesen nun Heidelberger Wissenschaftler im Labor nach, dass er entartete Zellen des Blutes und des Abwehrsystems zerstört, wodurch bösartige Tumoren bei Mäusen schrumpften. Derzeit finden in Bayern Versuche statt, das Baikalhelmkraut feldmäßig anzubauen.

Wirkung: entgiftend, hitzeausleitend hochschlagendes Leber-*Yang* absenkend, krebshemmend, entzündungshemmend, blutstillend, krampflösend, schleimlösend, Brechreiz stillend
Indikation: Blutungen in der Schwangerschaft, Frühgeburtsbestrebungen, Entzündungen, Kopfschmerzen, Blutungen aufgrund von Hitze, Reizbarkeit, Darminfektionen, gerötete Augen, Darmkrebs, Lungenkrebs, Leberkarzinome, chronische Leberentzündung, Geschwüre und Hautinfektionen, Fieber
Zubereitung: Wurzel als Tee, Tinktur; in vielen chinesischen Rezepturen enthalten
Kontraindikation: In der Schwangerschaft nur bei entsprechender Indikation vorsichtig verwenden. Nicht bei Kälte und Mangel-Mustern der Mitte und Leere-Hitze im Funktionskreis Lunge!

Baldrian: Valeriana officinalis

Die Wirkung dieser sehr alten Heilpflanze beinhaltet schon ihr lateinischer Name Valeriana (valere = sich wohlfühlen) und auch ihr englischer: »allheal«. Die Germanen weihten sie Baldur, dem Gott des Lichts, der allen seine Hilfe anbot. Den intensiven Geruch des Baldrians scheinen Katzen besonders zu lieben. Erst kürzlich wurde an der Universität Bonn entdeckt, dass die seit alters her bekannte schlaffördernde Wirkung auf der Bindung eines Inhaltsstoffes (des Lignans Olivil) an einen Rezeptor im Gehirn beruht, der den Schlaf-Wach-Rhythmus steuert. Hierdurch kann die stimulierende Wirkung von Koffein an diesem Rezeptor aufgehoben werden.

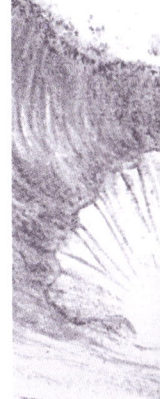

Wirkung: sedierend, dämpfend, angstlösend, schlafanstoßend, baut Erregungszustände ab, gleicht Schlaf-Wach-Rhythmus aus (die Wirkung setzt erst nach einigen Tagen ein)
Indikation: Unruhezustände, Einschlafstörungen, Konzentrationsstörungen, Blähungen
Zubereitung: Wurzel als Tee, Bäder (10 g im Leinensäckchen), als Wein, die zarten Triebe im Frühjahr als Salat
Kontraindikation: In der Schwangerschaft und bei Leere-Hitze. Die Einnahme über einen langen Zeitraum kann zu Magen-Darm-Störungen und Kopfschmerzen führen.

Beerentraube: Schisandra chinensis

Erwähnung findet die Schisandra bereits in 2000 Jahre alten chinesischen Schriften. Die »Beere mit den Fünf Geschmäckern« (*Wuweizu*) aus der Heimat des großen Panda-Bären besitzt süß-saure Früchte mit einem bitteren, salzigen, scharfen Kern und gilt daher als Stärkungsmittel für alle Funktionskreise. Sie enthält wichtige Vitamine und Spurenelemente. Die Wirkstoffe Schisandrin und Schisandrol zeigten bei Laborexperimenten leberzell- und herzschützende Eigenschaften und wirkten krebshemmend. Bei uns wird die Beerentraube als Vitalbeere in Gartencentern angepriesen. In China gilt sie als Schönheitsmittel und Sexualstimulans.

Wirkung: *Qi* und *Yin* stützend und ergänzend, *Jing* stützend, Schweiß zurückhaltend, Ausdauer fördernd, beruhigend
Indikation: Hepatitis, Diabetes, Schlaflosigkeit, Vergesslichkeit, nächtlicher Samenerguss, Bettnässen, allergische Hauterscheinungen, spontane Schweiße, Nachtschweiß, häufiges Wasserlassen
Zubereitung: getrocknete Beeren als Tee, frische Beeren in Säften, Wein, Schnaps, Energydrinks
Kontraindikation: außen Kälte, innen Hitze; frühe Stadien von Husten, Röteln

Beifuß: Artemisia

Die Pflanze war in der Antike der Göttin Artemis, der Beschützerin der Gebärenden, geweiht. Beifuß wurde früher als »Mutter der Kräuter« bezeichnet und Unterarten in China, bei den Indianern, im antiken Griechenland und im Mittelalter als bedeutendes Frauenmittel verwendet. Die Blätter wurden gegen Fußschmerzen in die Schuhe müder Wanderer gelegt, daher rührt der deutsche Name Beifuß. Aus dem chinesischen Beifuß (*Artemisia annua*) wurde der moderne Malariawirkstoff Artemisin entwickelt. Beifuß enthält Phytoöstrogene.

Wirkung: wärmend und krampflösend, schmerzstillend (z. B. bei Regelschmerzen, bringt das Regelblut zum Fließen)
Indikation: Magenbeschwerden und Appetitstörungen, Regelstörungen, Malaria tropica
Zubereitung: Blätter als Tee, als Gewürz zum fetten Gänsebraten, Räucherwerk, Badezusatz für Sitz- und Fußbäder, als Ölauszug zum Einreiben des Unterleibs und der Füße, als Tinktur. In der TCM werden aus Beifuß Moxazigarren hergestellt, die zur Erwärmung und als Energiezufuhr der Akupunkturpunkte benützt werden
Kontraindikation: Starker Regelfluss. Die Unterart *Artemisia annua* ist in der Schwangerschaft verboten!

Bockshornklee: Trigonella foenum-graecum

In China galten die Samen des Bockshornklees als bestes schleimlösendes Mittel. In Ägypten wurden sie bei Brandwunden benutzt und zum Einbalsamieren der Mumien. Dioskurides empfiehlt Sitzbäder bei Verstopfung oder Entzündung des Muttermundes. Pfarrer Kneipp lobte die auflösende Wirkung bei Geschwulsten. Traditionell wird Bockshornklee (»griechisches Heu«) zur Förderung des Milchflusses und zur Geburtserleichterung eingesetzt. Wissenschaftlich wurde die Senkung des Blutzuckerspiegels und des Cholesterinspiegels gut belegt. Die Pflanze enthält den Wirkstoff Diosgenin mit immunstimulierender und antitumoröser Wirkung. Verwendet werden die Samen.

Wirkung: milchbildend, blutzuckersenkend, lipidsenkend, appetitsteigernd, stärkt das Nieren-*Yang*, schmerzstillend, zerstreut Kälte, leitet feuchte Kälte aus, magenwärmend

Indikation: Entzündungen des Nagelbetts, Furunkeln, Diabetes, erhöhter Cholesterinspiegel, Appetitlosigkeit, chronischer Durchfall, Rückenschmerzen, die sich auf Bewegung hin bessern, Regelschmerzen, kalte Feuchtigkeit im Unterleib

Zubereitung: die pulverisierten Samen als Tee, die frischen Sprossen für Salate, die getrockneten Samen als Gewürz in indischen Gerichten, die frischen Blätter als Kräuterpflaster

Kontraindikation: *Yin*-Schwäche mit Hitzezeichen. In der Schwangerschaft und bei insulinpflichtigem Diabetes nur unter Kontrolle des Arztes einnehmen.

Braunwurz: Rehmannia glutinosa

Diese hübsche Pflanze trägt im Chinesischen den Namen »gelbe Erde« und ist seit alters her ein bewährtes Tonikum. Im Klassiker *Shennong* wird ihre Wirkung auf Knochenheilung und Stärkung des »Marks und des Zentrums« beschrieben. Diese bildhaften Wirkungsumschreibungen wurden kürzlich durch die wissenschaftliche Entdeckung der schützenden Effekte seiner Wirkstoffe Catapol und Aucubin auf Nervenzellen, Leber und Nieren untermauert. Darüber hinaus wurde eine Hemmung des Tumor-Nekrose-Faktors (TNF) und Hinweise auf eine Erhöhung der Steroidspiegel und Sexualhormone gefunden. In alten chinesischen Rezepturen für die Langlebigkeit, den Vorläufern unserer heutigen »Anti-Aging-Präparate«, war Rehmannia stets ein Bestandteil.

Wirkung: antibakteriell, antioxidativ, antimykotisch, immunsuppressiv, leberschützend, nervenschützend, hitzekühlend, kühlt und ergänzt *Xue*, baut Säfte auf, begleitend bei Chemotherapie, kühlt Herz-Feuer, stärkt das Leber-*Xue*

Indikation: Nasenbluten, Temperaturerhöhung, Infektionen, Husten mit trockenem Rachen, Nachtschweiß, Schwäche des Magen-*Yin*, Burn-out-Syndrom, Diabetes, Verstopfung, Bluthochdruck, Blutungen, Regelstörungen, chronische Infektionen

Zubereitung: die rohe und präparierte Wurzel als Tee; in vielen chinesischen Rezepturen enthalten, wobei sowohl die rohe Rehmannia-Wurzel Verwendung findet, als auch die durch 9-maliges Kochen in Wein wie schwarze Tinte wirkende präparierte Form

Kontraindikation: Feuchtigkeit der Mitte, Milz-*Yang*-Mangel, Durchfall, Übelkeit. In der Schwangerschaft nur sehr vorsichtig anwenden. Nicht bei Nieren-*Yang*-Schwäche!

Brenndolde: Cnidium monnieri

In China sind die Samen ein legendäres Heilmittel gegen Impotenz ebenso wie gegen Kinderlosigkeit bei Frauen. Die Steigerung der Fruchtbarkeit wurde wissenschaftlich nachgewiesen. An Ratten wurde eine bessere Durchblutung der Penisschwellkörper beobachtet. Für die antiallergische Wirkung wird der enthaltenen Wirkstoff Osthol verantwortlich gemacht.

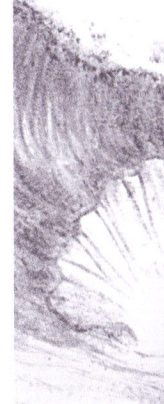

Wirkung: hebt das Nieren-*Yang* an, wärmt, antirheumatisch, antihistaminisch, antimykotisch, aphrodisierend und stimulierend

Indikation: Impotenz, weibliche Unfruchtbarkeit, Rückenschmerzen, äußerlich bei juckenden Scheideninfektionen

Zubereitung: Samen als Tee, Pulver, Tinktur, in Scheidenzäpfchen bei Juckreiz; in vielen chinesischen Rezepturen zur Fruchtbarkeitssteigerung enthalten

Kontraindikation: *Yin*-Mangel mit Hitzezeichen, vorzeitiger Samenerguss

Brennnessel: Urtica dioica

Die Brennnessel wird im Garten als Unkraut nicht gerne gesehen, stellt aber eine wichtige Heilpflanze und Futterpflanze für Schmetterlinge dar. Von Ovid wurden ihre aphrodisierenden Eigenschaften beschrieben und im Mittelalter verwendete man sie gegen Rheuma und Gicht, bei Asthma und Erkrankungen der Milz. In Tibet und Indien wird sie von nach Erleuchtung Suchenden verehrt. Sie enthält vermutlich einen Inhaltsstoff, der das Enzym Mutase hemmt, das Testosteron in das weibliche Geschlechtshormon Östradiol umzuwandeln. Der alte Brauch, sich bei zurückgehender »Manneskraft« mit frischen Brennnesselruten zu traktieren, bekommt hier vielleicht eine wissenschaftliche Untermauerung.

Wirkung: blutreinigend, blutaufbauend, stärkend, harntreibend, beeinflusst Regelstörungen, löst Leber-Qi-Stagnationen auf, schmerzlindernd, fördert den Milchfluss, adstringierend
Indikation: gutartige Prostatavergrößerung, Haarwuchsstörungen, starke Menstruationsblutungen, Rheuma, chronische Bronchitis, Leber- und Gallenstörungen, Diabetes, Nierenerkrankungen, zur Muskelentspannung während der Geburt, bei Unfruchtbarkeit verbunden mit Schwächegefühl
Zubereitung: Wurzel, Blätter und Samen als Tee, als Haarwasser, als Nahrungsmittel die jungen Blätter wie Spinat leicht dünsten
Kontraindikation: Histaminunverträglichkeit

Brutblatt: Bryophyllum pinnatum

Das Besondere an dieser Tropenpflanze ist, dass an den Rändern der Blätter die Brutknospen wie ihre Babys herauswachsen. Daher auch der Name »wachsendes Blatt« (griechisch: bryein = wachsen, phyllon = Blatt). Der Dichter Goethe beschenkte seine Freunde gerne mit diesen damals neu entdeckten kleinen Blättern. Die Pflanze kann leicht auf der Fensterbank gezogen werden. In der anthroposophischen Medizin wird sie zur Behandlung von Einnistungsstörungen und zur Vermeidung von Fehlgeburten verwendet. Eine wissenschaftliche Untersuchung mit intravenös verabreichtem Bryophyllum ergab eine ähnliche Wirksamkeit wie synthetische Wehenhemmer, jedoch bei geringeren Nebenwirkungen.

Wirkung: blutstillend, wundheilend, entzündungshemmend, zusammenziehend, wehenhemmend, sedierend
Indikation: Diarrhö, Fieber, äußerlich bei Verbrennungen und Abszessen, Frühgeburtsbestrebungen
Zubereitung: die kleinen Blättchen als Salat, als Tinktur oder Tee
Kontraindikation: keine bekannt

Buchweizen: Fagopyryum esculentum

Der Buchweizen, ein Knöterichgewächs, stammt ursprünglich aus China und wurde bereits in der Bronzezeit auch in unseren Breiten angebaut. In den vergangenen Jahrhunderten galt er als Getreide der armen Leute. Buchweizen wurde früher bei »schweren Beinen« empfohlen. Neue wissenschaftliche Untersuchungen fanden im Inhaltsstoff Rutin eine gefäßstabilisierende und tumorhemmende Wirkung. Buchweizen enthält mehr Eiweiß und Stärke als die meisten Getreidearten.

Wirkung: gefäßstabilisierend, verbessert die Mikrozirkulation in den Kapillaren und Venolen, antioxidativ, entzündungshemmend, blutstaulösend, stärkt das *Qi* und das *Xue*

Indikation: Arteriosklerose, Hämorrhoiden, Venenschwäche, Netzhautblutungen, Bindegewebsschwäche, Sonnenallergie, chronischer Durchfall, ggf. auch bei Überstimulationssyndrom (OHSS)

Zubereitung: Samen als Tee, aus dem Mehl der gemahlenen Samen lassen sich Nudeln, Brot und andere Backwaren herstellen, oder die Samen als Essensbeilage wie Reis gekocht verwenden.

Kontraindikation: Selten treten Kopfschmerzen als Nebenwirkung auf. Nach der Einnahme direkte Sonneneinstrahlung meiden, übermäßiger Genuss kann zu Verstopfung führen.

Catuaba: Erythroxylum catuaba

In Brasilien ist die rötliche Catuabarinde ein sehr bekanntes Fruchtbarkeitsmittel für Männer mit einem sagenhaften Ruf. Dort gilt das Sprichwort »Wenn ein Mann bis 60 Jahre ein Kind zeugt, war er es selbst, danach war es Catuaba.«

Wirkung: durchblutungsfördernd im Unterleib, aphrodisierend, antibakteriell

Indikation: Impotenz, Unfruchtbarkeit, Nervosität, Vergesslichkeit

Zubereitung: Rinde als Tee, Schnapsansatz, Badezusatz

Kontraindikation: Neigung zu blutenden Hämorrhoiden, Hitze im Blut

Damiana: Turnera diffusa

Schon in prähistorischer Zeit wurde die Pflanze von den Maya als »Asthmabesen« bezeichnet, ferner als Allheilmedizin und zu Liebestränken verwendet. In Südamerika gilt sie als Aphrodisiakum und wirkungsvolles Naturmittel gegen Menstruationsbeschwerden und Unterleibsschmerzen. Die ältesten Schriften beschreiben eine Wirkung für Menschen, »die der Wind des Meeres zu Fall gebracht hat.« Den Namen Damiana erhielt diese »Neuweltpflanze« von einem spanischen Missionar im 17. Jahrhundert zu Ehren des Heiligen Damian, des Schutzpatrons der Apotheker und Ärzte. Sie enthält Phytoöstrogene, wirkt aber bei Männern testosteronartig.

Wirkung: stimulierend, aphrodisierend (besonders für Frauen), euphorisierend, tonisierend, regt die Durchblutung des Unterleibs an, fruchtbarkeitsfördernd, krampflösend, wärmend, harntreibend, stärkt Sexualorgane und Blase sowie das *Nieren-Yang*

Indikation: Asthma und Bronchitis, Heiserkeit, Regelschmerzen, Impotenz, Altersschwäche, Unfruchtbarkeit, Bettnässen, niedriger Blutdruck, Kopfschmerzen

Zubereitung: Blätter und Blüten als Tee oder Extrakt, als Kopfdampfbad, Räucherwerk; für einen Liköransatz zusammen mit Sabalfrüchten und Pfefferminze, als Urtinktur

Kontraindikation: Hämorrhoiden und Reizdarm

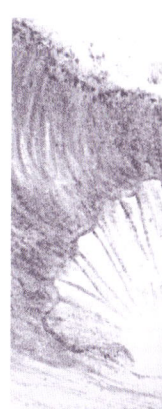

Doppelblume: Atractylodes macrocephalus

Die Wurzeln dieser Pflanze stellen in der TCM ein wichtiges Stärkungsmittel dar. Wissenschaftliche Untersuchungen ergaben, dass die in der Wurzel enthaltenen Furanosesquiterpene die T-Lymphozyten stärken und somit modulierend auf das Immunsystem des Darms wirken. Zudem wurde eine Senkung des Blutzuckerspiegels, eine bessere Glukoseverwertung und eine Verlängerung der Prothrombinzeit (d. h. eine die Blutgerinnung beeinflussende Wirkung) nachgewiesen.

465

Wirkung: das *Qi* und den Funktionskreis Milz stärkend, *Xue* mehrend, Feuchtigkeit umwandelnd, harntreibend, stabilisiert die Körperoberfläche, leberschützend, antimikrobiell, abortvorbeugend

Indikation: Durchfall, Appetitmangel, Erbrechen, Energiemangel, Ödeme, spontane Schweißausbrüche bei geringer Anstrengung, Fehlgeburtsneigung

Zubereitung: Wurzelstock als Tee, Bestandteil vieler chinesischer Kräuterrezepturen

Kontraindikation: *Yin*-Mangel mit Hitzesymptomen

Einkorn (Falsches): Chamaelirium luteum

Diese Pflanze aus der Apotheke der Indianer gilt in Nordamerika als bestes Liebes- und Fruchtbarkeitsmittel für Frauen und Männer. Amerikanische Kräuterkundige warnen ihre Patienten meist sogar vor der Einnahme des Falschen Einkorns, falls sie nicht schwanger werden wollen. Vor allem der enthaltene Wirkstoffe Diosgenin, ein Phytoprogesteron, wird wissenschaftlich intensiv untersucht und wirkt zellschützend. Auch gibt es erste Hinweise, dass es vorbeugend gegen Darmkrebs wirkt.

Wirkung: bei Gelbkörperschwäche und zur Potenzsteigerung verwendet, reguliert die Menstruation, fördert die Eizellreifung und stärkt die Gebärmutter, diuretisch, *Jing*-festigend, entzündungshemmend

Indikation: drohende Fehlgeburt, Regelstörungen, Ausfluss, Eierstockzysten, Unfruchtbarkeit, Gelbkörperschwäche, Verdauungsbeschwerden, Amenorrhö, Wechseljahresbeschwerden, mentale Gereiztheit und Niedergeschlagenheit

Zubereitung: Wurzel als Extrakt oder Tee, Tinktur

Kontraindikation: Starker *Yin*-Mangel. Nicht als Einzelpräparat anwenden. In hohen Dosen giftig, ruft dann Übelkeit und Erbrechen hervor.

Eisenkraut: Verbena officinalis

Die Heilwirkung der Verbene umranken zahlreiche Mythen und Sagen. In Ägypten wurde die als »Träne der Isis« bekannte Pflanze zu rituellen Handlungen genutzt und später in Rom zum Auskehren des Jupiteraltars. König Arthur und die Druiden sollen sie bereits als Allheilmittel verwendet haben. In der Schweiz wurde die Kraft des Eisenkrautes für die Erfüllung »ehelicher Werke« geschätzt. Der Name rührt von dem Schutz gegen Verwundungen durch Eisenwaffen und als Zusatz bei der Eisenschmelze. Früher hängte man sich Eisenkraut in Beutelchen über das Bett, da es angeblich vor Albträumen schützte und Glück brachte. Wissenschaftlich ist bisher die schleimlösende, entzündungshemmende und wehenfördernde Wirkung des bitter schmeckenden Bestandteils Verbanalin nachgewiesen. Der Inhaltstoff Verbascosid zeigte eine krebshemmende Wirkung.

Wirkung: fördert Menstruation und Milchfluss, stimuliert die Gebärmutter, harntreibend, schleimlösend, entzündungshemmend, fruchtbarkeitsfördernd, fiebersenkend, bewegt und tonisiert das Leber-*Qi*, bewegt das *Xue*, leitet feuchte Hitze aus, kühlt das *Xue*, löst *Xue* Stasen auf

Indikation: Sinusitis (Nebenhöhlenentzündung), Husten, Keuchhusten, Bronchitis, Rheuma, Schlaflosigkeit, schmerzhafte oder ausbleibende Regelblutung, Appetitlosigkeit, Stress, Reizbarkeit, zur Geburtsvorbereitung am Ende der Schwangerschaft

Zubereitung: die Blätter als Tee, Tinktur

Kontraindikation: In der Schwangerschaft und Stillzeit verboten! Kann bei übermäßigem Genuss Erbrechen auslösen.

Elfenblume: Epimedium grandiflorum

Ziegenhirten sollen vor 2000 Jahren beobachtet haben, dass ihre Ziegenböcke exzessiv kopulierten, nachdem sie Elfenblumenkraut gefressen hatten. Dieser Hinweis findet sich auch in einer ihrer chinesischen Bezeichnungen: *Yin yang huo*, die im Englischen mit »Horny Goat Weed« übersetzt wurde – zu deutsch: geiles Ziegenkraut. Der andere chinesische Name *Xian ling pi* bezieht sich auf die Verwendung für Langlebigkeitselixiere (*xian*) und zur Intelligenzsteigerung (*ling*) durch Stärkung der Milz (*pi*). Der enthaltene Wirkstoff Icariin wird derzeit aufgrund der antioxidativen Wirkung intensiv wissenschaftlich erforscht. An Ratten konnte eine Besserung von durch Aluminium ausgelösten Lern- und Merkfähigkeitsstörungen sowie eine Entspannung der Herzmuskulatur beobachtet werden. Auch fand man eine krebshemmende Wirkung auf die Prostata sowie eine potenzstärkende Wirkung. Bei uns ist das Elfenblume in Gartencentern als Zierpflanze für Schattenstandorte zu finden.

Wirkung: stützt den Funktionskreis Niere, erhöht die sexuelle Aktivität und die Spermienproduktion, androgenähnliche Wirkung, blutdrucksenkend, stärkt das *Yang*, zerstreut Feuchtigkeit bei Wind.
Indikation: rheumatische Beschwerden, Regelschmerzen, niedrige Spermienzahl, Impotenz, Unfruchtbarkeit, Taubheitsgefühle in den Beinen, Gelenkbeschwerden, unregelmäßige Menstruation, häufiges Wasserlassen
Zubereitung: Blätter in zahlreichen chinesischen Rezepturen enthalten sowie in pflanzlichen Potenzmitteln
Kontraindikation: starke sexuelle Erregbarkeit, starke Hitzegefühle und *Yin*-Mangel (kann durch Kombinieren von kühlenden Kräutern verringert werden)

Engelwurz (Chinesische): Angelica sinensis

Die Engelwurz oder Angelikawurzel stellt seit 3000 Jahren eines der wichtigsten Frauenmittel in China dar, daher auch die Bezeichnung »Frauen-Ginseng«. Der chinesische Name *Dang gui* (»zurückkehren«) bezieht sich auf eine Legende über die Entdeckung der Heilpflanze durch einen mutigen jungen Mann, der um Heilpflanzen in den Bergen zu suchen länger von zu Hause abwesend war. Bei seiner Rückkehr wollte seine Frau nichts mehr mit ihm zu tun haben. Nach dem Genuss der mitgebrachten Angelikawurzel jedoch »kehrte sie wieder zu ihm zurück.« Die Pflanze enthält neben Phytoöstrogenen auch Vitamin A und B12. Wissenschaftliche Untersuchungen liegen bisher zur Wirkung auf die Blutbildung, zur Wundheilung und Knochenbildung vor, jedoch ist ein Wirkungsnachweis aufgrund der vielen verschiedenen Wirkstoffe schwierig.

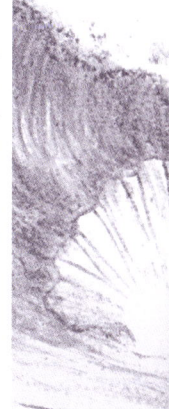

Wirkung: kräftigt und harmonisiert das *Xue*, entspannt die Gebärmutter, leitet Feuchtigkeit aus, abführend, östrogenartig, reduziert Schwellungen, prolaktinsenkend, befeuchtet Trockenheit
Indikation: Mangel und Stau des *Xue*, Neigung zu Verstopfung, Regelstörungen mit früher, stockender, schmerzhafter Regel, fehlender Eisprung, schmerzende Muskeln und Gelenke, unscharfes Sehen, PMS, Post-Pill-Amenorrhö, erhöhter Prolaktinwert, Wechseljahresbeschwerden, rheumatische Beschwerden, Unfruchtbarkeit

Zubereitung: die Wurzel als Tee und als Nahrungsergänzung in Suppen,
Kontraindikation: Völlegefühl, Neigung zu Durchfällen, starke Regelblutung, Feuchtigkeit der Mitte, Endometriose. Kann bei gleichzeitiger Einnahme von Gerinnungshemmern (Warfarin) deren Wirkung vermindern. Kann photosensibilisierend (die Lichtempfindlichkeit steigernd) wirken. In der Schwangerschaft nur mit Vorsicht anwenden!

Erdburzeldorn: Tribulus terrestris

In alten indischen Texten wird die Pflanze bereits bei sexueller Dysfunktion und zur Verjüngung empfohlen. Im alten Griechenland wurden die Erdburzeldornfrüchte als Stimmungsaufheller benutzt. In Bulgarien werden sie traditionell zur Steigerung der Libido verwendet, neuerdings auch von Kraftsportlern zur Leistungssteigerung. Sie fördern die natürliche Testosteronbildung, vermutlich über eine Ankurbelung der Produktion des luteinisierenden Hormons in der Hirnanhangdrüse. Wissenschaftliche Untersuchungen in Bulgarien an Menschen und Tieren fanden eine Steigerung der Spermienmenge und Spermienqualität.

Wirkung: besänftigt den Funktionskreis Leber, senkt hochschlagendes *Yang* ab, beruhigt und gleicht aus, klärt Kopf und Sicht, stimuliert Samensekretion, aphrodisierend, schmerzhemmend, fördert die Muskelbildung, wirkt aber in der Schwangerschaft abortiv
Indikation: gerötete, tränende Augen, Spannungen in den Brüsten, Schwindel, Nierensteine/Entwässerung (in der Ayurveda-Medizin), Bluthochdruck, Juckreiz, vorzeitige Ejakulation, männliche und weibliche Unfruchtbarkeit
Zubereitung: Samen als Tee, auch als Potenzmittel-Ersatz und in Bodybuilding-Präparaten
Kontraindikation: *Qi*- und *Xue*-Schwäche. Wirkt photosensibilisierend. Größere Mengen können Delirien bewirken. Fertigpräparate für Bodybuilding sind nicht zu empfehlen, da sie häufig Verunreinigungen enthalten. In der Schwangerschaft verboten!

Färberdistel: Carthamus tinctorius

Mit den Blüten der Färberdistel, einer alten Kulturpflanze, wurden die Leintücher ägyptischer Mumien rot gefärbt. In China wurden die Blüten bei schmerzhaften Hauterkrankungen und Regelstörungen verwendet. Neue Forschungen haben eine positive Wirkung bei Herzinfarkt ergeben. Manchmal wird die auch als Saflor bekannte Pflanze in der Küche als Ersatz für den teureren Safran genommen.

Wirkung: bewegt das *Xue*, harmonisiert die Regel, verbessert die Wundheilung, fiebersenkend, schmerzstillend
Indikation: Amenorrhö, Spannungsgefühle in den Gliedmaßen, Schuppenflechte, starke Schmerzen im Unterleib aufgrund von *Xue*-Stau, Regelschmerzen, erhöhte Blutfette, dunkles Regelblut
Zubereitung: Blüten als Tee; Färberdistelöl, das aus den Samen gewonnen wird, ist aufgrund des hohen Linolsäure- und Vitamin-E-Gehaltes ein wertvolles Speiseöl
Kontraindikation: In der Schwangerschaft verboten! Vorsicht bei gleichzeitiger Einnahme von Gerinnungshemmern und starker Regelblutung.

Frauenmantel: Alchemilla vulgaris

Der Frauenmantel war bei den alten Germanen Frigga, der Göttin der Natur und Fruchtbarkeit, geweiht. Er wurde zum Blutstillen und zur Wundheilung eingesetzt. Die kleinen Wasserperlen, die sich charakteristischerweise auf dem Blatt finden, werden von der Pflanze aktiv ausgeschieden und wurden von den Druiden zu magischen Ritualen und zur Reinigung verwendet. Frauenmantel gilt in der Volksheilkunde als »Aller Frauen Heil«, ein Allheilmittel bei Frauenleiden. Der Schweizer Kräuterpfarrer Künzle vertrat die Meinung, dass zwei Drittel aller Frauenoperationen bei rechtzeitiger Anwendung dieses Heilkrautes völlig überflüssig wären. Der darin enthaltene Gerbstoff Agrimoniin zeigte in wissenschaftlichen Untersuchungen antitumoröse Wirkung. Daneben wirkt Frauenmantel als Phytoprogesteron.

Wirkung: stärkt die Gebärmutter, wundheilend, zusammenziehend, entzündungshemmend, blutstillend

Indikation: Menstruationsbeschwerden, Zyklusstörungen, unspezifischer Durchfall, Wechseljahresbeschwerden, zur Stärkung schwächlicher Kinder, Verletzungen im Genitalbereich, Zahnfleischbluten, Unfruchtbarkeit, psychisch stabilisierend

Zubereitung: Kraut als Tee, Tinktur

Kontraindikation: In der Schwangerschaft. Sollte mit befeuchtenden Kräutern kombiniert werden. Nicht bei feuchter Kälte des Funktionskreises Milz!

Frauenwurzel: Caulophyllum thalictroides

Im indianischen Namen *Blue Cohosh* (= behütet die Frauen) wird die Wirkung und Bedeutung dieser Pflanze für die Frauen erfasst. Sie enthält Phytoöstrogene.

Wirkung: reguliert die Menstruation, entzündungshemmend, harntreibend, entwässernd, krampflösend, tonisierend, löst Blutstau, stimuliert die Gebärmutter und erleichtert dadurch die Geburt, fördert Nachwehen

Indikation: Regelschmerzen, Stase des *Xue*, Wechseljahresbeschwerden, Entzündungen der Gebärmutter und bei krampfhaften Schmerzen des Gebärmutterhalses, PMS, regelabhängige Migräne, Wehenschwäche

Zubereitung: Wurzelstock als Tee, Tinktur

Kontraindikation: In der Schwangerschaft verboten! (Darf nur im letzten Schwangerschaftsmonat zur Geburtsvorbereitung eingesetzt werden.)

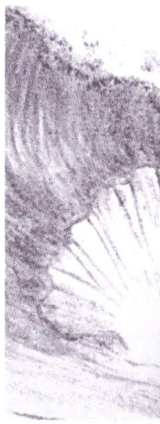

Ginseng: Panax ginseng

Der Legende nach wurde diese Pflanze von den Göttern aus dem Himmel auf die Erde gebracht, um den leidenden Menschen zu helfen. Die Wurzeln mit menschenähnlicher Gestalt betrachtete man in China und Korea als Allheilmittel, was sich auch im lateinischen Namen *Panax* (vom Griechischen: *pan* = alles und *akos* = Heilung) widerspiegelt. Sie wurden von taoistischen Zauberern zur Herstellung von Unsterblichkeitselixieren verwendet und galten als starkes Aphrodisiakum. Die Wurzel wird mittlerweile auch in Deutschland und in der Schweiz angebaut. Sie enthält Steroide.

Wirkung: Qi ergänzend, Funktionskreis Mitte und Lunge stärkend, das Herz stärkend, abwehrstärkend, blutzuckersenkend, gerinnungshemmend, tumorhemmend, entspannt die glatte Muskulatur, aphrodisierend, fördert die Beweglichkeit der Spermien

Indikation: Müdigkeit, Asthma, Gesundheitsförderung, männliche Unfruchtbarkeit, niedriger Blutdruck, Konzentrationsschwäche aufgrund von *Qi*- und *Xue*-Mangel, Durchfall aufgrund von Milz-*Qi*-Mangel, spontane Schweißausbrüche, Herzklopfen, niedrige Spermienzahlen
Zubereitung: Wurzel als Extrakt, Tee
Kontraindikation: Starker *Qi*-Stau, Nieren-*Yin*-Mangel mit Hitze, hoher Blutdruck. Ginseng beeinflusst die Wirkung anderer Medikamente (Cortison, Östrogene und Blutzuckermittel), Vorsicht bei gleichzeitiger Einnahme von Gerinnungshemmern und Antidepressiva! In der Schwangerschaft nicht überdosieren oder länger als 4 Wochen einnehmen. Eine Überdosierung kann zu Herzklopfen und Schlafstörungen beitragen

Goldrute: Solidago virgaurea

Schon bei den Indianern Nordamerikas war die Goldrute eine beliebte Heilpflanze. Sie ist auch bei uns heimisch und wurde im 19. Jahrhundert durch den Arzt Johannes Rademacher bei Nierenproblemen populär. Klinische Studien ergaben eine positive Wirkung auf die Prostata. Das enthaltene Rutin wirkt gefäßstabilisierend.

Wirkung: harntreibend, entzündungshemmend, krampflösend, wundheilend, stärkt den Funktionskreis Niere, pilzhemmend
Indikation: Harnwegserkrankungen, Nierensteine, Nierengrieß, Reizblase, Rheuma, Ödeme, Nieren-*Yang*-Schwäche
Zubereitung: Tee aus dem Kraut, Tinktur, Salben, Kräuterwein, als Kompresse
Kontraindikation: Nur eine gesunde Niere darf durch die Goldrute angeregt werden, jedoch keine entzündete.

Granatapfel: Punica granatum

Der Granatapfel galt im Altertum als Symbol der Liebesgöttin Aphrodite und als Sinnbild der Fruchtbarkeit und des Geistes. Der »Baum des Lebens« und der »Baum der Erkenntnis« im Garten Eden sollen Granatapfelbäume gewesen sein. Paris warf Aphrodite einen goldenen Granatapfel zu und löste damit indirekt den Trojanischen Krieg aus. Die Mutter Maria lässt das Jesuskind auf vielen Gemälden mit einem Granatapfel spielen. In Zypern wird noch heute ein Granatapfel vor die Tür eines frisch vermählten Paares gelegt, damit sich bald Nachwuchs einstellt.

In einer amerikanischen Studie konnte mit der Gabe eines Viertelliters Granatapfelsaft täglich das Fortschreiten von Prostatakrebs verhindert werden. Welcher Wirkstoff für die krebshemmende Wirkung verantwortlich ist, ist bisher nicht bekannt. Die Pflanze enthält Phytohormone und Antioxidantien (u. a. Resveratrol). Die enthaltenen Ellagitannine greifen in zwei für die Produktion der entzündungsfördernden Prostaglandine entscheidende Enzymsysteme ein. Der enthaltene Wirkstoff Resveratrol wird derzeit intensiv als Medikament zur Lebensverlängerung und gegen Diabetes erforscht. Das Leben von Labormäusen konnte durch die Substanz bereits um 24 %, das von Fliegen und Fischen sogar um 59 % verlängert werden.

Wirkung: bringt Säfte hervor, adstringierend, entzündungshemmend, antioxidativ
Indikation: innere Trockenheit, hartnäckige, langdauernde, eitrig-blutige Durchfälle, Prostatakrebs, Arteriosklerose, *Yin*-Mangel
Zubereitung: frische Frucht, Saft, Granatapfelkernöl, Schalen als Tee
Kontraindikation: Durchfall im Anfangsstadium

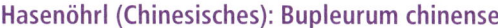

Hasenöhrl (Chinesisches): Bupleurum chinense

Auch um diese Pflanze, die man im Chinesischen mit »Holz zum Anfeuern für Hu« übersetzen kann, rankt sich eine kleine Geschichte. Ein Diener war sehr krank und wurde von seinem Herrn Hu außer Dienst gestellt. Er war so schwach, dass er auf den Boden sank und für seinen Hunger nur das Gras um sich herum essen konnte. Nach einigen Tagen kam er plötzlich wieder zu Kräften und kehrte zu seinem Dienstherrn zurück. Als dessen Sohn kurz darauf ebenfalls schwer krank wurde, holte der Diener das Kraut, das ihm geholfen hatte. Der Sohn aß davon und wurde bald gesund. Der Diener von Hu hatte zuvor das Kraut lediglich zum Feueranzünden benutzt, daher der chinesische Name. Derzeit finden in Bayern Versuche statt, das Hasenöhrl feldmäßig anzubauen.

Wirkung: fördert den Energiefluss im Funktionskreis Leber, *Yang*-anhebend, fiebersenkend schmerzstillend, löst Depressionen
Indikation: Regelstörungen, Gebärmuttervorfall, Spannungsgefühl in den Brüsten, Hitzewallungen, lockere Stühle, erhöhte Prolaktinwerte, Tinnitus, Wechsel von Hitze-Kälte-Gefühlen
Zubereitung: Wurzel als Tee; in vielen chinesischen Rezepturen enthalten
Kontraindikation: hochschlagendes Leber-*Yang* mit *Yin*-Mangel, Hitze im Funktionskreis Leber, Allergieneigung. In der Schwangerschaft und Stillzeit mit Vorsicht anwenden.

Himbeere: Rubus idaeus

Himbeeren werden vom Menschen schon seit der Steinzeit konsumiert. In der Frauenheilkunde werden die Blätter seit langem zur Stärkung und Entspannung der Gebärmutter sowie zur Geburtserleichterung verwendet.

Wirkung: immunstärkend, blutdrucksenkend, entkrampft die Gebärmutter, wehenfördernd, tonisierend, adstringierend, erleichtert die Geburt
Indikation: Menstruationsbeschwerden, zur Geburtsvorbereitung, Halsschmerzen, Durchfall
Zubereitung: Blätter als Tee, die Beeren roh, als Saft
Kontraindikation: Die Blätter nicht während der Schwangerschaft anwenden, jedoch wieder ab der 36. Woche zur Geburtsvorbereitung.

Hlrschhorn: Cervi cornu

Obwohl dieses Heilmittel tierischen Ursprungs ist, wird es auch von Yogis und Asketen geschätzt, da die Hirsche ihre Geweihe ja jedes Jahr abwerfen. In 2000 Jahre alten Schriftrollen aus Indien wird schon der medizinische Gebrauch bei Impotenz empfohlen. Im Leistungssport wird es häufig eingesetzt, um die Blutbildung zu fördern und die Ausdauer zu steigern, da es das verfügbare Testosteron steigert.

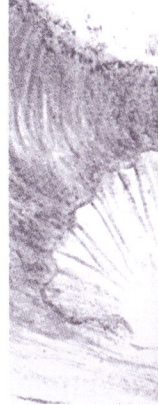

Wirkung: blutdrucksenkend, potenzsteigernd, antiviral, Nieren-*Yang* stützend, Wundheilung fördernd, *Chong mai* harmonisierend, Bewegungsapparat kräftigend, *Jing* und *Xue* stützend
Indikation: Impotenz, Unfruchtbarkeit, Erschöpfung, Schwäche, Gelenkschwäche
Zubereitung: Hirschhorn als Granulat, in Fertigpräparaten und chinesischen Rezepturen
Kontraindikation: Bluthochdruck, Hitze bei *Yin*-Mangel, feuchte Hitze, Hitze im Funktionskreis Magen, Diabetes, in Kombination mit Gerinnungshemmern

Hirtentäschel: Capsella bursa-pastoris

Hirtentäschel wird schon seit alters her in Europa und China zur Blutstillung verwendet. Wie Dioskurides berichtet, tötet er die Leibesfrucht. Wissenschaftliche Untersuchungen ergaben eine tumorhemmende Wirkung der Bestandteile Fumarsäure, Sinigrin, Quercetin und Luteolin.

Wirkung: blutstillend, blutreinigend, blutdruckregulierend (senkt hohen und erhöht niedrigen Blutdruck), zusammenziehend, entzündungshemmend, antitumorös, leitet Hitze aus dem Blut, Uteruskontraktionen anregend, Menstruation regulierend, zur Geburtsvorbereitung, Milz-Qi stärkend
Indikation: starke Regelblutungen, Blutdruckschwankungen, lokal bei Nasenbluten, blutigem Durchfall, blutenden Hämorrhoiden, Blasenentzündung, geröteten Augen,
Zubereitung: Kraut und Samen als Tee, Flüssigextrakt, Tinktur
Kontraindikation: In der Schwangerschaft verboten! (Darf erst wieder zur Geburtsvorbereitung ab der 36. Woche angewendet werden.)

Hopfen: Humulus lupulus

Die schlaffördernde Wirkung des Hopfens war schon im Mittelalter bekannt und der Arzt Paracelsus empfahl ihn gegen Verdauungsbeschwerden. Zudem hatte Hopfen den Ruf, sexuelle Lustgefühle bei Mönchen (ähnlich wie Mönchspfeffer) zu unterdrücken. Die bei jungen Hopfenpflückerinnen beobachtete menstruationsfördernde Wirkung wurde nun durch den Nachweis hochwirksamer Phytoöstrogene wissenschaftlich erklärbar. Der enthaltene Wirkstoff Xanthohumol wird derzeit zur Krebsvorbeugung erforscht. Dem Bier verleiht er den bitteren Geschmack.

Wirkung: beruhigend, magensaftstimulierend, menstruations- und schlaffördernd
Indikation: Schlafstörungen, Nervosität, Perioden- und Wechseljahresbeschwerden, Kopfschmerzen, Darmschleimhautentzündungen, Angstzustände, Appetitlosigkeit, äußerlich bei Wunden
Zubereitung: Hopfenzapfen (Blüten) als Tee, im Bier enthalten, als ätherisches Öl. Die junge Seitensprossen und Blätter werden in Italien im Frühjahr als Hopfenspargel zur Fruchtbarkeitssteigerung gegessen.
Kontraindikation: Wegen der östrogenartigen Wirkung nicht während der Schwangerschaft und Stillzeit sowie nicht bei Kindern unter 12 Jahren!

Ingwer: Zingiber officinale

Diese schilfartige Gewürzpflanze mit dem verzweigten Wurzelstock hatte in der chinesischen Medizin schon früh eine große Bedeutung. Bereits von Konfuzius wird berichtet, er habe zu jeder Mahlzeit Ingwer mitgegessen. Die Inhaltsstoffe (Gingerole) ähneln in ihrer chemischen Struktur dem Schmerzmittel Salicyl. Wissenschaftliche Untersuchungen ergaben eine Hemmung der Leukotrienenproduktion (wichtig bei entzündlichen und allergischen Prozessen) sowie eine herzstärkende und nierenschützende Wirkung.

Wirkung: hemmt die Prostaglandinsynthese (entzündungshemmend), kälteausleitend, regt Magen- und Gallensäfte an, aphrodisierend, wärmt die Gebärmutter, begünstigt Energieaustausch nach unten, brechreizstillend, schweißtreibend, kreislaufanregend, gefäßerweiternd, oberflächenlösend, anitoxidativ, kann die Giftigkeit anderer Kräuter (z. B. Mittsommernachtsknolle) aufheben

Indikation: Übelkeit und Erbrechen (auch während der Schwangerschaft), Husten/Erkältungskrankheiten, Reisekrankheit, Blähungen, Verdauungsbeschwerden, Migräne

Zubereitung: Wurzelstock roh oder getrocknet, als Gewürz, kandiert, in Essig, für Bäder, Tinkturen, ätherisches Öl, Tees oder Ingwerkompressen aus der frischen Knolle. Frischer Ingwer wird chinesischen Rezepturen gerne zur besseren Bekömmlichkeit beigefügt. Auch als Ginger Ale (Getränk) oder in verschiedenen Soßen, als Beilage zu Sushi. (Die Knollen lassen sich leicht im Blumentopf ziehen.)

Kontraindikation: Vorsicht bei Konsum von großen Mengen getrocknetem Ingwer in der Schwangerschaft, bei *Yin*-Mangel und Hitze im Funktionskreis Lunge und Magen, bei Augenkrankheiten, bei Hämorrhoiden.

Jasmin: Jasminum officinale

Der Jasminstrauch war den alten Persern heilig. Aus ihm wird das beliebteste orientalische Parfüm gewonnen. Die Blüten werden für die Liebe und zum glücklichen Gelingen eines Vorhabens geräuchert.

Wirkung: harmonisierend, antidepressiv, beruhigend, fördert den Milchfluss, aphrodisierend

Indikation: Depressionen, Regelschmerzen, Trigeminusneuralgien, Kopfschmerzen bei der Periode, Durchfall

Zubereitung: Blüten als Tee, ätherisches Öl

Kontraindikation: keine bekannt

Johanniskraut: Hypericum perforatum

Johanniskraut, bereits von den Indianern verwendet und im 16. Jahrhundert vom legendären Arzt und Philosophen Paracelsus empfohlen, gehört mittlerweile zu den am besten untersuchten Heilpflanzen. Ursprünglich wurde der Pflanze wegen ihrer goldgelben Blüten, die um die Sonnwende erblühen, die Wirkung zugeschrieben, »Licht ins Dunkel« zu bringen. Diese intuitiv erfasste Wirksamkeit bei depressiven Verstimmungen wurde inzwischen in zahlreichen klinischen Studien nachgewiesen. Ähnlich wie Antidepressiva hemmt das in der Pflanze enthaltene Hypericin die Aufnahme von Serotonin, Dopamin, Noradrenalin, GABA (Gamma-Aminobuttersäure) und Glutamat in die Nervenzelle. Ein anderer Wirkstoff, Hyperforin, wirkt nachweislich antibiotisch.

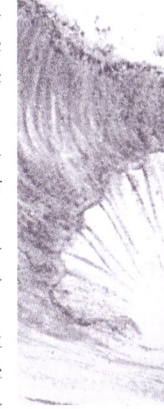

Wirkung: auswurffördernd, harntreibend, beruhigend, schleimlösend, stimmungsaufhellend, blutbildend, herzschützend, nährt das *Xue*. Die volle Wirkung setzt erst nach drei Wochen regelmäßiger Einnahme ein.

Indikation: starke Blutungen, Depressionen, Unruhezustände und Ängste, Bronchitis, Magen-Darm-Störungen, nervöse Depressionen, innere und äußere Blutungen, Gedächtnis- und Lernstörungen, äußerlich bei Verbrennungen und Verletzungen

Zubereitung: verwendet wird das Kraut; da in Fertigpräparaten der Wirkstoff Hypericin meist hochkonzentriert enthalten ist, sind auch die Nebenwirkungen nicht mehr zu vernachlässigen. Die Pflanze als Ganzes enthält bisher unerforschte Wirkstoffe, die zusammenwirken und sich gegenseitig fördern, weshalb eher Pflanzenextrakte wie Tee oder Presssaft zu empfehlen sind.

Kontraindikation: Da Johanniskraut photosensibilisierend wirkt, d. h. die Haut reagiert sensibler auf UV-Strahlung, sollten hellhäutige Personen bei der Einnahme direktes Sonnenlicht und Solarien meiden. Nicht in der Schwangerschaft und Stillzeit oder gleichzeitig mit Gerinnungshemmern anwenden! Zudem kann es den Abbau anderer Medikamente (z. B. der Anti-Baby-Pille) beschleunigen.

Juckbohne: Mucuna pruriens

In Indien und Südamerika gelten die pulverisierten Samen als wirksames Potenzmittel. Die Juckbohne enthält L-Dopa sowie Serotonin und fördert das Wachstumshormon. Heutzutage ist sie bei Bodybuildern beliebt, da sie die Umwandlung von Testosteron in Östrogene hemmt. Die buntroten Samen werden auch gerne zu kunsthandwerklichen Perlenketten verarbeitet.

Wirkung: aphrodisierend
Indikation: niedrige Spermienzahl, geringe Spermienbeweglichkeit, Diabetes, Bluthochdruck, Restless-legs-Syndrom, Parkinson-Syndrom
Zubereitung: Samen als Tee, Tinktur, Schnapsansatz, in verschiedenen Potenzmitteln enthalten, die jungen Bohnen als Gemüse
Kontraindikation: *Yin*-Mangel. Die Samen enthalten in geringen Spuren auch das halluzinogen wirkende DMT (Dimethyltryptamin), ein verbotenes Betäubungsmittel.

Karde: Dipsacus asper

Im chinesischen Namen (*Xuduan* = stellt das Gebrochene wieder her) drückt sich bereits die Wirkung dieser Heilpflanze aus, auf tiefster Ebene zu heilen. Die Römer nannten die Karde wegen des kleinen Regenwasserreservoirs am Blattansatzes »Bad der Venus«. Von Dioskurides wurde sie bei Rissen und Fisteln am After empfohlen. In früheren Jahrhunderten »kardetschten« oder lockerten die Tuchmacher mit den stacheligen Blütenständen ihre Wolltücher auf.

Wirkung: stärkt die Funktionskreise Leber und Niere, *Xue*-bewegend und ergänzend, immunstärkend, stabilisiert *Chong mai*, blutstillend, Bewegungsapparat stärkend, *Yang* stützend,
Indikation: Verletzungen, Frakturen, Rückenschmerzen/-steife, schmerzende Gelenke, Blutungen in der Schwangerschaft, Kraftlosigkeit der Muskulatur, Frühgeburtsbestrebungen, habituelle (wiederholte) Fehlgeburten
Zubereitung: Wurzel als Tee, Tinktur, in chinesischen Rezepturen zur Vermeidung von Fehlgeburten, verträgt sich gut mit der Rehmanniawurzel
Kontraindikation: *Yin*-Mangel

Knöterich (Vielblütiger): Polygonum multiflorum

Auf Chinesisch (*He shou wu* = schwarzhaariger Herr He) trägt die Pflanze den Namen eines Mannes aus der Tang-Zeit, dessen Unfruchtbarkeit in hohem Alter angeblich durch die Pflanze behoben wurde. Man hält die Wurzel für *Fo ti tieng,* das sagenhafte Elixier der Langlebigkeit. Wissenschaftliche Untersuchungen fanden eine schützende Wirkung auf Nerven- und Herzmuskelzellen.

Wirkung: lipidsenkend, immunstärkend, aphrodisierend, stärkt die Sexualorgane, Leber und Niere, schützt den Herzmuskel, konzentrationsfördernd, *Xue* nährend, *Jing* schützend, entgiftend, Därme befeuchtend

Indikation: vorzeitiges Ergrauen der Haare, Haarausfall, Rückenschmerzen, Erschöpfung aufgrund von *Xue*-Mangel, deformierte Spermien und geringe Spermienmenge, trockene Haut mit Juckreiz, Verstopfung, Schlaflosigkeit, Unfruchtbarkeit von Männern und Frauen, Anti-Aging, vaginaler Ausfluss, Menopausenbeschwerden
Zubereitung: Wurzel als Tee
Kontraindikation: Durchfallneigung und Taubheitsgefühle in den Händen und Beinen, Schleimansammlung und Milz-Mangel-Syndrome, östrogenpositiver Brustkrebs

Kornelkirsche: Cornus officinalis

In China wird die Kornelkirsche seit 2000 Jahren zum »Stabilisieren und Binden« verwendet. Hildegard von Bingen schrieb über die europäische Kornelkirsche, dass sie die Gesundheit allgemein fördere und den Magen stärke. Aus ihrem harten Holz wurden früher starke Bogen und Pfeile hergestellt. Erst in den vergangenen Jahren wird die in Österreich als »Derndln« bekannte Kornelkirsche oder Hartriegel wieder vermehrt gewerbsmäßig angebaut. Wissenschaftliche Untersuchungen fanden eine erhöhte Spermienmotilität bei Ratten. Häufig als frühblühender Zierstrauch in Privatgärten zu finden.

Wirkung: stützt den Funktionskreis Niere und Leber, *Jing* stützend, stabilisiert die Menstruation, unterstützt Kollabiertes, die Körpersäfte und das *Yang*, blutstillend, adstringierend, schweißstoppend, antibakteriell, antimykotisch, harntreibend, immunstimulierend
Indikation: *Jing*-Mangel, Inkontinenz, Hörverlust, Schmerzen im unteren Rücken, geringe Spermienmotilität, Bettnässen, starkes Schwitzen, Schwindel, Tinnitus, Gebärmutterblutungen aufgrund von Mangel
Zubereitung: frische und getrocknete Früchte, als Marmelade, als Saft; in vielen chinesischen Rezepturen enthalten
Kontraindikation: Nieren-*Yang*-Schwäche, feuchte Hitze der Blase mit Schmerzen und Störungen beim Wasserlassen

Kurkuma: Curcuma longa

Die mit dem Ingwer verwandte Kurkuma stellt eine seit Jahrtausenden im asiatischen Raum verwendete Heil- und Küchenpflanze dar und wird schon in der Bibel erwähnt. Das enthaltene Curcumin zeigte nun in zahlreichen wissenschaftlichen Untersuchungen eine Wirkung bei Krebs und bei Rheuma. Die sog. Gelbwurz gibt dem Currypulver seine gelbe Farbe. Als hübsch blühende Zimmerpflanze ist sie in Gartencentern bei uns erhältlich.

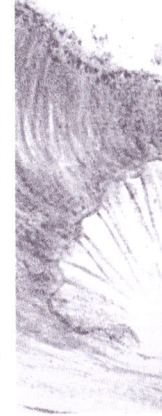

Wirkung: reguliert das *Xue* und *Qi*, kühlt das Herz und das *Xue*, schmerzstillend, stimuliert Gebärmutterkontraktionen, cholesterinsenkend, Gallenfluss anregend, antioxidativ, antibakteriell, entzündungshemmend
Indikation: Leber-*Qi*-Stau, *Xue*-Stau, Schmerzen in Bauch und Brust, Amenorrhö, Regelschmerzen, Verdauungsbeschwerden
Zubereitung: Wurzelstock als Tee, pulverisiert als Gewürz, ätherisches Öl
Kontraindikation: *Yin*- und *Qi*-Schwäche, wenn kein *Qi*- oder *Xue*-Stau vorliegt. Wechselwirkung mit Gerinnungshemmern. Nicht bei Verschluss der Gallenwege oder in der Schwangerschaft anwenden! (Als Gewürz jedoch unbedenklich.)

475

Lackporling: Ganoderma lucidum

Der Reishi oder Ling Shi, »göttlicher Pilz der Langlebigkeit«, wird in der TCM als dem Ginseng ebenbürtig angesehen. Dieser Vitalpilz war lange in China nur den Adeligen vorbehalten. Viele Geschichten ranken sich um seine Heilkraft. Auch in unseren Regionen war er wahrscheinlich schon lange bekannt, denn auch beim Gletschermann »Ötzi« fand man Reishi-Pilze. Wissenschaftlich wird er derzeit intensiv untersucht: Neben den alten chinesischen Heilwirkungen wurde eine dem Lungenkrebs vorbeugende Wirkung festgestellt.

Wirkung: tonisierend, blutdrucksenkend, tumorhemmend (v.a. Lungenkrebs), immunstabilisierend, hemmt die Histaminfreisetzung, cholesterinsenkend, Lungenkrebs, Funktionskreis Herz stützend und kühlend
Indikation: Bronchitis, Asthma, Allergien
Zubereitung: getrocknete Pilze als Pulver, in Extrakten (die frischem Pilze sind nicht schmackhaft)
Kontraindikation: keine bekannt

Liebstöckel (Szechuan): Ligusticum Walichii

Der Szechuan-Liebstöckel wird zu den wichtigsten Heilkräutern in der TCM gezählt. Der würzige Geschmack der europäischen Verwandten (Ligusticum officinalis) findet als Küchenkraut (Maggikraut) Verwendung. Der enthaltene Wirkstoff Tetramethypyrazine zeigte nervenzellschützende Eigenschaften nach Schlaganfällen.

Wirkung: bewegt das *Xue* und das *Qi*, zerstreut Wind, Kälte und Feuchtigkeit, Gebärmutter stimulierend, abtreibend
Indikation: Kopfschmerzen durch Wind-Kälte, Regelschmerzen, Herzbeschwerden, Amenorrhö, Rheuma
Zubereitung: Wurzelstock als Tee, das europäische Liebstöckelkraut als Suppengewürz
Kontraindikation: Mangelsituationen von *Qi*, *Yin*, *Xue*, starke Regelblutungen. Vorsicht bei gleichzeitiger Einnahme von Gerinnungshemmern. In der Schwangerschaft verboten! (Als Gewürz jedoch unbedenklich.)

Löwenzahn: Taraxacum officinale

Dem Löwenzahn werden bereits in mittelalterlichen Kräuterbüchern Heilkräfte für die Augen zugeschrieben. Auch als Schönheitsmittel und Lebertonikum wurde er verwendet.

Wirkung: harntreibend, appetitanregend, verhindert die Neubildung von Gallensteinen, fiebersenkend, galletreibend, antirheumatisch; kühlt das Leber-Feuer sowie aufsteigendes Leber-*Yang*
Verwendung: Verdauungsbeschwerden mit Völlegefühl und Blähungen, Arthritis, Ödeme, Blasenentzündung, Brustentzündungen, rote, geschwollene Augen,
Zubereitung: Blätter und Wurzeln als Tee, Tinktur, frischer Presssaft, frische Blätter können als Salat zubereitet werden und sind besonders in Italien und Frankreich sehr beliebt.
Kontraindikation: Verschluss der Gallenwege, da Löwenzahn die Gallensekretion anregt

Maca: Lepidium peruvianum

Diese uralte Heilpflanze der Anden-Indios galt als Liebesmittel und sollte, bei Hochzeiten gegessen, für reichen Kindersegen sorgen. Früher war es als Tonikum beliebt und heute auch als Potenzmittel. Untersuchungen an Mäusen zeigten eine erhöhte Kopulationsfrequenz und bei Männern eine bessere Spermienqualität sowie gesteigertes sexuelles Verlangen. Der genaue Wirkungsmechanismus ist bisher nicht erforscht, wird aber nicht über Testosteron oder andere Fertilitätshormone vermittelt. Die rübenähnliche Knolle gedeiht auch bei uns.

Wirkung: aphrodisierend, immunstimulierend, antioxidativ, stressreduzierend, Spermavolumen und Spermienmotilität erhöhend, fördert die Durchblutung der Beckenorgane
Indikation: Unfruchtbarkeit, Müdigkeit
Zubereitung: frische Knolle gekocht als Suppe, als Mehl in Brot und Plätzchen, als Pulver; die Einnahme sollte über mindestens 4 Monate erfolgen, um eine Wirkung auf die Spermien zu erreichen
Kontraindikation: keine bekannt

Mandarinen: Citrus reticulata

Unreife Mandarinenschalen sind eines der am häufigsten verwendeten chinesischen Arzneimittel, oft in Kombination mit anderen Kräutern. Verwendet werden sollten nur Mandarinenschalen aus biologischem Anbau.

Wirkung: fördert den Energiefluss im Funktionskreis Leber und der Mitte, stärkt und reguliert die Mitte, senkt das Qi ab, wandelt kalten Schleim um, Erbrechen stoppend, *Xue*-Stau lösend
Indikation: Erbrechen, Verdauungsbeschwerden, Aufstoßen, Hoden- und Brustschmerzen, Appetitverlust
Zubereitung: Schalen als Tee, ätherisches Öl, Badezusatz, mit Honig gekocht zum Appetitanregen
Kontraindikation: *Yin*-Mangel, Hitzeentwicklung, Schleim-Hitze, blutiges Erbrechen und blutiger Schleim, spastische Bauchschmerzen. Kann die Wirkung von Tamoxifen herabsetzen

Mariendistel: Silybum marianum

Einer Legende nach soll ein Tropfen Muttermilch der Mutter Jesu auf ein Blatt der Mariendistel gefallen sein und ihre Blattadern weiß gefärbt haben. Die Pflanze wurde bereits im alten Griechenland als Heilpflanze genutzt.

Wirkung: fördert den Energiefluss im Funktionskreis Leber, kühlt das Leber-Feuer und aufsteigendes Leber-*Yang*, »leberreinigend«, entgiftend, fördert den Leberstoffwechsel und sanft den Gallefluss, stimuliert die Gebärmutter
Indikation: Leberzirrhose, Hepatitis, Pilzvergiftung, Psoriasis, Amenorrhö, Leber-*Yin*-Mangel
Zubereitung: Samen als Tee, Pulver aus gemahlenen Früchten in Brot einbacken, Fertigpräparate
Kontraindikation: in der Schwangerschaft und bei Neigung zu Durchfall

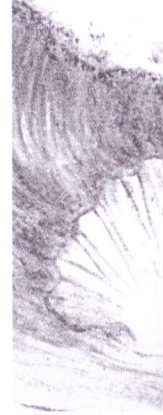

Maulbeermisteln: Taxillus chinensis

Mistelzweigen, die auf Maulbeerbäumen wuchsen, wurden in China eine besondere Heilwirkung zugeschrieben.

Wirkung: antiviral, ergänzt die Säfte und das *Xue*, *Qi* stützend, leitet Wind/Feuchtigkeit aus, stärkt die Knochen

Indikation: Gelenkschmerzen, Taubheitsgefühle und Schmerzen im Rücken, Frühgeburtsbestrebungen und Blutungen in der Schwangerschaft, vorzeitige Wehen, Bluthochdruck, Schwäche in den Funktionskreisen Leber und Niere, Muskelschwäche und Gelenkschmerzen, krampflösend

Zubereitung: Zweige als Tee, in chinesischen Rezepturen bei drohender Frühgeburt

Kontraindikation: Bei extremer Überdosierung Erbrechen und Durchfall möglich.

Melisse: Melissa officinalis

Melisse bedeutet im Griechischen »Honigbiene«, die von dieser Pflanze angezogen wird. Bereits von Dioskurides wurde die Melisse zu Sitzbädern bei Menstruationsbeschwerden empfohlen. Hildegard von Bingen pries ihre fröhlich stimmende Heilkraft. Sie enthält überdies Phytoöstrogene.

Wirkung: entspannend, krampflösend, antibakteriell, antiviral

Indikation: Menstruationsbeschwerden, Migräne, Blähungen, Unruhe, Einschlafstörungen, Magen-Darm-Störungen, Lippenherpes, Alzheimer-Demenz, Milz-*Qi*-Mangel

Zubereitung: Blätter als Urtinktur, Melissengeist, Melissenbäder

Kontraindikation: gleichzeitige Einnahme von Schilddrüsenmedikamenten

Minze: Mentha arvensis

Die Heilkraft dieser Pflanze war bereits den Ägyptern vor 1200 v. Chr. bekannt. Der griechischen Sage nach wurde die Nymphe Minthe von der eifersüchtigen Königin der Unterwelt, Persephone, in eine Minze verwandelt, damit man sie mit Füßen trete. Es gibt unzählige Minzearten mit verschiedenen Geschmacksrichtungen (Orange, Ananas etc.) und Wirkungsprofilen. Der Inhaltsstoff Menthol der Pfefferminze wirkt kühlend und als leichtes Lokalanästhetikum. In der Unterart Mentha pulgea wurden Phytoöstrogene nachgewiesen.

Wirkung: kühlend v. a. im oberen Körperbereich, krampflösend auf die glatte Muskulatur, reinigend, östrogenartig, harmonisiert Leber-*Qi*, öffnet Energiebahnen und Sinne

Indikation: kalte Füße, Schweißfüße, Fieber bei Kindern, Morgenübelkeit in der Schwangerschaft, krampfartige Magenbeschwerden, Aufstoßen

Zubereitung: Blätter als Tee, ätherisches Öl, Tinktur, in Salben

Kontraindikation: Gallensteine, *Yin*-Mangel, geschwächte Oberfläche. Pfefferminzöl nicht hochkonzentriert verwenden, bei Kleinkindern kann es hoch dosiert einen Atemstillstand auslösen! Nicht über einen längeren Zeitraum einnehmen!

Mönchspfeffer: Vitex agnus-castus

Schon Hippokrates empfahl Mönchspfeffer als Mittel gegen Milzbeschwerden und Dioskurides beschrieb seine Wirkung bei Regelstörungen und Kopfschmerzen. Der Strauch galt im Altertum als Sinnbild für Keuschheit. Der Name Mönchspfeffer geht auf den Gebrauch im Mittelalter zurück, durch Würzen der Speisen bei Mönchen und Nonnen das sexuelle Verlangen zu bremsen. Auch eine verwandte chinesische Pflanze (*Manjing*) wurde eingesetzt, um unzüchtige Ehefrauen zur Treue zu bringen. Wissenschaftliche Untersuchungen an der Universität Göttingen ergaben eine Wirkung auf die Gelbkörperproduktion und Östrogenbildung. Über Freisetzung von Dopamin senkt Mönchspfeffer den Prolaktinspiegel und stimuliert die Produktion von Endorphinen. Die aktiven Wirkstoffe Aucubin und Agnusid werden für die leberschützende und antibiotische Wirkung verantwortlich gemacht.

Wirkung: fördert die Regelblutung und reguliert den Milchfluss, wirkt regulierend auf FSH und LH, unterstützt den Gelbkörper in der 2. Zyklushälfte, stärkt das Nieren-*Yang*, wirkt leberschützend, *Chong mai* regulierend, entkrampfend, klärt Wind-Hitze im Lebermeridian
Indikation: Gelbkörperschwäche, Hyperprolaktinämie, zyklusabhängige Migräne, PMS, weibliche Unfruchtbarkeit
Zubereitung: geschrotete Samen als Tee, Säckchen mit Samen unter dem Kopfkissen, Tinktur, Fertigpräparate
Kontraindikation: Nicht für Männer mit Kinderwunsch geeignet, da es den Testosteronspiegel bei Männern senkt und die Spermienqualität verschlechtert. Eine Überdosierung kann das Gefühl von »Ameisenlaufen« (Parästhesien) hervorrufen. Wechselwirkungen mit Hormontherapien und Dopaminantagonisten können auftreten. Nicht bei zu kurzen Zyklen aufgrund von Hitze, nicht in der Schwangerschaft anwenden.

Morinda: Morinda officinalis
Der einheimische Name (*Ba ji tian*) umschreibt die chinesische Noni als ein himmlisches Wunderkraut aus der Region Sichuan. Die Morindarinde wird seit Langem in der TCM zur Fruchtbarkeitssteigerung verwendet. Nun wurde wissenschaftlich eine Verbesserung der Spermienbeweglichkeit nachgewiesen.

Wirkung: stärkt das Nieren-*Qi* und -*Yang*, blutdrucksenkend, kräftigt Knochen und Sehnen, leitet feuchte Kälte aus, *Yang* wärmend
Indikation: Impotenz, Schwäche in den Beinen, Unfruchtbarkeit bei Mann und Frau, Angst vor Kälte, Kälte und Schmerzen im Unterleib, rheumatische Beschwerden, Nieren-*Yang*-Schwäche, geringe Spermienaktivität, Ödeme, häufiges Wasserlassen
Zubereitung: Wurzel als Tee; in vielen chinesischen Rezepturen enthalten
Kontraindikation: *Yin*-Mangel, Feuchte Hitze und daraus resultierende Miktionsstörungen

Muira Puama: Liriosma ovata
Bei uns bezeichnenderweise als Potenzholz bekannt, ist Muira Puama das wichtigste Sexualstimulans in Brasilien. Seit den sechziger Jahren wird es auch in Europa verwendet. Wissenschaftliche Untersuchungen bestätigten die Erfahrungen der Indianer. Die libidosteigernde Wirkung wird wahrscheinlich über Testosteron vermittelt.

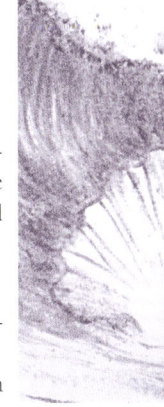

Wirkung: steigert die erotische Sensibilität
Indikation: als Nerventonikum und Aphrodisiakum, bei Impotenz, Zeugungsunfähigkeit, Konzentrations- und Verdauungsstörungen
Zubereitung: Holz (geschnitten oder pulverisiert); alkoholische Auszüge mit Wodka oder Rum entfalten die Wirkung am besten, da die Hauptwirkstoffe wahrscheinlich in den wasserunlöslichen Teilen enthalten sind. Muira Puama sollte über einen längeren Zeitraum eingenommen werden, um eine Wirkung zu erzielen.
Kontraindikation: *Yin*-Mangel

479

Nachtkerze: Oenothera biennis

Ursprünglich in Nordamerika heimisch, ist die Pflanze mittlerweile bei uns am Wegrand und in Gärten zu finden. Die Blüten der Nachtkerze öffnen sich erst am Abend, daher der Name. Ihre Wurzeln wurden von den Indianern als Gemüse gegessen. Die in den Samen enthaltene essenzielle Fettsäure Gamma-Linolensäure (GLA) stellt ein Schlüsselmolekül für den Aufbau von Zellmembranen und vielen Körperfunktionen dar, wie z. B. Muskelkontraktionen, Regenerationsvorgängen und Immunreaktionen.

Wirkung: blutreinigend, krampflösend, vorbeugend bei Gefäßverkalkungen
Indikation: Neurodermitis, Regelbeschwerden, diabetische Nierenerkrankung, Durchfall
Zubereitung: Samen als Öl, die Samen über Salat, als Tinktur, frische Blüten als Salatbeigabe, Wurzeln als Gemüse
Kontraindikation: keine bekannt

Nussgras: Cyperus rotundus

Riedgräser (Cyperaceae) fanden im alten Ägypten Verwendung zur Papierherstellung (Cyperus papyrus). Als »Einwanderer« stellt das Nussgras für die amerikanische Fauna mittlerweile ein massives Problem dar. In der TCM, im Ayurveda und der arabischen Medizin wird es als wichtiges Mittel bei gynäkologischen Störungen verwendet.

Wirkung: Den Funktionskreis Leber stützend, *Qi* befreiend und regulierend, krampflösend, schmerzstillend, beruhigend
Indikation: Leber-Qi-Stau, Regelbeschwerden, Druck- und Spannungsgefühl in Leibesmitte und Brust, Brustspannen
Zubereitung: Wurzelstock als Tee, als Wein, in Essig, mit Ingwersaft
Kontraindikation: *Qi*- und *Yin*-Schwäche, Hitze auf der *Xue*-Ebene. In der Schwangerschaft verboten!

Ochsenknie: Achyrantes bidentata

Die Ochsenkniewurzel wurde in China nach giftigen Schlangenbissen verwendet. Ihre antitumoröse und immunstärkende Wirkung wird derzeit wissenschaftlich untersucht. Sie entfaltet ihre Wirkung vermutlich an den Östrogenrezeptoren.

Wirkung: beruhigt das *Yang*, bewegt das *Xue*, löst Stasen des *Xue*, bringt *Xue* in die untere Körperhälfte, Hitze des *Xue* kühlend, *Yin* stützend und ergänzend, entzündungshemmend, stärkt Sehnen und Knochen, feuchte Hitze im Unteren Erwärmer klärend
Indikation: bei Stase des *Xue*, Schwäche der Beine, Amenorrhö, Augenflimmern, Drehschwindel, Nasenbluten, schwache Knie, hämmernde Kopfschmerzen, Regelschmerzen
Zubereitung: Wurzeln als Tee, Pulver, Tinktur
Kontraindikation: Nicht bei starker Regelblutung aufgrund von Qi-Mangel, Mittenschwäche mit Diarrhö. Interagiert mit Gerinnungshemmern. In der Schwangerschaft verboten, da es Gebärmutterkontraktionen stimuliert, jedoch zur Geburtseinleitung bei Übertragung einsetzbar.

Odermennig: Agrimonia pilosa

Eine chinesische Geschichte erzählt von zwei Offizieren, die in der Wüste ohne Wasser waren. Einer bekam plötzlich Nasenbluten und nichts half, um es zu stoppen. Da kreiste ein Kranich über ihnen und der blutende Offizier rief dem Vogel laut mit ausgestreckten Armen zu: »Ach, hätte ich nur deine Schwingen und könnte zum Wasser fliegen.« Erschrocken öffnete der Kranich seinen Schnabel und ein Kräuterbüschel fiel zu Boden. Der Offizier hob es auf und begann es zu kauen. Er war sehr überrascht, als sein Nasenbluten plötzlich aufhörte. Jahre später suchten die beiden Offiziere nach dieser Pflanze und nannten sie die »Rote Kronenkranich-Pflanze«. Die Pflanze wurde in China als Mittel für ein ewiges Leben verehrt.

Diese uralte Heilpflanze galt auch in der Antike als Wundheilmittel und wurde vom griechischen Arzt Dioskurides bei Lebererkrankungen empfohlen. Pharmakologische Untersuchungen bestätigten mittlerweile die blutstillende Wirkung. Das im chinesischen Odermennig enthaltene Agrimoniin, das die Bildung von Interleukin-1 (IL-1) anregt, wird derzeit intensiv auf seine antitumoröse Wirkung hin erforscht. Zudem enthält Odermennig Kumarine (gerinnungshemmende Stoffe), Vitamin K und Vitamin B. Es wird manchmal auch als »Naturkortison« bezeichnet.

Wirkung: blutstillend, zusammenziehend, wundheilend, entzündungshemmend, antiviral, kräftigt das Leber-Qi
Indikation: starke Regelblutung, Entzündungen des Mund- und Rachenraumes, Stimmbandreizungen (daher von Rednern und Sängern geschätzt), oberflächliche Entzündungen der Haut, leichter Durchfall, Appetitstörungen, Nässe-Hitze im Unterleib, rheumatische Beschwerden
Zubereitung: Kraut als Tee, Tinktur, in Salben; die Wirkung tritt bei langdauernder und regelmäßiger Einnahme ein.
Kontraindikation: Übelkeit und Erbrechen. Vorsicht bei gleichzeitiger Einnahme von Gerinnungshemmern!

Passionsblume: Passiflora incarnata

Ihren lateinischen Namen (= fleischgewordenes Leiden Christi) erhielt die Pflanze von christlichen Missionaren, die in der Blüte die Kreuznagel und die Dornenkrone symbolisiert sahen. Die Pflanze enthält Monoaminooxidase-(MAO-)Hemmer, die dazu führen, dass bestimmte Neurotransmitter langsamer abgebaut werden. Tierversuche zeigten, dass der Wirkstoff Chrysin sich an den Benzodiazepin-Rezeptor (Benzodiazepine wie z.B. Valium wirken als Beruhigungsmittel) bindet. Die Versuchsmäuse waren zwar wie bei einer Valiumgabe entspannt, jedoch munter und wach. Unter Bodybuildern gilt der Wirkstoff als »Testosteron-Booster«, da es die Umwandlung von Testosteron in Östrogen verhindert.

Wirkung: sedierend, subjektiv verlangsamte Zeitwahrnehmung, traumfördernd, krampflösend
Indikation: Schlafstörungen, Herzneurosen, Leere-Feuer, diffuse nächtliche Ängste, Depressionen, Hypertonie, Parkinson
Zubereitung: Kraut und Blüten als Tee, Urtinktur. Beim Genuss der Früchte zusammen mit schwarzem Pfeffer wird der Wirkstoff Chrysin besser in den Körper aufgenommen.
Kontraindikation: keine bekannt

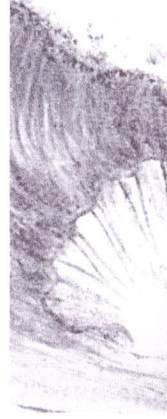

Pfingstrose (Weiße): Paeonia lactiflora

Der Name der Pflanze geht auf Paieon zurück, den ältesten Heilgott im antiken Griechenland, und spricht für ihre lange Anwendung zu Heilzwecken. Früher wurde sie bei Epilepsie verwendet. Wissenschaftlich wurde eine Senkung des LH-Spiegels beobachtet. Derzeit finden in Bayern Versuche statt, die Weiße Pfingstrose feldmäßig anzubauen. Auch die Rote Pfingstrose (Paeonia rubra) und die Strauchpaeonie (Paeonia suffriticosa) wird in der TCM verwendet.

Wirkung: nährt das *Xue*, beruhigt das Leber-*Yang*, lindert Schmerzen, harmonisiert Nährungs- und Abwehrkräfte, schmerzlindernd, belebt das *Yin*, stabilisiert den *Chong mai*, blutdrucksenkend, entzündungshemmend, beruhigend, tonisierend
Indikation: *Xue*-Mangel, Regelschmerzen, Regelstörungen, Darminfektionen, rissige Haut, Leber-Qi-Stau, Krämpfe der Hände und Füße, Kopfschmerzen, Schwindel
Zubereitung: die Wurzel als Tee, wird in chinesischen Teerezepturen häufig verwendet
Kontraindikation: Durchfallneigung aufgrund von Mangel-Kälte. Kann bei gleichzeitiger Gabe von Gerinnungshemmern deren Wirkung verstärken.

Rebhuhnbeere: Mitchella repens

Die immergrüne Pflanze aus dem Gebiet der Abenaki-Indianer heißt im Englischen »squaw vine« und soll auf ihre Verwendung als Frauenheilmittel hinweisen. Bei uns wird sie als Bodendecker im Ziergarten verwendet.

Wirkung: adstringierend, harntreibend, tonisiert die Gebärmutter, stimulierend
Indikation: Unfruchtbarkeit, Regelstörungen, zur Geburtsvorbereitung, Ovarialzysten, Hämorrhoiden, starke Regelblutungen
Zubereitung: die frischen Blätter in Essig einlegen, Urtinktur, Tee
Kontraindikation: In der Schwangerschaft verboten! (Erst wieder 3 Wochen vor der Geburt zur Geburtsvorbereitung erlaubt.)

Ringelblume: Calendula officinalis

In Indien gilt die hellleuchtende Ringelblume als heilig, da sie dem Gott Krishna geweiht ist. Sie stellt eine wichtige Pflanze in unserer Volksmedizin dar.

Wirkung: wundheilungsfördernd, entzündungshemmend, blutstillend, vertreibt feuchte Hitze im Unteren Erwärmer, löst Leber-Qi, tonisiert Herz-Qi und -*Xue*, adstringierend, immunstimulierend, reguliert die Menstruation, um die Fruchtbarkeit zu fördern
Indikation: schlecht heilende Wunden, Entzündungen des Mund- und Rachenraumes, »offene Beine«, PMS, Hämorrhoiden, Ausfluss
Zubereitung: Blüten als Tee, Salbe, Tinktur
Kontraindikation: keine bekannt

Rosen (Heckenrosen): Rosa laevigata

Der Duft der »Königin der Blumen« gilt seit alters her als betörend und aphrodisierend. Die Hagebutten, die Früchte der Hunds- oder Heckenrose, stellten früher eine wichtige Vitamin-C-Quelle in langen Wintern dar.

Wirkung: *Qi* und *Xue* regulierend, *Qi* bewegend, harmonisiert den Funktionskreis Leber, gallensti-
mulierend, antidepressiv, aphrodisierend
Indikation: Regelschmerzen, Flankenschmerzen, Stase des *Xue*, auch nach äußerlichen Verletzungen, Gebärmuttervorfall
Zubereitung: Blüten als Badezusatz, Früchte (Hagebutten) als Tee, Marmelade, Blüten von Duft-
rosen als ätherisches Öl
Kontraindikation: Hitze-Fülle

Rosenwurz: Rhodiola rosea

In Sibirien gilt die Rosenwurz oder »Goldwurzel« als Stärkungs- und Fruchtbarkeitsmittel. Hoch-
zeitspaaren wird ein Strauß dieser Wurzeln überreicht, um gesunden Nachwuchs zu sichern. Wissenschaftliche Untersuchungen an Menschen und Tieren ergaben eine mentale Leistungssteigerung
und eine herzschützende Wirkung in Stresssituationen. An Mäusen wurde eine verstärkte Eireifung
festgestellt, bei männlichen Mäusen eine testosteronähnliche Wirkung.

Wirkung: wirkt negativen Auswirkung von Stress entgegen, Ausdauer fördernd, Langlebigkeit för-
dernd, Sexualorgane stärkend, entzündungshemmend
Indikation: Müdigkeit, Unfruchtbarkeit im Alter von über 35 Jahren, Kopfschmerzen bei der Regel,
Erkältungsneigung, Stressbewältigung, Potenzstörungen
Zubereitung: Wurzel als Tee, Tinktur
Kontraindikation: keine bekannt

Rosmarin: Rosmarinus officinalis

Den Geschmack von Rosmarin, einer immergrünen, wärmeliebenden Pflanze aus dem Mittelmeer-
raum, kennt fast jeder. Rosmarinzweige wurden bereits den Pharaonen mit ins Grab gelegt und
waren in Griechenland der Liebesgöttin Aphrodite geweiht. Im Mittelalter wurde Rosmarin für Liebeszauber und gegen Unfruchtbarkeit, aber auch bei Abtreibungen verwendet. Zusammen mit Thymian war er Teil des Brautstraußes. In Belgien bringt nicht der Klapperstorch die Babys, sondern
man holt sie vom Rosmarinstrauch. Und bei Hochzeiten steckte man einen Rosmarinzweig in die
Erde: Wenn dieser Wurzeln schlug, war das ein gutes Zeichen für eine fruchtbare Ehe. Schwächliche
Kinder badete man gerne mit einem stärkenden Rosmarinaufguss. Rosmarin enthält überdies Phytoöstrogene.

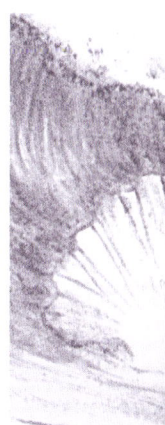

Wirkung: krampflösend, belebend, regt den Magen an, herzstärkend, erweitert die Blutgefäße, hebt
den Blutdruck an, *Xue*-bewegend, aphrodisierend, fruchtbarkeitsfördernd
Indikation: geringe Menstruationsblutungen, Kopfschmerzen, vorbeugend bei Haarausfall, niedri-
ger Blutdruck, rheumatische Beschwerden, Verdauungsbeschwerden
Zubereitung: Blätter als Tee, ätherisches Öl, Räucherwerk, Badezusatz, Weinzubereitung, Tinktur
Kontraindikation: Fülle-Hitze-Zustände, Herz-*Xue*-Mangel. Vorsicht in der Schwangerschaft (als
Gewürz jedoch unbedenklich).

Rotklee: Trifolium pratense

Im Mittelalter wurde Rotklee als Zaubermittel gegen Hexerei verwendet. Erste Beobachtungen über
die Wirkung von Rotklee auf den Hormonhaushalt stammen von neuseeländischen Schafen, die bis

zu 70 % weniger Nachwuchs bekamen, wenn sie auf Rotkleewiesen grasten. Wissenschaftliche Untersuchungen entdeckten dann, dass sich Wirkstoffe (u. a. Genistein) des Rotklees an die Rezeptoren verschiedener Hormone (Östrogene, Progesteron, Androgene) binden. Dieser Stoff aus der Gruppe der Isoflavone wirkt als Phytoöstrogen.

Wirkung: krampflösend, senkt die Blutfette, blutreinigend, immunstimulierend, fördert den Lymphabfluss
Indikation: Ekzeme, Schuppenflechte, Lymphstau, Wechseljahresbeschwerden, Unfruchtbarkeit, Keuchhusten, Krebs
Zubereitung: Blüten als Tee, die frischen Blüten im Salat
Kontraindikation: Kann die Wirkung von Gerinnungshemmern und Hormontherapien stören.

Rüssellilie: Curculingo orchioides
Die Pflanze wird in der TCM schon lange zur Förderung der Fruchtbarkeit bei Männern und Frauen verwendet. Wissenschaftlich wurde nun eine vermehrte Spermienbeweglichkeit nach Zugabe eines Extrakts der Rüssellilienwurzel im Reagenzglas beobachtet.

Wirkung: wärmt den Funktionskreis Niere, stützt und wärmt das *Yang* sowie die Gebärmutter, leitet feuchte Kälte aus
Indikation: Gelenksteife, fehlende Lebenswärme, Impotenz, Unfruchtbarkeit bei Mann und Frau, Rückenschmerzen, Kälte-Schwäche im Funktionskreis Niere, geringe Spermienbeweglichkeit
Zubereitung: Wurzel als Tee, in chinesischen Rezepturen zur Steigerung der Fruchtbarkeit
Kontraindikation: *Yin*-Schwäche mit Hitzezeichen. Nicht über längere Zeit einnehmen.

Sägepalme: Serenoa repens
Bei den Indianern Nordamerikas wurde das Extrakt der Sägepalme traditionell für Erkrankungen der Harnwege und allgemein zu Stärkung verwendet. Klinische Studien erbrachten eine gute Evidenz für die Wirksamkeit bei gutartiger Prostatahypertrophie.

Wirkung: harntreibend, aphrodisierend, potenzsteigernd, *Yang* stärkend, fördert den Milchfluss, stärkt die Reproduktionsorgane, stabilisiert gereizte Schleimhäute
Indikation: gutartige Prostatavergrößerung, Harnwegsentzündungen, männliche Unfruchtbarkeit, Bronchitis, Schwindsucht, Amenorrhö, Impotenz, Hirsutismus
Zubereitung: getrocknete Früchte, Extrakte der Blätter
Kontraindikation: Verdauungsbeschwerden sowie Feuchtigkeitsbelastung mit Neigung zu Durchfall. Kann bei Hormonersatztherapie zu Wechselwirkungen führen.

Salbei: Salvia miltiorrhizae
Auf die Heilwirkung von Salbei weist schon der lateinische Name (salvere = heilen, gesund werden) hin. Die Pflanze wurde von den Chinesen als Danshen bezeichnet und ist heute wissenschaftlich sehr ausgiebig untersucht. Eine positive Wirkung bei Herzinfarkt wurde nachgewiesen, ebenso eine nervenzellschützende Wirkung bei Unterversorgung mit Sauerstoff. Salbei enthält Phytoöstrogene. Derzeit finden in Bayern Versuche statt, die chinesische Salbeiwurzel feldmäßig anzubauen.

Wirkung: entzündungshemmend, belebt das Herzblut, menstruationsfördernd, schmerzstillend, leberschützend, antioxidativ, antiallergisch, stärkt die Sehkraft, die Schleimhäute und die weiblichen Reproduktionsorgane, stoppt den Milchfluss, adstringierend, durchblutungsfördernd
Indikation: Amenorrhö und andere Regelstörungen, Blutgerinnsel, Schlafstörungen, Herzinfarkt, Adenomyosis (Form der Endometriose), Nierenentzündungen, Halsschmerzen, Gedächtnisschwäche
Zubereitung: die Wurzel als Tee in der TCM, die Blätter als Badezusatz, Salbeiblütenwein
Kontraindikation: Setzt bei gleichzeitiger Gabe von Gerinnungshemmern (z. B. Kumarine) oder Beruhigungsmitteln (z. B. Valium) deren Wirkung herab.

Schafgarbe: Achillea millefolium

Schon die Neandertaler pflegten ihre Wunden mit Schafgarbenkraut. In der Antike wurde sie als Achillea – die Pflanze des Achilles – bezeichnet, da er mit ihr die eiternden Wunden des Königs Telephos geheilt haben soll. Im alten China wurde ihre Orakelkraft geschätzt und das I-Ging, das alte Weisheitsorakel der Chinesen, mit Schafgarbenstängeln geworfen. Auffällig ist, dass die Schafgarbe, die weltweit vorkommt, von unterschiedlichen Völkern wie Indianern, Eskimos, Germanen und Chinesen für ähnliche Heilzwecke wie Wundheilung und Blutstillung verwendet wurde.

Der deutsche Namen Schafgarbe wurde ihr wahrscheinlich von Hirten gegeben, die beobachteten, dass kranke Schafe besonders gerne Schafgarbe (althochdeutsch: *garwe* = »Gesundmacher, Heiler«) fraßen. In vielen Ländern gilt sie als Lebensmedizin. Sie soll nach der deutschen Volksmedizin zudem das Glied stärken und wurde für Liebeszauber verarbeitet. Nach phytochemischen Analysen enthält sie Phytoprogesterone.

Wirkung: reguliert die Menstruation, wundheilend, blutstillend, blutdrucksenkend, harntreibend, entzündungshemmend, *Jing* haltend
Indikation: Menstruationsschmerzen, geschwächte Sexualität, Erkältung, PMS, PCO, offene blutende Wunden (dann äußerliche Anwendung)
Zubereitung: Kraut als Tee, Räucherwerk, ätherisches Öl
Kontraindikation: Wichtig ist, die Pflanze in gesundem Mittelmaß anzuwenden, denn sie kann auch bei übermäßigem Konsum die Krankheit, die sie eigentlich heilt, auslösen, wie z. B. Nieren- oder Nasenbluten. Wirkt photosensibilisierend.

Schneeball: Viburnum prunifolium

Der gemeine Schneeball war eine beliebte Frauenpflanze bei den Indianern. Sklavenhalter erkannten später die fruchtbarkeitsfördernde Wirkung und zwangen ihre Sklavinnen, täglich Schneeballrindentee zu trinken, um deren Abtreibungsversuche (mittels heimlich eingenommenen Baumwollwurzeln) zu verhindern. Der entspannende Effekt auf die glatte Muskulatur steht in Zusammenhang mit einer Wirkung auf die GABA-Rezeptoren. Bei uns sind Unterformen als Zierpflanzen im Garten verbreitet.

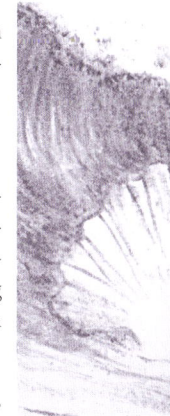

Wirkung: beruhigt die Gebärmutter, entspannt die glatte Muskulatur, harntreibend, krampflösend, herzstärkend, löst das Leber-Qi, blutdrucksenkend
Indikation: krampfartige Regelschmerzen, Regelstörungen, drohende Fehlgeburt, Blutungen nach der Geburt, Bluthochdruck, Asthma, Nervosität, PMS, nächtliche Wadenkrämpfe, Unfruchtbarkeit

Zubereitung: die Rinde als Tinktur
Kontraindikation: Die Früchte sind leicht giftig. Nicht bei Aspirinunverträglichkeit anwenden!

Seifenbohnenbaum: Gleditsia sinensis

Die Dornen der Chinesischen Gleditschie gehören zu den 50 wichtigsten Heilmitteln der TCM. Die eigenartigen Dornen wachsen direkt aus der Baumrinde des Seifenbohnen- oder Schotenbaums.

Wirkung: entgiftend, desinfizierend, Feuchtigkeit ausleitend, Schwellungen zerteilend, *Xue* bewegend, hustenstillend,
Indikation: Ekzeme, Verbrennungen, Geschwüre, Schuppenflechte, feuchte Hitze, zum Auslösen des Eisprungs bei PCO
Zubereitung: Bohnen und Dornen als Tee, in chinesischen Rezepturen
Kontraindikation: *Qi*- und *Yin*- Mangelzustände, Blutungsneigung. Eine Überdosierung kann zu Übelkeit und Erbrechen führen. Kann die Aufnahme anderer Medikamente beeinflussen. In der Schwangerschaft verboten!

Shativari: Asparagus racemosus

Shatavari bedeutet in Sanskrit etwa »die Frau, die hundert Männer besitzen kann«, und zählt im Himalaya zu den geheimen Liebesmitteln und wichtigsten Fruchtbarkeitsmitteln für Frauen. Die Pflanze ist verwandt mit unserem Spargel.

Wirkung: tonisiert *Yin*, steigert die Fruchtbarkeit, fördert den Milchfluss, harntreibend, fördert die Durchblutung und Befeuchtung der weiblichen Genitalien, krebsvorbeugend
Indikation: Impotenz, Regelschmerzen, Unfruchtbarkeit, Verstopfung, drohende Fehlgeburt, Darminfektionen, Nieren-*Yin*-Mangel, Leere-Hitze im Funktionskreis Niere, Schilddrüsenüberfunktion
Zubereitung: Wurzelstock als Tee
Kontraindikation: Übergewicht, Rheuma, Gicht, akute Harnwegsinfektionen und im letzten Schwangerschaftsdrittel

Sojabohne: Glycine max

In China wird die Sojabohne seit rund 5000 Jahren angebaut und bildet ein Hauptnahrungsmittel. Japanerinnen leiden in den Wechseljahren seltener unter Hitzewallungen und Osteoporose, was häufig auf den hohen Sojakonsum zurückgeführt wird.

Nicht gentechnisch veränderter Soja enthält Isoflavone, eine Hauptklasse der Phytoöstrogene. Der Wirkstoff Genistein beschleunigt zudem die Kapazitation (Reifung) der Samenzellen im weiblichen Genitaltrakt vor einer Befruchtung, verschlechtert aber auch das Spermiogramm.

Wirkung: stoppt den Milchfluss, kühlt Leere-Hitze, *Yang* absenkend, *Xue* haltend, adstringierend, Schmerz stillend
Indikation: Reizbarkeit, Nachtschweiß, Sehstörungen
Zubereitung: die Bohnen gekocht, als Sprossen, als Tofu oder Milch (sog. Milch- und Fleischersatzprodukte), die Schalen als Tee, als Öl, Mehl
Kontraindikation: in der Stillzeit, Männer mit Kinderwunsch

Storchschnabel: Geranium robertianum

In der Volksmedizin gilt der Storchschnabel als traditionelles Mittel bei weiblicher Unfruchtbarkeit. Da bisher keine Phytohormone nachgewiesen werden konnten, wird eine Wirkung über das Immunsystem vermutet.

Wirkung: antidiabetisch, adstringierend, lymphflussfördernd, immunstimulierend, wundheilend
Indikation: Verdauungsbeschwerden, Diabetes, immunologische Unfruchtbarkeit, feuchte Hitze im Unterleib
Zubereitung: Kraut als Tee, als Urtinktur (zusammen mit Kupfer und Vitamin E)
Kontraindikation: mögliche Wechselwirkung mit blutzuckersenkenden Mitteln

Süßholz: Glycyrrhiza uralensis

Schon die Römer lutschten Süßholzwurzel zum Durststillen und als Mittel gegen Magenbrennen. Als Lakritze ist die Süßholzwurzel bei uns bekannt und beliebt. Die chinesische Unterart (Glycyrrizha uralensis) gehört zu den am meisten verwendeten Heilmitteln in der TCM. Wissenschaftliche Untersuchungen ergaben eine Wirkung bei Diabetes und Hinweise auf eine fruchtbarkeitssteigernde Wirkung bei erhöhten männlichen Hormonen (z. B. bei PCO) sowie eine indirekte kortisonähnliche Wirkung. Der bekannte lindernde Effekt bei Magengeschwüren wurde wissenschaftlich als wachstumshemmende Wirkung auf das Bakterium Heliobacter pylori entschlüsselt. Herpesviren können durch Süßholzwurzel unschädlich gemacht werden, ehe sie aktiv werden, da es ihre »Tarnung« im Körper aufliegen lässt – das ergab eine wissenschaftliche Untersuchung.

Wirkung: schützt die Schleimhäute, stärkt die Milz, fördert *Qi*, hustenstillend, milchbildend, entzündungshemmend, schleimverflüssigend, auswurffördernd, harmonisiert die Wirkung anderer Kräuter
Indikation: Magen-Darm-Erkrankungen, Wadenkrämpfe, Milz-*Qi*- und *Xue*-Mangel, Atemwegserkrankungen, PCO
Zubereitung: Wurzel als Tee, in vielen chinesischen Rezepturen zur Harmonisierung enthalten, in Lakritzeprodukten (Süßwaren)
Kontraindikation: Bluthochdruck bzw. Neigung zu Ödemen und gleichzeitige Einnahme von digoxinhaltigen Medikamenten. Maximal 4–6 Wochen ohne ärztliche Kontrolle einnehmen.

Suma: Pfaffia paniculata

Die aus dem Amazonasgebiet stammende Wurzel, auch »brasilianischer Ginseng« oder »Allheilmittel« genannt, wird von den Indianern seit alters her als Mittel zur »Normalisierung verschiedener Körperfunktionssysteme« verwendet. Seit 20 Jahren wird die als Adaptationsmittel und Antistressmittel bekannte Pflanze wissenschaftlich untersucht. Bei impotenten Ratten wurde eine deutliche Zunahme der sexuellen Leistungsfähigkeit beobachtet. Andere Untersuchungen fanden eine antileukämische und magenschützende Wirkung. Analysen ergaben, dass die Pflanze verschiedene Vitamine, Spurenelemente und Germanium, aber auch Phytohormone enthält.

Wirkung: Stressanpassend, tonisierend, aphrodisierend, schützt die Magenschleimhaut, antitumorös, entzündungshemmend, schmerzstillend, immunmodulierend, appetitsteigernd
Indikation: Müdigkeit, Energielosigkeit, Schlafstörungen, Muskelkrämpfe, Ängste, vorübergehende

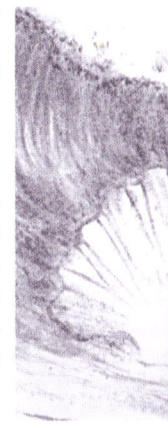

depressive Verstimmungen, Impotenz, Magengeschwüre, Diabetes, PMS, Unfruchtbarkeit, hormonelles Ungleichgewicht, Sichelzellanämie, Leukämie
Zubereitung: Wurzel pulverisiert oder als Teeaufguss
Kontraindikation: östrogenpositiver Brustkrebs

Taigawurzel: Eleutherococcus senticosus

Diese unscheinbare, auch als »sibirischer Ginseng« bezeichnete Pflanze wurde in ihrer Heimat Sibirien schon vor Jahrhunderten zur Leistungssteigerung bei Energiemangel angewendet. In Russland wurde die Taigawurzel in den letzten Jahren intensiv wissenschaftlich untersucht, und ihre immunmodulierende Wirkung sowie die resultierende körperliche und geistige Leistungssteigerung bestätigt.

Wirkung: durchblutungsfördernd, tonisierend, aphrodisierend, ausdauerfördernd, *Qi* kräftigend, stärkt das Abwehr-*Qi* und Nieren-*Yang*, immunstimulierend und -modulierend, *Xue* nährend, antiviral, erhöht die sexuelle Vitalität, tumor- und blutplättchenhemmend
Indikation: Diabetes, rheumatische Schmerzen, Kältegefühle, Impotenz, Nieren-*Yang*-Mangel, Schwäche, Müdigkeit, Herz-Kreislauf-Erkrankungen
Zubereitung: Wurzel als Tee, Pulver oder Extrakt
Kontraindikation: *Yin*-Mangel und hochschlagendes Leber-*Yang*, Bluthochdruck, Fieber. Kann mit verschiedenen Arzneimitteln Wechselwirkungen eingehen. Vorsicht in der Schwangerschaft!

Taubnessel (Weiße): Lamium album

Ihr Name kommt von der Beobachtung, dass sie im Gegensatz zur ähnlich aussehenden Brennnessel nicht brennt, sondern »taub« ist, also keine Schmerzen verursacht. Hummeln, Schmetterlinge und Kinder saugen gerne den süßen Nektar aus den Blüten. In der Volksmedizin wird sie schon lange bei Weißfluss und als Stärkungsmittel für die Gebärmutter verwendet.

Wirkung: adstringierend, entzündungshemmend, schleimlösend, blut- und schmerzstillend
Indikation: Blasenleiden, Darmstörungen, Husten, Menstruationsbeschwerden, leichte Verbrennungen und Entzündungen der Haut, Weißfluss (falls keine Pilzinfektion vorliegt), Entzündungen im Mund- und Rachenraum, Zwischenblutungen
Zubereitung: Blüten und Blätter als Tee, für Umschläge und Sitzbäder; die jungen Blätter können als Gemüse gegessen werden und erinnern im Geschmack an Champignons
Kontraindikation: keine bekannt

Trauben-Silberkerze: Cimicifuga racemosa

Schon bei den Indianern war die Trauben-Silberkerze eine beliebte Frauenpflanze, aber auch in der TCM wird eine Unterart (Cimicifuga foetida) angewendet. In zahlreichen klinischen Studien konnte eine Wirksamkeit bei Wechseljahresbeschwerden und PMS nachgewiesen werden. Untersuchungen an der Universität Göttingen ergaben ferner, dass sie sog. SERM (selektive Östrogenrezeptor-Modulatoren) enthält, die die positive Wirkung bei Wechseljahresbeschwerden erklären. Zudem wirkt sie auf den Serotoninstoffwechsel. Cimicifuga senkt darüber hinaus den LH-Spiegel, ohne den FSH- oder Prolaktinspiegel zu beeinflussen. Bei uns ist die Trauben-Silberkerze mittlerweile wegen ihrer traubenständigen Blüten eine beliebte Gartenpflanze.

Wirkung: hebt das *Qi* an, fördert den Energiefluss im Funktionskreis Leber, antibakteriell, antimykotisch, harntreibend, blutstillend, blutdrucksenkend, wirkt als Phytoöstrogen, besänftigt das Leber-*Yang*

Indikation: starke Blutungen, Hitzewallungen, Unfruchtbarkeit, PMS und Wechseljahresbeschwerden, chronischer Durchfall, Gebärmuttervorfall, Entzündungen, Ausschläge im Frühstadium, Blutungen nach der Geburt, Keuchhusten, akutes Rheuma

Zubereitung: Wurzelstock als Tee

Kontraindikation: Hitze aufgrund von *Yin*-Mangel, da die Pflanze austrocknend wirkt. Nicht zusammen mit Gerinnungshemmern wie Heparin oder Kumarinen, nicht in der Schwangerschaft (außer in den letzten Wochen) und Stillzeit, nicht bei Neigung zu Atemnot und Leberschäden, nicht länger als 6 Monate in Folge anwenden!

Teufelszwirn: Cuscuta chinensis

Um diese parasitäre Schlingpflanze, die im Chinesischen »Kaninchenseidenfaden« heißt, rankt sich eine reizende Geschichte von einem Kaninchen, das nach heftigen Schlägen auf den Rücken nicht mehr hoppeln konnte. Nachdem es sich einige Tage in einem Feld versteckt und dort Teufelszwirnsamen gefressen hatte, konnte es anschließend höher springen als zuvor. Der Bauer, der dies beobachtete, kochte daraufhin aus den Samen eine Medizin für seinen rückenkranken Vater, der bald darauf wieder arbeiten konnte. Wissenschaftliche Untersuchungen ergaben eine fertilitätssteigernde Wirkung.

Wirkung: stärkt das Nieren-*Yin* und -*Yang* sowie die Spermien und Knochen, stützt *Yang* und *Jing*, fördert den Eisprung

Indikation: chronischer Durchfall, Impotenz, Tinnitus (Ohrensausen), häufiges Wasserlassen, Schwindel, unscharfes Sehen, Bettnässen, drohende Fehlgeburt, Unfruchtbarkeit bei Frau und Mann, Ausfluss

Zubereitung: Samen als Tee, pulverisiert; in vielen chinesischen Rezepturen enthalten

Kontraindikation: Dieses wirksame Mittel gegen Fehlgeburten sollte nur niedrig dosiert werden. Mehr als 30 g täglich sind gefährlich und können eine Fehlgeburt auslösen.

Tragant (Chinesischer): Astragalus membranaceus

Der Chinesische Tragant wurde bereits im Klassiker *Shennong* als wirksam bei zahlreichen Kinderkrankheiten beschrieben. Der chinesische Name *Huang Qi* bedeutet »gelber Führer«, ein Hinweis auf die überragenden medizinischen Fähigkeiten dieser gelben Wurzel, die zu den wichtigsten Heilmitteln zählt. Sie liefert ein wichtiges geruchsneutrales Bindemittel für Räucherstäbchen. Das harzige Gummi Tragacanth wird als Quellmittel bei Verstopfungen benutzt. Auch die Indianer benutzen eine Tragantart, um den Milchfluss zu fördern. Die immunmodulierenden Eigenschaften wurden in mehreren Studien nachgewiesen, ebenso eine Verbesserung der Spermienbeweglichkeit. Die Wurzeln enthalten GABA und fördern u. a. die Bildung von T-Lymphozyten. Astragalus gedeiht auch in unseren Breiten im Garten.

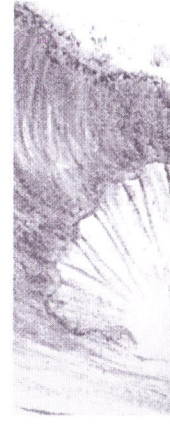

Wirkung: immunstärkend, antioxidativ, krebshemmend, kreislauffördernd, Spermien anregend, *Qi* stützend (v. a. das »aufrechte« und das Abwehr-*Qi*), *Yang* emporhebend, Milz-*Qi* und *Xue* stärkend, entgiftend, harntreibend, oberflächenfestigend, wundheilend, antiviral, herzschützend, leberschützend

Indikation: Aufgedunsenheit, Müdigkeit, Atemnot aufgrund von Lungen-Qi-Mangel, Verdauungs-schwächen, geringe Spermienaktivität, Aszites (Bauchwassersucht), Infektanfälligkeit, Herpes, Herz-infarkt, Gebärmuttervorfall, starke Regelblutung, Gesichtsschmerzen, Alzheimer-Syndrom, spon-tane Schweißausbrüche, Ödem aufgrund von Qi-Mangel, Nachtschweiß, ergänzend zu einer Krebstherapie (um die Nebenwirkungen zu mildern)

Zubereitung: Wurzel als Tee, Pulver (Stärkungsmittel in chinesischen Hühnersuppen), Sirup, Tink-tur; in vielen chinesischen Rezepturen enthalten

Kontraindikation: Yin-Schwäche mit Hitze, Qi-Stau, feuchte Hitze, Blähungen; es sollte daher mit einem Qi-regulierenden Mittel kombiniert werden. Nicht mit Warfarin zusammen anwenden. Kann die Wirkung immunsuppressiver Medikamente (z. B. Methotrexat) verschlechtern.

Ulmenrinde (Chinesische): Eucommia ulmoides

Von der in China kultivierten Ulme wurden Millionen Jahre alte Fossilien an verschiedenen Lager-stätten der Erde gefunden. Die Rinde, auch Guttapercharinde genannt, gehört zu den Haupttheilmit-teln der TCM und stellt ein wichtiges Stärkungsmittel des Inneren dar. Der Milchsaft kommt latex-ähnlich in den Handel. Die leberzellschützenden Eigenschaften des enthaltenen Wirkstoffs Aucubin werden wissenschaftlich intensiv erforscht.

Wirkung: stärkt und harmonisiert die Funktionskreise Leber und Niere, stabilisiert das Jing, beru-higt den Fetus und beugt Fehlgeburten vor, stützt das Yang, bewegt das Xue, entspannt die Gebär-mutter, stärkt die Willenskraft, unterstützt den sanften Fluss von Qi und Xue, immunstimulierend, leberschützend

Indikation: drohender Abort, schwache Muskulatur, Impotenz, Kraftlosigkeit, Rückenschmerzen, Schwangerschaftsstörungen, Unfruchtbarkeit, Hypertonie

Zubereitung: Rinde in vielen chinesischen Rezepturen enthalten

Kontraindikation: Yin-Schwäche mit Hitzeentwicklung, Neigung zu Latexallergie

Walnuss: Juglans regia

Die Walnuss, von Griechen und Römern auch als »königliche Nuss« oder »Eichel des Jupiters« bezeichnet, stammt ursprünglich aus Persien. Die »welsche« Nuss galt seit alters her als Fruchtbar-keitssymbol und war bei den Germanen Fro (Freyr), dem Gott der fruchtbaren Ehe, geweiht. Sie ent-hält viel Selen, Eisen, Phosphor, Kalium, Magnesium, Phosphor, Vitamin E, B1 und C, Omega-3-sowie Omega-6-Fettsäuren und stellt ein wichtiges Stärkungsmittel des Funktionskreises Niere da.

Wirkung: stärkt das Nieren-Yang und -Jing, stoppt den Milchfluss, wundheilend, blutreinigend, konzentrationsfördernd

Indikation: Nierenschwäche, Diabetes, starke Menstruation, Haarausfall, eiternde Wunden

Zubereitung: reife Nüsse zum Essen, unreife grüne, geschnittene Früchte als Schnapsansatz, als Bach-Blütenessenz, Blätter äußerlich bei eitrigen Wunden, die Blütenknospen bei Haarausfall

Kontraindikation: Erhöht den Blutdruck, daher in der Schwangerschaft nur für Frauen geeignet, die nicht zu Hochdruck neigen.

Weide: Salix

Die ältesten Hinweise auf Weidenrindenzepturen stammen von Tontafeln aus Babylon. Die fieber-senkende Wirkung war bereits den Ägyptern, Indern und Kelten bekannt. Lange galt sie als Symbol für die Lebenskraft, da jedes Zweiglein – in die Erde gesteckt – neue Wurzeln schlägt. Im 19. Jahrhundert wurde dann der enthaltene Wirkstoff Salicin in Reinform hergestellt und 1897 in den chemischen Labors von Bayer Acetylsalicylsäure (ASS) synthetisiert und damit der Grundstein für das »Jahrhundertmedikament« Aspirin gelegt. Die Wirkung wird vermutlich über eine Hemmung der Prostaglandinsynthese vermittelt.

Wirkung: schmerzlindernd, fiebersenkend, antioxidativ, knorpelprotektiv, antirheumatisch, gerinnungshemmend, beruhigend, kühlend, entzündungshemmend, Oberflächen öffnend, Leber-*Qi* bewegend
Indikation: Fieber, Schmerzen, Regelschmerzen, Herz-Feuer, Rheuma, Kopfschmerzen, sexuelle Übererregbarkeit
Zubereitung: Rinde als Tee, Tinktur. Das natürliche Weidenrindenextrakt ist wesentlich bekömmlicher als das synthetische ASS.
Kontraindikation: *Xue*-Mangel, Blutungsneigung. Nicht bei Unverträglichkeiten auf Salicylsäure. In der Schwangerschaft und Stillzeit nur bei entsprechender Indikation.

Weihrauch: Boswellia carterii (Olibanum gummi)

Da dem Weihrauch eine die Macht des Todes bannende Wirkung zugesprochen wurde, verwendeten die Ägypter das körnige Harz des Weihrauchstrauches (»Schweiß der Götter«) für Mumifizierungen und Kulthandlungen. Antike Religionen räucherten ihre Altäre mit Weihrauch. Weihrauchduft durchzieht noch heute in der katholischen Liturgie die Kirchen. Die Weihrauchstraße, eine berühmte Handelsstraße des Orients, verdankt ihm ihren Namen.

Wissenschaftlich wurde in den letzten Jahren die schon in der Ayurvedamedizin genutzte entzündungshemmende Wirkung bei chronischen Darmentzündungen (Morbus Crohn, Colitis ulcerosa) erforscht und die Steigerung der Konzentrationsfähigkeit bestätigt. Die enthaltene Boswelliansäure wirkt im Versuchslabor antibiotisch, hemmt das Komplementsystem (Plasmaproteine, die das zelluläre Immunsystem bei der Infektabwehr ergänzen) und die Synthese der Leukotriene (Stoffe, die an entzündlichen und allergischen Körperreaktionen beteiligt sind).

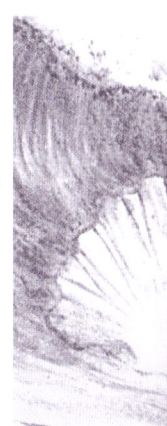

Wirkung: löst Blutstau auf der *Luo*-Ebene, bewegt *Qi*, vertieft die Atmung, konzentrationsfördernd, entzündungshemmend, abwehrstärkend, leitet Feuchtigkeit bei Wind aus, schmerzlösend, wundheilend, aktiviert die Meridiane
Indikation: Depressionen, Asthma, chronisch-entzündliche Darmerkrankungen, degenerativer Gelenkrheumatismus, Regelschmerzen, Schmerzen im Unterleib, Stase des *Xue*, Verletzungen
Zubereitung: das Harz in chinesischen Rezepturen, als Räucherwerk, als ätherisches Öl, in Kapseln als Fertigpräparat
Kontraindikation: Fehlender *Xue*-Stau, fehlende Hitze oder Feuchtigkeit. Einnahme in der Schwangerschaft verboten!

Wolfsbeere (Chinesische): Lycium chinense

Auch um die Entdeckung dieser in Tibet Goji genannten Beere rankt sich eine Legende. Eine Karawane traf auf eine junge Frau, die einen alten Mann schlug. Wie sich herausstellte, war es der Urgroßvater der bereits 300-jährigen Frau, der sich weigerte, Wolfsbeeren zu essen und deswegen anfing zu altern. Auch im modernen China werden sagenhafte Geschichten erzählt, z. B. vom über

200-jährigen Kräutergelehrten Li Qingyun, der das Geheimnis seines hohen Alters auf die Wolfsbeeren zurückführte, von denen er täglich 15 g zu sich nahm. In der Gegend Ningxia, wo die Wolfsbeere hauptsächlich angebaut wird, leben laut der chinesischen Volkszählung mehr über 100-Jährige als in allen anderen Regionen Chinas zusammen.

Chinesische Studien an Ratten ergaben eine immunstimulierende Wirkung, eine Produktionssteigerung der roten Blutkörperchen, eine Erhöhung von Interleukin-2 (IL-2) und T-Lymphozyten sowie eine fruchtbarkeitssteigernde und fruchtschützende Wirkung. Wolfsbeeren sind reich an essenziellen Aminosäuren, Vitaminen und Spurenelementen. Die Pflanze, auch Bocksdorn genannt, kann bei uns im Garten gedeihen.

Wirkung: bessert das Sehvermögen und klärt den Kopf, stärkt das Nieren- und Leber-*Yin*, tonisierend, stärkt das *Jing*, leberschützend, blutbildungsfördernd, antioxidativ, blutzuckersenkend
Indikation: Schwäche der Beine, unscharfes Sehen, Lichtempfindlichkeit, Schwerhörigkeit, schlechte Spermienqualität, Unfruchtbarkeit der Frau, Psoriasis, zur Krebsvorbeugung, Diabetes, Impotenz
Zubereitung: Rinde und Früchte als Tee, als Saft, Wein, Trockenfrüchte zum Kochen mit Reis und Fleisch
Kontraindikation: Fülle-Hitze und Feuchtigkeit, Schwäche der Mitte, Durchfallneigung. Vorsicht bei gleichzeitiger Einnahme von Gerinnungshemmern und blutzuckersenkenden Mitteln!

Yamswurzel: Dioscorea opposita

Die Knolle der Yamswurzel wurde schon in prähistorischer Zeit in Südostasien und Südamerika als Grundnahrungsmittel (Beiname Brotwurzel) angebaut. Von den Indianern wurde sie als Frauenheilmittel verwendet. Bis 1970 wurde aus ihr Diosgenin, der Grundstoff für die Anti-Baby-Pille und Kortison, gewonnen. Die Pflanze enthält Phytoprogesteron und bildet u. a. den »Rohstoff« für Utrogest.

Wirkung: *Qi* und *Yin* stützend, die Mitte kräftigend, entspannt glatte Muskulatur, entzündungshemmend
Indikation: Regelstörungen, Menstruationskrämpfe, Gelbkörperinsuffizienz, drohende Fehlgeburt, Rückenschmerzen, Diabetes, Durchfall, häufiges Wasserlassen, *Yin*-Mangel, Rheuma, zur Geburtsvorbereitung
Zubereitung: die frische Knolle kann wie Kartoffeln zubereitet werden; ferner als Tinktur, Pulver, Tee
Kontraindikation: Jede Form von Füllezuständen. Einige Forscher empfehlen übergewichtigen PCO-Frauen, Yamswurzel zu meiden, da durch den hohen Stärkegehalt der Glukosehaushalt weiter belastet und der Eisprung verzögert werden kann. In hohen Dosen kann der Genuss Übelkeit bereiten und zudem schwangerschaftsverhütend wirken.

Zimt: Cinnamomum cassia

Zimt war in der Antike bereits ein wertvolles und teures Gewürz. Ceylon, das Hauptanbaugebiet, erhielt von Händler auch den Beinamen »Zimtinsel«. Zimt wird in der Ayurveda-Medizin und der TCM sehr häufig verwendet. Wissenschaftliche Untersuchungen bestätigten bisher eine blutzuckersenkende Wirkung.

Wirkung: stützt das Nieren-*Yang*, zerstreut Kälte, wärmt, stützt das *Qi*, schmerzlindernd, pilztötend, wundheilend, verdauungsfördernd, fördert aktive Energien, blutdruck- und fiebersenkend

Indikation: Kälte und Schwäche unterhalb des Nabels, Blähungen, erhöhter Blutdruck, Fieber, Hexenschuss, schwache Beine, geringe Spermienaktivität, Durchblutungsstörungen, Atemnot und Erbrechen, Durchfall, Schwäche des *Chong mai* und des Konzeptionsgefäßes, Appetitverlust

Zubereitung: Zweige und Rinde als Tee, Rinde pulverisiert in Speisen, ätherisches Öl, in vielen chinesischen Rezepturen, Zimtrinde beim Dekokt zum Schluss nur kurz mitziehen lassen

Kontraindikation: Hitze und *Yin*-Mangel. Hohe Überdosierung kann zu Atemstörungen führen, das ätherische Öl kann allergische Hautreaktionen hervorrufen. Außer als Speisegewürz während der Schwangerschaft verboten!

Tabelle 18: Kräuter, die in der Schwangerschaft verboten sind

Folgende Kräuter sind in der Schwangerschaft verboten oder dürfen nur mit Vorsicht bzw. auf der Basis einer gezielten Verordnung des behandelnden Therapeuten eingenommen werden:

- **abtreibende oder fruchtschädigende Wirkung:** Wermut, Gartenraute, Rhabarber, Rainfarn, Sellerie, Immergrün, Jadebaum, Lorbeerblätter, Petersilie, Aloe vera, Thuja, Phytolacca, Kermesbeere, Seifenbohnendornen, Rüssellilienwurzel, Orientalischer Froschlöffel, Poria-Pilz, unreife Zitronenkerne, Schachtelhalm, Huflattich, Feuerkolbenwurzel
- **blutbewegende Wirkung:** Drachenblutbaum, Chinesische Engelwurz, Eisenkraut, Färberdistel, Ginkgo, Igelkolben, Japanholz, Kurkuma, Lärchensporn, Chinesischer Szechuan-Liebstöckel, Mariendistelsamen, Chinesisches Mutterkraut, Myrrhe, Nussgras, Ochsenkniewurzel, Pagodenbaumfrüchte, Rote Pfingstrosenwurzel, Pfirsichkerne, Rohrkolbenpollen, Safran, Salbeiwurzel, Spatholobus, Spitzwegerichkraut, Staudenknöterich, Strauchpaeonienwurzelrinde, Trompetenblumen, Vaccariaesamen, Weihrauch
- **abführende Wirkung:** Chinesische Rhabarberwurzel, Orientalischer Froschlöffel, Poria-Pilz
- **hormonelle Wechselwirkungen:** Falsches Einkorn, Johanniskraut, Mönchspfeffer, Blauer Hahnenfuß, Ginseng, Hopfenblüten, Hasenöhrl, Erdburzeldornfrüchte, Süßholz, Passionsblume
- **zu stark wärmende Wirkung:** Haselwurzwurzel, Zimt, Beifuß (*Artemisia annua*), getrockneter Ingwer, Eisenhut
- **gebärmutterstimulierende Wirkung** (die jedoch zur Geburtsvorbereitung genutzt werden kann): Berberitze, Trauben-Silberkerze, Frauenwurzel, Blutwurzel, Nelkenöl, Frauenmantel, Hirtentäschel, Wilde Yamswurzel, Himbeerblätter, Rebhuhnbeeren, Melisse, Schneeball

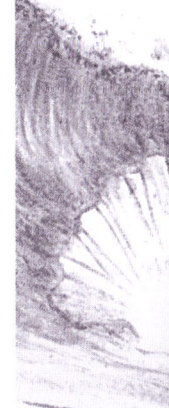

Chinesische Kräuterrezepturen

Klassische chinesische Rezepturen

Aifu nuangong wan (Pille, die die Gebärmutter wärmt mit Beifuß und Nussgraswurzel): Artemisiae argy folium, Rehmanniae praep. radix, Angelicae sinensis radix, Dipsaci asperi radix, Cinnamomi cassiae cortex, Paeoniae lactiflorae radix, Astragali membranacei radix, Cyperi rotundi rhizoma, Ligustici wallichii rhizoma, Evodiae fructus. Zerstreut Kälte aus der Gebärmutter, harmonisiert die Breite Torstraße und den Nebenfunktionskreis Uterus, bewegt und ergänzt das *Xue*. Bei Kältegefühlen und Schmerzen im Unterleib.

Bao Yin jian (Harmonie bewahrende Pille): Rehmanniae glutinosae radix, Dioscoreae radix, Paeoniae lactifloriae radix, Scutellariae baicalensis radix, Phellodendri cortex, Dipsaci radix, Glycyrrhizae radix. Kühlt das *Xue* und schützt das *Yin*. Bei Blutungen in der Frühschwangerschaft, mit Nervosität und starker Erregung.

Bazhen tang (Dekokt der acht Juwelen – aus dem 16. Jh.): Rehmanniae praep. radix, Angelicae sinensis radix, Paeoniae lactifloriae radix, Ginseng radix, Atractylodis macrocephalae rhizoma, Zingiberis rhizoma, Jujubae fructus, Glycyrrhizae radix, Poria. Ergänzt das *Xue* und das *Qi*, stützt das *Jing* und harmonisiert den *Chong mai*, das Meer des Blutes. Besonders nach Fehlgeburten zum Aufbauen.

Bazhen yimu tang (Acht-Schätze-Pille für die Mutter): Rehmanniae praep. radix, Ligustici sinensis rhizoma, Angelicae sinensis radix, Paeoniae lactifloriae radix, Ginseng radix, Atractylodis macrocephalae rhizoma, Poria, Leonuri herba, Glycyrrhizae radix. Bei *Xue*-Mangel mit leichter Stase des *Xue*, ruhelosem Fetus, geringem Appetit, Schwäche und Müdigkeit, Unfruchtbarkeit, irregulärer Periode.

Bushen guchong tang (Dekokt, das den Funktionskreis Niere stärkt und den *Chong mai* festigt): mit Dipsaci radix, Morindae radix, Eucommiae cortex, Cuscutae semen, Angelicae sinensis radix, Rehmanniae praep. radix, Lycii fructus, Codonopsitis radix, Atractylodis rhizoma, Jujubae fructus, Amomi xanthiodis fructus. Stabilisiert *Chong mai*. Bei habituellen Aborten.

Bushen shengjing wan (Pille zur Beschleunigung der Samen): Cuscutae semen, Epimedii herba, Curculiginis rhizoma, Mori fructus, Lycii fructus, Schisandrae fructus, Cinnamomi cortex, Cistanchis caulis, Rubi fructus. Diese Rezeptur zeigte in einer Studie am Anhui College für TCM in Hefei (China) eine regulierend Wirkung auf FSH, LH, Testosteron und Corticosteron (Chen u. Wen 1996).

Bushen yijing fang (Rezept zur Unterstützung der Nieren und des *Jing*s): Polygoni multiflori radix, Rehmanniae praep. radix, Lycii fructus, Dioscoreae rhizoma, Corni fructus, Cuscutae semen, Rubi fructus, Ligustici lucidii fructus, Paeoniae lactiflorae radix, Moutan cortex, Codonopsitis radix, Astragali radix, Epimedii herba, Cistanchis caulis, Morinda radix, Cynamorii herba, Salviae miltiorrhizae radix, Cornu parvum corni. Bei geringer Spermienmenge.

Buzhong yiqi tang (Dekokt, das die Energien der Mitte ergänzt und das *Qi* vermehrt): Astragali radix, Cimicifugae rhizoma, Citri reticulae pericarpium, Codonopsitis radix, Atractylodis rhizoma, Bupleuri radix, Angelicae sinensis radix, Glycyrrhizae radix. Das *Qi* der Mitte stützend, ergänzend und harmonisierend. Bei chronischer Müdigkeit, Gefühl des Nach-unten-Fallens der Gebärmutter, Durchfallneigung.

Cangfu daotan wan jian jian (PCO-Dekokt zum Schleimausleiten für die 1. Zyklushälfte): Atractylodis rhizoma, Cyperi rotundi rhizoma, Citri immaturi exsiccati fructus, Pinelliae tuber, Fritillariae thunbergiae bulbus, Arisaematis herba, Gleditsiae fructus, Aurantii immaturi fructus, Poria. Bei feuchtem Schleim, mit Amenorrhö oder seltener Blutung, Hirsutismus, Übergewicht, Druckgefühl auf dem Thorax, Schweregefühl in den Extremitäten, Übelkeit, Weißfluss.

Chaihu shugan san (Bupleurum-Pulver zum Lösen des Funktionskreises Leber – aus dem 17. Jh.): Bupleuri radix, Citri auranti fructus, Citri reticulatae pericarpium, Paeoniae lactiflorae radix, Glycyrrhizae radix, Ligustici wallichii rhizoma, Cyperi rotundi rhizoma. Um das *Qi* zu bewegen und zu regulieren, den Funktionskreis Leber zu harmonisieren, Schmerzen zu beseitigen und zu verteilen. Bei Schmerzen in der Brust und Flanken, Spannungsgefühlen in der Brust.

Cuhuang di tang (PCO-Dekokt für die 2. Zyklushälfte): Asini corii colla, Rehmanniae praep. radix, Angelicae sinensis radix, Cyperi rotundi rhizoma, Testudinis plastrum, Cassiae ramulus, Dipsaci asperi radix, Polygoni multiflori radix, Cuscutae semen. Stärkt das Nieren-*Yang*, baut *Xue* auf und bewegt das Qi.

Cupai luan tang (PCO-Dekokt für die 1. Zyklushälfte, um das *Yin* zu stärken): Salviae milthiorrhizae radix, Paeoniae lactiflorae radix, Lycopi herba, Rehmanniae praep. radix, Cyperi rotundi rhizoma, Lycii fructus et cortex, Carthami flos, Coicis semen. Leber-*Qi* lösend, Schleim ausleitend und *Xue* bewegend.

Cuye hua tang (Dekokt, das die Verflüssigung fördert – aus dem Henan-Provinz-Hospital, China): Dioscoreae rhizoma, Acori rhizoma, Plantaginis semen, Poria, Phellodendri cortex, Gentianae radix, Smilacis glabrae rhizoma, Scutellariae radix, Sophorae flavescentis radix, Paeoniae rubrae radix, Imperatae rhizoma, Leonuri herba, Rubiae cordifoliae radix, Linderae radix, Alpiniae Oxyphyllae fructus. Bei fehlender Verflüssigungszeit des Ejakulats aufgrund von feuchter Hitze, bei Mangel im Funktionskreis Niere und Ansammlung von trübem Schleim.

Danzhi xiaoyao san (Pulver der Heiterkeit des Dan Zhi): Angelicae sinensis radix, Paeoniae lactiflorae radix, Atractylodis macrocephalae rhizoma, Bupleuri radix, Moutan cortex, Gardeniae jasminoidis fructus, Glycyrrhizae radix, Corni fructus, Menthae herba, Zingiberis rhizoma. Bei Qi-Stagnation und Hitze im Funktionskreis Leber.

Er mioa san (Pille der zwei Wunder): Atractylodis macrocephalae rhizoma, Phellodendri cortex, Dioscoreae rhizoma, Plantaginis semen, Poria, Alismatis rhizoma, Coicis semen, Polyporus. Klärt Hitze, eliminiert Feuchtigkeit, Schweregefühle, Schwellungen, Taubheitsgefühle in der Muskulatur.

Fuke zhongzi wan (Pille zum Einsetzen des Samens): Leonuri herba, Angelicae sinensis radix, Paeoniae lactifloris radix, Ligustici wallichi rhizoma, Rehmanniae praep. radix, Eucommiae cortex, Cyperi rotundi rhizoma, Dipsaci radix, Artemisiae argyie herba, Scutellariae baicalensis radix, Asini corii colla. Bewegt *Qi* und *Xue* im Unteren Erwärmer, nährt das *Xue*.

Fu liu wan (Pille von You-wei Chu): Rhei rhizoma, Persicae semen, Angelicae sinenis radix, Salviae miltiorrhizae radix, Sparganii rhizoma, Pseudoginseng radix, Curcumae zedoariae rhizoma. Diese Rezeptur aus einer alten chinesischen Ärztefamilie bewegt das *Xue*, leitet Hitze aus. Bei starken Schmerzen vor und bei Beginn der Regel, sehr starker Regel und Verstopfung.

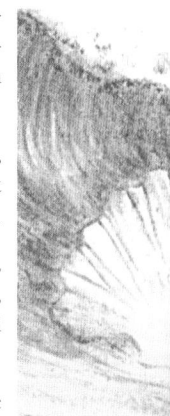

Gexia zhuyu tang (Dekokt, das die *Xue*-Stasen unterhalb des Diaphragmas eliminiert): Gentianae macrocephyllae radix, Notoperygii rhizoma, Angelicae sinensis radix, Ligustici wallichii radix, Persicae semen, Carthami flos, Myrrhae, Cyperi rotundi, Cythulae radix, Glycyrrhizae radix, Moutan cortex, Trogopterori faeces, Linderae radix. Bewegt das *Xue* und das *Qi*, zerstreut *Xue*-Stasen. Bei fixierten, krampfartigen Schmerzen im Unterbauch mit wenig klumpigem Regelblut, tastbaren Massen (Myome), langwierigem chronischen Durchfall.

Guben zhibeng tang (Dekokt, das die Wurzel stärkt und Blutungen stoppt): Rehmanniae praep. radix, Atractylodis macrocephalae rhizoma, Ginseng radix, Astragali membranacei radix, Angelicae sinensis radix, Zingiberis rhizoma. Stärkt das *Xue*, mehrt *Qi*, wärmt, stoppt Blutungen. Bei wässrig-blassem Blut, blassem Gesicht, Gesichtsödemen, Benommenheit, Müdigkeit.

Guipi tang (in den Funktionskreis Milz einfließendes Dekokt – aus dem 13. Jh.): Glycyrrhizae radix, Codonopsitis radix, Atractylodis macrocephalae rhizoma, Polygalae radix, Poria, Jujubae fructus, Astragali radix, Euphorbae longanae arillus, Zingiberis viridis rhizoma, Inulae radix, Angelicae sinensis radix, Ziziphi spinosae semen. Stützt das *Qi*, harmonisiert die Mitte, ergänzt *Xue* und stützt den Funktionskreis Herz. Bei Müdigkeit, Vergesslichkeit.

Guishao dihuang tang (Dekokt): Angelicae sinensis radix, Paeoniae lactiflorae radix, Rehmanniae praep. radix, Dioscoreae radix, Corni fructus, Poria, Moutan cortex, Alismatis rhizoma. Nach der Regelblutung zum Aufbau des Nieren-*Yin*, zur Förderung der Eireifung.

Guishen wan: (Pille zur Wiederherstellung der Niere): Cuscutae semen, Eucommiae cortex, Lycii fructus, Corni fructus, Angelicae sinensis radix, Rehmanniae praep. radix, Dioscoreae rhizoma, Poria, Polygoni multiflori radix, Milletiae caulis. Wenn das Nieren-*Qi* den *Chong mai* nicht festigen kann und zu frühen Periodenblutungen führt.

Guizhi fuling wan (Pille mit Zimt und Poria – aus dem 3. Jh.): Cassiae ramuli, Poria, Moutan cortex, Persicae semen, Paeoniae rubrae radix. Bei feuchter Kälte und Blutstau im unteren Unterbauch, bewegt das *Xue*, z. B. bei chronischen Entzündungen, Schmerzen im Unterleib, die sich durch Druck verschlechtern, Krampfadern am Hoden.

Gujin jian (das *Yin* festigendes Dekokt): Ginseng radix, Polygalae radix, Glycyrrhizae radix, Rehmanniae praep. radix, Dioscorae rhizoma, Cuscutae semen, Schisandrae fructus. Bei verfrühter Menstruation, Schmerzen im unteren Rücken, ungeformtem Stuhl.

Gujing tang (Dekokt bei vorzeitiger Ejakulation): Coicis semen, Armeniacae semen, Amoni fructus, Schisandrae fructus,Talcum, Euryalis semen, Lophateri gracilis herba, Cistanchis caulis, Bupleuri radix, Arisaematis herba, Scrophulariae radix. Bei Nieren-*Yang*-Mangel, vorzeitigem Samenerguss. Leber *Qi*-Depression und Feuchtigkeit im Unteren Erwärmer.

Gujing wan (Pille für eine gefestigte Menstruation – aus dem 13. Jh.): Paeoniae rubrae radix, Testudinis plastrum, Scutellariae radix, Phellodendri cortex, Cyperi rotundi rhizoma, Ailanthi cortex. Harmonisiert die Breite Torstraße, das Konzeptionsgefäß und den Nebenfunktionskreis Uterus, stillt verlängerte Tröpfelblutungen aus der Gebärmutter, kühlt Hitze und ergänzt das *Yin*.

Huaxue tiaojing tang (PCO-Dekokt für die 1. Zyklusphase): Gleditsiae fructus, Rehmanniae praep. radix, Paeoniae rubrae radix, Paeoniae lactiflorae radix, Bupleuri radix, Curcumae rhizoma, Ecliptae herba, Polygoni multiflori radix, Poria, Crataegi fructus, Gentianae macrophyllae radix, Lycii radix et cortex, Angelicae sinensis radix. Bei *Xue*-Mangel und *Yin*-Mangel, *Qi*-Stau.

Jiawei xiaoyao san (erweitertes Pulver des ungebundenen Umherwanderns): Angelicae sinensis radix, Bupleuri radix, Gardeniae fructus, Poria, Paeoniae lactiflorae radix, Moutan cortex, Atractylodis macrocephalae radix. Befreit das Leber-*Qi*, stärkt das Milz-*Qi*, klärt innere Hitze. Bei innerer Gereiztheit, Nachtschweiß, trockenem Mund, roten Augen, schmerzhafter Regelblutung, erschwertem Wasserlassen.

Jisheng shenqi wan (Pille für das Nieren-*Qi*): Achyrantis bidentatae radix, Plantaginis semen, Aconitii lateralis praep. radix, Cinnamomi cassiae cortex, Rehmanniae praep. radix, Dioscoreae oppositae rhizoma, Corni fructus, Poria alba, Alismatis rhizoma, Moutan cortex. Wärmt das Nieren-*Yang*. Bei Abneigung gegen Kälte, Ödemen, Unfruchtbarkeit bei Männern.

Kai yu zhong yu tang (Stauungen öffnendes und Jade einpflanzendes Dekokt): Angelicae sinensis radix, Cyperi rotundi rhizoma, Paeoniae lactiflorae radix, Atractylodis macrocephalae rhizoma, Trichosantis radix, Moutan cortex, Poria. Löst Leber-*Qi* Stau. Bei Depressionen, Druckgefühl in der Brust, Reizbarkeit, Unfruchtbarkeit.

Liangdi tang (Dekokt mit zwei Di): Rehmanniae praep. radix, Scrophulariae radix, Ophiopogonis tuber, Paeoniae lactiflorae radix, Lycii radix et cortex, Asini corii colla. Bei Leere-Hitze mit früher hellroter Blutung, auch Zwischenblutung.

Liu jun zi tang jia (Fruchtbare-Erde-Dekokt): Codonopsitis radix, Atractylodis macrocephalae rhizoma, Poria, Citri reticulae pericarpium, Pinelliae rhizoma, Glycyrrhizae praep. radix, Angelicae sinensis radix, Paeoniae lactifloriae radix, Arisaematis rhizoma. Stärkt die Mitte, eliminiert Nässe und wandelt Schleim um. Bei starken Blutungen, Übergewicht, starkem Ausfluss.

Liuwei dihuang wan (Pille mit sechs Geschmacksrichtungen – aus dem 12. Jh.): Rehmanniae praep. radix, Dioscoreae rhizoma, Alismatis rhizoma, Moutan cortex, Poria, Corni fructus, oft auch mit Zugabe von Paeoniae lactiflorae radix und Angelicae sinensis radix. Stützt und stärkt das *Yin* und *Xue*, stützt den Funktionskreis Niere und das *Jing*.

Longdan xiegan tang (Enzian-Dekokt zur Zerstreuung des Funktionskreises Leber – aus dem 17. Jh.): Gentianae radix, Gardeniae fructus, Scutellariae radix, Bupleuri radix, Angelicae sinensis radix, Rehmanniae viride radix, Alismatis rhizoma, Plantaginis semen, Clematis armandi caulis, Glycyrrhizae radix. Kühlt Hitze, leitet Feuchtigkeit aus, harmonisiert den Funktionskreis Leber. Bei Gallenbeschwerden, juckenden Entzündungen im Genitalbereich.

Maiwei dijhuang tang (Rehmannia-Dekokt): Ophiopogonis tuber, Schisandrae fructus, Rehmanniae praep. radix, Dioscoreae rhizoma, Corni fructus, Alismatis rhizoma, Poria alba, Moutan cortex. Ergänzt die Säfte, stützt das *Yin* und das *Jing*. Bei Keuchatmung.

Qibao meiran dan (Pille der sieben Kostbarkeiten für einen schönen Bart): Polygoni multiflori radix, Angelicae sinensis radix, Cuscutae semen, Lycii fructus, Achyrantis bidentatae radix, Psoraleae semen, Poria. Ergänzt das *Xue*, stützt das *Jing*, für Haut und Bewegungsapparat. Vorsicht bei Leere der Mitte.

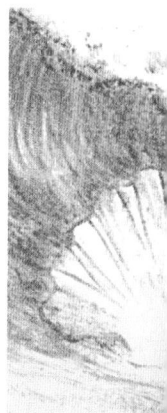

Qiju dihuang wan (Pille): Lycii frucuts, Chrysanthemi flos, Rehmanniae praep. radix, Alismatis rhizoma, Moutan cortex, Dioscoreae radix, Poria. Verbessert die Sehschärfe. Bei trockenen Augen, Fehlgeburten in den ersten 3 Monaten.

Qing jing san (Pulver, das die Menses klärt – von Fu Qing Zhu): Moutan cortex, Lycii radix, Paeonnia lactifloris radix, Artemisiae annuae seu Apiaceae herba, Poria, Phellodendri cortex, Rehmanniae viride radix. Bei vorzeitigen Regelblutungen.

Qingre tiaoxue tang: (Dekokt zum Beseitigen von Hitze und zum Regulieren des *Xue*): Moutan cortex, Rehmanniae praep. radix, Coptidis rhizoma, Angelicae sinensis radix, Paeoniae lactiflorae radix, Ligustici wallichii rhizoma, Carthami flos, Persicae semen, Curcumae rhizoma, Cyperi rotundi rhizoma, Corydalis rhizoma. Klärt Hitze, Nässe und löst *Xue*- und *Qi*-Stagnationen auf.

Qiyang yuxin dan: Ziziphi spinosae semen, Poria, Paeoniae lactiflorae radix, Cuscutae semen, Massa medicata fermentata, Bupleuri radix, Angelicae sinensis radix, Atractylodis macrocephalae rhizoma. Ginseng radix, Polygalae radix, Acori graminei radix, Citri reticulatae pericarpium, Amoni fructus, Glycyrrhizae radix. Stützt den Funktionskreis Herz, Niere und Gallenblase. Bei Impotenz.

Sairei-to (TJ-114): Pinelliae tuber, Alismatis rhizoma, Scutellariae radix, Ginseng radix, Poria, Polyporus, Atractylodis lanceae rhizoma, Jujubae fructus, Glycyrrhizae radix, Cinnamomi cortex, Zingiberis rhizoma. In mehreren japanischen Studien konnte ein Effekt dieser Kombination bei Autoimmunprozessen nachgewiesen werden, bei der Ovulationsinduktion (Anregung des Eisprungs) bei PCO sowie im Tierversuch bei irreversibler Nierensklerose (Sakai et al. 1999, Fujii et al. 2000, Li et al. 2003).

Shaofu zhuyu Tang (Dekokt, das *Xue*-Stasen im unteren Abdomen austreibt): Angelicae sinensis radix, Ligustici wallichii rhizoma, Paeoniae rubrae radix, Corydalis rhizoma, Trogopterori faeces, Myrrha, Typhae pollen, Foeniculi vulgari fructus, Cinnamomi cortex, Zingiberis viridis rhizoma. Ein Rezept für Fülle-Kälte im Uterus, das häufig auch bei Endometriose verschrieben wird. Es löst Blutstauungen im Unterleib und hilft bei starken Blutungen mit großen dunklen Blutklumpen und starken Unterleibsschmerzen, die sich auf Wärme bessern. Vorsicht bei Blutungsneigungen oder blutverdünnenden Medikamenten (z. B. Heparin), nicht in der Schwangerschaft anwenden.

Shen jiu tang (Dekokt mit 9 Zutaten des Meisters Sheng): Cinnamomi cortex, Rhemanniae praep. radix, Sinapis albae semen, Zingiberis rhizoma, Curculiginis rhizoma, Epimedii herba, Angelicae sinensis radix, Morindae radix. Wärmt das Nieren-*Yang*, nährt das *Xue*. Bei stark ausgeprägtem PCO mit Amenorrhö, Hirsutismus.

Shengjing tang (Dekokt, das den Samen hervorbringt): mit Atractylodis macrocephalae rhizoma, Cuscutae semen, Epimedii herba, Lycii fructus, Rehmanniae praep. radix, Astragali radix, Rubi fructus, Angelicae sinensis radix, Codonopsitis radix, Dipsaci radix, Plantaginis semen, Glycyrrhizae radix, Schisandrae fructus, Paeoniae rubrae radix. Bei niedriger Spermienzahl, missgebildeten Spermien, geringer Motilität der Spermien.

Shengjing zhongzi tang: Lycii fructus, Schisandrae fructus, Cuscutae semen, Mori fructus, Rubi fructus, Plantaginis semen, Astragali radix, Angelicae sinensis radix, Polygoni multiflori radix, Epimedii radix, Dipsaci radix. Bei *Jing*-Mangel. Nährt und bewegt das *Xue*. Diese Rezeptur wurde in China in einigen Studien auf die Wirksamkeit bei männlicher Unfruchtbarkeit erfolgreich untersucht.

Shengyu tang (Dekokt mit der Heilkraft eines Weisen): Ginseng radix, Astragali radix, Angelicae sinensis radix, Ligustici wallichi rhizoma, Paeoniae lactiflorae radix, Rehmanniae praep. radix. Bei Mangel von *Xue* und *Qi* sowie Stase des *Xue*, bei Schmerzen, bei schwacher, blasser Blutung.

Shenling baizhu san (Pulver): Ginseng radix, Atractylodis macrocephalae rhizoma und Poria alba, Glycyrrhizae radix, Dioscoreae rhizoma, Nelumbinis semen, Dolchoris semen, Amoni fructus, Platycodi radix. Stützt und ergänzt die Mitte, leitet Feuchtigkeit aus und hebt das *Qi* an. Bei chronischer Diarrhö, Gewebeschwäche, Appetitlosigkeit.

Shou taiwan jiajia (Pille für ein langes Leben des Fetus): Cuscutae semen, Codonopsitis radix, Dipsaci radix, Loranthi ramuli, Atractylodis macrocephalae rhizoma, Asini corii colla, Eucommiae cortex, Glycyrrhizae radix, Loti foliae. Stärkt den Funktionskreis Niere. Bei habituellen Aborten, geringem blassroten Blutfluss aus der Gebärmutter, Rückenschmerzen.

Si junzi tang (Vier-Edelleute-Dekokt): Ginseng radix, Atractylodis rhizoma, Poria, Glycyrrhizae radix. Stärkt und harmonisiert den Funktionskreis der Mitte. Bei blassem Gesicht, leiser Stimme, Müdigkeit, Appetitverlust.

Siwu tang (Dekokt mit vier Bestandteilen): Paeoniae lactiflorae radix, Rehmanniae praep. radix, Angelicae sinensis radix, Ligustici wallichii rhizoma. Bewegt und ergänzt das *Xue*, harmonisiert den Funktionskreis Leber, beseitigt Schmerzen. Ein gynäkologisches Grundrezept, dem je nach Bedarf weitere Kräuter zugemischt werden.

Taohong siwu tang (Dekokt der vier Bestandteile): Persicae semen und Carthami tinctori flos), Ligustici wallichii rhizoma, Angelicae sinensis radix, Paeoniae lactiflorae radix, Rehmanniae praep. radix. Bewegt und ergänzt das *Xue*. Bei verkürztem Menstruationszyklus mit starken Blutungen und dunklen Klumpen, Obstipation, Kopfschmerzen.

Tianwang buxin dan (Pille des himmlischen Kaisers zur Stützung des Funktionskreises Herz): Scrophulariae radix, Rehmanniae viride radix, Ophiopogonis radix, Asparagi radix, Polygonati rhizoma, Panacis quinquefolii radix, Poria, Schisandrae fructus, Angelicae sinensis radix, Salviae miltiorrhizae radix, Biotae semen, Ziziphi spinosae semen, Polygalae radix, Platycodi radix, Gentianae macrophyllae radix, Lycii cortex et fructus, Moutan cortex. Beruhigt und gleicht aus, stützt das *Yin*, *Xue* und *Qi*, kühlt Hitze und kanalisiert Schleim. Bei Nachtschweiß, Hitzegefühl am Abend, Agitiertheit, Depressionen, Müdigkeit.

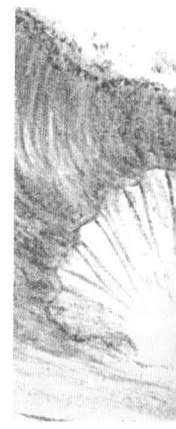

Tongguan tang (Dekokt zum Freimachen der Eileiter): Angelicae sinensis radix, Rehmanniae praep. radix, Paeoniae rubrae radix, Paeoniae lactiflorae radix, Ligustici wallichii rhizoma, Persicae semen, Coicis semen, Carthami flos, Sepiae os, Rubiae radix, Cyperi rhizoma, Liquidambaris fructus, Acori rhizoma, Gleditsiae fructus, Patriniae fructus, Sargentodoxae caulis.

Tongguan tang II (Dekokt zum Freimachen der Eileiter): Rehmanniae praep. radix, Angelicae sinensis radix, Paeoniae rubrae radix, Ligustici wallichii rhizoma, Carthami flos, Cuscutae semen, Epimedii herba, Cistanchis herba, Cornu cervi degelatinatum, Cyperi rotundi rhizoma, Patriniae herba.

Wendan tang (die Gallenblase wärmendes Dekokt): Pinelliae tuber, Citri immaturati frucuts, Aurantii immaturati pericarpium, Poria, Glycyrrhizae radix, Aurantii fructus, Bambusae in taeniam caulis,

Magnoliae cortex, Zingiberis rhizoma. *Qi* regulierend, Mitte harmonisierend. Bei Schwindel, Ängstlichkeit, Spannungsgefühl in der Brust.

Wenjing tang (Dekokt zur Erwärmung der Menstruation): Angelicae sinensis radix, Ligustici wallichii radix, Paeoniae lactiflorae radix, Curcumae rhizoma, Zedoariae rhizoma, Panax Ginseng radix, Achyranthis bidentatae radix, Cinnamomi cortex, Moutan radix cortex, Glygyrrhizae praep. radix. Bei Hitze und Trockenheit im Oberen Erwärmer, Mitte-Mangel mit Feuchtigkeit und Stase des *Xue* durch Kälte im Unteren Erwärmer. Wärmt den *Chong mai* und das Konzeptionsgefäß. Klassisches Rezept mit erstmaliger Erwähnung im 2. Jh. für Mangel-Kälte oder *Jing*-Mangel im Uterus, aus der »vollständigen Sammlung wirksamer Rezepte für Frauen« von Cheng Ziming aus der Song-Dynastie (960–1276 n. Chr.).

Wenyang huayu tang (Rezeptur zum Wärmen des *Yangs* und Umwandeln von Stasen): Cassiae ramuli, Carthami tinctori flos, Angelicae sinensis radix, Ligustici wallichii radix, Achyranthis radix, Epimedii herba, Rehmanniae praep. radix, Aconiti praep. radix, Milletiae caulis. Stark erwärmend, das Nieren-*Yin* aufbauend. Nur kurz vor dem Eisprung zur Anregung des Eisprungs und in der 2. Zyklushälfte; in der 1. Hälfte zu sehr trocknend.

Wuzi Yanzong Wan: Cuscutae semen, Plantaginis semen, Lycii fructus, Rubi fructus, Schisandrae fructus. Stärkt den Funktionskreis Niere und das *Jing*, leicht adstringierend. Bei Bettnässen, häufigem Wasserlassen, verringerter Spermienzahl, nächtlichem Samenerguss.

Xiangkang tang (Dekokt, das die Antikörper beseitigt): Ligustri lucidi fructus, Ecliptae herba, Rehmanniae radix, Scrophulariae radix, Taraxaci herba, Lonicerae flos, Bupleuri radix, Polygoni cuspidati rhizoma, Salviae milthiorrhizae radix, Paeoniae rubrae radix, Manitis Squama, Vaccariae semen, Notoginseng radix, Typhae pollen, Codonopsis radix. Diese Rezeptur aus dem Hainan-Provinz-Hospital in China wurde speziell für antispermale Antikörper entwickelt.

Xiaoyao san (Pulver der heiteren Ungebundenheit): Bupleuri radix, Angelicae sinensis radix, Paeoniae lactiflorae radix, Atractylodis macrocephalae rhizoma, Poria alba, Glycyrrhizae uralensis radix, Zingiberis rhizoma, Mentae herba. Eine klassische Kräuterkombination, die es in Tablettenform gibt, wird bei *Qi*-Stau mit *Xue*-Mangel häufig verschrieben. Stärkt und harmonisiert den Funktionskreis Leber. Verschiedene Abwandlungen dieses Rezepts aus dem 12. Jahrhundert werden unter Beifügung kühlender Kräuter auch bei feuchter Hitze verordnet, z. B. beim Prämenstruellen Syndrom.

Xiaoyao san + siwutang + jinglingzisan (Dysmenorrhö-Dekokt vom Fülle-Typ): Olibanum resina, Myrrhae resina, Inulae racemosae radix, Poria, Bupleuri radix, Toosendan fructus, Corydalis tuber, Rehmanniae viride radix, Rehmanniae praep. radix, Ligustici wallichii rhizoma, Angelicae sinensis radix. Bei heftigsten Schmerzen.

Xiaoyao san + shenyu tang + Jiajian (Dysmenorrhö-Pille vom Leere-Typ): Bupleuri radix, Atractylodis macrocephalae rhizoma, Poria, Angelicae sinensis radix, Paeoniae lactiflorae radix, Codonopsitis radix, Astragali radix, Rehmanniae praep. radix, Ligustici wallichii rhizome.

Xuanyu tongjing tang (Dekokt, das Stagnationen zerstreut und in die Menses eindringt): Bupleuri radix, Angelicae sinensis radix, Paeoniae lactiflorae radix, Moutan cortex, Gardeniae jasminoidis fructus, Cyperi rotundi radix, Curcumae rhizoma, Scutellariae herba, Glycyrrhizae radix. Löst

Qi-Stau mit Hitze des Funktionskreises Leber, löst das Leber-Qi mit dunklem Menstruationsblut und starken Schmerzen.

Xuefu zhuyu tang (Stasen aus der Versammlungshalle des *Xue* vertreibendes Dekokt): Persicae semen, Carthami flos, Angelicae sinensis radix, Ligustici wallichii radix, Paeoniae rubrae radix, Achyrantis radix, Bupleuri radix, Platycodi radix, Citri aurantii fructus, Rehmanniae viride rhizoma, Glycyrrhizae radix. Bewegt und reguliert das *Xue*, löst Stasen des *Xue* und *Qi* auf, harmonisiert und stützt den Funktionskreis Leber. Bei Schmerzen im Brustraum, Herzklopfen, Schlaflosigkeit.

Yangxue tianjing tang (Dekokt zur Förderung von *Yang* und *Xue* und dem Himmlischen *Jing*): Lycii fructus, Corni fructus, Cuscutae semen, Poria, Lilii bulbus, Polygoni multiflori radix, Polygalae tenuifoliae radix, Paeoniae rubrae radix, Lycopi lucidi herba, Citri aurantii fructus, Plantaginis semen, Coptidis rhizoma, Polygonati rhizoma.

Yougui wan (die rechte Niere herstellende Pille): Rehmanniae praep. radix, Dioscoreae oppositae rhizoma, Corni officinalis fructus, Cuscutae semen, Cornu cervi parvum, Eucommiae cortex, Aconiti praep. radix, Cinnamomi cortex, Lycii fructus. Bei Impotenz, Kälteintoleranz, ungeformtem Stuhl.

Yu lin zhu (Fruchtbarkeitsperlen): Codonopsitis radix, Atractylodis macrocephalae rhizoma, Poria, Glycyrrhizae radix, Angelicae sinensis radix, Paeoniae lactiflorae radix, Ligustici wallichii rhizoma, Rehmanniae praep. radix, Cuscutae semen, Eucommiae cortex, Cornu cervi parvum. Stärkt das Nieren-*Yang* und baut das *Xue* auf.

Yushi wenbu fang (PCO-Dekokt nach Meister Yu): Polygonati rhizoma, Rhemannia praep. rhizoma, Epimedii herba, Psoraleae semen, Gleditsiae fructus, Coicis semen, Fritillariae thunbergeris bulbus. Die Rezeptur nährt und wärmt. Bei fehlendem Eisprung, bei PCO.

Zanyu dan (besondere Pille, um die Fruchtbarkeit zu fördern): Aconiti praep. radix, Cinnamomi cortex, Morindae cortex, Epimedii herba, Alli tuberosi bulbus, Curculiginis rhizoma, Eucommiae cortex, Rhemanniae praep. radix, Angelicae sinensis radix, Lycii fructus, Atractylodis macrocephalae rhizoma, Cuscutae semen, Cnidii semen. Bei Teilnahmslosigkeit, Schmerzen im unteren Rücken, Unfruchtbarkeit, Impotenz.

Zhibai dihuang wan (Pille): Phellodendri cortex, Annemarrhenae rhizome, Rehmanniae viride rhizome, Dioscoreae rhizoma, Paeoniae lactiflorae radix, Alismatis rhizoma, Poria alba, Corni fructus. Stützt das *Jing* und *Yin*. Bei Leere-Hitze und Feuchtigkeit mit Nachtschweiß, Rückenschmerzen, Trockenheit, lockeren Zähnen.

Zhuyu zhixue tang (Stasen beseitigendes, Blutungen stoppendes Dekokt): Rehmanniae praep. radix, Angelicae sinensis radix, Moutan cortex, Rhei rhizoma, Persicae semen, Aurantii semen, Paeoniae rubrae radix, Testudinis plastrum. Bei Zwischenblutungen mit starken Schmerzen aufgrund von *Xue*-Stau und Verstopfung.

Zuogui wan (die linke Niere herstellende Pille): Rehmanniae praep. radix, Dioscoreae oppositae rhizoma, Corni fructus, Testudinis carapax, Lycii fructus, Cuscutae semen, Achyrantis ledentatae radix. Nährt Leber- und Nieren-*Yin* und -*Jing*. Bei Nachtschweiß, Rückenschmerzen, dünnem Körper.

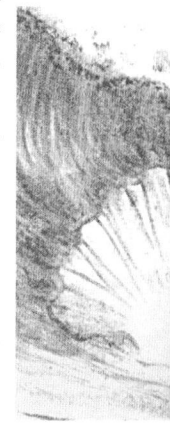

Rezepturen von Giovanni Maciocia

Die nachfolgenden Mischungen sind auch in Tablettenform erhältlich.

Calm the Shen: Ginseng radix, Astragali radix, Atractylodis macrocephalae rhizoma, Angelicae sinensis radix, Poria, Ziziphi spinosae semen, Arillus longan, Polygalae radix, Aucklandiae radix, Glycyrrhizae radix, Jujubae fructus, Biotae semen, Albiziae cortex, Acori rhizoma, Lilii bulbus. Eine Abwandlung von *Guipi tang* bei Mangel im Funktionskreis Herz und Milz, Herzklopfen, schlechtem Gedächtnis, Müdigkeit, Schwächegefühl, Appetitmangel.

Clear Empty Heat & Cool the Menses: Rehmanniae radix, Paeoniae alba radix, Discoreae rhizoma, Scutellariae radix, Phellodendri cortex, Dipsaci radix, Ecliptae herba, Artemisiae annuae herba, Sanguisorbae radix, Rubiae radix, Anemarrhenae rhizoma, Nelumbinis nodus rhizomatis, Lycii chinensis fructus, Polygonati rhizoma, Schisandrae fructus, Agrimoniae herba, Biotae cacumen, Glycyrrhizae uralensis radix, Moutan cortex, Corni fructus. Bei Leere-Hitze, kühlt das *Xue*, nährt das *Yin*, stoppt Blutungen bei starken Blutungen mit Trockenheit, Nachtschweiß, Unruhe.

Clear the Moon: Pinelliae praep. rhizoma, Poria, Citri reticulatae pericarpium, Bambusae in taeniam caulis, Aurantii immaturus fructus, Trichosanthis fructus, Glycyrrhizae uralensis praep. radix, Jujubae fructus, Citri reticulatae viride pericarpium, Aucklandiae radix, Cyperi rhizoma, Albiziae cortex, Curcumae radix, Polygalae radix, Acori tatarinowii rhizoma, Salviae miltiorrhizae radix, Tetrapanacis medulla, Ziziphi spinosae semen, Taraxaci herba, Prunellae spica, Lilii bulbus. Bricht Schleim auf, beruhigt den Funktionskreis Leber und den Geist. Bei prämenstrueller Reizbarkeit, Weinen, Ruhelosigkeit, Druckgefühl auf der Brust.

Clear the Palace: Pinelliae praep. rhizoma, Atractylodis rhizoma, Citri reticulatae pericarpium, Poria, Cyperi rhizoma, Massa medicata fermentata, Ligustici wallichii rhizoma, Cuscutae semen, Atractylodis macrocephalae rhizoma, Glycyrrhizae radix, Lycopi herba, Liquidambaris fructus, Phellodendri cortex, Cyathulae radix, Coicis semen, Acori tatarinowii rhizoma. Löst Nässe und Schleim im Genitalbereich und Uterus. Bei PCO, Unterleibsinfektionen in der Vorgeschichte, unregelmäßigen Blutungen, Schweregefühl, fettiger Haut.

Cool the Menses: Gardeniae fructus, Scutellariae radix, Phellodendri cortex, Rehmanniae radix, Moutan cortex, Sanguisorbae radix, Agrimoniae herba, Biotae cacumen, Ailanthi cortex, Polygonati rhizoma, Paeoniae alba radix, Rubiae radix, Typhae pollen, Angelicae sinensis radix, Gentianae radix, Dipsaci radix. Kühlt das *Xue*, stoppt starke Blutungen, beruhigt. Bei Hitzegefühl und Unruhe, Hautrötungen, oft wird die Haut am Nacken und Hals rot beim Sprechen.

Drain Fire: Gentianae radix, Scutellariae radix, Gardeniae fructus, Alismatis rhizoma, Plantaginis semen, Rehmanniae radix, Angelicae sinensis radix, Bupleuri radix, Glycyrrhizae uralensis radix, Ziziphi spinosae semen, Polygalae radix, Chrysanthemi flos, Uncariae cum uncis ramulus, Nelumbinis nuciferae plumula. Bei Hitze im Funktionskreis Leber mit Kopfschmerzen, Wutausbrüchen, Verstopfung, starken Blutungen, Entzündungen im Unterleib.

Drain the Jade Valley: Dioscoreae hypoglaucae rhizoma, Coicis semen, Phellodendri cortex, Poria, Moutan cortex, Sophorae flavescentis radix, Astragali radix, Cnidii fructus, Acori tatarinowii rhizoma, Atractylodis macrocephalae rhizoma, Cuscutae semen, Angelicae dahuricae radix, Glycyrrhizae uralensis radix, Discoreae plantaginis semen rhizoma, Atractylodis rhizoma, Cyathulae radix. Bei mittzyklischen Schmerzen, Juckreiz in der Scheide und am Darm, Pilzinfektionen, nach unten drückendem Gefühl, fettiger Haut.

Free Flow: Mentae herba, Bupleuri radix, Atractylodis macrocephalae rhizoma, Poria, Angelicae sinensis radix, Paeoniae alba radix, Glycyrrhizae radix, Cyperi rhizoma, Corydalis tuber, Leonuri herba, Moutan cortex, Gardenia fructus, Lycii fructus. Beruhigt den Funktionskreis Leber, bewegt das Qi, nährt Leberblut und lindert Schmerzen. Bei Spannungsgefühlen, krampfhaften Regelschmerzen.

Freeing Constraint: Cyperi rhizoma, Ligustici wallichii rhizoma, Atractylodis rhizoma, Gardeniae fructus, Massa medicata fermentata, Albiziae cortex, Acori tatarinowii rhizoma, Citri reticulatae viride pericarpium, Polygalae radix, Curcumae radix, Glycyrrhizae uralensis radix. Bei Leber-Qi-Stagnation, Stimmungsschwankungen, irregulären Perioden, langen Frustrationen wie z. B. nach erfolglosen Kinderwunschbehandlungen.

Freeing the Moon: Bupleuri radix, Menthae herba, Angelicae sinensis radix, Paeoniae alba radix, Codonopsis radix, Poria, Lycii fructus, Polygoni multiflori praep. radix, Citri reticulatae viride pericarpium, Albiziae cortex Polygalae radix, Lilii bulbus, Chrysanthemi flos, Glycyrrhizae uralensis radix, Jujubae fructus. Nährt das Leberblut, stärkt den Funktionskreis Milz-Pankreas, löst Qi-Stagnationen. Bei PMS, Gedächtnisschwäche, Kopfschmerzen.

Freeing the Sun: Menthae herba, Bupleuri radix, Angelicae sinensis radix, Paeoniae lactiflorae radix, Atractylodis macrocephalae rhizoma, Poria, Gardenia jasminoidis fructus, Moutan cortex, Cyperi rhizoma, Albiziae cortex, Ziziphi spinosae, Glycyrrhizae radix, Jujubae fructus. Bewegt das Leber-Qi, stärkt das Xue, stärkt die Mitte, beruhigt den Geist. Bei Ängsten, Sorgen, Depressionen, Spannungen im Bauchbereich, bitterem Mundgeschmack.

Growing Jade: Angelicae sinensis radix, Paeoniae lactiflorae radix, Rehmanniae praep. radix, Corni fructus, Ligustri lucidi fructus, Ecliptae herba, Rehmanniae radix, Lycii chinensis fructus, Leonuri herba, Discoreae rhizoma, Morindae officinalis radix, Cusutae semen, Polygonati rhizoma, Poria. Bei langjähriger Unfruchtbarkeit, Fehlgeburten, spärlichem Menstruationsblut, Schwindel, Tinnitus trockenem Stuhl und Nachtschweiß.

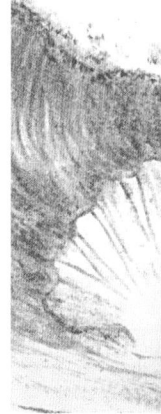

Heavenly Empress: Scrophulariae radix, Rehmanniae viride radix, Ophiopogonis tuber, Asparagi rhizoma, Polygonati rhizoma, Poria, Panacis quinquefolii radix, Schisandrae fructus, Angelicae sinensis radix, Salviae miltiorrhizae radix, Biotae semen, Ziziphi spinosae semen, Polygalae radix, Gentianae macrocephalae radix, Lycii radicis cortex, Moutan cortex, Platycodi radix. Stärkt den Funktionskreis Herz. Bei geistiger Ruhelosigkeit, Nachtschweiß, Herzklopfen, Agitiertheit, Depression.

Invigorate Blood & Stem the Flow: Angelicae sinensis radix, Paeoniae lactiflorae radix, Rehmanniae praep. radix, Ligustici wallichii rhizoma, Persicae semen, Rehmanniae viride radix, Moutan cortex, Paeoniae rubrae radix, Carthami flos, Glycyrrhizae radix, Cyperi rhizoma, Rubiae cordifoliae radix, Typhae pollen, Salviae miltiorrhizae radix, Corni officinalis fructus, Notoginseng radix, Agrimoniae pilosa radix. Stärkt das Xue, löst Stasen des Xue, stoppt Blutungen. Bei dunklem klumpigen Regelblut, starken Schmerzen nach Beginn der Regel, Ruhelosigkeit, Gereiztheit, Agitiertheit.

Nourish the Root: Rehmanniae viride radix, Discoreae rhizoma, Corni fructus, Lycii chinensis fructus, Achyranthis bidentatae radix, Cuscutae semen, Ophiopogonis tuber, Polygonati rhizoma, Glycyrrhizae uralensis praep. radix, Alismatis rhizoma, Asparagi radix, Lycii cortex. Nährt Leber- und Nieren-*Yin*. Bei Nachtschweiß, trockenem Mund, Schlaflosigkeit, langjähriger Unfruchtbarkeit.

Nourish Yin & Restrain the Flow: Rehmanniae radix, Discoreae rhizoma, Corni fructus, Lycii chinensis fructus, Cuscutae semen, Polygonati rhizoma, Paeoniae lactiflorae radix, Agrimoniae herba, Biotae cacumen, Schisandrae fructus, Poria. Stärkt den Funktionskreis Niere und kühlt Leere-Hitze. Bei starken Blutungen mit hellrotem Blut, Nachtschweiß, trockener Kehle, trockener Haut und Haaren, Tinnitus, Müdigkeit, Niedergeschlagenheit, abendlichem Hitzegefühl.

Planting Seeds: Cuscutae semen, Dipsaci radix, Morindae officinalis radix, Eucommiae ulmoidis cortex, Angelicae sinensis radix, Rehmanniae praep. radix, Lycii chinensis fructus, Ginseng radix, Atractylodis macrocephalae rhizoma, Jujubae fructus, Amomi fructus, Cimicifugae rhizoma, Discoreae rhizoma, Scutellariae radix. Stärkt Nieren-*Yang*, *Xue* und *Qi,* zur Förderung der Empfänglichkeit, nach dem Embryotransfer. Bei verschwommenem Sehen, Schwindel, Tinnitus, lockeren Stühlen, Appetitlosigkeit, Kribbeln in den Extremitäten, Schlaflosigkeit.

Precious Sea: Angelicae sinensis radix, Rehmannnia praep. radix, Paeoniae lactiflorae radix, Ligustici wallichii rhizoma, Codonopsitis radix, Atractylodis rhizoma, Astragali radix, Ginseng radix, Poria, Glycyrrhizae radix, Leonuri herba, Polygoni radix, Lycii fructus, Cuscutae semen, Polygonati rhizoma, Biotae semen. Bei *Qi*- und *Xue*-Mangel, Mangel des Funktionskreises Niere, müdem Gedächtnismangel, Schwindel, spärlicher Periode, Unfruchtbarkeit.

Restrain the Flow: Astragali radix, Ginseng radix, Atractylodis macrocephalae rhizoma, Rehmanniae praep. radix, Angelicae sinensis radix, Agrimoniae herba, Biotae semen, Schizonepetae herba, Dipsaci radix, Cuscutae semen, Cimicifugae rhizoma, Glycyrrhizae radix, Corni fructus, Notoginseng radix. Stärkt den Funktionskreis Mitte und Niere. Bei starken, lange anhaltenden Blutungen, hellrotem Blut, Müdigkeit, Niedergeschlagenheit, häufigem Wasserlassen.

Separate Clear and Turbid: Astragali radix, Glycyrrhizae radix, Morindae officinalis radix, Paeoniae lactiflorae radix, Dioscoreae rhizoma, Acori rhizoma, Plantaginis semen, Poria, Linderae radix, Dianthi herba. Stärkt das *Qi*, eliminiert Feuchtigkeit, klärt Trübes, stärkt den Funktionskreis Niere. Bei trübem Urin, häufigem Wasserlassen, Depressionen, Kältegefühl, Rückenschmerzen.

Stir Field of Elexir: Linderae radix, Angelicae sinensis radix, Ligustici wallichii rhizoma, Persicae semen, Moutan cortex, Paeoniae rubrae radix, Corydalis tuber, Glycyrrhizae radix, Cyperi rhizoma, Aurantii fructus, Typhae pollen, Salviae miltiorrhizae radix. Bewegt das *Xue* im Unteren Erwärmer und Uterus, löst Stasen des *Xue*. Bei Regelschmerzen wie Messerstiche, mit klumpigem Blut, häufig bei Endometriose verwendet.

Strengthen the Root: Rehmanniae praep. radix, Discoreae rhizoma, Corni fructus, Lycii chinensis fructus, Morindae officinalis radix, Cuscutae semen, Eucommiae cortex, Angelicae sinensis radix, Cinnamomi cortex, Cinnamomi cassiae ramulus, Glycyrrhizae radix, Ginseng radix, Anemarrhenae radix. Stärkt und wärmt das Nieren-*Yang*. Bei Nieren-*Yang*-Mangel und leichtem *Xue*-Mangel, Kältegefühl, Rückenschmerzen, Unfruchtbarkeit, Impotenz, Tinnitus, häufig hellem Urin, Knöchelödemen.

Warm the Menses: Evodiae fructus, Cinnamomi cassiae ramulus, Cinnamomi cortex, Angelicae sinensis radix, Chuanxiong rhizoma, Paeoniae lactiflorae radix, Codonopsis radix, Ophiopogonis radix, Rehmanniae praep. radix, Moutan cortex, Pinelliae praep. rhizoma, Glycyrrhizae uralensis radix, Corydalis rhizoma, Linderae radix, Leonuri herba, Eucommiae ulmoidis cortex. Vertreibt Kälte und Stase des *Xue* aus dem Uterus, ergänzt *Xue*-Mangel, wärmt das Nieren-*Yang*. Bei sehr schmerzhaften Regelblutungen, die durch Wärmflaschen besser werden, Müdigkeit, Rückenschmerzen.

Warm the Palace Angelicae sinensis radix, Maltosum, Paeoniae lactiflorae radix, Cinnamomi cassiae ramulus, Cinnamomi cortex, Glycyrrhizae radix, Jujubae fructus, Codonopsis radix, Polygoni multiflori praep. radix, Morindae officinalis radix, Eucommiae ulmoidis cortex, Dipsaci radix, Cistanches herba, Aucklandiae radix, Corydalis tuber. Bei Nieren-*Yang* und *Xue*-Mangel, geringen schmerzhaften Blutungen, blassem Aussehen, Rückenschmerzen.

Unicorn Pearl: Ginseng radix, Atractylodis macrocephalae rhizoma, Glycyrrhizae radix, Angelicae sinensis radix, Rehmanniae praep. radix, Cuscutae semen, Eucommiae cortex, Dipsaci radix, Schisandrae fructus, Cyperi, rhizoma, Morindae radix, Leonuri herba, Lycii fructus, Polygonati rhizoma, Poria. Stärkt das Konzeptionsgefäß und die Breite Torstraße vor allem in der 2. Zyklushälfte. Bei Nieren-*Yang*-Mangel und Nieren-*Jing*-Mangel, Rückenschmerzen, spärlichen Blutungen, Müdigkeit.

»Classical Pearls«-Kräuterformeln von Heiner Frühauf

Die nachfolgenden Rezepturen sind in Kapselform erhältlich.

Gaunyin Pearls: Aconiti praep. radix, Zingiberis praep. radix, Amoni villosi fructus, Acanthopanacis radix, Glycyrrhizae praep. radix, Ecliptae herba, Ligustri fructus, Epimedii herba, Curculiginis rhizoma, Cuscutae semen, Anemarrhenae rhizoma, Lilii bulbus. Bei Nieren-*Yin*-Leere mit Hitze und *Yang*-Mangel, Hitzewallungen, Ängsten, Depressionen, Schilddrüsendysregulation, trockener Haut und Schleimhäuten, trockener Scheide, Haarverlust, brüchigen Fingernägeln, Libidoverlust, Stressbelastung.

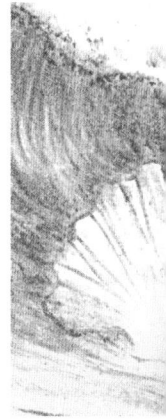

Peace Pearls: Aconiti praep. radix, Zingiberis praep. radix, Amomi villosi radix, Glehniae radix, Glycyrrhizae praep. radix, Ziziphi semen, Anemarrhenae rhizoma, Ligustici wallichii rhizoma, Poria, Angelicae sinensis radix, Sophorae radix, Polygoni multiflori caulis. Beruhigt das Herz, stärkt die Fähigkeit der Nieren, das *Yang* zu sammeln, besänftigt das *Shen*, nährt das Herzblut, entfernt Schleim aus den Öffnungen des Herzens. Bei Ängsten, Schlaflosigkeit, Herzklopfen, chronischem Stress.

Ease Pearls: Bupleuri radix, Pinelliae rhizoma, Glehniae radix, Scutellariae radix, Jujubae fructus, Zingiberis viridis rhizoma, Paeoniae lactiflorae radix, Angelicae sinensis radix, Atractylodis macrocephalae rhizoma, Perillae foliae, Poria, Magnoliae cortex, Ophiopogonis radix, Glycyrrhizae radix. Stärkt *Qi, Yin* und *Xue*, kehrt pathologischen *Qi*-Fluss um, harmonisiert Stimmungsschwankungen. Bei depressiver Verstimmung, PMS, keiner Klarheit im Kopf, schlechter Verdauung, Blähungen, Gefühl, emotional festzustecken.

Moon Pearls: Aconiti praep. radix, Zingiberis praep. radix, Atractylodis macrocephalae rhizoma, Pseudoginseng radix, Glycyrrhizae praep. radix, Artemisiae argyi folium, Asini corii colla, Angelicae sinensis radix, Paeoniae lactiflorae radix, Ligustici wallichii rhizoma, Rubiae cordifoliae radix, Sparganii rhizoma. Bei Nieren-*Yang*- und Milz-*Yang*-Mangel sowie *Xue*-Stase. Bewegt und nährt das *Xue*, wärmt, reguliert die Menstruation. Bei starken Blutungen, Kältegefühl, kalten Gliedern, Schwächegefühl, Endometriose.

Yade-Rezepturen nach Ted Kaptchuk

Diet: Malvae verticulatae semen, Gynostemmae herba, Nelumbinis nuciferae semen, Polygoni multiflori caulis, Rhei officinalis rhizoma, Sophorae flavescentis flos, Dioscoreae radix, Coicis semen, Alismatis rhizoma. Verbessert die Verdauung, schwemmt überflüssiges Wasser aus, verbessert die Fettverbrennung, unterdrückt das Hungergefühl.

Good Night: Albiziae cortex, Biotae semen, Citri reticulatae pericarpium, Coptidis rhizoma, Poria, Glycyrrhizae radix, Pteriae radix, Polygoni multiflori causli, Salviae milthiorrhizae radix, Valerianae officinalis radix, Ziziphi jujubae semen. Nährt das *Xue* und *Yin* des Herzens, beruhigt das *Shen*. Beruhigt bei Hitze, Einschlafstörungen, heftigen Träume, Angst, Albträumen, Schlaflosigkeit, unruhigem Schlaf.

PMS: Achyrantis radix, Albiziae cortex, Alismatis rhizoma, Citri reticulatae pericarpium, Carthami flos, Cinnamomi cortex, Ligustici wallichii radix, Corydalis rhizoma, Cyperi rotundi rhizoma, Paeoniae lactiflorae radix, Rehmanniae viride radix, Saussureae lappae radix, Angelicae sinensis radix. Bewegt *Qi* und *Xue*, nährt das *Xue*, beruhigt Schmerzen.

Blue Poppy Herbs von Bob Flaws

Black Dragon: Polygoni multiflori radix, Germinati hordei fructus, Codonopsitis radix, Atractylodis macrocephalae radix, Nelumbinis folium, Crataegus fructus, Eupolyphagae, Bei Milz-*Qi*-Schwäche mit Feuchtigkeit, *Qi*-Stagnation und *Xue*-Stau, Müdigkeit nach dem Essen, Neigung zu blauen Flecken, Blähungen, Übergewicht, Wasseransammlungen, Frustrationsgefühl vor allem vor der Regel.

BEZUGSNACHWEIS

Einige Präparate bzw. Rezepturen sind – wie im Buch angegeben – in der Römhild-Apotheke Dießen erhältlich:

Römhild-Apotheke

Prinz-Ludwig-Straße 1
86 911 Dießen am Ammersee
Tel. +49 (0) 88 07 - 92 55 - 0
Fax +49 (0) 88 07 - 92 55 22
info@roemhild-apotheke.de
www.roemhild-apotheke.de

Ätherische Öle und Aromamischungen der Marken Original IS Aromamischungen, Primavera, Wadi und Neumond sind – auch per Versand – in der Bahnhof-Apotheke Kempten erhältlich. Sie können sie ebenso über alle deutschen Apotheken beziehen. Die Original IS Aromamischungen werden in der Bahnhof-Apotheke nach den Originalrezepturen von Ingeborg Stadelmann hergestellt. Sie können dort auch alle im Buch genannten Aroma-Rezepturvorschläge mischen lassen.

Bahnhof-Apotheke

Bahnhofstr. 12
87435 Kempten-Allgäu
Tel. +49 (0)8 31 - 5 22 66 11
Fax +49 (0)8 31 - 5 22 66 26
bestellung@bahnhof-apotheke.de
www.bahnhof-apotheke.de

Die im Buch empfohlenen Heilkräuter und Mischungen daraus erhalten Sie in Ihrer Apotheke vor Ort, ebenso die meisten Fertigpräparate.

> **Die chinesischen Rezepturen besorgt Ihr TCM-erfahrener Arzt oder Ihre TCM-Therapeutin für Sie, da sie auf Ihren individuellen Fall abgestimmt werden müssen. Sie sollten sich keinesfalls selbst damit therapieren!**

DANKSAGUNG

An dieser Stelle möchte ich allen Menschen danken, die am Entstehen dieses Buches beteiligt waren: den Patientinnen, die mir ihr Vertrauen schenkten, und meinem Sohn Joan Miquel, der viel Geduld aufbrachte, während ich an dem Buch arbeitete.

Dank schulde ich Herrn Prof. Würfel vom Kinderwunsch Centrum München, der den Text sehr sorgfältig prüfte und wertvolle Vorschläge und Anmerkungen verfasste. Mein Dank gilt ebenfalls den beiden Lektorinnen Claudia Franke und Marina Burwitz, die mit großer Geduld den Text immer wieder korrigierten und Fehler ausmerzten, und Bettina Buresch, die mit ihren einfühlsamen Illustrationen sehr zum besseren Verständnis des Textes beigetragen hat. Bedanken möchte ich mich auch bei meinen Mitarbeiterinnen Barbara Böhling und Ursula Huber, die die Interviews mit den Patientinnen führten und dafür oft weite Wege auf sich nahmen.

Ein besonderer Dank gilt dem Stadelmann Verlag und vor allem Ingeborg Stadelmann, die daran geglaubt und ermöglicht hat, dass das Buch »das Licht der Welt« erblickt. Frau Stadelmann hat zudem die Textabschnitte zur Aromatherapie mit vielen Anregungen und Erfahrungen bereichert.

Ich wünsche allen Leserinnen, dass sie schon bald als Fortsetzung zu diesem Buch »Die Hebammen-Sprechstunde« von Ingeborg Stadelmann benötigen.

Dr. med. Annemarie Schweizer-Arau
Dießen am Ammersee, im Oktober 2009

QUELLENVERZEICHNIS

Anway, M.C./Cupps, A.S./Uzumcu, M./Skinner, M.K. Epigenetic transgenerational actions of endocrine disruptors and male fertility. *Science* 308.5727 (2005): 1466–1469.

Arck, P.C./Merali, F./Chaouat, G./Clark, D.A. Inhibition of immunoprotective CD8+ T-cells as a basis for stress-triggered substance P-mediated abortion in mice. *Cellular Immunology* 171.2 (1996): 226–230.

Axmon A./Hagmar L. Time to pregnancy and pregnancy outcome. *Fertility and Sterility* 84.4 (2005): 966–974

Bauer, J. *Das Gedächtnis der Körpers: Wie Beziehungen und Lebensstile unsere Gene steuern.* 12. Aufl. München 2004.

Beratungsnetzwerk Kinderwunsch Deutschland. Leitlinien für die psychosoziale Beratung bei Gametenspende. *http://www.bkid.de/gs_leitlinien.pdf* [23.10.2009].

Bergmann, J./Luft, B./Boehmann, S./Runnebaum, B./Gerhard, I. Die Wirksamkeit des Komplexmittels Phyto-Hypophyson® L bei weiblicher, hormonell bedingter Sterilität. Eine randomisierte, placebokontrollierte, klinische Doppelblindstudie. *Forschende Komplementärmedizin und Klassische Naturheilkunde* 7.4 (2000): 190–199.

Billington, W.D. The immunological problem of pregnancy: 50 years with the hope of progress. A tribute to Peter Medawar. *Journal of Reproductive Immunology* 60.1 (2003): 1–11.

Boivin, J. A review of psychosocial interventions in infertility. *Social Science and Medicine* 57.12 (2003): 2325–2341.

Boivin, J. u. Schmidt, L. Infertility-related stress in men and women predicts treatment outcome one year later. *Fertility and Sterility* 83.6 (2005): 1745–1752.

Boivin, J. u. Schmidt, L. Use of complementary and alternative medicines associated with a 30% lower ongoing pregnancy/live birth rate during 12 months of fertility treatment. *Human Reproduction* 24.7 (2009): 1626–31.

Boivin, J. u. Takefman, J. Stress level across stages of in vitro fertilization in subsequently pregnant and nonpregnant women. *Fertility and Sterility* 64.4 (1995): 802–811.

Bond, M.R. u. Simpson, K.H. *Pain: Its Nature and Treatment.* Edinburgh 2006.

Bundesärztekammer. (Muster-)Richtlinie zur Durchführung der assistierten Reproduktion. *Deutsches Ärzteblatt* 103.20 (2006): A1392-A1403.

Cameron, N.M./Shahrokh, D./Del Corpo, A./Dhir, S.K., Szyf, M./Champagne, F.A./Meaney, M.J. Epigenetic programming of phenotypic variations in reproductive strategies in the rat through maternal care. *Journal of Neuroendocrinology* 20.6 (2008): 795–801.

Cannon, W.B. *The Wisdom of the Body.* Rev. and enl. ed. New York 1963.

Carbone, L. u. Decker, E. *Der lange Weg zum Kind: Ein Erfahrungsbericht.* Übers. E.D. Drolshagen. Frankfurt/M. 2003.

Carlsen, E./Giwercman, A./Keiding, N./Skakkebaek, N.E. Evidence for decreasing quality of semen during past 50 years. *British Medical Journal* 305 (1992): 609–613.

Chavarro, J.E./Rich-Edwards, J.W./Rosner, B.A./Willett, W.C. Dietary fatty acid intakes and the risk of ovulatory infertility. *American Journal of Clinical Nutrition* 85.1 (2007): 231–237.

Chen, B.Y. Acupuncture normalizes dysfunction of hypothalamic-pituitary-ovarian axis. *Acupuncture & Electro-Therapeutics Research* 22.2 (1997): 97–108.

Chen, H.M. u. Chen, C.H. Effects of acupressure at the Sanyinjiao point on primary dysmenorrhoea. *Journal of Advanced Nursing* 48.4 (2004): 380–387.

Chen, R. u. Wen, H. Clinical treatment of male infertility with sheng jing pill. *International Journal of Oriental Medicine* 21 (1996):144–147.

Cheong, Y.C./Hung Yu Ng, E./Ledger, W.L. Acupuncture and assisted conception. *Cochrane Database of Systematic Reviews* 2008, Oct. 8 (4): CD006920.

Cho, Z.H./Hwang, S.C./Wong, E.K./Son, Y.D./Kang, C.K./Park, T.S./Bai, S.J./Kim, Y.B./Lee, Y.B./ Sung, K.K./Lee, B.H./Shepp, L.A./Min, K.T. Neural substrates, experimental evidences and functional hypothesis of acupuncture mechanisms. *Acta Neurologica Scandinavica* 113.6 (2006): 370–377.

Chu, Y. Treatment of endometriosis and ovarian masses with fu liu pill. *Journal of Chinese Medicine* 52 (1996): 9.

Ciompi, L. *Affektlogik: Über die Struktur der Psyche und ihre Entwicklung. Ein Beitrag zur Schizophrenieforschung.* Stuttgart 1998.

Clark, A.M./Ledger, W./Galletly, C./Tomlinson, L./Blaney, F./Wang, X./Norman, R.J. Weight loss results in significant improvement in pregnancy and ovulation rates in anovulatory obese women. *Human Reproduction* 10.10 (1995): 2705–2712.

Crimmel, A.S./Conner, C.S./Monga, M. Withered Yang: A review of traditional Chinese medical treatment of male infertility and erectile dysfunction. *Journal of Andrology* 22.2 (2001): 173–182.

Curic, A. *Die Medizin der Pharaonen. Heilkunst im alten Ägypten.* Eltville/Rhein 1999.

Current Practices and Controversies in Assisted Reproduction. Report of a meeting on »Medical, Ethical and Social Aspects of Assisted Reproduction« held at WHO Headquarters in Geneva, Switzerland. 17–21 September 2001. Eds. Effy Vayena et al. Geneva 2002.

Damasio, A. *Descartes' Irrtum.* Übers. H. Kober. 3. Aufl. Stuttgart 1997.

De Liz, T.M. u. Strauß, B. Differential efficacy of group and individual/couple psychotherapy with infertile patients. *Human Reproduction* 20.5 (2005): 1324–1332.

DeMeo, J. Empfängnisverhütungsmittel bei Naturvölkern. Übers. R. Sielken u. M. Rackelmann. *Emotion: Beiträge zum Werk von Wilhelm Reich* 11 (1994): 6–29.

Der Gelbe Kaiser: Das Grundlagenwerk der Traditionellen Chinesischen Medizin. Hrsg. u. kommentiert v. Maoshing Ni. Übers. I. Fischer-Schreiber. Frankfurt/M. 2008.

De Vernejoul, P./Albarèd, P./Darras, J.C. Nuclear medicine and acupuncture message transmission. *Journal of Nuclear Medicine* 33.3. (1992): 409–412.

Dewan, E.M./On the possibility of a perfect rhythm method of birth control by periodic light stimulation. *American Journal of Obstetrics and Gynecology* 99.7 (1967): 1016–1019.

Dhaliwal, L.K./Gupta, K.R./Majumdar, S. Treatment of oligospermia with Speman: a formulation of plant origin. *Indian Medical Gazette* November 2001: 375–379.

Dieterle, S./Ying, G./Hatzmann, W./Neuer, A. Effect of acupuncture on the outcome of in vitro fertilization and intracytoplasmic sperm injection: a randomized, prospective, controlled clinical study. *Fertility and Sterility* 85.5 (2006): 1347–1351.

Domar, A.D. Stress and infertility in women: Is there a relationship? *Psychotherapy in Practice* 2:2 (1996): 17–27.

Domar, A.D./Clapp, D./Slawsby, E.A./Dusek J./Kessel, B./Freizinger, M. Impact of group psychological interventions on pregnancy rates in infertile women. *Fertility and Sterility* 73.4 (2000): 805–811.

Domar, A.D. u. Lesch Kelly, A. *Conquering Infertility: Dr. Alice Domar's Mind/Body Guide to Enhancing Fertility and Coping with Infertility.* New York 2004.

Domar, A.D./Zuttermeister, P.C./Seibel, M./Benson, H. Psychological improvement in infertile women after behavioral treatment: a replication. *Fertility and Sterility* 58.1 (1992): 144–147.

Dorfman, M./Ramirez, V.D./Stener-Victorin, E./Lara, H.E. Chronic-intermittent cold stress in rats induces selective ovarian insulin resistance. *Biology of Reproduction* 80.2 (2009): 264–271.

Epel, E.S./Lin, J./Wilhelm, F.H./Wolkowitz, O.M./Cawthon, R./Adler, N.E./Dolbier, C./Mendes,/ W.B./Blackburn, E.H. Cell aging in relation to stress arousal and cardiovascular disease risk factors. *Psychoneuroendocrinology* 31.3 (2006): 277–287.

Ernst, E. u. White, A.R. Prospective studies of the safety of acupuncture: a systematic review. *The American Journal of Medicine* 110.6 (2001): 481–485.

Esfandiari, N./Burjaq, H./Gotlieb, L./Casper, R.F. Seminal hyperviscosity is associated with poor outcome of in vitro fertilization and embryo transfer: a prospective study. *Fertility and Sterility* 90.5 (2008): 1739–43.

Ezzo, J./Berman, B./Hadhazy, V.A./Jadad, A.R./Lao, L./Singh, B.B. Is acupuncture effective for the treatment of chronic pain? A systematic review. *Pain* 93.2 (2001): 198–200.

Fang, B. u. Hayes, J.C. Functional MRI explores mysteries of acupuncture. *Diagnostic Imaging*. 21.7 (1999): 19–21.

Fenster, L./Hubbard, A.E./Swan, S.H./Windham, G.C./Waller, K. /Hiatt, R.A./Benowitz, N. Caffeinated beverages, decaffeinated coffee, and spontaneous abortion. *Epidemiology* 8.5 (1997): 515–523.

Fernández G./Weis, S./Stoffel-Wagner, B./Tendolkar, I./Reuber, M./Beyenburg, S./Klaver, P./Fell, J./de Greiff, A./Ruhlmann, J./Reul, J./Elger, C.E. Menstrual cycle-dependent neural plasticity in the adult human brain is hormone, task, and region specific. *The Journal of Neuroscience* 23.9 (2003): 3790.

Fischer, K.D./Kutzer, M./Lilienthal, G./Sander, S./Thomann, K.D. Mensch und Heilkunde bei Hildegard von Bingen. In: *Moguntia medica: Das medizinische Mainz. Vom Mittelalter bis ins 20. Jahrhundert*. Hrsg. Franz Dumont, Wiesbaden 2002, S. 23–35 (leicht veränderter Wiederabdruck).

Fish, E.W./Shahrokh, D./Bagot, R./Caldji, C./Bredy, T./Szyf, M./Meaney, M.J. Epigenetic programming of stress responses through variations in maternal care. *Annals of the New York Academy of Sciences* 1036 (2004): 167–180.

Fisher, B.D./Gilpin, M./Wiles, D. Strength Training Parameters in Edmonton Police Recruits Following Supplementation with Elk Velvet Antler (EVA). University of Alberta 1998, *http://www.dietfraud.com/Pumping-up/Elk-velvet/elk-Albertastudy.html* [23.10.2009].

Flaws, B. *Endometriosis, Infertility and TCM*. Boulder/Colorado 1999.

Fliege, H./Arck, P./Rose, M./Kocalevent, R.D. Stress und Schwangerschaft: Belastungserleben von Schwangeren mit und ohne Komplikationen. *Zentralblatt für Gynäkologie* 126.1 (2004): P7.

Friedler, S./Algussi, S./Azani, L./Glasser, S./Raziel, A./Ron-El, R. The effect of medical clowning on in vitro fertilization and embryo transfer treatment. In: *Abstracts of the 22nd Annual Meeting of the European Society of Human Reproduction and Embryology*, Prague, June 20, 2006. Poster 563.i216.

Frohn, B. *Das Buch vom Kinderkriegen: Wege bei Unfruchtbarkeit*. Augsburg 1999.

Frozen Angels. Buch, Regie, Produzenten: F. Sandig, E. Black. Piffl Medien, D/USA 2005. Dokumentarfilm.

Fu, B./Lun, X./Gong, Y. Effects of the combined therapy of acupuncture with herbal drugs on male immune infertility – a clinical report of 50 cases. *Journal of Traditional Chinese Medicine* 25.3 (2005): 186–189.

Fujii, T./Kanai, T./Kozuma, S./Hamai, Y./Hyodo, H./Yamashita, T./Miki, A./Unno, N./Taketani, Y. Theoretical basis for herbal medicines, Tokishakuyaku-san and Sairei-to, in the treatment of autoimmunity-related recurrent abortion by correcting T helper-1/T helper-2 balance. *American Journal of Reproductive Immunology* 44.6 (2000): 342–346.

Furuya Y./Akashi, T./Fuse, H. Treatment of traditional Chinese medicine for idiopathic male infertility. *Hinyokika Kiyo, Acta urologica Japonica* 50.8 (2004): 545–548.

Galletly, C./Clark, A./Tomlinson, L./Blaney, F. Improved pregnancy rates for obese, infertile women following a group treatment program. An open pilot study. *General Hospital Psychiatry* 18.3 (1996): 192–195.

Gatewood, J.D./Morgan, M.D./Eaton, M./McNamara, M.I., Stevens L.F., Macbeth, A.H., Meyer, E.A.A./Lomas, L.M./Kozub, F.J./Lambert K.G./Kinsley, C.H. Motherhood mitigates aging-related decrements in learning and memory and positively affects brain aging in the rat. *Brain Research Bulletin* 66.2 (2005): 91–98.

Gerhard, I. Impact of heavy metals on hormonal and immunological factors in women with repeated miscarriages. *Human Reproduction Update* 4.3 (1998): 301–309.

Gnoth, C./Godehardt D./Godehardt, E./Frank-Herrmann, P./Freundl, G. Time to pregnancy: Results of the German prospective study and impact on the management of infertility. *Human Reproduction* 18.9 (2003): 1959–1966.

Goldschmidt, S. u. Brähler, E. Die Lebenszufriedenheit ungewollt kinderloser Paare bei In-vitro-Fertilisation in Abhängigkeit des Behandlungsausgangs. *Zeitschrift für Klinische Psychologie, Psychiatrie und Psychotherapie* 2 (2001): 197–220

Gurfinkel, E./Cedenho, A.P./Yamamura, Y./Srougi, M. Effects of acupuncture and moxa treatment in patients with semen abnormalities. *Asian Journal of Andrology* 5.4 (2003): 345–348.

Hämmerli, K./Znoj, H./Barth, J. The efficacy of psychological interventions for infertile patients: A meta-analysis examining mental health and pregnancy rate. *Human Reproduction Update* 15.3 (2009): 279–295.

Hatt, H. u. Dee, R. *Das Maiglöckchen-Phänomen: Alles über das Riechen und wie es unser Leben bestimmt.* München 2008.

Hempen, C.H. *Leitfaden chinesische Phytotherapie.* 2. Aufl. München 2006.

Hennelly, B./Harrison, R.F./Kelly, J./Jacob, S./Barrett, T. Spontaneous conception after a successful attempt at in vitro fertilization/intracytoplasmicsperm injection. *Fertility and Sterility* 73.4 (2000): 774–778.

Ho, M./Huang, L.C./Chang, Y.Y./Chen, H.Y./Chang, W.C./Yang, T.C./Tsai, H.D. Electroacupuncture reduces uterine artery blood flow impedance in infertile women. *Taiwan Journal of Obstetrics & Gynecology* 48.2 (2009): 148–51.

Hong, C.Y./Ku J./Wu P. *Astragalus Membranaceus* stimulates human sperm motility in vitro. The *American Journal of Chinese Medicine* 20.3–4 (1992): 289 –294.

Hsu, H. Infertility. Treatment with Chinese herbal preparations based on presenting conformations. *International Journal of Oriental Medicine* 22 (1997): 144–147.

Huang, C./Wang, Y./Chang, J.K./Han, J.S. Endomorphin and μ-opioid receptors in mouse brain mediate the analgesic effect induced by 2 Hz but not 100 Hz electroacupuncture stimulation. *Neuroscience letters* 294.3 (2000): 159–162.

Hui, K.K./Liu, J./Makris, N./Gollub, R.L./Chen, A.J./Moore, C.I./Kennedy, D.N./Rosen, B.R./Kwong, K.K. Acupuncture modulates the limbic system and subcortical gray structures of the human brain: Evidence from fMRI studies in normal subjects. *Human Brain Mapping* 9.1 (2000): 13–25.

Hull, M.G./Glazener, C.M./Kelly, N.J./Conway, D.I./Foster, P.A./Hinton, R.A./Coulson, C./Lambert, P.A./Watt, E.M./Desai, K.M. Population study of causes, treatment and outcome of infertility. *British Medical Journal* 291 (1985): 1693–1697

Hüther, G. *Die Macht der inneren Bilder: Wie Visionen das Gehirn, den Menschen und die Welt verändern.* 4. Aufl. Göttingen 2008.

Imhof, M./Matthai, C./Huber, J.C. Einsatz von Profertil® zur Therapie des »Male factors« und Verbesserung des Spermiogramms. *Gyn-Aktiv* 2 (2007): 68–69.

Ishikawa, H./Ohashi, M./Hayakawa, K./Kaneko, S./Hata, M. Effects of guizhi-fuling-wan on male infertility with varicocele. *The American Journal of Chinese medicine* 24.3–4 (1996): 327–31.

Jiang J./Li, G./Zang, M. Clinical Observation on 41 Cases of Threatened and Habitual Abortion Treated by Blood Activation and Stasis Removal. *Journal of Traditional Chinese Medicine* 17.4 (1997): 259–267.

Jiasheng Z. Male infertility treated with acupuncture and moxibustion: a report of 248 cases. *Zhongguo zhen jiu* [= Chinese acupuncture & moxibustion] 7 (1987): 3–4.

Josephs, A. *Der Kampf gegen die Unfruchtbarkeit: Zeugungstheorien und therapeutische Maßnahmen von den Anfängen bis zur Mitte des 17. Jahrhunderts.* Stuttgart 1998.

Juhl, M./Nyboe Andersen A.M./Grønbaek, M./Olsen J. Moderate alcohol consumption and waiting time to pregnancy. *Human Reproduction* 16.12 (2001): 2705–2709.

Jun, E.M. Effects of SP-6 acupressure on dysmenorrhea, skin temperature of CV2 acupoint and temperature, in college students. A non-randomized controlled trial. *Taehan Kanho Hakhoe Chi* 34.7 (2004): 1343–1350.

Jung, A./Schill, W.-B./Schuppe, H.-C. Improvement of semen quality by nocturnal scrotal cooling in oligozoospermic men with a history of testicular maldescent. *International Journal of Andrology* 28.2 (2005): 93–98.

Kaptchuk, T.J. *Das große Buch der chinesischen Medizin: Die Medizin von Yin und Yang in Theorie und Praxis.* Übers. I. Biller. 4. Aufl. Frankfurt 2006.

Kim, J./Shin, K.H./Na, C.S. Effect of acupuncture treatment on uterine motility and cyclooxy-genase-2 expression in pregnant rats. *Gynecologic and Obstetric Investigation* 50 (2000): 225–230.

Kim J.S./Jo Y.J./Hwang S.K. The effects of abdominal meridian massage on menstrual cramps and dysmenorrhea in full-time employed women. *Taehan Kanho Hakhoe Chi* 35.7 (2005): 1325–32.

Kim, Y.S./Gwon, J.Y./Kim, G.C. Effect of the BUDDEUMI therapy on the relief of premenstrual syndrome and dysmenorrhea in female college students. In: *World Congress on Medical Physics and Biomedical Engineering 2006.* August 27 – September 1, 2006, COEX Seoul, Korea. Berlin u. Heidelberg 2007: 3605–3608 (IFMBE Proceedings 14).

Kleinhaus, K./Perrin, M./Friedlander, Y./Paltiel, O./Malaspina, D./Harlap, S. Paternal Age and Spontaneous Abortion. *Obstetrics and Gynecology* 108.2 (2006): 369–377.

Kleinschmidt, D./Thorn, P./Wischmann, T. (Hrsg.). *Kinderwunsch und professionelle Beratung: Das Handbuch des Beratungsnetzwerkes Kinderwunsch Deutschland (BKiD).* Stuttgart 2008.

Klonoff-Cohen H./Chu, E./Natarajan, L./Sieber, W. A prospective study of stress among women undergoing in vitro fertilization or gamete intrafallopian transfer. *Fertility and Sterility* 76.4 (2001): 675–687.

Küblböck, J. Akupunkturbehandlung zur Vorbereitung auf eine In-vitro-Fertilisation bei unerfülltem Kinderwunsch – eine Anwendungsbeobachtung. *Deutsche Zeitschrift für Akupunktur* 50.3 (2007): 42–43.

Kuby, C. *Heilung – das Wunder in uns: Selbstheilungsprozesse entdecken.* München 2005.

Kuhn, U./Campo, R./Hinney, B./Neumeyer, H./Criel, A./Gordts, S./Kuhn, W. Immunisierung mit Partner-Lymphozyten: Verbesserung der Schwangerschaftsrate bei Sterilitätspatienten. *Zeitschrift für Geburtshilfe und Perinatologie* 197 (1993): 209–214.

Kupka, M.S./Dorn, C./Richter, O./Schmutzler, A./Van der Ven, H./Kulczycki, A. Stress relief after infertility treatment – spontaneous conception, adoption and psychological counseling. *European Journal of Obstetrics, Gynecology, and Reproductive Biology* 110.2 (2003): 190–195.

Kyama, C.M./Debrock, S./Mwenda, J.M./D'Hooghe, T.M. Potential involvement of the immune system in the development of endometriosis. *Reproductive Biology and Endocrinology* 1 (2003): 123.

Levitas, E./Parmet, A./Lunenfeld, E./Bentov, Y./Burstein, E./Friger, M./Potashnik, G. Impact of hypnosis during embryo transfer on the outcome of in vitro fertilization-embryo transfer: a case-control study. *Fertility and Sterility* 85:5 (2006): 1404–1408.

Li, C. *Der Weg der Kaiserin: Wie Frauen die alten chinesischen Geheimnisse weiblicher Lust und Macht für sich entdecken.* Bern u.a. 2000.

Li, D.J., Li, C.J., Zhu, Y. Treatment of immunological infertility with Chinese medicinal herbs of ziyin jianghuo. *Zhongguo Zhong xi yi jie he za zhi* (= Chinese Journal of Integrated Traditional and Western Medicine) 15.1 (1995): 3–5.

Li, P./Kawachi, H./Orikasa, M./Shi, Z.S./Shimizu, F. Effect of Sairei-to on irreversible glomerular sclerotic lesions in rats. *Nephrology* 4:1–2 (2003): 49–56.

Li, P./Pitsillides, K.F./Rendig, S.V./Pan, H.L./Longhurst, J.C. Reversal of reflex-induced myocardial ischemia by median nerve stimulation: a feline model of electroacupuncture. *Circulation* 97 (1998): 1186–1194.

Li, W./Liu, L./Sun, L. Analysis on therapeutic effect of substance-partitioned moxibustion at Guanyuan (CV 4) and shenque (CV 8) for treatment of primary dysmenorrhea of cold-damp type. *Zhongguo Zhen Jiu* (= Chinese Acupuncture & Moxibustion) 26.7 (2006): 481–482.

Lian, F. TCM treatment of luteal phase defect – an analysis of 60 cases. *Journal of Traditional Chinese Medicine* 11.2 (1991): 115–120.

Limaye, H.R. u. Madkar, C.S. Management of oligozoospermia, asthenospermia and necrozoospermia by treatment with »Speman«. *The Antiseptic* 1984: 612.

Liu, X.D. Effect of Chinese medicinal herbs on sperm membrane of in-fertile male. *Zhong xi yi jie he za zhi* (= Chinese Journal of Modern Developments in Traditional Medicine) 10.9 (1990): 515, 519 –521.

Lown, B. *Die verlorene Kunst des Heilens: Anleitung zum Umdenken.* Übers. H. Drews. Frankfurt/M. 2004.

Luppino, G./Matelli, M./Camarda, R.M./Gallese, V./Rizzolatti, G. Multiple representations of body movements in mesial area 6 and the adjacent cingulate cortex: an intracortical microstimulation study in the macaque monkey. *The Journal of comparative neurology* 311.4 (1991):463–482.

Maciocia, G. *Die Gynäkologie in der Praxis der chinesischen Medizin.* Übers. A. Höll. Kötzting 2000.

Maciocia, G. *42 Rezepturen aus der chinesischen Materia medica.* Übers. u. Bearb. M. Hammes. Stuttgart 2001.

Maciocia, G. *Grundlagen der chinesischen Medizin.* Übers. P. Zimmermann. 2. Aufl. München 2008.

Madaus, G. *Lehrbuch der biologischen Heilmittel.* 3 Bde. Leipzig 1938. Nachdr. Hildesheim 1976.

Madsen, M./Jørgensen, T./Jensen, M.L./Juhl, M./Olsen, J./Andersen, P.K./Nybo Andersen, A.M. Leisure time physical exercise during pregnancy and the risk of miscarriage: a study within the Danish National Birth Cohort. *BJOG* 114.11 (2007): 1419–26.

Magarelli, P.C./Cridennda, D.K./Cohen, M. Changes in serum cortisol and prolactin associated with acupuncture during controlled ovarian hyperstimulation in women undergoing in vitro fertilization-embryo transfer treatment. *Fertility and Sterility* 2008 (e-pub.). DOI:10.1016/j.fertnstert.2008.10.067 [23.10.2009].

Manheimer, E./Zhang, G./Udoff, L./Haramati, A./Langenberg, P./Berman, B.M./Bouter, L.M. Effects of acupuncture on rates of pregnancy and live birth among women undergoing in vitro fertilisation: systematic review and meta-analysis 2008. *BMJ* 336.7643 (2008): 545–549.

Margalioth, E.J. et al. Investigation and treatment of repeated implantation failure following IVF-ET. *Human Reproduction* 21.12 (2006): 3036–3043.

Matsubayashi H./Iwasaki, K./Hosaka, T./Sugiyama, Y./Suzuki, T./Izumi, S./Makino, T. Spontaneous conception in a 50-year old woman after giving up in-vitro-fertilization (IVF) treatments: involvement of the psychological relief in successful pregnancy. *The Tokai journal of experimental and clinical medicine* 28.1 (2003): 9–15.

Meany, M.J. u. Szyf, M. Maternal care as a model for experience-dependent chromatin plasticity.*Trends in Neurosciences* 28.9 (2005): 456–463.

Melzack, R. From the gate to the neuromatrix. *Pain* Suppl. 6 (1999): S121-S126.

Melzack, R. Evolution of the neuromatrix theory of pain. The Prithvi Raj Lecture: presented at the Third World Congress of the World Institute of Pain, Barcelona 2004. *Pain Practice* 5.2 (2005): 85–94.

Montag, M./Isachenko, V./Isachenko, E./Von Wolff, M./Von Otte, S./Schultze-Mosgau, A./Al-Hasani, S. Generierung und Konservierung von Keimzellen. *Gynäkologische Endokrinologie* 4.4 (2006): 205–210.

Moriarty, S. *Wenigstens ein bisschen schwanger.* Übers. T. Krohm-Linke. München 2005.

Moseley, J. B. Jr./Wray, N.P./Kuykendall, D./Willis, K./Landon, G. Arthroscopic treatment of osteoarthritis of the knee: A prospective, randomized, placebo-controlled trial. Results of a pilot study. *American Journal of Sports Medicine* 24.1 (1996): 28–34.

Moser, M./Van Bonin, D./Früwirth, M./Lackner, H. »Jede Krankheit ein musikalisches Problem?« Rhythmus und Hygiogenese. *die Drei* 8–9 (2004): 25–34.

Mowbray, J.F./Underwood, J.L./Michel, M./Forbes, P. B./Beard, R.W. Immunisation with paternal lymphocytes in women with recurrent miscarriage. *The Lancet* 19.2 (1987): 679–680.

Muchová, J./Chovanová, Z./Hauserová, M./Liptáková, A./Vužňáková, M./Trebatický, B./Breza, J./Ďuračková, Z. The effect of natural polyphenols (extract from Pinus Pinaster (Pycnogenol R) and Ginkgo Biloba (EGb 761)) on the oxidative stress and erectile function in patients suffering from erectile dysfunction. In: *Vitamins 2004 – Targeted Nutritional Therapy*. 4th International Conference, Pardubice, Sept. 2004, 13–15. Pardubice 2004: 105–106 (Abstract No L 6).

Ng, E.H./So, W.S./Gao, J./Wong, Y.Y./Ho, P.C.The role of acupuncture in the management of subfertility. *Fertility and Sterility* 90.1 (2008): 1–13.

Ngyuen, V.N. *Hoang Ti [Huangdi] – Nei King [Neijing] – So Ouenn [Suwen].* 2 Bde. Übers. Wolfgang Heinke. Uelzen 1996 f.

Ngyuen, V.N. u. Reccours-Nguyen, C. *Traditionelle chinesische Medizin.* 2 Bde. Uelzen 1989 ff.

Nikolova, V./Stanislavov, R./Vatev, I./Nalbanski, B. /Pŭnevska, M. Sperm parameters in male idiopathic infertility after treatment with prelox. *Akush Ginekol* (Sofiia) 46.5 (2007): 7–12.

Oda, H. *Spontanremissionen bei Krebserkrankungen aus der Sicht der Erlebenden.* Weinheim 2001.

Ospina, M.B./Bond, K./Karkhaneh, M./Buscemi, N./Dryden, D.M./Barnes, V./Carlson, L.E./Dusek, J.A./Shannahoff-Khalsa, D. Clinical trials of meditation practices in health care: characteristics and quality.*The Journal of Alternative and Complementary Medicine* 14.10 (2008): 1199–1213.

Pak, S.C. et al. Effect of Korean red ginseng extract in a steroid-induced polycystic ovary murine model. *Archives of Pharmacal Research* 32.3 (2009): 347–352.

Palermo, G.D./Neri, Q.V./Hariprashad, J.J./Davis, O.K./Veeck, L.L./Rosenwaks, Z. ICSI and its outcome. *Seminars in Reproductive Medicine* 18.2 (2000):161–169.

Parazzini, F./Chatenoud, L./Di Cintio, E./Mezzopane, R./Surace, M./Zanconato, G./Fedele, L./Benzi, G. Coffee consumption and risk of hospitalized miscarriage before 12 weeks of gestation. *Human Reproduction* 13.8 (1998): 2286–2291.

Paulus, W. E./Zhang, M./Strehler, E./El-Danasouri, I./Sterzik, K. Influence of acupuncture on the pregnancy rate in patients who undergo assisted reproduction therapy. *Fertility and Sterility* 77.4 (2002): 721–724.

Pei, J./Strehler, E./Noss, U./Abt, M./Piomboni, P./Baccetti, B./Sterzik, K. Quantitative evaluation of spermatozoa ultrastructure after acupuncture treatment for idiopathic male infertility. *Fertility and Sterility* 84.1 (2005): 141–147.

Popp, F.A./Maric-Oehler, W./Schlebusch, K.P./Klimek, W. Evidence of light piping (meridian-like channels) in the human body and nonlocal EMF effects. *Electromagnetic Biology and Medicine* 24.3 (2005): 359–374.

Pouresmail Z. u. Ibrahimzadeh R. Effects of acupressure and Ibuprofen on the severity of primary dysmenorrhe. *Journal of Traditional Chinese Medicine* 22.3 (2002): 205–210.

Ragni G. u. Caccamo. A. Negative effect of stress of in vitro fertilization program on quality of semen. *Acta Europaea Fertilitatis* 23.1 (1992): 21–23.

Riegler, R./Fischl, F. /Bunzel, B. /Neumark, J. Correlation of psychological changes and spermiogram improvements following acupuncture. *Der Urologe, Ausgabe A* 23.6 (1984): 329 –333.

Rizzolatti G. u. Craighero, L. The mirror-neuron system. *Annual Review of Neuroscience* 27 (2004): 169–192.

Roseff, S.J. Improvement in sperm quality and function with French maritime pine tree bark extract. *Journal of Reproductive Medicine* 47.10 (2002): 821–824.

Roseff, S.J. u. Gulati, R. Improvement of sperm quality by Pycnogenol®. *European Bulletin of Drug Research* 7.2 (1999).

Rossi, E.L. *The Psychobiology of Gene Expression: Neuroscience and Neurogenesis in Hypnosis and the Healing Arts.* New York 2002.

Rossi, E. u. Nimmons, D. *20 Minuten Pause: Wie Sie seelischen und körperlichen Zusammenbruch verhindern können.* Übers. B. Schröder. 6., durchges. Aufl. Paderborn 2007.

515

Sakai, A./Kondo, Z./Kamei, K./Izumi, S./Sumi K. Induction of ovulation by Sairei-to for polycystic ovary syndrome patients. *Endocrine Journal* 46.1 (1999): 217–220.

Sapolsky, R.M. Organismal stress and telomeric aging: an unexpected connection. *PNAS* 101.50 (2004): 17323–17324.

Schmidt, L. Psychosocial burden of infertility and assisted reproduction. *The Lancet* 367 (2006): 379–80.

Schulz, W. *Die Auffassung der Emotionen im Huang Di Nei Jing und ihre Brechung in der Affektlogik.* Berlin 2009.

Schweizer-Arau, A. Neue Therapiestrategien in der Schmerzbehandlung der Endometriose. In: *Endometriose 2000.* Hrsg. L. Mettler. Frankfurt/M. 2000, 75–83.

Schweizer-Arau, A./Böhling, B./Kron, M. Auswirkung einer systemischen Autoregulationstherapie (SART) auf die Schwangerschaftsraten bei einer anschließenden IVF-/ICSI-Behandlung. *Geburtshilfe und Frauenheilkunde* 67 (2007): 1–6.

Schweizer-Arau, A. u. Mack, R. Behandlung von endometrioseassoziierten Beschwerden durch eine systemische Autoregulationstherapie (SART) – zwei Fallbeispiele. *Geburtshilfe und Frauenheilkunde* 68 (2008): 1184–1191.

Selye, H. *Streß – mein Leben: Erinnerungen eines Forschers.* Übers. U. Seeßlen. München 1979.

Selye, H. *Streß: Lebensregeln vom Entdecker des Streß-Syndroms.* Übers. H.T. Asbeck. Reinbek bei Hamburg 1977.

Siciliano, L./Tarantino, P./Longobardi, F./Rago, V./De Stefano, C./Carpino, A. Impaired seminal antioxidant capacity in human semen with hyperviscosity or oligoasthenozoospermia. *Journal of Andrology* 22.5 (2001): 798–803.

Singer, T./Seymour, B./O'Doherty, J./Kaube, H./Dolan, R.J./Frith, C.D. Empathy for pain involves the affective but not sensory components of pain. *Science* 303 (2004): 1157–1162.

Siterman, S./Eltes, F. /Wolfson, V./Lederman, H./Bartoov, B. Does acupuncture treatment affect sperm density in males with very low sperm count? A pilot study. *Andrologia* 32 (2000): 31–39

Siterman, S./Eltes, F./Wolfson, V. /Zabludovsky, N./Bartoov, B. Effect of acupuncture on sperm parameters of males suffering from subfertility related to low sperm quality. *Archives of Andrology* 29.2 (1997): 151–161.

Smith C./Coyle, M./Norman, R.J. Influence of acupuncture stimulation on pregnancy rates for women undergoing embryo transfer. *Fertility and Sterility* 85.5 (2006): 1352–1358.

Smotrich, D.B./Widra, E.A./Gindoff, P.R./Levy, M.J./Hall, J.L./Stillman, R.J. Prognostic value of day 3 estradiol on in vitro fertilization outcome. *Fertility and Sterility* 64.6 (1995): 1136–1140.

Solepure, A.B./Nirmala, M.J./Deshkar, B.V./Muzumdar, S.R./Shirole, C.D. Effect of Speman on quality of semen in relation to magnesium concentration. *The Indian Practitioner* November 1979: 663.

Spitzer, M. *Frontalhirn an Mandelkern: Letzte Meldungen aus der Nervenheilkunde.* Stuttgart 2005.

Srouji, S.S./Mark, A./Levine, Z./Betensky, R.A./Hornstein, M.D./Ginsburg, E.S. Predicting in vitro fertilization live birth using stimulation day 6 estradiol, age, and follicle-stimulating hormone. *Fertility and Sterility* 84.3 (2005): 795–797.

Stener-Victorin, E./Jedel, E./Janson, P.O./Sverrisdottir, Y.B. Low-frequency electroacupuncture and physical exercise decrease high muscle sympathetic nerve activity in polycystic ovary syndrome. *AJP – Regulatory, Integrative and Comparative Physiology* 297.2 (2009): R387 – R395.

Stener-Victorin, E./Jedel, E./Manneräs, L. Acupuncture in polycystic ovary syndrome: Current experimental and clinical evidence. *Journal of Neuroendocrinology* 20.3 (2008): 290–298.

Stener-Victorin E./Waldenström, U./Andersson, S.A. /Wikland, M. Reduction of blood flow in the uterine arteries of infertile women with electroacupuncture. *Human Reproduction* 11.6 (1996): 1314–1317.

Stener-Victorin E./Wikland, M./Waldenström, U./Lundeberg, T. Alternative treatments in reproductive medicine: Much ado about nothing. Acupuncture – a method of treatment in reproductive medicine: Lack of evidence of an effect does not equal evidence of the lack of an effect. *Human Reproduction* 17.8 (2002): 1942–1946.

Stone, M./Ibarra, A. /Roller, M. /Zangara, A. /Stevenson, E. A pilot investigation into the effect of maca supplementation on physical activity and sexual desire in sportsmen. *Journal of Ethnopharmacology* 2009, Sept. 23 (e-pub.). DOI:10.1016/j.jep.2009.09.012 [23.10.2009].

Strauß, B./Bettge, S./Bindt, C./Felder, H./Gagel, D./Goldschmidt, S./Henning, K./Ittner, E./Kentenich, H./Ningel, K./Stammer, H./Verres, R./Wischmann, T./Yüksel, E./Brähler, E. Psychosomatik in der Reproduktionsmedizin. *Zeitschrift für Medizinische Psychologie* 9.3 (2000): 101–109.

Strauß, B./Brähler, E./Kentenich, H. (Hrsg.). *Fertilitätsstörungen – psychosomatisch orientierte Diagnostik und Therapie: Leitlinie und Quellentext.* Stuttgart 2004.

Sun Simiao. *Bei Ji Qian Jin Yao Fang: Essential prescriptions worth a Thousand in Gold for Every Emergency.* Übers. S. Wilms. Portland/Oregon 1968.

Sun, Z. u. Bao, Y. TCM treatment of male immune infertility – a report of 100 cases. *Journal of Traditional Chinese Medicine* 26.1 (2006): 36–38.

Sutcliffe A. u. Ludwig M. Outcome of assisted reproduction. *The Lancet* 370.9584 (2007): 351–359.

Suzuki, T./Izumi, S./Matsubayashi, H./Awaji, H./Yoshikata, K./Makino, T. Impact of ovarian endometrioma on oocytes and pregnancy outcome in in vitro fertilization. *Fertility and Sterility* 83.4 (2005): 908–913.

Szyf, M./Weaver, I./Meaney, M. Maternal care, the epigenome and phenotypic differences in behavior. *Reproductive Toxicology* 24.1 (2007): 9–19.

Taniguchi, F. Results of prednisolone given to improve the outcome of in vitro fertilization – embryo transfer in women with antinuclear antibodies. *The Journal of Reproductive Medicine* 50.6 (2005): 383–388.

Tempest, H.G./Homa, S.T./Routledge, E.J./Garner, A./Zhai, X.P./Griffin, D.K. Plants used in Chinese medicine for the treatment of male infertility possess antioxidant and anti-oestrogenic activity. *Systems Biology in Reproductive Medicine* 54.4 (2008): 185–195.

Tempest, H.G./Homa, S.T./Zhai, X.P./Griffin, D.K. Significant reduction of sperm disomy in six men: Effect of traditional Chinese medicine? *Asian Journal of Andrology* 7.4 (2005): 419–425.

Tochter der Sonne. http://www.labbe.de/zzzebra/index.asp?themaid=669&titelid=4876 [23.10.2009].

Tseng, Y.F./Chen, C.H./Yang, Y.H. Rose tea for relief of primary dysmenorrhea in adolescents: a randomized controlled trial in Taiwan. *Journal of Midwifery & Women's Health* 50.5 (2005): e51-e57.

Tuchman B. *Der ferne Spiegel: Das dramatische 14. Jahrhundert.* Übers. U. Leschak u. M. Friedrich. 19. Aufl. München 2006.

Usuki S. u. Usuki, Y. Hachimijiogan treatment is effective in the management of infertile women with hyperprolactinemia or bromocriptine-resistant hyperprolactinemia. *The American Journal of Chinese Medicine* 17.3–4 (1989): 225–241.

Vercammen, E.E. u. D'Hooghe, T.M. Endometriosis and recurrent pregnancy loss. *Seminars in Reproductive Medicine* 18.4 (2000): 363–368.

Verres, R. *Was uns gesund macht: Ganzheitliche Heilkunde statt seelenloser Medizin.* Freiburg/Brsg. 2005.

Vienne, F. Der Mann als medizinisches Wissensobjekt: Ein blinder Fleck in der Wissenschaftsgeschichte. In: *NTM Zeitschrift für Geschichte der Wissenschaften, Technik und Medizin* 14.4 (2006): 222–230.

Wager, T./Rilling, J.K./Smith, E.E./Sokolik, A./Casey, K.L./Davidson, R.J./Kosslyn, S.M./Rose, R.M./Cohen, J.D. Placebo-induced changes in fMRI in the anticipation and experience of pain. *Science* 303 (2004): 1162–1167.

Wang, W./Check, J.H./Liss, J.R./Choe, J.K. A matched controlled study to evaluate the efficacy of acupuncture for improving pregnancy rates following in vitro fertilization-embryo transfer. *Clinical & Experimental Obstetrics & Gynecology* 34.3 (2007): 137–138.

Weaver, I.C./Cervoni, N./Champagne, F.A./D'Alessio, A.C./Sharma, S./Seckl, J.R./Dymov, S./Szyf, M./Meaney, M.J. Epigenetic programming by maternal behavior. *Nature Neuroscience* 7.8. (2004): 847–854.

Westendorf, W. *Erwachen der Heilkunst: Die Medizin im Alten Ägypten.* München u. Zürich 1992.

Westergaard, L./Mao, Q./Krogslund, M./Sandrini, S./Lenz, S./Grinsted, J. Acupuncture on the day of embryo transfer significantly improves the reproductive outcome in infertile women: a prospective, randomized trial. *Fertility and Sterility* 85.5 (2006): 1341–1346.

Westphal, L.M./Polan, M.L./Sontag Trant, A. Double-blind, placebo-controlled study of FertilityBlend®: a nutritional supplement for improving infertility in women. *Clinical and Experimental Obstetrics and Gynecology* 33.4 (2006): 205–208.

Wieser, F./Cohen M./Gaeddert, A./Yu, J./Burks-Wicks, C./Berga, S.L./Taylor, R.N. Evolution of medical treatment for endometriosis: Back to the roots? *Human Reproduction Update* 13.5 (2007): 487–499.

Wimmer, M. u. Ciompi, L. (Hrsg.). *Emotion – Kognition – Evolution. Biologische, psychologische, soziodynamische und philosophische Aspekte.* Fürth 2005.

Wischmann, T. *Der Traum vom eigenen Kind: Psychologische Hilfen bei unerfülltem Kinderwunsch.* 3., aktualisierte Aufl. Stuttgart 2006.

Wischmann T. Psychologische Aspekte bei Endometriose und Kinderwunsch – einige kritische Anmerkungen. *Geburtshilfe und Frauenheilkunde* 68 (2008): 231–235.

Wischmann, T./Stammer, H./Scherg, H./Gerhard, I./Verres, R. Psychosocial characteristics of infertile couples: a study by the »Heidelberg Fertility Consultation Service«. *Human Reproduction* 16.8 (2001): 1753–1761

Witt, C./Reinhold, T./Brinkhaus, B./Roll, S./Jena, S./Willich, S.N. Acupuncture in patients with dysmenorrhea: a randomized study on clinical effectiveness and cost-eff ectiveness in usual care. *American Journal of Obstetrics and Gynecology* 198.2 (2008): 166.e1–8.

Yaman, L.S./Kiliç S./Sarica, K./Bayar, M./Saygin, B. The place of acupuncture in the management of psychogenic impotence. *European Urology* 26.1 (1994): 52–55.

Yang, B./Zhang, C./Du, L./Shan, X./Zou, P./Dang, Q. Clinical study on the treatment of male immune infertility with sheng jing zhong zi tang. *Journal of Traditional Chinese Medicine* 22.2 (2002): 102–3.

Yeh, K.Y./Pu, H.F./Kaphle, K./Lin, S.F./Wu, L.S./Lin, J.H./Tsai, Y.F. Ginkgo biloba extract enhances male copulatory behavior and reduces serum prolactin levels in rats. *Hormones and Behavior* 53.1 (2008): 225–231.

Yoo, S.S./Teh, E.K./Blinder, R.A./Jolesz, F.A. Modulation of cerebellar activities by acupuncture stimulation: evidence from fMRI study. *Neuroimage* 22.2 (2004): 932–940.

Yoshioka, S./Fujiwara, H./Nakayama, T./Kosaka, K.,/Mori, T./Fujii, S. Intrauterine administration of autologous peripheral blood mononuclear cells promotes implantation rates in patients with repeated failure of IVF-embryo transfer. *Human Reproduction* 21.12 (2006): 3290–3294.

Yu, C.M./Chan, J.C./Sanderson, J.E. Chinese herbs and warfarin potentiation by Danshen. *Journal of Internal Medicine* 241.4 (1997): 337–339.

Yue G.P./Chen Q./Dai N. Eighty-seven cases of male infertility treated by bushen shengjing pill in clinical observation and evaluation on its curative effect. *Zhongguo Zhong xi yi jie he za zhi* [=Chinese Journal of Integrated Traditional and Western Medicine] 16.8 (1996): 463–466.

Zenclussen, A.C./Gerlof, K./Zenclussen, M.L./Sollwedel, A./Bertoja, A.Z./Ritter, T./Kotsch, K./Leber, J./Volk, H.D. Abnormal T-cell reactivity against paternal antigens in spontaneous abortion: adoptive transfer of pregnancy-induced CD4+CD25+ T regulatory cells prevents fetal rejection in a murine abortion Model. *American Journal of Pathology* 166.3 (2005): 811–822.

Zheng, Z. Analysis on the therapeutic effect of combined use of acupuncture and medication in 297 cases of male sterility. *Journal of Traditional Chinese Medicine* 17.3 (1997): 190–193.

Zhou, X./Liu, F./Zhai, S. Effect of L-carnitine and/or L-acetyl-carnitine in nutrition treatment for male infertility: a systematic review. *Asia Pacific Journal of Clinical Nutrition* 16 (2007; Suppl. 1): 383–390.

Zhu, X./Proctor, M./Bensoussan, A./Wu, E./Smith, C.A. Chinese herbal medicine for primary dysmenorrhoea. *Cochrane Database of Systematic Reviews* 2008, Apr. 16 (2): CD005288.

REGISTER

Der Zusatz (TCM) kennzeichnet spezifische Begrifflichkeiten der traditionellen chinesischen Medizin.

Weitere Bücher aus dem Stadelmann Verlag

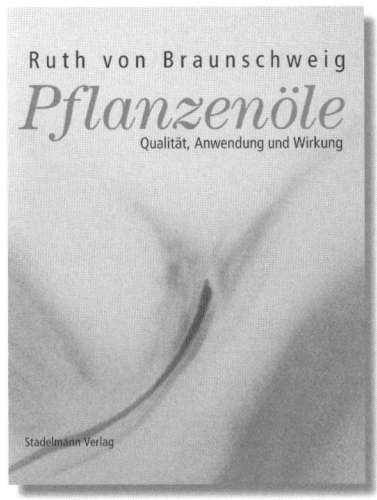

Ruth von Braunschweig
Pflanzenöle
Qualität, Anwendung und Wirkung
225 Seiten, Broschur
Fadenheftung
ISBN 978-3-9803760-8-2
Preis 17,80 EUR

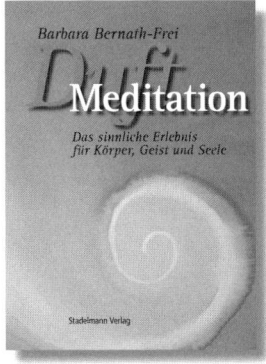

Barbara Bernath-Frei
Duftmeditation
Das sinnliche Erlebnis für Körper, Geist und Seele
136 Seiten, Broschüre
ISBN 978-3-9803760-9-9
Preis 15,80 EUR

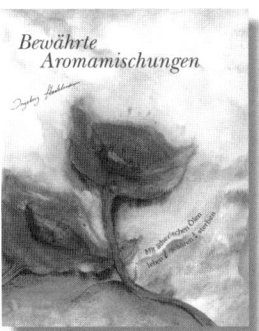

Ingeborg Stadelmann
Bewährte Aromamischungen
Mit ätherischen Ölen leben, gebären, sterben
448 Seiten, Broschur
Fadenheftung
ISBN 978-3-9803760-1-3
Preis 24,80 EUR

Bestellungen direkt beim Stadelmann Verlag
Fax 00 49 (0)83 70/88 96
www.stadelmann-verlag.de
E-Mail: info@stadelmann-verlag.de
oder in Ihrer Buchhandlung

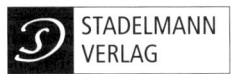

STADELMANN
VERLAG